W0327762

# Lebensmittel

## Waren • Qualitäten • Trends

Arbeitskreis Dr. Löbbert

3., aktualisierte Auflage

VERLAG EUROPA-LEHRMITTEL · Nourney, Vollmer GmbH & Co. KG
Düsselberger Straße 23 · 42781 Haan-Gruiten

Europa-Nr.: 98654

**Verfasser:**
Dr. Reinhard Löbbert, Studiendirektor, Essen
Prof. Dr. Dietlind Hanrieder, Diplom-Chemikerin, Professorin f. Lebensmittellehre, Könnern
Ulrike Berges, Diplom-Ökotrophologin, freie Fachjournalistin, Gießen
Joachim Beck, Oberstudienrat, Bönnigheim

**Lektorat und Arbeitskreisleitung:**
Dr. Reinhard Löbbert, Bredeneyer Str. 64 c, 45133 Essen, E-Mail: loebbert.dgwt@cityweb.de

**unter Mitarbeit von:**
Ulrike Gonder, Diplom-Ökotrophologin, Wallrabenstein/Ts.
Miriam Hermes-Krams, Studienrätin, Düsseldorf
Katrin Schrey, Studienrätin, Bonn

Die Wiedergabe von Gebrauchsnamen, Handelsnamen, Warenbezeichnungen usw. in diesem Buch berechtigt auch ohne besondere Kennzeichnung nicht zu der Annahme, dass solche Namen im Sinne der Warenzeichen- und Markenschutz-Gesetzgebung als frei zu betrachten wären und daher von jedermann benutzt werden dürften.

Das vorliegende Buch wurde auf der **Grundlage der neuen amtlichen Rechtschreibregeln** erstellt.

3., aktualisierte Auflage 2004

Druck 5 4 3 2 1

Alle Drucke derselben Auflage sind parallel einsetzbar, da bis auf die Behebung von Druckfehlern untereinander unverändert.

ISBN 3-8085-9867-0

Alle Rechte vorbehalten. Das Werk ist urheberrechtlich geschützt. Jede Verwertung außerhalb der gesetzlich geregelten Fälle muss vom Verlag schriftlich genehmigt werden.

© 2004 by Verlag Europa-Lehrmittel, Nourney, Vollmer GmbH & Co. KG, 42781 Haan-Gruiten
http://www.europa-lehrmittel.de

Umschlag: Idee R. Löbbert; Foto Guido Adolphs, 42899 Remscheid; Gestaltung SGV Satz- u. Reprostudio, 40721 Hilden
Satz und Grafiken: CM Graphic & Computersatz, 49525 Lengerich
Druck: Konrad Triltsch Print und digitale Medien GmbH, 97199 Ochsenfurth-Hohestadt

# Vorwort

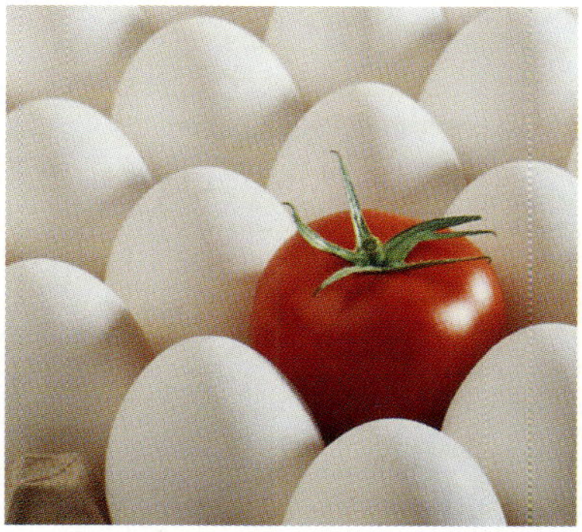

Dieses Handbuch wird nunmehr in der dritten, aktualisierten Auflage vorgelegt. Es richtet sich an alle, die mehr über unsere Lebensmittel wissen wollen – vom Ei, mit dem das Hühnerleben beginnt, bis hin zur Anti-Matsch-Tomate aus dem Genlabor. Aber auch für alle Kritischen, die die Frage, ob nicht doch das Huhn vor dem Ei da war, für nicht ausdiskutiert halten und die bezweifeln, dass die „Gentomate" nun das „Gelbe vom Ei" oder der Weisheit letzter Schluss sein soll, haben wir dieses Buch geschrieben.

Dieses Buch

- gibt einen Überblick über Lebensmittel und Ernährung und setzt sich mit Fragen der Lebensmittelqualität und des Verbraucherschutzes ausführlich auseinander;
- beschreibt umfassend, wenn auch ohne Anspruch auf letzte Vollständigkeit, deutsche und ausländische Nahrungs- und Genussmittel;
- diskutiert Waren, die im Trend liegen und/oder umstritten sind.

Das Buch will ein verlässliches Handbuch sein und erfüllt diesen Anspruch

- durch vorrangig verwendungsorientierte Einteilung und Darstellung der Lebensmittel;
- durch besonders ausführliche Darstellung von Waren, die beim Kauf der Beratung bedürfen oder die in Handel und Haushalt schwierig zu handhaben sind;
- durch Internationalität der Warenauswahl;
- durch über 500 Bilder;
- durch 4600 Einträge im Sachwortverzeichnis;
- durch zahlreiche Hinweise auf grundlegende und weiterführende Literatur.

Es leistet Beiträge zur Diskussion und Meinungsbildung

- bei umstrittenen Waren und sich abzeichnenden Trends;
- durch die beharrliche Frage nach der Qualität der Lebensmittel;
- durch kontroverse Textbeiträge;
- durch relevante Verbraucherinformationen zum Abschluss der Kapitel.

Wir bedanken uns bei allen, die uns mit Informationen und Bildmaterial unterstützt haben, entschuldigen uns für mögliche Fehler und freuen uns über Kritik, Anregungen und Verbesserungsvorschläge. Allen Leserinnen und Lesern – in Ausbildung und Betrieb, in Schule und Hochschule oder auch am heimischen Küchentisch, allen Käufern und Verkäufern, Produzenten oder Konsumenten von Lebensmitteln – wünschen wir Freude an diesem Buch.

Im Frühjahr 2004 — Das Autorenteam

**Zum Umgang mit diesem Buch:**

Das Zeichen **?!** weist auf ergänzende Sachinformationen durch kontroverse Textbeiträge hin.

**Beispiele** sind *kursiv* gesetzt. Der **Pfeil** →verweist auf Querverbindungen, denen Sie nachgehen können, wenn Sie Ihre Lektüre vertiefen wollen.

Unter **„Wenn Sie weiterlesen wollen"** finden Sie Hinweise auf Literatur, die ein Thema erweitert, ergänzt, vertieft oder besonders akzentuiert.

# Die Verfasser

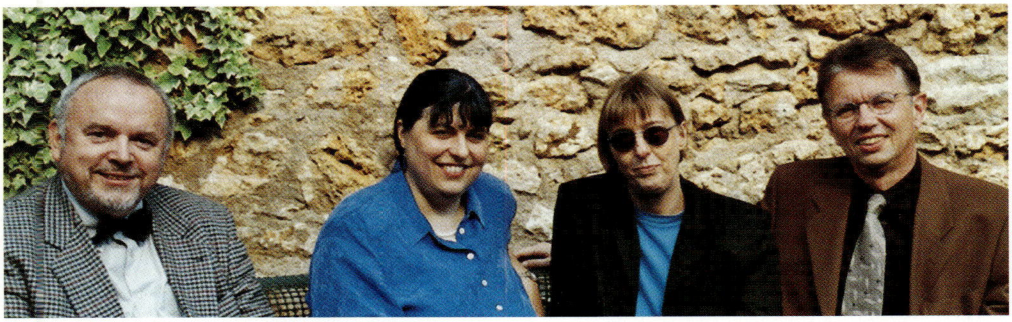

von links: Löbbert, Hanrieder, Berges, Beck

**Reinhard Löbbert** (* 1944). Nach Ausbildung zum Industriekaufmann bei der Siemens AG Studium an der Universität zu Köln (Schwerpunkte Handelsbetriebslehre, Wirtschafts- und Sozialgeographie, Wirtschaftspädagogik). Referendariat in Essen (1972–74). Erweiterungsprüfung (1985) im Fach Wirtschaftliche Warenlehre (Lebensmittel); Promotion (Universität für Wirtschaftswissenschaften Budapest, 1996). Arbeitet in der Lehrerausbildung als Hauptseminarleiter und Fachleiter »Handel« am Studienseminar Wuppertal II (Berufskolleg) und unterrichtet im Berufsfeld Wirtschaft und Verwaltung am Robert-Schuman-Berufskolleg in Essen. Autor und Lektor im Verlag Europa-Lehrmittel erschienener Lehrbücher. Präsident der Deutschen Gesellschaft für Warenkunde und Technologie (DGWT) e. V.

**Dietlind Hanrieder** (* 1956). Studierte Chemie in Leipzig und promovierte 1985. Tätigkeit als wissenschaftliche Assistentin an der Universität Leipzig, danach mehrere Jahre Beauftragte für Qualitätssicherung und Hygiene in einer sächsischen Brauerei. Anschließend wissenschaftliche Mitarbeiterin am Institut für Warenkunde und Qualitätssicherung der Handelshochschule Leipzig und dort verantwortlich für Lehre und Forschung auf dem Gebiet der Lebensmittelwarenkunde / Lebensmittelqualität. 1993 Ruf auf die Professur für Lebensmittellehre an die neu gegründete Hochschule Anhalt (FH); dort Lehrtätigkeit im Studiengang Ökotrophologie in den Fächern Lebensmittellehre, Lebensmitteltoxikologie, Warenkunde und Qualität der Lebensmittel, Sensorik; daneben sehr aktiv in der Forschung tätig. Vizepräsidentin der DGWT.

**Ulrike Berges** (* 1964). Studierte Ökotrophologie, Fachrichtung Ernährungswissenschaft, an der Justus-Liebig-Universität Gießen. Anschließend tätig in Erwachsenenbildung und Weiterbildung für Mediziner (Schwerpunkte Ernährung, Biochemie, EDV), in der Redaktion einer ernährungswissenschaftlichen Fachzeitschrift, in der Pressestelle der Justus-Liebig-Universität Gießen sowie als PR-Referentin einer Berufsbildungsgesellschaft. Lebt und arbeitet derzeit in Gießen als freie Fachjournalistin (Schwerpunkte Ernährung und Umwelt) und als freie PR-Beraterin.

**Joachim Beck** (* 1949). Nach Ausbildung zum Bankkaufmann bei der Deutschen Bank AG Studium der Berufspädagogik und der Wirtschaftswissenschaften mit den Schwerpunkten Betriebswirtschaftslehre, Warenverkaufskunde und Handelsbetriebslehre an der Berufspädagogischen Hochschule in Stuttgart. Unterrichtet seit dem Referendariat am Beruflichen Schulzentrum in Bietigheim-Bissingen, Fächer: Warenverkaufskunde und Betriebswirtschaftslehre. Autor und Lektor im Verlag Europa-Lehrmittel erschienener Lehrbücher. Mitglied im Präsidium der DGWT.

# Inhaltsverzeichnis

## Lebensmittel: allgemein


**1 Lebensmittel und Ernährung** . . . 3
Lebensmittel für Ernährung und Genuss . . . 3
Die Bestandteile von Lebensmitteln und ihre Rolle in der Ernährung . . . 4
Woraus bestehen unsere Lebensmittel? . . . 4
Welche Nährstoffe braucht der Mensch? . . . 6
Woher stammen die Nährstoffe? . . . 7
Was muss man über die einzelnen Nährstoffe wissen? . . . 8
Kohlenhydrate . . . 8
Fette und Fettbegleitstoffe – Lipide . . . 9
Eiweißstoffe – Proteine . . . 14
Vitamine . . . 16
Mineralstoffe . . . 16
Wasser . . . 19
Wie viel Nährstoffe braucht der Mensch? . . . 19
Wann ist ein Lebensmittel für die Ernährung besonders wertvoll? . . . 21
Was sagt die Kennzeichnung eines Lebensmittels über seinen Nährwert aus? . . . 22
Welche Aufgaben bzw. Wirkungen haben die anderen Lebensmittelbestandteile? . . . 24
Enzyme . . . 24
Farbstoffe . . . 24
Geschmacks- und Aromastoffe . . . 26
Sekundäre Pflanzenstoffe . . . 27
Mikroorganismen . . . 28
Schadstoffe . . . 28
Zusatzstoffe . . . 41
Wie werden toxikologisch zulässige Höchstmengen von Schadstoffen und Zusatzstoffen in Lebensmitteln ermittelt ? . . . 46
Toxikologische Prüfung . . . 46
Berechnung der duldbaren Höchstmenge im Lebensmittel . . . 46
Höchstmengenfestsetzung durch den Gesetzgeber . . . 46
Grenzen des Höchstmengenkonzepts . . . 48

**2 Lebensmittelqualität** . . . 49
Qualitätsbegriff . . . 49
Verbraucherbedürfnisse, Gebrauchseigenschaften und Qualität von Lebensmitteln . . . 50
Wie wichtig ist Lebensmittelqualität für den Verbraucher? . . . 51
Wovon hängen die Anforderungen der Verbraucher an die Lebensmittelqualität ab? . . . 51
Qualitätsveränderungen an Lebensmitteln . . . 55
Physikalische Veränderungen an Lebensmitteln . . . 55
Chemische Veränderungen an Lebensmitteln . . . 57
Biologische bzw. biochemische Veränderungen an Lebensmitteln . . . 58
Qualitätserhaltung durch Warenpflege, Konservierung und Verpackung . . . 63
Warenpflege . . . 63
Konservierung . . . 65
Verpackung . . . 67

Qualitäts- und Hygienemanagement . . . . . 70
Wie wird die Qualität gesichert? . . . . . 71
Welche Rolle spielt die Hygiene bei der Qualitätssicherung? . . . . . 72
Prüfung und Kennzeichnung der Qualität von Lebensmitteln . . . . . 77
Wie kann man die Qualität von Lebensmitteln prüfen? . . . . . 77
Woran können Verbraucher die Qualität von Lebensmitteln erkennen? . . . . . 77

**3 Verbraucherschutz durch Lebensmittelrecht und Lebensmittelüberwachung** . 82
Staatliche Regelung des Verkehrs mit Lebensmitteln . . . . . 82
Schutz der Gesundheit . . . . . 84
Schutz vor Täuschung . . . . . 84
Sachgerechte Unterrichtung . . . . . 85
Quellen und Bestandteile des Lebensmittelrechts . . . . . 89
Lebensmittelüberwachung und Lebensmittel-Monitoring . . . . . 91

## Lebensmittel: konkret

**1 Eier** . . . . . 97
Frische Eier . . . . . 97
Güte- und Gewichtsklassen . . . . . 98
Das Eierangebot im Einzelhandel . . . . . 99
Formen der Legehennenhaltung . . . . . 100
Aufbewahrungsvorschriften und Frische von Eiern . . . . . 101
Eiprodukte . . . . . 103
Erzeugnisse aus Eiern . . . . . 103
Was Verbraucher noch wissen wollen . . . . . 103

**2 Milch und Milcherzeugnisse** . . . . . 107
Milch . . . . . 107
Rohmilch und Vorzugsmilch . . . . . 108
Homogenisierte und wärmebehandelte Milch . . . . . 108
Frischmilch und Konsummilch . . . . . 109
Milcherzeugnisse . . . . . 109
Lagerung von Milch und Milcherzeugnissen . . . . . 112
Was Verbraucher noch wissen wollen . . . . . 112

**3 Käse** . . . . . 115
Käseherstellung . . . . . 118
Käse aus roher und wärmebehandelter Milch . . . . . 118
Labkäse und Sauermilchkäse . . . . . 119
Reifung . . . . . 119
Käseschimmel, Gelb- und Rotschmiere . . . . . 120
Käsearten . . . . . 120
Fettgehaltsstufen . . . . . 120
Käsegruppen und Käsesorten . . . . . 122
Schmelzkäse und Käsezubereitungen . . . . . 123
Kennzeichnung . . . . . 123
Was Verbraucher noch wissen wollen . . . . . 124

**4 Speiseöle und Speisefette** . . . . . 127
Speiseöle . . . . . 128
Gewinnung und Aufbereitung von Pflanzenölen . . . . . 128
Olivenöl . . . . . 129
Weitere wichtige Speiseöle . . . . . 130

Speisefette . . . 132
Butter . . . 132
Margarine . . . 133
Mischfette . . . 135
Streichfette mit reduziertem Fettgehalt . . . 135
Schweineschmalz . . . 136
Gänseschmalz . . . 136
Soft-Fette . . . 136
Hitzebeständige feste Fette . . . 136
Was Verbraucher noch wissen wollen . . . 137

**5 Fleisch, Geflügelfleisch, Wildbret** . . . 139
Fleisch im weiteren Sinne . . . 140
Fleisch im engeren Sinne . . . 140
Schweine-, Rind- und Schaffleisch . . . 145
Frischfleisch . . . 145
Fleischzuschnitte . . . 145
Innereien . . . 150
Hackfleisch . . . 150
Zubereitetes Fleisch . . . 152
Fleischwaren . . . 152
Wurstwaren . . . 154
Geflügelfleisch . . . 160
Frisches Geflügelfleisch . . . 160
Verkehrsbezeichnungen . . . 160
Angebotszustände und Herrichtungsformen . . . 161
Handelsklassen und Kennzeichnung . . . 162
Geflügelfleischerzeugnisse . . . 163
Wildbret . . . 164
Was Verbraucher noch wissen wollen . . . 165

**6 Fische, Weich- und Krebstiere** . . . 169
Fische . . . 170
Qualität . . . 170
Fischarten . . . 172
Herkunft . . . 172
Verwendung . . . 172
Fischarten auf dem deutschen Markt . . . 173
Unverarbeiteter Fisch . . . 180
Verarbeiteter Fisch . . . 181
Fischhalbkonserven . . . 181
Fischdauerkonserven . . . 183
Tiefgefrorene Fischerzeugnisse . . . 183
Weichtiere . . . 184
Krebstiere . . . 186
Was Verbraucher noch wissen wollen . . . 189

**7 Obst** . . . 191
Frisches Obst . . . 191
Einkauf und Lagerung . . . 192
Güteklassen und Kennzeichnung . . . 192
Obstangebot im Überblick . . . 193
Kernobst . . . 194
Apfel . . . 194

Birne . . . . . 194
Quitte . . . . . 196
Beerenobst . . . . . 196
Steinobst . . . . . 198
Südfrüchte . . . . . 199
Zitrusfrüchte . . . . . 200
Weitere Südfrüchte . . . . . 202
Exotische Früchte . . . . . 203
Schalenobst . . . . . 208
Wie Obst verwendetes Gemüse . . . . . 209
Verarbeitetes Obst . . . . . 210
Obstkonserven . . . . . 210
Trockenobst . . . . . 211
Obstkonserven im weiteren Sinne . . . . . 212
Was Verbraucher noch wissen wollen . . . . . 212

8 **Gemüse** . . . . . 215
Frisches Gemüse . . . . . 215
Einkauf, Lagerung und Zubereitung . . . . . 217
Güteklassen und Kennzeichnung . . . . . 217
Gemüseangebot im Überblick . . . . . 218
Salatgemüse . . . . . 218
Kohlgemüse . . . . . 221
Fruchtgemüse . . . . . 223
Wurzel- und Knollengemüse . . . . . 226
Stängel- und Sprossengemüse . . . . . 227
Zwiebelgemüse . . . . . 229
Essbare Blüten . . . . . 230
Exotische Gemüse . . . . . 231
Pilzgemüse . . . . . 232
Verarbeitetes Gemüse . . . . . 234
Gemüsekonserven . . . . . 234
Trockengemüse . . . . . 235
Sauerkonserven . . . . . 237
Was Verbraucher noch wissen wollen . . . . . 237

9 **Kartoffeln** . . . . . 241
Sorten und ihre Merkmale . . . . . 242
Güteklassen und Kennzeichnung . . . . . 243
Kartoffelerzeugnisse . . . . . 244
Was Verbraucher noch wissen wollen . . . . . 246

10 **Getreideerzeugnisse** . . . . . 249
Rohstoffe für Getreideerzeugnisse . . . . . 249
Mühlenprodukte . . . . . 251
Produkte der Mahlmühlen . . . . . 251
Produkte der Schälmühlen . . . . . 252
Frühstücksprodukte (Cerealien und Müslimischungen) . . . . . 254
Teigwaren . . . . . 255
Herstellung . . . . . 255
Teigwarenformate (Formen) . . . . . 256
Teigwarenspezialitäten . . . . . 256
Stärke und Stärkeerzeugnisse . . . . . 258

Eigenschaften und küchentechnische Verwendung der Stärke . . . . . . . . 258
Erzeugnisse auf Stärkebasis . . . . . . . . . . . . . . . . . . . . . . . . . . . . . 258
Was Verbraucher noch wissen wollen . . . . . . . . . . . . . . . . . . . . . . 259

11 **Brot und Feine Backwaren** . . . . . . . . . . . . . . . . . . . . . . . . . . . 261
Brot . . . . . . . . . . . . . . . . . . . . . . . . . . . . . . . . . . . . . . . . . . . . 261
Brotherstellung . . . . . . . . . . . . . . . . . . . . . . . . . . . . . . . . . . . . 262
Backmittel bei der Brotproduktion . . . . . . . . . . . . . . . . . . . . . . 262
Backverfahren und Aussehen des Brotes . . . . . . . . . . . . . . . . . . 263
Brotsorten . . . . . . . . . . . . . . . . . . . . . . . . . . . . . . . . . . . . . . . . 263
Spezialbrote . . . . . . . . . . . . . . . . . . . . . . . . . . . . . . . . . . . . . 264
Nach speziellen Verfahren hergestellte Brote . . . . . . . . . . . . . . 264
Nährwertveränderte Brote . . . . . . . . . . . . . . . . . . . . . . . . . . . . 265
Trends am Brotregal und an der Brottheke . . . . . . . . . . . . . . . . 265
Kleingebäck . . . . . . . . . . . . . . . . . . . . . . . . . . . . . . . . . . . . . . 266
Feine Backwaren – Dauerbackwaren . . . . . . . . . . . . . . . . . . . . . 266
Was Verbraucher noch wissen wollen . . . . . . . . . . . . . . . . . . . . 268

12 **Zucker, Süßwaren, Speiseeis, süße Brotaufstriche** . . . . . . . . . . 269
Zucker – ein umstrittenes Lebensmittel . . . . . . . . . . . . . . . . . . 269
Handelssorten und Verwendung von Haushaltszucker . . . . . . . . 270
Verarbeitungszucker . . . . . . . . . . . . . . . . . . . . . . . . . . . . . . . . 271
Zuckeraustauschstoffe und Süßstoffe . . . . . . . . . . . . . . . . . . . . 271
Süßwaren . . . . . . . . . . . . . . . . . . . . . . . . . . . . . . . . . . . . . . . . . 272
Zuckerwaren . . . . . . . . . . . . . . . . . . . . . . . . . . . . . . . . . . . . . . 272
Schokoladenwaren . . . . . . . . . . . . . . . . . . . . . . . . . . . . . . . . . . 274
Kakaohaltige Erzeugnisse und Schokolade . . . . . . . . . . . . . . . . 275
Tafelschokolade . . . . . . . . . . . . . . . . . . . . . . . . . . . . . . . . . . . 276
Sonstige Schokoladenprodukte . . . . . . . . . . . . . . . . . . . . . . . . . 277
Lagerung von Schokoladenwaren . . . . . . . . . . . . . . . . . . . . . . . 277
Speiseeis . . . . . . . . . . . . . . . . . . . . . . . . . . . . . . . . . . . . . . . . . 278
Eissorten . . . . . . . . . . . . . . . . . . . . . . . . . . . . . . . . . . . . . . . . 278
Speiseeissortiment und Kennzeichnung . . . . . . . . . . . . . . . . . . 279
Lagerung von Speiseeis im Haushalt . . . . . . . . . . . . . . . . . . . . 279
Süße Brotaufstriche . . . . . . . . . . . . . . . . . . . . . . . . . . . . . . . . . 280
Honig . . . . . . . . . . . . . . . . . . . . . . . . . . . . . . . . . . . . . . . . . . . 280
Honigsorten und Honigqualitäten . . . . . . . . . . . . . . . . . . . . . . . 280
Lagerung von Honig . . . . . . . . . . . . . . . . . . . . . . . . . . . . . . . . 281
Brotaufstrich aus Obst . . . . . . . . . . . . . . . . . . . . . . . . . . . . . . . 282
Brotaufstrich aus Krem-Massen . . . . . . . . . . . . . . . . . . . . . . . . 282
Was Verbraucher noch wissen wollen . . . . . . . . . . . . . . . . . . . . 283

13 **Alkoholfreie Getränke** . . . . . . . . . . . . . . . . . . . . . . . . . . . . . . 285
Wässer . . . . . . . . . . . . . . . . . . . . . . . . . . . . . . . . . . . . . . . . . . . 285
Mineralwasser . . . . . . . . . . . . . . . . . . . . . . . . . . . . . . . . . . . . 285
Tafelwasser . . . . . . . . . . . . . . . . . . . . . . . . . . . . . . . . . . . . . . 287
Mischungen mit Fruchtsaft und -aroma („Wasser plus“) . . . . . . . . 287
Fruchtgetränke . . . . . . . . . . . . . . . . . . . . . . . . . . . . . . . . . . . . . 287
Fruchtsaft und Fruchtnektar . . . . . . . . . . . . . . . . . . . . . . . . . . 287
Gemüsesaft und Gemüsenektar . . . . . . . . . . . . . . . . . . . . . . . . 288
Erfrischungsgetränke . . . . . . . . . . . . . . . . . . . . . . . . . . . . . . . . 289
Fruchtsaftgetränke . . . . . . . . . . . . . . . . . . . . . . . . . . . . . . . . . 289
Limonaden . . . . . . . . . . . . . . . . . . . . . . . . . . . . . . . . . . . . . . . 289
Brausen . . . . . . . . . . . . . . . . . . . . . . . . . . . . . . . . . . . . . . . . . 289

Teehaltige Produkte . . . . . 289
Trends bei alkoholfreien Getränken . . . . . 290
Was Verbraucher noch wissen wollen . . . . . 290

**14 Bier** . . . . . 291
Reinheitsgebot . . . . . 292
Konzentration im Biermarkt . . . . . 293
Bierherstellung . . . . . 294
Deutsches Bier: Arten, Sorten und Gattungen . . . . . 296
Ausländisches Bier . . . . . 297
Trends im deutschen Biermarkt . . . . . 300
Bierqualität . . . . . 301
Regeln für die Lagerung von Bier und für den Biergenuss . . . . . 302
Alkoholfreies Bier, alkoholarmes Bier, Biermischgetränke . . . . . 304
Was Verbraucher noch wissen wollen . . . . . 305

**15 Wein und Schaumwein** . . . . . 307
Stiller Wein . . . . . 308
Weinbereitung und Weinarten . . . . . 308
Trockene, halbtrockene, liebliche und süße Weine . . . . . 308
Weiß-, Rot- und Roséweine . . . . . 309
Sorten- und Lagenweine, Marken- und Typenweine . . . . . 310
Qualitätsfaktoren . . . . . 310
Rebsorte . . . . . 310
Boden . . . . . 313
Kellerwirtschaft . . . . . 313
Qualitätseinstufung und Kennzeichnung . . . . . 315
Subjektive Einschätzung . . . . . 315
Amtliche Qualitätseinstufung . . . . . 316
Vorgeschriebene und freiwillige Kennzeichnung am Beispiel deutscher Weine . . . . . 318
Weine aus Europa und Übersee . . . . . 321
Europäische Weine . . . . . 321
Weine aus Übersee . . . . . 323
Likörweine . . . . . 324
Weinhaltige und weinähnliche Getränke . . . . . 326
Schaumwein . . . . . 326
Schaumweinbereitung und Schaumweinarten . . . . . 326
Herstellung . . . . . 327
Qualitätsstufen . . . . . 328
Was Verbraucher noch wissen wollen . . . . . 329

**16 Spirituosen** . . . . . 335
Herstellung . . . . . 336
Brände . . . . . 338
Weinbrand (Brandy) . . . . . 338
Tresterbrand . . . . . 340
Obstbrand . . . . . 340
Getreidebrand . . . . . 341
Brände aus sonstigen Rohstoffen . . . . . 342
Aromatisierte Spirituosen . . . . . 343
Extraktarme aromatisierte Spirituosen . . . . . 343
Extraktreiche aromatisierte Spirituosen (Liköre) . . . . . 343
Was Verbraucher noch wissen wollen . . . . . 344

**17 Kaffee und Tee** 347
Kaffee 347
Anbau und Ernte 347
Gewinnung und Erzeugung 348
Gewinnung von Rohkaffee 348
Herstellung von Röstkaffee 348
Inhaltsstoffe 349
Angebotsformen 350
Röstkaffee 350
Löslicher Kaffee 350
Lösliche Kaffeespezialitäten 351
Kaffee-Ersatz 351
Tee 352
Anbau und Ernte 352
Teeproduktion 353
Herkömmliche (orthodoxe) Produktionsweise 353
CTC-Produktion 353
Schwarzer Tee 353
Grüner Tee 355
Tee-Erzeugnisse 356
Kräuter- und Früchtetees 356
Was Verbraucher noch wissen wollen 357

**18 Gewürze, Würzkräuter, Würzmittel, Aromen** 361
Gewürze und Würzkräuter 361
Gebräuchliche Gewürze und Kräuter 363
Gewürz- und Kräutermischungen 365
Würzmittel 366
Salz (Speise-, Kochsalz) 366
Essig 366
Senf 367
Würzen (Speisewürze) 369
Würzpasten 369
Würzsoßen 369
Mayonnaise 369
Aromen (Essenzen) 370
Was Verbraucher noch wissen wollen 371

## Lebensmittel: Trends

**1 Diätetische Lebensmittel** 376
Lebensmittel für Säuglinge und Kleinkinder 377
Säuglingsanfangs- und Folgenahrungen 377
Kleinkindernahrungen 378
Spezialnahrungen für Säuglinge und Kleinkinder 379
Kinder-Lebensmittel 380
Diabetiker-Lebensmittel 380
Natriumarme/kochsalzarme bzw. -verminderte Lebensmittel 382
Lebensmittel für Übergewichtige 383
Glutenfreie Lebensmittel 383
Sportlernahrung 384

2 **Nahrungsergänzungsmittel** . . . . . . 387
Exkurs: Frei verkäufliche Arzneimittel . . . . . . 389

3 **Öko- und Reformhaus-Lebensmittel** . . . . . . 391
Die EG-Bio-Verordnung . . . . . . 392
Ökologische Lebensmittelwirtschaft in Deutschland . . . . . . 393
Internationale Bio-Produkte . . . . . . 395
Tierhaltung auf Bio-Höfen . . . . . . 395
Reformhaus-Lebensmittel . . . . . . 396

4 **Lebensmittel für „alternative" Ernährungsformen** . . . . . . 397
Vegetarismus . . . . . . 397
Vollwert-Ernährung . . . . . . 398
Anthroposophische Ernährung . . . . . . 402
Makrobiotik . . . . . . 402

5 **Light-Produkte** . . . . . . 404
Fettersatz . . . . . . 405
Zuckerersatz . . . . . . 406

6 **Convenience-Produkte** . . . . . . 408

7 **Ethno-Food** . . . . . . 412

8 **Neuartige und gentechnisch veränderte Lebensmittel** . . . . . . 414
Neuartige Lebensmittel (Novel Food) . . . . . . 414
Gentechnisch veränderte Lebensmittel . . . . . . 415

9 **Imitate und Ersatzprodukte** . . . . . . 421

10 **Functional Food** . . . . . . 424
Probiotische Lebensmittel . . . . . . 425
Functional Drinks . . . . . . 426

11 **Lebensmittel aus fairem Handel** . . . . . . 427
Ziel des fairen Handels . . . . . . 427
Förderung des fairen Handels durch Transfair . . . . . . 427
Die Realisierung des Transfair-Konzepts am Beispiel „Kaffee" . . . . . . 428

12 **Regionale und traditionelle Lebensmittel** . . . . . . 431

13 **Der Weg zu einem zukunftsfähigen Ernährungsstil** . . . . . . 437

Literaturverzeichnis . . . . . . 440
Sachwortverzeichnis . . . . . . 447
Bildquellenverzeichnis . . . . . . 471

# Lebensmittel: allgemein

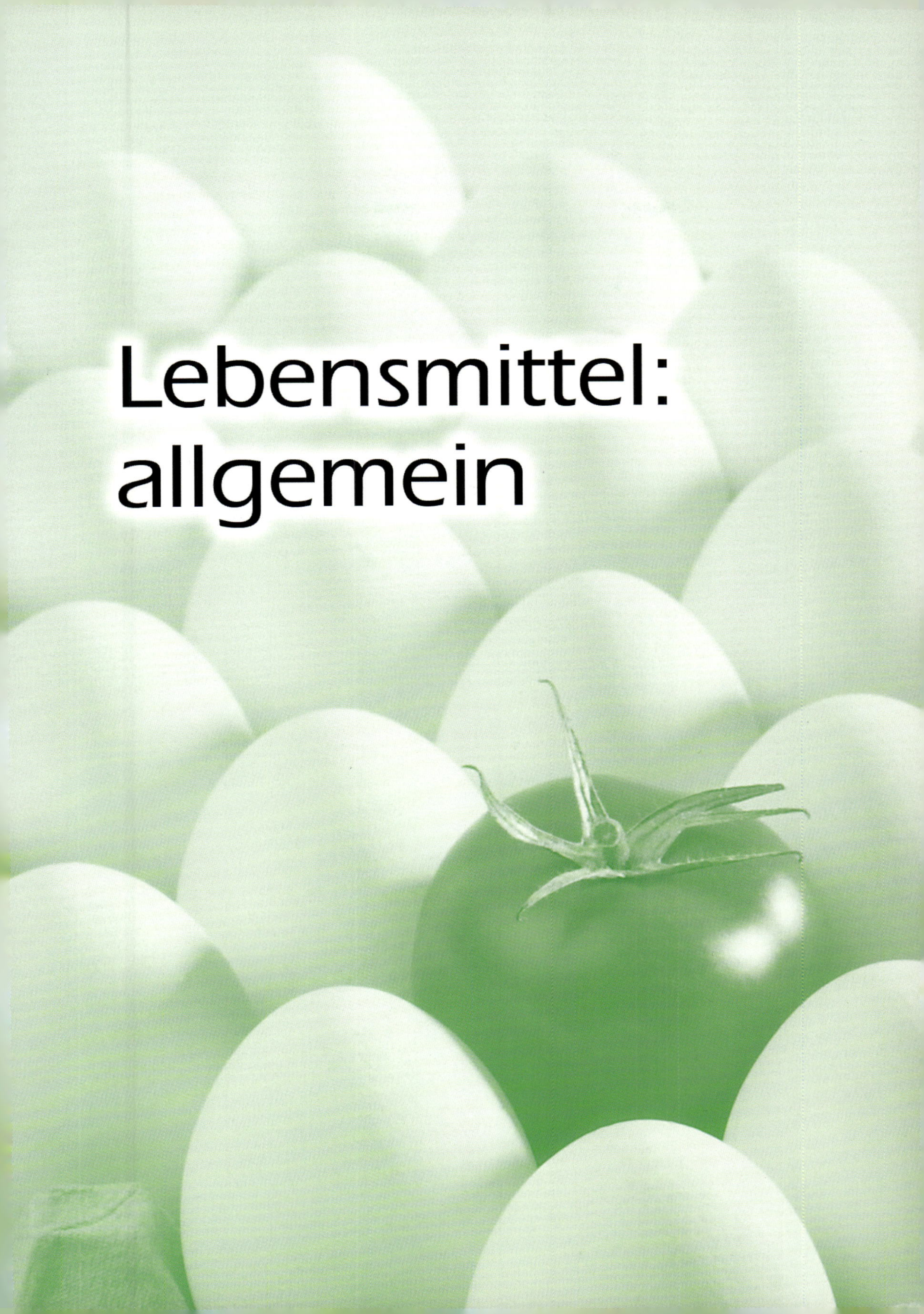

# 1 Lebensmittel und Ernährung

## Lebensmittel für Ernährung und Genuss

Essen und Trinken hält Leib und Seele zusammen, das wussten schon unsere Vorfahren. Wir Menschen ernähren uns jedoch nicht nur, um leben und arbeiten zu können, um gesund und leistungsfähig zu bleiben, sondern auch, weil uns Essen und Trinken Wohlbehagen vermitteln. Ernährung **und** Genuss – dazu dienen uns die Lebensmittel.

**Lebensmittel im Sinne des Lebensmittelrechts sind Stoffe, die dazu bestimmt sind, vom Menschen zu seiner Ernährung oder zum Genuss verzehrt zu werden.**

Stoffe, die überwiegend zu anderen Zwecken als zur Ernährung oder zum Genuss verzehrt werden *(Arzneimittel)*, gehören nicht zu den Lebensmitteln.

Lebensmittel sind sowohl zum Verzehr fertige Speisen und Getränke *(Brot, Wurst, Milch, Zucker, Bier)*, als auch deren Rohstoffe und Vorerzeugnisse *(Brotgetreide, Mehl, Zuckerrüben, Braugerste, Braumalz)*.

Mitunter werden Lebensmittel in Nahrungsmittel einerseits und Genussmittel andererseits eingeteilt.

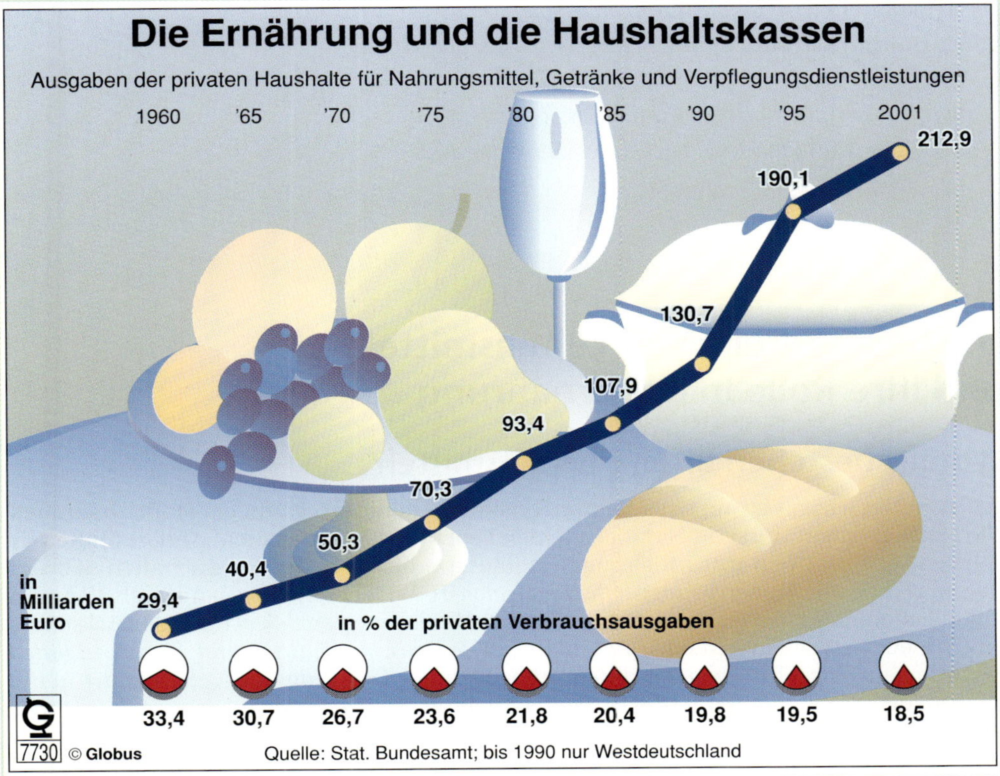


Ausgaben der privaten Haushalte für Lebensmittel

**Nahrungsmittel** sind Lebensmittel, die wir wegen ihrer Nährstoffe verzehren. Lebensmittel aus dieser Gruppe *(Brot, Kartoffeln, Milch)* sind unverzichtbar, um die Ernährung des Körpers zu sichern. Demgegenüber ist der Verzehr von **Genussmitteln** nicht unbedingt notwendig. Genussmittel *(Wein, Spirituosen, Kaffee)* wirken aufgrund ihres hohen Gehalts an so genannten Genussstoffen *(Alkohol, Koffein)* anregend. Wir verzehren sie hauptsächlich dieser anregenden Wirkung wegen und nicht wegen, sondern eher trotz ihres mitunter erheblichen →Nährwertes.

Eine solch strenge Einteilung hat demnach auch ihre Tücken. Bier, eigentlich ein Genussmittel, wird nicht umsonst als „flüssiges Brot" bezeichnet (und hat in früheren Zeiten so manchem Mönch geholfen, die Fastenzeit zu überstehen), denn es hat gleichzeitig einen hohen Nährwert. Ebenso müsste man Schokolade aufgrund ihres hohen Gehalts an Grundnährstoffen zu den Nahrungsmitteln zählen, obwohl sie doch eher zu Genusszwecken verzehrt wird und unsere psychische Verfassung nachweislich positiv beeinflusst. Und schließlich: Besteht Genuss ausschließlich in der von Alkohol & Co. ausgelösten anregenden Wirkung? Oder bestimmen nicht auch der Geschmack, der Duft, das Aussehen und die Konsistenz eines Lebensmittels seinen →Genusswert? Sind uns diese Eigenschaften nicht bei allen Lebensmitteln, ob Nahrungs- oder Genussmittel, wichtig? Also: Sollte in diesem Sinne nicht jedes Lebensmittel, von wenigen Ausnahmen abgesehen, zugleich Nahrungs- **und** Genussmittel sein?

Eine weitere Gruppe von Lebensmitteln bilden die **Hilfsstoffe zur Nahrungsbereitung.** Dazu zählen z. B.

- Gewürze *(Pfeffer, Muskatnuss, Zimt),*
- Würzkräuter *(Thymian, Estragon, Petersilie),*
- Würzmittel *(Kochsalz, Speiseessig, Speisesenf, Suppenwürze),*
- Würzsoßen und Würzmischungen,
- Mayonnaisen, Remouladen und Dressings sowie
- Backtriebmittel *(Backhefe, Backpulver, Hirschhornsalz).*

# Die Bestandteile von Lebensmitteln und ihre Rolle in der Ernährung

## Woraus bestehen unsere Lebensmittel?

Lebensmittel setzen sich aus einer Vielzahl organischer und anorganischer Stoffe zusammen. Die meisten davon sind von Natur aus in den Lebensmitteln enthalten. Andere Stoffe werden den Lebensmitteln absichtlich zugesetzt (Zusatzstoffe), um ihre Eigenschaften zu beeinflussen *(Farbstoffe, Konservierungsstoffe, Emulgatoren).* Wieder andere gelangen als Verunreinigungen aus der Umwelt *(Industriechemikalien, Verbrennungsprodukte)* oder als Rückstände, z. B. aus der landwirtschaftlichen Produktion *(Pflanzenschutzmittel, Nitrat, Tierarzneimittel),* in die Lebensmittel bzw. werden durch unsachgemäße Lagerung und Verarbeitung in diesen gebildet *(Schimmelpilz- und Bakteriengifte, Schadstoffe in verkohlten Lebensmittelkrusten oder altem Frittierfett).*

Bestimmte Inhaltsstoffe von Lebensmitteln sind für die Ernährung des Menschen unbedingt erforderlich. Sie werden als **Nährstoffe** bezeichnet.

| Die Bestandteile der Lebensmittel | | | |
|---|---|---|---|
| **Bestandteile** | | | **Beispiele** |
| **Nährstoffe** | energieliefernde | Kohlenhydrate<br>Fette<br>Eiweißstoffe | *Zucker, Stärke*<br>*Kakaobutter, Milchfett*<br>*Milcheiweiß, Hühnereiweiß* |
| | nicht energieliefernde | Wasser<br>Mineralstoffe / Spurenelemente<br>Vitamine wasserlöslich / fettlöslich | <br>*Calcium, Phosphor / Jod, Zink*<br>*C, B-Komplex, Folsäure / A, D, E* |
| **Ballaststoffe** | lösliche<br>unlösliche | | *Pectine*<br>*Cellulose, Lignin* |
| **Enzyme** | eiweißspaltende<br>fettspaltende<br>kohlenhydratspaltende<br>oxidierende<br>sonstige | Proteasen<br>Lipase<br>Glykosidasen<br>Oxidasen (Oxygenasen) | *Papain, Bromelin*<br><br>*α- und β-Amylase (spalten Stärke)*<br>*Lipoxygenasen (oxidieren Fette), Phenoloxidasen (Bräunungsenzyme)*<br>*Pectinolytische Enzyme (spalten Pectine, lassen Obst weich werden)* |
| **Farbstoffe** | | | *Carotine, Anthocyane, Chlorophyll* |
| **Geschmacks- und Aromastoffe** | | Geschmacksstoffe<br>Aromastoffe | *Zucker, Salze, Säuren, Bitterstoffe*<br>*Vanillin, Citrusöl, Röstaromen* |
| **Sekundäre Pflanzenstoffe** | | | *Aromastoffe*<br>*Farbstoffe*<br>*Pflanzliche Abwehrstoffe* |
| **Mikroorganismen** | | Krankheitserreger<br>Giftbildner<br>Verderbniserreger | *Salmonellen, Ruhrbakterien*<br>*Botulismuserreger, Schimmelpilze*<br>*Fäulnisbakterien, Schimmelpilze* |
| **Schadstoffe** | natürliche | | *Solanin, Oxalsäure, Histamin* |
| | Fremdstoffe | Verunreinigungen *(durch Umwelt)*<br>Rückstände *(von der Urproduktion)*<br>bei Lagerung und Verarbeitung gebildete Stoffe | *Blei, Cadmium, Dioxine*<br>*Nitrat, Antibiotika*<br>*Nitrosamine, Fettoxidationsprodukte, Schimmelpilzgifte* |
| **Zusatzstoffe** | | haltbarkeitsverlängernde Stoffe<br>das Aussehen verbessernde Stoffe<br>die Konsistenz verbessernde Stoffe<br>geschmacksbeeinflussende Stoffe<br>sonstige Zusatzstoffe | *Konservierungsstoffe*<br>*Farbstoffe*<br>*Emulgatoren, Verdickungsmittel*<br>*Süßstoffe, Geschmacksverstärker*<br>*Feuchthaltemittel, Schmelzsalze* |

# Welche Nährstoffe braucht der Mensch?

Die zur Ernährung benötigten Nährstoffe lassen sich in 6 Gruppen zusammenfassen:

- Kohlenhydrate
- Eiweißstoffe
- Fette
- Mineralstoffe
- Vitamine
- Wasser

Die Nährstoffe dienen dem Aufbau neuer und zu ersetzender Körpersubstanz (Baustoffe) und liefern die Energie, die für die Aufrechterhaltung der Lebensvorgänge und der Körpertemperatur notwendig ist (Betriebsstoffe). Einige Nährstoffe sind auch an der Steuerung von Lebensvorgängen beteiligt (Wirkstoffe). Viele Nährstoffe erfüllen mehr als nur eine Aufgabe im Organismus.

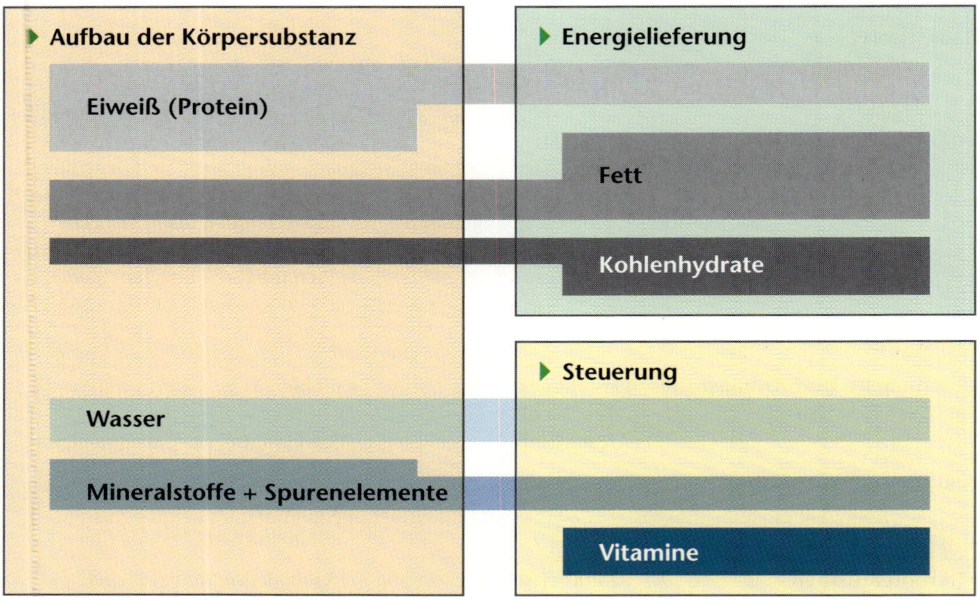


Die Aufgaben der Nährstoffe

Kohlenhydrate *(Zucker, Stärke)*, Fette und Eiweißstoffe werden auch als Haupt- oder Grundnährstoffe bezeichnet. Sie versorgen den Körper mit Energie. Die größte Bedeutung als Energielieferanten haben Kohlenhydrate und Fette. Eiweißstoffe sind für den Aufbau der Körpersubstanz unentbehrlich.

Mineralstoffe und Vitamine sind Schutz- und Reglerstoffe (Wirkstoffe): sie wirken im Stoffwechsel mit und regeln dessen reibungslosen Verlauf. Sie liefern keine Energie. Wasser ist Baustoff, Transportmedium, Wärmeregulator und darüber hinaus an vielen Stoffwechselreaktionen im Körper beteiligt. Es liefert ebenfalls keine Energie, ist jedoch für jedes Lebewesen unentbehrlich.

Die mit der Nahrung aufgenommenen Hauptnährstoffe werden im Körper verdaut (abgebaut) und entweder direkt zur Energiegewinnung oder zum Aufbau körpereigener Bau-, Betriebs- oder Wirkstoffe verwendet. Die Gesamtheit der sich im Organismus vollziehenden Ab-, Auf- und Umbauvorgänge bezeichnet man als Stoffwechsel. Nahrungsbestandteile, die der Organismus selbst nicht, sondern nur in geringem Umfang mithilfe von Darmbakterien abbauen und verwerten kann, so genannte Ballaststoffe, sowie „Abfallprodukte" des Stoffwechsels werden aus dem Körper ausgeschieden.

## Woher stammen die Nährstoffe?

Die in den Lebensmitteln enthaltenen Nährstoffe sind entweder organischer (Kohlenhydrate, Fette, Eiweißstoffe, Vitamine) oder anorganischer (Mineralstoffe, Wasser) Natur. Die organischen Stoffe haben ihren Ursprung in den Zellen grüner Pflanzen. In diesen Zellen wird aus dem Kohlendioxid der Luft und dem Wasser des Bodens das Kohlenhydrat Traubenzucker (Glucose) aufgebaut. Die notwendige Energie für diese chemische Reaktion liefert das Sonnenlicht. Der Vorgang wird deshalb als Fotosynthese bezeichnet. Der grüne Blattfarbstoff (Chlorophyll) spielt dabei eine wichtige Rolle, denn er ermöglicht die Übertragung der Lichtenergie auf die Pflanze. Als Nebenprodukt der Fotosynthese entsteht Sauerstoff, welcher an die Atmosphäre abgegeben wird.

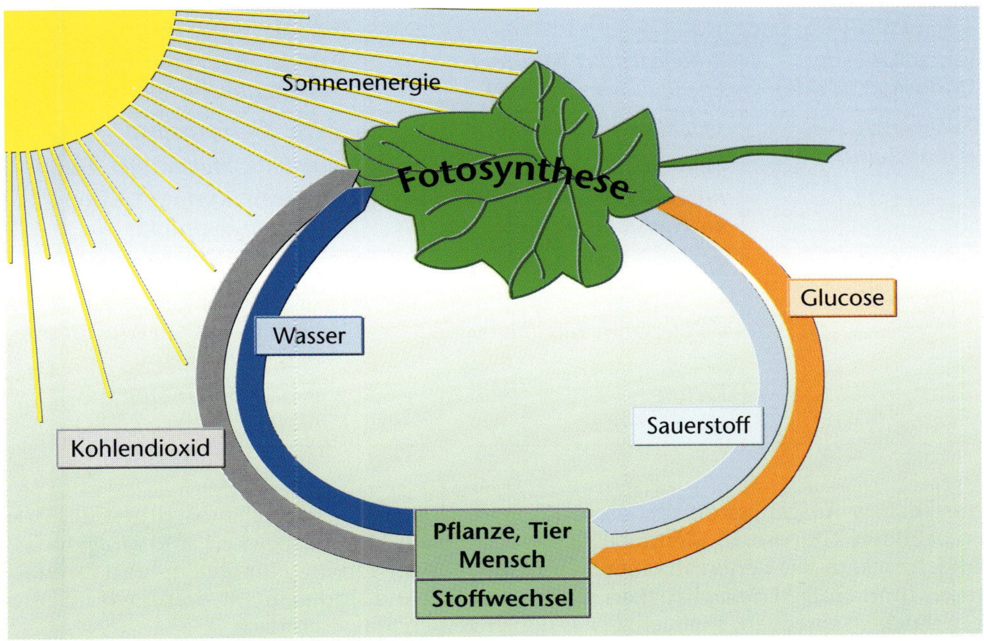


Der Ursprung unserer Nahrung

Traubenzucker wiederum ist Ausgangsprodukt sowohl für andere Kohlenhydrate als auch für Fette und Eiweißstoffe. Um Eiweißstoffe aufbauen zu können, benötigt die Pflanze darüber hinaus noch Stickstoff, welchen sie aus dem Boden (einige Pflanzen auch aus der Luft) aufnimmt.

Nur die Pflanzen sind in der Lage, aus den einfachen Grundstoffen der natürlichen Umwelt Eiweißstoffe, die Grundlage allen Lebens, aufzubauen. Tiere und Menschen sind auf die von den Pflanzen gebildeten Stoffe als Nahrungsquelle angewiesen. Sie sind somit durch die Nahrung fest und unausweichlich mit dem Pflanzenreich verbunden.

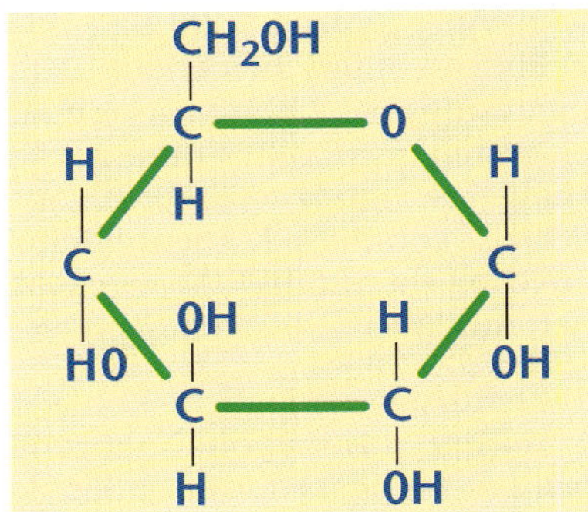

Traubenzucker (Glucose)

# Was muss man über die einzelnen Nährstoffe wissen?

## Kohlenhydrate

Die wichtigsten zu dieser Gruppe gehörenden Lebensmittelbestandteile sind Zucker, Stärke und Cellulose. Sie kommen überwiegend in pflanzlichen Lebensmitteln vor. Kohlenhydratreiche Lebensmittel sind z. B. Getreide, Hülsenfrüchte, Backwaren und Teigwaren, Kartoffeln, Bananen, Weintrauben sowie alle zuckerreichen Lebensmittel. Die Kohlenhydrate dienen dem Körper hauptsächlich zur Energiegewinnung.

| Kohlenhydrate in unserer Nahrung | | |
|---|---|---|
| **Gruppe** | **Beispiele** | **Vorkommen (Beispiele)** |
| Einfachzucker (Monosaccharide) | *Traubenzucker (Glucose)*<br>*Fruchtzucker (Fructose)* | *Früchte, Honig, →Invertzuckercreme („Kunsthonig“)* |
| Zweifachzucker (Disaccharide) | *Milchzucker (Lactose)*<br>*Malzzucker (Maltose)*<br>*Rüben-/Rohrzucker (Saccharose, als Haushaltszucker im Handel)* | *Milch, Milchprodukte*<br>*Braumalz, Malzextrakt, Bier*<br>*Süßwaren, Kuchen, Speiseeis, Erfrischungsgetränke* |
| Vielfachzucker (Polysaccharide) | *Stärke*<br>*Cellulose, Hemicellulosen*<br>*Pectine* | *Getreideprodukte, Kartoffeln, Backwaren*<br>*Vollkornprodukte, Hülsenfrüchte, Gemüse, Obst*<br>*(unreifes) Obst, Gemüse, Konfitüre* |

Baustein bzw. Ausgangsstoff aller dieser Kohlenhydrate ist die bei der Fotosynthese der Pflanzen gebildete Glucose. In Mehrfachzuckern (Zweifach-, Vielfachzucker) sind Moleküle von Einfachzuckern wie Perlen an einer Schnur aneinander gereiht. Nur die Ein- und Zweifachzucker (und einige Dreifachzucker) schmecken süß und sind gemeint, wenn wir im Alltag von „Zucker“ sprechen. Vielfachzucker haben keinen Süßgeschmack.

Zucker und Stärke können vom menschlichen Organismus verdaut (abgebaut) werden. Dabei werden Zweifachzucker und Stärke in Einfachzucker gespalten und als solche verwertet. Dieser Abbau beginnt bereits beim Kauen im Mund, da der Speichel Verdauungssäfte (→Enzyme) enthält. Beim Kauen von Brot macht sich deshalb mit der Zeit ein zunehmender Süßgeschmack bemerkbar, der auf die Spaltung der Stärke zurückzuführen ist. Weil der Organismus bei Einfachzuckern keine und bei Zweifachzuckern nur wenig Verdauungsarbeit leisten muss, gelten diese Zucker als „schnelle Energielieferanten“, mit denen man einen „Hungerast“ rasch bekämpfen kann. Vielfachzucker, hauptsächlich Stärke, bezeichnet man auch als „komplexe Kohlenhydrate“. Sie liefern langsamer, aber gleichmäßiger Energie. Stärkereiche Lebensmittel *(Nudeln, Brot, Reis)* sind daher gut als Energiereserve, z. B. vor sportlichen Ausdauerleistungen *(Radtour, Ausdauerlauf)*, geeignet.

Überschüssige verdauliche Kohlenhydrate speichert der Organismus nach Ab- bzw. Umbau zu Glucose in Form von Glykogen in den Leber- und Muskelzellen. Sind diese kurzfristigen Speichermöglichkeiten erschöpft, kann eine Umwandlung der Glucose in Fett und eine Speicherung desselben im Fettgewebe erfolgen. Für den Umbau von Glucose in Fett wird jedoch auch wieder Energie verbraucht. Dennoch kann prinzipiell auch eine fettarme, aber übermäßig kohlenhydratreiche Kost zum Fettansatz führen. Übergewicht ist jedoch hauptsächlich auf zu hohen Fettverzehr zurückzuführen.

Andere Kohlenhydrate, wie Cellulose, Hemicellulosen und Pectine, sind als **Ballaststoffe** in der Nahrung wichtig. Sie sind zwar weitgehend unverdaulich, zeigen aber eine Reihe positiver Wirkungen. So fördern sie das Kauen der Speisen, regen die Speichelbildung an, verbessern die Vorverdauung der Speisen und erhöhen das Sättigungsgefühl. Außerdem regen sie die Bewegung des Darmes an, beschleunigen den Transport des Speisenbreies durch den Darm, bilden einen Nährboden für erwünschte Darmbakterien und binden Schadstoffe. Man schreibt ihnen eine wichtige Rolle bei der Verhütung von Darmkrebs, Verstopfung, Übergewicht u. a. Zivilisationskrankheiten zu. Insbesondere für Diabetiker von Bedeutung ist, dass eine ballaststoffreiche Nahrung den Blutzuckerspiegel nur langsam ansteigen lässt. Dadurch lassen sich die Insulindosis bzw. die Zufuhr blutzuckersenkender Medikamente reduzieren. Entgegen früheren Auffassungen liefern auch Ballaststoffe Energie. Sie können zwar von den menschlichen Verdauungsenzymen nicht abgebaut, im Dickdarm jedoch von Bakterien gespalten werden. Ihr Beitrag zur Energieversorgung ist aber gering. Ballaststoffreich sind Getreide und Backwaren, insbesondere Vollkornprodukte, ebenso Hülsenfrüchte sowie Gemüse und Obst.

## Fette und Fettbegleitstoffe – Lipide

Fette spielen in der Ernährung in Form von Streichfetten *(Butter, Schmalz, Margarine)*, Brat-, Back- und Frittierfetten oder in Form von Ölen eine Rolle. Die Hauptmenge an Fett wird jedoch als Bestandteil anderer Nahrungsmittel *(Fleisch, Wurst, Fisch, Mayonnaise, Schokolade, Nüsse)* als so genanntes verstecktes Fett aufgenommen.

| Verstecktes Fett in Lebensmitteln (in g pro 100 g essbaren Anteil) | | | |
|---|---|---|---|
| **fettreich** | | **fettarm** | |
| Kuchen (durchschnittl.) | 13 | Brot, Brötchen | 1–2 |
| Sahnequark | 11 | Magerquark | 0,3 |
| Vollmilch | 3,5–3,8 | fettarme Milch | 1,5 |
| Emmentaler 45 % Fett i.Tr. | 30 | Sauermilchkäse (Harzer) | 0,5 |
| Gans | 20 | Putenfleisch | 3 |
| Schweinebauch | 37 | Schweinefilet | 12 |
| Salami | 47 | Bierschinken | 19 |
| Matjesfilet | 23 | Seelachsfilet | 1 |
| Nüsse, Samenkerne | 50–63 | Obst | – |
| Nuss-Nougat-Creme | 31 | Marmelade | – |

Fette können von den Pflanzen, aber auch im menschlichen und tierischen Organismus, aus Glucose gebildet werden. Unsere Nahrungsfette sind sowohl pflanzlichen *(Sonnenblumenöl, Weizenkeimöl, Kokosfett)* als auch tierischen *(Butter, Schweineschmalz, Rindertalg)* Ursprungs. Fette sind chemische Verbindungen aus Glycerin und Fettsäuren.

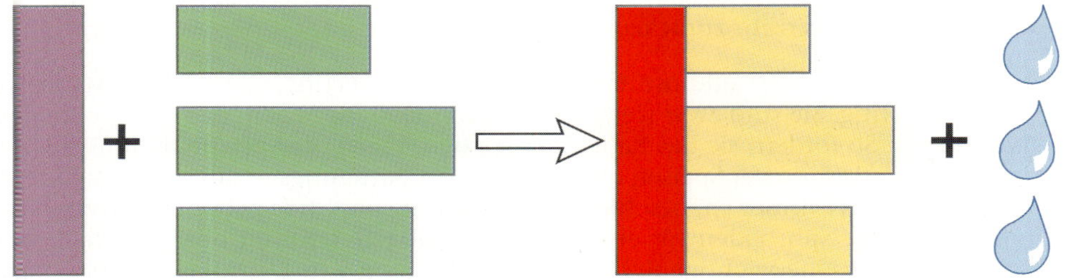


Bildung und Aufbau der Fette

Die Fettsäuren im Fettmolekül können gesättigt oder ungesättigt sein und eine unterschiedliche Kettenlänge aufweisen (kurz-, mittel- und langkettige Fettsäuren). Gesättigte Fettsäuren enthalten ausschließlich Einfachbindungen. Die ungesättigten Fettsäuren weisen hingegen eine oder mehrere Doppelbindungen im Molekül auf. Man spricht dann von einfach *(Ölsäure)* oder mehrfach *(Linolsäure, Linolensäure)* ungesättigten Fettsäuren. Ölsäure ist z. B. reichlich in Olivenöl enthalten. Reich an Linolsäure sind z. B. die Samenöle von Sonnenblumen, Soja und Färberdisteln sowie die Keimöle von Weizen und Mais. Leinöl enthält besonders viel Linolensäure.

Die doppelt ungesättigte Linolsäure ist für den Menschen **essenziell**, d. h. lebensnotwendig. Da der Körper sie nicht selbst aus Nahrungsbestandteilen bilden kann, muss sie ihm mit der Nahrung zugeführt werden. Gleiches gilt für die dreifach ungesättigte Linolensäure. Eine unzureichende Zufuhr an essenziellen Fettsäuren, z. B. durch eine fettfreie Ernährung, führt zu schweren Stoffwechselstörungen. Auf der anderen Seite kann auch eine übermäßige Zufuhr mehrfach ungesättigter Fettsäuren negative gesundheitliche Auswirkungen haben. Diese Fettsäuren sind nämlich sehr reaktionsfreudig. Sie bilden z. B. leicht →Radikale. Diese fördern Gewebeschäden und sind auch an der Krebsentstehung beteiligt.

Ob ein Nahrungsfett bei Zimmertemperatur flüssig oder fest ist, hängt in hohem Maße von den in ihm enthaltenen Fettsäuren ab. So weisen flüssige Fette (Öle) einen hohen Anteil an ein- oder mehrfach ungesättigten Fettsäuren auf. Feste Fette *(Plattenfett, Butter, Schmalz)* enthalten hingegen mehr gesättigte Fettsäuren als Öle, unabhängig davon, ob es sich um Fette pflanzlichen oder tierischen Ursprungs handelt.

Ungesättigte Fettsäuren können durch so genannte →Fetthärtung in gesättigte umgewandelt werden. Das geschieht z. B. bei der Herstellung von →Margarine mit einem Teil der ungesättigten Fettsäuren der als Rohstoff verwendeten Öle, um ein streichfähiges Produkt zu erhalten. Auch bei der Herstellung von Plattenfetten, von hitzestabilen Ölen und von „maßgeschneiderten" Fetten für die industrielle Lebensmittelproduktion *(Dauerbackwaren, Knabberartikel, Süßwaren)* findet die Fetthärtung Anwendung. Bei der Fetthärtung können sich jedoch →trans-Fettsäuren bilden, die im Verdacht stehen, das Risiko von Herz-Kreislauf-Erkrankungen zu erhöhen.

Ungesättigte Fettsäuren sind reaktionsfähiger als gesättigte Fettsäuren. Fette mit einem hohen Anteil an mehrfach ungesättigten Fettsäuren verderben deshalb schneller (→oxidativer Fettverderb).

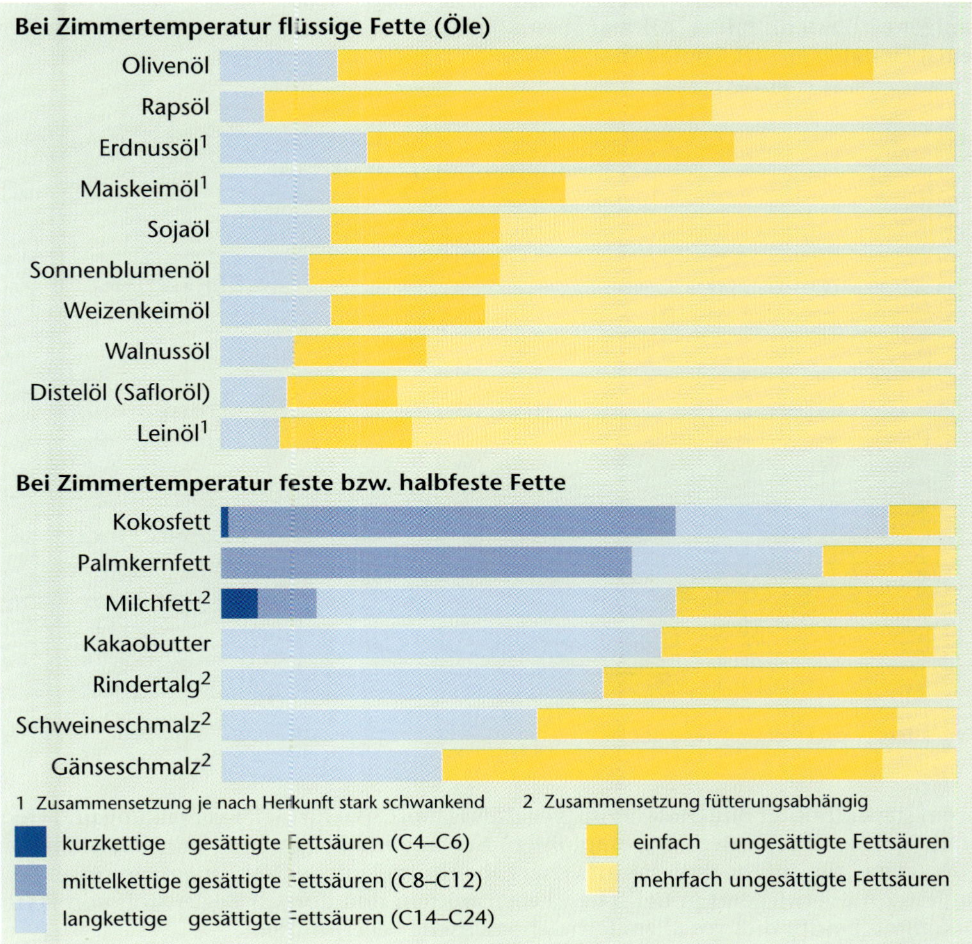


Durchschnittliche Fettsäurenzusammensetzung ausgewählter flüssiger und fester Fette

Fette liefern von allen Nährstoffen die meiste Energie, nämlich ungefähr doppelt so viel wie Kohlenhydrate oder Eiweiß. Der länger anhaltende Sättigungseffekt von Fett ist hingegen umstritten. Bekannt ist, dass Fett den Geschmack und die Konsistenz vieler Speisen verbessert. Fette enthalten auch die lebensnotwendigen fettlöslichen →Vitamine und ermöglichen ihre Aufnahme durch die Darmschleimhaut.

Fettbegleitstoffe *(Lecithin, Cholesterin, fettlösliche Vitamine)* kommen aufgrund ihrer fettähnlichen Eigenschaften immer zusammen mit Fetten in den Nahrungsmitteln vor.

**Lecithin** ist ein phosphorhaltiger fettähnlicher Stoff. Er ist Bestandteil von Membranen und des Nervengewebes. Er ist u. a. enthalten im Eidotter, in Vollmilch, Butter, Fettkäse und Ölsamen. Lecithin wird in vielen Lebensmitteln als →Emulgator verwendet.

**Cholesterin** ist ein natürliches Stoffwechselprodukt des menschlichen und tierischen Organismus und erfüllt zahlreiche wichtige Aufgaben im Körper. Es wird also sowohl im Körper selbst ständig gebildet als auch mit tierischen Lebensmitteln von außen zugeführt. Im gesunden Organismus führt eine cholesterinreiche Kost dazu, dass der Körper zum Ausgleich weniger Cholesterin bildet. Bei manchen Menschen ist dieser Regelmechanismus gestört, sie haben daher zu viel Cholesterin im Blut.

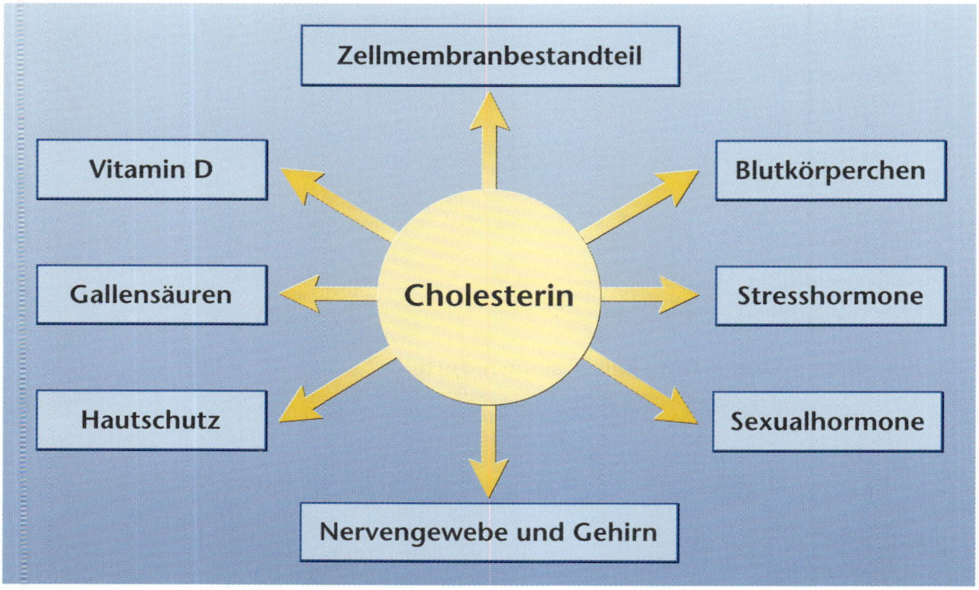


Cholesterin – ein lebensnotwendiger Stoff

Da ein stark erhöhter Blutcholesterinspiegel als Hauptrisiko für Gefäßverkalkung und Herzinfarkt gilt, wird seine Senkung empfohlen. Neben einer Behandlung mit Medikamenten bedeutet das, die Zufuhr cholesterinreicher Lebensmittel mit der Nahrung zu verringern. Da Cholesterin überwiegend in tierischen Lebensmitteln und dort als Begleitstoff von Fetten vorkommt, betrifft dies vor allem fettreiche tierische Lebensmittel.

Cholesterinsenkende Maßnahmen haben jedoch nicht immer Erfolg und können unerwünschte Nebenwirkungen haben. Sie sind deshalb umstritten. Zudem geht es nicht darum, den Cholesteringehalt im Blut schlechthin zu senken. Schädlich ist nur eine ganz bestimmte „Sorte" Cholesterin, das so genannte LDL(**L**ow **D**ensity **L**ipoprotein)- oder „böse" Cholesterin. Es fördert die Bildung von Ablagerungen in den Blutgefäßen. Das „gute" oder HDL(**H**igh **D**ensity **L**ipoprotein)-Cholesterin hingegen wirkt dem entgegen.

Das Verhältnis von LDL- und HDL-Cholesterin bestimmt das Herz-Kreislauf-Risiko. Es wird durch die Auswahl der Nahrungsfette beeinflusst. So verbessert die z. B. im →Olivenöl in großen Mengen enthaltene einfach ungesättigte Ölsäure das Verhältnis von HDL- zu LDL-Cholesterin. Da Olivenöl eine große Rolle in der Küche der Mittelmeerländer spielt, vermutet man hier zumindest eine Ursache für die geringere Häufigkeit von Herz-Kreislauf-Erkrankungen in diesen Regionen. Auch Schweine- und Geflügelschmalz sollen wissenschaftlichen Studien zufolge cholesterinsenkend wirken und das HDL-LDL-Verhältnis günstig oder zumindest nicht nachteilig beeinflussen.

→Diät-Margarine enthält einen hohen Anteil an mehrfach ungesättigten Fettsäuren. Diese senken sowohl den LDL- als auch den HDL-Spiegel und verbessern dadurch das Verhältnis beider Cholesterinarten nur geringfügig. Andererseits enthalten manche Margarinesorten

| Cholesteringehalt ausgewählter Lebensmittel | |
|---|---|
| **Lebensmittel (100 g)** | **Cholesteringehalt ca. (in mg)** |
| Hirn | 3150 |
| Eigelb | 1400 |
| Rinderleber | 250 |
| Butter | 244 |
| Muscheln | 150 |
| Schweinefleisch (fett) | bis zu 125 |
| Milch | 120 |
| Krabben | 100 |
| Edamer Käse | 96 |
| Wurst | 85 |
| Schweineschnitzel | 70 |
| Kabeljau | 30 |

(→Reform-Margarine) Palmöl und Palmkernfett oder Kokosfett, um ohne →Fetthärtung eine streichfähige Beschaffenheit zu erzielen. Dadurch erhöht sich ihr Anteil an cholesterinsteigernden langkettigen gesättigten Fettsäuren auf bis zu 50 %. Das HDL-LDL-Verhältnis beeinflussen diese allerdings nur wenig.

Die bei der →Fetthärtung entstehenden →trans-Fettsäuren verschlechtern dieses Verhältnis hingegen deutlich. Allerdings sind die trans-Fettsäuren-Gehalte in Margarine stark zurückgegangen. Butter wiederum enthält zwar cholesterinsteigernde langkettige gesättigte Fettsäuren; diese beeinflussen das Verhältnis von HDL und LDL aber nicht. Außerdem enthält Butter höhere Anteile an kurz- und mittelkettigen gesättigten Fettsäuren, die den Blutcholesterinspiegel nicht erhöhen, sowie an Ölsäure, die das HDL-LDL-Verhältnis verbessert.

Nach neueren Erkenntnissen ist auch weniger das Cholesterin (und zwar das LDL-Cholesterin) selbst, sondern sind vielmehr seine Oxidationsprodukte für die Entstehung von Gefäßverkalkungen und Herzinfarkt verantwortlich. Solche Produkte entstehen insbesondere bei verschiedenen Verfahren der industriellen Lebensmittelverarbeitung *(Herstellung von Eipulver, Milchpulver oder geraspeltem Parmesankäse).* Man sollte daher nicht ausschließlich auf industriell hochverarbeitete Lebensmittel zurückgreifen. Mehrfach ungesättigte Fettsäuren wie Linolsäure, die in Margarine und Pflanzenöl reichlich enthalten ist, scheinen die Oxidation des LDL-Cholesterins zu fördern.

An diesen Beispielen zeigt sich, dass eine Einteilung der Fette in „pflanzlich gleich gesund" und „tierisch gleich ungesund" unter wissenschaftlichen Gesichtspunkten nicht haltbar ist. Ob Butter, Margarine oder Schmalz, man sollte hier ruhig seinen Geschmack entscheiden lassen und zur Vermeidung von Übergewicht den Fettverzehr insgesamt in Grenzen halten. Empfehlenswert aus der Sicht der Cholesterinproblematik ist die bevorzugte Auswahl von Ölen mit einem hohen Anteil an einfach ungesättigten Fettsäuren (Olivenöl, Rapsöl).

Für Personen mit einer bereits bestehenden Gefäßverkalkung und geschädigten Herzkranzgefäßen ist bei hohen Cholesterinwerten (LDL!) eine Behandlung unerlässlich. Dabei muss unter ärztlicher Aufsicht individuell ausprobiert werden, ob eine cholesterinbeeinflussende Diät, die Gabe cholesterinsenkender Medikamente oder andere Maßnahmen zum Erfolg führen. Eine generelle Behandlung breiter Bevölkerungsschichten mit Medikamenten oder Diät aufgrund erhöhter Cholesterinwerte ist jedoch mittlerweile sehr umstritten.

„... Ich frage nun schon 18 Jahre lang nach einem Wirkmechanismus, mit dem ... Schweinefett, in ‚normalen' Mengen genossen, uns Menschen schaden sollte. Immerhin ist das Fett des armen Schweines meinem und – sehr geehrte Leser – auch Ihrem Fett in Konsistenz und organisch-chemischer Zusammensetzung verdächtig ähnlich. (...) Das Schwein baut – wie wir auch – sein Fett ganz überwiegend aus einfach ungesättigten Fettsäuren auf. Einfach ungesättigt, denn das ist für das Schwein wie für uns der beste

Kompromiss. Bestünde nämlich unser Fett überwiegend aus mehrfach ungesättigten Fettsäuren, würde es bei sommerlichen Temperaturen flüssig werden und im Schweine- wie auch in unserem Bauch als Öl hin und her schwappen. Nur ganz wenig mehrfach ungesättigte Fettsäuren brauchen wir zum gesunden Überleben. Die muss man dem Schwein und uns zufüttern, denn diese Fette können wir selbst nicht herstellen.

Einen relativ großen Teil des Fettes, nämlich rund 40 Prozent, bauen wir und das Schwein aus gesättigten Fettsäuren auf … Allerdings, zu viel gesättigte Fettsäuren dürfen wir nicht mit uns herumtragen. Im Sommer würden unsere Bäuche dann zwar nicht mehr so weich und wabblig sein, doch im kalten Winter würden wir armen Schweine mit zu viel gesättigten Fettsäuren im Gewebe allzu leicht hart oder sogar schlichtweg bewegungsunfähig werden … Verehrte Leserinnen und Leser, auch wenn Sie es schon hundertmal anders gehört haben, so sind die Fakten doch ganz eindeutig und einfach: So ein köstliches Schweineschmalz enthält überwiegend, d. h. ca. 60 Prozent, ungesättigte Fettsäuren und Gänseschmalz sogar rund 70 Prozent davon! … Wie kommt es nur, dass in allen Gesundheitsfibeln zu lesen ist, tierisches Fett sei ‚überwiegend gesättigtes' Fett? … Und nun darf ich noch eins draufsetzen! … Sie alle wissen, dass ungesättigte Fettsäuren den Cholesterinspiegel senken. Richtig? Wenn ein Fett wie das Schmalz also überwiegend aus ungesättigten Fettsäuren besteht und Sie verzehren das – was passiert dann mit Ihrem Cholesterinspiegel? … Doch, doch, Sie können es mir glauben, oder, wenn nicht, dann können Sie es auch in der weltweit führenden Fachzeitschrift für Ernährungswissenschaften (American Journal of Clinical Nutrition, d. R.) nachlesen. Der Verzehr von Schweine- und Geflügelschmalz wirkt beim Durchschnitt einer westlichen Bevölkerung selbstverständlich *cholesterinsenkend.* (…)

Aus den wissenschaftlichen Studien ergibt sich heute übereinstimmend, dass es weder ein ‚Herzschutz-Fett' noch ein ‚Herzrisiko-Fett' gibt, wie die Margarinewerbung gerne suggeriert … Die neuen wissenschaftlichen Erkenntnisse führen somit zu einer Forderung, die unsere Großmütter schon beherzigten: Ein wenig von jedem Fett, aber von keinem zu viel – das ist erlaubt …"

Aus: Worm, Nicolai, „Schwein gehabt". In: Cotta's kulinarischer Almanach auf das Jahr 1998 / 99, Klett-Cotta 1997

## Eiweißstoffe – Proteine

Eiweiß ist nicht nur das Weiße eines gekochten Eies. Eiweißstoffe sind in den meisten Lebensmitteln enthalten, allerdings in unterschiedlicher Menge und Zusammensetzung. Die Gesamtheit der in einem Nahrungsmittel enthaltenen Eiweißstoffe wird umgangssprachlich als „Eiweiß" *(Milcheiweiß, Hühnereiweiß)* bezeichnet. Eiweißreich sind z. B. Milch und Milcherzeugnisse, Hühnereier, Fleisch, Fisch und Hülsenfrüchte.

Eiweißstoffe sind unentbehrliche Baustoffe des Körpers. Während des Wachstums dienen sie dem Aufbau neuer Zellen und Gewebe. Ebenso sind sie für die Zell- und Gewebserneuerung erforderlich. Darüber hinaus erfüllen sie als Enzyme, Antikörper sowie als Bestandteil von Blut und anderen Körperflüssigkeiten wichtige Funktionen im Organismus. Auch einige Hormone *(Insulin)* gehören zu den Eiweißstoffen. Wegen dieser vielfältigen Funktionen werden Eiweißstoffe auch als Bausteine des Lebens bezeichnet. Wenn man dem Körper mehr Eiweiß zuführt, als er als Baustoff benötigt, verbraucht er den Überschuss als Betriebsstoff zur Energiegewinnung. Die Ausscheidung der Abbauprodukte belastet die Nieren.

Eiweißstoffe sind aus einzelnen Grundbausteinen, den **Aminosäuren**, zusammengesetzte Riesenmoleküle. 20 verschiedene Aminosäuren sind am Aufbau der Eiweißstoffe beteiligt. Immer wieder anders zusammengesetzt, ergeben sie eine ungeheure Vielfalt von Eiweißstoffen. Allein der menschliche Organismus soll nach Schätzungen mehr als 50 000 verschiedene Eiweißstoffe enthalten.

Einfache Eiweißstoffe bestehen ausschließlich aus Aminosäuren, zusammengesetzte Eiweißstoffe enthalten hingegen noch andere (Nicht-Eiweiß-)Komponenten.

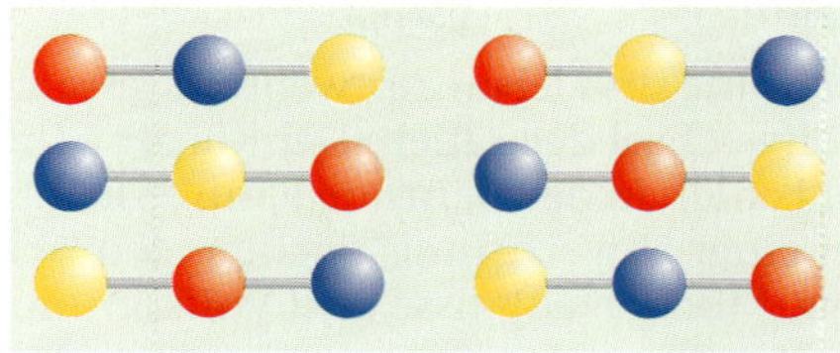

Kombinationsvielfalt ausgehend von nur drei Aminosäuren

Die mit der Nahrung aufgenommenen Eiweißstoffe pflanzlicher oder tierischer Herkunft werden bei der Verdauung in Bruchstücke und in ihre Bestandteile, die Aminosäuren, zerlegt, aus denen dann das Körpereiweiß aufgebaut wird. Von den insgesamt 20 am Eiweißaufbau beteiligten Aminosäuren sind 8 für den Menschen (für Säuglinge 9) essenziell. Das bedeutet, diese 8 bzw. 9 Aminosäuren müssen in jedem Falle mit der Nahrung zugeführt werden, da sie der Organismus selbst nicht aus anderen Stoffen herstellen kann.

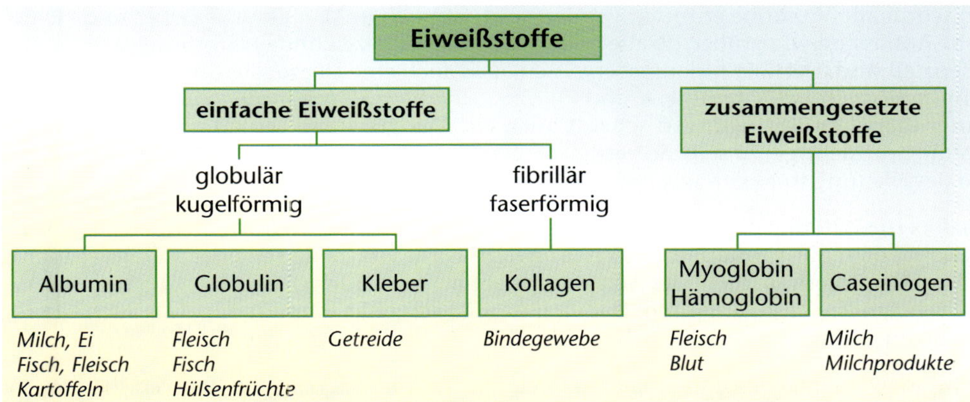


Einfache und zusammengesetzte Eiweißstoffe

Der Wert eines Nahrungseiweißes für den Menschen wird durch die **biologische Wertigkeit** bestimmt. Die biologische Wertigkeit hängt in der Hauptsache von der Anzahl und von der Art der in einem Nahrungseiweiß enthaltenen verschiedenen Aminosäuren ab. Fehlt ihm eine einzige essenzielle Aminosäure, ist das Eiweiß biologisch nicht vollwertig. Durch die Kombination verschiedener Nahrungsmittel in einer Mahlzeit ist in der Regel eine vollwertige Eiweißversorgung gesichert (Ergänzungswert). Eiweißreiche tierische Lebensmittel haben generell eine höhere biologische Eiweißwertigkeit als pflanzliche Lebensmittel. Wegen der entwicklungsgeschichtlichen Nähe des Tieres zum Menschen ist das in ihnen enthaltene Eiweiß dem menschlichen ähnlicher. Besonders hochwertig ist das mit Eiern, Milch und Milcherzeugnissen, Fleisch und Fisch aufgenommene Eiweiß. Von den pflanzlichen Lebensmitteln haben Sojabohnen und Kartoffeln das biologisch hochwertigste Eiweiß.

Eine geschickte Nahrungszusammenstellung ermöglicht es auch vegetarisch lebenden Personen, die neben pflanzlichen Lebensmitteln zumindest Milch und Eier verzehren, sich in Bezug auf das Eiweiß vollwertig zu ernähren. Strenge Vegetarier (Veganer), die tierische Lebensmittel grundsätzlich ablehnen, können dies bei Berücksichtigung des Ergänzungswertes von Nahrungsmitteln prinzipiell auch. Sie müssen jedoch über ein umfangreiches Ernährungswissen verfügen, um durch sachkundige Zusammenstellung ihrer Nahrung Mangelerscheinungen zu vermeiden. Für Kinder und Jugendliche ist eine vegane Ernährung nicht zu empfehlen, da sie durch das Wachstum einen besonders hohen Eiweißbedarf haben. Ein Mangel an essenziellen Aminosäuren kann bei ihnen zu schweren Entwicklungsstörungen führen.

## Vitamine

Vitamine sind lebensnotwendige (essenzielle) Nährstoffe. Sie haben wichtige Funktionen im Stoffwechsel der Zellen. Der Körper benötigt sie zwar in verhältnismäßig geringen Mengen, ihr Fehlen in der Nahrung kann jedoch zu schwerwiegenden Mangelerscheinungen führen. Bei einer abwechslungsreichen, gemischten Kost, in der frisches Obst und Gemüse, Milch bzw. Milcherzeugnisse und Vollkornbrot enthalten sein sollten, tritt Vitaminmangel nicht auf.

Man unterscheidet die **fettlöslichen Vitamine** A, D, E und K, die zusammen mit Fetten vorkommen und im Körper nur zusammen mit Fett verwertet werden, von den **wasserlöslichen Vitaminen**. Zu Letzteren gehören das Vitamin C und die Vitamine der B-Gruppe, einschließlich Biotin, Pantothensäure, Niacin und Folsäure. Von manchen Vitaminen sind Vorstufen (Provitamine) in Lebensmitteln enthalten, die im Körper dann in die eigentlichen Vitamine umgewandelt werden.

Ob schon alle Vitamine entdeckt worden sind, ist noch unklar. Ebenso gibt es unterschiedliche Auffassungen darüber, ob alle heute als Vitamine bezeichneten Stoffe auch tatsächlich essenziell sind. Darüber hinaus ist erwiesen, dass auch eine Überdosierung bestimmter Vitamine schädlich ist (Vitamine A und D) bzw. schädlich sein könnte (Vitamin $B_6$, Niacin). Unter manchen Bedingungen scheint auch ein Mangel an einzelnen Vitaminen von der Natur „beabsichtigt" zu sein. So vermutet man, dass ein Mangel an Vitamin $B_2$ und Folsäure die Bevölkerung in Malariagebieten vor der Malariaerkrankung schützt.

Da über die Wirkung der Vitamine im menschlichen Organismus noch nicht genug bekannt ist, sollte man die Aufnahme von Vitaminen in Form von Tabletten oder anderen Vitaminpräparaten, sofern sie nicht der Arzt verordnet hat, vermeiden. Besser ist es, sich stattdessen abwechslungsreich zu ernähren. Dadurch werden sowohl Vitaminmängel als auch Überdosierungen vermieden.

Teilweise werden Lebensmittel auch mit Vitaminen angereichert, z. B. um verarbeitungsbedingte Vitaminverluste auszugleichen. So wird beispielsweise Vitamin C beim Erhitzen von Lebensmitteln weitgehend zerstört. Derartige Verluste können durch nachträglichen Vitaminzusatz, beispielsweise zu Fruchtsäften, ausgeglichen werden. Andere Lebensmittel, z. B. Bonbons, sollen durch Vitaminzusatz den Anschein erwecken, besonders gesund zu sein, obwohl die sonstige Zusammensetzung (hier: der hohe Zuckergehalt) eher Mäßigung nahe legen würde.

Nach der Verordnung über vitaminisierte Lebensmittel ist der Zusatz der Vitamine $B_1$, $B_2$, $B_6$, C und E sowie von Pantothensäure und Niacin zu allen Lebensmitteln ohne Mengenbegrenzung und ohne Kenntlichmachung erlaubt. Wegen der Gefahr einer zu hohen Zufuhr und daraus resultierender möglicher Gesundheitsschäden ist der Zusatz der Vitamine A und D auf bestimmte Lebensmittel *(Margarine, Halbfettmargarine)* beschränkt. Außerdem ist die Menge des erlaubten Vitaminzusatzes begrenzt. Darüber hinaus ist ein solcher Vitaminzusatz auf der Verpackung kenntlich zu machen durch Angabe von Art und Menge des Vitamins, bezogen auf 100 g bzw. 100 ml des betreffenden Lebensmittels.

## Mineralstoffe

Neben den organischen Stoffen (Eiweiß, Fett, Kohlenhydrate, Vitamine) benötigt der menschliche Körper auch anorganische Stoffe, die Mineralstoffe. Sie machen etwa 5 % des Körpergewichts aus. Im Organismus erfüllen sie verschiedene wichtige Aufgaben: als Baustoffe für Knochen und Zähne und als Wirkstoffe in den Zellen. Vom Körper ausgeschiedene Mineralstoffe müssen durch die Nahrung ersetzt werden, sonst kann es zu Mangelerscheinungen kommen. Mineralstoffe sind daher ebenfalls essenziell.

| Bedeutung und Vorkommen der Vitamine in der Nahrung | | |
|---|---|---|
| **Vitamin** | **Bedeutung für den Organismus** | **Vorkommen** |
| **fettlösliche Vitamine** | | |
| Vitamin A (Retinol)<br>Provitamine: Carotine | wichtig für den Sehprozess, besonders das Dämmerungssehen, verhindert Nachtblindheit; beeinflusst das Zellwachstum, notwendig für Aufbau, Schutz und Regeneration von Haut und Schleimhäuten; antioxidative Wirkung | *Leber, Eigelb, Milch, Fette und Öle;* auch Bildung im Körper aus den mit der Nahrung aufgenommenen Vorstufen (Provitamine)<br>*Karotten, Spinat, Grünkohl, Paprika, Aprikosen, Pfirsiche, Mango, Kaki* |
| Vitamin D (Calciferole)<br>Provitamine: Cholesterin, Ergosterin | fördert die Aufnahme von Calcium und Phosphat, wichtig für die Verknöcherung des Skeletts, verhütet Rachitis (Knochenerweichung) | *Fettfische (Hering, Makrele), Leber, Eigelb, Margarine, Butter, Pilze;* wird auch unter dem Einfluss von Sonnenlicht in der Haut aus den Vorstufen (Provitamine) gebildet (Hauptquelle) |
| Vitamin E (Tocopherole) | schützt die Zellmembranen; antioxidative Wirkung | *Öle, Margarine, Getreidekeime, Leber, Eigelb, Butter, Vollkornprodukte, Blattgemüse, Fisch* |
| Vitamin K (Phyllochinone) | beteiligt an der Bildung verschiedener Blutgerinnungsfaktoren | *Grüngemüse, alle Kohlsorten, Tomaten, Haselnüsse, Leber;*<br>auch Bildung durch Darmbakterien |
| **wasserlösliche Vitamine** | | |
| Vitamin C (Ascorbinsäure) | schützt vor Infektionskrankheiten und Zahnfleischentzündung (Skorbut); wirkt gegen Frühjahrsmüdigkeit, fördert geistige und körperliche Leistungsfähigkeit; wichtig für die Bildung von Knorpel-, Knochen- und Zahnsubstanz sowie für Wundheilung und Narbenbildung; antioxidative Wirkung; fördert die Aufnahme von Eisen aus der Nahrung; hemmt die Bildung Krebs erregender →Nitrosamine | *frisches Obst und Gemüse, besonders schwarze Johannisbeeren, Kiwi, Zitrusfrüchte, Paprika, grünes Blattgemüse;*<br>*Petersilie, Kartoffeln, Sauerkraut* |
| Vitamin $B_1$ (Thiamin) | beteiligt an Stoffwechselreaktionen, z. B. Kohlenhydratabbau; Mitwirkung bei der Nervenerregung, schützt so u. a. vor Leistungs- und Muskelschwäche | *mageres Schweinefleisch, Innereien, Vollkornprodukte, Hülsenfrüchte, Kartoffeln, Hefe* |
| Vitamin $B_2$ (Riboflavin, Lactoflavin) | beteiligt an Stoffwechselreaktionen, „Wachstumsvitamin"; wichtig für Haut und Schleimhäute | *vor allem Milch und Milchprodukte, auch Fleisch, Innereien, Seefisch, Eier, Vollkornprodukte, Hefe, Gemüse* |
| Vitamin $B_6$ (Pyridoxin) | Funktionen im Eiweißstoffwechsel; u. a. beteiligt an der Bildung von Enzymen und an der Blutbildung | *Schweinefleisch, Leber, Geflügel, Fisch, Getreideprodukte, Gemüse, Kartoffeln, Hefe, Eier, Bananen* |
| Niacin | beteiligt an Stoffwechselreaktionen, dadurch u. a. wichtig für die Funktion von Haut und Schleimhäuten, Verdauungstrakt und Nervensystem | *Fleisch, Leber, Fisch, Milch, Eier, Hefe, Getreideprodukte, Pilze, Kaffee;*<br>auch Bildung aus der →Aminosäure Tryptophan |
| Folsäure | Funktionen im Stoffwechsel, z. B. beim Aufbau von Aminosäuren und →Purinen, dadurch u. a. bedeutsam für Zellteilung, Zellneubildung, Blutbildung, Bildung von Antikörpern | *Gemüse, Vollkornprodukte, Fleisch, Hülsenfrüchte, Leber, Milch, Eier* |
| Vitamin $B_{12}$ (Cobalamin) | beteiligt am Auf- und Abbau einzelner Aminosäuren, am Aufbau der Zellkernsubstanz, an der Blutbildung und am Folsäurestoffwechsel | fast nur in tierischen Lebensmitteln: *Leber, Fleisch, Fisch, Eier, Milch und Milchprodukte;* Spuren in *Sauerkraut, Bier, Wurzelgemüse, Hülsenfrüchten* |
| Biotin | beteiligt am Kohlenhydrat- und Fettstoffwechsel | *Leber, Eigelb, Sojabohnen, Hefe, Weizenkeime, Haferflocken, Möhren, Erbsen;*<br>z. T. auch im Darm gebildet |
| Pantothensäure | Funktionen im Stoffwechsel, z. B. beim Abbau von Kohlenhydraten, Auf- und Abbau von Fettsäuren. Aufbau von →Cholesterin und Hormonen | *Leber, Fleisch, Fisch, Milch, Eier, Vollkornprodukte, Hülsenfrüchte* |

| Bedeutung und Vorkommen der Mineralstoffe in der Nahrung | | |
|---|---|---|
| **Mineralstoff** | **Bedeutung für den Organismus** | **Vorkommen** |
| **Mengenelemente** | | |
| Calcium | Baustoff für Knochen und Zähne; mitverantwortlich für normale Erregbarkeit von Nerven und Muskeln, Durchlässigkeit der Zellwände, Blutgerinnung, Herztätigkeit; Enzymaktivator | *Milch / Milcherzeugnisse, Eigelb, Fisch, Grüngemüse, Nüsse, Obst, Hülsenfrüchte, Vollkornprodukte* |
| Phosphor (Phosphat) | wichtige Rolle im Energiestoffwechsel; Baustoff für Knochen, Zähne und Zellen; sehr umstritten: Verantwortung für Unruhe / Aggressivität bei Kindern (hyperkinetisches Syndrom) | *Milch / Milcherzeugnisse, Fleisch, Fisch, Hülsenfrüchte, Brot, Eier, Kartoffeln, Nüsse;* auch als Lebensmittel-Zusatzstoff *(Wurst)* |
| Magnesium | Enzymaktivator; wichtig für normale Erregbarkeit von Nerven und Muskeln | *Grüngemüse, Getreideerzeugnisse, Hülsenfrüchte, Kartoffeln, Nüsse, Milch / Milcherzeugnisse, Fleisch* |
| Kalium | mitverantwortlich für Regulation der Gewebsspannung, normale Erregbarkeit von Nerven und Muskeln, Herztätigkeit; Enzymaktivator | *Getreideerzeugnisse, Obst, Gemüse, Kartoffeln, Hülsenfrüchte, Nüsse, Fleisch / Fleischerzeugnisse, Milch / Milcherzeugnisse* |
| Natrium | mitverantwortlich für Regulation der Gewebsspannung, normale Erregbarkeit von Nerven und Muskeln, Regulierung des Wasserhaushalts; Enzymaktivator | *Kochsalz: Wurstwaren, Käse, Brot, Salzgebäck, Fertiggerichte, Würzmischungen, Pökel- und Räucherwaren, Trockensuppen* |
| Chlor (Chlorid) | mitverantwortlich für Regulation der Gewebsspannung, Regulierung des Wasserhaushalts; Bestandteil der Magensalzsäure | zusammen mit Natrium |
| Schwefel | beteiligt am Aufbau von Eiweißstoffen und an der Entgiftung von Schadstoffen; Enzymbestandteil | *Eier, Fleisch* |
| **Spurenelemente** | | |
| Eisen | als Bestandteil des Blut- und Muskelfarbstoffs verantwortlich für den Sauerstofftransport; Enzymbestandteil | *Fleisch, Leber, Vollkornprodukte, Eigelb, Hülsenfrüchte, Gemüse, Obst* |
| Jod (Jodid) | als Bestandteil der Schilddrüsenhormone Einfluss auf Energieumsatz, Wachstum und Knochenreifung | *Seefisch, Jodsalz, Milch, Eier* |
| Fluor (Fluorid) | festigt die Knochen und härtet den Zahnschmelz, verhindert Karies | *schwarzer Tee, Sardinen, Sprotten;* insgesamt gering |
| Zink | Bestandteil von Enzymen; beteiligt an der Bildung von Insulin und am Aufbau von Eiweißstoffen; wichtig für Zellwände und Immunsystem | *Fleisch, Fisch, Leber, Vollkornprodukte, Gemüse* |
| Kupfer | als Enzymbestandteil u. a. beteiligt an der Bildung des roten Blutfarbstoffs; mitverantwortlich für die Pigmentierung von Haut und Haaren | *Leber, Eigelb, Fisch, Nüsse, Vollkornprodukte, Hülsenfrüchte, Pilze* |
| Mangan | Enzymbestandteil; steigert die Verwertbarkeit von Vitamin B1; wichtig für Aufbau und Erhalt von Knochen und Bindegewebe, für Blutgerinnung und Kohlenhydratstoffwechsel | *Nüsse, Vollkornprodukte, Obst, Hülsenfrüchte, Grüngemüse, Leber* |
| Selen | mitverantwortlich für Schutz vor zellschädigenden Radikalen; positiver Einfluss auf Krebsentstehung und vorzeitige Alterung sowie prophylaktische Wirkung in Bezug auf Herzinfarkt und Störungen des Immunsystems noch nicht eindeutig erwiesen | pflanzliche und tierische Nahrungsmittel (abhängig vom Selengehalt des Bodens bzw. des Tierfutters); *Leber, Niere, Getreideerzeugnisse, Hülsenfrüchte* |
| Chrom | wichtige Rolle im Kohlenhydratstoffwechsel | *Vollkornprodukte, Kartoffeln, Gemüse, Nüsse, Obst* |
| Kobalt | Bestandteil von Vitamin $B_{12}$; Enzymaktivator | wie Vitamin $B_{12}$; *Vollkornprodukte* |
| Molybdän | als Bestandteil von Enzymen an vielen Stoffwechselprozessen beteiligt | *Vollkornprodukte, Hülsenfrüchte, Blumenkohl* |
| Mittlerweile werden auch Nickel, Zinn, Arsen, Vanadium, Blei, Bor, Aluminium und Cadmium zu den essenziellen Spurenelementen gezählt. | | |

Der Bedarf an den einzelnen Mineralstoffen ist unterschiedlich hoch. Genaue Werte sind weitgehend unbekannt. Stoffe, die in größeren Mengen benötigt werden *(Calcium, Phosphor, Magnesium, Kalium, Natrium, Schwefel, Chlor)* werden auch als **Mengenelemente** bezeichnet. Von anderen Mineralstoffen *(Eisen, Zink, Kupfer, Mangan, Jod, Fluor)* benötigt der Organismus nur Spuren. Sie heißen daher **Spurenelemente.** Zahlreiche Spurenelemente können bei überhöhter Aufnahme den Organismus schädigen *(Selen, Eisen, Kupfer).*

Besonders viele Mineralstoffe werden z. B. bei intensiver sportlicher Betätigung mit dem Schweiß ausgeschieden. Mineralstoffangereicherte Getränke (→*isotonische Getränke*) sind jedoch nicht notwendig. Vordringlich ist beim Sport der rasche Ausgleich des durch Schwitzen entstandenen Wasserverlustes. Der Ersatz der verloren gegangenen Mineralstoffe kann auch später mit der normalen Nahrung erfolgen. Außerdem sind auch mit Mineralwasser verdünnte Obst- oder Gemüsesäfte ideal für den Ersatz von Flüssigkeit und Mineralstoffen geeignet.

### Wasser

Wasser ist für alle Lebewesen unentbehrlich. Der Körper eines erwachsenen Menschen besteht etwa zu 74 % aus Wasser. Als Zellbestandteil ist Wasser Baustoff von Organen und Geweben. Darüber hinaus wird Wasser benötigt für die Bildung von Verdauungssäften, Blut und anderen Körperflüssigkeiten. Es fungiert als Löse- und Transportmittel für Nährstoffe und Stoffwechselprodukte. Außerdem regelt es die Körpertemperatur: wenn es um uns herum heiß ist, beginnt der Körper, über die Hautoberfläche verstärkt Wasser zu verdunsten (Schwitzen). Dabei wird dem Körper Wärme entzogen, und es entsteht ein kühlender Effekt.

Täglich scheidet der Körper etwa 2,5 Liter Wasser über Urin, Schweiß und Atem aus. Dieses muss ersetzt werden. Das geschieht zum einen über das in der Nahrung enthaltene Wasser, zum anderen über Getränke. Das für die Herstellung und Zubereitung von Speisen und Getränken verwendete **Trinkwasser** ist unser wichtigstes Lebensmittel.

| Wasserbilanz eines erwachsenen Menschen (in 24 Stunden) | | | |
|---|---|---|---|
| **aufgenommene Menge (Liter)** | | **ausgeschiedene Menge (Liter)** | |
| Getränke | ca. 1,2 | Nieren | ca. 1,4 |
| Nahrungsmittel | ca. 1,0 | Haut | ca. 0,5 |
| Wasser vom Abbau der Nahrungsmittel | ca. 0,3 | Lunge | ca. 0,5 |
| | | Darm | ca. 0,1 |
| Summe: | ca. 2,5 | Summe: | ca. 2,5 |

Das Trinkwasser entstammt natürlichen und angereicherten Wasservorräten. Es wird in der Regel für den menschlichen Bedarf aufbereitet. Um Gesundheitsschäden durch Krankheitserreger oder →Schadstoffe zu vermeiden, unterliegt die Trinkwasserbeschaffenheit gesetzlichen Anforderungen und wird ständig überwacht.

## Wie viel Nährstoffe braucht der Mensch?

Der Mensch verbraucht Energie nicht nur, wenn er arbeitet oder Sport treibt (Leistungsumsatz), sondern auch in völliger Ruhe (Grundumsatz). Als **Grundumsatz** wird der Energieverbrauch des Körpers zur Aufrechterhaltung der Körpertemperatur und grundlegender Stoffwechselaktivitäten, die z. B. für die Funktion des Gehirns, für Herzschlag und Atmung notwendig sind, bezeichnet. Der Grundumsatz hängt u. a. von Alter, Geschlecht, Größe und Gewicht der Person, aber auch von anderen Faktoren ab *(Klima, Stress, Krankheit, Medikamente).*

Bei jeder körperlichen Beanspruchung (Muskeltätigkeit), aber auch bei angestrengter geistiger Arbeit, verbraucht der Organismus zusätzlich Energie. Dieser zusätzliche Energieverbrauch wird als **Leistungsumsatz** bezeichnet. Der Leistungsumsatz ist ebenfalls individuell unterschiedlich und ändert sich je nach Art und Intensität der Beanspruchung. Darüber hinaus wird auch Energie, die zur Verdauung und zum Umbau der Nährstoffe sowie zur Wärmeregulation benötigt wird, dem Leistungsumsatz zugerechnet.

Der **Gesamtenergiebedarf** des Menschen ergibt sich aus dem Grund- und dem Leistungsumsatz. Bei leichter körperlicher Tätigkeit wird der Gesamtenergiebedarf zu etwa 2 Dritteln vom Grundumsatz und nur zu einem Drittel vom Leistungsumsatz bestimmt. Wie hoch dieser Bedarf für den Einzelnen ist, ist weitgehend unbekannt. Nationale Gremien, wie z. B. für Deutschland die Deutsche Gesellschaft für Ernährung (DGE), geben jedoch Empfehlungen für die Energiezufuhr, die auf wissenschaftlichen Abschätzungen basieren.

| **Empfohlene Richtwerte (DGE) für die Gesamtenergiezufuhr** | | |
|---|---|---|
| **Altersgruppe** | **Empfehlung (kJ / Tag) weiblich** | **männlich** |
| 15–18 Jahre | 10 000 | 12 500 |
| 19–25 Jahre | 9 000 | 11 000 |
| 26–50 Jahre | 8 500 | 10 000 |
| 51–65 Jahre | 7 500 | 9 000 |
| über 65 Jahre | 7 000 | 8 000 |

Grob vereinfacht, kann man sich die Energiegewinnung im Organismus wie eine „flammenlose Verbrennung" der Hauptnährstoffe vorstellen. Dabei wird je nach Art des Hauptnährstoffs eine unterschiedliche Energiemenge freigesetzt. Diese wird in kJ (Kilojoule), häufig auch noch in kcal (Kilokalorien), angegeben und als **„Brennwert"** bezeichnet. Auch Alkohol (Ethanol) besitzt einen hohen Brennwert. Der Brennwert eines Lebensmittels lässt sich annäherungsweise experimentell bestimmen, aber auch aus seinem Gehalt an Hauptnährstoffen bzw. Alkohol berechnen.

Da die Menschen heute weniger schwer arbeiten als früher, brauchen sie auch weniger Energie. Wird längerfristig mehr Energie zugeführt, als der Körper benötigt, kommt es zu Übergewicht, welches wiederum zu Folgeerkrankungen führt. Die Ursachen der Entstehung von Übergewicht sind jedoch vielfältig und nicht allein auf die Nahrungszufuhr zurückzuführen. Kalorientabellen sind nicht sehr

| | | | |
|---|---|---|---|
| **Umrechnung:** | 1 kcal = 4,186 kJ | | |
| | 1 kJ = 0,239 kcal | | |
| So viel Energie liefern: | | | |
| 1 g Kohlenhydrate | 17 kJ | oder | 4 kcal |
| 1 g Eiweißstoffe | 17 kJ | oder | 4 kcal |
| 1 g Ethanol | 30 kJ | oder | 7 kcal |
| 1 g Fett | 39 kJ | oder | 9 kcal |

| **Energielieferung und Energieverbrauch** | | |
|---|---|---|
| **Energieverbrauch durch folgendeTätigkeiten (ca.)** | | **entspricht etwa Energielieferung durch folgende Lebensmittel** |
| 35 min Tischtennisspielen | 600 kJ | 1 Glas Vollbier (0,3 l) |
| 25 min Tanzen | 580 kJ | ¼ l Weißwein |
| 2 Stunden Radfahren 10 km / h | 1 410 kJ | 1 Stück Sachertorte (100 g) |
| 80 min Wandern | 1 675 kJ | 1 Eisbecher mit Sahne, Früchten und Waffel (250 g) |
| 80 min Schwimmen (Brust) | 1 128 kJ | 1 Portion Erdnüsse (50 g) |
| 1 Stunde Joggen | 2 512 kJ | 1 Big Mac oder 1 Tafel Schokolade |

aussagefähig. Bei gleichem Energieinhalt führt z. B. überschüssiges Fett eher zu Fettpolstern als ein Überschuss an Kohlenhydraten, denn für die Umwandlung von Kohlenhydraten in Fett wird wiederum Energie benötigt. Umstritten ist auch, welches Körpergewicht tatsächlich Übergewicht im krank machenden Sinne darstellt.

Ob die Nahrungszufuhr dem tatsächlichen Energiebedarf entspricht, lässt sich nur individuell durch Ausprobieren herausfinden. Bei vielen Tätigkeiten wird weniger Energie verbraucht als angenommen. Umgekehrt liefern viele Lebensmittel mehr Energie, als man denkt.

## Wann ist ein Lebensmittel für die Ernährung besonders wertvoll?

Der Brennwert allein genügt nicht, um den Gesamtwert eines Lebensmittels für die Ernährung, d. h. seinen **Nährwert** oder ernährungsphysiologischen Wert, zu erklären. Hierzu müssen auch andere, brennwertfreie Nährstoffe herangezogen werden, wie Vitamine und Mineralstoffe. Die **Nährstoffdichte** gibt den Nährstoffgehalt des Lebensmittels in Bezug auf seinen Energiegehalt an. Auch Ballaststoffe und andere gesundheitsfördernde Lebensmittelinhaltsstoffe (*Bakterien tötende oder das Immunsystem stärkende Stoffe, →sekundäre Pflanzenstoffe*) steigern den ernährungsphysiologischen Wert. Ebenso spielen der Gehalt des Eiweißes an lebenswichtigen Aminosäuren und des Fettes an essenziellen Fettsäuren sowie die Verdaulichkeit des Lebensmittels eine Rolle.

Eine Kost ist dann richtig zusammengesetzt, wenn sie die erforderlichen Mengen an Nährstoffen enthält, wenn sie schmackhaft und bekömmlich ist. Dies ist am besten durch eine abwechslungsreiche, vielseitige und gemischte Kost, die möglichst pflanzliche **und** tierische Lebensmittel enthalten soll, gewährleistet. Eine solche Kost erhält den Körper gesund und leistungsfähig. Die DGE empfiehlt, den Gesamtenergiebedarf zum überwiegenden Teil aus Kohlenhydraten (55–60 %), zum geringeren Teil aus Eiweiß (10–15 %) und Fett (30 %) zu decken, täglich etwa 2 bis 2,5 Liter Wasser in Speisen und Getränken aufzunehmen sowie bei der Zusammenstellung der Kost auf vitamin-, mineralstoff- und ballaststoffreiche Lebensmittel zu achten.

| **Lebensmittel, die reich an den verschiedenen Nährstoffen sind** | | |
|---|---|---|
| **Lebensmittel, reich an** | **tierisch** | **pflanzlich** |
| Kohlenhydraten | *Honig, Leber* | *Kartoffeln, Getreideprodukte, Brot, Backwaren, Obst, Marmelade, Zucker* |
| Eiweißstoffen | *Milch, Milchprodukte, Eier, Fleisch, Fisch, Geflügel* | *Hülsenfrüchte, Kartoffeln, Haferflocken, Brot, Nüsse, Sojaquark (Tofu)* |
| Fetten | *Butter, Schmalz, Sahne, Schmand, Crème fraîche, Leberwurst, Salami, Bratwurst, Ölsardinen, Vollfettkäse* | *Öle, Pflanzenmargarine, Plattenfette, Schokolade, Nüsse, Kartoffelchips, Mayonnaise, Nuss-Nougat-Creme* |
| Vitaminen | *Milch, Milchprodukte, Fleisch, Fisch, Geflügel, Eigelb, Butter* | *Obst, Gemüse, Vollkornprodukte, Kräuter, Pflanzenöle, Margarine* |
| Mineralstoffen | *Milch, Milchprodukte, Fleisch, Fisch, Eier, Innereien* | *Vollkornprodukte, Hülsenfrüchte, Nüsse, Gemüse, Obst, Kartoffeln* |
| Wasser | *Milch* | *Getränke, Obst, Gemüse* |

## Was sagt die Kennzeichnung eines Lebensmittels über seinen Nährwert aus?

Im →Lebensmittelverkehr werden im Allgemeinen keine detaillierten Angaben über den Nährwert gemacht. Finden sich aber nährwertbezogene Angaben auf einer Lebensmittelverpackung, so unterliegen diese den Vorschriften der **Nährwert-Kennzeichnungsverordnung** (NKV). Als nährwertbezogene Angaben gelten dabei alle Darstellungen, Aussagen usw., mit denen zum Ausdruck gebracht oder der Anschein vermittelt wird, dass ein Lebensmittel aufgrund seines Energie- oder Nährstoffgehalts besondere Nährwerteigenschaften besitzt. So unterliegen z. B. alle Angaben über den Brennwert, den Gehalt an Eiweiß, Kohlenhydraten, Fett oder Ballaststoffen, ebenso über den Gehalt an Vitaminen und Mineralstoffen (darunter Natrium) sowie Cholesterin den Bestimmungen dieser Verordnung. Für →diätetische Lebensmittel sind bestimmte nährwertbezogene Angaben auf dem Etikett vorgeschrieben.

Nach der Nährwert-Kennzeichnungsverordnung ist es nicht zulässig, nur auf den Energiegehalt eines Lebensmittels oder nur auf den Gehalt einzelner Nährstoffe hinzuweisen. In Abhängigkeit davon, welche Angaben der Hersteller machen will, hat er immer gleichzeitig auch andere, vom Gesetzgeber vorgeschriebene Nährwertinformationen anzugeben. Damit soll verhindert werden, dass dem Verbraucher ein einseitiges, verzerrtes Bild vom Nährwert eines Lebensmittels vermittelt und so u. U. ein falsches Ernährungsverhalten gefördert wird. Es gibt deshalb zwei zulässige Varianten der Nährwertkennzeichnung: eine Grundvariante (4 Angaben – „big four“) und eine ausführlichere Variante (8 Angaben – „big eight“) .

| Formen der Nährwertkennzeichnung | | |
|---|---|---|
| **Variante 1 („big four“)** | **Variante 2 („big eight“)** | |
| ▸ Brennwert (kJ / kcal) | ▸ Brennwert (kJ / kcal) | |
| Gehalt (g) an: | Gehalt (g) an: | |
| ▸ Eiweißstoffen | ▸ Eiweißstoffen | ▸ gesättigten Fettsäuren |
| ▸ Kohlenhydraten | ▸ Kohlenhydraten | ▸ Ballaststoffen |
| ▸ Fetten | ▸ Zucker | ▸ Natrium |
| | ▸ Fetten | |

Die Angaben sind in einer Tabelle aufzuführen und an deutlich sichtbarer Stelle, leicht lesbar und unverwischbar auf der Packung anzubringen. Der Brennwert sowie der Gehalt an Nährstoffen sind auf 100 g bzw. 100 ml des in der Packung enthaltenen Lebensmittels oder – sofern das Lebensmittel erst nach Zugabe von anderen Zutaten verzehrfertig ist – auf das verbrauchsfertige Lebensmittel zu beziehen. Will man auf die Menge an Zucker, gesättigten Fettsäuren, Ballaststoffen, Natrium oder Kochsalz hinweisen, muss die Nährwertkennzeichnung nach der ausführlicheren Variante erfolgen.

Zusätzlich zu den Angaben nach Variante 1 darf der Gehalt an

- Stärke
- mehrwertigen Alkoholen
- Vitaminen und Mineralstoffen
- einfach ungesättigten Fettsäuren
- mehrfach ungesättigten Fettsäuren
- Cholesterin

angegeben werden.

Angaben über Vitamine oder Mineralstoffe dürfen nur gemacht werden, wenn das Lebensmittel bedeutsame Mengen davon enthält. Sie müssen zusätzlich als Prozentsatz in Bezug auf

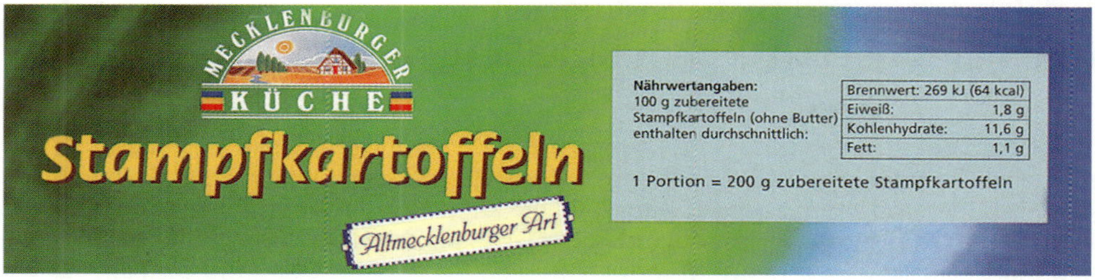
MECKLENBURGER
KÜCHE
Stampfkartoffeln
Altmecklenburger Art
Nährwertangaben:
100 g zubereitete Stampfkartoffeln (ohne Butter) enthalten durchschnittlich:
Brennwert: 269 kJ (64 kcal)
Eiweiß: 1,8 g
Kohlenhydrate: 11,6 g
Fett: 1,1 g
1 Portion = 200 g zubereitete Stampfkartoffeln

Beispiel für Nährwertkennzeichnung

die empfohlene Tagesdosis ausgedrückt werden. Wird der Gehalt an ungesättigten Fettsäuren oder Cholesterin angegeben, ist zusätzlich auf den Gehalt an gesättigten Fettsäuren hinzuweisen, ohne dass die gesamte Nährwertkennzeichnung nach Variante 2 erfolgen muss.

Um eine Irreführung der Verbraucher zu vermeiden, sind bestimmte Hinweise auf Lebensmittelverpackungen verboten bzw. unterliegen Beschränkungen.

**Vorschriften für nährwertbezogene Hinweise im Zusammenhang mit Lebensmitteln**

| Hinweis auf: | Bedingungen: |
|---|---|
| ▸ schlank machende Wirkung<br>▸ schlankheitsfördernde Wirkung<br>▸ gewichtsvermindernde Wirkung | keine, da verboten (!) (gilt nicht für Lebensmittel, die gemäß Diät-Verordnung zur Verwendung als Tagesration bestimmt sind) |
| ▸ geringen Brennwert („kalorienarm“) | **Getränke, Suppen, Brühen:**<br>Brennwert maximal 84 kJ (20 kcal) je 100 ml<br>**sonstige Lebensmittel:**<br>Brennwert maximal 210 kJ (50 kcal) je 100 g |
| ▸ verminderten Brennwert („kalorienreduziert“) | **bestimmte Lebensmittel (siehe NKV):**<br>Brennwert maximal so hoch wie der in der NKV vorgegebene Wert<br>**sonstige Lebensmittel:**<br>Brennwert mindestens 30 % niedriger als der des ursprünglichen Lebensmittels oder von vergleichbaren herkömmlichen Lebensmitteln |

Für bestimmte Lebensmittel (Brot, Dauerbackwaren, Feinbackwaren, Fleischerzeugnisse, Blut- und Leberwürste, Erzeugnisse aus Heringen, Makrelen und Sardinen) knüpft die NKV den Hinweis auf einen geringen oder verminderten Brennwert daran, dass bestimmte obere Brennwertgrenzen nicht überschritten werden. So darf z. B. der Brennwert von 100 g einer als „kalorienreduziert“ bezeichneten Leberwurst nicht mehr als 1 050 kJ (250 kcal) betragen. Ähnliche Beschränkungen gibt es auch auch für die Zulässigkeit von Angaben, die sich auf geringe oder verminderte Gehalte an Kohlenhydraten, Eiweiß oder Fett bzw. an Natrium oder Kochsalz beziehen.

Auf den Packungen von →Diabetiker-Lebensmitteln, aber z. T. auch auf Packungen des Normalsortiments findet man die Angabe so genannter →**Broteinheiten (BE)**. Diese ermöglicht eine grobe Orientierung über den Kohlenhydratgehalt und einen Austausch verschiedener kohlenhydrathaltiger Lebensmittel. Eine Broteinheit entspricht 12 g Kohlenhydraten (etwa 25 g Brot = ½ Brötchen oder 65 g Kartoffeln).

# Welche Aufgaben bzw. Wirkungen haben die anderen Lebensmittelbestandteile?

## Enzyme

Jeder lebende Organismus, ob Tier, Pflanze oder Mensch, besitzt Enzyme. Sie werden in den Zellen gebildet und beschleunigen – ähnlich wie Katalysatoren in der Chemie – chemische Reaktionen, die ansonsten nicht oder nur sehr langsam ablaufen würden. Sie werden daher auch Bio-Katalysatoren genannt. Enzyme ermöglichen den Auf-, Ab- und Umbau von körpereigenen Stoffen und sind daher unentbehrlich für den Stoffwechsel.

Enzyme (früher auch als Fermente bezeichnet) sind eiweißartige Verbindungen. Sie sind jeweils auf ganz bestimmte Reaktionen spezialisiert und werden daher nach ihrer Wirkung unterschieden: z. B spalten einige Stärke *(Amylasen)*, andere Fett *(Lipasen)* oder Eiweiß *(Proteasen)*, und wieder andere oxidieren Lebensmittelinhaltsstoffe *(Lipoxygenasen, Phenoloxidasen)*. Enzymatische Reaktionen laufen auch noch nach der Ernte im Obst und Gemüse bzw. nach der Schlachtung im Fleisch der Schlachttiere ab und führen teils zu erwünschten, teils zu unerwünschten Qualitätsveränderungen.

Seit langer Zeit macht man sich erwünschte Wirkungen der Enzyme bei der Herstellung verschiedener Lebensmittel zunutze *(alkoholische Gärung bei der Erzeugung von Bier und Wein, Milchsäuregärung bei der Sauerkrautherstellung, Teiglockerung mittels Hefe oder Sauerteig, Fleischreifung, Dicklegen der Milch bei der Labkäseherstellung)*.

Andererseits verursachen Enzyme aber auch den Verderb der Lebensmittel. So lassen sie z. B. Birnen während der Lagerung teigig oder Kartoffeln weich werden. Bei anderen Lebensmitteln rufen sie Bräunungsreaktionen oder Aromaveränderungen hervor. Auch am →mikrobiellen Lebensmittelverderb *(Fäulnis, Schimmeln)* sind Enzyme, und zwar die Enzyme der Verderb auslösenden Mikroorganismen, beteiligt.

Die Aktivität der Enzyme muss daher im Sinne der Qualitätserhaltung der Lebensmittel gesteuert oder unterbunden werden. Bei niedrigem Wassergehalt der Lebensmittel und niedrigen Temperaturen sinkt die Enzymaktivität, sie geht jedoch nicht verloren. Bei Temperaturen über 60 °C werden die meisten Enzyme unumkehrbar geschädigt, sodass sie nicht mehr wirken können. Das macht man sich z. B. beim Blanchieren von Gemüse vor dem Tiefgefrieren zunutze: Durch kurzzeitiges Erhitzen in kochendem Wasser werden aromaverändernde und bräunungsauslösende Enzyme ausgeschaltet.

Enzyme werden häufig als Hilfsstoffe bei der Lebensmittelherstellung eingesetzt, z. B. als Zartmacher für Fleisch, zur Erhöhung der Ausbeute und zur Verhinderung von Trübungen bei der Fruchtsaftherstellung oder zur Verbesserung der Teigeigenschaften in der Backwarenindustrie. Ein großer Teil dieser Enzyme wird heute bereits mithilfe der →Gentechnik gewonnen.

## Farbstoffe

Die Natur hat unsere Lebensmittel mit einer Vielfalt von Farben ausgestattet. Die grüne Färbung von Kohl- und Blattgemüse, das kräftige Rot von Tomaten, Radieschen oder Paprika, das Gelb von Safran und Kurkuma, das tiefe Blaurot von Rotkohl und roten Weintrauben oder die dunkle Färbung der schwarzen Johannisbeeren und Holunderbeeren sind Beispiele dafür, ebenso wie die rosa bis rote Färbung von Fleisch.

Hinter all diesen prächtigen Farben stecken hochkomplizierte chemische Verbindungen. Sie sorgen für ein angenehmes Aussehen unserer Lebensmittel und erhöhen somit den Genuss.

Einige Farbstoffe, wie die in vielen Obst- und Gemüsearten *(Mohrrüben, Tomaten, Paprika, Mais, Aprikosen)* für Färbungen von gelb über orange bis rot verantwortlichen Carotine (→Vitamin A) oder die dunkelroten bis blauvioletten Anthocyane *(Kirschen, Johannisbeeren, rote Trauben, Holunderbeeren, Rotkohl)* haben darüber hinaus gesundheitsfördernde Wirkungen (→sekundäre Pflanzenstoffe).

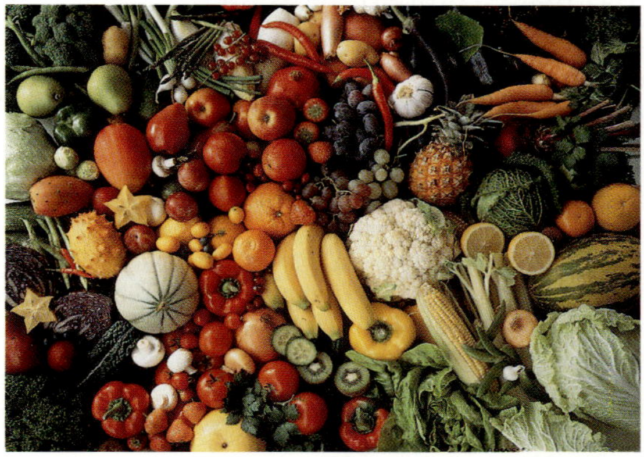

Obst und Gemüse in den Farben der Natur

Als →Zusatzstoffe zu Lebensmitteln werden Farbstoffe verwendet, um verarbeitungsbedingte Farbverluste zu korrigieren *(Konfitüre, Obstkonserven)* bzw. das Aussehen von Lebensmitteln attraktiver zu machen *(Süßwaren)*. Sie dürfen laut Gesetz nicht eingesetzt werden, um den Verbraucher hinsichtlich der Beschaffenheit der Lebensmittel zu täuschen *(Gelbfärbung von Nudeln zur Vortäuschung eines höheren Eigehalts)*. In der Praxis ist die Grenze zwischen Attraktivitätserhöhung und Täuschung mitunter jedoch schwer zu ziehen, z. B. bei der (erlaubten) Färbung von Margarine oder Käse mit ß-Carotin oder beim Zusatz färbender Stoffe zum Tierfutter mit dem Ziel einer farblichen Beeinflussung des späteren Lebensmittels *(Eidotter, Fleisch der Lachsforelle)*.

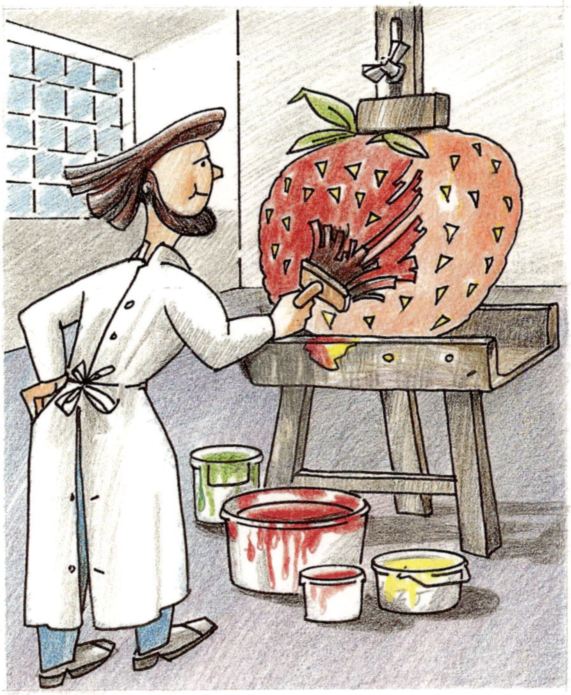

Neben natürlichen Farbstoffen werden zur Lebensmittelfärbung auch naturidentische und künstliche Farbstoffe eingesetzt. Naturidentische Farbstoffe haben den gleichen chemischen Aufbau wie die entsprechenden natürlichen Farbstoffe. Sie sind allerdings von Menschenhand produziert, d. h. der Natur nachgebaut worden. Künstliche Farbstoffe unterscheiden sich hingegen völlig von den natürlichen. Sie zeichnen sich jedoch durch eine höhere Färbekraft und eine bessere Farbstabilität, z. B. gegenüber Hitze oder Ausbleichen, aus und sind nicht zuletzt auch billiger. Obwohl es sich um getestete (→toxikologische Prüfung) und für Lebensmittel zugelassene Substanzen handelt, können einzelne Farbstoffe (→Azofarbstoffe) bei empfindlichen Personen Unverträglichkeitsreaktionen auslösen *(E 102: Tartrazin)*. Daher bemühen sich viele Hersteller, künstliche Farbstoffe durch natürliche bzw. naturidentische zu ersetzen.

## Geschmacks- und Aromastoffe

Geschmacks- und Aromastoffe bestimmen in hohem Maße über den →Genusswert der Lebensmittel, d. h., von ihnen hängt ab, ob ein Lebensmittel schmeckt. Sie sind entweder von Natur aus in den Lebensmitteln enthalten oder werden bei der Herstellung bzw. Zubereitung in diesen gebildet. Sie können den Lebensmitteln auch zugesetzt werden.

Für den Geschmack eines Lebensmittels sorgen zunächst einmal süß, salzig, sauer oder bitter schmeckende Inhaltsstoffe. Süß schmecken die verschiedenen Zucker (→Kohlenhydrate), salzig das Kochsalz (Natriumchlorid). Der saure Geschmack wird durch verschiedene organische Säuren *(Essigsäure, Milchsäure, Zitronensäure, Äpfelsäure, Weinsäure)* bewirkt. Beim Reifen von Obst und Tomaten ändert sich u. a. das Mengenverhältnis von Zucker und Säuren. Der Geschmack wird lieblicher, harmonischer.

Die Vorliebe für den süßen Geschmack ist uns angeboren. Ein bitterer Geschmack hält uns dagegen zunächst einmal vom Verzehr des betreffenden Lebensmittels ab und schützt uns so vor negativen gesundheitlichen Auswirkungen bestimmter Inhaltsstoffe. In der Tat schmecken zahlreiche natürliche Giftstoffe *(→Solanin in grünen Kartoffeln, Strychnin in der Brechnuss)* bitter. Erst wenn wir mit einem bitter schmeckenden Lebensmittel – entgegen unserer angeborenen Abneigung – positive Erfahrungen gemacht haben *(Kaffee, Tee, Bier)*, akzeptieren wir es auch geschmacklich. So ist zu erklären, dass bitter schmeckende Lebensmittel hauptsächlich von Erwachsenen gegessen bzw. getrunken werden, bei Kindern jedoch meist auf Ablehnung stoßen.

Bitter schmecken viele der so genannten Alkaloide, zu denen unter anderem das Koffein (in *Kaffee, Tee)* und das Chinin (als Bitterstoff in Tonic-Water eingesetzt) gehören. Auch der zur Bierherstellung verwendete Hopfen enthält bitter schmeckende Inhaltsstoffe, die dem Bier seinen herben Charakter verleihen. Kräuter *(Wermutkraut)* sowie Enzianwurzeln werden aufgrund ihrer Bitterstoffe für die Bereitung von Wermutwein und Bitterspirituosen verwendet. Auch Zitrusfrüchte, (bittere) Mandeln und manche Gemüsearten *(Chicorée, Endivien)* enthalten Bitterstoffe. Bitter schmeckende Stoffe werden auch bei Röstvorgängen gebildet, z. B. beim Rösten von Kaffeebohnen. Der Bittergeschmack nimmt dabei mit steigendem Röstgrad zu. In manchen Lebensmitteln *(Weißwein, Käse)* treten Bitternoten als herstellungsbedingter Fehlgeschmack auf.

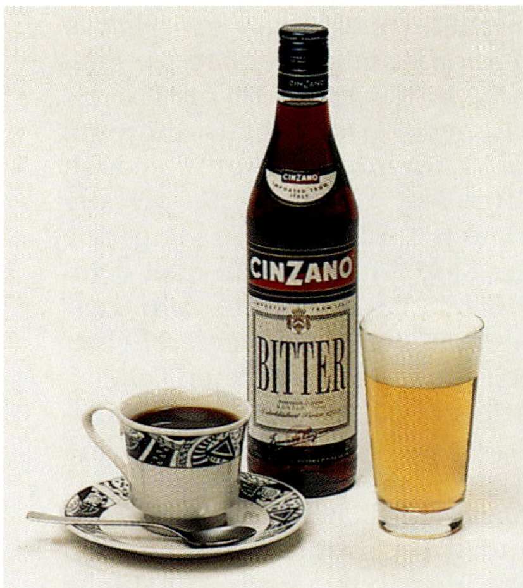

Viele mögen's bitter

Neben den eigentlichen Geschmacksstoffen gibt es auch Stoffe, die keinen oder nur einen schwachen Eigengeschmack haben, aber den Geschmack von Speisen oder bestimmten Komponenten verstärken *(Natriumglutamat, Maltol, einige Aminosäuren)*. Sie können entweder natürlicherweise in Lebensmitteln enthalten sein oder diesen als →Zusatzstoffe beigefügt werden.

Zum Geschmack im landläufigen Sinn tragen auch die Aromastoffe bei, obwohl sie eigentlich keine Geschmacks-, sondern Geruchsempfindungen verursachen. Sie sind entweder leichtflüchtig und verleihen dem Lebensmittel einen angenehmen Duft, oder sie werden erst beim Kauen und Schlucken freigesetzt und werden so – neben den eigentlichen Geschmacksstoffen – als Geschmack wahrgenommen. Bei den meisten Lebensmitteln entsteht das typische Aroma erst durch das Zusammenwirken sehr vieler, mitunter Hunderter verschiedener Aromastoffe.

Bei manchen Lebensmitteln hingegen *(bestimmte Gewürze)* rufen bereits ein einziger oder wenige Aromastoffe den charakteristischen Aromaeindruck hervor *(Gewürznelke, Anis, Pfefferminze)*. Solche Aromastoffe werden auch als Schlüsselaromen bezeichnet. Sie werden zum Teil anstelle des ursprünglichen Gewürzes zur Aromatisierung von Lebensmitteln eingesetzt *(Vanillin anstelle von Vanilleschoten)*. Dieses Vorgehen birgt allerdings die Gefahr der Verflachung des Aromas. Die Vielschichtigkeit eines Aromas entsteht oftmals erst durch das Mitwirken auch anderer, weniger typischer Aromastoffe. Sie geht durch die Verwendung isolierter Aromastoffe verloren. Neben einem geringeren Genuss kann die Gewöhnung an derartig einseitig aromatisierte Lebensmittel eine Verkümmerung des Geruchs- und Geschmacksempfindens zur Folge haben.

Viele der von Natur aus in Obst, Gemüse, Gewürzen und Kräutern enthaltenen Aromastoffe gehören zu den →sekundären Pflanzenstoffen.

## Sekundäre Pflanzenstoffe

Lange Zeit wurden die sekundären Pflanzenstoffe fast ausschließlich mit dem Ziel erforscht, mögliche Gesundheitsschäden, die ihre Anwesenheit in Lebensmitteln zur Folge haben könnte, nachzuweisen. Inzwischen gilt dieser Stoffgruppe jedoch zunehmend das Interesse der Ernährungsexperten, da es auch Beweise für gesundheitsfördernde Wirkungen gibt. Zu den sekundären Pflanzenstoffen zählt man zahlreiche, chemisch sehr unterschiedliche Stoffe, die von Natur aus in Pflanzen vorkommen, jedoch nur in ganz geringen Mengen. Dazu gehören z. B. →Farbstoffe, natürliche →Aromastoffe sowie Stoffe, die die Pflanze bildet, um Schädlinge abzuwehren oder sich gegen Pflanzenkrankheiten zu schützen.

Sekundäre Pflanzenstoffe können prinzipiell gesundheitsfördernd oder gesundheitsschädlich sein, aber auch – je nach aufgenommener Dosis – das eine oder das andere bewirken. Die gesundheitsfördernde Wirkung derartiger Inhaltsstoffe ist bei einzelnen Lebensmitteln seit langem bekannt *(schützende Wirkung von Knoblauch vor Herz-Kreislauf-Erkrankungen)*. Andererseits hat die Menschheit im Laufe ihrer Entwicklung gelernt, Pflanzen mit gesundheitsschädlichen Stoffen zu meiden *(giftige Pilze)* bzw. so zuzubereiten, dass sie bekömmlich werden *(Kochen von Bohnen)*. Außerdem hat der menschliche Organismus mit der Zeit Entgiftungsmechanismen für bestimmte sekundäre Pflanzenstoffe entwickelt.

Die gesundheitsfördernden Wirkungen sekundärer Pflanzenstoffe können vielfältig sein. Sie werden in zahlreichen Studien intensiv untersucht. Da es ohnehin im Trend liegt, Lebensmittel unter dem Aspekt möglicher positiver Auswirkungen ihres Verzehrs auf die Gesundheit zu vermarkten (→Functional Food), wird jeder weitere als gesundheitsfördernd „enttarnte" Inhaltsstoff zu neuen Werbekampagnen führen. Verbraucher sollten jedoch beachten, dass nicht einzelne Lebensmittel ausschließlich gesund oder ungesund sind und schon gar nicht einzelne Inhaltsstoffe. Nur durch eine abwechslungsreiche, gemischte Kost werden dem Körper alle die Stoffe zugeführt, die Gesundheit, Leistungsfähigkeit und Wohlbefinden garantieren. Jede einseitige Ernährungsweise erhöht das Risiko, an einer ernährungsbedingten Krankheit zu erkranken.

**Gesundheitsfördernde Wirkungen von sekundären Pflanzenstoffen**

- fördern die Verdauung
- hemmen Entzündungen
- beugen Krebserkrankungen vor
- bekämpfen Krankheitserreger
- verhindern schädliche Oxidationen im Körper
- regulieren den Blutdruck
- verhindern das Zusammenklumpen der Blutplättchen
- regulieren den →Blutzuckerspiegel
- senken den →Cholesterinspiegel
- stärken das Immunsystem

## Mikroorganismen

Die meisten Lebensmittel enthalten von Natur aus Mikroorganismen (Mikroben, Keime). Rohe landwirtschaftliche Produkte *(Fleisch, Milch, Gemüse)* sind immer keimbelastet. Verarbeitete Lebensmittel werden im Prozess ihrer Herstellung durch die Ausgangsprodukte, durch die Umgebung, durch Personen oder Geräte mit Mikroben verunreinigt. Zahlreiche Lebensmittel enthalten so relativ hohe Keimzahlen.

| Keimzahlen „normaler" Lebensmittel | | | | | |
|---|---|---|---|---|---|
| **Lebensmittel** | | **Gesamtkeimzahl (ca.)** | | | |
| Trinkmilch (pasteurisiert) | | | bis | 10 000 | Keime je ml |
| Frische Erdbeeren | | 100 | bis | 100 000 | Keime je $cm^2$ |
| Kopfsalat | ungewaschen | 1 000 | bis | 100 000 | Keime je $cm^2$ |
| | gewaschen | 100 | bis | 10 000 | Keime je $cm^2$ |
| Schweinefleisch | frisch | | | 10 000 | Keime je $cm^2$ |
| | abgehangen | | | 10 000 000 | Keime je $cm^2$ |
| Tartar (mit Ei und Gewürzen) | | 100 000 | bis | 30 000 000 | Keime je g |
| Gemüserohkost | | | | 100 000 | Keime je g |
| Zwiebeln (frisch) | | 2 000 | bis | 40 000 | Keime je g |
| Pfeffer (schwarz, gemahlen) | | 100 000 | bis | 100 000 000 | Keime je g |
| Paprikapulver (scharf) | | 400 000 | bis | 10 000 000 | Keime je g |
| Currypulver | | 20 000 | bis | 1 000 000 | Keime je g |
| Bohnenkraut | | 4 000 | bis | 1 000 000 | Keime je g |

Die meisten Mikroorganismen sind harmlos. Bestimmte Mikroben können jedoch den Verderb der Lebensmittel (Fäulnisbakterien, Schimmelpilze) oder – schlimmer – Erkrankungen des Menschen (Bakterien, Viren, bestimmte Gift bildende Schimmelpilze) hervorrufen. Die Verunreinigung der Lebensmittel mit solchen Keimen muss verhindert werden (→Hygiene). Ist das nicht möglich, müssen sie abgetötet oder durch geeignete Lagerungsbedingungen (→Warenpflege) bzw. durch →Konservierung an der Vermehrung gehindert werden.

Bei manchen Lebensmitteln sind Mikroorganismen wesentlich an der Herstellung beteiligt *(Bier-, Wein-, Backhefe, Milchsäurebakterien bei der Sauerkraut- und Joghurtherstellung)*. Sie bewirken die gewünschten Stoffumwandlungen *(Erzeugung von Alkohol oder Milchsäure, Gasbildung)*, unterdrücken die Vermehrung gesundheitsschädlicher Mikroorganismen, konservieren das Lebensmittel und erzeugen Aromastoffe. Sofern sie anschließend nicht durch Erhitzen abgetötet werden, sind sie im Endprodukt noch enthalten und können z. T. positive Wirkungen auf den menschlichen Organismus ausüben *(frisches Sauerkraut, nicht hitzebehandelter Joghurt oder Kefir, →probiotische Lebensmittel)*.

## Schadstoffe

Neben Stoffen, die für den Organismus nützlich sind, und solchen, die ihn zumindest nicht schädigen, können Lebensmittel auch gesundheitsschädliche Stoffe (Schadstoffe) enthalten. Diese können bereits von Natur aus in den Lebensmitteln enthalten sein (natürliche Schadstoffe). Sie können aber auch während seiner Erzeugung, Verarbeitung, Zubereitung oder Lagerung in oder auf das Lebensmittel gelangt bzw. in diesem entstanden sein (schädliche Fremdstoffe).

**Schadstoffe**

- **natürliche Schadstoffe**
  - *Solanin*
  - *Oxalsäure*
  - *Blausäure*
  - *Histamin*
  - *Fischgifte*
  - *Pilzgifte*
- **schädliche Fremdstoffe**
  - Verunreinigungen aus Umwelt und Bedarfsgegenständen
    - **Schwermetalle** *Blei, Cadmium, Quecksilber*
    - **Chlorierte Kohlenwasserstoffe** *PCB, Dioxine, PER*
    - **Polyzyklische arom. Kohlenwasserstoffe (PAK)** *Benzpyren*
    - **Radioaktive Stoffe** *radioaktives Jod, Cäsium, Strontium*
  - Rückstände aus der landwirtschaftlichen Urproduktion
    - **Düngemittel** *Nitrat*
    - **Pflanzenschutzmittel** *Herbizide, Insektizide, Fungizide*
    - **Tierarzneimittel** *Antibiotika, Antistressmittel*
  - Verunreinigungen durch Lagerung und Verarbeitung
    - **Lagerung** *Schimmelpilzgifte, Bakteriengifte, Fettoxidationsprodukte*
    - **Verarbeitung** *Zersetzungsprodukte, Nitrosamine, Fettoxidationsprodukte, PAK*

Schadstoffe in Lebensmitteln

In den meisten Fällen ist es eine Frage der in den Lebensmitteln enthaltenen Menge, ob ein Stoff dem Organismus schadet oder nicht. Auch Kochsalz kann – wenn man eine große Menge auf einmal davon isst – tödlich sein. Dennoch würden wir es nicht als Schadstoff oder Gift bezeichnen.

Unter „Schadstoffen“ sollen deshalb hier nur solche Stoffe verstanden werden, die bereits in relativ geringer Dosis die Gesundheit schädigen können. Bei der Betrachtung der aufgenommenen Menge eines Schadstoffes kann man nicht von einem einzelnen Lebensmittel ausgehen, sondern muss alle von einer Person normalerweise verzehrten Lebensmittel betrachten, die diesen Stoff enthalten können. Die Verzehrsgewohnheiten haben somit großen Einfluss darauf, wie viel wir an gesundheitsschädlichen Stoffen aufnehmen.

> **Alle Dinge sind Gift und nichts ist ohne Gift allein die Dosis macht, daß ein Ding kein Gift ist.**
>
> Der hochgelert tiefsinnig naturkundiger Philippus Theophrastus von Hohenhaim (Paracelsus), beider Artzeneien Doctor.
>
> Geboren im Jahr 1493

Neben der aufgenommenen Menge entscheiden auch andere Faktoren mit über die Schadwirkung eines Stoffes, z. B. die individuelle Empfindlichkeit der jeweiligen Person *(Alter, Geschlecht, Gesundheitszustand, Medikamenteneinnahme)* oder die gleichzeitige Anwesenheit von anderen Schadstoffen im Organismus und daraus resultierende mögliche Wechselwirkungen.

Für die Frage, ob ein Stoff gesundheitsschädlich ist oder nicht, spielt es hingegen keine Rolle, ob dieser Stoff natürlicher Herkunft ist oder künstlich hergestellt wurde. So gibt es unter den Naturstoffen außerordentlich hochwirksame Gifte. Allerdings hat der Mensch im Laufe seiner Entwicklungsgeschichte gelernt, Pflanzen und Tiere zu meiden, deren Verzehr ihn krank macht, oder sie so zuzubereiten, dass giftige Teile entfernt oder enthaltene Giftstoffe zerstört werden. In unserer arbeitsteiligen industrialisierten Gesellschaft ist vielen Menschen dieses Wissen jedoch längst abhanden gekommen. Es besteht daher die Gefahr, dass sie mit der guten Absicht, mehr naturbelassene, unverarbeitete Lebensmittel zu sich zu nehmen, diese gar nicht oder falsch zubereiten oder Pflanzen verzehren, die nicht zum Verzehr geeignet sind.

## Natürliche Schadstoffe

Insbesondere Pflanzen, aber auch eine Reihe von Tieren, enthalten von Natur aus Stoffe, die negative Auswirkungen auf die menschliche Gesundheit haben können. So kommt es durch Unkenntnis oder Verwechslung z. B. immer wieder zu Vergiftungen durch bestimmte Pilzarten *(grüner Knollenblätterpilz, Pantherpilz, Satanspilz)*, obwohl deren Giftigkeit bekannt ist.

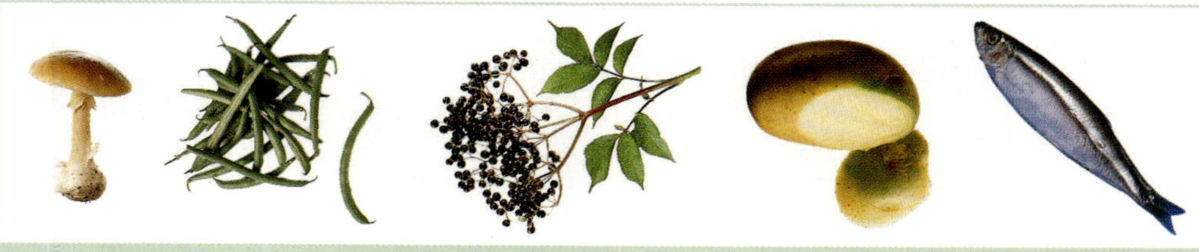

Lebensmittel, die natürliche Schadstoffe enthalten (können)

Allgemein bekannt ist auch, dass Bittermandeln giftig sind. Sie enthalten **Blausäure**, die zur inneren Erstickung führt. Künstlich hergestelltes Bittermandelöl ist dagegen unbedenklich, da es keine Blausäure enthält. Blausäure kommt auch in den Kernen von Steinobst *(Kirschen, Pflaumen, Pfirsiche, Aprikosen)*, in verschiedenen Bohnenarten *(Lima-, Mondbohnen)*, in unreifen Bambussprossen sowie in Holunderbeeren vor. So genannter Kirschaufgesetzter sollte daher ohne Kerne angesetzt werden. Auf den Verzehr der Samenkerne von Steinobst sollte verzichtet, Bohnen, Holunderbeeren und Bambussprossen sollten grundsätzlich nur in gekochtem Zustand (dabei verflüchtigt sich die Blausäure) verzehrt werden. Leinsamen enthalten ebenfalls geringe Mengen Blausäure.

Kartoffelkeime und grüne Kartoffeln enthalten **Solanin**, das Vergiftungserscheinungen hervorrufen kann. Im Extremfall, allerdings erst bei Aufnahme sehr großer Mengen, kann Solanin sogar Vergiftungen mit tödlichem Ausgang bewirken. Um die Solaninbildung zu vermeiden, sollten Kartoffeln stets dunkel gelagert werden. Grüne Stellen, „Augen" und Keime sollten vor der Zubereitung großzügig weggeschnitten und auch nicht zur Tierfütterung verwendet werden. Solanin wird durch Kochen nicht zerstört, geht aber ins Kochwasser über. Zumindest das Kochwasser von Pellkartoffeln sollte daher nicht zur Speisenzubereitung weiterverwendet werden. In grünen Tomaten kommt Tomatin vor, ein dem Solanin ähnlicher Schadstoff.

Spinat, Mangold, Sellerie, rote Bete und Rhabarber, aber auch Kakao, enthalten beträchtliche Mengen an **Oxalsäure.** Diese bindet das für den Knochenaufbau notwendige Calcium und mindert dadurch seine Verfügbarkeit für den Organismus. Außerdem kann sie zur Bildung von Nierensteinen führen. Kleine Mengen Oxalsäure werden von Gesunden durchaus vertragen, sodass bei üblichen Verzehrsgewohnheiten keine Gesundheitsgefahr besteht. Kinder und Jugendliche, deren Skelett noch im Wachstum ist, sollten oxalsäurereiche Lebensmittel nicht im Übermaß verzehren und den Calciumverlust durch Milch und Milcherzeugnisse ausgleichen. Die Zubereitung von Spinat mit Sahne und die Kombination von

Rhabarber mit Vanillesoße oder Pudding sind aus der Sicht der Calciumergänzung sinnvoll. Nierenkranke sollten oxalsäurereiche Lebensmittel meiden.

Hülsenfrüchte, besonders Bohnen, enthalten im rohen Zustand u. a. **gesundheitsschädliche Eiweißverbindungen** *(Phasin)*. Schon fünf bis sechs rohe grüne Bohnen können unter Umständen zu tödlichen Vergiftungen führen. Hülsenfrüchte müssen daher vor dem Verzehr grundsätzlich erhitzt werden, um die Giftstoffe unschädlich zu machen. Sprossen sollten blanchiert werden.

Beim Verderb von Fisch entsteht **Histamin**, welches zu allergieähnlichen Vergiftungserscheinungen *(Hautausschlag mit Juckreiz, Erbrechen, Durchfall, Bauchschmerzen, Kopfschmerzen, fliegende Hitze)* führt. Diese können je nach gebildeter Histaminmenge und Empfindlichkeit der Person bedrohliche Ausmaße *(starker Blutdruckabfall, Schock)* annehmen. In Thunfisch, Makrelen und Sardinen bildet sich schnell Histamin. Eine sachgerechte Lagerung von Fisch ist daher sehr wichtig. Auch bestimmte Käsesorten, Sauerkraut und Rotwein können relativ hohe Histamingehalte aufweisen und bei empfindlichen Personen zu allergieähnlichen Reaktionen führen.

**Tyramin** *(in bestimmten Käsesorten, Schokolade, Wein, Zitrussäften und Rohwurst)* ruft bei manchen Personen Migräne hervor. Histamin und Tyramin gehören zu den so genannten „biogenen Aminen". Sie werden von Bakterien aus Aminosäuren, die beim Eiweißabbau entstehen, gebildet und rufen beim Menschen physiologische Wirkungen hervor.

Das Blut oder andere Bestandteile *(Rogen, Milchner)* bestimmter Fischarten *(Aal, Hecht, Barbe, Karpfen)* enthalten ebenfalls Giftstoffe. Da die Gifte hitzestabil sind, müssen die Teile vor dem Verzehr entfernt werden. Traditionelle Zubereitungsarten berücksichtigen dies. Der Verzehr von Muscheln und Austern kann zu schwerwiegenden Vergiftungen führen, wenn diese bestimmte Giftstoffe *(Saxitoxin)* in zu hoher Konzentration enthalten. Das Gift stammt aus einzelligen Meeresorganismen, die den Schalentieren als Nahrung dienen und sich bei übermäßiger Erwärmung des Wassers stark vermehren. Für den Verzehr bestimmte Schalentiere werden stichprobenartig auf derartige Giftstoffe untersucht und dürfen bei Überschreiten der gesetzlich vorgegebenen Grenzwerte nicht in den Verkehr gebracht werden.

Neben den genannten Stoffen gibt es eine große Zahl weiterer natürlicher Inhaltsstoffe von Lebensmitteln, die gesundheitsschädliche Wirkung haben können. Sie sind in den Lebensmitteln jedoch meist in so geringer Menge enthalten, dass es nicht oder nur bei sehr einseitigen Verzehrsgewohnheiten zu krankhaften Veränderungen kommt. Über ihr Zusammenwirken mit anderen Schadstoffen und über ihren Beitrag zur Krebsentstehung ist jedoch noch sehr wenig bekannt. Auf der anderen Seite können sich gerade diese Stoffe in niedrigen Konzentrationen auch positiv auf die Gesundheit auswirken (→sekundäre Pflanzenstoffe).

### Verunreinigungen durch Umweltverschmutzung und durch Bedarfsgegenstände

Industriebetriebe, Kraftwerke, Müllverbrennungsanlagen und Kraftfahrzeuge verschmutzen unsere Umwelt. Auch Handwerks- und Dienstleistungsbetriebe und nicht zuletzt die Haushalte gehören zu den Umweltverschmutzern. Dabei gelangen Schadstoffe in die Umwelt, die wir dann auch in unseren Lebensmitteln wiederfinden.

So können Lebensmittel beispielsweise toxische **Schwermetalle** *(Blei, Cadmium, Quecksilber)* enthalten. Bleihaltiger Staub von Industrie- und Verkehrsabgasen lagert sich auf Nahrungs- und Futterpflanzen ab. Pflanzen mit großer *(Blattgemüse, Kohl)* oder mit stark gekräuselter *(Grünkohl)* oder behaarter *(Pfirsiche, Stachelbeeren)* Oberfläche sind stärker bleibelastet als Pflanzen mit kleiner, glatter Oberfläche *(Tomaten, Kohlrabi)* oder unterirdisch wachsende Pflanzenteile *(Wurzel- und Knollengemüse)*. Werden die Pflanzen ungereinigt verzehrt oder verfüttert, gelangt das Blei auf direktem Wege bzw. auf dem Umweg über das gefütterte Schlachttier in den menschlichen Körper. Durch küchentechnische Vorbereitung *(Waschen,*

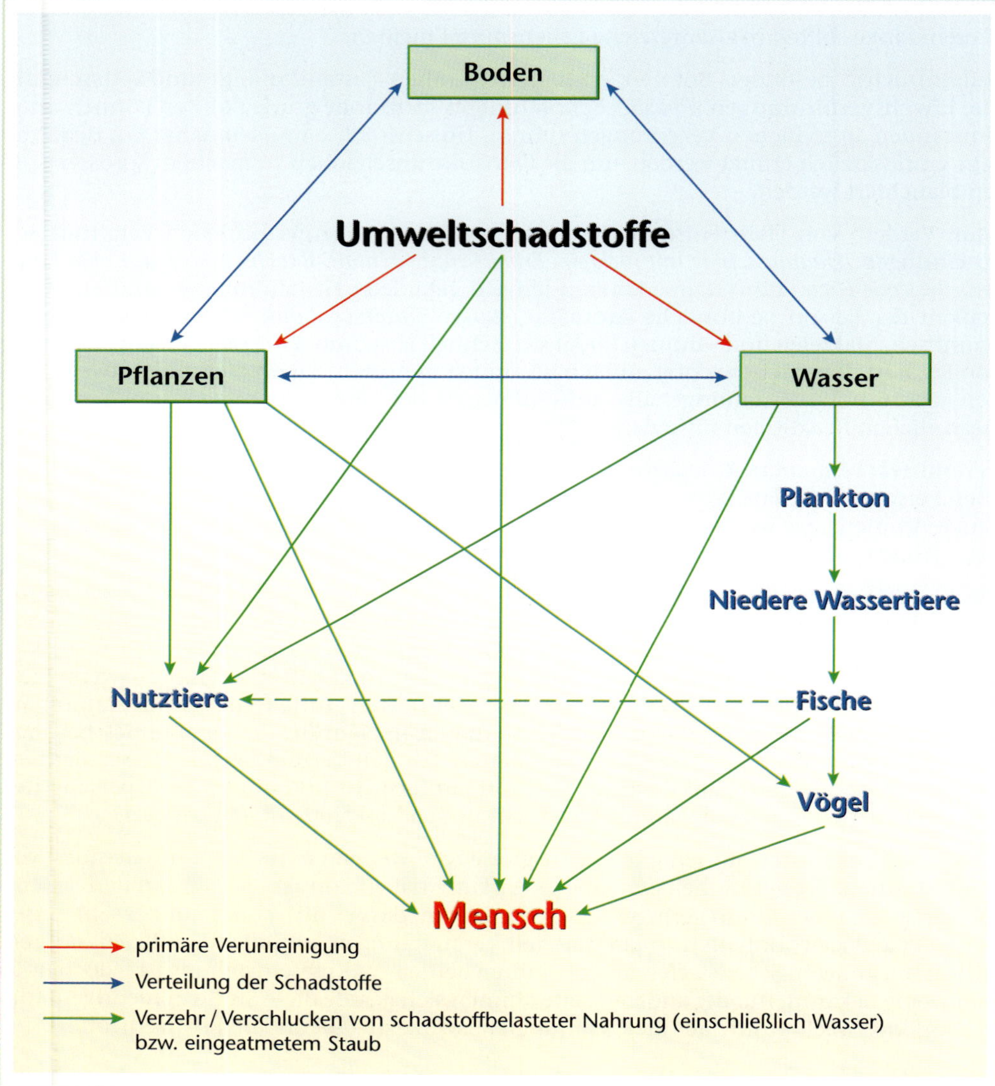


Die Nahrungskette

*Schälen, Putzen, Schaben)* wird ein Großteil des Bleis wieder entfernt. Der Übergang von bleihaltigem zu bleifreiem Benzin und Umstellungen in der Industrie haben zu einem deutlichen Rückgang in der Bleibelastung der Lebensmittel geführt.

Cadmium entstammt ähnlichen Verschmutzungsquellen wie Blei. Es wird von den Pflanzen überwiegend über die Wurzeln aufgenommen und kann daher durch Reinigungsprozeduren und küchentechnische Maßnahmen nur in geringem Umfang entfernt werden. Es wird somit auch vollständig an gefütterte Tiere und von diesen an den Menschen weitergegeben („Carry over“). Wild wachsende Pilze und Innereien (Leber, Nieren) älterer Schlachttiere weisen oft hohe Cadmiumgehalte auf. Raucher nehmen mit dem Tabakrauch bis zu doppelt so viel Cadmium auf wie mit der Nahrung.

Mit Quecksilber aus industriellen Abwässern sind vor allem Flüsse und die Bodensedimente der Meere, insbesondere in Mündungsgebieten, belastet. Langlebige Fische *(Thunfisch, weißer Heilbutt)* und Raubfische *(Eishai, Hecht)* weisen höhere Quecksilbergehalte auf als kurzlebigere Fische und Friedfische. Fische und andere Wassertiere aus stark mit Abwasser belasteten Flüssen und aus Mündungsgebieten sind ebenfalls stärker verunreinigt. Auch Wildpilze und die Innereien von Wildtieren *(Hasen, Enten)* und Pferden können hohe Quecksilbergehalte aufweisen. Organisch gebundenes Quecksilber *(Methylquecksilber)* ist weitaus gesundheitsschädlicher als anorganische Quecksilberverbindungen *(Amalgam, Salze)*. Chronische Vergiftungen schädigen das Zentralnervensystem, insbesondere das Gehirn.

Akute Schwermetallvergiftungen durch verunreinigte Lebensmittel sind äußerst selten, da die mit den Lebensmitteln aufgenommenen Mengen vergleichsweise gering sind. Schwermetalle können sich jedoch im Organismus *(Leber, Nieren, Knochen)* anreichern. Eine längere Aufnahme erhöhter Schwermetallkonzentrationen kann die natürlichen Abwehrkräfte des Menschen schwächen und zu chronischen Erkrankungen führen. Da insbesondere umweltbedingte Verunreinigungen der Lebensmittel mit Schwermetallen rückläufig sind, nimmt auch die Wahrscheinlichkeit derartiger Erkrankungen und damit die Notwendigkeit von Verzehrseinschränkungen weiter ab.

Neben den Schwermetallen sind auch andere Umweltschadstoffe, darunter vor allem die **chlorierten Kohlenwasserstoffe** (Organochlor-Verbindungen), als Verunreinigungen in Lebensmitteln von Bedeutung. Zu den chlorierten Kohlenwasserstoffen gehören zahlreiche, recht unterschiedliche chemische Verbindungen. Sie werden industriell hergestellt und für vielfältige Anwendungen eingesetzt, z. B. als Lösungs- und Reinigungsmittel *(PER)*, als Hydraulikflüssigkeiten und Transformatorenöle *(PCB, in Deutschland inzwischen verboten)* oder als Weichmacher für Kunststoffe *(HCB)*. Andere chlorierte Kohlenwasserstoffe entstehen bei Verbrennungsprozessen, z. B. bei der Müllverbrennung *(Dioxine)*. Wieder andere wurden früher als Pflanzenschutzmittel eingesetzt *(DDT, seit 1972 in Deutschland verboten)*, werden aber immer noch in Lebensmitteln gefunden, da sie nur sehr langsam zerfallen und zum Teil anderswo in der Welt noch verwendet werden.

Wie die Schwermetalle sind auch die chlorierten Kohlenwasserstoffe heute allgegenwärtig. Wegen ihrer guten Fettlöslichkeit lagern sie sich besonders im Fettgewebe ab und gelangen auch in die Muttermilch. Sie werden hauptsächlich über tierische Lebensmittel aufgenommen.

In Tierversuchen ergaben sich Hinweise auf vielfältige gesundheitliche Schadwirkungen. Wegen der geringen Mengen, die in Lebensmitteln gemessen werden, wird ein akutes Gesundheitsrisiko

**Möglichkeiten zur Verringerung der Schwermetallaufnahme**

**Obst, Gemüse:** bleihaltiger Staub auf der Oberfläche

- gründlich waschen
- äußere Blätter entfernen (Salat, Kopfkohl)

**Innereien:** Anreicherung von Cadmium und Quecksilber

- keine Innereien von alten Tieren und von Hasen verzehren
- Nieren von Rindern (außer Kälbern) und Schweinen nur gelegentlich essen

**Wildpilze:** ggf. hohe Gehalte an Cadmium und Quecksilber

- möglichst nur gelegentlich verzehren
- bei regelmäßigem Verzehr nicht mehr als 1–2 Pilzmahlzeiten pro Woche essen und auf weitere belastete Lebensmittel *(Innereien)* verzichten
- Huthaut und Lamellen bzw. Röhrenschicht entfernen

**Fische:** Anreicherung von Methylquecksilber

- Fische aus industriebelasteten Flüssen und Mündungsgebieten meiden
- Seefische und Süßwasserfische aus Binnenseen und Fischzuchten bevorzugen

für den Menschen ausgeschlossen. Problematisch bei dieser Risikobewertung ist jedoch zum einen die Tatsache, dass sich mit den üblichen Analysenmethoden nicht die tatsächliche Gesamtmenge an chlorierten Kohlenwasserstoffen im Lebensmittel, sondern mitunter nur ein Bruchteil davon nachweisen lässt. Zum anderen bleiben mögliche Wechselwirkungen mit anderen Stoffen im Organismus weitgehend unberücksichtigt.

Von besonderer Bedeutung sind darüber hinaus solche Verbindungen, die chemisch sehr stabil sind und deshalb über lange Zeiträume in der Umwelt verbleiben. Sie werden laufend über die Nahrungskette vom Menschen aufgenommen und reichern sich im Organismus an. Ein solches Verhalten zeigen neben den Schwermetallen vor allem Kohlenwasserstoffe, die eine größere Zahl von Chloratomen im Molekül enthalten. Zahlreiche dieser Verbindungen sind deshalb inzwischen verboten oder ihre Anwendung ist stark eingeschränkt worden. Als Ergebnis dieser Maßnahmen lässt sich ein langsamer, aber kontinuierlicher Rückgang der Gehalte der Lebensmittel an chlorierten Kohlenwasserstoffen nachweisen.

Aus Verbrennungsprozessen *(Kraftwerke, Müllverbrennungsanlagen)* stammen die **polyzyklischen aromatischen Kohlenwasserstoffe (PAK)**, die ebenfalls als Verunreinigungen in Lebensmitteln zu finden sind. Am bekanntesten ist das Krebs erzeugende 1,2-Benzpyren. PAK können auch bei bestimmten Verfahren der Lebensmittelverarbeitung, die mit Verbrennungsprozessen einhergehen *(Räuchern, Grillen über Holzkohle, Trocknung mit Rauchgasen)*, entstehen und dabei in die Lebensmittel gelangen.

Fische und andere Wassertiere, insbesondere aus europäischen Flüssen, Seen und Teichwirtschaften, enthalten häufig schwer abbaubare **Moschusverbindungen.** Das sind Duftstoffe, die aus Waschmitteln und Kosmetika stammen und sich im menschlichen Fettgewebe anreichern können. Über die Auswirkungen solcher Stoffe auf die Gesundheit ist bisher wenig bekannt.

Auch **radioaktive Stoffe** können unsere Lebensmittel verunreinigen. Neben einer Grundbelastung durch natürlich vorkommende radioaktive Stoffe kann es beispielsweise durch Havarien von Kernkraftwerken *(Tschernobyl 1986)* zu örtlich überhöhter Radioaktivität in der Umwelt kommen. Über Luft (Staub), Boden und Wasser gelangen z. B. radioaktives Jod, Cäsium oder Strontium in die Nahrungskette und werden vom Menschen mit der Nahrung aufgenommen. Sie gelangen so in das Körperinnere und können dort gewissermaßen direkt „vor Ort“ Organe und Gewebe schädigen.

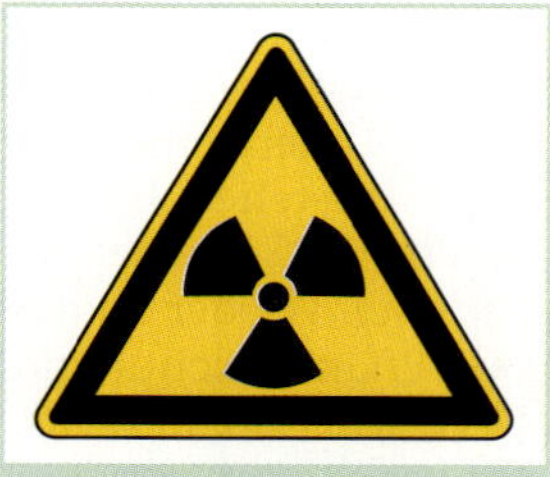

Radioaktivitätszeichen

Die Art und das Ausmaß der verursachten Strahlenschäden hängen u. a. davon ab, welche radioaktiven Stoffe aufgenommen werden. Zum einen senden die einzelnen radioaktiven Stoffe verschiedene Arten radioaktiver Strahlung aus, die sich in ihrer Schadwirkung unterscheiden. Zum anderen haben die Stoffe eine unterschiedliche Halbwertszeit, d. h., sie zerfallen unterschiedlich schnell. Radioaktives Jod hat eine kurze Halbwertszeit und ist deshalb bereits nach einigen Wochen wieder aus der Umwelt verschwunden. Stoffe mit einer längeren Halbwertszeit *(radioaktives Cäsium oder Strontium)* werden dagegen noch jahre- oder sogar jahrzehntelang über die Nahrungskette aufgenommen.

Je nachdem, welche radioaktiven Stoffe aufgenommen werden, sind unterschiedliche Organe bzw. Gewebe betroffen. Radioaktives Jod wird z. B. in der Schilddrüse gespeichert, Strontium wird in die Knochen eingebaut und Cäsium gelangt über den Stoffwechsel in alle Zellen des Körpers. Besonders gefährdet durch die Aufnahme radioaktiver Stoffe sind Säuglinge, im Wachstum befindliche Kinder und Jugendliche sowie Ungeborene im Mutterleib. Die Wahrscheinlichkeit und das Ausmaß einer Strahlenschädigung steigen mit der aufgenommenen Dosis. Eine ungefährliche Strahlendosis gibt es jedoch nicht.

Die Gehalte an Umweltschadstoffen in Lebensmitteln unterliegen der →amtlichen Lebensmittelüberwachung und werden anhand von Grenzwerten bzw. Richtwerten stichprobenartig kontrolliert. Rechtlich verbindlich sind jedoch nur gesetzlich vorgegebene Grenzwerte (Höchstmengen), die es nur in Bezug auf die Gehalte einiger Schadstoffe in bestimmten Lebensmitteln *(Quecksilber in Fischen und Meerestieren, PCB in tierischen Lebensmitteln)* sowie generell für radioaktive Stoffe in Lebensmitteln gibt. Für die Gehalte der meisten Umweltschadstoffe in Lebensmitteln existieren lediglich Richtwerte, die sich am Ist-Zustand orientieren. Sie tragen keinen rechtsverbindlichen Charakter und bieten daher auch nur sehr beschränkte Möglichkeiten für staatliches Eingreifen und für die Verhängung von Sanktionen.

Unerwünschte Stoffe können auch aus so genannten **Bedarfsgegenständen** *(Geschirr, Behältnisse, Verpackungen für Lebensmittel)* auf die Lebensmittel übergehen. Freigesetzt werden sie vom Material selbst *(Metall, Kunststoff, Keramik, Bleiglas)* oder von Druckfarben, Lacken, Glasuren und Ähnlichem. So können z. B. die Glasuren von Keramikgegenständen blei- bzw. cadmiumhaltige Farbpigmente (gelb, rot, orange) enthalten. Insbesondere saure Lebensmittel lösen die toxischen Metalle aus der Glasur heraus.

Konservendosen, die gelötet und innen unlackiert sind (heute nur noch selten verwendet), oder Dosen, deren Innenlackierung mangelhaft oder beschädigt ist *(verbeulte Dosen)* können ebenfalls Blei und andere Metalle *(Zinn, Eisen)* an die enthaltenen Lebensmittel abgeben. Besonders betroffen sind wiederum saure Lebensmittel. Nach dem Öffnen der Dose steigt unter Lufteinfluss der Metallgehalt im Lebensmittel stark an, da der Luftsauerstoff das Herauslösen des Bleis aus der Metalllegierung fördert. Den Inhalt geöffneter Dosen sollte man deshalb gleich aufbrauchen oder in andere Gefäße umfüllen. Im Füllgut von Konservendosen mit Aufreißdeckel wurden gesundheitsschädliche →BADGE-Verbindungen gefunden, die aus dem Dosenlack stammen. Auch Kunststoffgefäße und -verpackungen können Substanzen *(Weichmacher, Farbpigmente, Stabilisatoren)* an das Lebensmittel abgeben.

Für Lebensmittel geeignete Gegenstände sind als solche gekennzeichnet. Sie dürfen die Schwermetalle Blei und Cadmium sowie andere für den Menschen schädliche Stoffe nicht oder nur in festgelegten Höchstmengen (Blei- und Zinkgesetz, Bedarfsgegenständeverordnung) an das Lebensmittel abgeben und tragen den Hinweis „Für Lebensmittel" oder ein entsprechendes Symbol. Nicht gekennzeichnete bzw. für andere Verwendungszwecke ausgewiesene Gefäße oder Verpackungen oder solche, deren Eignung für Lebensmittel nicht zweifelsfrei feststeht, sollten nicht zur Aufbewahrung von Lebensmitteln verwendet werden.

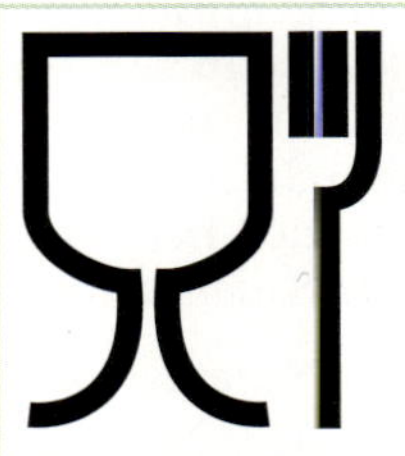
Symbol für Lebensmittel-Bedarfsgegenstände

## Rückstände aus der landwirtschaftlichen Produktion

Während der landwirtschaftlichen Urproduktion (Pflanzenbau, Tierproduktion) bzw. während der Lagerung von Erntegütern angewendete Mittel können ebenfalls als Verunreinigungen in unseren Lebensmitteln vorkommen. Die Sachlage ist hier etwas anders als bei den Umweltschadstoffen: Während diese unbeabsichtigt in oder auf die Lebensmittel geraten, werden die in der Landwirtschaft verwendeten Chemikalien bewusst eingesetzt, um z. B. Erträge zu steigern *(Düngemittel, Masthilfsmittel)*, Einbußen oder Ausfälle zu verhindern *(Pflanzenschutzmittel, Vorratsschutzmittel, Tierarzneimittel)* oder den Arbeitsaufwand zu verringern *(Unkrautbekämpfungsmittel)*. Manche Mittel dienen auch dem Gesundheitsschutz, indem sie z. B. den Befall des Lagergutes mit Gift produzierenden Schimmelpilzen verhindern. Das Verbleiben dieser Substanzen im späteren Lebensmittel ist nicht beabsichtigt.

Durch die korrekte Beachtung der Anwendungsvorschriften können derartige Rückstände im Lebensmittel vermieden bzw. die vom Gesetzgeber vorgegebenen Höchstmengen (Rückstands-Höchstmengenverordnung) unterschritten werden. Eine große Rolle spielen dabei die Vermeidung von Überdosierungen und die Einhaltung vorgeschriebener Wartezeiten zwischen der letztmaligen Anwendung des Mittels am Tier bzw. an der Pflanze und dem Zeitpunkt der Schlachtung bzw. der Ernte. Durch Unachtsamkeit oder Fahrlässigkeit, aber auch durch missbräuchliche Anwendung, treten jedoch immer wieder Rückstände von Pflanzen- oder Tierbehandlungsmitteln in Lebensmitteln auf. Pflanzenschutzmittelreste und →Nitrat werden auch im Trinkwasser gefunden.

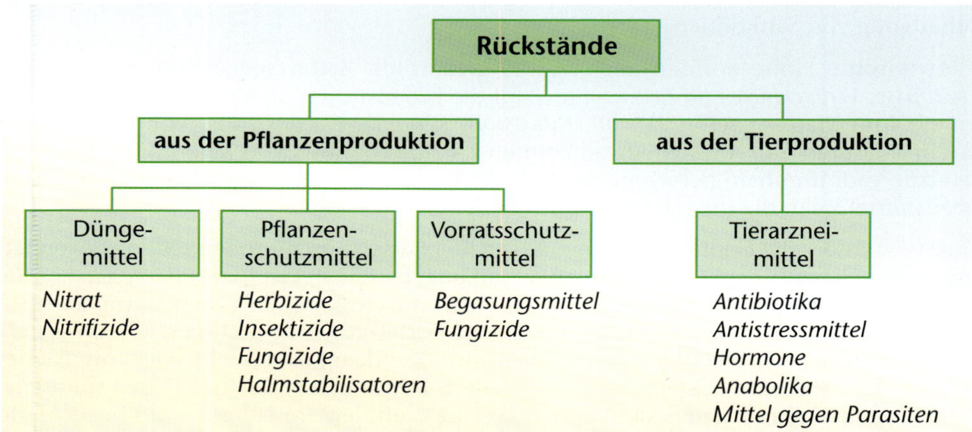

Rückstände aus der landwirtschaftlichen Produktion

Düngemittel werden eingesetzt, um dem Boden Nährstoffe, die ihm die Pflanzen während des Wachstums entzogen haben, wieder zuzuführen und damit seine Fruchtbarkeit zu erhalten. Bei überhöhter Stickstoffdüngung steigt der Nitratgehalt in den pflanzlichen Lebensmitteln. Eine Überdüngung ist durch „organische“ Gülle genauso möglich wie durch industriell hergestellte („künstliche“) Düngemittel. **Nitrat** ist eine Verbindung aus Stickstoff und Sauerstoff und spielt eine wichtige Rolle bei der Entstehung von pflanzlichem Eiweiß.

Der Nitratgehalt der Pflanzen ist von Natur aus unterschiedlich. So gibt es Pflanzenarten, die mehr Nitrat speichern als andere. Außerdem kann der Nitratgehalt auch innerhalb einer Pflanzenart, bedingt z. B. durch Wachstumsbedingungen und Erntezeitpunkt, erheblich schwanken. Da Sonnenlicht die Eiweißbildung aus Nitrat fördert, sind die Nitratgehalte

eher niedrig bei
- Sommergemüse
- Freilandgemüse
- Gemüse von sonnigen Standorten, geringen Bestandsdichten
- nachmittags / abends geerntetem Gemüse

eher hoch bei
- Wintergemüse
- Treibhausgemüse
- Gemüse von schattigen Standorten, hohen Bestandsdichten
- morgens geerntetem Gemüse.

Der Nitratgehalt variiert auch zwischen den einzelnen Pflanzenteilen: Die Früchte enthalten weniger, Blattstiele und -rippen hingegen viel Nitrat. Man kann sie gegebenenfalls entfernen. Freilandgemüse sollte gegenüber Treibhausgemüse der Vorzug gegeben werden.

Nitrat kann auch ins Grundwasser gelangen. Eine hohe Nitrataufnahme über Lebensmittel und Trinkwasser ist für den Menschen bedenklich. Nitrat blockiert z. B. in der Schilddrüse

| Nitratgehalte in Gemüsepflanzen | | | | | |
|---|---|---|---|---|---|
| **Hoher Nitratgehalt** | | **Mittlerer Nitratgehalt** | | **Niedriger Nitratgehalt** | |
| *Kopfsalat* | *Radieschen* | *Blumenkohl* | *Zucchini* | *Tomaten* | *Paprika* |
| *Feldsalat* | *Rettich* | *Kohlrabi* | *Möhren* | *Gurken* | *Rosenkohl* |
| *Eisbergsalat* | *Fenchel* | *Rotkohl* | *Sellerie* | *Kartoffeln* | *Brokkoli* |
| *Endiviensalat* | *rote Bete* | *Lauch* | | *Zwiebeln* | *Chicorée* |
| *Spinat* | *Grünkohl* | | | *Knoblauch* | *Spargel* |
| *Mangold* | *Wirsing* | | | *Erbsen* | *Pilze* |
| *Kresse* | *Weißkohl* | | | *grüne Bohnen* | *Schwarzwurzeln* |

die Jodaufnahme und kann so einen Kropf auslösen. Im Körper, mitunter auch schon im Lebensmittel, wird Nitrat in Nitrit umgewandelt. Zubereitete nitratreiche Gemüse *(Spinat)* sollte man deshalb für den späteren Verzehr nicht ohne Kühlung stehen lassen.

Das Nitrit lagert sich an den roten Blutfarbstoff an, verändert ihn und behindert so den Sauerstofftransport im Blut. Der Organismus von Säuglingen und Kleinkindern ist im Gegensatz zu dem von älteren Kindern und Erwachsenen noch nicht in der Lage, diese Veränderung wieder rückgängig zu machen, sodass es zu einer Blaufärbung von Haut und Lippen („Blausucht") und schließlich zur inneren Erstickung kommen kann. Aus diesem Grund gibt es für Trinkwasser und Babykost Nitratgrenzwerte. Mineralwasser, das den Vermerk „für Säuglinge geeignet" trägt, darf ebenfalls nur wenig Nitrat enthalten. Es kann daher anstelle von Trinkwasser zur Zubereitung von Säuglingsnahrung verwendet werden.

Unter bestimmten Bedingungen kann sich Nitrit mit Abbauprodukten von Eiweißen, so genannten Aminen, zu Krebs erregenden Stoffen (Nitrosamine) verbinden. Das ist vor allem bei solchen Lebensmitteln von Bedeutung, die sowohl Nitrit als auch Eiweiß enthalten (→Pökelwaren, wie *Kasseler, Frühstücksspeck, Bockwurst).* Da hohe Temperaturen den Prozess fördern, sollten diese Lebensmittel nicht oder nur selten gegrillt oder gebraten werden. Ob auch der gemeinsame Verzehr eiweißreicher Lebensmittel sowie nitratreicher Gemüsesorten zu einer nennenswerten Nitrosaminbildung im Verdauungstrakt führt, ist umstritten.

Wegen der Gefahr der Nitrosaminbildung sollte man nicht zu viel an nitrat- und nitritreichen Lebensmitteln verzehren. Vitamin C hemmt die Bildung von Nitrosaminen, weshalb

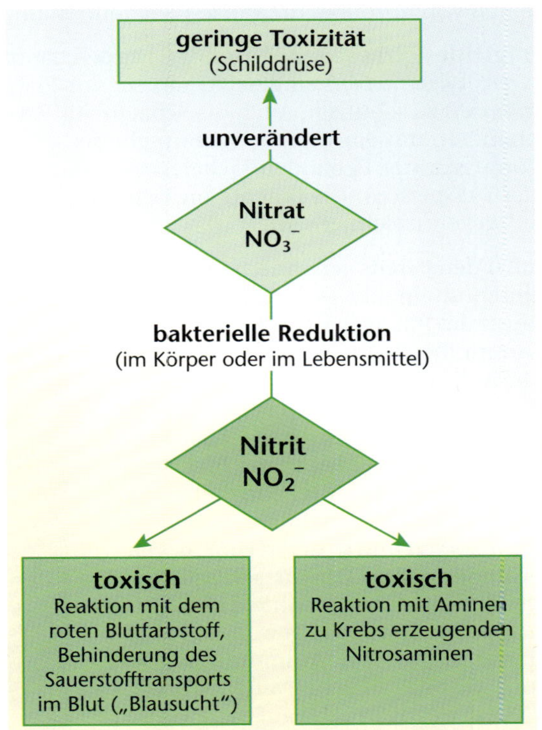


Gesundheitsgefährdungen durch Nitrat bzw. Nitrit

ein reichlicher Verzehr von Obst, Gemüse und vitaminreichen Säften möglicherweise das Risiko der Entstehung von Nitrosaminen im Verdauungstrakt mindert.

Die Hauptmenge an Nitrat / Nitrit wird über pflanzliche Lebensmittel (ca. 70 %) und Trinkwasser (ca. 20 %), ein geringerer Teil über gepökelte Fleischwaren aufgenommen (Quelle: Fachverband Stickstoffindustrie, 1987). Dieses Verhältnis kann individuell anders aussehen, abhängig von den Verzehrsgewohnheiten der jeweiligen Person. Aus Angst vor einer zu hohen Nitrataufnahme den Gemüseverzehr einzuschränken wäre jedoch unangebracht, da die ernährungsphysiologischen Vorteile von Gemüse (→Vitamine, →Mineralstoffe, →sekundäre Pflanzenstoffe) mögliche Nachteile deutlich überwiegen.

Pflanzenschutzmittel werden auch als Pestizide bezeichnet. Etwa die Hälfte der angewendeten Pflanzenschutzmittelmenge machen die **Herbizide** (Unkrautbekämpfungsmittel) aus. Sie sind für den Menschen relativ ungefährlich und zerfallen leicht, sodass selten Rückstände in den Lebensmitteln nachweisbar sind.

Als **Insektizide** (Insektenvernichtungsmittel) wurden früher hauptsächlich Mittel angewendet, die zu den →chlorierten Kohlenwasserstoffen zählen *(DDT)*. Nachdem sich herausgestellt hatte, dass ein großer Teil dieser Verbindungen chemisch sehr stabil ist und sich sowohl in der Umwelt als auch in den Fettgeweben von Menschen und Tieren anreichert, wurde ihre Anwendung in Deutschland wie in den meisten Industrieländern der Welt verboten. Rückstände in Lebensmitteln werden heute noch gefunden, sind aber aufgrund des Verbots rückläufig. Die heute eingesetzten Verbindungen zerfallen leichter und neigen deshalb weniger zur Rückstandsbildung. Problematisch ist jedoch, dass zu den chlorierten Kohlenwasserstoffen gehörende Insektizide nach wie vor produziert und in den Ländern der Dritten Welt eingesetzt werden. Über die Luft bzw. durch importierte Lebensmittel können sie sich von dort über die ganze Welt verbreiten.

**Fungizide** (Pilzbekämpfungsmittel) werden hauptsächlich bei empfindlichen Kulturen *(Erdbeeren, Weintrauben)* eingesetzt, um sie vor Pilzerkrankungen *(Mehltau, Fäule, Rost, Grauschimmel)* zu schützen. Auch die Schalen von Zitrusfrüchten werden häufig mit Fungiziden behandelt, um ein Faulen / Schimmeln der Früchte während der Lagerung zu verhindern (Vorratsschutz). Behandelte Schalen sollten nicht verzehrt werden (z. B. gerieben in Kuchen oder Süßspeisen). Die Früchte müssen mit dem Hinweis „Schale nicht zum Verzehr geeignet“ gekennzeichnet sein.

Außer den bereits genannten Pflanzenschutzmitteln gibt es auch Mittel zum Schutz der Pflanzen vor Schäden durch Spinnmilben (Akarizide), Schnecken (Molluskizide), Bodenwürmer (Nematizide) und Nagetiere (Rodentizide). Neben den eigentlichen Pflanzenschutzmitteln werden in der Pflanzenproduktion auch Mittel eingesetzt, die z. B. für kürzere, stabilere Getreidehalme sorgen und so deren Umknicken verhindern sollen (Halmstabilisatoren) oder die – im Zusammenhang mit Düngungsmaßnahmen angewendet – die Umwandlung von Ammoniumstickstoff in das leicht auswaschbare →Nitrat verzögern und auf diese Weise eine Verunreinigung des Grundwassers verhindern sollen (Nitrifizide).

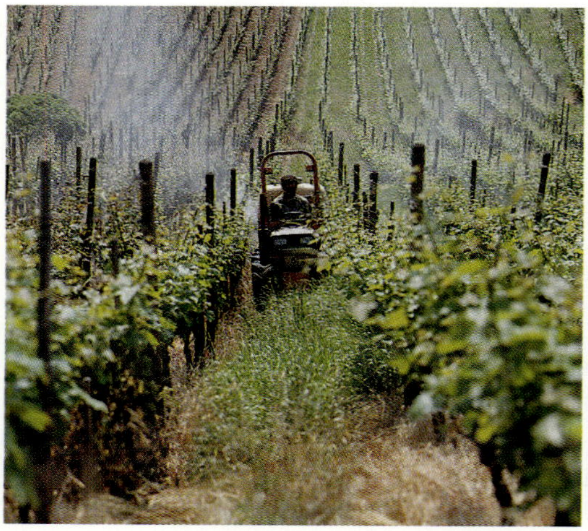

Anwendung von Pflanzenschutzmitteln im Weinbau

Rückstände von Pflanzenschutzmitteln in Lebensmitteln werden relativ häufig gefunden, was auch auf die heute verfügbaren hochempfindlichen Messgeräte zurückzuführen ist. Überschreitungen gesetzlich festgelegter Grenzwerte kommen dagegen selten vor. Auch hier besteht jedoch das Problem, dass bei den Messungen u. U. nur ein Teil der tatsächlichen Rückstandsmenge erfasst wird. Eine akute Gefährdung des Verbrauchers durch Rückstände von Pflanzenschutzmitteln wird dennoch gegenwärtig ausgeschlossen. In Einzelfällen können solche Rückstände aber, z. B. durch Wechselwirkung mit anderen Schadstoffen oder mit Medikamenten, gesundheitliche Beeinträchtigungen nach sich ziehen. Eine betont einseitige Ernährung kann zur erhöhten Aufnahme bestimmter Schadstoffe und damit zu einem höheren Risiko führen.

§ Pflanzenschutzmittel sind zulassungspflichtig. Nicht zugelassene Pflanzenschutzmittel dürfen auf dem Feld nicht eingesetzt werden. Ehe eine Zulassung erteilt wird, werden die möglichen gesundheitlichen Auswirkungen des Stoffes auf den Anwender (den Landwirt) sowie auf den Verbraucher abgeschätzt. Außerdem wird untersucht, ob und inwieweit Nutzinsekten *(Bienen)*, im Wasser *(Fische, Wasserflöhe, Algen)* oder Boden *(Regenwürmer)* lebende Organismen oder wild lebende Tiere durch das Mittel geschädigt werden könnten. Erst nach gründlicher Nutzen-Risiko-Abwägung wird eine Zulassung ausgesprochen.

Bei der Produktion von pflanzlichen Lebensmitteln lässt sich inzwischen ein Umdenken feststellen. So hat z. B. die verstärkte Nachfrage der Verbraucher nach →Bio-Lebensmitteln dazu geführt, dass sich der →ökologische Landbau als Wirtschaftsform etablieren konnte. Aber auch auf herkömmliche Weise wirtschaftende Landwirte haben erkannt, dass eine Anwendung von Pflanzenschutz- und Düngemitteln nach der Devise „Viel hilft viel" nicht nur der Qualität der Produkte, sondern auch ihrem Geldbeutel abträglich ist. Immer mehr Landwirte gehen daher zum so genannten →integrierten Landbau über.

**Tierarzneimittel** werden zum einen zur Behandlung erkrankter Tiere, zum anderen aber auch zur Krankheitsvorbeugung und zur Leistungssteigerung (Leistungsförderer, Masthilfsmittel) angewendet. Eine Krankheitsvorbeugung ist vor allem in großen Tierbeständen (Massentierhaltung) wegen der dort herrschenden größeren Ansteckungsgefahr erforderlich. Das ist – neben ethischen Gründen (Forderung nach artgerechter Tierhaltung) und Gründen des Umweltschutzes (Gülleproblem) – eine Ursache dafür, dass eine wachsende Zahl von Verbrauchern die Massentierhaltung ablehnt.

Dieser begrüßenswerte Trend muss jedoch mit der Einsicht einhergehen, dass eine Abkehr von der Massentierhaltung zugleich den Abschied von Billigstpreisen bei Fleisch und Fleischerzeugnissen bedeutet.

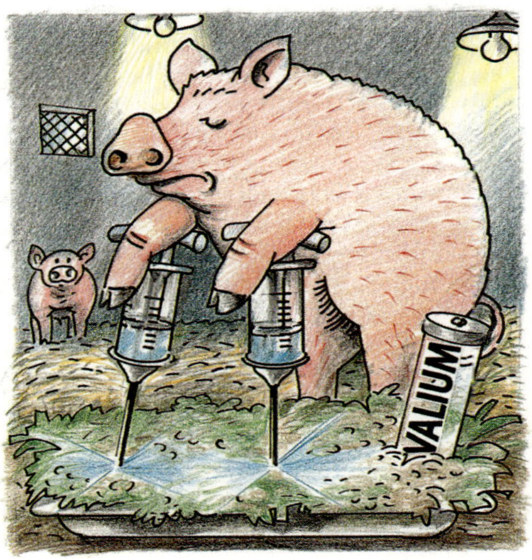


Manche Arzneimittel *(Antibiotika, Anabolika)* fördern die Gewichtszunahme der Tiere bei gleich bleibender Futtermenge und erhöhen damit die Mastleistung. Andere (Hormone) steigern die Milchleistung oder beeinflussen die Fruchtbarkeit bzw. das Paarungsverhalten. Auch zur Ruhigstellung und zur Verhinderung von Stress bei Tieren (z. B. beim Transport) werden Medikamente eingesetzt. Stress kann zu Tierverlusten durch Tod führen und hat auch einen negativen Einfluss auf die Fleischqualität.

§ Tierarzneimittel sind – ebenso wie Arzneimittel für den Menschen – zulassungspflichtig. Für die Anwendung von Tierarzneimitteln bei Tieren, die der Gewinnung von Lebensmitteln (Fleisch, Milch, Eier) dienen, gelten strenge gesetzliche Vorschriften. So dürfen nur zugelassene Medikamente in vorgeschriebenen Mengen angewendet werden. Zwischen der Medikamentenanwendung und der Lebensmittelgewinnung müssen festgelegte Wartezeiten eingehalten werden.

Bei Einhaltung der Vorschriften werden Arzneimittelrückstände im Lebensmittel und damit Gefahren für den Verbraucher weitgehend vermieden. Gesundheitsrisiken für den Verbraucher entstehen vor allem durch die Nichteinhaltung von Wartezeiten *(Anwendung von Antistressmitteln während des Transports und unmittelbar darauf folgende Schlachtung)* und durch die illegale Anwendung verbotener Arzneimittel *(Hormone oder Clenbuterol als Masthilfsmittel)*. Solche Vorkommnisse sind keinesfalls selten, und die Maßnahmen der amtlichen Lebensmittelüberwachung reichen offenbar nicht aus, um Derartiges zu verhindern.

Ein besonderes Problem stellt die Anwendung von Antibiotika als Futterzusatzstoff zur Mastförderung dar. Damit werden dem Menschen über tierische Lebensmittel u. U. ständig kleinste Mengen dieser Stoffe zugeführt. Sie können bei empfindlichen Personen Allergien auslösen. Außerdem besteht – auch wenn nicht genau dieselben Substanzen wie zur Behandlung bakterieller Erkrankungen beim Menschen zum Einsatz kommen – die Gefahr, dass sich resistente, d. h. gegen Antibiotika unempfindliche, Bakterienstämme herausbilden. Das könnte dazu führen, dass seit langem als beherrschbar eingeschätzte Infektionskrankheiten wieder zu einer Gefahr für den Menschen werden. In Schweden verzichtet man aus diesem Grund bereits seit langem auf antibiotikahaltiges Tierfutter.

Eine generelle akute Gefährdung breiter Verbraucherkreise durch Tierarzneimittelrückstände scheint nicht vorzuliegen. Gesundheitsschäden durch den Verzehr von Produkten unsachgemäß oder illegal behandelter Tiere können jedoch nicht immer ausgeschlossen werden. Ungeklärt ist auch, welche Risiken sich aus der Langzeitaufnahme kleinster Mengen an Tierarzneimittelrückständen mit der Nahrung ergeben.

Einen gewissen Schutz vor Gesundheitsschäden durch Fleischverzehr sollen →Markenfleischprogramme bieten. Jedoch enthalten nur wenige Markenfleischprogramme Festlegungen, die die Verabreichung von Medikamenten an die Tiere betreffen.

## Sonstige Rückstände

Rückstände von Reinigungs- und Desinfektionsmitteln können in den Lebensmitteln verbleiben, wenn sie aus Gefäßen, Behältern, Tankwagen etc. nach der Anwendung dieser Mittel im Rahmen betrieblicher Hygienemaßnahmen nicht wieder gründlich entfernt *(ausspülen, verdunsten lassen)* werden. Auch Rückstände von Katalysatoren, Neutralisationsmitteln, Extraktionslösungsmitteln oder anderen Produktionshilfsstoffen können in Lebensmitteln vorkommen. In welchem Umfang derartige Rückstände in Lebensmitteln auftreten, liegt weitgehend im Dunkeln. Bekannt sind Einzelfälle, in denen es durch größere Rückstandsmengen alkalischer Reinigungsmittel (Natron-, Kalilauge) in Getränkeflaschen bei Verbrauchern zu Verätzungen gekommen ist. Bei den zur Entkeimung eingesetzten Desinfektionsmitteln wird vermutet, dass Reste mitunter bewusst zurückgelassen werden, um auf diese Weise insbesondere Lebensmitteln, die keine Konservierungsstoffe enthalten oder enthalten dürfen, illegal zu einer größeren Haltbarkeit zu verhelfen.

## Schadstoffe durch Lagerung und Verarbeitung

Während die bisher genannten Schadstoffe entweder von Natur aus in den Lebensmitteln enthalten sind (→natürliche Schadstoffe) oder später von außen in diese hineingelangen (→Verunreinigungen durch Umweltverschmutzung und durch Bedarfsgegenstände, →Rückstände), werden andere Schadstoffe erst während der Lagerung oder Verarbeitung der Lebensmittel gebildet. Die bei der Herstellung und Zubereitung *(Backen, Braten, →Grillen, →Pökeln, →Räuchern)* von Lebensmitteln ablaufenden chemischen Reaktionen lassen nicht nur typische Geschmacks-, Aroma- und Farbstoffe, die Appetit und Verdauung anregen, entstehen. Sie können auch zur Bildung gesundheitsschädlicher Stoffe führen *(Zersetzungsprodukte, →Nitrosamine, →Acrylamid, Fettoxidationsprodukte, →PAK)*. So kann sich z. B. ein übermäßiger Verzehr von hocherhitzten Lebensmitteln *(Gebratenes, Frittiertes, Geröstetes, Gegrilltes)*, von Gepökeltem oder Geräuchertem (besonders sog. Schwarzgeräuchertem) negativ auf die Gesundheit auswirken. Werden Lebensmittel bestrahlt, um sie auf diese Weise haltbar zu machen, laufen ähnliche chemische Veränderungen ab wie beim Hocherhitzen.

Auch bei der Lebensmittellagerung können auf enzymatischem oder chemischem Wege – z. B. durch den →oxidativen Fettverderb – gesundheitlich bedenkliche Stoffe entstehen. Besonders gefährlich sind Giftstoffe, die von →Bakterien *(Botulismuserreger, Staphylokokken)* oder →Schimmelpilzen im Rahmen ihrer Stoffwechseltätigkeit gebildet werden. Während Bakteriengifte leichte bis schwerwiegende, z. T. tödliche *(Botulismus)*, akute Vergiftungserscheinungen hervorrufen, führt die kontinuierliche Aufnahme von Schimmelpilzgiften *(Aflatoxine, Ochratoxin A)* mit der Nahrung eher zu chronischen Erkrankungen *(Leber- und Nierenschäden, Krebs)*. Schimmelpilzgifte sind häufig in Nüssen *(Pistazien, Paranüsse)* und in Gewürzen *(Muskat, Cayennepfeffer, Gewürzpaprika)*, aber auch in Kaffee enthalten. Durch verunreinigtes Futter gelangen sie auch in Nutztiere und werden deshalb vom Menschen auch mit tierischen Nahrungsmitteln aufgenommen.

Ob ein Lebensmittel Bakterien- oder Schimmelpilzgifte, gesundheitsschädliche Oxidationsprodukte oder Ähnliches enthält, können Verbraucher – außer bei offensichtlich verdorbenen Lebensmitteln – nicht erkennen. Um Gesundheitsschäden zu vermeiden, stehen daher die am →Lebensmittelverkehr beteiligten Unternehmen wie auch der Verbraucher selbst vor der Aufgabe, derartige negative Veränderungen der Lebensmittelqualität vorbeugend zu verhindern. Dies ist möglich durch eine sachgerechte Behandlung der Lebensmittel (→Warenpflege, →Hygiene), durch →Konservierung, spezielle Formen der →Verpackung oder durch den Einsatz von →Zusatzstoffen *(→Antioxidationsmittel, →Konservierungsstoffe)*.

## Zusatzstoffe

### Begriff und Verwendung

Im Gegensatz zu den Schadstoffen werden Zusatzstoffe den Lebensmitteln absichtlich zugesetzt, um deren Beschaffenheit *(Farbe, Konsistenz)* oder Eigenschaften *(Haltbarkeit, Schaumstabilität)* zu beeinflussen bzw. zu verändern. Zusatzstoffe dürfen jedoch nicht eingesetzt werden, wenn dadurch Verbraucher über die Beschaffenheit eines Lebensmittels getäuscht würden *(Vorspiegelung eines höheren Eigehalts von Teigwaren durch Gelbfärbung)*.

> § 2
> **Zusatzstoffe**
>
> (1) „Zusatzstoffe im Sinne dieses Gesetzes sind Stoffe, die dazu bestimmt sind, Lebensmitteln zur Erzielung bestimmter Eigenschaften oder Wirkungen zugesetzt zu werden; ausgenommen sind Stoffe, die natürlicher Herkunft oder den natürlichen chemisch gleich sind und nach allgemeiner Verkehrsauffassung überwiegend wegen ihres Nähr-, Geruchs- oder Geschmackswertes oder als Genußmittel verwendet werden, sowie Trink- und Tafelwasser."
>
> Aus: Lebensmittel- und Bedarfsgegenständegesetz

Normale Lebensmittelrohstoffe oder Zutaten *(Salz, Gewürze)* gehören rechtlich nicht zu den Zusatzstoffen, ebenso Alkohol sowie natürliche und naturidentische Aromastoffe. Einige weitere Stoffe *(Mineralstoffe, Spurenelemente, Vitamine A und D, Aminosäuren)* sind ebenfalls keine Zusatzstoffe, diesen aber rechtlich gleichgestellt, um ihren Einsatz in Lebensmitteln kontrollieren zu können.

Einige Zusatzstoffe werden von der Menschheit schon seit Jahrhunderten angewendet *(Nitrat zum Pökeln, schweflige Säure bei der Weinherstellung, Glutamat als Geschmacksverstärker).* Viele unserer heutigen hochverarbeiteten Lebensmittel *(Mayonnaise, Schmelzkäse, Süßspeisen)* wären ohne Zusatzstoffe nicht herstellbar. Ohne Färbung würden manche Lebensmittel vom Verbraucher nicht akzeptiert werden *(Limonaden, Gummibärchen, Götterspeise).* Andere wären ohne Konservierungsmittel nur kurze Zeit haltbar, da sie sich nicht durch Erhitzen konservieren lassen (Feinkostsalate, Salatdressings). Bei manchen Lebensmitteln *(Wurst, Schinken, Schnittbrot)* verhindern Konservierungsstoffe auch, dass Mikroorganismen (Bakterien, Schimmelpilze) gefährliche Giftstoffe bilden.

## Anforderungen und Verwendungsbestimmungen

Die Zusatzstoffe werden nicht wieder entfernt, sondern verbleiben im Lebensmittel. Da sie auf diese Weise ständig mit den Lebensmitteln aufgenommen werden, müssen sie aus der Sicht des gesundheitlichen Verbraucherschutzes besonderen Anforderungen genügen.

§ Zusatzstoffe sind zulassungspflichtig. Vom Gesetzgeber nicht zugelassene Zusatzstoffe dürfen den Lebensmitteln nicht zugesetzt werden. Eine Zulassung erfolgt nur, wenn nachgewiesen werden kann, dass der zum Einsatz in Lebensmitteln vorgesehene Stoff

- in den verwendeten Mengen und Konzentrationen **gesundheitlich unbedenklich** ist,
- für den vorgesehenen Zweck **notwendig** ist und
- einen **Nutzen für den Verbraucher** darstellt.

„Notwendig" besagt, dass der Zusatzstoff erforderlich ist, um ein Lebensmittel herstellen *(Emulgator, Verdickungsmittel)* oder in Verkehr bringen *(Konservierungsstoffe, Antioxidationsmittel)* zu können. Eine „Notwendigkeit" bzw. einen „Nutzen für den Verbraucher" begründen aber auch Verbrauchergewohnheiten, beispielsweise bezüglich der Farbe von Lebensmitteln. Mitunter werden derartige Verbrauchererwartungen jedoch auch einfach unterstellt, und es geht den Herstellern in Wirklichkeit darum, z. B. durch Verwendung intensiver Farben, optische Kaufanreize zu schaffen *(Süßwaren).* Auch Anforderungen aus der Sicht der Handelsketten, wie die Lagerung und der Transport bestimmter Lebensmittel ohne Kühlung, werden teilweise als „Notwendigkeit" akzeptiert und führen zu einem eigentlich vermeidbaren Einsatz von Konservierungsstoffen oder anderen Zusatzstoffen.

Der Nachweis der gesundheitlichen Unbedenklichkeit und die Ermittlung der zulässigen Höchstmengen im Lebensmittel erfolgen anhand →toxikologischer Prüfungen. Den geprüften und für unbedenklich befundenen Zusatzstoffen sind EU-weit so genannte E-Nummern zugeordnet. Dabei steht das „E" zum einen für „Europa" (bzw. EG / EU), zum anderen für „Edible / Essbar". Die zugelassenen Zusatzstoffe sind in der Zusatzstoff-Zulassungsverordnung aufgelistet, zusammen mit Angaben darüber, welchen Lebensmitteln sie zugesetzt werden dürfen und in welcher Höchstmenge. Für Wein, Mineralwasser und Aromen gilt die Zusatzstoff-Zulassungsverordnung nicht.

Nur wenige Zusatzstoffe dürfen in allen Lebensmitteln eingesetzt werden (zum Abpacken und als Treibgas verwendete Gase wie *Kohlendioxid, Stickstoff, Luft);* für die übrigen *(Konservierungsstoffe, Farbstoffe, Emulgatoren)* ist der Einsatz mehr oder weniger beschränkt. Das heißt, sie dürfen entweder nur bestimmten Lebensmitteln zugesetzt werden oder sie sind zwar allgemein zugelassen, dürfen aber bestimmten Lebensmitteln nicht zugesetzt werden.

Manche Lebensmittel *(Honig, Milch, Kaffee)* dürfen überhaupt keine Zusatzstoffe enthalten. Dasselbe gilt generell für „unbehandelte" Lebensmittel, d. h. für solche, die noch keiner Herstellung oder Behandlung unterzogen worden sind, die ihren Originalzustand der Zusammensetzung nach verändert hätte *(zerlegtes Frischfleisch, TK-Hähnchen, gemahlene Gewürze)*. Auch für bestimmte traditionelle Lebensmittel *(deutsches Bier, französisches Baguette, griechischer Feta-Käse)*, die nach überlieferten Rezepturen seit eh und je ohne Zusatzstoffe hergestellt werden, dürfen die Erzeugerländer abweichend von den EU-Zusatzstoffregelungen den Einsatz von Zusatzstoffen untersagen, obwohl vergleichbare Produkte anderer Länder Zusatzstoffe enthalten dürfen.

**Lebensmittel, denen keine Zusatzstoffe zugesetzt werden dürfen:**
- Honig
- Zucker
- natürliches Quell- und Mineralwasser
- Kaffee
- nicht aromatisierter Blatt-Tee
- trockene Teigwaren
- nicht emulgierte pflanzliche und tierische Öle und Fette
- Milch
- Buttermilch
- fermentierte Milcherzeugnisse
- Unbehandelte Lebensmittel
- Bestimmte traditionelle Lebensmittel

Während für bestimmte Zusatzstoffe *(Konservierungsstoffe, Süßstoffe)* konkrete Höchstmengen festgelegt wurden, gilt für andere *(Zuckeraustauschstoffe, manche Farbstoffe)* das so genannte „quantum-satis"(q. s.)-Prinzip. Das heißt, dass nur so viel von dem Zusatzstoff eingesetzt werden darf (sofern er in dem betreffenden Lebensmittel überhaupt erlaubt ist), wie für die gewünschte Wirkung im jeweiligen Lebensmittel erforderlich ist. Außerdem darf der Verbraucher durch den Zusatz nicht irregeführt werden hinsichtlich der Beschaffenheit des Lebensmittels. Bei manchen Stoffen gilt das Prinzip „quantum satis" nur für bestimmte Lebensmittelgruppen, während für andere Lebensmittel oder Lebensmittelgruppen Höchstmengenfestlegungen existieren.

## Gesundheitliche Bewertung

Grundsätzlich kann man davon ausgehen, dass die meisten der den Lebensmitteln zugesetzten Stoffe in den zur Anwendung kommenden Mengen auch bei langfristiger Aufnahme nicht zu Gesundheitsschäden führen. Doch sind trotz toxikologischer Prüfung und E-Nummer nicht alle zugelassenen Zusatzstoffe gesundheitlich völlig unproblematisch. Einige künstliche Farbstoffe *(Tartrazin)* und Konservierungsstoffe *(Benzoesäure)* können bei manchen Personen Allergien bzw. Überempfindlichkeitsreaktionen auslösen. Da derartige Wirkungen auch von vielen natürlichen Lebensmittelinhaltsstoffen verursacht werden, sind diese Stoffe dennoch zugelassen.

Auch auf schweflige Säure (eingesetzt in Form ihrer Salze oder in Form von Schwefeldioxid), die u. a. zur Haltbarmachung von (insbesondere süßem) Wein und Schaumwein und zur Verhinderung von Bräunungsvorgängen bei Trockenobst und Trockengemüse dient, reagieren manche Personen empfindlich. Darüber hinaus ist schweflige Säure generell gesundheitsschädlich, sie kann aber in vielen Anwendungsbereichen noch nicht durch andere Stoffe ersetzt werden. Gegen den Einsatz von Nitrat bzw. Nitrit (→Pökelsalz) bestehen ebenfalls gesundheitliche Bedenken. Diese Stoffe sind jedoch zur Erzielung des typischen Aussehens und Geschmacks von Pökelwaren *(Salami, Bockwurst, Schinken)* unentbehrlich. Darüber hinaus wirkt Nitrit konservierend und verhindert die Bildung gefährlicher Bakteriengifte. Außerdem wird die Hauptmenge an Nitrat / Nitrit über pflanzliche Lebensmittel aufgenommen (→Stickstoffdüngung).

Auch wenn jeder Zusatzstoff für sich genommen unschädlich oder in den konsumierten Mengen weniger gefährlich ist, sollte man bei der Lebensmittelauswahl darauf achten, nicht zu viele hochverarbeitete Lebensmittel zu sich zu nehmen. Diese enthalten in der Regel nicht nur einen, sondern mehrere Zusatzstoffe. Über das Zusammenwirken der Zusatzstoffe untereinander sowie mit Schadstoffen oder Arzneimitteln im menschlichen Körper weiß man heute noch zu wenig. Mögliche Wechselwirkungen werden bei der toxikologischen Prüfung nicht untersucht.

**Zusatzstoffe und ihre Verwendung in Lebensmitteln**

| Klassenname und Wirkung | Beispiele | | Verwendung in Lebensmitteln |
|---|---|---|---|
| **Konservierungsstoffe**<br>Hemmung des Wachstums von →Mikroorganismen, dadurch Erhöhung von Haltbarkeit und Sicherheit der Lebensmittel | *E 200–203* | *Sorbinsäure und ihre Salze* | *Mayonnaise, Schnittbrot, Margarine* |
| | *E 210–213* | *Benzoesäure und ihre Salze* | *Mayonnaise, Feinkostsalate* |
| | *E 214–219* | *PHB-Ester* | *Fischmarinaden, Süßwaren* |
| | *E 236–238* | *Ameisensäure u. ihre Salze* | *Fischmarinaden, Sauergemüse* |
| | *E 220–228* | *Schwefeldioxid und Sulfite* | *Wein, Sekt, Trockenfrüchte* |
| | *E 230* | *Diphenyl* | *Schalen von Zitrusfrüchten* |
| **Antioxidationsmittel**<br>Schutz vor oxidativem Verderb durch Luftsauerstoff, dadurch Erhöhung der Haltbarkeit der Lebensmittel | *E 310–312* | *Propyl-, Octyl-, Dodecylgallat* | *Trockensuppen, -soßen, -brühen, -Kartoffeltrockenerzeugnisse, Getreide-Knabbererzeugnisse, Aromen* |
| | *E 320* | *Butylhydroxyanisol (BHA)* | |
| | *E 321* | *Butylhydroxytoluol (BHT)* | *nur in Kaugummi* |
| | *E 300–302* | *Ascorbinsäure u. ihre Salze* | *Margarine, Fleischerzeugnisse* |
| | *E 306–309* | *Tocopherole* | *fetthaltige Lebensmittel* |
| **Farbstoffe**<br>Färbung, Farbkorrektur, Ausgleich verarbeitungsbedingter Farbverluste | *E 101* | *→Lactoflavin* | *Teigwaren, Mayonnaise* |
| | *E 102* | *Tartrazin* | *diverse Liköre, Süßwaren, Überzüge* |
| | *E 127* | *Erythrosin* | *Cocktailkirschen, kandierte Kirschen* |
| | *E 160 a–f* | *→Carotin u. Carotinoide* | *Margarine, Butter, Käse* |
| | *E 150 a–d* | *Zuckerkulör* | *Gebäck, Cola* |
| **Emulgatoren**<br>Bildung bzw. Aufrechterhaltung eines einheitlichen Verteilungszustandes zwischen zwei oder mehreren nicht miteinander mischbaren Komponenten | *E 322* | *Lecithin* | *Margarine, Schokolade* |
| | *E 471* | *Mono- und Diglyceride von Speisefettsäuren* | *Margarine, feine Backwaren, Soßen, schaumige Desserts u. Cremespeisen* |
| | *E 475* | *Polyglycerinester von Speisefettsäuren* | *feine Backwaren* |
| **Geliermittel**<br>Verfestigung von Lebensmitteln durch Gelbildung | *E 440* | *→Pectine* | *Konfitüre, Gelierzucker* |
| **Verdickungsmittel**<br>Herstellung einer dicklichen oder sämigen Konsistenz | *E 407* | *Carrageen* | *Desserts, Würzsoßen, Füllungen, Fertiggerichte, Dessertsoßen, Trinkschokolade* |
| | *E 410* | *Johannisbrotkernmehl* | |
| | *E 412* | *Guarkernmehl* | |
| | *E 400–405* | *Alginsäure und ihre Salze* | |
| **Stabilisatoren**<br>Stabilisierung der Beschaffenheit *(Konsistenz, Verteilungszustand, Farbe)* von Lebensmitteln | | *Gelier- und Verdickungsmittel, Emulgatoren* | *Molkereiprodukte, Eiskrem, Salatsoßen, Schlagsahne* |
| | | *Phosphate* | *Kondensmilch, Schmelzkäse, Brühwurst, Schlagsahne, Eiskrem* |
| **Geschmacksverstärker**<br>Verstärkung von Geschmack und / oder Geruch von Lebensmitteln | *E 620–625* | *Glutaminsäure und ihre Salze (Natriumglutamat)* | *Fertiggerichte, Würzmittel, Suppen, Soßen, Fleischerzeugnisse* |
| | *E 631* | *Natriuminosinat* | |
| | *E 627* | *Natriumguanylat* | |
| **Süßungsmittel**<br>Erzeugung eines süßen Geschmacks | *E 420*<br>*E 421* | *Sorbit*<br>*Mannit* | *→Diabetiker-Lebensmittel, zahnschonende Lebensmittel* |
| | *E 954*<br>*E 952* | *Saccharin*<br>*Cyclamat* | *Diabetiker-Lebensmittel, brennwertverminderte Lebensmittel (→Light-Produkte)* |
| | *E 951* | *Aspartam* | *brennwertverminderte Lebensmittel* |

Weitere Zusatzstoffklassen sind: Säuerungsmittel, Säureregulatoren, Trennmittel, Trägerstoffe, Schaumverhüter, Füllstoffe, Schmelzsalze, Festigungsmittel, Schaummittel, Überzugsmittel, Feuchthaltemittel, modifizierte Stärken, Packgase, Treibgase, Backtriebmittel, Komplexbildner, Kaumasse, Mehlbehandlungsmittel

## Kenntlichmachung

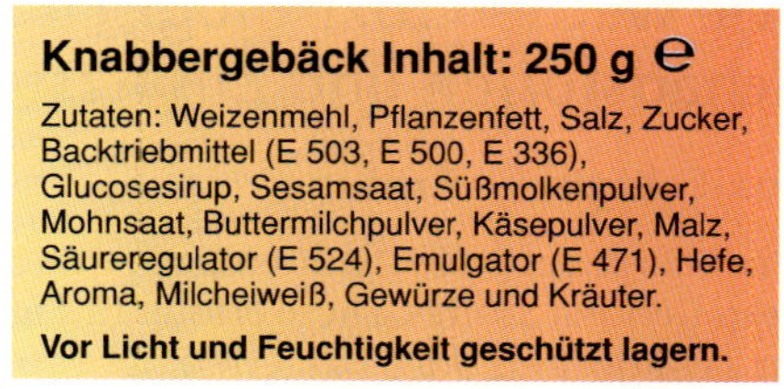


Zusatzstoffkennzeichnung auf einer Lebensmittelpackung (Beispiel)

Bei Lebensmitteln in →Fertigpackungen sind die Hersteller gesetzlich verpflichtet, Zusatzstoffe auf der Packung bzw. auf einem mit der Packung verbundenen Etikett zu kennzeichnen (→Zutatenliste). Dabei sind sowohl der Klassenname *(Farbstoff, Konservierungsstoff, Emulgator)* als auch der Name des Zusatzstoffes oder seine E-Nummer anzugeben. Mögliche Kennzeichnungsvarianten mit demselben Aussagewert sind z. B. „Konservierungsstoff Sorbinsäure" oder „Konservierungsstoff E 200". Bei modifizierter Stärke (meist als Verdickungsmittel angewendet) genügt der Klassenname. Kann ein Zusatzstoff zu mehreren Zwecken eingesetzt werden *(Phosphate, Sulfite),* ist der Klassenname aufzuführen, der der im betreffenden Lebensmittel hauptsächlich beabsichtigten Wirkung entspricht.

Bei unverpackten Lebensmitteln und Ladenpackungen beschränkt sich die Kenntlichmachung auf einige wesentliche Angaben *(„mit Konservierungsstoff" oder „konserviert", „mit Farbstoff", „mit Antioxidationsmittel", „mit Geschmacksverstärker", „geschwefelt", „mit Phosphat", „mit Süßungsmittel"),* die auf einem neben oder auf dem Lebensmittel angebrachten Schild bzw. bei Ladenpackungen auf der Umhüllung angebracht sein müssen. Sie kann jedoch auch in Form eines Aushangs oder einer schriftlichen Aufzeichnung erfolgen, sofern bei dem Lebensmittel oder per Aushang auf diese Informationsmöglichkeit hingewiesen wird. In diesen Fällen gelten allerdings wieder umfangreichere Anforderungen an die Kenntlichmachung: Aufzuführen sind alle bei der Herstellung des Lebensmittels verwendeten Zusatzstoffe mit Name oder E-Nummer sowie Klassenname. In der Gastronomie erfolgt die Zusatzstoffangabe auf der Speise- bzw. Getränkekarte (in der Regel über Fußnoten), in Einrichtungen der Gemeinschaftsverpflegung ebenso oder in Preisverzeichnissen, Aushängen oder auf ähnliche Weise.

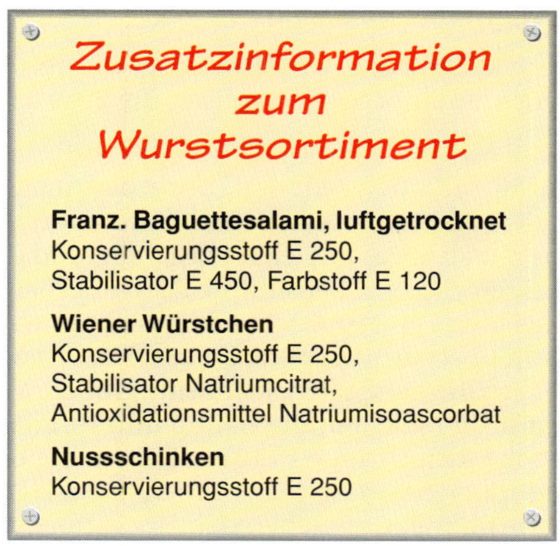
Zusatzinformation zum Wurstsortiment
Franz. Baguettesalami, luftgetrocknet
Konservierungsstoff E 250, Stabilisator E 450, Farbstoff E 120
Wiener Würstchen
Konservierungsstoff E 250, Stabilisator Natriumcitrat, Antioxidationsmittel Natriumisoascorbat
Nussschinken
Konservierungsstoff E 250

Kenntlichmachung von Zusatzstoffen durch Aushang für lose Ware (Beispiel)

Empfindliche Personen haben aufgrund solcher Angaben die Möglichkeit, Problemstoffe gezielt zu meiden. Allerdings hat die Kennzeichnung Lücken: Zusatzstoffe, die in einer Zutat des jeweiligen Lebensmittels enthalten sind *(Konservierungsstoff in der Fruchtzubereitung eines Joghurts)* und im fertigen Lebensmittel keine Funktion mehr haben, brauchen nicht angegeben zu werden. Inzwischen werden auch zahlreiche natürliche Lebensmittelinhaltsstoffe durch enzymatische, chemische oder physikalische Behandlung so verändert, dass sie wie Zusatzstoffe eingesetzt werden können. Sie tragen jedoch keine E-Nummer und tauchen auf dem Etikett lediglich unter einem Sammelbegriff *(„Milcheiweißerzeugnis")* auf. Der Verbraucher glaubt, es aufgrund der Abwesenheit von E-Nummern auf dem Etikett mit einem besonders „natürlichen" Produkt zu tun zu haben. Da „Natur" im Trend liegt, bedeutet das einen Absatzvorteil für den Hersteller. Das Nachsehen haben Allergiker, die auf diese Weise mit einer steigenden Vielfalt möglicherweise allergieauslösender Zusätze konfrontiert werden, diese aber aufgrund mangelhafter Kennzeichnung nicht gezielt meiden können.

# Wie werden toxikologisch zulässige Höchstmengen von Schadstoffen und Zusatzstoffen in Lebensmitteln ermittelt ?

## Toxikologische Prüfung

Grundlage einer Höchstmengenfestsetzung ist eine so genannte toxikologische Prüfung des betreffenden Stoffes. Diese erfolgt in **Tierversuchen** (überwiegend an Ratten), teilweise auch an Zellkulturen oder Bakterien. Obwohl es zunehmend gelingt, durch alternative Testverfahren die Zahl der erforderlichen Tierversuche einzuschränken, kann nicht völlig darauf verzichtet werden. Zu groß ist das Risiko, dass schädliche Wirkungen einer Substanz unentdeckt bleiben.

Zunächst wird untersucht, welche Wirkungen auf die Lebewesen bzw. Zellen der Stoff überhaupt auslöst. Schließlich ermittelt man in Fütterungsversuchen die maximale Dosis des Stoffes, die selbst bei täglicher Verabreichung über einen Großteil der Lebensspanne hinweg keine erkennbaren unerwünschten Wirkungen oder gar Schäden im Organismus der Versuchstiere hervorruft (NOEL: **N**o **O**bserved **E**ffect **L**evel).

## Berechnung der duldbaren Höchstmenge im Lebensmittel

Aus dem im Tierversuch ermittelten NOEL-Wert wird unter Einbeziehung eines Sicherheitsfaktors diejenige Menge des Stoffes berechnet, die ein Mensch bezogen auf ein Kilogramm seines Körpergewichts sein Leben lang täglich aufnehmen kann, ohne dass ihm daraus ein gesundheitlicher Schaden entsteht (ADI-Wert). Der **Sicherheitsfaktor** soll folgende Unsicherheiten ausgleichen (weswegen er eigentlich eher „Unsicherheitsfaktor“ heißen müsste):

- biologische Unterschiede zwischen Mensch und Tier,
- individuelle Unterschiede zwischen Menschen *(Alter, Gesundheitszustand),*
- unterschiedliche Ernährungsgewohnheiten,
- Wechselwirkung zwischen verschiedenen Schadstoffen bzw. mit anderen Stoffen *(Zusatzstoffen, Arzneimitteln).*

Der Sicherheitsfaktor kann bei gut untersuchten und lange bekannten Stoffen kleiner, bei neuen und noch nicht vollständig erforschten Stoffen auch wesentlich größer sein als 100.

Auf der Grundlage des ADI-Wertes wird ermittelt, wie viel von dem Stoff konkret im Lebensmittel enthalten sein darf, ohne dass die Gesundheit der Verbraucher gefährdet wird. Normalerweise ist ein Schad- oder Zusatzstoff nicht nur in einem Lebensmittel, sondern in mehreren oder sogar in vielen enthalten, und der Verbraucher verzehrt nicht nur eines, sondern mehrere dieser Lebensmittel. Dies muss bei der Ermittlung der duldbaren Stoffmengen in den einzelnen Lebensmitteln berücksichtigt werden, damit zusammengenommen der ADI-Wert nicht überschritten wird. Zu beachten ist auch: In Lebensmitteln, die eine geringere Rolle in der Ernährung spielen, kann eine größere Menge eines Zusatz- oder Schadstoffes toleriert werden als in solchen, die häufig und in größeren Mengen verzehrt werden. Bei der Höchstmengenberechnung müssen deshalb die durchschnittlichen **Verzehrsgewohnheiten** eines Landes zugrunde gelegt werden. So erklärt sich auch, dass bei bestimmten Zusatzstoffen Abweichungen zwischen den Höchstmengenfestlegungen verschiedener Länder auftreten.

## Höchstmengenfestsetzung durch den Gesetzgeber

Die in toxikologischen Tests ermittelte duldbare Schad- bzw. Zusatzstoffmenge im Lebensmittel ist in der Regel nicht gleichzusetzen mit der gesetzlich zulässigen Höchstmenge im Lebensmittel. Bei Zusatzstoffen und Pflanzenschutzmitteln berücksichtigt der Gesetzgeber beispielsweise, welche Menge zur Erzielung des gewünschten Effekts erforderlich ist (nicht nach der Devise: viel hilft viel). Bei Pflanzenschutzmitteln setzt er außerdem die Einhaltung

**So gelangt man zur duldbaren Höchstmenge im Lebensmittel:**

1. Zur Berechnung des NOEL-Wertes wird die als unschädlich erkannte Konzentration des Stoffes im Futter mit der täglichen Futtermenge multipliziert und das Ergebnis auf das Körpergewicht des Tieres bezogen.
2. Die Division durch einen Sicherheitsfaktor (meist 100) ergibt den so genannten ADI-Wert (Acceptable Daily Intake), d. h. die höchste duldbare Tagesdosis für den Menschen.
3. Um zu errechnen, wie viel von dem Stoff im Lebensmittel enthalten sein darf (Permissable Level), wird der ADI-Wert zunächst mit dem für solche Berechnungen festgelegten Körpergewicht eines Menschen (60 kg) multipliziert.
4. Das Ergebnis dividiert man durch die Menge des den Stoff enthaltenden Lebensmittels, die ein Mensch durchschnittlich am Tag verzehrt.

**Rechenbeispiel**

Als höchste unschädliche Dosis bei lebenslanger täglicher Verabreichung wurde im Tierversuch ein Futterzusatz von 20 mg eines Lebensmittelfarbstoffs je Kilogramm Futter ermittelt. Die Versuchstiere waren durchschnittlich 200 g (0,2 kg) schwer und erhielten täglich 25 g Futter. Als Sicherheitsfaktor wurde 100 festgelegt. Die täglich vom Menschen durchschnittlich verzehrte Menge des Lebensmittels, die den Farbstoff enthält, beträgt 100 g.

1. Rechenschritt: Berechnung des NOEL-Wertes für das Versuchstier

$$\frac{\text{20 mg Farbstoff je 1 000 g Futter} \cdot \text{25 g Futter pro Tag}}{\text{0,2 kg Versuchstier}}$$

$$\downarrow$$

$$\text{NOEL} = \text{2,5 mg Farbstoff je kg Körpergewicht pro Tag}$$

2. Rechenschritt: Berechnung der duldbaren Tagesdosis für den Menschen (ADI-Wert)

$$\text{ADI} = \text{NOEL} : 100 = \text{0,025 mg Farbstoff je kg Körpergewicht pro Tag}$$

3. Rechenschritt: Berechnung der duldbaren Farbstoffmenge im Lebensmittel (PL-Wert)

$$\begin{aligned} \text{PL} &= (\text{ADI} \cdot \text{60 kg}) : \text{100 g Lebensmittel pro Tag} \\ &= \text{0,015 mg Farbstoff pro g Lebensmittel} \end{aligned}$$

Die aus toxikologischer Sicht duldbare Höchstmenge des Farbstoffes im Lebensmittel beträgt in diesem Beispiel 0,015 mg / g.

der →Wartezeit voraus. Dadurch kann die zulässige Höchstmenge im Lebensmittel mitunter weit unterhalb der aus toxikologischer Sicht duldbaren Stoffmenge liegen, wodurch sich eine zusätzliche Sicherheitsspanne ergibt. Zusatzstoffe, bei denen sich im Tierversuch Hinweise auf eine Krebs erregende oder Erbgut verändernde Wirkung ergeben, werden grundsätzlich nicht zugelassen. Eine Höchstmengenfestsetzung unterbleibt in solchen Fällen.

Da die gesetzlich zulässigen Höchstmengen von Schad- und Zusatzstoffen in Lebensmitteln unter Einbeziehung mehrfacher Sicherheitsspannen zustande kommen, stellen einzelne Grenzwertüberschreitungen auch keine unmittelbare Gefahr für den Verbraucher dar. Sie sind jedoch für die Lebensmittelüberwachung Anlass, Maßnahmen gegen den Hersteller bzw. Vertreiber derartiger Lebensmittel zu ergreifen und ihn auf seine Sorgfaltspflicht hinzuweisen. Gesetzlich festgelegte Höchstmengenregelungen dienen demzufolge dazu, Rechtssicherheit zu schaffen, und nicht dazu, die Grenze zwischen „unbedenklich“ und „gefährlich“ zu markieren.

## Grenzen des Höchstmengenkonzepts

Eine Unsicherheit des Höchstmengenkonzepts besteht darin, dass das Zusammenwirken verschiedenartiger chemischer Stoffe *(Umweltschadstoffe, Pflanzenschutzmittelrückstände, Medikamente, Zusatzstoffe)* im menschlichen Organismus bisher noch wenig erforscht ist. So kann man im Einzelfall auch keine Aussage darüber treffen, ob der bei der Höchstmengenermittlung angewendete Sicherheitsfaktor auch tatsächlich ausreicht. Der Nachweis solcher Wechselwirkungen ist zudem ungemein schwierig. Auf derartige Wechselwirkungen zurückgehende Gesundheitsbeeinträchtigungen sind demzufolge nicht ganz auszuschließen. Ebenso kann eine einseitige Ernährung dazu führen, dass von einem Lebensmittel und damit auch von bestimmten Schad- oder Zusatzstoffen mehr aufgenommen wird als der bei der Höchstmengenermittlung zugrunde gelegte durchschnittliche Tagesverzehr. Da prinzipiell alle Lebensmittel Schadstoffe irgendeiner Art *(natürliche Schadstoffe, Umweltschadstoffe, Rückstände)* enthalten können, erscheint es wenig sinnvoll, auf einzelne Lebensmittelgruppen, z. B. Fleisch, ganz zu verzichten. **Eine möglichst abwechslungsreiche, gemischte Kost, d. h. die Vermeidung jeglicher Einseitigkeit in der Ernährung, ist dagegen die beste Maßnahme, sich vor übermäßiger Schadstoffaufnahme zu schützen.**

**Risikobewertung von Schadstoffen durch verschiedene gesellschaftliche Gruppen**
(nach: 2. Symposium über Lebensmittelkontrolle der EG 1992)

| Potentielle Gefahren | Einstufung (Rangfolge) der Risiken gemäß | | | | |
|---|---|---|---|---|---|
| | Realität[1] | Vorschriften[2] | Presse | Produzenten[3] | „Besorgte Verbraucher" |
| Mikrobiologische Schadstoffe | **1** | **4** | **6** | **1** | **6** |
| Ernährungsverhalten | 2 | 6 | 4 | 2 | 5 |
| Umweltschadstoffe | 3 | 5 | 2 | 6 | 3 |
| Pestizidrückstände | 4 | 2 | 1 | 4 | 2 |
| Natürliche Giftstoffe | 5 | 7 | 7 | 7 | 7 |
| Tierarzneimittelrückstände | 6 | 3 | 5 | 5 | 4 |
| Zusatzstoffe | 7 | 1 | 3 | 3 | 1 |

1 wissenschaftlich erwiesen
2 nach entsprechender Bewertung und Wichtung durch lebensmittelrechtliche Vorschriften der EG-Länder
3 nach Einschätzung der Fachverbände der Lebensmittelindustrie

Die zum Teil auf Unwissenheit beruhende und auch durch die Medien geschürte Furcht vieler Verbraucher, durch Schad- und Zusatzstoffe in Lebensmitteln gewissermaßen systematisch vergiftet zu werden, ist – trotz immer wieder auftretender Lebensmittelskandale – weitgehend unbegründet. Dies lässt sich anhand von Untersuchungsergebnissen der Lebensmittelüberwachung sowie anhand des tatsächlichen Erkrankungsgeschehens nachvollziehen. Interessanterweise neigen Verbraucher jedoch dazu, Gesundheitsgefahren, deren Beeinflussung sich ihnen entzieht *(Umweltschadstoffe, Pflanzenschutzmittel, Zusatzstoffe)*, als weitaus größer einzuschätzen als solche, die sie selbst mindern können *(Rauchen, Vergiftungen durch unsachgemäßen Umgang mit Lebensmitteln im Haushalt, Fehl- und Überernährung)*.

# 2 Lebensmittelqualität

## Qualitätsbegriff

Landläufig wird unter Qualität häufig etwas besonders Gutes, Hochwertiges, Teures verstanden. Wir sprechen beispielsweise von Qualitätserzeugnissen und davon, dass Qualität eben ihren Preis habe. Dem Begriff nach heißt Qualität jedoch eigentlich nichts anderes als „Beschaffenheit", und diese wird von den Eigenschaften eines Produkts bestimmt. Wie gut oder wie schlecht die Qualität einer **Ware** ist, hängt aber nicht nur von ihren Eigenschaften ab, sondern auch von den Ansprüchen des Kunden, die u. a. von seinem Lebensstil und vom beabsichtigten Verwendungszweck der Ware bestimmt werden. Ausgehend von diesem Zusammenhang hat man sich weltweit auf eine Qualitätsdefinition geeinigt:

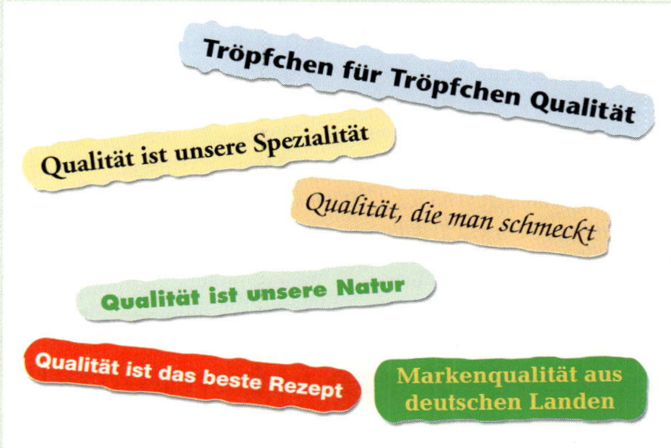
Tröpfchen für Tröpfchen Qualität
Qualität ist unsere Spezialität
Qualität, die man schmeckt
Qualität ist unsere Natur
Qualität ist das beste Rezept
Markenqualität aus deutschen Landen

Qualität im Spiegel der Werbung

**„Qualität ist die Gesamtheit von Merkmalen einer Einheit bezüglich ihrer Eignung, festgelegte und vorausgesetzte Erfordernisse zu erfüllen."** (nach: DIN / ISO 8402)

Eine Einheit im Sinne der Definition kann sowohl ein Produkt als auch eine Dienstleistung sein. Festgelegte Erfordernisse sind zum Beispiel in Normen, Gesetzen oder Verordnungen *(Gerätesicherheitsgesetz, Lebensmittelrecht)* enthaltene Vorgaben, während es sich bei den vorausgesetzen Erfordernissen um vom Kunden erwartete Eigenschaften *(Haltbarkeit, Geschmack, Nährwert)* handelt.

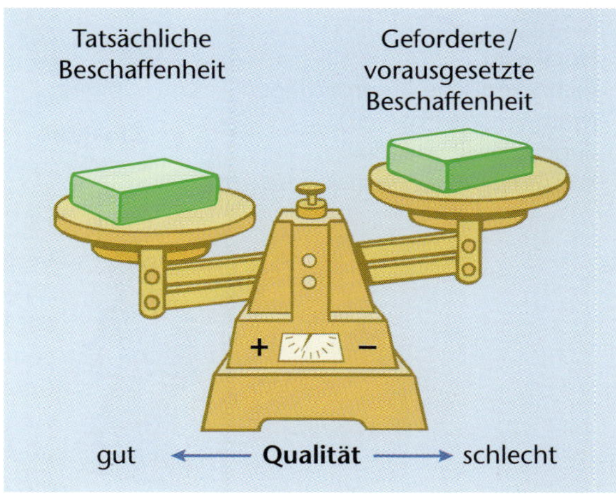


Gute und schlechte Qualität

Die Ansprüche der Verbraucher an eine Ware (z. B. ein Lebensmittel) und damit auch ihre Auffassung davon, was Qualität ausmacht, unterscheiden sich. Welche Eigenschaften der einzelne Verbraucher bei einem Lebensmittel voraussetzt, wird zum einen von seinen individuellen Konsumerfahrungen bestimmt, d. h. von positiven und negativen Erfahrungen, die er beim Gebrauch dieser und ähnlicher Waren gemacht hat. Dabei spielen u. a. auch Geschmack und persönliche Vorlieben eine Rolle. So formen sich z. B. die Anforderungen eines Verbrauchers an einen Wein und seine Vorstellung von einem guten Wein erst durch das Probieren vieler unterschiedlicher Weine.

Indem er seine Reaktionen auf die verschiedenen Weine im Gedächtnis speichert und miteinander vergleicht, gelangt er zu einer individuellen Qualitätsauffassung in Bezug auf Wein.

Zum anderen bilden sich die Anforderungen an eine Ware in der Auseinandersetzung des Konsumenten mit der Umwelt heraus, z. B. mit ethischen *(artgerechte Tierhaltung)*, politisch-sozialen *(fairer Handel)* und ökologischen *(Umweltschutz)* Fragestellungen oder aufgrund sozialer *(Gemeinschaftserlebnis)* oder psychologischer *(Trost)* Erfahrungen. Die Art und Weise, der Umfang und die Ergebnisse dieser Auseinandersetzung mit der Umwelt hängen u. a. vom Bildungsgrad, von der religiösen Zugehörigkeit bzw. der Zugehörigkeit zu bestimmten Gruppen *(Tierschützer, Vegetarier, Umweltaktivisten)*, von der politischen Einstellung des jeweiligen Verbrauchers wie auch von seinen Lebensbedingungen und seinem sozialen Umfeld ab. So wie sich die Auffassungen der Verbraucher von der Qualität einer bestimmten Ware unterscheiden, ist die Qualität einer Ware auch nichts Unveränderliches; sie ändert sich, wenn sich die Ansprüche der Kunden ändern. Neue Waren schaffen neue Vergleichsmöglichkeiten und stellen damit bisherige Qualitätsmaßstäbe infrage.

## Verbraucherbedürfnisse, Gebrauchseigenschaften und Qualität von Lebensmitteln

Verschiedene Interessengruppen stellen unterschiedliche Anforderungen an die Qualität von Lebensmitteln.

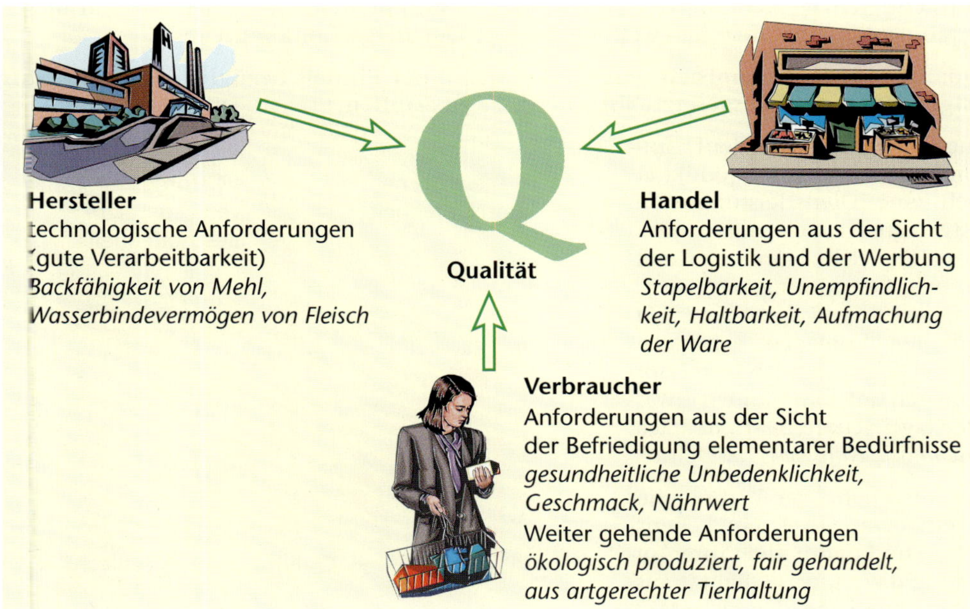


Anforderungen an die Lebensmittelqualität aus der Sicht von Hersteller, Handel und Verbraucher

Entscheidend für den Markterfolg sind jedoch die Qualitätsanforderungen der Endverbraucher. Diese müssen demzufolge auch in den vorgelagerten Stufen (landwirtschaftlicher Produzent, Lebensmittelhersteller, Transporteur, Handel) die dominierende Rolle spielen. Dass dies tatsächlich immer der Fall ist, darf bezweifelt werden.

## Wie wichtig ist Lebensmittelqualität für den Verbraucher?

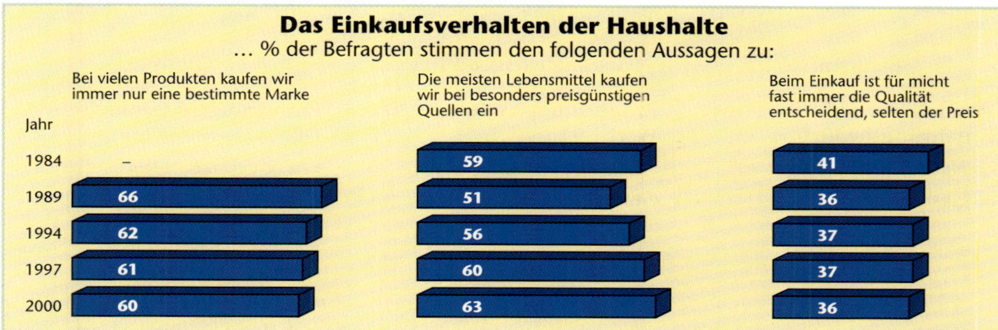

Markenbindung, Qualitäts- und Preisbewusstsein Quelle: GfK Marktforschung, Der Verbraucher 2000

Das Einkaufsverhalten der Haushalte hat sich in den zurückliegenden Jahrzehnten gravierend verändert. Die Verbraucher betätigen sich zunehmend als Schnäppchenjäger („Wer zu früh kauft, den bestraft das Sonderangebot“) und als Smart Shopper („ein Markenname allein rechtfertigt keinen hohen Preis“) – Folge: Die Bedeutung niedriger Preise nimmt zu, die Bedeutung der Qualität nimmt ab; das Preis-Leistungs-Verhältnis wird von den Konsumenten fortwährend neu kalkuliert.

## Wovon hängen die Anforderungen der Verbraucher an die Lebensmittelqualität ab?

Der Verbraucher kauft und verzehrt Lebensmittel zu unterschiedlichen Zwecken, z. B. zur Ernährung, zum Genuss, um sich zu belohnen oder um sich zu trösten. Den Verwendungszwecken liegen bestimmte Bedürfnisse zugrunde, die der Verbraucher mit dem Lebensmittelkonsum befriedigen möchte. Diese Bedürfnisse sind teils grundlegender Art, teils haben sie sich im Zuge gesellschaftlicher Veränderungen oder aufgrund eines individuellen Wertewandels relativ neu herausgebildet:

- Bedürfnis nach Nahrung und Gesundheit (physiologisches Ernährungsbedürfnis)

  Hunger und Durst sind Ausdruck des physiologischen Ernährungsbedürfnisses. Sie signalisieren dem Menschen, dass er Nährstoffe und Wasser aufnehmen muss, um seine Körperfunktionen aufrechtzuerhalten und leistungsfähig zu bleiben. Gleichzeitig soll die aufgenommene Nahrung nicht krank machen, sondern – im Gegenteil – die Gesundheit fördern.

- Bedürfnis nach Genuss (kulinarisches Ernährungsbedürfnis)

  Der Mensch verspürt nicht nur Hunger und Durst, sondern auch Appetit. Einmal gemachte angenehme Erfahrungen mit einem Lebensmittel lassen ihm schon beim Anblick oder selbst der bloßen Erwähnung dieses Lebensmittels das Wasser im Munde zusammenlaufen. Die meisten Menschen schätzen beim Essen und Trinken den Genuss. Sie wählen Lebensmittel zuallererst danach aus, ob sie ihnen schmecken. Alle anderen Eigenschaften sind zunächst zweitrangig.

- psychologische Bedürfnisse

  Wohl jeder hat schon einmal das Bedürfnis gehabt, sich mit etwas Süßem oder Alkohol über einen Kummer hinwegzutrösten, durch Essen Aufregung oder Langeweile zu bekämpfen oder sich mit einem guten Essen für irgendetwas zu belohnen. Der Ernährungsaspekt spielt in diesen Fällen keine Rolle, es geht um die Befriedigung rein psychologischer Bedürfnisse – oft sogar gegen alle Vernunft und gegen die Gesundheit.

*(Fortsetzung auf Seite 54)*

| **Zusammenhang zwischen den Verbraucherbedürfnissen, den Gebrauchseigenschaften der Lebensmittel und der Lebensmittelqualität – ohne Anspruch auf Vollständigkeit (nach Koerber / Männle / Leitzmann, stark modifiziert)** | | |
|---|---|---|
| **Bedürfnisse** | **Gebrauchseigenschaften** | **Qualität** |
| **Physiologisches Ernährungsbedürfnis**<br>⇒ Nahrung<br>⇒ Gesundheit | **Ernährungsphysiologischer Wert**<br>Nährwert<br>Gesundheitswert | **Ernährungsphysiologische Qualität / Kriterien:**<br>Energiegehalt / Energiedichte<br>Gehalt / Dichte an wertgebenden Inhaltsstoffen<br>▸ Grundnährstoffe<br>▸ essenzielle Nährstoffe<br>▸ gesundheitsfördernde Stoffe<br>Gehalt an wertmindernden bzw. schädlichen Inhaltsstoffen<br>▸ Fremd- bzw. Schadstoffe<br>▸ Krankheitserreger<br>▸ tierische Verunreinigungen<br>▸ Fremdkörper<br>Verdaulichkeit<br>Bekömmlichkeit<br>Sättigungswirkung |
| **Kulinarisches Ernährungsbedürfnis**<br>⇒ Genuss, Wohlbefinden | **Genusswert** | **Sensorische Qualität / Kriterien:**<br>▸ Aussehen, Konsistenz<br>▸ Geruch, Geschmack<br>auch: Reife, Frische als Indikatoren |
| **Psychologische Bedürfnisse**<br>⇒ Belohnung<br>⇒ Trost, Ersatzbefriedigung<br>⇒ Erfüllung von Erwartungen (Werbung), Vorstellungen<br>⇒ Selbstverwirklichung, Kreativitätsgefühl | **Psychologischer Wert**<br>*(Süßigkeiten, Alkohol; lecker essen zu Hause oder im Restaurant)*<br>*(Produkte mit hoher Anziehungskraft aufgrund von Werbung oder Image)*<br>*(Backmischungen, Fix-Produkte, ggf. m. Abwandlungsmöglichkeit)* | **Psychologische Qualität / Kriterien:**<br>▸ Grad der Befriedigung / (Un-)Zufriedenheit<br>▸ Stimmung<br>▸ Freude / Frust<br>nach dem Konsum |
| **Sozioökonomische Bedürfnisse**<br>⇒ Arbeitserleichterung<br>⇒ Zeiteinsparung<br>⇒ Bevorratung<br>⇒ rationelle Verwendung der Lebensmittel | **Sozioökonomischer Wert**<br>Konsumreife *(→Convenience-Produkte)*<br>Konsumreife, Lagerfähigkeit *(Fertiggerichte, H-Milch, Konserven)*<br>Lagerfähigkeit<br>Lagerfähigkeit, Angebotsform *(Verpackung)* | **Sozioökonomische Qualität / Kriterien:**<br>▸ Vorfertigungsgrad, Einfachheit der Zubereitung<br>▸ Zeitgewinn bei Zubereitung und Einkauf<br>▸ Vorbereitetsein auf Eventualitäten (Gäste u. Ä.)<br>▸ Haltbarkeit<br>▸ Schutzwirkung der Verpackung, Abpackgröße |

| Bedürfnisse | Gebrauchseigenschaften | Qualität |
| --- | --- | --- |
| **Soziokulturelle Bedürfnisse** | **Soziokultureller Wert** | **Soziokulturelle Qualität / Kriterien** |
| ⇒ Geselligkeit / Gemeinschaft, Identifikation mit einer Gruppe | Sozialwert *(Geschäftsessen, Grillparty)* | ▸ Stimmung, Wir-Gefühl |
| ⇒ Unterhaltung, Erlebnisse | Erlebniswert *(→Ethno-Food, Erlebnisgastronomie)* | ▸ Stimmung, Anregung |
| ⇒ Ambiente, Esskultur | Kulturell-ästhetischer Wert *(Künstlerkneipe, Nobelrestaurant)* | ▸ Stimmung, Inspiration |
| ⇒ Prestige | Prestigewert *(Luxusgüter)* | ▸ Aufmachung und Preis des Produkts, Wirkung auf andere Menschen |
| **Ökologische Bedürfnisse** | **Ökologischer Wert** | **Ökologische Qualität / Kriterien** |
| ⇒ Erhaltung und Schutz der natürlichen Umwelt | *(Lebensmittel aus ökologischem Anbau und aus artgerechter Tierhaltung)* | ▸ Umweltauswirkungen von<br>– Anbau und Erzeugung (Dünge- und Pflanzenschutzmittel, Massentierhaltung)<br>⇒ Wirkung auf Bodenleben und Artenvielfalt<br>⇒ Einfluss auf Boden-, Luft- u. Trinkwasserbeschaffenheit<br>⇒ Energieaufwand<br>– Be- und Verarbeitung<br>⇒ Energieaufwand<br>⇒ Verpackungsaufwand (Rohstoffe, Energie), Abbaubarkeit der Verpackung<br>⇒ Anfall und Belastung von Abwasser, Abgasen und Abfällen<br>– Vermarktung der Lebensmittel<br>⇒ Energie- und Materialaufwand für Transport, Lagerung und Werbung<br>⇒ Luft- und Bodenbelastung durch Transport<br>⇒ Luft-, Wasser- und Bodenbelastung durch Herstellung und Entsorgung von Werbematerial<br>⇒ Auswirkungen des Einsatzes von Vorratsschutzmitteln<br>▸ Artgerechtheit der Tierhaltung, Medikamenteneinsatz |
| **Politisch-soziale Bedürfnisse** | **Politischer Wert** | **Politische Qualität / Kriterien** |
| ⇒ Fairness / Gerechtigkeit im Handel mit der Dritten Welt | *(Lebensmittel aus →fairem Handel)* | ▸ (gerechte?) Preise, die den Lebensunterhalt der Erzeuger sichern |
| ⇒ „Bestrafung" politisch umstrittener Exportländer oder Firmenpraktiken | *(Verbraucherboykotte)* | ▸ Herkunft der Lebensmittel, Herstellungs- und Vermarktungsbedingungen |
| ⇒ Erwerbssicherung für regionale Lebensmittelproduzenten | *(Erzeugnisse regionaler Produzenten, z. B. „Ostprodukte")* | ▸ Herkunft der Lebensmittel |

Werbung und gesellschaftliche Kommunikation *(Medien, öffentliche Meinung)* wecken im Verbraucher bestimmte Vorstellungen und Erwartungen hinsichtlich der Beschaffenheit *(hochwertig, gesund, umweltfreundlich)* mancher Lebensmittel und verleihen ihnen somit eine gewisse (psychologische) Anziehungskraft. Der Verbraucher kauft diese Lebensmittel aufgrund ihres Images, unabhängig von ihrer tatsächlichen Beschaffenheit. Es geht ihm auch hier zunächst darum, psychologische Bedürfnisse zu befriedigen.
Psychologischer Natur ist auch das Bedürfnis, sich bei der Speisenzubereitung selbst zu verwirklichen, d. h., selbst etwas zuwege zu bringen, kreativ zu sein. Verbrauchern, die nicht zu den begnadeten Köchen gehören, kommt die Lebensmittelindustrie durch →Convenience-Produkte entgegen, bei deren Zubereitung sie selbst noch letzte Hand anlegen können bzw. die sie nach entsprechenden Vorschlägen der Hersteller leicht abwandeln können.

- Bedürfnis nach rationellem Umgang mit den Ressourcen Arbeitskraft, Zeit und Geld (sozioökonomische Bedürfnisse)

  Die zunehmende Berufstätigkeit von Frauen, die steigende Anzahl von Single-Haushalten und das wachsende Angebot von Freizeitaktivitäten haben zur Herausbildung „sozioökonomischer" Verbraucherbedürfnisse, z. B. nach Arbeitserleichterung und Zeiteinsparung bei der Zubereitung von Lebensmitteln, geführt. Die Entstehung von großen Einkaufszentren am Stadtrand bringt zudem den Wunsch mit sich, die Einkaufshäufigkeit zu reduzieren und dadurch Zeit zu sparen.
  Weitere sozioökonomische Bedürfnisse richten sich z. B. auf die Möglichkeit, sich für unvorhersehbare Ereignisse wie unangemeldeten Besuch bevorraten zu können, und auf eine rationelle, d. h. möglichst verlustlose Verwendung der eingekauften Lebensmittel.

- soziokulturelle Bedürfnisse

  Essen und Trinken schaffen auch Geselligkeit. Bei Grillpartys, Verabredungen zum Essen usw. steht oft weniger der Verzehr im Vordergrund, sondern er ist lediglich Anlass, sich mit Gleichgesinnten zu treffen und ein paar schöne Stunden zu erleben. Manager wissen die lockere Atmosphäre eines Geschäftsessens zu schätzen.
  Erlebnishungrige und Experimentierfreudige sind auf der Suche nach immer neuen, teils exotischen, Geschmackserlebnissen (→Ethno-Food), und Ästheten genießen das gediegene Ambiente der gehobenen Gastronomie. Manche Menschen setzen Lebensmittel gezielt ein, um ihrer Umgebung zu signalisieren: Seht her, ich bin jemand. Teurer Cognac, Champagner oder Kaviar befriedigen ihr Prestigebedürfnis und bieten die Möglichkeit, durch „demonstrativen Konsum" die soziale Stellung zu dokumentieren.

- ökologische Bedürfnisse

  Das zunehmende Umweltbewusstsein der Bevölkerung in den entwickelten Industrieländern hat dazu geführt, dass auch ökologische Bedürfnisse im Zusammenhang mit dem Konsum von Lebensmitteln entstanden sind. Man möchte z. B. mit dem Kauf von Lebensmitteln aus →ökologischem Anbau seinen kleinen, bescheidenen Beitrag zur Bewahrung unserer natürlichen Umwelt leisten. Nicht immer sind jedoch als „ökologisch" gepriesene Waren auch tatsächlich auf umweltfreundliche Weise erzeugt worden. So hat manches scheinbare Öko-Produkt zwar einen →psychologischen Wert für den Verbraucher *(Gefühl, ein gesünderes, weil ökologisch erzeugtes Produkt erworben und konsumiert zu haben; Befriedigung, etwas für den Umweltschutz getan zu haben; Überlegenheitsgefühl gegenüber Öko-Ignoranten; Entlastung eines schlechten Gewissens),* ohne dass es die Kriterien für eine hohe ökologische Qualität und damit die ökologisch ausgerichteten Bedürfnisse des Verbrauchers erfüllt.

- sozial und politisch motivierte Bedürfnisse

  Ein tief greifender Wertewandel hat zumindest bei einem Teil der Verbraucher sozial und politisch motivierte Bedürfnisse geschaffen, die sich auch auf das Kaufverhalten in Bezug auf Lebensmittel auswirken. Im Bewusstsein z. B. der gesellschaftlichen Probleme und der bestehenden Benachteiligung der Entwicklungsländer im internationalen Handel greifen diese Verbraucher beispielsweise nach Lebensmitteln aus →fairem Handel.

Damit Verbraucher all diese **Bedürfnisse** durch den Konsum von Lebensmitteln befriedigen können, müssen die Lebensmittel bestimmte **Gebrauchseigenschaften** aufweisen. Diese ergeben zusammengenommen den Gebrauchswert eines Lebensmittels. Wie gut oder wie schlecht sich das Lebensmittel jedoch letztlich für die Befriedigung der jeweiligen Bedürfnisse des Verbrauchers eignet, wird durch die **Qualität** des Lebensmittels bestimmt. Die Gesamtqualität eines Lebensmittels setzt sich aus verschiedenen Teilqualitäten zusammen, die die Eignung des Lebensmittels zur Befriedigung einzelner Bedürfnisse wiedergeben. Diese Teilqualitäten lassen sich mithilfe bestimmter **Qualitätskriterien** entweder direkt an der Ware selbst oder indirekt anhand des Grades der Befriedigung der entsprechenden Bedürfnisse beurteilen. In der Regel können die Verbraucher die meisten dieser Teilqualitäten jedoch gar nicht selbst einschätzen, da sie weder über die erforderlichen Messgeräte *(ernährungsphysiologische Qualität)* noch über das entsprechende Hintergrundwissen *(ökologische Qualität)* verfügen. Sie können sich bei ihren Kaufentscheidungen daher nur auf Informationen seitens der Hersteller bzw. Händler *(→Lebensmittelkennzeichnung, Werbung)* oder Dritter *(Verbraucherorganisationen, Warentestorganisationen, Medien)* stützen.

Welche Bedürfnisse sich ein Verbraucher „leisten" kann, hängt nicht zuletzt vom Wohlstand der Gesellschaft und vom Geldbeutel des Einzelnen ab. Der Wertewandel in den entwickelten Industrieländern der Welt, der seinen Ausdruck u. a. in der Herausbildung ökologisch sowie politisch und sozial motivierter Bedürfnisse findet, konnte nur unter den Bedingungen der Wohlstandsgesellschaft stattfinden. Für die Mehrheit der Bevölkerung in den Entwicklungsländern gilt hingegen nach wie vor das Brecht-Wort „Erst kommt das Fressen, dann kommt die Moral" – eine Haltung, zu der sie durch die herrschenden Weltwirtschaftsbedingungen entgegen ihrer ursprünglichen Lebensweise gezwungen wird.

# Qualitätsveränderungen an Lebensmitteln

Auf dem Weg vom Erzeuger bis zum Verbraucher sind die Lebensmittel vielen Einflüssen ausgesetzt. Je nach Empfindlichkeit des einzelnen Lebensmittels und in Abhängigkeit davon, welche Schutzmaßnahmen (Konservierung, Verpackung, Vorratsschutz) getroffen wurden, können während Lagerung oder Transport Qualitätsveränderungen auftreten. Die Veränderungen im Lebensmittel können physikalischer, chemischer oder biologischer bzw. biochemischer Natur sein.

Sie führen in der Regel zu einer Minderung der Lebensmittelqualität bis hin zum totalen Verlust des Gebrauchswertes. Die Qualitätsminderungen können sowohl den Nährwert *(Vitaminverluste bei Obst und Gemüse)* als auch den Gesundheitswert *(Schädlingsbefall, Verunreinigung mit Krankheitskeimen)* oder den Genusswert *(Aromaverlust bei Kaffee, Pappigwerden von Knabberartikeln, Sauerwerden von Milch)* betreffen. Um Qualitätsminderungen und Lebensmittelverluste verhindern zu können, muss man wissen, welche Einflüsse welche Qualitätsveränderungen hervorrufen oder begünstigen.

Allerdings sind nicht alle Qualitätsveränderungen an Lebensmitteln negativ. Manche Lebensmittel benötigen erst eine gewisse Lagerzeit unter bestimmten Bedingungen, um ihre optimale Qualität zu erreichen. Sie „reifen" *(vor der Genussreife geerntete Äpfel, Pfirsiche oder Tomaten, verschiedene Käsearten, junger Wein, Dauerwurst, Frischfleisch).*

## Physikalische Veränderungen an Lebensmitteln

Physikalische Veränderungen an Lebensmitteln werden z. B. durch **mechanische Einflüsse** wie Druck *(Stapeldruck)*, Stoß *(Rangierstöße beim Bahntransport, Herunterfallen)* oder Erschütterungen *(beim Straßentransport)* hervorgerufen.

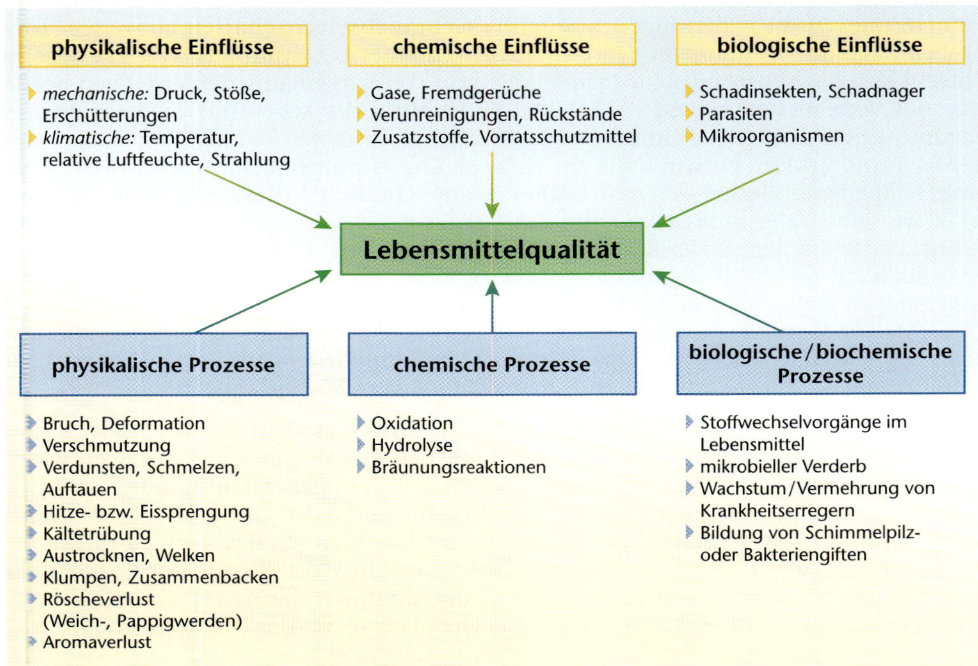


Einflüsse und Prozesse, die die Lebensmittelqualität verändern

Diese Einflussfaktoren führen zur Deformation des Lebensmittels oder seiner Verpackung *(Brötchen, Streichfette in Papierverpackung, Lebensmittel in Faltschachteln, Kartonverpackungen oder Konservendosen)*, zur Beschädigung der Verpackung *(Rieselverluste bei Zucker und Nährmitteln)* oder zum Bruch *(Konservengläser, Glasflaschen, Eier)*. Erschütterungen können sogar das Entmischen von Mayonnaise bewirken.

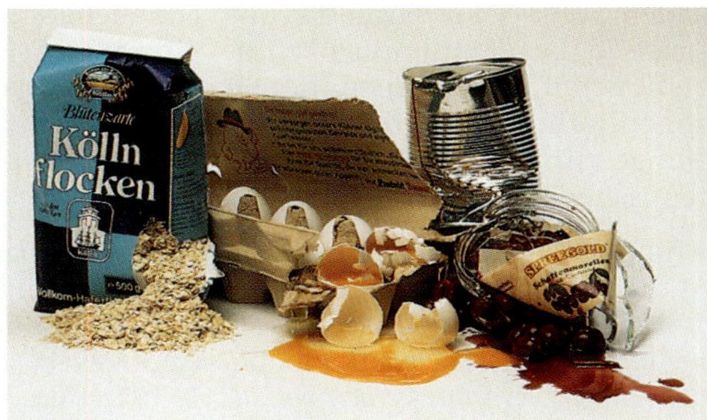


Warenschäden bei Lebensmitteln

Verhindern kann man solche negativen Auswirkungen auf die Lebensmittelqualität durch

- schonende Behandlung und den achtsamen Umgang mit Lebensmitteln,
- ordnungsgemäße Ladegutsicherung beim Transport und
- schützende Verpackungen.

**Klimatische Einflüsse** können bei Lebensmitteln ebenfalls physikalische Veränderungen auslösen. Schon bei Normaltemperatur können Fremdgerüche den Geruch und Geschmack von Lebensmitteln negativ beeinflussen, wertvolle Aromastoffe sich verflüchtigen. Zu hohe Temperaturen lassen Flüssigkeiten *(Alkohol, Wasser)* verdunsten und bewirken so das Austrocknen von Lebensmitteln *(Pralinen, Käse, Backwaren)* und das Welken von Obst und

Gemüse. Außerdem führen sie zum Auftauen von Tiefkühlwaren oder zum Schmelzen von Streichfetten oder Schokolade. Bei Schokolade und Pralinen hat eine zeitweise Lagerung bei erhöhter Temperatur zur Folge, dass Kakaobutter austritt und sich nach Abkühlung als weißlicher →Fettreif auf der Oberfläche niederschlägt. Zu niedrige Temperaturen können das Altbackenwerden von Brot und anderen Backwaren, Kältetrübungen *(Bier, Olivenöl)* oder Eissprengung *(Konservengläser, Getränke in Glasflaschen)* bewirken.

Einen großen Einfluss auf die Qualität vieler Lebensmittel hat auch die relative Luftfeuchte. Eine zu hohe relative Luftfeuchte ist z. B. für das Klumpen von Zucker oder Salz, das Klebrigwerden und Zusammenbacken von Zuckerwaren oder den Röscheverlust (Weich- / Pappigwerden) von Brötchen und Knabberartikeln verantwortlich. Bei Schokoladenerzeugnissen kann sie zum Herauslösen von Zucker führen, welcher später an der Oberfläche als →Zuckerreif wieder auskristallisiert. Eine zu niedrige relative Luftfeuchte fördert hingegen das Welken von Obst und Gemüse sowie das Austrocknen von Gefrierfleisch (Gefrierbrand), Backwaren oder Marzipan.

Klimatisch verursachte Warenschäden an Lebensmitteln können verhindert werden durch

- die Einhaltung und ständige Kontrolle vorgeschriebener Lagerklimate (Temperatur, relative Luftfeuchte),
- die Vermeidung längerer Lagerzeiten unter ungünstigen Klimabedingungen,
- geeignete Verpackungen sowie die Vermeidung von Verpackungsschäden,
- die Lagerung in geruchsneutraler Umgebung.

Zu den physikalischen Veränderungen an Lebensmitteln zählen auch Verschmutzungen, die durch sauberen Umgang mit den Lebensmitteln, saubere Transport- und Lagerbedingungen und durch intakte Verpackungen verhindert werden können.

## Chemische Veränderungen an Lebensmitteln

Die meisten Lebensmittel enthalten sehr reaktionsfreudige organische Verbindungen. Diese gehen bei Vorliegen geeigneter Umgebungsbedingungen vielfältige chemische Reaktionen ein, die zu Qualitätsveränderungen führen können. Chemische Veränderungen an Lebensmitteln laufen umso schneller ab, je höher die Temperatur ist.

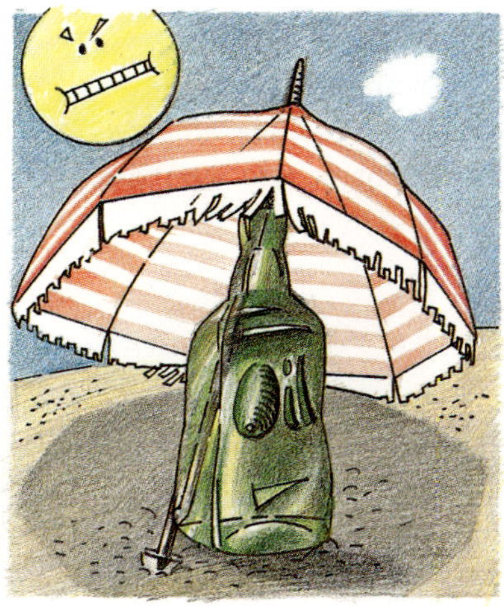


Enzymatische und nichtenzymatische **Bräunungsreaktionen** machen Lebensmittel *(Trockenfrüchte, Obstpulpen, zerkleinerter Meerrettich, Eipulver)* unansehnlich. Sie können z. B. durch Schwefeln (→Zusatzstoffe) verhindert werden.

Durch **Oxidation** verlieren Vitamine ihre Wirkung, Aromastoffe verändern sich und Farbstoffe bleichen aus. Von besonderer Bedeutung ist der ebenfalls durch Luftsauerstoff verursachte so genannte oxidative Fettverderb. Er führt zum Ranzigwerden von Fetten *(Öl, Butter, Schmalz)* und fettreichen Lebensmitteln *(Speck, Nüsse, Knabbergebäck)*. Eine große Rolle spielt dabei das Licht. Unter Lichteinfall verderben Fette wesentlich schneller als im Dunkeln. Fette und fetthaltige Lebensmittel mit einem hohen Gehalt an mehrfach ungesättigten Fettsäuren *(Leinöl, Distelöl; Nüsse)* sind oxidationsempfindlicher als solche, die überwiegend gesättigte *(Kokosfett)* oder einfach ungesättigte *(Olivenöl)* Fettsäuren enthalten. Oxidierte Fette sind gesundheitsschädlich.

Verhindert werden kann der oxidative Fettverderb durch

- weitgehenden Ausschluss von Luftsauerstoff *(randvolle Ölflaschen, Vakuum- oder Schutzgasverpackung),*
- kühle und dunkle Lagerung,
- Zugabe von →Antioxidationsmitteln (→ Zusatzstoffe).

Auch eine Spaltung **(Hydrolyse)** der Fette in Glycerin und freie Fettsäuren führt zu negativen Geruchs- und Geschmacksveränderungen. Da hierzu Wasser benötigt wird, verderben wasserreiche Fette *(Butter)* schneller als wasserarme *(Butterschmalz).* In wasserhaltigen Fetten können auch Mikroorganismen zum Verderb beitragen. Sie spalten die Fette mithilfe ihrer Enzyme und wandeln die freien Fettsäuren in außerordentlich geruchsaktive Verbindungen um. Diese als „Parfümranzigkeit" bekannte Form des Verderbs tritt besonders bei Palmkern- und Kokosfett und deren Zubereitungen *(Margarine)* sowie bei Milchfett auf. Sie ist auch für manches charakteristische Aroma *(Roquefortkäse)* verantwortlich.

## Biologische bzw. biochemische Veränderungen an Lebensmitteln

Lebensmittel können von **tierischen Schädlingen** befallen werden. Dabei kann es sich um Schadinsekten *(Kornkäfer, Mehlmilbe, Dörrobstmotte, Kakaomotte, Schabe)* bzw. deren Larven *(Maden)* oder um Schadnager (Ratten, Mäuse) handeln.

Die Schädlinge werden vom Geruch der Lebensmittel angelockt oder – was bei Schadinsekten häufig der Fall ist – mit neu einzulagernder Ware eingeschleppt. Befallen werden können im Grunde alle Lebensmittel. Besonders gefährdet sind solche, die lange haltbar sind und deshalb über lange Zeit gelagert werden. Bevorzugt von Schädlingen befallen werden insbesondere

- Getreide und Getreideerzeugnisse *(Mehl, Grieß, Graupen, Teigwaren, Reis),*
- Backzutaten *(Nüsse, Mandeln, Rosinen),*
- Müsli,
- Backmischungen,
- Trockenfrüchte *(Datteln, Feigen, Mischobst),*
- Schokolade und Schokoladenwaren,
- Gewürze.

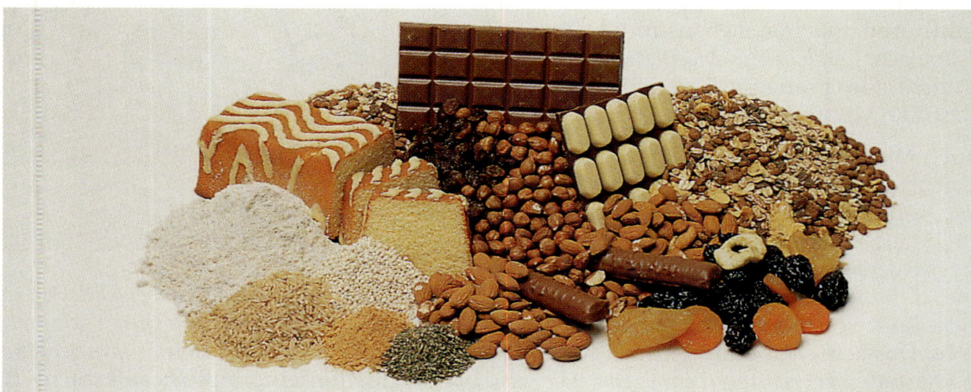

Beispiele für Lebensmittel, die leicht von Schädlingen befallen werden

Schadinsekten und Schadnager bevorzugen ein warmes, feuchtes →Lagerklima. Schmutzansammlungen und herumliegende Abfälle fördern ihre Ausbreitung. Unverpackte Lebensmittel sind besonders gefährdet. Lose lagernde Getreidevorräte werden deshalb durch Anwendung von Begasungsmitteln (→Vorratsschutzmittel, →Pflanzenschutzmittel) vor Befall geschützt.

Tierische Schädlinge verursachen nicht nur Lebensmittelverluste durch Fraßschäden, sondern stellen auch ein großes Hygienerisiko dar. Sie verunreinigen Lebensmittel mit Larven, Exkrementen (Kot, Urin) oder Haaren, durch Eiablage oder einfach durch ihre Anwesenheit. Sie können Krankheitskeime oder Verderbniserreger auf die Lebensmittel übertragen. Ein Befall der Lebensmittel mit tierischen Schädlingen muss deshalb verhindert werden (→Sorgfaltspflicht). Vorgebeugt werden kann durch

- saubere, hygienische Lagerbedingungen,
- geruchsdichte und ggf. insektendichte Verpackung der Vorräte,
- separate Lagerung und regelmäßige Entsorgung von Abfällen,
- gute Ausleuchtung der Lagerräume, um Befall rasch erkennen zu können,
- kühle und trockene Lagerung,
- Beseitigung von Schlupfwinkeln *(Wandverkleidungen)* und Zutrittsmöglichkeiten *(Ritzen, Löcher, offene Fenster und Fußbodeneinläufe)*,
- Kontrolle neuer Ware vor der Einlagerung auf Schädlingsbefall,
- regelmäßige Befallskontrolle der Lagerbestände,
- regelmäßige Schädlingsbekämpfung.

Ist der Befall bereits eingetreten, müssen die befallenen Lebensmittel vernichtet und eine zügige und systematische Schädlingsbekämpfung in den betroffenen Räumen eingeleitet werden. Spezialfirmen verfügen über die dazu erforderlichen Mittel und Geräte sowie das entsprechende Know-how.

Lebensmittel können auch mit einzelligen **Kleinstlebewesen** *(Ruhramöben, Toxoplasmen)* oder mit den Eiern bzw. Larven von **Darm- oder Gewebsparasiten** *(Bandwürmer, Trichinen)* verunreinigt sein bzw. infolge mangelhafter Hygiene verunreinigt werden. Diese können Krankheiten verursachen. Toxoplasmen können in rohem Schweinefleisch enthalten sein. Da sie hauptsächlich für Ungeborene und Kinder gefährlich werden können, sollten vor allem Schwangere und kleine Kinder kein rohes Schweinefleisch essen. Die Untersuchung von Schlachttieren auf Bandwurmlarven (Rinder- und Schweinefinnenbandwurm) und Trichinen ist Bestandteil der gesetzlich vorgeschriebenen Fleischbeschau. Dadurch werden durch diese Parasiten verursachte Erkrankungen weitgehend vermieden. Waldpilze und Waldbeeren können mit den Eiern des Fuchsbandwurmes verunreinigt sein, der schwerste bis tödliche Erkrankungen verursacht. Sie sollten deshalb vor dem Verzehr gründlich gewaschen und möglichst erhitzt werden.

Durch tierische Schädlinge, aber auch durch unsaubere Lagerungsbedingungen, mangelhafte Personalhygiene, fehlende, defekte oder unzureichende Verpackung können Lebensmittel mit **Mikroorganismen** (Bakterien, Viren, Hefe- und Schimmelpilze) verunreinigt werden. Rohe Lebensmittel *(Frischfleisch, Obst, Gemüse, Rohmilch)* enthalten immer lebende Mikroorganismen.

Mikroorganismen können unmittelbar Krankheiten verursachen *(Salmonellen, Hepatitis-A-Virus)*, sie können gefährliche Giftstoffe in das Lebensmittel ausscheiden *(Schimmelpilze, →Botulismuserreger)* oder das Lebensmittel durch ihre Stoffwechseltätigkeit verderben *(Fäulniserreger, Schimmelpilze)*.

Außer bei einigen hochinfektiösen Erregern sind in der Regel große Keimzahlen erforderlich, um eine Erkrankung des Menschen oder den Verderb des Lebensmittels auszulösen. Dazu müssen sich die Mikroorganismen im Lebensmittel vermehren. Dies können sie nur, wenn sie die geigneten Bedingungen dafür vorfinden. Solche Bedingungen (Wachstumsfaktoren) sind:

- eine geeignete Nährstoffbasis,
- ein geeigneter pH-Wert,
- Sauerstoffzutritt oder -abwesenheit,
- Feuchtigkeit ($a_w$-Wert),
- eine geeignete Temperatur.

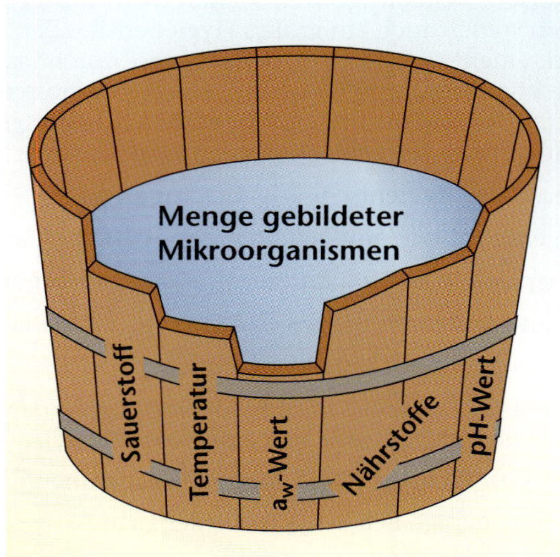

Gesetz des Minimums

Darüber, wie gut die Mikroorganismen wachsen und sich vermehren können, entscheidet der jeweils ungünstigste Wachstumsfaktor (Gesetz des Minimums). Daneben spielt die Zeit eine wesentliche Rolle, denn auch unter ungünstigen Bedingungen werden Wachstum und Vermehrung der Mikroorganismen in der Regel nicht vollständig verhindert, sondern nur mehr oder weniger stark gehemmt.

Die einzelnen Mikroorganismen haben ganz verschiedene Wachstumsansprüche. Sie benötigen z. B. unterschiedliche Nährstoffe *(Eiweiß, Kohlenhydrate, Vitamine, Mineralstoffe)*, um wachsen und sich vermehren zu können. Je nach ihren Nährstoffansprüchen sind daher unterschiedliche Lebensmittel von der Vermehrung der Mikroorganismen und ihren Folgen betroffen. Botulismuserreger z. B. brauchen Eiweiß, um wachsen und ihr Gift produzieren zu können. Vergiftungen treten daher hauptsächlich in Verbindung mit eiweißreichen Lebensmitteln *(Wurst, Hülsenfrüchte)* auf.

Auch hinsichtlich des pH-Wertes stellen die Mikroorganismen verschiedene Ansprüche. Die meisten Bakterien bevorzugen eine neutrale bis schwach alkalische Umgebung, wie sie sie z. B. in Milch und Milcherzeugnissen oder in Fleisch und Fleischwaren vorfinden. Ihr Wachstum kann durch Säurezugabe (Säuern, Marinieren; →Konservieren) gehemmt werden. Einige Lebensmittelverderber (Säure bildende Bakterien sowie Hefe- und Schimmelpilze) können auch in sauren Lebensmitteln mehr oder weniger schnell wachsen.

Während die meisten Mikroorganismen Sauerstoff zum Leben benötigen, gibt es andere *(Botulismuserreger)*, die erst in Abwesenheit von Sauerstoff *(in verschlossenen Konservendosen, Vakuumverpackungen, im Inneren kompakter Schinken oder Würste)* wachsen und sich vermehren können. Manche Mikroorganismen können sowohl mit als auch ohne Sauerstoff auskommen.

Feuchtigkeit (Wasser) ist eine grundlegende Lebensvoraussetzung für alle Mikroorganismen. Trockene Lebensmittel sind deshalb wenig, wasserreiche Lebensmittel hingegen besonders verderbgefährdet. Dabei ist nicht der absolute Wassergehalt eines Lebensmittels von Belang, sondern nur der Teil, der den Mikroorganismen in freier Form zur Verfügung steht, d. h. nicht an Zellstrukturen oder an bestimmte Substanzen *(Zucker, Salz)* gebunden ist (so genannter $a_w$-Wert). Durch Zuckern oder Salzen kann dieser Anteil an freiem Wasser verringert und damit eine begrenzte Haltbarkeitsverlängerung erreicht werden (→Konservieren). Ebenso führt Wasserentzug *(Eindicken, Trocknen)* zu einer Verlängerung der Haltbarkeit.

Die meisten Mikroorganismen wachsen und vermehren sich besonders gut bei mittleren Temperaturen (ca. 15 bis 50 °C). Sie können durch Hitzebehandlung (→Pasteurisieren, →Sterilisieren) abgetötet und durch Kühl- oder Gefrierlagerung in ihrem Wachstum gehemmt werden.

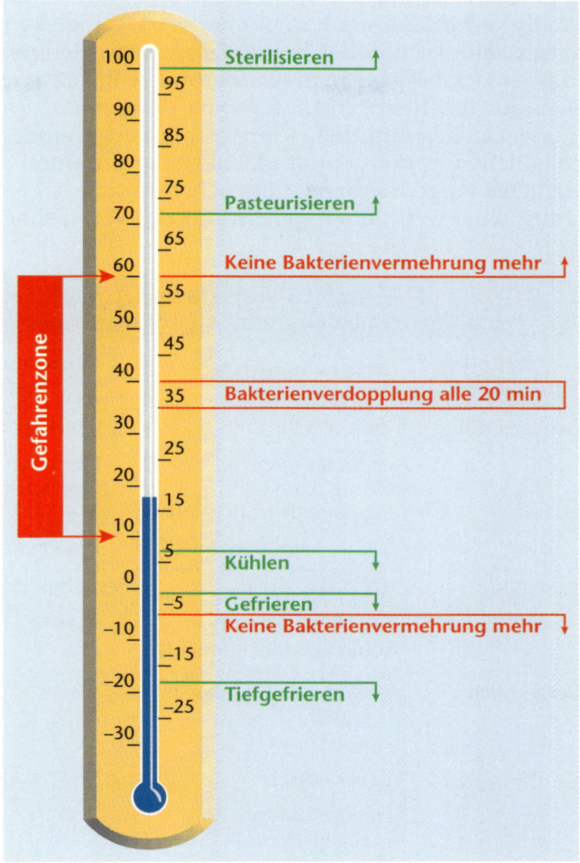

Einfluss der Temperaturen auf das Bakterienwachstum

Bei manchen Lebensmitteln verhindern oder verzögern natürliche Barrieren *(Schalen von Nüssen oder Melonen, Muschelschalen, Panzer von Krebstieren, Bindegewebshüllen bei Muskelfleisch)* das Eindringen von Mikroorganismen. Werden diese natürlichen Schutzhüllen zerstört, können Mikroorganismen eindringen und sich vermehren. Beispielsweise werden bei der Herstellung von →Hackfleisch Bindegewebshüllen zerstört. Die durch das Zerkleinern entstehende große Oberfläche sowie austretendes nährstoffreiches Gewebswasser schaffen zusätzlich günstige Wachstums- und Vermehrungsbedingungen für Mikroorganismen. Hackfleisch ist deshalb extrem verderbgefährdet und kann Lebensmittelvergiftungen auslösen. Es muss daher kühl gelagert und noch am Tage der Herstellung verbraucht werden (→Verbrauchsdatum, →Hackfleischverordnung).

Um mikrobiell verursachte Erkrankungen durch Lebensmittel zu vermeiden sowie den Lebensmittelverderb zu unterbinden oder hinauszuzögern, muss man so weit wie möglich verhindern, dass Mikroorganismen in oder auf die Lebensmittel gelangen, und gleichzeitig dafür sorgen, dass sie sich im Lebensmittel nicht vermehren können.

<table>
<tr><th colspan="2">Verhinderung des Lebensmittelverderbs und von Erkrankungen durch Lebensmittel</th></tr>
<tr><td>Verhinderung / Begrenzung der Verunreinigung der Lebensmittel mit Mikroorganismen durch:<br>▸ Sauberkeit / Hygiene<br>▸ Verhinderung von Schädlingsbefall<br>▸ Verpackung<br>▸ getrennte Lagerung von rohen und verarbeiteten Lebensmitteln</td><td>Verhinderung / Hemmung des Wachstums und der Vermehrung der Mikroorganismen durch:<br>▸ kühle und trockene Lagerung<br>▸ spezielle Verpackungsmaßnahmen (Vakuum-, Schutzgasverpackung)<br>▸ Konservierung</td></tr>
</table>

Da eine Verunreinigung von Lebensmitteln mit Mikroorganismen in der Regel nicht vollständig verhindert, sondern nur begrenzt werden kann (ein Lebensmittellager ist kein Operationssaal!), kommt der Verhinderung bzw. Hemmung des Wachstums und der Vermehrung der Mikroorganismen eine besondere Bedeutung zu. In diesem Zusammenhang ist vor allem auf das richtige →Lagerklima *(Temperatur, relative Luftfeuchte)* zu achten. In Lagerungsversuchen ermittelte Klimaempfehlungen (oder auch -vorschriften) tragen der unterschiedlichen Verderbsempfindlichkeit der einzelnen Lebensmittel Rechnung. Sie sollen eine möglichst lange Haltbarkeit des Lebensmittels bei Beibehaltung der Qualität und bei Ausschluss einer Gesundheitsgefährdung des Verbrauchers sicherstellen.

**Lagerempfehlungen für ausgewählte Lebensmittel mit dem Ziel der Vermeidung von Gesundheitsgefahren und mikrobiellem Verderb**

| Lagerfähigkeit / Verderblichkeit | Beispiele | Lagertemperatur / weitere Anforderungen | Lagerdauer (ca.) |
|---|---|---|---|
| Gut Lagerfähig | Zucker, Salz | beliebige Temperatur | nahezu unbegrenzt |
| | Vollkonserven<br>Honig<br>Schokolade (milchfrei) | Raumtemperatur, jedoch möglichst nicht über 20 °C | 1 bis mehrere Jahre<br>1 Jahr und länger<br>12 Monate |
| | Mehl, Teigwaren, Reis | Raumtemperatur / trocken | 1 Jahr und länger |
| Lagerfähig | Milchschokolade | 15–20 °C / trocken | 6 Monate |
| | gereifte Rohwürste, roher Schinken (Stück) | 8–15 °C / luftig | mehrere Wochen |
| Verderblich | Brühwurst, Kochwurst<br>– Stück<br>– Aufschnitt | 4–6 °C | <br>5 Tage<br>1–2 Tage |
| | Räucherfisch | | 1–2 Tage |
| | Feinkostsalate<br>– abgepackt<br>– angefangene Packung | | <br>8–14 Tage<br>max. 3 Tage |
| | Schnittkäse (Stück) | | 8–10 Tage |
| Leicht verderblich | Schweinehälften | 0–2 °C | 10–14 Tage |
| | Frischfleisch (portioniert) | | 2–3 Tage |
| | Hackfleisch<br>Innereien<br>Frischfisch | | 12 Stunden<br>1 Tag<br>1–2 Tage |

Durch Mikroorganismen verdorbene Lebensmittel *(verfaulte oder verschimmelte Lebensmittel; →Bombagen)* stellen eine erhebliche Gesundheitsgefahr für den Verbraucher dar und sind in der Regel zu vernichten. Lediglich in Ausnahmefällen (Hartkäse, ganzes Brot, jedoch kein Schnittbrot, Konfitüre mit mehr als 50 % Zuckergehalt) können kleine Schimmelstellen großzügig entfernt werden. Sicherer ist es jedoch, auch diese Lebensmittel nicht mehr zu verzehren.

Qualitätsveränderungen an Lebensmitteln können auch auf **Stoffwechselprozesse** zurückzuführen sein. Rohe Lebensmittel *(rohes Fleisch, Obst, Gemüse)* enthalten →Enzyme, die für solche biochemischen Veränderungen verantwortlich sind. Im Schlachtfleisch bewirken Enzyme die so genannte Fleischreifung, die für die Zartheit und das Aroma des Fleisches wichtig ist. Frisches Schlachtfleisch soll daher zunächst einige Zeit (Rindfleisch ca. 14 Tage,

Schweinefleisch 2 Tage) „abhängen", ehe es verzehrt wird. Bei zu langer Lagerung jedoch verdirbt das Fleisch. In nicht raffinierten pflanzlichen Fetten *(Olivenöl, Palmfett)* führen von Fruchtfleischresten stammende Enzyme zur Fettspaltung durch →Hydrolyse. Die entstehenden freien Fettsäuren beeinträchtigen Geruch und Geschmack.

Bei rohem Obst und Gemüse führen von Enzymen gesteuerte Atmungsprozesse zu einem Verlust an pflanzlicher Substanz. Kohlenhydrate werden mithilfe von Sauerstoff zu gasförmigen Stoffen (Kohlendioxid und Wasserdampf) abgebaut. Dadurch verliert das Lagergut mit der Zeit immer mehr an Gewicht. Dieser Gewichtsverlust bildet zusammen mit dem Gewichtsverlust durch Verdunstung von Feuchtigkeit (Transpiration) den so genannten natürlichen Schwund.

Mit zunehmender Temperatur steigt die Atmungsintensität. Krankes und beschädigtes Obst oder Gemüse hat eine höhere Atmungsintensität als gesundes und unverletztes.

Atmungsbedingte Verluste können gesenkt werden durch:

- Kühllagerung,
- Schutzgaslagerung (Stickstoff),
- Lagerung in gesteuerter Atmosphäre (Controlled-Atmosphere-Lagerung).

Bei der CA-Lagerung wird die Luftzusammensetzung im Lagerraum gesteuert. Durch Absenkung des Sauerstoffgehalts und Anhebung des Kohlendioxidgehalts wird die Atmungsintensität herabgesetzt. Gleichzeitig wird für eine niedrige Lagertemperatur sowie für eine ständige Entfernung entstehenden Reifegases (Ethylen) Sorge getragen.

Einige Obst- und Gemüsearten reifen während der Lagerung nach *(Äpfel, Birnen, Pfirsiche, Tomaten, Bananen)*. Sie werden zumeist im Stadium der so genannten Pflückreife geerntet und erreichen die eigentliche Genussreife erst während der Lagerung. Das Überschreiten der Genussreife führt zur Überreife. Durch Kühllagerung kann das Nachreifen verzögert werden. Die Anwesenheit von Ethylen in der Luft beschleunigt hingegen den Reifevorgang. Ethylen, das von manchen Obst- und Gemüsearten *(Äpfel)* während des Reifens gebildet wird, wird deshalb auch als „Reifungshormon" bezeichnet. Bananen werden in Reifereien künstlich mit Ethylen nachgereift. Bei anderen nachreifenden Obst- und Gemüsearten muss dafür gesorgt werden, dass das Ethylen während der Lagerung kontinuierlich aus der Luft entfernt wird.

Bei nicht nachreifendem Obst und Gemüse *(Erdbeeren, Kirschen, Gurken)* kommt es durch die gemeinsame Lagerung mit Arten, die Ethylen abgeben, zu erhöhten Lagerungsverlusten. So sollten beispielsweise Tomaten und Gurken nicht gemeinsam gelagert werden, da die Ethylenabgabe der Tomaten während des Nachreifens dazu führt, dass die Gurken gelb und weich werden. Wenn Äpfel und Kartoffeln gemeinsam gelagert werden, bewirkt das von den Äpfeln abgegebene Ethylen, dass die Kartoffeln zu keimen beginnen.

# Qualitätserhaltung durch Warenpflege, Konservierung und Verpackung

## Warenpflege

Unter Warenpflege soll hier der „richtige Umgang" mit den Lebensmitteln verstanden werden. Das bedeutet, ein Lebensmittel so zu behandeln, dass seinen spezifischen Empfindlichkeiten Rechnung getragen und eine Qualitätsminderung vermieden wird. Dazu gehören unter anderem:

- der Schutz der Lebensmittel vor mechanischer Beanspruchung (Druck, Stoß, Erschütterungen),

- der Schutz vor Verunreinigung, d. h. Sauberkeit und Hygiene, z. B. regelmäßige Reinigung und Desinfektion aller Räume, Gerätschaften, Transportmittel, die dem Umgang mit Lebensmitteln dienen; getrennte Lagerung von rohen und verarbeiteten Lebensmitteln; separate Lagerung und getrenntes Anbieten von Geflügel (weil häufig salmonellenbelastet),
- der Schutz vor einem Befall mit tierischen Schädlingen, regelmäßige Befallskontrolle der Bestände und regelmäßige Schädlingsbekämpfung der Räume anhand von Plänen,
- die Einhaltung und Kontrolle empfohlener Lagerklimate (Temperatur, relative Luftfeuchte),
- ggf. Lichtschutz oder Schutz vor Fremdgerüchen,
- Vermeidung von Überlagerung (First-in-First-out-Prinzip); regelmäßige Kontrolle der Bestände (→Mindesthaltbarkeits- bzw. →Verbrauchsdatum) auf eventuelle Überlagerung.

Voraussetzung für die richtige Behandlung von Lebensmitteln ist die Kenntnis möglicher Qualitätsveränderungen und ihrer auslösenden Faktoren. Wichtig bei allen warenpflegerischen Maßnahmen ist, dass sie ununterbrochen erfolgen müssen *(Kühlkette, Gefrierkette, Hygiene)*, da einmal eingetretene Qualitätsminderungen nicht wieder rückgängig zu machen sind. Unerlässlich ist auch die ständige Kontrolle einzuhaltender Bedingungen *(Hygienezustand, Lagerklima)*, um auf Abweichungen unverzüglich reagieren zu können.

Das Lagerklima, vor allem Temperatur und relative Luftfeuchte, spielt bei vielen Qualitätsveränderungen von Lebensmitteln eine Schlüsselrolle. Lagertemperaturen werden vorteilhaft mit so genannten Maximum-Minimum-Thermometern, die noch im Nachhinein den höchsten bzw. niedrigsten erreichten Temperaturwert anzeigen, gemessen. Auf diese Weise lassen sich Spitzenbelastungen erkennen. Noch besser sind Geräte, die die Temperatur kontinuierlich aufzeichnen (Thermograph), sodass man einen ständigen Überblick über den Temperaturverlauf hat.

Bei der Luftfeuchte muss man unterscheiden zwischen der absoluten Luftfeuchte und der relativen Luftfeuchte. Entscheidend für Qualitätsveränderungen ist die relative Luftfeuchte.

Bei gleich bleibender absoluter Luftfeuchte ändert sich in einem Raum die relative Luftfeuchte, wenn sich die Temperatur ändert. Hintergrund ist die Tatsache, dass wärmere Luft mehr Feuchtigkeit aufnehmen kann als kältere. Demzufolge sinkt in einem abgeschlossenen Raum beim Heizen die relative Luftfeuchte, während sie sich beim Abkühlen erhöht.

Bei einer relativen Luftfeuchte von 100 % scheidet die Luft Feuchtigkeit in Tröpfchenform aus. Diese kann sich als Kondenswasser z. B. an schlecht isolierten Außenwänden niederschlagen und an diesen herablaufen. Lebensmittel sollten daher nicht in der Nähe solcher Wände gelagert werden.

**Absolute Luftfeuchte (g / m³)**

Sie gibt an, wie viel Gramm Wasserdampf in einem Kubikmeter Luft enthalten sind.

**Relative Luftfeuchte (%)**

Sie gibt das Verhältnis zwischen der vorhandenen absoluten Luftfeuchte und der bei gleicher Temperatur maximal möglichen absoluten Luftfeuchte an.

**Taupunkt**

Die Temperatur, bei der Luft mit einer bestimmten absoluten Luftfeuchte diese Feuchtigkeit in Tröpfchenform auszuscheiden beginnt.

Dasselbe passiert, wenn Lebensmittel aus einem Kühlraum in einen bedeutend wärmeren Raum gebracht werden. Die Raumluft kühlt sich an der Oberfläche der kalten Lebensmittel ab, unterschreitet den Taupunkt und scheidet Kondenswasser aus. Dies kann zu Qualitätsminderungen führen oder den Verderb des Lebensmittels fördern. Zu krasse Temperaturübergänge sind deshalb zu vermeiden. Vielmehr sollten die Lebensmittel durch kurzzeitiges Zwischenlagern in einem Raum mit geeigneter Temperatur stufenweise an die höhere Temperatur angepasst werden.

Auch Fehler beim Lüften können Qualitätsminderungen nach sich ziehen. Um Feuchteschäden zu vermeiden, sollte grundsätzlich nur gelüftet werden, wenn es draußen deutlich (mindestens 6 Grad) kälter ist als drinnen. Nur so kann vermieden werden, dass warme, feuchtigkeitsbeladene Luft nach innen drängt, sich dort – falls es drinnen kühler ist – abkühlt und so die relative Luftfeuchte im Lagerraum erhöht. Wird hingegen o. g. Lüftungsregel beachtet, kann selbst eine Außenluft mit 100 % relativer Luftfeuchte (Regen) die relative Luftfeuchte im Lagerraum nicht über 70 % erhöhen. Das ist besonders für die Lagerung trockener Lebensmittel von Bedeutung, da sich ab einer relativen Luftfeuchte von etwa 70 % Schimmelpilze im Lagergut vermehren können.

Gemessen wird die relative Luftfeuchte mit so genannten Hygrometern. Oft werden Kombinationsinstrumente verwendet, die gleichzeitig die Messung der Temperatur erlauben (Thermo-Hygrometer). Vorteilhaft ist auch hier wieder die Verwendung solcher Geräte, die die Aufzeichnung der gemessenen Daten über einen längeren Zeitraum ermöglichen (Hygrograph, Thermo-Hygrograph).

## Konservierung

Während bei der Warenpflege der Empfindlichkeit der Lebensmittel Rechnung getragen wird, um diese vor unerwünschten Qualitätsveränderungen zu bewahren, dient die Konservierung dazu, die Lebensmittel unempfindlicher gegen unerwünschte Veränderungen und damit haltbarer zu machen. Insbesondere hat die Konservierung zum Ziel, das Wachstum und die Vermehrung von Mikroorganismen (Krankheits- und Verderbniserreger) zu verhindern bzw. zu verzögern. Oftmals werden gleichzeitig auch enzymatisch bedingte Qualitätsminderungen unterbunden oder verlangsamt.

Die verschiedenen Konservierungsverfahren setzen grundsätzlich an den für Wachstum und Vermehrung von Mikroorganismen erforderlichen Lebensbedingungen an. Sie gestalten einen oder mehrere dieser →Wachstumsfaktoren so ungünstig, dass die Mikroorganismen abgetötet oder in ihrer Lebenstätigkeit stark gehemmt werden. Da es nicht selten zu größeren Einbußen in der Qualität des Lebensmittels (*→ernährungsphysiologische Qualität, →sensorische Qualität)* kommt, wenn man die gewünschte Haltbarkeitsverlängerung nur durch ein einzelnes Konservierungsverfahren *(Sterilisieren)* zu erreichen versucht, werden oft mehrere Verfahren miteinander kombiniert. Damit können drastische Bedingungen *(zu hohe Temperatur, zu starke Säurekonzentration)* vermieden und die Mikroorganismen dennoch abgetötet oder ausreichend geschwächt werden. Da die Mikroorganismen bei dieser Herangehensweise – bildlich gesprochen – statt einer großen mehrere kleinere Hürden zu überwinden haben, sodass dieser „Hürdenlauf" letztlich zu ihrer Schwächung führt, spricht man vom Hürdenkonzept. Ein Beispiel für dessen Anwendung sind Fischmarinaden, die Säure enthalten (niedriger pH-Wert) und pasteurisiert (Hitzeanwendung) sind und darüber hinaus zum Teil noch →Konservierungsstoffe enthalten.

Durch die einzelnen Konservierungsverfahren werden in unterschiedlichem Maße *(beim Pasteurisieren weniger als beim Sterilisieren)* auch wertbestimmende Eigenschaften des Lebensmittels *(→Genusswert, Gehalt an →Vitaminen und →sekundären Pflanzenstoffen)* beeinträchtigt. Konservierungsstoffe können für den menschlichen Organismus eine zusätzliche Belastung mit chemischen Stoffen darstellen. Frischen Lebensmitteln sollte daher in der Regel der Vorzug gegeben werden. Eine Ausnahme bildet das Tiefgefrieren, durch das die Qualität zumeist besser erhalten bleibt als bei längerem Transport oder längerer Lagerung frischer Ware.

Bei unsachgemäßer Konservierung kann es zu Qualitätsminderungen und zum Verderb der Lebensmittel kommen. Besonders hervorzuheben ist an dieser Stelle das Auftreten so genannter Bombagen. Werden Konservendosen oder -gläser nicht hoch genug oder nicht lange genug erhitzt, können Bakteriensporen *(Botulismuserreger)* im Lebensmittel überleben.

| Verfahren zum Haltbarmachen (Konservieren) von Lebensmitteln | |
|---|---|
| **Konservierungsverfahren** | **Zugrunde liegende Prinzipien** |
| **Physikalische Verfahren:** | |
| ▶ Kühlen<br>▶ Tiefgefrieren | Hemmung des Mikroorganismenwachstums durch Temperatursenkung |
| ▶ Pasteurisieren (Keimarmmachen; < 100 °C)<br>▶ Sterilisieren (Keimfreimachen; > 100 °C) | Schädigung / Abtötung der Mikroorganismen durch Temperaturerhöhung; Inaktivierung von im Lebensmittel vorhandenen Enzymen |
| ▶ Bestrahlen (mit UV-, Röntgen- oder radioaktiven Strahlen): Strahlenpasteurisation / -sterilisation | Schädigung oder Abtötung vorhandener Mikroorganismen; Keimungshemmung bei pflanzlichen Produkten *(Kartoffeln, Zwiebeln)* |
| ▶ Trocknen (Verdunstungs- oder Wärmetrocknung)<br>▶ Gefriertrocknen | Hemmung des Mikroorganismenwachstums durch Senkung des $a_W$-Wertes |
| **Chemische Verfahren:** | |
| ▶ Salzen (mit Kochsalz)<br>▶ Zuckern | Hemmung des Mikroorganismenwachstums durch Senkung des $a_W$-Wertes |
| ▶ Pökeln (mit →Nitritpökelsalz) | wie Salzen; zusätzlich Bakterien tötende Wirkung des Nitrits |
| ▶ Säuern<br>▶ Marinieren<br>▶ Fermentieren (Milchsäuregärung; →*Sauerkraut)* | Hemmung des Mikroorganismenwachstums (besonders Bakterien) durch Senkung des pH-Wertes infolge Säurezusatz oder Säurebildung |
| ▶ Spriten (Zusatz von oder Einlegen in Alkohol; →*Rumtopf)* | Schädigung / Abtötung der Mikroorganismen durch den Alkohol |
| ▶ Räuchern | Schädigung / Abtötung der Mikroorganismen durch antimikrobielle Wirkung des Rauchs; zusätzlich Senkung des $a_W$-Wertes beim Räuchervorgang |
| ▶ Zusatz von →Konservierungsstoffen | Schädigung / Abtötung der Mikroorganismen durch antimikrobielle Wirkung der Konservierungsstoffe |

Diese keimen während der Lagerung aus, wachsen und vermehren sich, was durch zu warme Lagerung gefördert wird. Durch die Stoffwechseltätigkeit der Bakterien werden (meist faulig oder stechend riechende) Gase freigesetzt, die dazu führen, dass sich Boden bzw. Deckel der Konserve aufwölben. Daneben können gefährliche Gifte gebildet werden, die zu schwerwiegenden Erkrankungen *(Botulismus)* bis hin zum Tod führen.

Bombagen können auch durch Wechselwirkung saurer Lebensmittel *(Sauerkirschen, Ananas)* mit dem Metall von Konservendosen entstehen. Dabei bildet sich ebenfalls Gas, das allerdings geruchlos ist. Normalerweise wird durch eine Innenlackierung der Konservendosen verhindert, dass der Doseninhalt mit dem Metall reagieren kann. Diese Innenlackierung ist jedoch nicht ganz lückenlos (z. B. an den Ansatzstellen zwischen Dose und Deckel bzw. Boden); sie kann außerdem reißen, wenn die Dosen durch unsachgemäße Behandlung verbeult werden (→Warenpflege). Wechselwirkungen zwischen Doseninhalt und Dosenmetall sind auch an einem metallischen Geschmack des Lebensmittels und / oder an weißlich-grauen Belägen auf dem Doseninhalt zu erkennen. Bombierte Konserven sind grundsätzlich als verdorben anzusehen und zu vernichten, auch wenn noch andere Ursachen für die Aufwölbung verantwortlich sein können.

## Verpackung

Eine weitere Möglichkeit, die Empfindlichkeit der Lebensmittel herabzusetzen und sie vor negativen Qualitätsveränderungen zu schützen, bietet das Verpacken.

| Funktionen der Lebensmittelverpackung | | | |
|---|---|---|---|
| **Verpackungsfunktion** | | **Erläuterung / Bedeutung** | **Beispiele für Umsetzung** |
| **Schutzfunktion** | | Schutz des Lebensmittels vor äußeren Einflüssen und vor Qualitätsverlust;<br>Schutz des Umfelds vor Verunreinigung durch das Lebensmittel | *licht-, sauerstoff-, aroma-, wasserdampfdichtes, reißfestes Material, Polsterelemente, stabile Umverpackung* |
| **Rationalisierungsfunktion** | Distributionsfunktion | Erleichterung von Transport, Lagerung, Güterumschlag und Verkauf: *Stapelbarkeit, passende Abmessungen, geringes Verpackungsgewicht, Selbstbedienungsfreundlichkeit* | *Bag-in-Box-Verpackung, standardisierte Packungsgrößen, Ultraleicht-Flaschen, Displayverpackungen, Strichcode* |
| | Conveniencefunktion | Erleichterung des Umgangs mit der Packung: *Öffnen, Wiederverschließen, Dosieren, Portionieren* | *Aufreißlaschen, Verschließelemente, Spender, Einzelportions-Sammelpackungen* |
| **Marketingfunktion** | Informationsfunktion | sachgerechte Unterrichtung der Verbraucher über den Inhalt: *Menge, Art, Herkunft, Zusammensetzung, Preis, Haltbarkeit, Qualität, Verwendung* | *obligatorische und zusätzliche →Lebensmittelkennzeichnung* |
| | Werbefunktion | Förderung des Wettbewerbs zwischen den Anbietern: *Wiedererkennbarkeit; Schaffung von optischen Kaufanreizen; Verweis auf besondere Produkteigenschaften, Herkunft, Herstellungsverfahren; Verwendungsanreize* | *Verpackungsdesign, Zusatzkennzeichnung (Waren- und Gütezeichen, „Bio", Rezeptvorschläge , „light", „ohne Konservierungsstoffe" …)* |

In erster Linie soll die Verpackung das Lebensmittel vor äußeren Einwirkungen schützen, welche zu unerwünschten →Qualitätsveränderungen bis hin zum vollständigen Verderb führen können. Damit wird erreicht, dass der Verbraucher eine einwandfreie Ware erhält, gleichzeitig werden Warenverluste vermieden. Eine Reduzierung des Verpackungsaufwandes ist unter ökologischen Gesichtspunkten wünschenswert, muss aber so erfolgen, dass die Verpackungsfunktionen, insbesondere die Schutzfunktion, nicht beeinträchtigt werden.

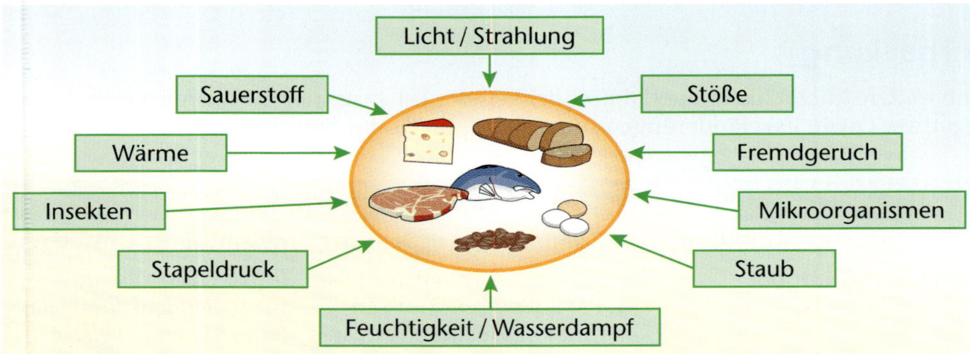


Äußere Einwirkungen auf Lebensmittel – Schutzfunktion der Verpackung

Ausreichenden Schutz für das verpackte Lebensmittel bieten nur intakte Verpackungen. Beim Umgang mit der Ware muss daher darauf geachtet werden, dass die Verpackung nicht beschädigt wird (→Warenpflege). Bei Beschädigung der Verpackung von Tiefkühlgeflügel tritt z. B. eine oberflächliche Austrocknung ein (Gefrierbrand), bei abgepacktem Käse kommt es durch Undichtigkeiten („Luftzieher") zu Schimmelbildung. Darüber hinaus führen Verpackungsschäden häufig auch zur Verschmutzung der Umgebung oder anderer Waren durch das verpackte Gut. Verpackungen schützen daher nicht nur das Lebensmittel vor der Umgebung, sondern auch die Umgebung vor dem Lebensmittel.

Nicht alle Verpackungsmaterialien eignen sich für das Verpacken von Lebensmitteln. Das Verpackungsmaterial (insbesondere Kunststoff, Metall) könnte Substanzen (*Kunststoffzusätze, →Schwermetalle*) an das Lebensmittel abgeben, die seinen Geruch bzw. Geschmack verändern oder gesundheitsschädlich sind. Ob und in welchem Umfang das geschieht, hängt außer vom Verpackungsmaterial auch von den Eigenschaften des zu verpackenden Lebensmittels (*stark sauer, fettig*) und von weiteren

**Gefährliche Dosen?**

„... Auf der Suche nach verschnittenem Öl in Fischkonserven waren die Schweizer Behörden auf einen Stoff gestoßen, der sich aus der Innenbeschichtung der Dosen löst: **B**isphenol-**A-dig**lycidyl**e**ther, kurz BADGE genannt. ‚Das ist eine reaktive Verbindung, die sich leicht an körpereigene Stoffe anlagern kann', sagt Konrad Grob vom Kantonalen Labor Zürich ... Vor allem bei fettreichen Lebensmitteln in Konserven mit Aufreißdeckel fanden Grob und seine Kollegen BADGE, mit Spitzenwerten über 20 Milligramm pro Kilogramm Lebensmittel (mg / kg). Das ist mehr als das Tausendfache des in der Schweiz Erlaubten. Betroffen waren Dosen mit Fisch in Öl, aber auch Muscheln, Soßen und Fertigsuppen. Untersuchungen in anderen europäischen Ländern zeigten bald: BADGE ist nicht nur ein Schweizer Problem. (...) Ist es gefährlich? BADGE gehört einer toxikologisch kritischen Gruppe von Stoffen an, den Epoxiden. Viele von ihnen sind genotoxisch und Krebs erzeugend ..."

Auszug aus: test 6 / 97

Faktoren *(Größe und Beschaffenheit der Kontaktfläche, Kontaktdauer, Temperatur)* ab. Verpackungen für Lebensmittel gehören zu den →Bedarfsgegenständen. Nach dem Lebensmittel- und Bedarfsgegenständegesetz unterliegen sie damit speziellen Anforderungen, die den Verbraucherschutz gewährleisten sollen. Einzelheiten sind in der Bedarfsgegenständeverordnung, im Farbengesetz und im Blei- und Zinkgesetz geregelt.

Die einzelnen Lebensmittel sind gegenüber äußeren Einwirkungen verschieden empfindlich und stellen daher ganz unterschiedliche Anforderungen an die Schutzeigenschaften der Verpackung. Nicht immer wird diesen Anforderungen auch tatsächlich verpackungstechnisch Rechnung getragen, was zu Einbußen bei der Haltbarkeit führt. So werden Milch und sogar Speiseöle häufig in klaren Glas- bzw. Kunststoffflaschen angeboten, obwohl der ungehinderte Lichtzutritt den →oxidativen Fettverderb fördert. Andererseits kann ein wirksamer Schutz mitunter nur durch einen unwirtschaftlich hohen Verpackungsaufwand erreicht werden. So wäre es z. B. unsinnig, Lebensmittel generell durch eine isolierende Verpackung vor Wärme schützen zu wollen.

**Spezielle Anforderungen einzelner Lebensmittel an die Schutzeigenschaften der Verpackung**

| Lebensmittel | Beispiele | besonders empfindlich gegenüber | Besonderheiten der Verpackung |
|---|---|---|---|
| Fette, fetthaltige Lebensmittel | *Öl, Butter, geschälte Nüsse, Milch, Schokolade* | Luft (Sauerstoff), Licht, Fremdgeruch | lichtdicht, ggf. sauerstoffdicht oder Vakuum oder Schutzgas oder „randvoll“, geruchsdicht |
| Trockenprodukte | *Milchpulver, Backpulver, Nudeln, Backmischungen* | Feuchtigkeit / Wasserdampf | wasserdampfdicht |
| gefriergetrocknete Lebensmittel | *Instant-Trockensuppen, Instant-Kaffee* | Feuchtigkeit / Wasserdampf, Luft (Sauerstoff), Licht | wasserdampf-, licht-, sauerstoffdicht |
| gemahlener Kaffee | | Aromaverlust, Luft (Sauerstoff), Licht, Feuchtigkeit / Wasserdampf, Fremdgeruch | „aromaversiegelt“, licht-, sauerstoff-, wasserdampfdicht |
| Knabbergebäck | *Erdnussflips, Chips, Salzstangen* | Feuchtigkeit / Wasserdampf, bei höherem Fettgehalt auch Luft (Sauerstoff), Licht | wasserdampfdicht, ggf. auch sauerstoff- und lichtdicht |
| Tiefkühlwaren | *TK-Hähnchen, TK-Pizza* | Austrocknen (Gefrierbrand) | wasserdampfdicht |
| Frischobst, Frischgemüse | *Äpfel, Bananen, Eisbergsalat, Gurken* | Austrocknen (Welken, Schrumpfen) | wasserdampfdicht |

Verpackungsmaterialien müssen nicht nur das Lebensmittel schützen und die Auflagen des Gesetzgebers erfüllen, sondern auch noch zahlreichen weiteren Anforderungen gerecht werden. Sie müssen z. B. Hitze *(Materialien für Kochbeutel, Mikrowellenschalen, Bratschläuche)* oder Kälte *(Verpackungsmaterial für Tiefkühlerzeugnisse)* vertragen, bedruckbar oder beklebbar sein, bestimmte Anforderungen seitens der Herstellungs- und Verarbeitungstechnologie *(Formen, Verbinden, Verschließen)* erfüllen, mechanisch beständig *(reißfest)* und dabei möglichst leicht sein. Für vakuumverpackte oder unter Schutzgas verpackte Lebensmittel werden Verpackungsmaterialien benötigt, die gasdicht sind. So viele verschiedene Anforderungen erfüllen häufig nur Verbundwerkstoffe. Das sind Kombinationen aus verschiedenen Einzelmaterialien *(Milchverpackung aus Karton+Alufolie+Kunststoff)*, deren stoffliche Verwertung (Recycling) aufwendig und teuer ist, weil das Kombimaterial zunächst wieder in seine Einzelbestandteile zerlegt werden muss. Solche Verbundwerkstoffe sind deshalb umstritten.

## Qualitäts- und Hygienemanagement

Bedingt durch die gestiegenen Anforderungen der Verbraucher müssen die Produzenten und der Handel heute mehr denn je für eine hohe Qualität der Waren sorgen, wenn sie wettbewerbsfähig bleiben wollen. Bei Lebensmitteln verlangt darüber hinaus das →Lebensmittelrecht die Einhaltung einer grundlegenden Qualität. Das Lebensmittel muss „verkehrsfähig" sein, d. h., es darf vom Aussehen, Geruch und Geschmack her nicht abartig oder sogar Ekel erregend sein und darf die Gesundheit nicht schädigen. Das Gesetz über die Haftung für fehlerhafte Produkte (Produkthaftungsgesetz) verpflichtet die am Lebensmittelverkehr *(Herstellung, Transport, Lagerung, Verkauf)* beteiligten Unternehmen (kurz: Lebensmittelunternehmen) zum Schadensersatz, wenn jemand durch ein fehlerhaftes Lebensmittel (ausgenommen unverarbeitete landwirtschaftliche Produkte) getötet oder verletzt oder wenn dadurch jemandes Gesundheit geschädigt oder eine Sache beschädigt wird.

Damit die Lebensmittel den Konsumenten in einwandfreier Qualität erreichen, ist eine durchgehende Sicherung der Qualität auf dem gesamten Weg der Ware vom Erzeuger über den Handel bis zum Verbraucher unerlässlich. Eine reine Endkontrolle kurz vor Übergabe an den Kunden wird diesem Ziel nur unzureichend gerecht, denn sie bedeutet lediglich ein Aussortieren nach dem Aschenputtelprinzip („die guten ins Töpfchen, die schlechten ins Kröpfchen") und ist mit großen Verlusten verbunden. Wichtig ist vielmehr, schlechte Qualität gar nicht erst entstehen zu lassen und nachträgliche negative Qualitätsveränderungen zu vermeiden. Das verlangt eine systematische Qualitätssicherung, die bei Lebensmitteln bereits in der Landwirtschaft beginnen und über die Stufen Lebensmittelverarbeitung, Transport, Lagerung und Verkauf bis in den Haushalt des Verbrauchers reichen muss.

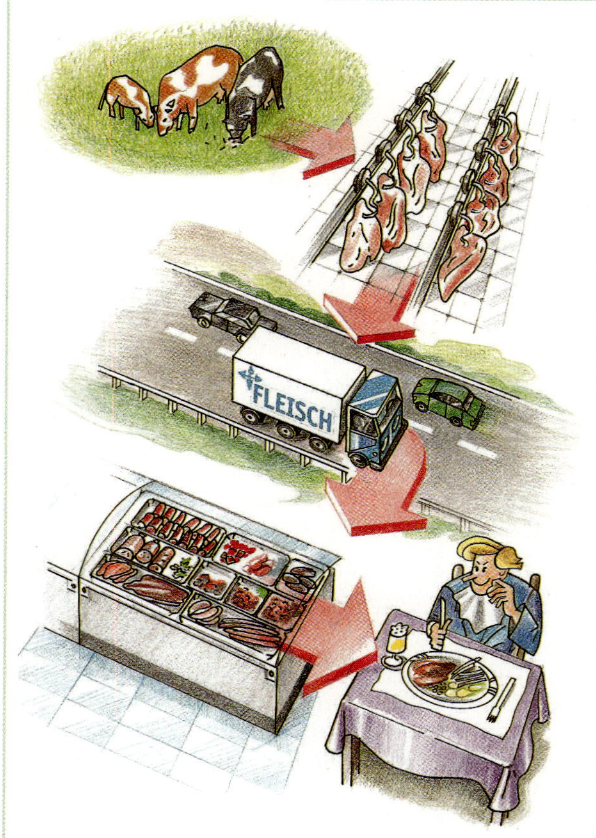

Sicherung der Qualität vom Ursprung bis zum Verbraucher

## Wie wird die Qualität gesichert?

Qualität muss geplant, durchgesetzt und kontrolliert sowie ständig verbessert werden. Dabei helfen Qualitätssicherungssysteme. Diese sollen Unternehmen befähigen, Fehler von vornherein zu vermeiden und so qualitativ hochwertige Produkte (das können Waren oder auch Dienstleistungen sein; im Handel sind es Waren u n d Dienstleistungen) zu liefern.

**Ein Qualitätssicherungssystem regelt:**

- **WAS für eine Qualität das Unternehmen sichern will**
  Beschreibung der Qualität der Produkte und / oder Dienstleistungen (Kriterien) *(frische, einwandfreie Lebensmittel; sachkundige und freundliche Beratung)*
- **WER an welchem Arbeitsplatz für die Qualität verantwortlich ist**
  Zuständigkeiten *(Stellenbeschreibungen, Organigramm)*
- **WIE die Qualität gesichert wird**
  Verfahrens- und Arbeitsabläufe, einschließlich Verhalten bei Abweichungen von einzuhaltenden Sollwerten (z. B. Temperatur)
- **WOMIT die Qualität gesichert wird**
  Mittel *(Mess- und Regeleinrichtungen),* Methoden *(Checklisten, Kontrollkarten)*

**„Qualität beginnt im Kopf.“** Das heißt, jeder einzelne Mitarbeiter muss nicht nur wissen, wie, womit und zu welchem Zeitpunkt er etwas Bestimmtes zu tun hat. Man muss ihm ebenso klarmachen, warum er dies so und nicht anders tun soll, welche Auswirkungen seine Arbeit auf die Qualität der Ware bzw. der Dienstleistung und damit auf das Gesamtergebnis des Unternehmens hat und welchen Vorteil er am Ende selbst von einer guten Qualität hat. Die Existenz der Hersteller- und Handelsunternehmen und damit die Arbeitsplätze der Mitarbeiter sichert letztlich der zufriedene Kunde! Das Verantwortungsgefühl der Mitarbeiter erwächst aus dem Wissen um die Auswirkungen des eigenen Tuns. Nichtwissen und fehlendes Verantwortungsgefühl sind häufig die Ursachen für mangelhafte Qualität.

Richtig ist aber auch: Nur wenn die Unternehmensleitung selbst die Qualitätspolitik des Unternehmens festlegt, sämtliche Mitarbeiter für die Umsetzung dieser Qualitätspolitik motiviert und schließlich die organisatorischen Voraussetzungen für eine umfassende Qualitätssicherung schafft, wird das Unternehmen auch erfolgreich und auf Dauer Qualität liefern können. Dieses strategische Vorgehen bezeichnet man auch als **Qualitätsmanagement.**

Eine wichtige Rolle beim Aufbau und der Zertifizierung von Qualitätssicherungs- bzw. Qualitätsmanagementsystemen spielt die Normenreihe **DIN EN ISO 9000:2000.** Das ist ein international abgestimmter, branchenunabhängiger Leitfaden, in dem aufgeschrieben ist, was man unter einem Qualitätssicherungssystem versteht, und der Anleitung gibt, wie ein solches aufzubauen ist.

Mit der **Zertifizierung** seines Qualitätssicherungssystems, die auf Antrag von unabhängigen, zugelassenen Zertifizierungsgesellschaften vorgenommen wird, erhält das Unternehmen seine **Qualitätsfähigkeit** bestätigt. Geprüft wird dabei nicht die Qualität der hergestellten oder gehandelten Produkte, sondern lediglich, ob ein den Anforderungen der Norm entsprechendes funktionierendes Qualitätssicherungssystem vorhanden ist. Da stichprobenartige Kontrollen der Produktqualität in der Regel nicht repräsentativ sind, haben derartige Zertifikate als Vertrauensgarantie für die Qualitätsfähigkeit eines Unternehmens zunehmend Bedeutung erlangt. Sie spielen eine wichtige Rolle sowohl in den internationalen als auch in den nationalen Vertragsbeziehungen und sind zu einem Wettbewerbsfaktor nicht nur im produzierenden Bereich, sondern auch im Dienstleistungssektor – also auch im Handel – geworden.

Insbesondere bei Fleisch sorgte in der Vergangenheit eine Vielzahl von Skandalen *(Anwendung unerlaubter Masthilfsmittel, verunreinigte Futtermittel, Rinderwahnsinn)* für eine Verunsicherung der Verbraucher. Mit →Markenfleischprogrammen und insbesondere mit dem durch das QS-Prüfzeichen dokumentierten durchgängigen Konzept der „gläsernen Produktionskette" von der landwirtschaftlichen Erzeugung (beginnend bei den verwendeten Futtermitteln) bis hin zur Abgabe der Ware an die Verbraucher sollen Herkunft und Qualität von Fleisch lückenlos gesichert und nachvollziehbar gemacht werden. Bei anderen Lebensmitteln werben →Gütezeichen mit „kontrollierter Qualität".

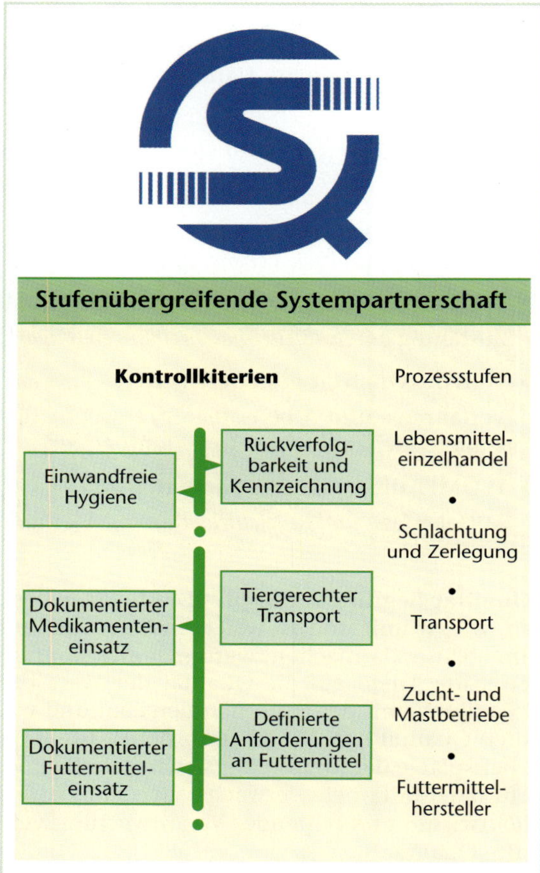

Qualitätssicherung bei Fleisch mit dem CMA-Prüfsiegel

Alle diese Maßnahmen der Qualitätssicherung sollen die Qualität und vor allem die Sicherheit der Lebensmittel garantieren sowie getreu dem Motto „Tue Gutes und sprich darüber" Vertrauen beim Verbraucher erwecken oder wiederherstellen.

## Welche Rolle spielt die Hygiene bei der Qualitätssicherung?

Im Lebensmittelbereich ist bei der Qualitätssicherung besonderes Augenmerk auf den gesundheitlichen Verbraucherschutz zu richten. Die Verpflichtung aller am Lebensmittelverkehr beteiligten Unternehmen, dafür zu sorgen, dass von den Lebensmitteln keine Gefahr für das Leben und die Gesundheit der Verbraucher ausgeht, wird mit dem Begriff **Sorgfaltspflicht** umschrieben und ist im § 8 des →Lebensmittel- und Bedarfsgegenständegesetzes verankert.

Erkrankungen und Gesundheitsschäden können verursacht werden durch in den Lebensmitteln enthaltene Krankheitserreger (→Kleinstlebewesen, →Darm- und Gewebsparasiten, →Mikroorganismen) oder →Schadstoffe. Die **Lebensmittelhygiene** umfasst alle Maßnahmen, die in den am Lebensmittelverkehr beteiligten Unternehmen zu treffen sind, um solche Erkrankungen und Gesundheitsschäden durch Lebensmittel vorbeugend zu verhindern.

**Personalhygiene**
- gesundheitliche Eignung gem. Bundes-Seuchengesetz
- persönliche Hygiene, Hygienebewusstsein, allg. hygienisches Verhalten
- Hygienekleidung

**Hygiene des Arbeitsumfelds**
- Beschaffenheit / Sauberkeit von Gelände, Gebäuden, Räumen, Arbeitsflächen, Geräten, Gefäßen, Transportbehältern, Sanitäranlagen
- regelmäßige Reinigung, Desinfektion, Schädlingsbekämpfung
- hyg. Abfalllagerung / -beseitigung
- hyg. Wasserversorgung

**Lebensmittelhygiene**

**Hygienischer Umgang mit den Lebensmitteln**
- Vermeidung einer Keimübertragung auf bzw. zwischen Lebensmitteln
- produktgerechte Lagerung (→Warenpflege)
- Vermeidung von Überlagerung
- Einhaltung spezieller hyg. Vorschriften *(Hackfleisch-Verordnung)*

**Organisatorische Maßnahmen**
- Hygienekontrollen: Sichtkontrolle des Umfelds, mikrobiologische Untersuchungen, Kontrolle auf Schädlingsbefall, Kontrolle auf Schadstoffe
- Kontrolle der Lagerbedingungen
- Gesundheitskontrollen
- Hygieneschulungen
- Hygienesicherung gemäß →HACCP

Umfang der Lebensmittelhygiene

Um insbesondere von Mikroorganismen verursachte Erkrankungen durch Lebensmittel zu vermeiden, muss vor allem verhindert werden, dass die Lebensmittel mit den Krankheitserregern verunreinigt werden. Deshalb müssen alle Beschäftigten in einem Lebensmittelunternehmen, die bei ihrer Tätigkeit unmittelbar mit bestimmten Risikolebensmitteln in Berührung kommen, nach dem →Infektionsschutzgesetz besondere gesundheitliche Anforderungen erfüllen. Sie dürfen nicht an ansteckenden Krankheiten leiden oder deren Erreger ausscheiden, damit sie die Erreger nicht auf die Lebensmittel übertragen und auf diese Weise andere Personen infizieren können. Mitarbeiter von Lebensmittelunternehmen erhalten darüber vor der erstmaligen Arbeitsaufnahme eine eingehende Belehrung durch das zuständige Gesundheitsamt oder einen beauftragten Arzt. Diese wird durch eine Bescheinigung dokumentiert, welche dem Unternehmen vorzulegen und von diesem aufzubewahren ist. Die Belehrung ist vom Unternehmen jährlich zu wiederholen und schriftlich zu dokumentieren.

**Risikolebensmittel gemäß § 42 (2) Infektionsschutzgesetz:**

1. Fleisch, Geflügelfleisch und Erzeugnisse daraus
2. Milch und Erzeugnisse auf Milchbasis
3. Fische, Krebse oder Weichtiere und Erzeugnisse daraus
4. Eiprodukte
5. Säuglings- und Kleinkindernahrung
6. Speiseeis und Speiseeishalberzeugnisse
7. Backwaren mit nicht durchgebackener oder durcherhitzter Füllung oder Auflage
8. Feinkost-, Rohkost- und Kartoffelsalate, Marinaden, Mayonnaisen, andere emulgierte Soßen, Nahrungshefen

Die Arbeitskleidung von Personen, die mit Lebensmitteln umgehen („Hygienekleidung"), sollte

- sauber (mindestens täglicher Wechsel),
- hellfarbig *(weiß, rosa, hellblau),*
- gut waschbar (mindestens bei 40 °C, besser noch bei höheren Temperaturen)

sein. Pflicht ist beim Umgang mit unverpackten Lebensmitteln auch das Tragen einer Kopfbedeckung, um zu vermeiden, dass Haare und Kopfschuppen und daran haftende Mikroorganismen das Lebensmittel verunreinigen.

Besondere Anforderungen werden auch an die persönliche Hygiene gestellt. Dazu gehört das häufige Waschen der Hände, z. B.

- vor jedem Umgang mit unverpackten Lebensmitteln oder mit Gerätschaften / Ausrüstungen, die mit den Lebensmitteln in Kontakt kommen *(Allesschneider, Fleischwolf, Bestecke),*
- nach jedem Wechsel der Tätigkeit,
- nach Essen, Rauchen, Naseputzen, Haarekämmen, Toilettengang,
- nach dem Umgang mit Lebensmittelabfällen oder Unrat,
- nach der Anwendung von Reinigungschemikalien.

Außerdem dürfen die Personen keine offenen Wunden haben und während der Arbeit keinen Nagellack und keinen Schmuck tragen. Beim Umgang mit unverpackten Lebensmitteln darf nicht geraucht oder auf die Lebensmittel oder Gerätschaften gehustet oder geniest werden. Des Weiteren sollten die Lebensmittel nicht mit ungeschützten Händen berührt werden. Eine große Rolle spielt auch der sachgerechte Umgang mit den Lebensmitteln, vor allem die Einhaltung vorgeschriebener Temperatur- und Zeitregimes bei deren Verarbeitung und Lagerung (Erhitzen, Kühlen / Tiefkühlen).

Das Personal in Lebensmittelunternehmen ist regelmäßig in allen Fragen, die die Lebensmittelhygiene betreffen, zu schulen.

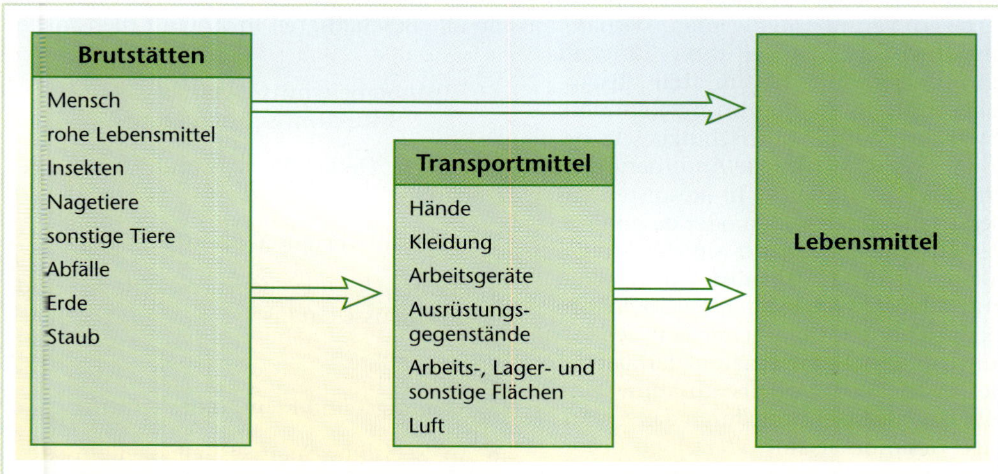


Brutstätten, Transportmittel und Übertragungswege von Mikroorganismen

Auch für die Betriebsstätten und Betriebsräume, in denen mit Lebensmitteln umgegangen wird, für die Geräte und Behälter, die mit Lebensmitteln in Kontakt kommen, für die Transportmittel sowie für die Wasserversorgung, die sanitären Bedingungen und die Abfallbeseitigung in einem Lebensmittelunternehmen gibt es spezielle Auflagen. Diese sind im Anhang der →Richtlinie 93 / 43 (EWG) über Lebensmittelhygiene EU-weit einheitlich geregelt (Deutschland: Lebensmittelhygieneverordnung).

Reinigung und ggf. Desinfektion sowie die Bekämpfung von tierischen Schädlingen müssen nach einem vom Unternehmen aufgestellten Plan durchgeführt werden. Während die Schädlingsbekämpfung überwiegend von Fachfirmen durchgeführt wird, sind Reinigung und Desinfektion meist betriebsinterne Aufgaben. Dabei sind alle Einzelheiten exakt festzulegen:

- **Wer?** zuständige Person
- **Was?** zu reinigende / zu desinfizierende Räume, Flächen, Gegenstände, Behälter usw.
- **Wann?** Zeitpunkt, Häufigkeit
- **Womit?** Reinigungs- / Desinfektionsmittel, Konzentration (Verdünnungsverhältnis)
- **Wie?** Reinigungs- / Desinfektionsmethode, Einwirkzeit des Mittels, Temperatur, genaue Abfolge der Arbeitsgänge, Sicherheitsvorkehrungen

Das Ergebnis der Reinigung und Desinfektion ist zu kontrollieren (Sichtkontrollen, ggf. mikrobiologische Untersuchungen).

Grundsätzlich hat jedes Lebensmittelunternehmen eigenverantwortlich dafür zu sorgen, dass die von ihm abgegebenen Lebensmittel gesundheitlich unbedenklich sind. So darf sich auch der Handel nicht allein darauf verlassen, dass die von den Produzenten angelieferten Lebensmittel z. B. keine →Schadstoffe *(Pestizidrückstände)* enthalten. Er muss dies gegebenenfalls kontrollieren (Stichproben), auch das gehört zu seiner Sorgfaltspflicht. Je größer und wirtschaftsstärker ein Unternehmen ist, desto weitgehender sind auch die Anforderungen, die an seine Sorgfaltspflicht gestellt werden.

Die Richtlinie (EWG) über Lebensmittelhygiene und – sinngemäß auch – die Lebensmittelhygieneverordnung schreiben für alle am Lebensmittelverkehr beteiligten Unternehmen die Ermittlung und Vermeidung möglicher Hygienerisiken nach dem **HACCP-System** (**H**azard **A**nalysis and **C**ritical **C**ontrol **P**oints) vor.

**Management von Hygienerisiken nach dem HACCP-Konzept**

1. **Gefahrenanalyse** (**H**azard **A**nalysis):
   Welche physikalischen *(Fremdkörper)*, chemischen *(Schadstoffe)* oder biologischen *(Mikroorganismen)* Gefahren können in den betrieblichen Prozessen des Lebensmittelunternehmens dazu führen, dass von einem Lebensmittel ein Gesundheitsrisiko ausgeht?
2. **Gefahrenlokalisation:**
   An welchen Punkten im Betriebsablauf treten diese Gefahren auf *(Kühltheke)?*
3. **Bestimmung von kritischen Kontrollpunkten** (**C**ritical **C**ontrol **P**oints):
   An welchen dieser Punkte kann durch geeignete Maßnahmen *(Einhaltung der Kühltemperatur)* eine Gefahr vermindert oder vermieden werden? Anmerkung: Bei einem CCP gibt es keinen nachfolgenden Schritt, der die hier aufgetretene Gefahr wieder minimiert oder beseitigt.
4. **Überwachung der CCP**
   Welche Überwachungsmaßnahmen müssen durchgeführt und welche Bedingungen müssen eingehalten werden, damit am jeweiligen CCP eine Gesundheitsgefahr durch das Lebensmittel reduziert bzw. verhindert wird? Welche Aufzeichnungen garantieren die Nachprüfbarkeit der Maßnahmen?

Die Punkte 1–4 sind regelmäßig zu überprüfen und bei jeder Änderung des Betriebsablaufs zu aktualisieren.

Das →Lebensmittel- und Bedarfsgegenständegesetz (§ 10) enthält eine →Ermächtigung für die zuständigen Bundesministerien, „durch Rechtsverordnung mit Zustimmung des Bundesrates, soweit es erforderlich ist, um der Gefahr einer ekelerregenden oder sonst nachteiligen Beeinflussung von Lebensmitteln, wie durch Mikroorganismen, Verunreinigungen, Gerüche, Temperaturen, Witterungseinflüsse oder Behandlungs- oder Zubereitungsverfahren, vorzubeugen, …Vorschriften zu erlassen, die eine einwandfreie Beschaffenheit der Lebensmittel von ihrer Herstellung bis zur Abgabe an den Verbraucher sicherstellen".

Bundesweit verbindliche Festlegungen, die die Lebensmittelhygiene im Ganzen oder Teilbereiche daraus betreffen, finden sich im Gesetz zur Verhütung und Bekämpfung von Infektionskrankheiten beim Menschen (Infektionsschutzgesetz), in der Richtlinie (EWG) über Lebensmittelhygiene und der davon abgeleiteten (deutschen) Lebensmittelhygieneverordnung sowie in einzelnen Gesetzen und Verordnungen zu bestimmten →Risikolebensmitteln *(Fleischhygienegesetz, Fleischhygieneverordnung, Hackfleischverordnung, Fischhygieneverordnung, Eiproduktverordnung, Milchverordnung)* und in Rechtsvorschriften, die auf die Minimierung des Fremd- und Schadstoffgehalts in Lebensmitteln gerichtet sind *(Zusatzstoff-Zulassungsverordnung, Schadstoff-Höchstmengenverordnung, Rückstands-Höchstmengenverordnung, Bedarfsgegenständeverordnung)*. Daneben gibt es auch in Gesetzen und Verordnungen der Bundesländer Festlegungen zu lebensmittelhygienischen Fragestellungen. Ergänzt werden die in Rechtsvorschriften getroffenen Festlegungen zur Lebensmittelhygiene durch von den einzelnen Lebensmittelbranchen selbst erarbeitete Leitlinien für eine gute Lebensmittelhygiene-Praxis. Diese dienen den Unternehmen der Branche als Orientierungs- und Auslegungshilfe bei der Umsetzung der hygienerechtlichen Vorschriften und somit bei der Einhaltung der Sorgfaltspflicht.

Mitunter wird die Forderung vertreten, Lebensmittel müssten grundsätzlich ihrer Herkunft nach appetitlich sein. So ist für manche Verbraucher die Vorstellung, dass bestimmte Lebensmittelzutaten *(Aromen)* oder bei der Herstellung verwendete Hilfsstoffe *(Enzyme)* großtechnisch mithilfe von Schimmelpilzen produziert werden, dass Joghurt mit Darmbakterien gesundheitlich aufgewertet (→probiotische Lebensmittel) und →Surimi aus Fischabfällen hergestellt wird, Ekel erregend. Aber immerhin werden auch bestimmten Käsesorten *(Camembert, Roquefort)* seit Jahrhunderten Schimmelpilzkulturen zugesetzt, um deren charakteristische Eigenschaften *(Aussehen, Geschmack)* hervorzubringen, wird Gelatine seit eh und je aus Schwarten, Knorpel und Knochen gewonnen und ist Honig nichts anderes als ein Produkt aus den Sekreten von Pflanzen sowie von Bienen und anderen Insekten.

An der Frage, ob der Verzehr von Hirn (Bregen), Bries, Euter oder Bestandteilen des Magen-Darm-Traktes von

**Warum uns bei dem Gedanken an Insekten als Nahrung der Appetit vergeht**

„… Auch wenn Insekten leicht zu fangen sein mögen und pro Gewichtseinheit eine hohe Kalorien- und Proteinausbeute liefern, ist doch bei den meisten Insektenarten der Nutzen, den der Fang und die Zubereitung der Tiere einem verschafft, sehr gering im Vergleich mit dem Nutzwert, den große Säugetiere, Fische oder auch kleine Wirbeltiere wie Nager, Vögel, Kaninchen, Eidechsen oder Schildkröten haben. Es lässt sich deshalb vorhersagen, dass jene Gesellschaften, die am wenigsten Zugang zu großen Wirbeltierarten haben, im Zweifelsfall über den am breitesten gefächerten Speiseplan verfügen und sich am stärksten auf den Verzehr von Insekten und anderen Kleinigkeiten verlegen. Daraus erklärt sich zum Teil, warum einige der eifrigsten Insektenesser im tropischen Urwald wohnen, wo man … große Tiere selten antrifft und wo auch schon kleine Gruppen von Jägern den Bestand an jagdbarem Wild rasch erschöpfen können. Wechselt man zum anderen Ende des Spektrums über, so ist leicht einsehbar, warum die Insekten als Nahrungsmittel aus den mit Fleisch gesegneten Küchen Europas und Amerikas verschwanden und es dort nie zu einer wichtigen Stellung brachten …"

Aus: Harris, Marvin, Wohlgeschmack und Widerwillen. Die Rätsel der Nahrungstabus. Stuttgart 1990

Tieren *(→Kutteln, Flecke)* appetitlich ist, scheiden sich regional die Geister deutscher Verbraucher. Der in Deutschland übliche Rohverzehr von Hackfleisch und der Verzehr von Innereien oder Käse (in den Augen asiatischer Verbraucher nichts anderes als ein „ranziges Milchdrüsensekret") stoßen in anderen Ländern auf Ablehnung und Widerwillen. Was vom Einzelnen als appetitlich oder Ekel erregend empfunden wird, hängt von vielen Faktoren ab: von dem Kulturkreis und der Region, in der er lebt, vom dortigen natürlichen Nahrungsangebot, von seinem Wissen über die Herstellung der Lebensmittel, seinen sensorischen Erfahrungen und Vorlieben usw. und lässt sich daher nur begrenzt mithilfe von Gesetzen normieren. Und schließlich stammen letztendlich alle Lebensmittel – beginnend mit dem Trinkwasser – mehr oder weniger aus natürlichen Stoffkreisläufen, in die auch der Mensch eingebunden ist.

# Prüfung und Kennzeichnung der Qualität von Lebensmitteln

## Wie kann man die Qualität von Lebensmitteln prüfen?

Es gibt viele Methoden der Qualitätsprüfung von Lebensmitteln. Sie reichen von einfachen Sichtprüfungen auf äußere Beschaffenheit bzw. sichtbare Mängel bis hin zu aufwendigen chemisch-physikalischen Analysen oder mikrobiologischen Untersuchungsmethoden zur Ermittlung des Gehalts an Nährstoffen, Schadstoffen oder Krankheitskeimen. Komplizierte Analysen ermöglichen auch die Feststellung der Herkunft oder einer vorausgegangenen Behandlung des Lebensmittels *(Raffination bei Fetten, Bestrahlung, Genmanipulation)*. Dadurch lässt sich überprüfen, ob die Kennzeichnungsangaben auf dem Etikett korrekt sind, und verhindern, dass Verbraucher getäuscht werden.

Große Bedeutung haben auch sensorische Prüfungen (Sinnenprüfungen) von Lebensmitteln, bei denen geschulte Gutachter, deren Sinnesorgane als „Messinstrumente" dienen, Aussehen *(Farbe, Herrichtung, Schnittbild)*, Geruch, Geschmack und Konsistenz der Lebensmittel beurteilen. Denn diese Eigenschaften entscheiden hauptsächlich darüber, ob ein Lebensmittel beim Verbraucher „ankommt". Derartige Prüfungen spielen deshalb z. B. bei der Vergabe von →Gütezeichen oder Preisen *(→DLG-Preis)* für Lebensmittel eine wichtige Rolle.

## Woran können Verbraucher die Qualität von Lebensmitteln erkennen?

Bei unverpackten Lebensmitteln können Verbraucher zumindest die äußere Qualität einschätzen: Größe, Farbe, Form, Herrichtung, Anschnitt, Krustenbeschaffenheit usw. können beurteilt, äußere Fehler erkannt werden, eine Einschätzung des Reife- oder Frischezustands ist z. T. möglich. Allerdings wird der weitaus größte Teil aller Lebensmittel verpackt angeboten, was eine Qualitätsbeurteilung beim Kauf erschwert oder unmöglich macht. Die „innere Qualität" der Lebensmittel *(→ernährungsphysiologische Qualität, →sensorische Qualität)* bleibt den Verbrauchern beim Kauf gänzlich verborgen. Sie sind daher auf Informationen der Hersteller angewiesen. Diese loben entweder die Produktqualität als Ganzes aus *(Gütezeichen, Auszeichnungen)* oder sie beziehen sich nur auf bestimmte Teilqualitäten *(Öko-Siegel, Transfair-Zeichen)*.

Bei den meisten landwirtschaftlichen Erzeugnissen *(Eier, Fleisch, Obst, Gemüse)* erfolgt eine Einteilung in **gesetzliche →Handelsklassen** (Sortierung). Dabei spielen jedoch fast ausschließlich äußerliche Qualitätsmerkmale eine Rolle, sodass diese Einteilung die Qualität als Ganzes nur unzureichend wiedergibt.

**Gütezeichen** bringen zum Ausdruck, dass die Qualität der so gekennzeichneten Waren ständig von neutralen Institutionen überwacht wird. Sie werden in der Regel für gleichartige Erzeugnisse, die von verschiedenen Herstellern produziert werden, vergeben. Beispiele sind das Deutsche →Weinsiegel, das →CMA-Prüfsiegel *(Fleisch)* oder das Gütezeichen „In Deutschland Geprüfte Markenware" *(→Markenbutter)*.

CMA-Gütezeichen und Label Rouge

Bei deutschen Lebensmitteln spielt das Gütezeichen der Centralen Marketinggesellschaft der deutschen Agrarwirtschaft (CMA), „Markenqualität aus deutschen Landen", eine besondere Rolle. Es wird für eine breite Palette von Lebensmitteln vergeben und besitzt einen sehr hohen Bekanntheitsgrad. Eine ähnliche Bedeutung haben in Frankreich das so genannte „Label Rouge", in Spanien das Gütezeichen „Alimentos de España", beides nationale Gütezeichen für Agrarprodukte, über deren Vergabe – im Gegensatz zum CMA-Gütezeichen – staatliche Stellen unter Beteiligung von Verbraucherorganisationen entscheiden.

Die mit Gütezeichen gekennzeichneten Waren müssen einer vereinbarten Mindestqualität entsprechen. Für jedes Gütezeichen existieren Güte- und Prüfbestimmungen, in denen die Qualitätsanforderungen und alle Überwachungsregeln, einschließlich der anzuwendenden Prüfmethoden, festgelegt sind. Die Aufsicht über die deutschen Gütezeichen liegt beim Deutschen Institut für Gütesicherung und Kennzeichnung (RAL).

„Die Vorstellungen der Verbraucher zur Qualität von Nahrungsmitteln sind divergierend und müssen aus produktspezifischer Sicht betrachtet werden. Hinsichtlich Nahrungsmitteln bedeutet aber für den Verbraucher Qualität heute vor allem Sicherheit. Ein repräsentativer Querschnitt der Verbraucher fordert in CMA-Umfragen beim Kauf von Rind- oder Schweinefleisch eine Qualitätsgarantie von anerkannter Stelle ... Die Befragten fordern konkret Gütezeichen bzw. Gütesiegel als Qualitätsgarantie ..."

Quelle: CMA, Der Grüne Dienst, Nr. 2 / 1997

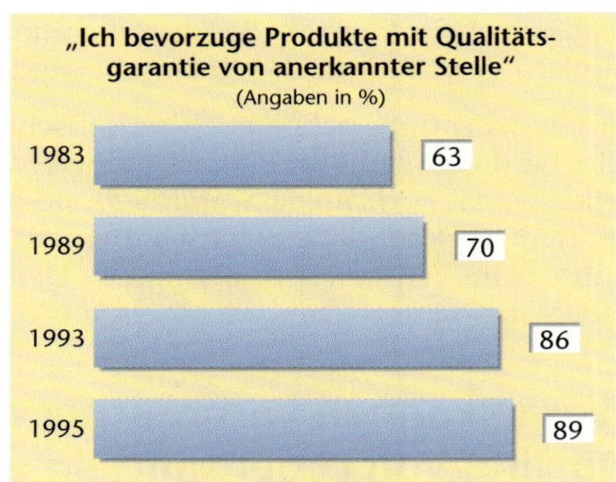
„Ich bevorzuge Produkte mit Qualitätsgarantie von anerkannter Stelle"
(Angaben in %)
1983
63
1989
70
1993
86
1995
89
Verbraucherumfrage (CMA MAFO)

Eine hohe Fleischqualität versprechen auch →**Markenfleischprogramme**, von denen es mittlerweile eine verwirrende Vielfalt gibt.

Auf dem Lebensmitteletikett dokumentierte **Preise und Auszeichnungen** *(Kammerpreismünzen bei Wein, Großer, Goldener, Silberner und Bronzener DLG-Preis)* werben ebenfalls mit einer höheren Qualität der so gekennzeichneten Waren.

Herstellerinformationen, die sich auf die Qualität der Lebensmittel beziehen, können jedoch nur eine grobe Orientierung für den Verbraucher sein, da ihm die Kriterien, an die die Vergabe der Gütezeichen, Preise usw. gebunden ist, im Einzelnen unbekannt bleiben. In erster Linie dienen derartige qualitätsbezogene Kennzeichnungsangaben der Absatzförderung.

Mitunter werden von den Produzenten Lebensmittel, die sich durch eine besonders hochwertige Beschaffenheit auszeichnen sollen, mit dem Begriff „**Premium**" gekennzeichnet

*(Premium-Bier)*. Da dieser Begriff rechtlich nicht geschützt ist, können die Waren zwar qualitativ hochwertig sein, müssen es aber nicht. Ähnlich verhält es sich mit dem Kenntlichmachen von **Marken** – Herstellermarken *(iglo, Maggi; Demeter, Bioland)* oder Handelsmarken *(Erlenhof, Bauerngut; Naturkind, Füllhorn; ja!, TIP, Die Weissen)* – auf dem Lebensmitteletikett. Hier steht im Vordergrund der (absatzfördernde) Wiedererkennungseffekt. Da allerdings aufgrund der Wiedererkennbarkeit Qualitätsmängel zu Imageverlusten und damit zu Umsatzeinbußen führen, wird bei Markenartikeln besonderer Wert auf die →Qualitätssicherung gelegt. Somit stellen Marken gleichzeitig auch eine gewisse Garantie für ein solides Preis-Leistungs-Verhältnis (Handelsmarken) bzw. für eine konstant gute (Marken-)Qualität (Herstellermarken) dar. Das bedeutet jedoch nicht zwangsläufig, dass No-Name-Produkte schlechter sein müssen. Z. B. verdienen die Produzenten von (Hersteller-)Marken häufig doppelt, indem sie ihre bekannten Markenartikel gleichzeitig anonym als No-Name-Produkte oder auch unter einer Handelsmarke in den Handel bringen.

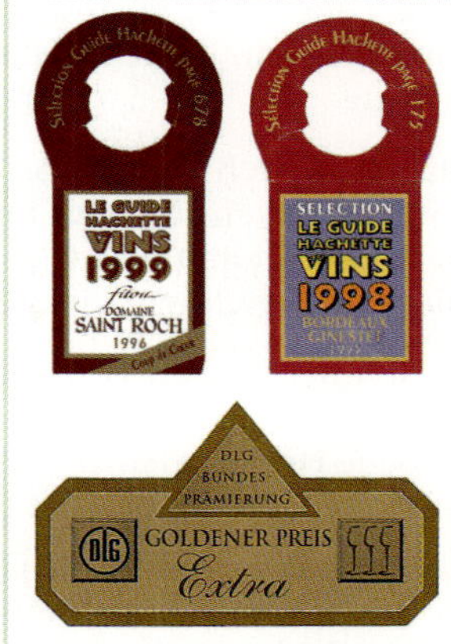


Preise / Auszeichnungen auf Weinetiketten (D, F)

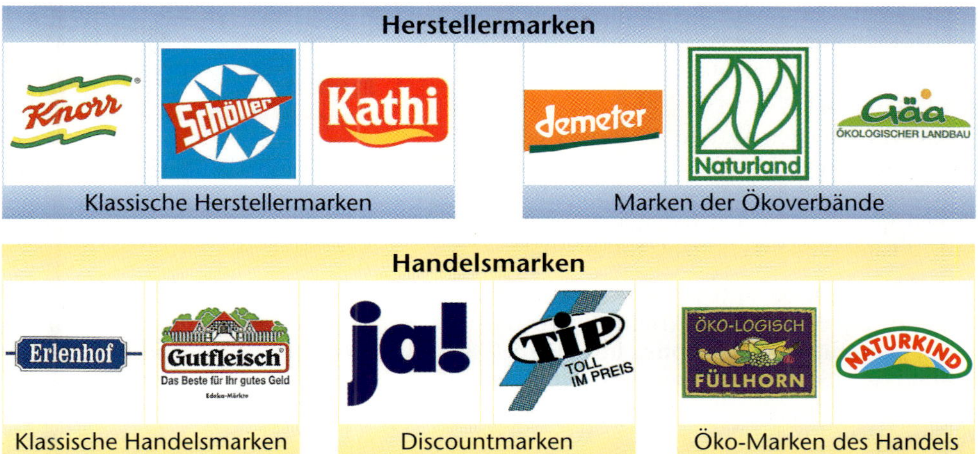


Marken im Handel mit Lebensmitteln

Eine Sonderrolle spielen die Markenzeichen der Verbände des →ökologischen Landbaus *(Demeter, Bioland)*. Mit diesen darf nur werben, wer die von der →IFOAM und den Verbänden selbst vorgegebenen Richtlinien zum ökologischen Anbau, zur Verarbeitung der Erzeugnisse und zur ökologischen Tierproduktion einhält (→ökologische Qualität).

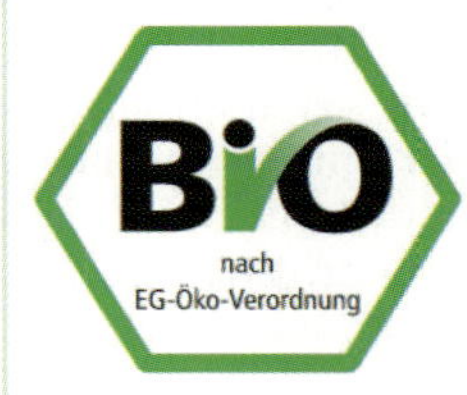


Öko-Prüfzeichen

Auch Zusätze wie „Bio“, „Öko“, „Natur“, „naturrein“ oder dergleichen auf dem Lebensmitteletikett bieten eine Orientierung: Sie weisen darauf hin, dass es sich um ökologisch erzeugte Lebensmittel handelt. Besondere Sicherheit, dass dies tatsächlich der Fall ist, soll das staatliche Bio-Siegel für Produkte des ökologischen Landbaus bieten. Das Zeichen dürfen nur Produkte tragen, die nachweislich nach den Anforderungen der →EG-Bio-Verordnung produziert worden sind. Dies trifft aber eigentlich auch auf alle anderen genannten Auslobungen zu. Anderenfalls handelt es sich nämlich um eine (strafbare) Verbrauchertäuschung.

Das Ziel, nach den Anforderungen der EG-Bio-Verordnung produzierte Lebensmittel entsprechend kenntlich zu machen, wird auch mit dem →EG-Öko-Zeichen verfolgt. Ob eine derartige Vielfalt von Öko-Zeichen tatsächlich der besseren Orientierung der Verbraucher dient oder vielmehr zur Verwirrung beiträgt, sei dahingestellt.

Zunehmend legen Verbraucher Wert darauf, zu erfahren, woher das gekaufte Lebensmittel kommt. Diesem Umstand tragen Handel und Produzenten durch entsprechend herausgehobene **Herkunftshinweise** Rechnung. Das Interesse an der Herkunft der Lebensmittel hat mehrere Gründe; es steht u. a. im Zusammenhang mit

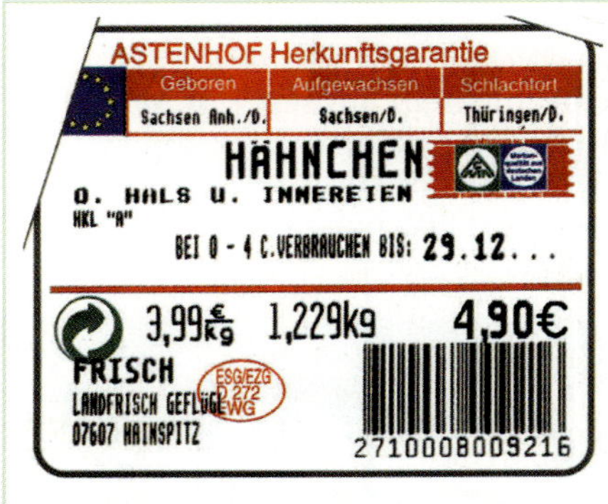

Herkunftsnachweis bei Hähnchen

- dem Verlangen nach Garantien für die gesundheitliche Unbedenklichkeit der Lebensmittel (→ernährungsphysiologische Qualität), insbesondere bei Fleisch und Fleischerzeugnissen (→BSE),
- einer besonderen →sensorischen Qualität von Lebensmitteln bestimmter Herkunft,
- dem Motiv, Produkte aus bestimmten Ländern, Regionen oder von bestimmten Erzeugern / Herstellern bevorzugen oder meiden zu wollen (→politische Qualität),
- dem Wunsch nach Authentizität der Herkunft und damit der Herstellungsweise und / oder der Zusammensetzung von lokalen oder regionalen Spezialitäten, d. h. danach, das Original und nicht ein (womöglich ebenso gutes) Imitat zu kaufen (→psychologische Qualität).

Auf der Grundlage entsprechender Verordnungen der Europäischen Union kann die Bezeichnung von Lebensmitteln auf Antrag als **„geschützte Ursprungsbezeichnung"** (g. U.), **„geschützte geographische Angabe"** (g. g. A.) oder **„garantiert traditionelle Spezialität"** (g. t. S.) registriert werden. Für die jeweiligen Schutzvermerke gelten unterschiedliche Anforderungen. Eine Nachahmung dieser Lebensmittel ist illegal. Zur leichteren Erkennbarkeit für den Verbraucher können derartige Produkte mit einem entsprechenden blau-gelben europäischen Gemeinschaftslogo gekennzeichnet werden.

Verbraucher, die durch ihre Lebensmittelauswahl den →fairen Handel mit den Ländern der Dritten Welt unterstützen wollen (→politische Qualität), erkennen so gehandelte Waren *(Kaffee, Tee, Schokolade)* am →**Transfair-Zeichen** oder am Zeichen einer anderen Organisation des fairen Handels.

Auskunft über den Nährwert (→ernährungsphysiologische Qualität) der Lebensmittel erhalten Verbraucher anhand einer entsprechenden →**Nährwertkennzeichnung**, die allerdings nicht bei allen Lebensmitteln erfolgt. Auslobungen wie z. B. „ohne Konservierungsstoffe" oder „glutenfrei" berücksichtigen ganz spezielle Verbrauchererwartungen. Rückschlüsse auf die →Konsumreife (→Convenience, →sozioökonomische Qualität) ermöglichen beispielsweise Angaben über die **Zubereitungszeit** *(5-Minuten-Terrine)* oder Zusätze wie „Fix" *(...-Fix für China-Pfanne)* oder „Schnell" *(Die schnelle Feine; Schnellkochreis)* im Produktnamen.

Die zahlreichen qualitätsbezogenen Hinweise im Zusammenhang mit der Vermarktung der Lebensmittel ermöglichen dem geschulten Verbraucher schon eine gewisse Orientierung bei der Lebensmittelauswahl. Für den „ungelernten" Verbraucher ist diese Vielzahl jedoch eher verwirrend. Den Anbietern hingegen ist eine solche →Zusatzkennzeichnung sehr dienlich im Wettbewerb um Marktanteile in einem heiß umkämpften Markt.

| **Europaweiter Herkunfts- und Spezialitätenschutz bei Lebensmitteln** | | |
|---|---|---|
| | | |
| **g. U. (D), DOP (E, P, I), AOP (F), PDO (GB)** | **g. g. A. (D), IGP (E, P, I, F), PGI (GB)** | **g. t. S.** |
| Erzeugung, Verarbeitung und Herstellung des Produkts müssen in einem bestimmten geographischen Gebiet nach einem anerkannten und festgelegten Verfahren erfolgen. | Es muss eine Verbindung zwischen wenigstens einer Stufe der Erzeugung, Verarbeitung oder Herstellung des Produkts und dem Herkunftsgebiet bestehen und das Produkt muss eine besondere Qualität, ein besonderes Ansehen oder eine sonstige herausragende Eigenschaft haben. | Die Produkte werden in traditioneller Weise nach entsprechenden Vorgaben (Zutaten, Verfahren) hergestellt oder verarbeitet. Dies darf überall in der EU geschehen, der Hersteller muss sich jedoch an die Vorgaben halten. |
| *Allgäuer Emmentaler: hergestellt im Allgäu aus Milch von Allgäukühen*<br>*Altenburger Ziegenkäse, Überkinger Mineralquelle; Roquefort (F), Gorgonzola (I), Wachauer Marille (A), Pecorino Siciliano (I)* | *Lübecker Marzipan: nach traditionellem Verfahren in Lübeck hergestellt, jedoch nicht aus Lübecker Rohstoffen*<br>*Nürnberger Lebkuchen; Ardenner Schinken (B), Danablue, Esrom (DK), Sobrasada de Mallorca (E), schottisches Lamm (GB)* | *Mozzarella, Serrano-Schinken, Crémant-Schaumwein* |

# 3 Verbraucherschutz durch Lebensmittelrecht und Lebensmittelüberwachung

## Staatliche Regelung des Verkehrs mit Lebensmitteln

Die Furcht vor Lebensmittelvergiftungen und davor, für gutes Geld minderwertige Ware zu bekommen, ist kein Ergebnis der neueren Zeit, wie man angesichts der immer wieder aufgedeckten Lebensmittelskandale meinen könnte. In früheren Zeiten wurde gesudelt, gepanscht und geschönt, was das Zeug hält, allein des Geldes wegen.

**Mausdreck man unter den Pfeffer rollt,**
**Die faulen Heringe man mischt,**
**Uns sie als frische dann auftischt ...**
**Kein Schwein möchte das wohl fressen,**
**Das müssen dann die Leute essen.**

Aus: Sebastian Brant, „Narrenschiff", 1494

Erste Bemühungen, die Herstellung von Lebensmitteln bestimmten Regeln zu unterwerfen, um den Einzelnen damit sowohl vor Gesundheitsschäden als auch vor Betrug zu schützen, lassen sich schon Jahrtausende zurückverfolgen.

Im Mittelalter enthielten die Stadtrechte bereits ausführliche lebensmittelrechtliche Bestimmungen und Strafmaße.

**Würde der Fleischer das Fleisch, welcherlei es auch sei, fälschen, aufblasen, altgeschlachtetes mit frischem Blute anstreichen oder sonsten durch Zeichen und Eiterabschneiden unkenntlich machen, so soll er deswegen jedes Mal Strafe verfallen sein.**

Aus: Fleischerordnung der Stadt Leipzig, 1677

Der **Schutz der Gesundheit** sowie der **Schutz der Verbraucher vor Täuschung** sind auch heute noch die beiden Grundanliegen des Lebensmittelrechts. Der Täuschungsschutz soll darüber hinaus auch die ehrlichen Mitbewerber vor Wettbewerbsnachteilen bewahren. Ein weiteres Anliegen des Lebensmittelrechts ist die **sachgerechte Unterrichtung der Verbraucher**, z. B. über die Menge oder den Preis eines Lebensmittels, über die verwendeten Zutaten oder über angewendete Behandlungsverfahren.

Die gesetzliche Grundlage bilden das →**Gesetz über den Verkehr mit Lebensmitteln, Tabakerzeugnissen, kosmetischen Mitteln und sonstigen Bedarfsgegenständen (Lebensmittel- und Bedarfsgegenständegesetz, LMBG)** und zahlreiche weitere

- Gesetze *(Milch- und Margarinegesetz, Weingesetz)* und Verordnungen *(Rückstands-Höchstmengenverordnung, Käseverordnung)* des Lebensmittelrechts sowie
- hygienerechtliche Bestimmungen *(Bundes-Seuchengesetz)* und
- angrenzende Rechtsbestimmungen *(Produkthaftungsgesetz, Gesetz zur Regelung der Preisangaben, Futtermittelverordnung).*

Das LMBG fungiert dabei als Rahmengesetz. Es ist nicht nur die gesetzliche Basis für den Verkehr mit Lebensmitteln, sondern betrifft auch Kosmetika, Tabakerzeugnisse und so genannte Bedarfsgegenstände. Zu Letzteren gehören Gegenstände, die entweder in direkten Kontakt mit Lebensmitteln *(Geschirr, Verpackungen, Behältnisse, Geräte)* oder in einen engen Kontakt mit der Haut oder den Schleimhäuten des Menschen *(Bekleidung, Bettwäsche, Perücken, Zahnbürsten, Reinigungsmittel)* kommen.

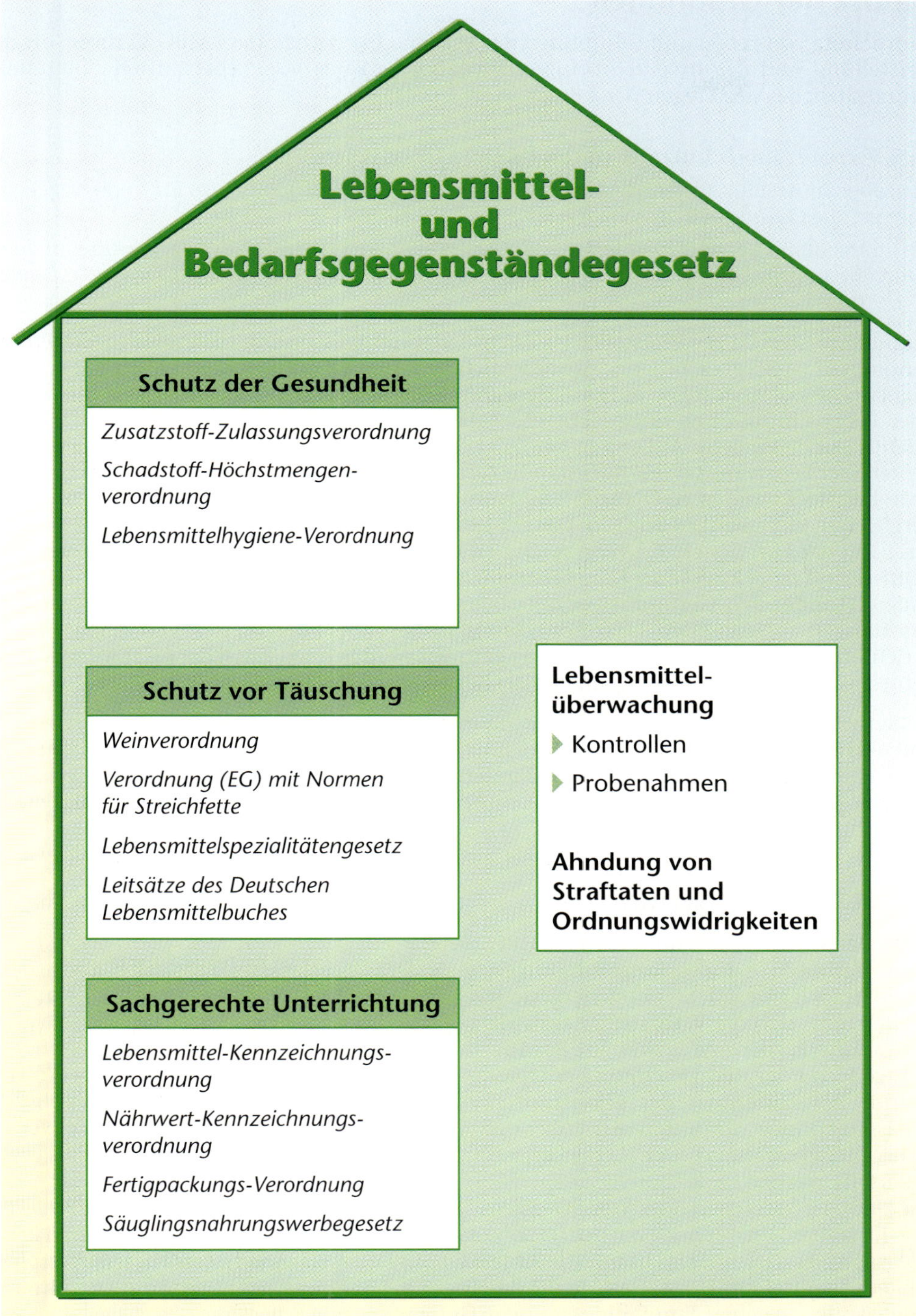
Lebensmittel- und Bedarfsgegenständegesetz
Schutz der Gesundheit
Zusatzstoff-Zulassungsverordnung
Schadstoff-Höchstmengenverordnung
Lebensmittelhygiene-Verordnung
Schutz vor Täuschung
Weinverordnung
Verordnung (EG) mit Normen für Streichfette
Lebensmittelspezialitätengesetz
Leitsätze des Deutschen Lebensmittelbuches
Sachgerechte Unterrichtung
Lebensmittel-Kennzeichnungsverordnung
Nährwert-Kennzeichnungsverordnung
Fertigpackungs-Verordnung
Säuglingsnahrungswerbegesetz
Lebensmittelüberwachung
Kontrollen
Probenahmen
Ahndung von Straftaten und Ordnungswidrigkeiten

Staatliche Regelung des Verkehrs mit Lebensmitteln

## Schutz der Gesundheit

Zum Schutz von Leben und Gesundheit der Verbraucher enthält das LMBG **Verbote**, die die Herstellung und das Inverkehrbringen (Abgabe, Verkauf) von Lebensmitteln betreffen. Grundsätzliches dazu regelt der § 8:

**§ 8 Verbote zum Schutz der Gesundheit.** Es ist verboten,

1. Lebensmittel für andere derart herzustellen oder zu behandeln, daß ihr Verzehr geeignet ist, die Gesundheit zu schädigen;

2. Stoffe, deren Verzehr geeignet ist, die Gesundheit zu schädigen, als Lebensmittel in den Verkehr zu bringen; ...

Damit sind sowohl der Hersteller als auch der Importeur und der Händler in die Pflicht genommen (→Sorgfaltspflicht). Ausdrücklich verboten ist es nach dem LMBG auch, nicht zugelassene Zusatzstoffe beim Herstellen und Behandeln von Lebensmitteln zu verwenden oder Lebensmittel ohne entsprechende Zulassung mit ultravioletten oder ionisierenden Strahlen zu behandeln. Außerdem verbietet das LMBG, solchermaßen hergestellte Lebensmittel oder Lebensmittel mit Rückständen an unerlaubten Pflanzenschutzmitteln bzw. mit zu hohen Rückständen an Pflanzenschutzmitteln, Vorratsschutzmitteln, Düngemitteln oder dergleichen in Verkehr zu bringen. Das gilt jedoch nicht für Lebensmittel, die in einem anderen Land der Europäischen Union nach den dort geltenden Rechtsvorschriften hergestellt worden sind *(zum Zwecke der Keimminderung bestrahlte Gewürze).* Da auch das Rechtssystem anderer Länder den Gesundheitsschutz beinhaltet und zudem einzelstaatliche Rechtsabweichungen aufgrund der →Harmonisierung insbesondere der auf den Verbraucherschutz gerichteten Rechtsbestimmungen immer geringer werden, ergibt sich daraus normalerweise keine gesundheitliche Gefährdung für die Bevölkerung des Importlandes.

Neben Verboten enthält das LMBG so genannte **Ermächtigungen** zum Schutz der Gesundheit und für Hygienevorschriften. Das heißt, es erlaubt den zuständigen Bundesministerien, mit Zustimmung des Bundesrates detailliertere Verordnungen oder Vorschriften zu erlassen, die dem gesundheitlichen Verbraucherschutz und dem Ausschluss einer Gefährdung durch Lebensmittel dienen.

## Schutz vor Täuschung

Auch der Täuschungsschutz ist im LMBG mit Verboten und Ermächtigungen grundsätzlich geregelt. So soll sichergestellt werden, dass sich die Verbraucher auf eine einwandfreie, den gesetzlichen Bestimmungen und der Kennzeichnung entsprechende Beschaffenheit der Lebensmittel verlassen können. Sie dürfen nicht über die wahre Beschaffenheit der Lebensmittel getäuscht werden, z. B. durch Vorspiegelung falscher Tatsachen oder Verschweigen von Tatsachen, unabhängig davon, ob daraus ein gesundheitlicher Schaden entstehen kann oder nicht. Es darf auch nicht mit irreführenden Angaben geworben werden. Jede Werbung für Lebensmittel mit Hinweisen auf die Beseitigung, Linderung oder Verhütung von Krankheiten, mit ärztlichen Empfehlungen oder Gutachten, mit Krankengeschichten oder dergleichen ist ebenfalls verboten (Problem: →Functional Food). Dasselbe gilt für Werbeaussagen, die Angstgefühle hervorrufen oder ausnutzen.

**Wein ohne Trauben**

ZAGREB (dpa). Ohne eine einzige Traube haben kroatische Winzer im Schnellverfahren knapp eine Million Liter Wein hergestellt. Die Behörden haben bisher über 300 000 Liter des Chemiegetränks sichergestellt, das landesweit als edler Tafelwein verkauft wurde.

Aus: Main-Taunus-Kurier, 26. September 1997

Ob im Einzelfall eine Täuschung des Verbrauchers vorliegt, ist jedoch oft umstritten. Die Gerichte haben sich ständig mit Fällen wie diesem zu befassen: Darf ein Brot Schinkenbrot genannt werden, obwohl es gar keinen Schinken enthält, aber nach Meinung des Herstellers besonders gut zum Schinken passt (schließlich sei im Königskuchen ja auch kein König und im Diabetiker-Eis kein Diabetiker enthalten)? Andererseits sind Bayerischer Leberkäse, obwohl gewöhnlich ohne Leber, und Kalbsleberwurst, obwohl ohne Kalbsleber (lediglich mit Anteilen von Kalbfleisch) hergestellt, rechtlich völlig korrekte und gerade deshalb irreführende Bezeichnungen.

**Beispiele für eine Täuschung der Verbraucher:**

- unerlaubte Färbung des Lebensmittels zur Vortäuschung eines höheren Gehalts an Wert gebenden Inhaltsstoffen *(höherer Eigehalt bei Eiernudeln durch Gelbfärbung)*
- irreführende Kennzeichnung *(Öle als „naturrein" trotz →Raffination, Obst und Gemüse als „biologisch angebaut" trotz Verwendung synthetischer Pflanzenschutz- oder Düngemittel)*
- Unkenntlichmachen des (abgelaufenen) Mindesthaltbarkeitsdatums *(Überkleben mit dem Preisschild)* oder vermischtes Anbieten von frischen Waren mit solchen mit abgelaufener Mindesthaltbarkeit
- falsche Herkunftsangabe *(Kennzeichnung holländischer als spanische Tomaten)*
- Anbieten nachgemachter Lebensmittel ohne entsprechende Kennzeichnung, z. B. von Invertzuckercreme (früher: „Kunsthonig") als Bienenhonig
- Mogelpackungen, die eine größere Füllmenge vortäuschen
- Werbung mit wissenschaftlich nicht hinreichend belegten Wirkungen (→Functional Food)

Erlaubt ist es, Lebensmittel *(bestimmte Obstkonserven)* zu färben, um ihnen eine durch Verarbeitung verloren gegangene Attraktivität zurückzugeben, obwohl dadurch letztlich auch eine nicht (mehr) vorhandene Beschaffenheit vorgetäuscht wird. Margarine darf gefärbt werden, um ihr ein appetitlicheres (butterähnliches) Aussehen zu verschaffen. Bei Butter wiederum täuscht die gleichfalls erlaubte Färbung mit β-Carotin eine Fütterung der Milchkühe mit Grünfutter vor.

Das Nachmachen von Lebensmitteln *(→Surimi anstelle echter Meeresfrüchte)* ist nicht verboten. Die →Imitate müssen nur für den Verbraucher als solche erkennbar, d. h. entsprechend gekennzeichnet sein. Gleiches gilt für Lebensmittel, die eine regionale oder traditionelle Spezialität *(Parmaschinken, Champagner, Cognac)* nachahmen, denn die Bezeichnungen von Spezialitäten sind EU-weit gesetzlich geschützt.

## Sachgerechte Unterrichtung

Lebensmittelverpackungen bieten den Verbrauchern oftmals eine Fülle von Informationen. Einige davon sind vom Gesetzgeber vorgeschrieben **(obligatorische Kennzeichnung)**, andere bringt der Hersteller – meist zur Absatzförderung – von sich aus oder auf Wunsch des Handels auf der Verpackung an **(Zusatzkennzeichnung)**. Die obligatorische Kennzeichnung soll eine sachgerechte Unterrichtung der Verbraucher sicherstellen. Aber auch viele der zusätzlichen Kennzeichnungsangaben sind an bestimmte Auflagen hinsichtlich der Eigenschaften der so gekennzeichneten Lebensmittel geknüpft, damit die Verbraucher nicht irregeführt, sondern sachgerecht unterrichtet werden *(„kalorienarm", „Bio", Gütezeichen)*.

Zum einen dient die Lebensmittelkennzeichnung dem Schutz der Verbraucher vor Täuschung *(korrekte Verkehrsbezeichnung).* Sie dient aber auch der Förderung und dem Schutz des redlichen Wettbewerbs *(Preisangabe, →Gütezeichen, →Marken).* Ebenso dient sie dem Schutz und der Förderung der Gesundheit, indem sie es Verbrauchern z. B. ermöglicht, Lebensmittel mit bestimmten Inhaltsstoffen *(→Zutatenverzeichnis),* einem bestimmten Nährwert *(→Nährwertkennzeichnung, →Jodsiegel)* oder einem bestimmten Frischegrad *(→Mindesthaltbarkeitsdatum, →Verbrauchsdatum)* gezielt zu meiden oder zu bevorzugen.

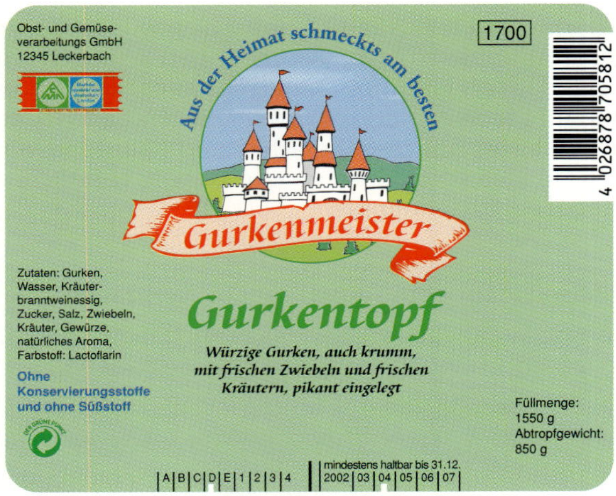
Obst- und Gemüse-
verarbeitungs GmbH
12345 Leckerbach
1700
Aus der Heimat schmeckts am besten
Gurkenmeister
Zutaten: Gurken, Wasser, Kräuterbranntweinessig, Zucker, Salz, Zwiebeln, Kräuter, Gewürze, natürliches Aroma, Farbstoff: Lactoflarin
Ohne Konservierungsstoffe und ohne Süßstoff
Gurkentopf
Würzige Gurken, auch krumm, mit frischen Zwiebeln und frischen Kräutern, pikant eingelegt
Füllmenge: 1550 g
Abtropfgewicht: 850 g
A B C D E 1 2 3 4
mindestens haltbar bis 31.12.
2002 03 04 05 06 07
4 026878 705812
Lebensmitteletikett (schwarz: obligatorische Angaben)

Zunehmend sind Verbraucher auch an Informationen über Verfahren der Erzeugung *(→ökologischer Landbau),* Herstellung *(→Gentechnik)* und Behandlung *(Bestrahlung)* oder über die Art des Handels *(→Fairer Handel)* interessiert, um sich durch eine bewusste Auswahl für oder gegen derart gekennzeichnete Lebensmittel entscheiden zu können. Auf diese Weise könnten Verbraucher ökonomischen Druck ausüben und Entscheidungsprozesse bei Erzeugern, Herstellern und im Handel beeinflussen. Nach und nach wird deshalb auch solchen Informationsbedürfnissen durch gesetzlich geregelte Kennzeichnungsangaben entsprochen *(→EG-Bio-Verordnung, →Novel-Food-Verordnung).*

Nach der **Lebensmittel-Kennzeichnungsverordnung** dürfen Lebensmittel (mit einigen Ausnahmen) in Fertigpackungen nur verkauft werden, wenn sich auf der Verpackung bestimmte **Mindestangaben** zur Unterrichtung der Verbraucher befinden (obligatorische Kennzeichnung).

**Verkehrsbezeichnung** eines Lebensmittels ist entweder eine in Rechtsvorschriften festgelegte Bezeichnung *(Qualitätswein b. A., Deutsche Markenbutter),* ansonsten die nach →allgemeiner Verkehrsauffassung übliche Bezeichnung *(„Lyoner")* oder eine Beschreibung des Lebensmittels *(Tomatensoße mit Fleischklößchen)* und erforderlichenfalls seiner Verwendung *(Brotaufstrich).* Dem Verbraucher muss es anhand der Verkehrsbezeichnung möglich sein, die Art des Lebensmittels *(Qualitätswein b. A.)* zu erkennen und es von anderen, verwechselbaren Lebensmitteln *(Tafelwein)* zu unterscheiden.

Anstelle von **Name oder Firma und Anschrift des Herstellers** kann auch der Abpacker oder der Händler genannt werden.

Im **Verzeichnis der Zutaten** (Zutatenliste) werden in absteigender Reihenfolge ihres Gewichtsanteils alle Zutaten genannt, die bei der Herstellung des Lebensmittels verwendet werden und schließlich in unveränderter oder veränderter Form im Lebensmittel enthalten sind. Dazu gehören auch die →Zusatzstoffe, die wegen ihres geringen mengenmäßigen Anteils meist am Ende der Zutatenliste zu finden sind. Werden bestimmte Zutaten besonders hervorgehoben, z. B. in der Verkehrsbezeichnung *(Sahnepudding),* durch eine ergänzende Formulierung *(„mit guter Butter")* oder durch eine bildliche Darstellung *(Abbildung von Eiern auf der Packung),* oder ist die Zutat von wesentlicher Bedeutung für den Charakter des Lebensmittels *(Mandeln bei Marzipan),* so ist im Zutatenverzeichnis oder in Verbindung mit der Verkehrsbezeichnung ihr prozentualer Gehalt anzugeben (QUID: Quantitative Ingredient Declaration). Technische (eigentlich: technologische) Hilfsstoffe, die bei der Verarbeitung eines Lebensmittels zugesetzt und später – bis auf unvermeidbare Rückstände – wieder entfernt werden *(Extraktionslösungsmittel, Katalysator)*, müssen nicht in der Zutatenliste erscheinen. Auch Zusatzstoffe, Enzyme, Aromen und Mikroorganismenkulturen, die in einer Zutat des Lebensmittels enthalten sind, aber keine technologische Wirkung im Endprodukt ausüben *(Konservierungsstoff in der für einen Joghurt bestimmten Fruchtzubereitung)*, brauchen nicht angegeben zu werden. Solche nicht deklarierten Inhaltsstoffe können bei manchen Personen Überempfindlichkeitsreaktionen auslösen. Bestandteile zusammengesetzter Zutaten *(Salatdressing, Fleischbrät)* müssen einzeln genannt werden. Auf Zusätze, die Allergien auslösen können *(glutenhaltiges Getreide, Fisch, Erdnüsse, Sellerie)*, ist besonders hinzuweisen, selbst wenn diese nur in Spuren im jeweiligen Lebensmittel enthalten sind.

Das **Mindesthaltbarkeitsdatum** (MHD) gibt Auskunft darüber, bis wann (Tag, Monat und Jahr) das Lebensmittel unter angemessenen Aufbewahrungsbedingungen seine spezifischen Eigenschaften (→sensorische Qualität, →ernährungsphysiologische Qualität) behält. In Abhängigkeit von der Mindesthaltbarkeit sind unverschlüsselt verschiedene Varianten der MHD-Angabe möglich:

| **Mindesthaltbarkeit:** | **Art der Angabe des MHD:** |
|---|---|
| bis maximal 3 Monate | „mindestens haltbar bis …“ (Tag, Monat) |
| über 3 Monate bis 18 Monate | „mindestens haltbar bis Ende …“ (Monat, Jahr) |
| über 18 Monate | „mindestens haltbar bis Ende …“( Jahr) |

Kann das angegebene Mindesthaltbarkeitsdatum nur bei Einhaltung bestimmter Aufbewahrungsbedingungen garantiert werden, so sind diese in Verbindung mit dem MHD zu nennen: z. B. „Bei + 4 bis + 7 °C mindestens haltbar bis …“. Lebensmittel mit abgelaufenem MHD darf der Händler im Rahmen seiner →Sorgfaltspflicht zwar noch verkaufen, er muss sie jedoch gesondert von den übrigen Lebensmitteln anbieten. Eine Preissenkung ist nicht vorgeschrieben, beschleunigt jedoch den Verkauf. Einige Lebensmittel *(Frischobst und Frischgemüse, Speiseeis in Portionspackungen, Zucker)* müssen nicht mit dem MHD gekennzeichnet werden.

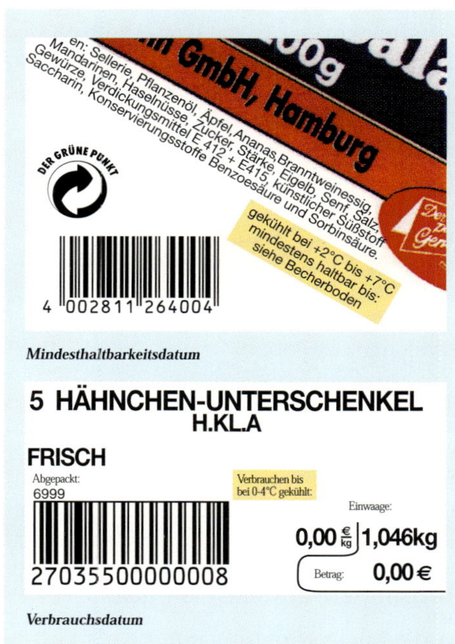


*Mindesthaltbarkeitsdatum*

*Verbrauchsdatum*

Mindesthaltbarkeits- und Verbrauchsdatum

Bei in mikrobiologischer Hinsicht leicht verderblichen Lebensmitteln, die schon nach kurzer Aufbewahrungszeit eine Gefahr für die menschliche Gesundheit darstellen *(Hackfleisch, frisches Geflügel)*, ist anstelle des MHD das **Verbrauchsdatum** in der Form „verbrauchen bis …“ (Tag, Monat und ggf. Jahr) in Verbindung mit den einzuhaltenden Aufbewahrungsbedingungen anzugeben. Solche Lebensmittel dürfen nach Ablauf des Verbrauchsdatums nicht mehr verkauft oder anderweitig in den Verkehr gebracht werden.

Übersteigt der **Alkoholgehalt** von Lebensmitteln (hauptsächlich Getränken) 1,2 Volumenprozent, so ist er auf der Verpackung anzugeben.

Neben der Lebensmittel-Kennzeichnungsverordnung verlangen auch andere Rechtsvorschriften bestimmte obligatorische Kennzeichnungsangaben zur sachgerechten Unterrichtung der Verbraucher. Die **Preisangabenverordnung** schreibt die Information der Verbraucher über den **Preis** der Waren vor, und zwar über den Endpreis, d. h. einschließlich der Mehrwertsteuer und sonstiger Preisbestandteile *(Pfand)*. Das kann durch ein Preisetikett an der Ware bzw. der Verkaufspackung, aber z. B. auch durch Preisschilder am Regal oder in der unmittelbaren Nähe der Ware geschehen. Werden mehrere Preisbestandteile angegeben, z. B. bei Getränken in Mehrwegflaschen Nettopreis, Pfand und Endpreis, so ist der Endpreis hervorzuheben *(Fettdruck, größere Schrift)*.

Nach der **Fertigpackungsverordnung** ist bei jedem Lebensmittel in Fertigpackungen die **Füllmenge** nach Gewicht *(Mehl, Teigwaren)*, Volumen *(Getränke)*, Stückzahl *(Tiefkühl-Kartoffelpuffer)* oder Ergiebigkeit *(Backpulver, Trockensuppen)* anzugeben, ausgenommen sind z. B. Kleinstpackungen oder, wenn die Angabe der Stückzahl üblich ist, Packungen, bei denen alle Stücke gut sichtbar und leicht zählbar sind. Feste Lebensmittel in Aufgussflüssigkeiten *(Gewürzgurken, Obst- und Gemüsekonserven)* sind zusätzlich zur Gesamtfüllmenge mit dem **Abtropfgewicht** (Gewicht des Lebensmittels ohne die Aufgussflüssigkeit) zu kennzeichnen.

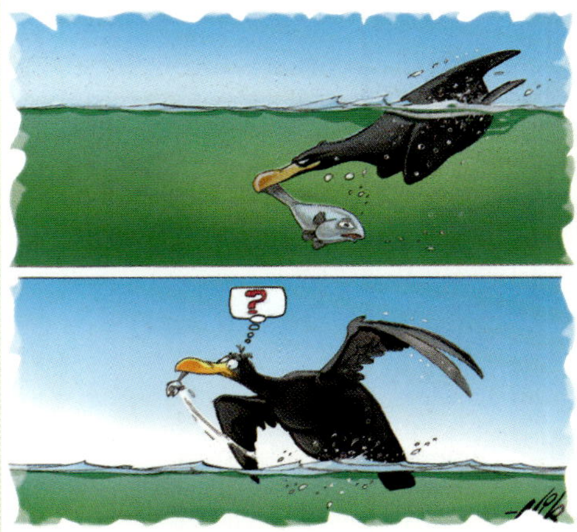

Abtropfgewicht ...

## e 1 Liter

Fertigpackungen mit einer Füllmenge zwischen 5 g bzw. 5 ml und 10 kg bzw. 10 l dürfen das EWG-Zeichen in Verbindung mit der Angabe der Nennfüllmenge tragen. Es besagt, dass die Füllmenge korrekt gekennzeichnet ist und bestimmte, in der Fertigpackungsverordnung aufgeführte Toleranzen nicht überschreitet. Es stellt damit eine Vertrauensgarantie dafür dar, dass in der Packung auch so viel enthalten ist wie auf der Packung angegeben.

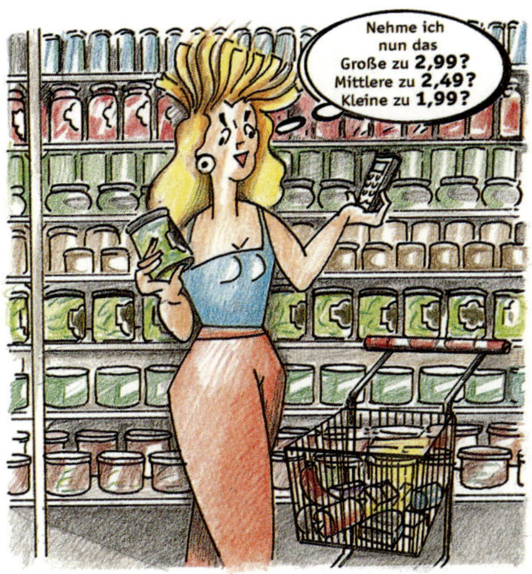
Nehme ich nun das Große zu 2,99? Mittlere zu 2,49? Kleine zu 1,99?

Darüber hinaus müssen Fertigpackungen grundsätzlich mit dem **Grundpreis** (Preis pro Kilogramm oder Liter bzw. pro 100 g oder 100 ml) gekennzeichnet werden, sodass Verbraucher ohne Taschenrechner Preisvergleiche zwischen gleichartigen Lebensmitteln anstellen können.

Um die Rückverfolgung einer ganz bestimmten Lebensmittelcharge zu ermöglichen, müssen Lebensmittel, bei denen dies nicht anhand des unverschlüsselt mindestens mit Tag und Monat angegebenen Mindesthaltbarkeitsdatums oder Verbrauchsdatums möglich ist, nach der **Los-Kennzeichnungs-Verordnung** mit einer Angabe gekennzeichnet sein, aus der ersichtlich ist, zu welcher Charge (Los) sie gehören. Diese Angabe muss aus einer Kombination aus Buchstaben und / oder Ziffern bestehen, und ihr ist – soweit sie sich nicht deutlich von den anderen Kennzeichnungsangaben unterscheidet – der Buchstabe „L" voranzustellen. Ausnahmen, für die diese Loskennzeichnung nicht gilt, sind u. a. unverpackte oder erst im Laden abgepackte Lebensmittel, Speiseeis-Einzelpackungen sowie Lebensmittel, deren Loskennzeichnung anderweitig *(Weinrecht, Verordnungen der EU)* geregelt ist.

Bestimmte tierische Lebensmittel *(wärmebehandelte Milch, Erzeugnisse auf Milchbasis; frisches →Fleisch, auch von Haarwild, Geflügel und Hauskaninchen, und daraus hergestellte →Fleischerzeugnisse; Eiprodukte),* die in einem nach EU-weit gültigen Hygienevorgaben zugelassenen Betrieb gewonnen, zerlegt, behandelt, zubereitet oder verarbeitet worden sind und auf der Grundlage vorgeschriebener Untersuchungen als tauglich für den menschlichen Genuss beurteilt wurden, müssen nach den für sie geltenden produktbezogenen Rechtsverordnungen *(Milchverordnung, Fleischhygieneverordnung, Eiproduktverordnung)* mit einem **Genusstauglichkeitskennzeichen** versehen werden. Dieses wird in der Regel auf der Umhüllung bzw. Verpackung des Lebensmittels aufgebracht und bietet nicht nur die Gewähr für die gesundheitliche Unbedenklichkeit des Lebensmittels, sondern gibt auch Auskunft über das Herkunftsland und den Betrieb und garantiert so die Rückverfolgbarkeit der Ware.

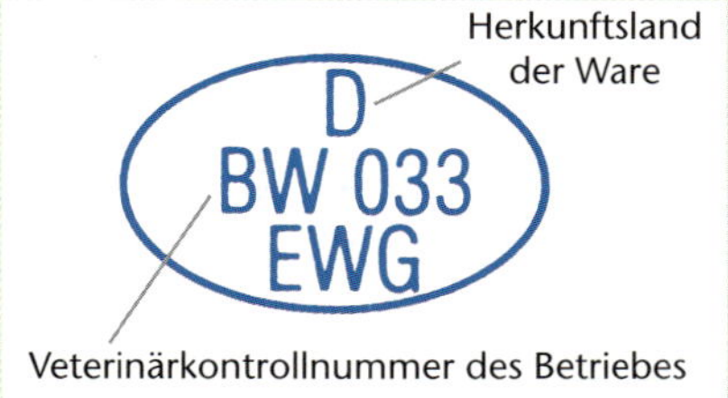

Genusstauglichkeitskennzeichen

Die →**Novel-Food-Verordnung** schreibt für alle →neuartigen Lebensmittel, eine weitere EU-Verordnung für alle →**gentechnisch veränderten Lebensmittel** und Lebensmittelzutaten und solche, die aus gentechnisch veränderten Organismen (GVO) hergestellt sind bzw. GVO enthalten, eine zusätzliche Kennzeichnung vor. Zur Unterrichtung der Verbraucher sind alle die Merkmale oder Ernährungseigenschaften anzugeben, die dazu führen, dass das Lebensmittel nicht mehr einem vergleichbaren herkömmlichen Lebensmittel gleichwertig ist. Das betrifft insbesondere Abweichungen in

- der Zusammensetzung,
- dem Nährwert und
- der Verwendung des Lebensmittels.

Außerdem sind Hinweise auf das Verfahren *(Gentechnik, bisher unübliche Konservierungsverfahren),* auf das diese Veränderungen zurückzuführen sind, anzugeben. Sofern das Lebensmittel genetisch veränderte Organismen enthält oder Stoffe, die in vergleichbaren herkömmlichen Lebensmitteln nicht vorhanden sind, die aber die Gesundheit beeinflussen können *(Schadstoffe)* oder gegen die ethische Vorbehalte bestehen *(tierisches Erbgut in pflanzlichen Lebensmitteln),* sind darüber ebenfalls Angaben zu machen.

Manche produktbezogenen Rechtsverordnungen enthalten weitere verbindliche Kennzeichnungsvorschriften *(Käseverordnung: →Fettgehalt in der Trockenmasse).*

# Quellen und Bestandteile des Lebensmittelrechts

Zum Lebensmittelrecht gehören nicht nur die Gesetze und Verordnungen (gesetztes Recht), sondern auch das so genannte Gewohnheitsrecht. Letzteres hat seine Grundlage in allgemein und langjährig anerkannten Gebräuchen und spiegelt sich zum Beispiel in Begriffen wie „allgemeine Verkehrsauffassung", „Verbrauchererwartung" oder „handelsüblich" wider. Das Gewohnheitsrecht ist dem gesetzten Recht grundsätzlich ebenbürtig. Zum Beispiel sind die Zusammensetzung, die Beschaffenheit oder die Bezeichnung von Lebensmitteln nur teilweise in Rechtsvorschriften geregelt. Wo das nicht der Fall ist *(Brot)* ergeben sie sich aus dem Gewohnheitsrecht. Im Falle eines Rechtsstreites (z. B. ob eine Bezeichnung zulässig oder irreführend ist) muss durch das Gericht geprüft werden, was das Gewohnheitsrecht im jeweiligen Fall besagt.

Bei manchen Lebensmitteln liefert das **Deutsche Lebensmittelbuch** eine Orientierung darüber, ob das Lebensmittel richtig, d. h. der allgemeinen Verkehrsauffassung entsprechend, zusammengesetzt und bezeichnet ist. Es stellt eine Sammlung von Leitsätzen dar, in denen Herstellung, Beschaffenheit oder sonstige Merkmale von Lebensmitteln, die für ihre Verkehrsfähigkeit von Bedeutung sind, beschrieben werden. Beschlossen werden diese Leitsätze von der Deutschen Lebensmittelbuch-Kommission (DLBK), wobei anerkannte internationale Lebensmittelstandards zu berücksichtigen sind. Der DLBK gehören Vertreter sowohl der Lebensmittelwirtschaft als auch der Wissenschaft, der Lebensmittelüberwachung und der Verbraucherschaft an. Die Leitsätze des Deutschen Lebensmittelbuches sind keine Rechtsvorschriften, sondern bringen lediglich als Sachverständigengutachten von hohem Rang die gemeinsame Auffassung aller am Lebensmittelverkehr beteiligten Kreise (→Gewohnheitsrecht) zum Ausdruck.

Das in der Bundesrepublik geltende Lebensmittelrecht setzt sich nicht nur aus nationalen Rechtsvorschriften zusammen, sondern unterliegt zunehmend internationalen Einflüssen. Insbesondere die Bestrebungen zur Rechts-

**Allgemeine Verkehrsauffassung**

- umfasst die Auffassung aller am Verkehr mit Lebensmitteln beteiligten Kreise über die Beschaffenheit eines Lebensmittels,
- ist Maßstab dafür, ob ein Lebensmittel richtig zusammengesetzt und bezeichnet ist,
- setzt sich aus dem geübten redlichen Handelsbrauch und der berechtigten Erwartung des Durchschnittsverbrauchers an die Beschaffenheit eines Lebensmittels zusammen.

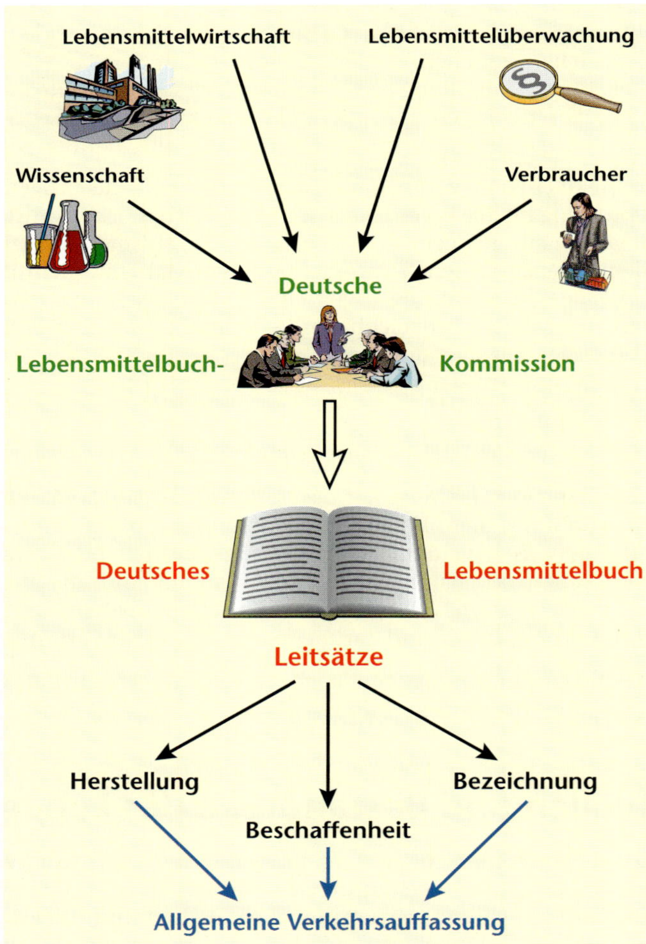


Deutsches Lebensmittelbuch

angleichung innerhalb der Europäischen Union, die einen freien Warenaustausch ermöglichen sollen, haben dazu geführt, dass zahlreiche nationale Rechtsvorschriften geändert oder neu geschaffen werden mussten. Grundlage dafür sind **Richtlinien der Europäischen Union,** die die Mitgliedsländer dazu verpflichten, den Inhalt der jeweiligen Richtlinie bis zu einem bestimmten Zeitpunkt in eigene, nationale Rechtsvorschriften umzusetzen *(Richtlinie 93/43/EWG über Lebensmittelhygiene vom 14. Juni 1993, Richtlinie 90/496/EWG über die Nährwertkennzeichnung von Lebensmitteln vom 24. September 1990).* Daneben gibt es **Verordnungen der Europäischen Union,** die nach Inkrafttreten unmittelbar in jedem Mitgliedsland gelten *(Verordnung/EWG Nr. 2092/91 über den ökologischen Landbau und die entsprechende Kennzeichnung der landwirtschaftlichen Erzeugnisse und Lebensmittel vom 24. Juni 1991).*

Bei der Harmonisierung der Rechtsvorschriften innerhalb der EU werden im Lebensmittelbereich zwei gegenläufige Grundprinzipien verfolgt: das Prinzip der Detailharmonisierung und das Prinzip der gegenseitigen Anerkennung.

| Der Weg zur Rechtsangleichung innerhalb der Europäischen Union | |
|---|---|
| **Prinzip der Detailharmonisierung** | **Prinzip der gegenseitigen Anerkennung** |
| **betrifft:** grundlegende Fragen des gesundheitlichen und sonstigen Verbraucherschutzes und der Sicherung eines lauteren Wettbewerbs<br><br>⇒ Ziel ist ein einheitliches Schutzniveau in allen Mitgliedsstaaten. Gleichzeitig werden so Wettbewerbsverzerrungen durch unterschiedlich strenge Rechtsbestimmungen vermieden. | **betrifft:** Zusammensetzung der einzelnen Lebensmittel<br><br>⇒ Jedes Lebensmittel, das in einem Mitgliedsstaat nach den dort geltenden Rechtsbestimmungen hergestellt wurde, ist auch in allen anderen Mitgliedsstaaten verkehrsfähig. Dadurch erhöht sich die Vielfalt auf den nationalen Lebensmittelmärkten, und der Wettbewerb wird gefördert. |

# Lebensmittelüberwachung und Lebensmittel-Monitoring

Sämtliche gesetzlichen Regelungen nützten wenig, würde man ihre Einhaltung nicht kontrollieren. Dies ist das Anliegen der amtlichen Lebensmittelüberwachung. Auch sie hat ihre rechtliche Basis im Lebensmittel- und Bedarfsgegenständegesetz. Die Durchführung der Lebensmittelüberwachung ist Aufgabe der einzelnen Bundesländer. Zuständig sind – je nach Land – verschiedene Ministerien. Eine Verwaltungsvorschrift des Bundes sorgt für einheitliches Vorgehen. Die zentrale Koordination der Lebensmittelüberwachung liegt in den Händen des Bundesamtes für Verbraucherschutz und Lebensmittelsicherheit (BVL).

Durch Betriebskontrollen und Probenahmen überzeugen sich die vor Ort für die Überwachung zuständigen Stellen davon, dass die lebensmittelrechtlichen Vorschriften eingehalten werden und die am Lebensmittelverkehr beteiligten Unternehmen ihrer →Sorgfaltspflicht nachkommen. Betriebskontrollen und Probenahmen finden sowohl routinemäßig nach einem bestimmten Plan als auch bei begründetem Verdacht (z. B. bei Beschwerden oder Erkrankungen von Verbrauchern) statt. Für im Handel entnommene Proben (außer vom Handel selbst hergestellte Lebensmittel) wird eine Entschädigung gezahlt. Ein Teil der Probe oder eine zweite Probe derselben Art wird als Gegenprobe amtlich verschlossen und zurückgelassen. Die Verantwortlichen im kontrollierten Unternehmen müssen die Überwachungsmaßnahmen dulden und sie darüber hinaus auch unterstützen, z. B. durch die Herausgabe von Aufzeichnungen und durch Ermöglichung der Probenahme.

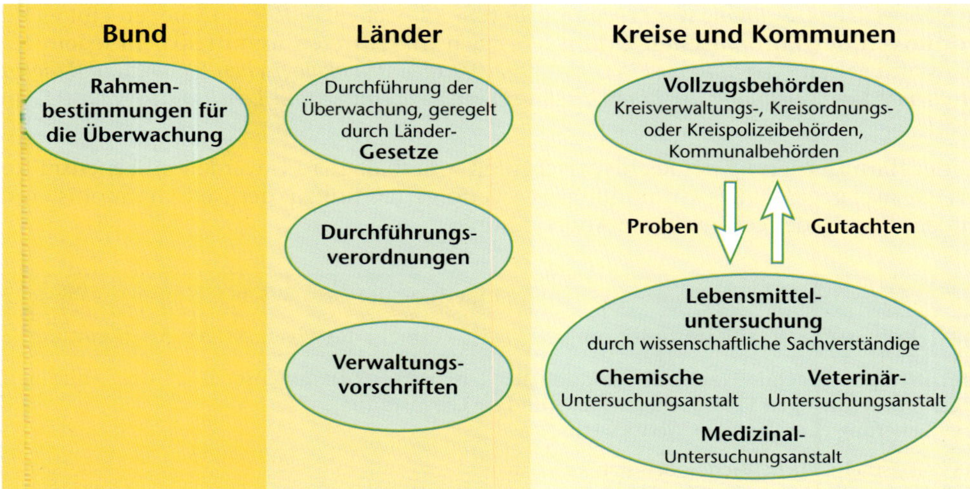


So funktioniert unsere Lebensmittelüberwachung Quelle: Industrieverband Agrar e. V.

Verstöße gegen die →Sorgfaltspflicht bzw. gegen lebensmittel- oder hygienerechtliche Bestimmungen werden gemäß LMBG als Straftaten oder Ordnungswidrigkeiten bestraft. Meist beruhen solche Verstöße auf Nachlässigkeit oder Fahrlässigkeit. Mitunter ist jedoch auch beträchtliche kriminelle Energie mit im Spiel, wenn es darum geht, sich durch bewusstes Verletzen von Rechtsbestimmungen ungerechtfertigte wirtschaftliche Vorteile zu verschaffen *(Verfälschungen bei Wein und Öl, Einsatz unerlaubter Masthilfsmittel).* In solchen Fällen hinkt die Lebensmittelüberwachung der Realität häufig zeitlich hinterher, zumal bei derartigen Machenschaften z. B. Substanzen eingesetzt werden, für die es noch keine routinemäßigen Analysenverfahren gibt.

Ebenfalls im LMBG geregelt ist das so genannte Lebensmittel-Monitoring.

„Lebensmittel-Monitoring ist ein System wiederholter Beobachtungen, Messungen und Bewertungen von Gehalten an gesundheitlich unerwünschten Stoffen wie Pflanzenschutzmitteln, Schwermetallen und Mykotoxinen (Schimmelpilzgifte, d. A.) in und auf Lebensmitteln, die zum frühzeitigen Erkennen von Gesundheitsgefährdungen … durchgeführt werden." (LMBG, § 46c)

Das Bundesamt für Verbraucherschutz und Lebensmittelsicherheit (BVL) wertet die gewonnenen Daten aus und veröffentlicht sie. Auf der Grundlage der Monitoringergebnisse können verallgemeinerte Aussagen über die Schadstoffbelastung von Lebensmitteln getroffen, gesundheitliche Risiken abgeschätzt und Gegenmaßnahmen eingeleitet werden. Längerfristiges Monitoring ermöglicht es, Trends abzuleiten und die Wirksamkeit von Gegenmaßnahmen, z. B. von Gesetzen zur Senkung der Schadstoffbelastung der Umwelt, zu überprüfen.

# Lebensmittel: konkret

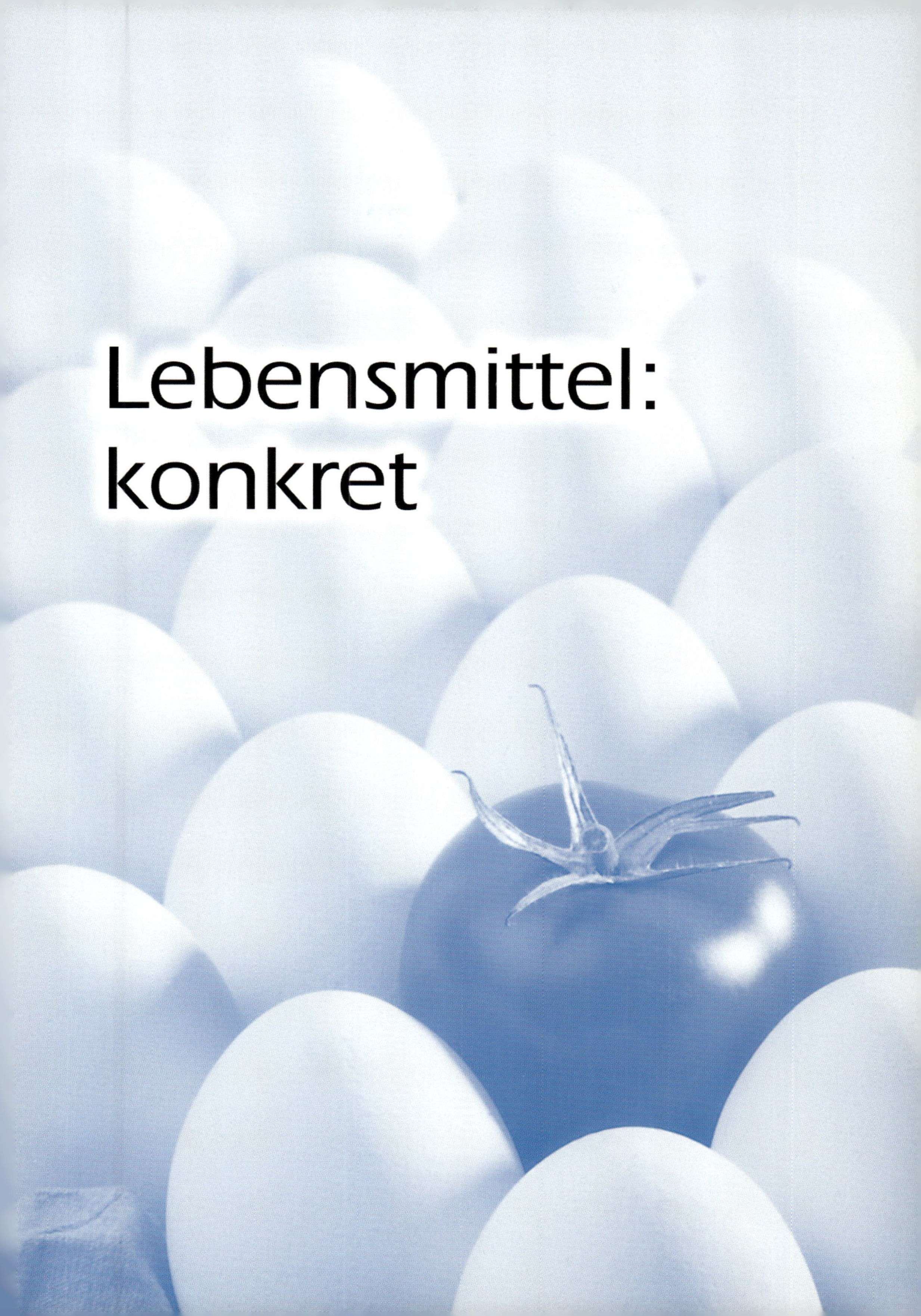

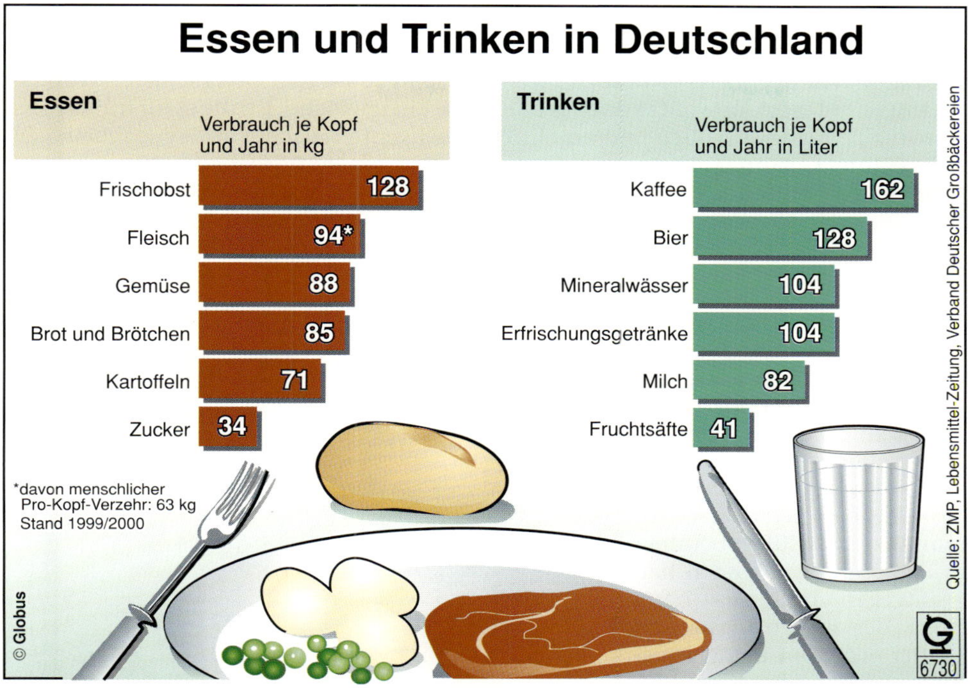


Verbrauch an Lebensmitteln in Deutschland

Die außerordentliche Vielfalt der Lebensmittel macht es schwierig, sie systematisch darzustellen. Jede Systematik wird unter einem bestimmten Blickwinkel *(Ursprung, Zusammensetzung, Verwendung)* erstellt und immer gibt es Lebensmittel, die nicht so recht ins Schema passen wollen: Sie gehören entweder keiner der gebildeten Gruppen an oder gleich mehreren. So wird Honig, da er von Bienen erzeugt wird, mitunter zu den tierischen Lebensmitteln gezählt, obwohl er von seiner Zusammensetzung her überwiegend pflanzlichen (Blütennektar) und nur zum Teil tierischen (Bienensekrete) Ursprungs ist. Von der Verwendung ausgehend kann man ihn sowohl den Süßungsmitteln als auch den süßen Brotaufstrichen zuordnen; auch die Einteilung als Backzutat oder Würzmittel ist denkbar.

Trotz solcher Überschneidungsprobleme macht das Einteilen von Lebensmitteln in verschiedene Gruppen Sinn: Im Handel basieren u.a. Warenpräsentation, Bestell- und Abrechnungswesen darauf. Dabei werden Lebensmittel gewöhnlich nach Herstellerbranchen *(Molkereiwaren)* und Verwendung *(Süßwaren, Nährmittel, Gewürze)* gruppiert. Sortimentsbündel *(„Alles für die Grillparty")* und Aktionen *(Italienische Woche)* erleichtern den Kunden die Orientierung und sollen vor allem den Absatz fördern. Auch werden Lebensmittel mit gleichen Anforderungen an die Beratung, die Handhabung *(Umgang mit der Ware, Hygiene)*, die Lagerung *(Tiefkühlkost, zu kühlende Waren, Waren, die sich bei Raumtemperatur lagern lassen)* und/oder den Diebstahlschutz zusammengefasst.

Als „Problemwaren" gelten dabei Lebensmittel, die zugleich hohe Anforderungen an Beratung und Handhabung *(Käse, Frischfisch)* oder an Beratung und Diebstahlschutz *(Kaviar, teure Weine und Spirituosen)* stellen; solche Waren werden an extra eingerichteten Theken oder in separaten Abteilungen oder Geschäften mit Bedienung verkauft. „Problemlose" Waren stellen geringere Anforderungen an Beratung, Handhabung, Diebstahlschutz, erklären sich selbst und werden üblicherweise zur Selbstbedienung angeboten.

Problematisch ist eine mitunter noch anzutreffende Einteilung in „gesunde" (= erlaubte) und „ungesunde" (= verbotene) Lebensmittel. So gelten Obst und Gemüse prinzipiell als gesund, wenngleich so mancher Kopfsalat aus Unterglaskultur außer viel Wasser kaum Positives, dafür aber reichlich →Nitrat zu bieten hat. Fett soll – weil energiereich – grundsätzlich „ungesund" sein, obwohl es doch gerade seine Energiedichte ist, die es für frühere Generationen zu einem wertvollen und begehrten Lebensmittel machte und obwohl ein gewisses Quantum Fett unabdingbar für die Versorgung mit fettlöslichen →Vitaminen und essenziellen →Fettsäuren ist. Ebenso werden Lebensmittel tierischen Ursprungs ungeachtet ihrer höheren →Eiweißwertigkeit gern als ungesund oder zumindest weniger empfehlenswert hingestellt, während solche pflanzlicher Herkunft als der Inbegriff der Gesundheit gelten.

Kein Lebensmittel ist – für sich betrachtet – gesund oder ungesund. Von manchen sollte man lediglich mehr, von anderen hingegen weniger essen. Regional oder familiär geprägte Verzehrsgewohnheiten *(Vorliebe für deftige Kost)* stehen derartigen, auf Gesundheitsstatistiken beruhenden Empfehlungen jedoch häufig entgegen, und zur Überraschung der Ernährungswissenschaftler entpuppt manche sich „ungesund" ernährende Bevölkerungsgruppe sich als erstaunlich gesund.

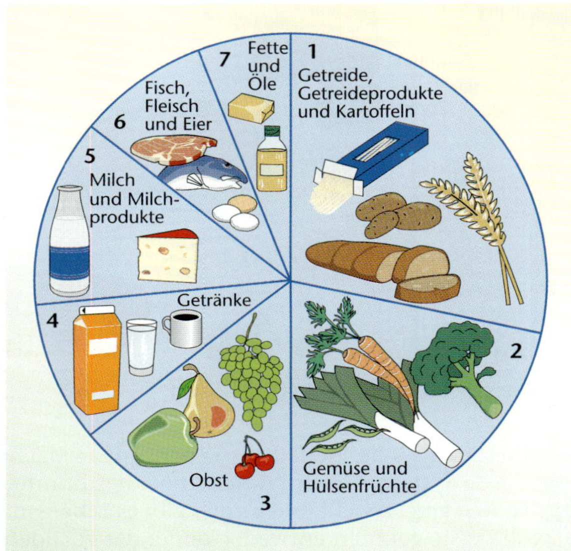


Die Lebensmittelgruppen und ihr von der Deutschen Gesellschaft für Ernährung (DGE) empfohlener Anteil an der Ernährung.

Jeder Verbraucher muss für sich den schwierigen Kompromiss finden zwischen einer Lebensmittelauswahl, die der wissenschaftlichen Auffassung von gesunder Ernährung entspricht und statistisch ein längeres Leben erwarten lässt, und seinen teils genetisch festgelegten, teils im Laufe des Lebens erworbenen, inzwischen triebhaft im Unterbewusstsein verankerten Vorlieben. Denn: Freude am Essen gehört zum Wohlbefinden und auch die Liebe geht – wie man weiß – durch den Magen.

Ein breites, attraktives Lebensmittelangebot und immer schonendere Transport-, Lagerungs- und Verarbeitungsverfahren machen es heute leichter, in der Ernährung Genuss und Gesundheit miteinander zu verbinden.

## Wenn Sie weiterlesen wollen

aid e. V. (Hrsg.), Vollwertig essen und trinken nach den 10 Regeln der DGE. Bonn 2002[20];

Worm, Nicolai, SYNDROM X oder Ein Mammut auf den Teller. Lünen 2002;

Gonder, Ulrike, Fett! Stuttgart und Leipzig 2004;

Pollmer, Udo; Warmuth, Susanne, Lexikon der populären Ernährungsirrtümer. München 2004.

# 1 Eier

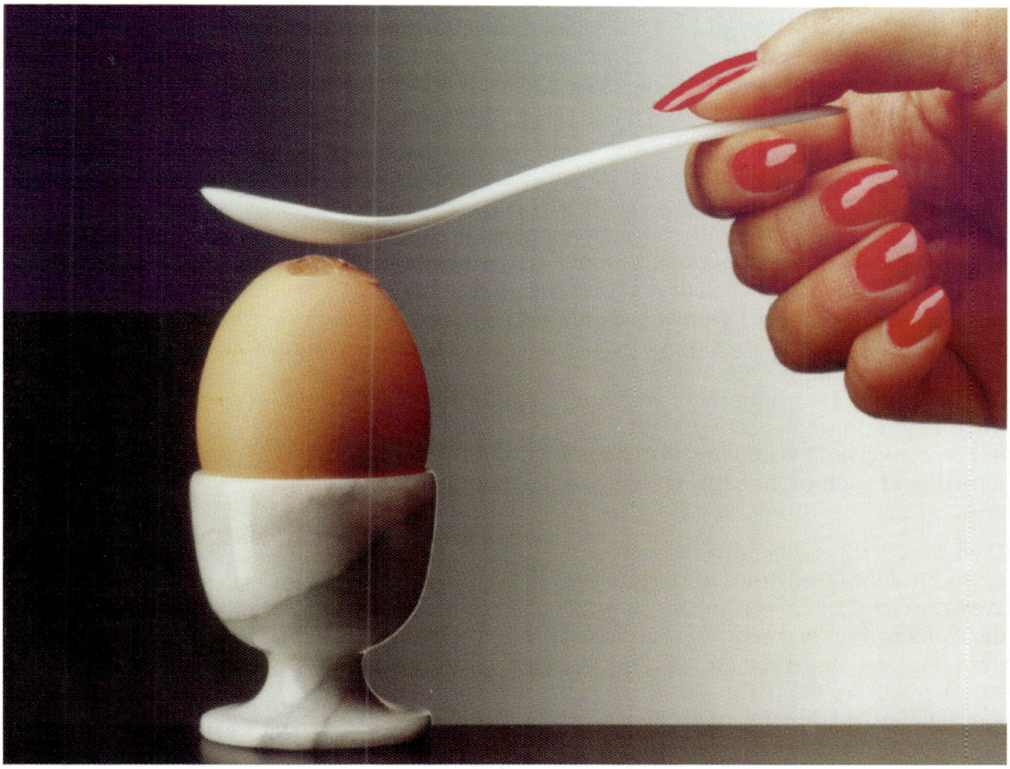

## Frische Eier

Der durchschnittliche Eierverbrauch beträgt in Deutschland 217 Stück pro Kopf und Jahr (2002). Eier sind in vielen Lebensmitteln enthalten und Grundlage oder Zutat vieler Speisen. Sie können auf die unterschiedlichsten Arten zubereitet werden *(gekochte, gebratene, gerührte, „verlorene" Eier)*. Außerdem dienen sie in der Küche als Hilfsmittel zum Binden und Sämigmachen (von Suppen und Soßen), Emulgieren *(Herstellung von Mayonnaise)*, Lockern *(Unterziehen von Eischnee)* und Klären *(von Fleischbrühe)*. Von besonderer Bedeutung für die Ernährung sind die →Eiweißstoffe des Eies wegen ihres hohen Anteils essenzieller →Aminosäuren, die der Körper nicht selbst bilden kann, sondern mit der Nahrung aufnehmen muss.

Ein Ei enthält

- Wasser – im Eiklar –,
- Eiweiße (Proteine) – im Dotter unter Umständen mehr als im Eiklar –,
- Fett und Cholesterin – im Dotter –,
- (wenig) Kohlenhydrate,
- Mineralstoffe und Vitamine.

## Güte- und Gewichtsklassen

Unter „Eier“ sind ausschließlich Hühnereier in der Schale zu verstehen. Eier anderer Geflügelarten werden als Gänse-, Enten-, Wachtel-, Zwerghuhn-, Straußeneier usw. gekennzeichnet. In der EU dürfen nur Eier auf den Markt kommen, die nach Qualität und Gewicht sortiert und gekennzeichnet sind (ausgenommen vom Erzeuger lose und unsortiert direkt vermarktete Eier).

Die Qualität von Eiern wird nach folgenden Merkmalen bestimmt und kontrolliert:

- Frische,
- Zustand der Schale,
- Geruch.

Eier werden je nach Qualität in zwei **Güteklassen** sortiert. Im Handel werden für den Verbrauch im Haushalt praktisch nur Eier der (höchsten) Güteklasse „A“ (oder „Güteklasse A“ oder „A frisch“) angeboten. Bei dieser Güteklasse müssen Schale und Oberhäutchen normal, unverletzt und sauber sein; die Eier dürfen weder gewaschen noch sonstwie gereinigt und auch nicht bebrütet worden sein.

Weil durch die Poren der Eischale allmählich Luft eindringt und zugleich Wasser nach außen verdunstet, wächst die Luftkammer während der Lagerung des Eies. Deshalb ist die Größe der Luftkammer ein Zeichen für das Alter des Eies. Die Luftkammer darf in Eiern der Klasse A nicht höher als 6 mm sein. Besonders frische Eier, deren Luftkammer zur Zeit der Verpackung kleiner als 4 mm ist, dürfen von besonders eingetragenen Packstellen mit einer Banderole als „A-Extra“ gekennzeichnet werden, diese Banderole ist im Handel spätestens zum angegebenen Datum (am 9. Tag nach dem Legen bzw. am 7. Tag nach dem Abpacken) zu entfernen.

Eier der Klasse „B“ oder „für die Industrie bestimmte Eier“ sind haltbar gemachte oder (z. B. wegen Ablaufs des Mindesthaltbarkeitsdatums) herabgestufte Eier.

Die Eier werden in 10-Gramm-Stufen nach **Gewichtsklassen** sortiert. Die Gewichtsklasse wird auf der Verpackung durch Kennbuchstaben und / oder in Worten gekennzeichnet; zusätzlich darf die jeweilige Gewichtsspanne angegeben werden.

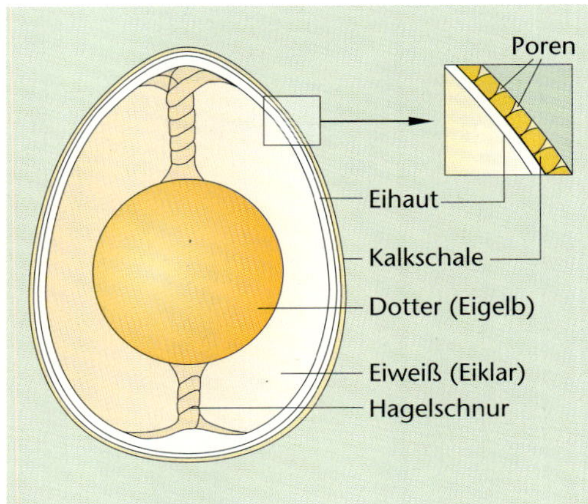

Aufbau eines Hühnereies

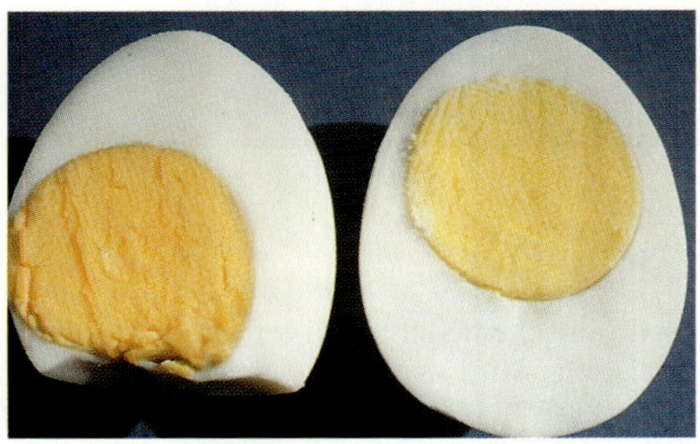
Gekochtes altes Ei    Gekochtes frisches Ei

**Gewichtsklassen bei Eiern**

| Gewichtsklasse | | Gewicht pro Ei |
|---|---|---|
| **Kennbuchstabe** | **in Worten** | |
| XL | sehr groß | 73 g und darüber |
| L | groß | 63 bis unter 73 g |
| M | mittel | 53 bis unter 63 g |
| S | klein | unter 53 g |

## Das Eierangebot im Einzelhandel

Etwa 80 bis 90 Prozent der Eier im Einzelhandel entfallen auf die Gewichtsklassen M und L. Der Einzelhandel bietet die von Eierpackstellen gesammelten und sortierten A-Eier in folgenden Formen an:

- lose, auf Horden, nicht eingeschweißt,
- auf Horden bis 36 Eier, in Folie eingeschweißt,
- in Kleinabpackungen zu 4 – 6 – 10 – 12 Eiern.

Eier müssen mit bestimmten **Pflichtangaben** und können mit zusätzlichen **freiwilligen Angaben** gekennzeichnet werden.

| Kennzeichnung von Packungen mit Eiern für den Verkauf im Einzelhandel |
|---|
| **Pflichtangaben** |
| **Name** oder **Firma** und **Anschrift** des Betriebes, der die Eier verpackt oder die Verpackung veranlasst hat (oder Firma und Anschrift und **Handelsmarke)** |
| Kennnummer der →**Packstelle** |
| →**Güteklasse** |
| →**Gewichtsklasse** |
| **Haltungssystem** (Art der →Legehennenhaltung) |
| **Zahl der verpackten Eier** |
| →**Mindesthaltbarkeitsdatum** und →**Verbraucherhinweis** „Bei Kühlschranktemperatur aufbewahren – nach Ablauf des Mindesthaltbarkeitsdatums durcherhitzen“ |

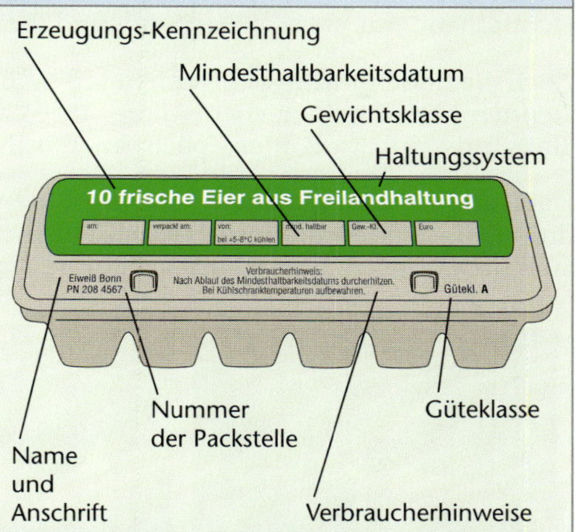


| Freiwillige Angaben |
|---|
| **Verkaufspreis** |
| **Codierung** |
| ein oder mehrere weitere **Daten zur zusätzlichen Unterrichtung** des Verbrauchers (*regionale Herkunft der Eier; Legedatum*) |
| Einzelheiten zu besonderen **Lagerungsbedingungen** (→„Kühldatum“, ab dem die Eier im Handel zu kühlen sind) |
| Angaben oder Symbole zur **Verkaufsförderung** |
| Angabe zur Art der **Ernährung der Legehennen** |

Etwa 75 % der in Deutschland verbrauchten Eier stammen aus Deutschland; vom Rest die meisten aus den Niederlanden. Mit der Kennnummer der Packstelle kann jeder Betrieb in der Europäischen Union, in dem Eier sortiert und verpackt werden, eindeutig identifiziert werden. Die Packstellennummer beginnt mit der Kennziffer für das EU-Land, in dem die Eier verpackt wurden – das muss nicht das Erzeugerland sein! –, gefolgt von zwei Ziffern, die Bundesland oder Region angeben (so bedeutet 2 08, dass die Eier in Deutschland, und zwar in Nordrhein-Westfalen, sortiert und verpackt wurden). Die danach folgenden Ziffern bilden die Nummer des Abpackbetriebes.

## Formen der Legehennenhaltung

In Deutschland gibt es zurzeit etwa 50 Millionen Legehennen. 87,5 % davon leben in Käfighaltung (Batteriehaltung), 6,3 % in Bodenhaltung und 6,2 % in Freilandhaltung (letztere mit steigender Tendenz zu Lasten der Käfighaltung).

Bei konventioneller **Käfighaltung** (18 Hennen pro m² Käfigfläche, vier Hennen pro Käfig) stehen einer Henne 550 cm² zur Verfügung – das entspricht etwa der Fläche eines DIN-A4-Blattes. Die Käfige sind in klimatisierten Ställen in mehreren Etagen übereinander angeordnet. Die Hennen stehen auf Drahtgeflechten, haben weder Nester noch Sitzstangen noch Einstreu und legen die Eier hygienisch einwandfrei auf dem Gitterboden mit Gefälle ab, von wo diese automatisch abrollen. Ab 2007 – und damit fünf Jahre früher als in der übrigen EU – sind diese konventionellen Käfige in Deutschland verboten. Noch bis Ende 2011 sind bestehende „ausgestaltete" Käfige zugelassen; diese sehen 750 cm² Fläche je Henne vor und enthalten Nest, Sitzstange und Einstreu. Neue Anlagen für die Käfighaltung werden nicht mehr genehmigt. Nach Ablauf der Übergangsfristen für bestehende Anlagen werden in Deutschland nur noch die Freiland- und die Bodenhaltung zulässig sein.

Auch die **Bodenhaltung** (9 Hennen pro m² Bodenfläche) erfolgt im klimatisierten Stall. Die Hennen halten sich zu ebener Erde, auf Sitzstangen oder Legenestern auf. Ein Drittel des Stalls muss mit Stroh oder Hobelspänen bedeckt sein, damit die Tiere scharren können.

Die **Freilandhaltung** (eine Henne pro 4 m² Auslauffläche) entspricht am ehesten einer traditionellen Hühnerhaltung (bewachsene Auslauffläche unter freiem Himmel, Zugang zum Stall mit Futter-, Schlaf- und Legeplätzen, Eiablage in Nestern).

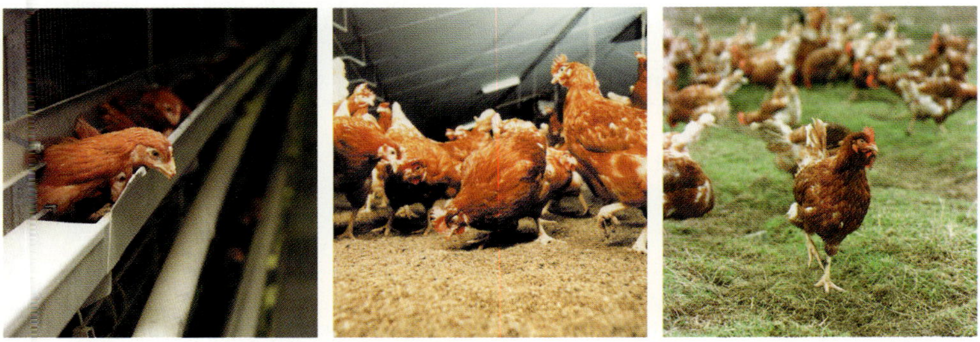

Haltungsformen: Käfig-, Boden-, Freilandhaltung

Eier aus Käfighaltung zeichnen sich durch sauberere Schalen aus. Problematisch ist bei Eiern aus Freiland- und vor allem aus Bodenhaltung, dass die Legehennen durch Aufpicken von Hühnerkot Keime und Medikamentenreste aufnehmen und dass die Schalen der Eier stark verkeimt sein können. Wenn Verbraucher dennoch Eier aus alternativen Haltungsformen nachfragen, dann aus Gründen des Tierschutzes und in der Annahme, dass diese Eier besser schmecken.

In Deutschland ist gegenwärtig ausschließlich die Bezeichnung „Freilandhaltung" gesetzlich geschützt. Bezeichnungen wie „frei laufend" sollten skeptisch machen. Weitaus die meisten Eier werden gegenwärtig noch in der kostengünstigen, aber wenig tierfreundlichen Käfighaltung erzeugt (Betriebe mit bis zu 800 000 Legehennen). Es besteht der begründete Verdacht, dass von den deutlich teureren Eiern aus Boden- und Freilandhaltung mehr verkauft als gelegt werden.

## Aufbewahrungsvorschriften und Frische von Eiern

Eier benötigen nach dem Legen eine **Reifezeit** von etwa drei Tagen. Bei einem gekochten „nestfrischen", also weniger als vier Tage alten Ei lässt sich auch nach dem Abschrecken die Schale kaum von der darunter liegenden Schalenmembran lösen. Das Ei braucht eine Minute Kochzeit mehr und schmeckt etwas fade. Auch gelingt bei derart frischen Eiern das Schlagen von Eischnee nicht immer.

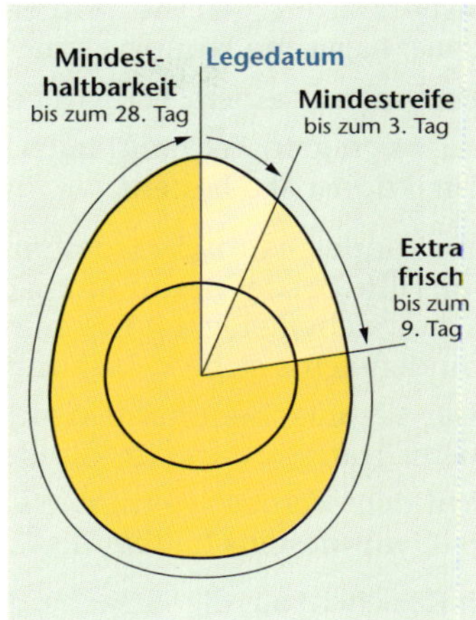

Eier-Frische-Uhr

Weil sich die Luftblase im Ei während der Lagerung vergrößert, lässt sich die Frische des Eies durch eine **Schwimmprobe** leicht überprüfen: ganz frische Eier bleiben im Wasser flach auf dem Boden liegen, ältere Eier stellen sich auf die Spitze, sehr alte Eier schwimmen sogar.

Auch das **Fließbild** eines aufgeschlagenen Eies zeigt, ob das Ei frisch ist: Bei frischen Eiern sind Dotter wie auch Eiklar hoch gewölbt, bei alten Eiern sind Dotter und Eiklar flach; die Membrane des Dotters platzt leicht, das Eiklar breitet sich dünnflüssig aus.

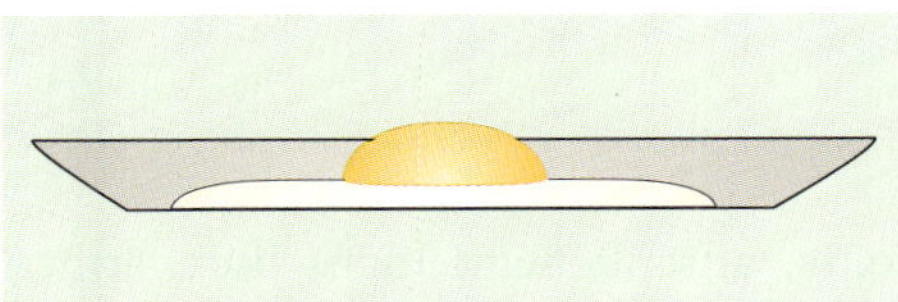
Frisches Ei: hoch gewölbter Dotter

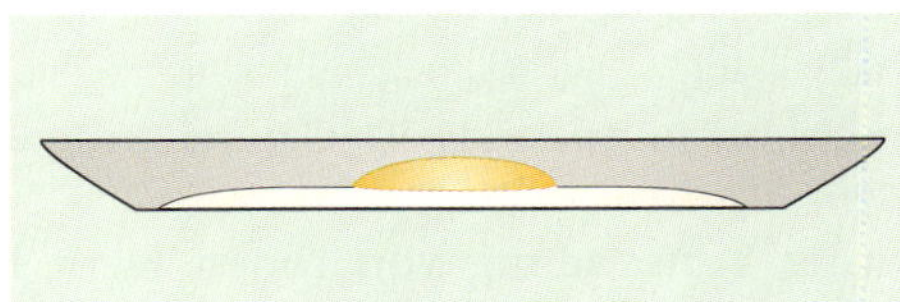
Älteres Ei: flacher Dotter

Im Handel sind frische Eier in sauberen, trockenen, von Fremdgerüchen freien Räumen zu lagern, wobei vom 18. Tag nach Legedatum an eine Temperatur von 5 bis 8 °C einzuhalten ist („Kühldatum"). Die Eier müssen bis zum 21. Tag nach Legedatum verkauft sein. Das erlaubt es dem Verbraucher, die Eier noch mindestens eine Woche zu lagern. Im Haushalt sollten frische Eier bei gleich bleibenden Temperaturen von 5 bis 8 °C – also am besten im Kühlschrank, möglichst geschützt vor Fremdgerüchen – aufbewahrt werden.

Die Feststellung der Frische eines Eies wird Handel und Konsumenten allerdings durch zwei Umstände erschwert: einmal ist die Angabe des Legedatums zwar zulässig, aber nicht vorgeschrieben; zum anderen erlaubt das Verpackungsdatum allein keine sicheren Rückschlüsse, da ein Ei im ungünstigsten Fall 12 Tage vor dem Verpackungsdatum gelegt wurde. Immerhin ermöglicht die Rechnung „Mindesthaltbarkeitsdatum minus 28 Tage" oder „Kühldatum minus 18 Tage" den Rückschluss auf das Legedatum.

| Fristen für die Lagerung von Eiern im Handelsbetrieb | |
|---|---|
| **… ab Legedatum** | **Vorgang** |
| bis zum 9. Tag … | Extra-Frische bei A-Extra-Eiern; danach Entfernung der Banderole |
| ab dem 18. Tag … | Kühlung der Eier |
| bis zum 21. Tag … | Verkauf der Eier |

Eier sollten nicht zu lange gelagert werden, denn sie können von **Salmonellen** befallen sein, die Lebensmittelvergiftungen verursachen. Je frischer ein Ei ist, desto wirksamer sind seine Abwehrkräfte gegen die Vermehrung der Salmonellen. Durch unsachgemäße *(zu lange, zu warme)* Lagerung kommt es zur Vermehrung der Bakterien. Das Problem besteht darin,

- dass man es einem Ei nicht ansieht, ob es Salmonellen enthält oder nicht, und
- dass sich kein Zeitraum nach dem Legedatum angeben lässt, in dem mit Sicherheit kein Infektionsrisko besteht.

Das „Mindesthaltbarkeitsdatum mit Verbraucherhinweis" bietet nur scheinbar eine verlässliche Hilfe bei der Bestimmung der noch verleibenden Lagerdauer. Das MHD zeigt zwar an, bis zu welchem Tag die Eier mindestens die Güteklasse „A" behalten, aber es gibt aus zwei Gründen keine sichere Auskunft:

- Der Verbraucher erfährt nicht, wie viele Tage nach dem Legen die Eier beim Abpacken, beim Transport und im Handel ungekühlt gelagert wurden.
- Mit dem Verbraucherhinweis ist keine vorgeschriebene Lagertemperatur (etwa: bei 5 bis 8 °C mindestens haltbar bis ...) verbunden.

Mit Rücksicht auf die Tatsache, dass Eier überhaupt erst ab dem 18. Tag gekühlt werden müssen, ist es problematisch, dem Verbraucher ein Durcherhitzen der Eier erst ab Erreichen des MHD zu empfehlen (Verbraucherhinweis).

Aus diesen Gründen empfiehlt es sich generell nicht, Eier roh zu verzehren. Insbesondere für Kinder, ältere Menschen, Schwangere und Kranke ist es nicht ratsam, die folgenden Lebensmittel zu verzehren:

- rohe oder
- nicht bei mindestens 70 °C durcherhitzte Eierspeisen *(„weich" gekochte Eier, Spiegeleier mit noch flüssigem Eidotter)* oder
- unter Verwendung von rohen Eiern hergestellte, anschließend nicht durcherhitzte Lebensmittel *(selbst gemachte Mayonnaise, Süßspeisen, Konditoreiwaren mit rohem Eischnee wie Tiramisu).*

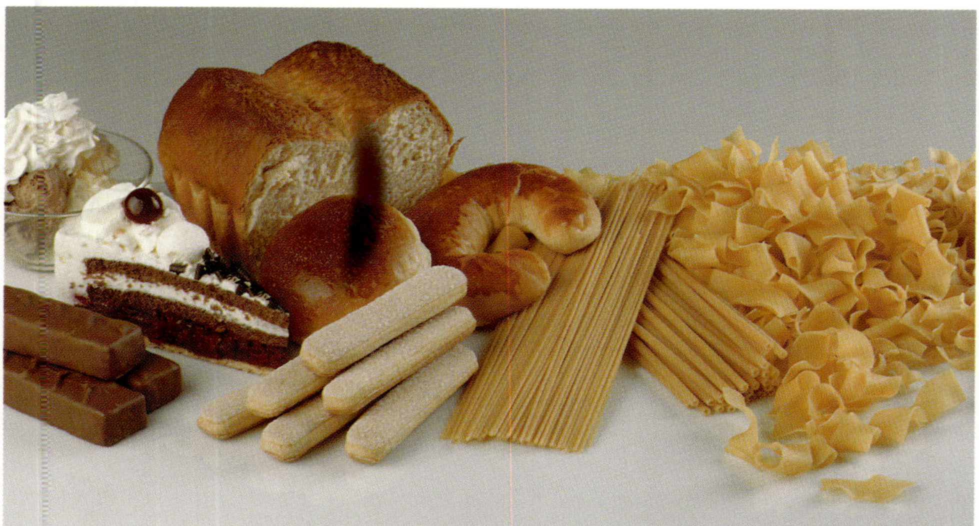

Mit Eiern oder Eiprodukten hergestellte Lebensmittel

## Eiprodukte

Für Gastronomie und Lebensmittelindustrie werden Eipulver, Eikonzentrat, Eigelee und Tiefkühlei hergestellt. Dabei bezeichnet man als **Vollei** den von der Schale befreiten Inhalt (Eiklar und Dotter gemischt). Für die Herstellung von Eiklar- bzw. Eigelberzeugnissen wird der Eiinhalt getrennt. Eiprodukte müssen unter strengsten hygienischen Bedingungen hergestellt und gelagert werden.

## Erzeugnisse aus Eiern

Gekochter **Eierstich** ist ein Erzeugnis aus Eiern, Milch und Gewürzen. Er wird als Dauerkonserve und auch (für die Gastronomie) tiefgefroren angeboten. Bei **Stangenei**, das vor allem in der Gastronomie verwendet wird, handelt es sich um gekochte und anschließend tiefgefrorene Eierrollen, die sich durch ihre zylindrische Form im Gegensatz zu „normalen" gekochten Eiern leicht und verlustfrei weiterverarbeiten lassen (kein Pellen; gleich große Scheiben ohne Endstücke). Stangenei entsteht dadurch, dass in eine doppelwandige Röhre zunächst (in den äußeren Ring) Eiklar eingefüllt und gekocht wird. Sobald es fest ist, wird die innere Röhre herausgezogen und an ihrer Stelle flüssiges Eigelb eingefüllt. Das Ganze wird hart gekocht und schließlich schockgefrostet.

## Was Verbraucher noch wissen wollen

### Warum sind manche Eier weiß und andere braun?

Die Farbe des Eies hängt allein von der Hühnerrasse ab. Die meisten weißen Eier stammen von weißen Leghornhennen, die meisten braunen von braunen Hennen. Bei einigen Rassen färben Pigmente die Eischalen erst wenige Stunden vor dem Legen braun (oder sogar zartgrün). Es gibt auch braun legende weiße und weiß legende braune Rassen. Im Geschmack unterscheiden sich die Eier nicht; allerdings ist die Schale brauner Eier meist dicker. Die eine Hälfte der Verbraucher bevorzugt braune, die andere Hälfte weiße Eier. Manche Verbraucher sind bereit, für braune Eier mehr zu bezahlen, weil sie glauben, diese Eier hätten eine bessere Qualität. Tatsächlich sagt die Schalenfarbe nichts über die Inhaltsstoffe des Eies aus. Bei braunen Eiern sind möglicherweise vorhandene Blutflecke beim Durchleuchten schlechter zu erkennen.

### Warum sind Eier verschieden groß?

Die Größe der Eier hängt von der Rasse und von der einzelnen Henne ab. Eine Junghenne legt zu Beginn ihrer Legeperiode sehr kleine Eier. Das Durchschnittsgewicht der Eier steigt innerhalb eines Jahres von 49 auf 66 Gramm. Je größer die Eier werden, desto zerbrechlicher und ungleichförmiger wird ihre Schale.

### Ist der Genuss von Eiern schädlich?

Eier enthalten im Dotter den Fettbegleitstoff →Cholesterin. Andererseits stellt der Körper große Mengen eigenes Cholesterin her. Beim gesunden Organismus sorgt ein Regelmechanismus dafür, dass das Nahrungscholesterin kaum Einfluss auf den Blutcholesterinspiegel hat. Gesunde können deshalb selbst entscheiden, wie viele Eier pro Woche sie essen möchten. Personen, die an Gefäßverengung, Herzschäden oder an einem gestörten Regelmechanismus leiden, sollten die Ratschläge ihres Arztes befolgen.

**Was bedeuten dunkle Dotter?**

Die Dotterfarbe sagt nichts über Geschmack, Nährwert und Zustand des Eies aus; ein blasser oder hellgelber Dotter ist ganz natürlich und unbedenklich. Frei laufende Hennen können dunklere Dotter hervorbringen, wenn sie in ihrem Futter Pflanzen finden, die reichlich Carotinoide (ähnlich dem Möhrenfarbstoff) enthalten. Diese Carotinoide stellen eine Vorstufe des Vitamins A dar, sind in niedriger Dosierung gesundheitlich unbedenklich und werden häufig dem Futter beigemischt, weil Eierkäufer in Deutschland goldgelbe Dotter vorziehen. Die einzige sichere Aussage, die sich anhand der Dotterfarbe machen lässt, ist: Bei blassem Dotter wurden dem Hühnerfutter **keine** Carotinoide beigemengt.

**Was sind Doppeldottereier?**

Doppeldottereier haben zwei kleinere Dotter. Es handelt sich um die Anlage von Zwillingen; dennoch können sich aus ihnen keine Küken entwickeln. Doppeldottereier sind genauso genießbar und wohlschmeckend wie normale Eier.

**Woher rührt gelegentlicher Fischgeschmack?**

Wenn ein Ei nach Fisch schmeckt, vermuten Verbraucher, dass im Hühnerfutter Fischmehl enthalten war. Allerdings ist Fischmehl derart teuer, dass es heute kaum noch dem Hühnerfutter zugesetzt wird. Normalerweise liegt der fischige Geschmack eines Eies an einer Stoffwechselstörung im Eierstock oder im Eileiter der Henne.

**Was bedeuten die Angaben des Stempels direkt auf dem Ei?**

Verpackte wie lose verkaufte Eier der Güteklasse A tragen einen aufgestempelten Erzeugercode, aus dem die Art der Legehennenhaltung und die Herkunft des Eies abgelesen werden können. Dieser Code enthält drei Bestandteile: Die erste Ziffer gibt Auskunft über die Haltungsform; die folgenden zwei Buchstaben benennen das Herstellungsland; die nachfolgende Nummer bezeichnet den Erzeugerbetrieb und evtl. den Stall oder Betriebsteil – mit der Folge, dass die Herkunft jedes Eies bis in den Stall zurückverfolgt werden kann. Der Erzeugercode muss auf der Verpackung erläutert werden (bei loser Ware durch Aushang in Nähe der Ware). Öko-Eier müssen mit der Prüfnummer einer unabhängigen Kontrollstelle versehen sein. Die Kennzeichnung eines jeden Eies soll Information und Transparenz bieten und so Sicherheit schaffen.

**Code für das Haltungssystem:**
0 = Ökologische Erzeugung
1 = Freilandhaltung
2 = Bodenhaltung
3 = Käfighaltung

**Code des EU-Mitgliedstaates:**
AT = Österreich
BE = Belgien
DE = Deutschland
DK = Dänemark
FR = Frankreich
NL = Niederlande
…

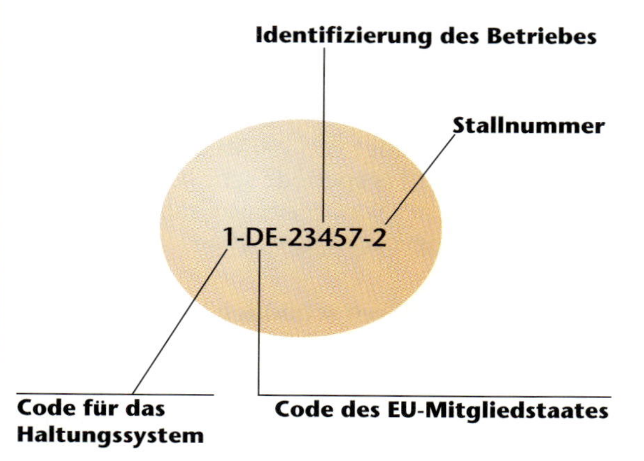


Erzeugercodierung

### Warum stellt man nicht die gesamte Erzeugung auf Freilandhaltung um?

Betrachtet man die Preisentwicklung der letzten 50 Jahre, so erscheinen Eier als ein sehr preisstabiles Lebensmittel. Real, also gemessen an der Entwicklung der Einkommen im gleichen Zeitraum, ist der Preis eines Eies sogar gesunken. Möglich war dies nur durch Rationalisierung in Haltung und Fütterung, vor allem aber durch die Zucht leistungsfähigerer Legehennen: ihre jährliche Legeleistung stieg seit 1950 von 120 auf etwa 280 Eier.

## Pro und contra Käfighaltung

# Votum für Hühnerkäfige

*Legehennenhalter wehren sich gegen öffentliche Kritik*

**AgE. Frankfurt, 6. Mai. Die Legehennenhalter fühlten sich zu Unrecht unter Beschuss genommen; die Käfighaltung sei nach ihrer Ansicht nicht so schlecht wie ihr Ruf.**

Deshalb, so erklärte der Niedersächsische Landvolkverband, wollten sie künftig stärkere Öffentlichkeitsarbeit leisten und vor allem die in den vergangenen Jahren erreichten Verbesserungen dieses Haltungssystems im Hinblick auf den Tierschutz mehr herausstellen. In modernen Käfigsystemen stehe den Hennen meist bereits mehr Platz zur Verfügung, als die gesetzlichen Vorgaben dies forderten, und technisch ausgereifte Belüftungsanlagen sorgten für ein optimales Stallklima, betonte der Verband. Zudem gebe es bei den in der Käfighaltung üblichen Kleingruppen im Gegensatz zu größeren Tiergruppen in Boden- oder Auslaufhaltung keinen Kannibalismus, sodass in dieser Haltungsform das Einkürzen der Schnäbel überhaupt nicht erforderlich sei.

Gleichwohl sei den Eierproduzenten bewusst, dass der Bewegungsspielraum der Hennen gegenüber anderen Haltungsformen eingeschränkt sei, räumte der Landvolkverband ein. Gemeinsam mit dem Deutschen Bauernverband (DBV) habe deshalb der Zentralverband der deutschen Geflügelwirtschaft (ZDG) ein Konzept erarbeitet, das auch in der Käfighaltung artgerechte Verhaltensweisen ermögliche, ohne auf die Vorteile dieses Systems zu verzichten. Das berufsständische Konzept sehe größere Käfige mit mehr Hennen vor, denen dann Sitzstangen, Nester zur Eiablage sowie die Möglichkeit zum Sonnenbaden geboten werden sollten, erläuterte der Landvolkverband. Diese neuartigen Käfige seien aber noch nicht ausgereift; vor ihrem breiten Einsatz in der Praxis bestehe noch erheblicher Forschungsbedarf.

In der Boden- und Auslaufhaltung sehen die meisten Hennenhalter nach Darstellung des Landvolkverbandes jedoch keine Alternative. Sie befürchten, dass dann längst vergessene Probleme zurückkehrten, die letztlich seinerzeit zur Entwicklung der Käfighaltung geführt hätten. Vor allem gesundheitliche Gründe seien es, so der Landvolkverband, die für die Käfighaltung sprächen und in alternativen Haltungsformen nur schwer oder meist mit Medikamenteneinsatz in den Griff zu bekommen seien. Die Hennen infizierten sich nämlich immer wieder selbst am eigenen Kot mit Krankheitskeimen, während sie in den Käfigen keinen Kontakt mehr dazu hätten. Nicht zu unterschätzen sei auch der Flächenbedarf alternativer Haltungsformen. Würden beispielsweise alle in Deutschland konsumierten Eier in Freilandhaltung erzeugt, müsste dafür eine Auslauffläche von 600 Quadratkilometern für die Hennen reserviert werden.

Die Verbände der Geflügelwirtschaft würden ihre Bereitschaft unterstreichen, mehr Tierschutz in der Käfighaltung umzusetzen, führte der Landvolkverband weiter aus. Sie forderten allerdings gleiche Bedingungen für alle oder einen Außenschutz gegenüber importierten Eiern, die nicht nach den hier gültigen Normen produziert würden, da sonst die Eierproduktion lediglich ins Ausland abwandern würde.

Quelle: Lebensmittel-Zeitung vom 7. Mai 1999

### Extremste Art der Nutztierhaltung

„Bei der *Käfighaltung* haben die Hühner praktisch keine Bewegungsfreiheit. Eine Henne im hinteren Teil des Käfigs, die dort wegen dessen geringer Höhe in geduckter Haltung steht, kann nur nach vorn ans Futter gelangen, wenn sie über die anderen Hühner hinwegsteigt oder sich unter ihnen durchdrückt. Bei solchen Drängeleien ziehen sich die Tiere, weil ihre Knochen aufgrund der Haltung spröde sind, nicht selten Wirbelsäulenbrüche zu, die zu Lähmungen führen. Infolge von Stress picken und hacken sich die Hühner gegenseitig, was sich bis zum Kannibalismus steigern kann. Dass die Käfighaltung einen schlechten Einfluss auf den Stoffwechsel der Tiere ausübt, liegt auf der Hand … Mit der Mauser und dem Aussetzen des Eierlegens kommen die Hennen meist als Suppenhühner in die Supermärkte.

Die Käfighaltung steht im Mittelpunkt der Proteste deutscher und internationaler Tierschutzorganisationen. Zweifellos muss sie als die extremste und unverantwortlichste Art der Nutztierhaltung bezeichnet werden."

Aus: Katalyse-Institut für angewandte Umweltforschung (Hrsg.), Neue Chemie in Lebensmitteln. 51. Aufl., Frankfurt a. M. 1995, S. 239

Natürlich ist es dennoch möglich, bei der Haltung von Legehennen Gesichtspunkte des Tierschutzes zu berücksichtigen. So gibt es in der Schweiz nach einem Volksentscheid keine Legebatterien mehr. Stattdessen werden die Legehennen in Volieren gehalten. Voraussetzung ist allerdings, dass die Verbraucher bereit sind, deutlich höhere Preise zu zahlen und den Eierkonsum einzuschränken – wobei zu bedenken ist, dass fast die Hälfte aller Eier für industrielle Zwecke verbraucht wird. Durch ihren großen Flächenbedarf stößt eine artgerechte Freilandhaltung aller Legehennen sehr bald an natürliche und wirtschaftliche Grenzen.

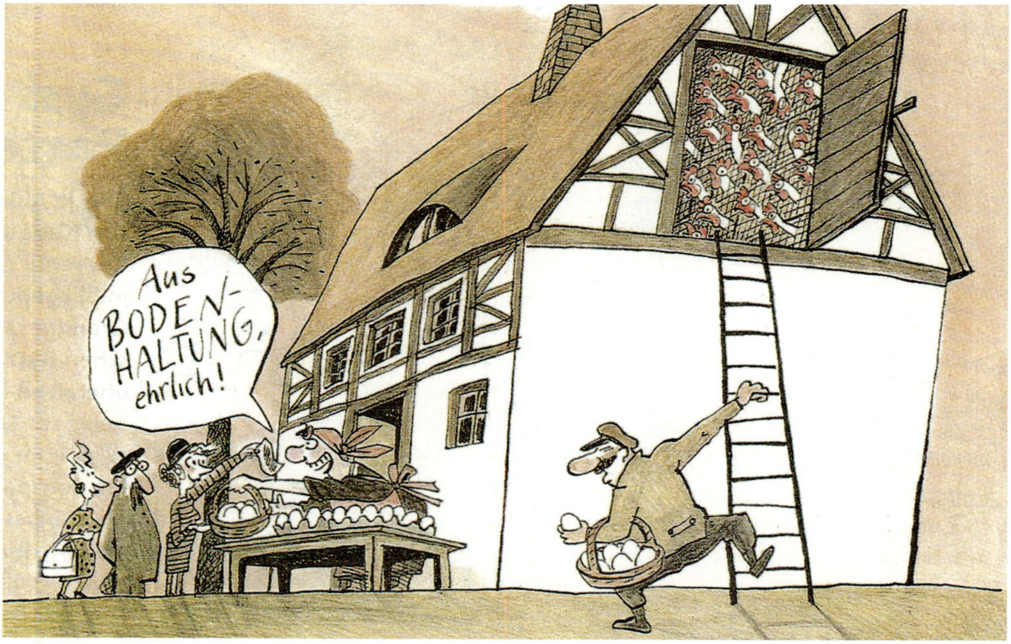


**Schmecken Freilandeier besser?**

Die verschiedenen Haltungsformen haben keinen Einfluss auf den Geschmack der Eier. Zahlreiche Blindtests haben erwiesen, dass die Testpersonen nicht in der Lage waren, die Haltung der Legehennen aus dem Geschmack der Eier zu bestimmen. Das liegt daran, dass die Geschmacksunterschiede innerhalb einer Haltungsform ähnlich groß sein können wie zwischen Eiern verschiedener Haltungsformen.

**Ab Neujahr sieht man in den Geschäften fertig gefärbte Ostereier – ist das Kundendienst?**

Mit dem Färbemittel bekommen die (bereits gekochten) Eier eine zusätzliche Schutzschicht, wodurch die Haltbarkeit verlängert wird. So wird es leichter möglich, die Eierproduktion, die ja eigentlich erst in den Tagen vor Ostern auf schlagartig erhöhte Nachfrage stößt, schon in den Wochen vor Ostern allmählich zu steigern, die dabei anfallenden Eier abzusetzen und die Saison „nach vorne" zu verlängern.

## Wenn Sie weiterlesen wollen

Auswertungs- und Informationsdienst für Ernährung, Landwirtschaft und Forsten (aid) e. V. (Hrsg.), Eier. Nr. 1069. Bonn 2003[11]

Grimm, Hans-Ulrich, Die Entfremdung der Henne vom Ei. In: Klink, Vincent, und Stephan Opitz (Hrsg.), Cotta's kulinarischer Almanach 1998 / 99. Stuttgart 1997, S. 77–87;

Zimmer, Dieter E., Hühner – Tiere oder Eiweißmaschinen? Reinbek bei Hamburg 1983.

# 2 Milch und Milcherzeugnisse

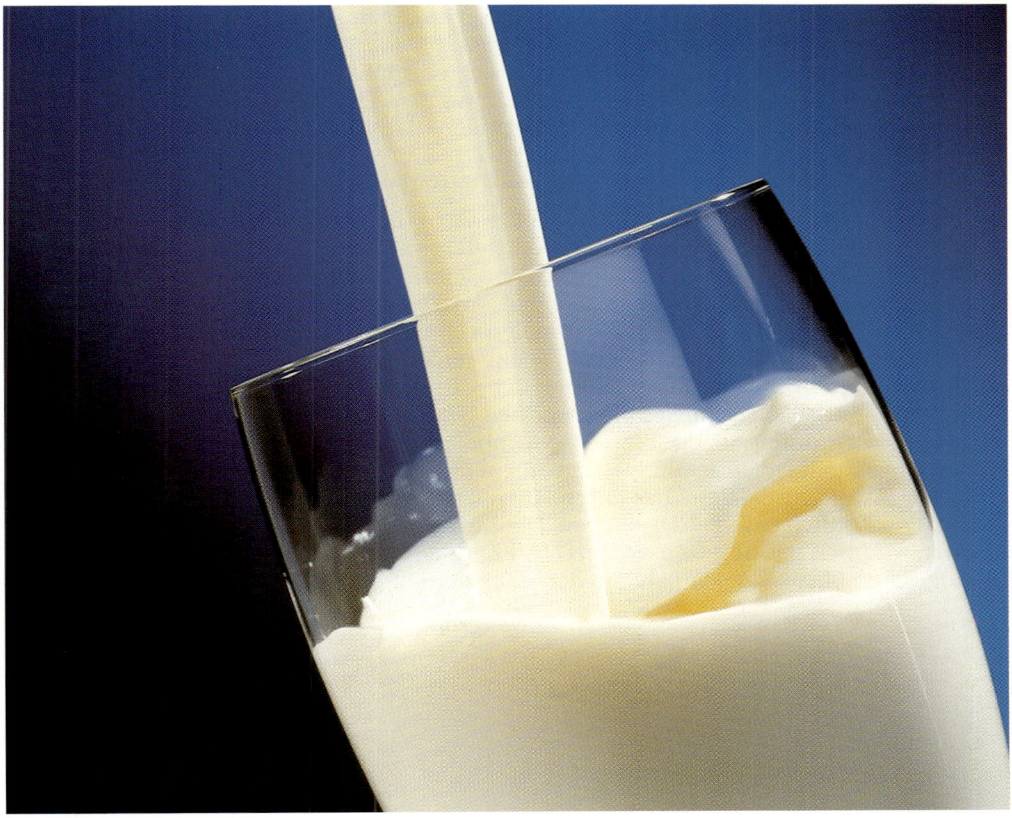

## Milch

Milch ist ein hochwertiges Lebensmittel, weil sie fast alle →Nährstoffe enthält, die Erwachsene, Heranwachsende und vor allem Kinder zum Leben brauchen:

- sie ist reich an biologisch hochwertigem Eiweiß,
- sie enthält viele Vitamine (insbesondere $B_2$ und $B_{12}$) und Mineralstoffe (vor allem Calcium),
- der in ihr enthaltene Milchzucker (Lactose) fördert die Entwicklung und Erhaltung einer gesunden Darmflora und begünstigt die Aufnahme des Calciums durch die Darmwand.

Unter „Milch" versteht man üblicherweise Kuhmilch. Die Milch anderer Milchtiere muss entsprechend gekennzeichnet werden. Ein kleiner Teil der Milch wird von den Erzeugern ab Hof verkauft oder selbst weiterverarbeitet. Der weitaus größte Teil der erzeugten Milchmenge wird an die Molkereien geliefert. Davon wird etwa ein Viertel zur Herstellung von Konsummilch, Sahne, Sauermilch und Milchmischgetränken verwendet; drei Viertel werden zu Kondensmilch, Milchpulver, →Käse und →Butter verarbeitet.

## Rohmilch und Vorzugsmilch

**Rohmilch** wird ausreichend gereinigt und gekühlt, jedoch nicht mit Wärme behandelt, und „ab Hof“ des Erzeugers verkauft, wobei hohe Hygieneanforderungen einzuhalten sind. Sie darf nur unmittelbar an Verbraucher abgegeben werden, und zwar nur am Tag der Gewinnung und nur mit dem Hinweis, dass sie vor dem Verzehr abzukochen ist. Besonders strenge Anforderungen gelten für die im Erzeugerbetrieb in verkaufsfertige Packungen abgefüllte, im Handel angebotene **Vorzugsmilch.** Da es sich ebenfalls um rohe Milch handelt, sollte auch Vorzugsmilch vor dem Verzehr abgekocht werden. Dies gilt in besonderem Maße bei der Verwendung in der Säuglings- und Kleinkinderernährung.

## Standardisierte, homogenisierte und wärmebehandelte Milch

Die der Molkerei angelieferte Rohmilch wird zunächst auf ihren hygienischen Zustand hin untersucht. Wenn keine Beanstandungen auftreten, wird die Milch in einer Art Zentrifuge (Separator) in ihre Bestandteile Magermilch und Rahm getrennt. Dabei wird die Milch auch von Schmutzteilchen und Bakterien gereinigt. Anschließend wird der Rahm wieder in die Magermilch zurückgeführt, entweder komplett (Milch mit natürlichem Fettgehalt), in der Regel nur zum Teil. So lassen sich die Fettgehalte genau einstellen, d. h., die Milch wird **standardisiert.** Die angelieferte Milch enthält 3 bis 6 % Fett, durchschnittlich deutlich über 3,5 %, sodass meist Überschussrahm gewonnen wird. Dies ist für die Molkerei von großem wirtschaftlichem Interesse, da sie so die Milchbestandteile einzeln vermarkten kann. Deshalb wird genau darauf geachtet, dass z. B. die standardisierte Vollmilch genau 3,5 %, nicht etwa 3,52 % Fett enthält. Bei der anschließenden **Homogenisierung** wird die Milch bei hohem Druck durch enge Düsen gepresst. Die enthaltenen Fettkügelchen werden dabei zerkleinert, wodurch das Absetzen des Fetts (Aufrahmen) für einige Zeit verhindert wird. Die Fettkügelchen bleiben gleichmäßig in der Milch verteilt und machen sie vollmundiger.

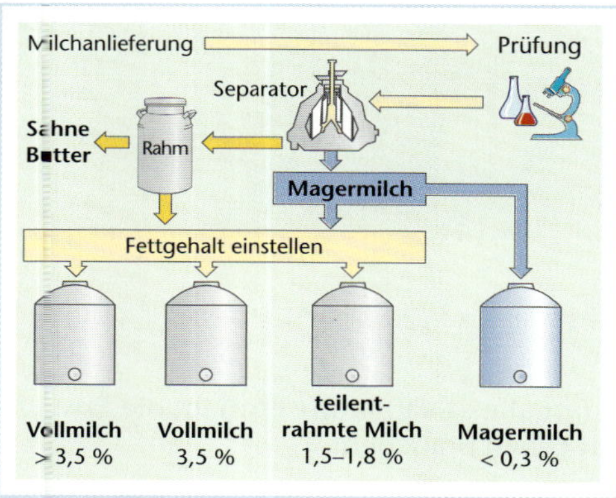


Fettstufen der Milch

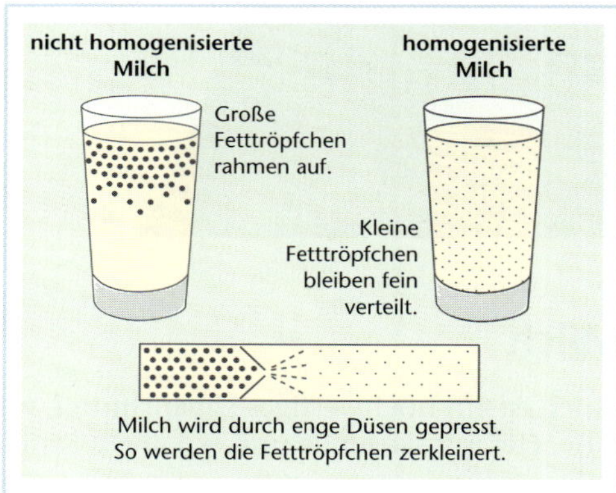


nicht homogenisierte / homogenisierte Milch

Durch **Pasteurisieren** – meistens durch Kurzzeiterhitzung auf 72–75 °C für 15–30 Sekunden – werden alle Krankheit erregenden Keime abgetötet und die meisten Verderbnis erregenden Keime und Enzyme inaktiviert. Dadurch werden die Anforderungen des Gesundheitsschutzes erfüllt, und die Milch wird auch länger haltbar. Pasteurisierte Milch hat bei Kühlung eine Haltbarkeit von 3 bis 6 Tagen. Durch **Hocherhitzen** auf 127 °C und weitere aufwändige Verfahren entsteht eine Milch, die sich 12 bis 21 Tage hält und ebenso wie pasteurisierte Milch gekühlt werden muss. Sie wird auch als ESL-Milch bezeichnet (ESL bedeutet „Extended Shelf Life“ und verweist darauf, dass diese Milch länger im Kühlregal des Handels und auch im Kühlschrank des Haushalts verbleiben kann als pasteurisierte Milch).

Durch **Ultrahocherhitzen** bei 135 bis 150 °C für 1–4 Sekunden werden nahezu alle Mikroorganismen abgetötet und die Milch ohne Kühlung für 3–6 Monate haltbar (H-Milch). Das **Sterilisieren** schließlich erfolgt durch Einkochen in geschlossener Verpackung, wodurch die Milch völlig keimfrei und ohne Kühlung etwa ein Jahr haltbar wird.

Die längere Haltbarkeit gilt nur für geschlossene Packungen. Geöffnete Milchpackungen gleich welcher Sorte sind gekühlt bis zu 3 Tagen haltbar. Das Sterilisieren und in geringerem Umfang auch das Hocherhitzen und das Ultrahocherhitzen mindern den Nährwert der Milch durch Eiweißveränderungen und Vitaminverluste und führen überdies zu einem Kochgeschmack der so behandelten Milch, der von einigen Konsumenten abgelehnt, von anderen – wohl als Folge einer Prägung auf den Geschmack der H-Milch – geschätzt wird.

### Frischmilch und Konsummilch

Mit der im Handel üblichen Bezeichnung **„Frischmilch"** sind Vorzugsmilch und pasteurisierte Milch gemeint. **„Konsummilch"** ist in einer Molkerei homogenisiert und pasteurisiert bzw. hocherhitzt, ultrahocherhitzt oder sterilisiert worden und kommt in folgenden Sorten in den Handel:

- **Vollmilch mit natürlichem Fettgehalt**, jedoch mindestens 3,5 % Fett,
- **Vollmilch mit eingestelltem Fettgehalt**, mindestens 3,5 % Fett,
- **teilentrahmte** (fettarme) **Milch**, mindestens 1,5 %, höchstens 1,8 % Fett,
- **entrahmte Milch** (Magermilch), höchstens 0,3 % Fett.

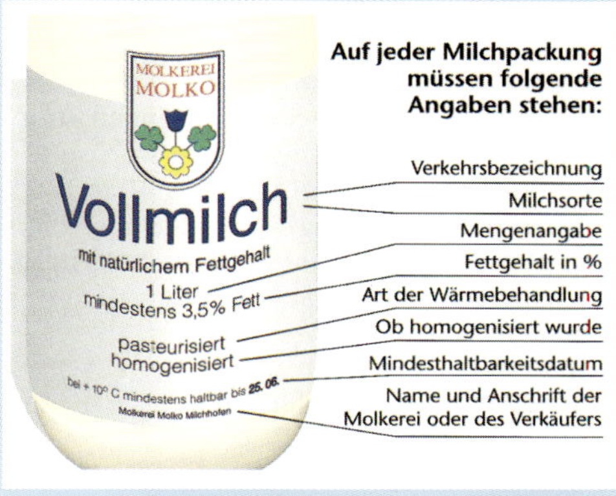
MOLKEREI MOLKO
Vollmilch
mit natürlichem Fettgehalt
1 Liter
mindestens 3,5% Fett
pasteurisiert
homogenisiert
Auf jeder Milchpackung müssen folgende Angaben stehen:
Verkehrsbezeichnung
Milchsorte
Mengenangabe
Fettgehalt in %
Art der Wärmebehandlung
Ob homogenisiert wurde
Mindesthaltbarkeitsdatum
Name und Anschrift der Molkerei oder des Verkäufers
Milchpackung mit Kennzeichnung der Behandlung

Vollmilch ist in manchen Geschäften auch lose erhältlich. Im Handel wird auch Bio-Milch angeboten, die pasteurisiert, aber nicht homogenisiert wurde.

## Milcherzeugnisse

Durch Verarbeitung von Milch oder Milchbestandteilen entstehen Milcherzeugnisse in kaum zu übersehender Vielfalt. Grundsätzlich ist zu unterscheiden nach Standardsorten, deren Beschaffenheit genau festgelegt ist, und den in der Verordnung über Milcherzeugnisse nicht genannten Gruppenerzeugnissen (vor allem *Fruchtjoghurterzeugnisse).* Für deren Herstellung bestehen Spielräume, sodass sich Gruppenerzeugnisse von den Standardsorten z. B. hinsichtlich der Wärmebehandlung, der Verwendung besonderer Mikroorganismenkulturen, des Zusatzes von Sahne oder Milcheiweiß oder des Zusatzes von Stärke, Speisegelatine und anderen Dickungsmitteln unterscheiden.

**Gesäuerte Milcherzeugnisse** *(Sauermilch/Dickmilch einschließlich Crème fraîche, Joghurt, Kefir, Buttermilch und aus diesen hergestellte Erzeugnisse)* sind wegen ihres frischen Geschmacks und ihrer verdauungsfördernden Wirkung sehr beliebt. Sie werden aus Milch mit unterschiedlichem Fettgehalt unter Zugabe verschiedener Milchsäurebakterien-Kulturen hergestellt. An der Gärung von Kefir sind auch Hefen beteiligt, wodurch der verzehrfertige Kefir eine geringe Menge Alkohol und Gärungskohlensäure (mitunter an einer Wölbung des Deckels erkennbar) enthält und besonders erfrischend schmeckt.

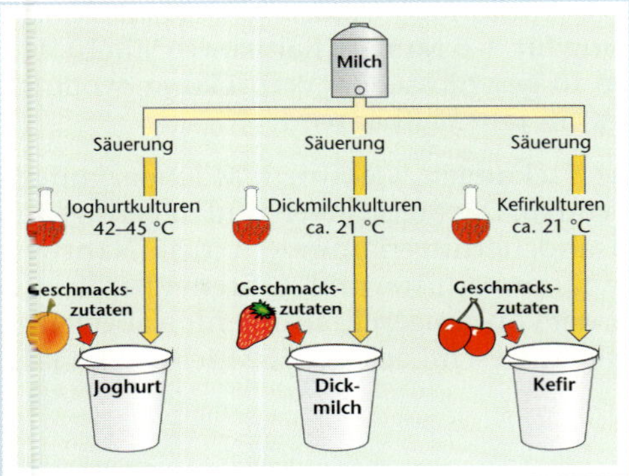


Sauermilcherzeugnisse

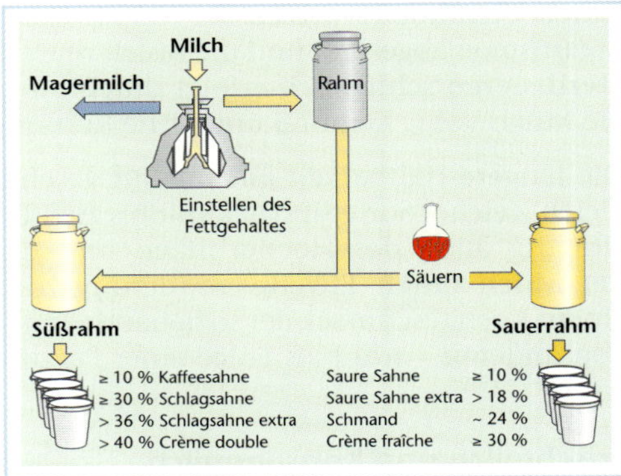


Sahneerzeugnisse

**Sahneerzeugnisse** *(Kaffeesahne, Schlagsahne)* werden aus dem Rahm der Milch hergestellt. Günstig für eine gute Schlagfähigkeit und einen guten „Stand" der Sahne sind Fettgehalte über 30 %. Gruppenerzeugnisse sind süße Sahne (28 % Fett), Schlagsahne extra (36 % Fett) und Crème double (mindestens 40 % Fett). Bei wärmebehandelten, verhältnismäßig lange haltbaren Sahneerzeugnissen darf als Stabilisator Carrageen (E 407) eingesetzt werden. Dieser soll verhindern, dass sich durch Aufrahmen ein störender Fettpfropfen bildet. Versehentlich sauer gewordene Sahne und Kaffeesahne dürfen nicht als saure Sahne verkauft werden.

**Kondensmilcherzeugnisse** werden nach Einstellen des Fettgehaltes im Vakuum eingedampft (evaporiert), wobei die Milch auf etwa die Hälfte ihres ursprünglichen Volumens eindickt, und anschließend in der keimdichten Packung (Weißblechdosen, Glasflaschen, Weichpackungen, Kunststoffkännchen oder Portionspackungen) sterilisiert. In Deutschland wird vor allem ungezuckerte Kondensmilch angeboten; kleine Mengen gezuckerte Kondensmilch kommen in Tuben in den Handel und werden z. B. zum Backen, Kochen oder als Brotaufstrich verwendet.
Außerdem werden gezuckerte Kondensmilcherzeugnisse mit Aroma *(Amaretto, Vanille)* angeboten.

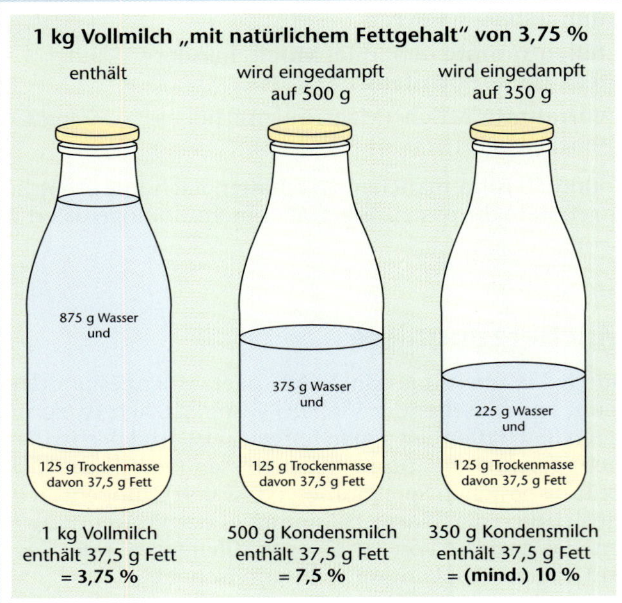


Eindickungsverhältnisse der Milch

**Molkenerzeugnisse** *(Molke, Molkensahne)* werden aus Molke hergestellt, die bei der Käseherstellung anfällt und nach Abscheiden des Käsebruchs und des Fetts aus der geronnenen Milch deren wasserlösliche Bestandteile enthält. Süße oder saure Molkengetränke gibt es u. a. in Reformhäusern. Sauermolke enthält wesentlich mehr Calcium als Süßmolke.

**Milchmischerzeugnisse** gibt es als Standarderzeugnisse und Gruppenerzeugnisse aus Milch der drei Fettgehaltsstufen und aus bis zu 30 % anderen Lebensmitteln *(Früchte, Zucker, Kakao, Malz, Aromen)*. Sie können pasteurisiert, ultrahocherhitzt oder sterilisiert sein. Die meisten Gruppenerzeugnisse sind gesäuert *(Fruchtjoghurt, Joghurt mit Fruchtzubereitung, Joghurt mit Fruchtgeschmack, Joghurt mit ...geschmack)*. Ein Joghurt mit Fruchtzubereitung muss nur 3,5 % Frischfrucht enthalten. Zur Milderung der Fruchtsäure und zur Abrundung des Geschmacks werden ihm meist 7 bis 8 % Zucker, außerdem Stärke, Gelatine und weitere Bindemittel zugesetzt. Bei fettarmem Joghurt wird die zunächst erreichte Reduzierung des →Brennwerts durch Zugabe der Fruchtzubereitung zumindest teilweise wieder rückgängig gemacht. Fruchtjoghurterzeugnisse – gerührt oder mit der Zubereitung unterlegt – haben einen Anteil von rund 80 % am Joghurtabsatz. Zu den Milchmischerzeugnissen gehören auch die zunehmend beliebten Frühstücksdrinks und die →pre- und →probiotischen Fitnessdrinks (→Functional Food).

**Trockenmilcherzeugnisse** *(Vollmilch-* und *Magermilchpulver)* haben im Lebensmittelhandel nur geringe Bedeutung.

| Ausgewählte Milcherzeugnisse – Standardsorten | |
|---|---|
| **Standardsorten** | **Fettgehalt in % mindestens (*höchstens)** |
| **Gesäuerte Milcherzeugnisse:** | |
| reine Buttermilch, Buttermilch | 1* |
| Sauermilch, Dickmilch; Joghurt; Kefir (auch „mild“) | 3,5 |
| fettarme Sauermilch, fettarme Dickmilch; fettarmer Joghurt; fettarmer Kefir (auch „mild“) | 1,5 (1,8*) |
| entrahmte Sauermilch, entrahmte Dickmilch; Magermilchjoghurt, Magermilchkefir (auch „mild“) | 0,3* |
| saure Sahne, Sahnedickmilch; Sahnejoghurt, Sahnekefir (auch „mild“) | 10 |
| Crème fraîche | 30 |
| **Sahneerzeugnisse:** | |
| Kaffeesahne = Kaffeerahm (auch als H- oder sterilisiertes Erzeugnis) | 10 |
| Schlagsahne = Schlagrahm (auch als H- oder sterilisierte Sahne) | 30 |
| **Kondensmilcherzeugnisse:** | |
| Kondensmilch mit hohem Fettgehalt = kondensierte Kaffeesahne | 15 |
| Kondensmilch = kondensierte Vollmilch | 7,5 |
| teilentrahmte Kondensmilch | 1 (7,5*) |
| Kondensmagermilch = kondensierte Magermilch | 1* |
| **Milchmischgetränke:** | |
| Milchmischgetränke aus Vollmilch | 3,5 |
| Milchmischgetränke aus fettarmer Milch | 1,5 (1,8*) |
| Milchmischgetränke aus Magermilch | 0,3* |
| **Molkenerzeugnisse:** | |
| Molke (Süß- oder Sauermolke) | 0,2 |
| Molkensahne | 10* |

## Lagerung von Milch und Milcherzeugnissen

Milch ist ein leicht verderbliches und gegenüber Umgebungseinflüssen (Wärme, Fremdgerüche, Licht) empfindliches Lebensmittel. Licht – vor allem das Licht aus Leuchtstoffröhren (auch der Kühlmöbel!) – beeinflusst Milch und Milcherzeugnisse besonders ungünstig, denn es mindert den Nährstoffgehalt *(Vitamine)* und verursacht außerdem den unangenehmen „Lichtgeschmack", der auf oxidativer Veränderung des Milchfetts beruht. Lichtundurchlässige Behälter und Milchflaschen aus braunem Glas sind vorzuziehen, lichtdurchlässige Flaschen und Schlauchbeutel sollten ohne direkte Lichteinwirkung gelagert werden.

Milch und Milcherzeugnisse, die nicht wärmebehandelt oder lediglich pasteurisiert sind, müssen kühl aufbewahrt werden. Für die mögliche Dauer der Lagerung ungeöffneter Packungen gibt das Mindesthaltbarkeitsdatum einen Anhaltspunkt; geöffnet halten sich diese Waren noch ein bis drei Tage.

Bei pasteurisierter Milch wird das Mindesthaltbarkeitsdatum mit einem Zusatz versehen:

- „gekühlt mindestens haltbar bis …", wobei eine Lagertemperatur von höchstens +10 °C angenommen wird;

bei Vorzugsmilch tritt an die Stelle des MHD ein Verbrauchsdatum:

- „Rohmilch – verbrauchen bis … – aufbewahren bei höchstens +8 °C".

Ungeöffnete Packungen mit ultrahocherhitzter oder sterilisierter Milch können entsprechend dem Mindesthaltbarkeitsdatum ohne Kühlung gelagert werden. Wenn die Packungen einmal geöffnet sind, müssen auch diese kühl gelagert und rasch verbraucht werden, denn sie verderben schnell und ohne wahrnehmbare Säuerung.

| Haltbarkeit der Milch | |
|---|---|
| **Bezeichnung** | **Haltbarkeit (ungeöffnet)** |
| Rohmilch, Vorzugsmilch | bis zu 2 Tagen im Kühlschrank |
| Pasteurisierte Milch | 3-6 Tage im Kühlschrank |
| Ultrahocherhitzte Milch | mindestens 6 Wochen ohne Kühlung |
| Sterilmilch | bis zu 1 Jahr ohne Kühlung |

## Was Verbraucher noch wissen wollen

**Warum bildet sich auf gekochter Milch eine Haut?**

Durch das Erhitzen der Milch gerinnt Eiweiß und setzt sich als Haut auf der Oberfläche ab. Die Haut besteht also nicht aus Fett.

**Ist das „Aufrahmen" von Milch ein Qualitätszeichen?**

Bei nicht homogenisierter Milch *(Rohmilch, Vorzugsmilch* und lediglich pasteurisierter *Biomilch)* rahmt das Fett rasch auf. Manche Verbraucher betrachten das als Qualitätshinweis („Naturbelassenheit"). Allerdings:

- Es ist bei den heutigen Lebens- und Ernährungsgewohnheiten zumindest fraglich, ob Fett weiterhin als qualitätsbestimmender und Wert gebender Faktor eines Nahrungsmittels anzusehen ist – bei Wurst und z. T. bei Käse ist diese Vorstellung längst aufgegeben worden.
- Bei homogenisierter Milch ist das Milchfett zwar mit dem bloßen Auge nicht sichtbar, aber fein verteilt dennoch vorhanden.

Anders ist das Aufrahmen bei homogenisierter Milch zu betrachten: Wenn das Homogenisieren schon mehrere Tage zurückliegt, rahmt die Milch allmählich wieder auf. Somit ist der von den Konsumenten womöglich erfreut wahrgenommene Fettpfropf eher ein Zeichen für Überlagerung der Milch. Das Homogenisieren liegt somit im Interesse des Handels, denn es erschwert Rückschlüsse auf das Alter der Milch.

### Soll man Rohmilch aufkochen oder gleich Vollmilch kaufen?

Manche Verbraucher kaufen Rohmilch (ab Hof) und Vorzugsmilch (im Handel), um ein frisches, naturbelassenes Nahrungsmittel zu erwerben, und verlassen sich auf die strengen Anforderungen, die für Gewinnung und Vertrieb unbehandelter Milch gelten. Wie die Erfahrung zeigt, kann es jedoch durch menschliches Versagen oder technische Pannen zu gesundheitlichen Risiken (Gefahr von schweren Infektionen) kommen, die sich nicht völlig ausschalten lassen. Wer dieser Gefahr begegnen will und unbehandelte Milch kurz aufkocht, bekommt ein hygienisch einwandfreies Nahrungsmittel – das aber bei den im Haushalt üblichen Kochverfahren stärker hitzegeschädigt ist als pasteurisierte oder ultrahocherhitzte Milch. Insofern ist pasteurisierte Milch eine günstige Alternative zu aufgekochter Rohmilch, da der Geschmack weniger beeinträchtigt wird und Eiweiß und Vitamine besser erhalten bleiben.

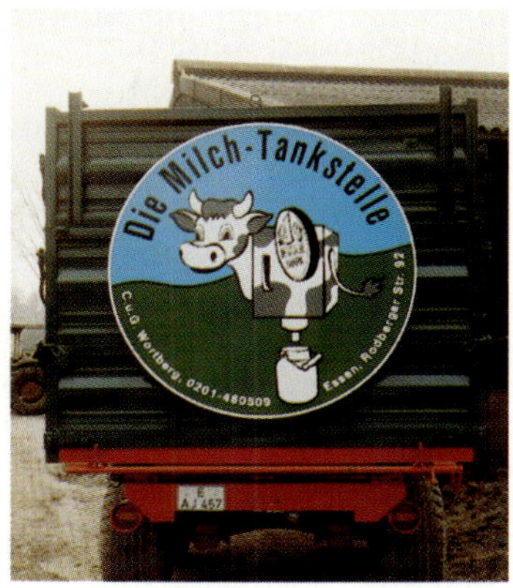

Milchtankstelle am Großstadtrand

### Warum gibt es so wenig Roh- und Vorzugsmilch?

Häufig bleibt gar keine Wahl zwischen wärmebehandelter und -unbehandelter Milch, denn eine Vollversorgung der Bevölkerung mit unbehandelter Milch ist aus hygienischen und wirtschaftlichen Gründen nicht möglich – zu groß wäre der Aufwand, der dafür getrieben werden müsste. Handel und Haushalte sind im Gegenteil an einer Milch interessiert, die problemlos zu handhaben ist. Wärmebehandelte Milch wird daher – trotz höherer Herstellungskosten – zu niedrigeren Preisen angeboten und nachgefragt. Folge davon ist z. B., dass die H-Milch, weil sie keine Kühlung braucht und wochenlang gelagert werden kann, die Regale erobert hat, als ob es in Deutschland keine funktionierenden Kühlketten und keine mit Kühlschränken ausgestatteten Haushalte gäbe. Inzwischen werden bestimmte Konsummilchsorten fast ausschließlich als H-Milch gehandelt.

**Konsummilchsorten nach Wärmebehandlungsverfahren (1995)**

| Konsummilchsorte | Anteil der Wärmebehandlungsverfahren (in %) | | |
|---|---|---|---|
| | Pasteurisieren (Frischmilch) | Ultrahocherhitzen (Halbkonserve) | Sterilisieren (Vollkonserve) |
| Vollmilch | 57,4 | 42,6 | – |
| Teilentrahmte Milch | 12,7 | 87,0 | 0,3 |
| Entrahmte Milch | 3,5 | 96,4 | 0,1 |
| Konsummilch insgesamt | 40,3 | 59,5 | 0,2 |

Berechnet nach: aid-Verbraucherdienst (Hrsg.), Milch und Milcherzeugnisse. Bonn 1996, S. 12

**Warum ist Kuhmilch als Säuglingsnahrung ungeeignet?**

Kuhmilch ist naturgemäß ideal auf die Bedürfnisse des Kalbs zugeschnitten und unterscheidet sich erheblich von der Frauenmilch. Auch die – früher empfohlene – Dreiviertel- oder Halbmilch entspricht nicht den Bedürfnissen des Säuglings. Bei Verwendung von Rohmilch (auch Vorzugsmilch) kommt die Gefahr bakterieller Infektionen hinzu.

Deshalb wird – jedoch nur falls nicht gestillt werden kann – industriell hergestellte →Säuglingsnahrung empfohlen. Diese ist in ihrer Zusammensetzung der Frauenmilch und den Bedürfnissen des Säuglings weitgehend angepasst. Das verwendete Milchpulver wird auf schonende Weise hergestellt, sodass die Nährstoffe (vor allem das Milcheiweiß) möglichst wenig verändert werden.

**Was bedeutet die Unterscheidung von links- und rechtsdrehender Milchsäure?**

Rechtsdrehende oder L(+)-Milchsäure entspricht der auch im menschlichen Körper gebildeten, von der Leber leicht umzusetzenden Form; linksdrehende oder D(–)-Milchsäure dagegen galt früher als wenig vorteilhaft, da bei Verzehr großer Mengen gesäuerter Milchprodukte (besonders von *Joghurt)* wegen der langsameren Umsetzung eine Übersäuerung des Blutes befürchtet wurde. Deshalb wurde empfohlen, möglichst wenig Milchprodukte mit linksdrehender Milchsäure zu verzehren und zu neuentwickelten Sorten mit rechtsdrehender Milchsäure zu greifen. Wie neuere Untersuchungen ergeben haben, beruhen diese Empfehlungen auf einer Fehleinschätzung der verträglichen Zufuhrmengen für D(–)-Milchsäure; sie sind damit gegenstandslos – mit der Einschränkung, dass die Diätverordnung bei Lebensmitteln, die D(–)-Milchsäure enthalten, den Hinweis „nicht für Säuglinge in den ersten drei Lebensmonaten verwenden" vorschreibt.

**Milch ist doch so wertvoll – wie kommt es, dass es Menschen gibt, die Milch nicht vertragen?**

Milch ist von Natur aus als Nahrung für die Nachkommenschaft von Säugern vorgesehen und entspricht den Bedürfnissen der jeweiligen Art in den ersten Lebensmonaten in idealer Weise. Daher gibt es sehr große Unterschiedene in der Milch verschiedener Säuger mit der Folge, dass Menschen nicht jede Milch vertragen. Die Unverträglichkeit von Kuhmilch ist keine Einzelerscheinung, sondern besteht, mit Unterschieden je nach Erdteil und Hautfarbe, bei über der Hälfte der Weltbevölkerung: 5–15 % der mitteleuropäischen und nordamerikanischen Bevölkerung, 20–40 % der Bevölkerung in Südeuropa, 70–100 % der Bevölkerung Asiens und der schwarzen Bevölkerung Afrikas und Amerikas vertragen Kuhmilch nur schlecht oder gar nicht und reagieren auf den darin enthaltenen Milchzucker mit Bauchkrämpfen und Durchfällen. Diese Unverträglichkeit (Lactose-Intoleranz) tritt vor allem bei Erwachsenenen auf und ist darauf zurückzuführen, dass der Organismus die Produktion des Milchzucker spaltenden Enzyms Lactase nach der Kindheit weitgehend eingestellt hat. Für diese Personen sind Sauermilchprodukte bekömmlicher, weil hier der Milchzucker weitgehend zur Milchsäure abgebaut wurde. Darüber hinaus treten, vor allem bei Kindern, allergische Reaktionen auf Eiweißstoffe in der Milch (Kuhmilchallergie) auf.

Auffällig ist: bei im Übrigen ausgewogener Ernährung können Bevölkerungen *(Chinesen, Japaner),* die wegen Milchzuckerunverträglichkeit keine Milch zu sich nehmen, ohne jene Mangelerscheinungen *(Osteoporose)* leben, denen vorzubeugen eigentlich der Milch zugeschrieben wird.

## Wenn Sie weiterlesen wollen

CMA (Hrsg.), Kennwort Milch. Viel Wissenswertes über die Milch. Bonn 1995;

Harris, Marvin, Wohlgeschmack und Widerwillen. Die Rätsel der Nahrungstabus. Stuttgart 1989, S. 137–163: „Milch: Lust und Ekel".

# 3 Käse

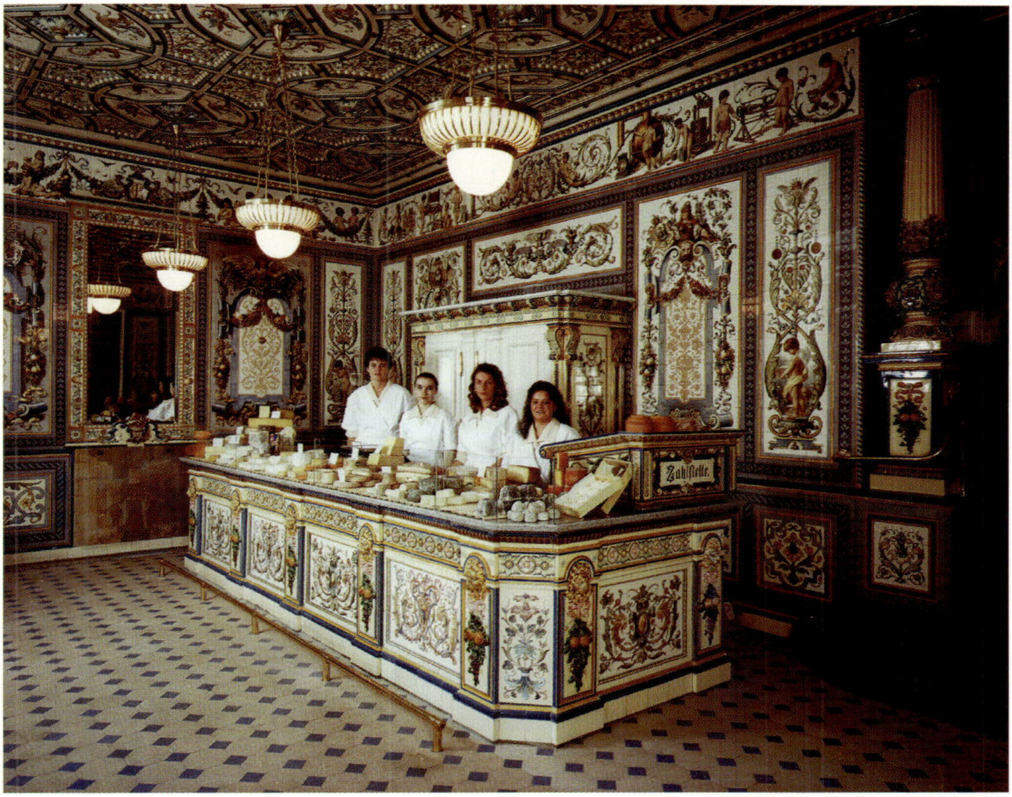

In Europa gibt es mehrere tausend Käsesorten, hergestellt in Sennhütten, Hofkäsereien oder Molkereien. Nach Aussehen, Geschmack und Konsistenz sind sie unterschiedlich wie die Landschaften, aus denen sie kommen. Gemeinsam ist ihnen aber:

- Als einziger Rohstoff wird Milch verwendet – deshalb ist Käse ein wichtiger Lieferant von Calcium und Vitaminen, sein Eiweiß ist hochwertig und leicht verdaulich.
- Die Milch muss zunächst zum Gerinnen gebracht werden.

Die individuellen Eigenheiten der vielen Käsesorten haben mehrere Ursachen:

- die Art der verwendeten Milch (Kuhmilch, seltener Ziegen- und Schafsmilch, bei ausländischen Käsesorten auch Büffel-, Stuten- und Eselsmilch);
- die Eigenschaften der verwendeten Milch (abhängig u. a. von der jeweiligen Zusammensetzung des Futters in unterschiedlichen Landschaften und Klimazonen und von den Milchviehrassen);
- unterschiedliche Herstellungsverfahren;
- die Zugabe von Salz, unterschiedlichen Bakterien- und / oder Pilzkulturen.

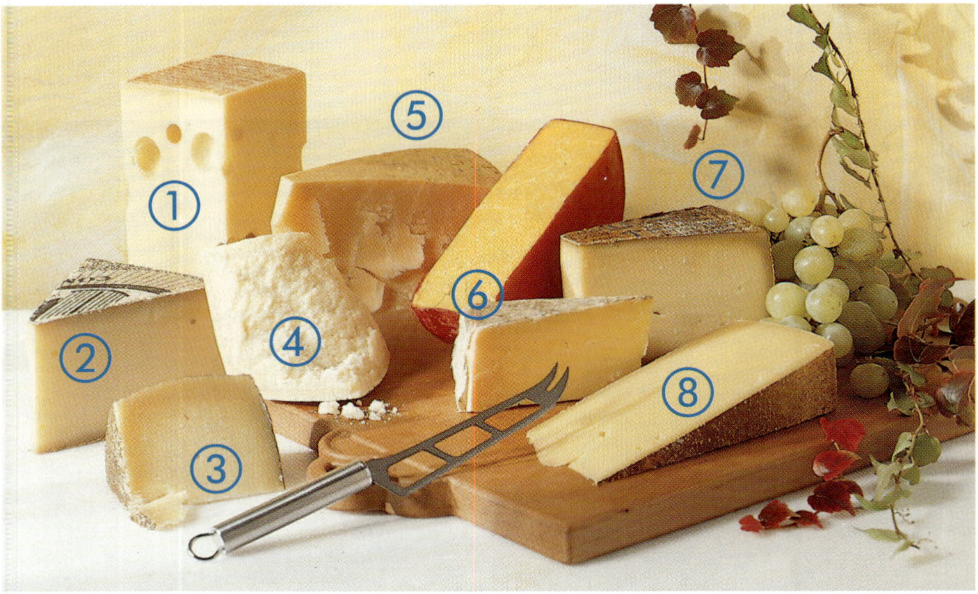


Hartkäse: ① Emmentaler (CH, D, F), ② (Gruyère de) Comté (F), ③ Manchego (E), ④ Parmigiano Reggiano / Parmesan (I), ⑤ Sbrinz (CH), ⑥ Cheddar, natur und gefärbt (GB), ⑦ Greyerzer (CH), ⑧ Bergkäse (D).

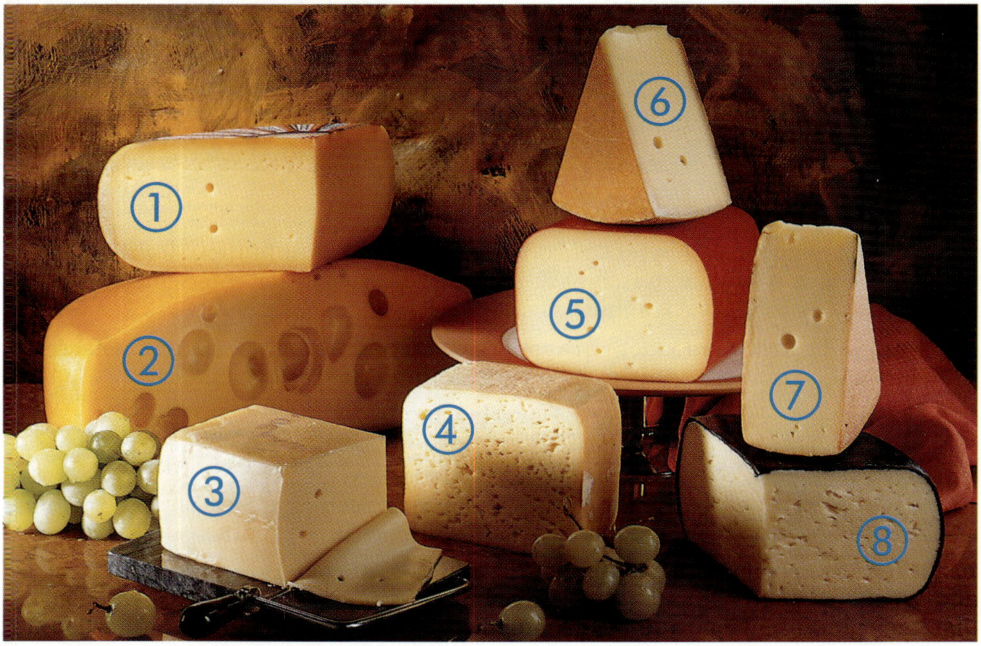


Schnittkäse: ① Gouda, mittelalt (NL, D, F, B), ② Maasdamer (NL), ③ Danbo (DK), ④ Tilsiter (D, DK), ⑤ Edamer (NL, D), ⑥ Appenzeller (CH), ⑦ Raclettekäse (CH, F), ⑧ Pyrenäenkäse (F, E)

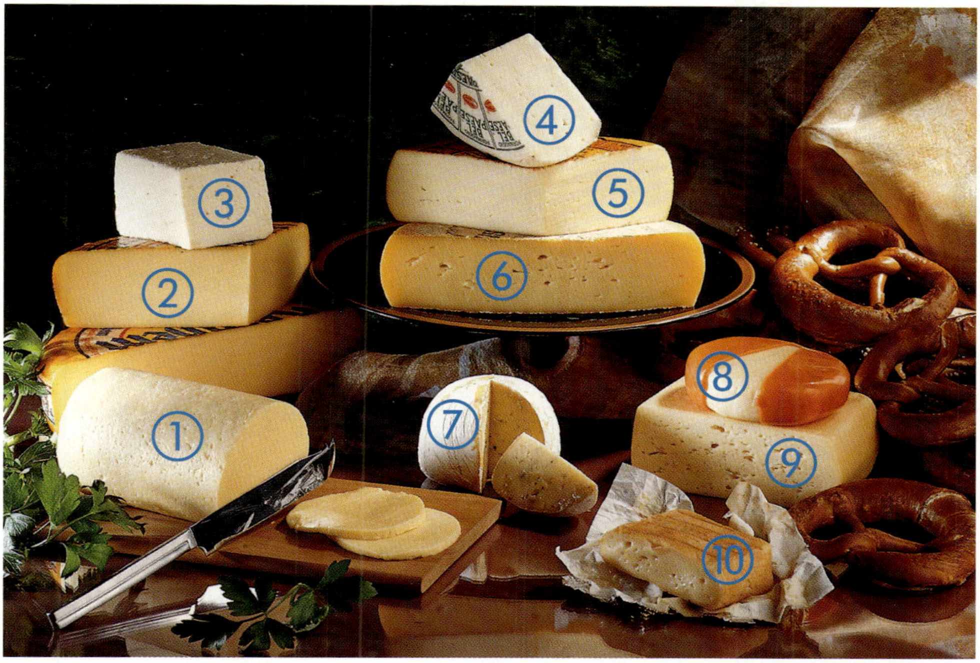


Halbfeste Schnittkäse: ① Butterkäse (D), ② Kernhem (NL), ③ Weißlacker (D), ④ Bel Paese (I), ⑤ Port Salut (F), ⑥ Cushlee (IRL), ⑦ Gaperon (F), ⑧ Bonbel (F), ⑨ Esrom (DK), ⑩ Steinbuscher (D).

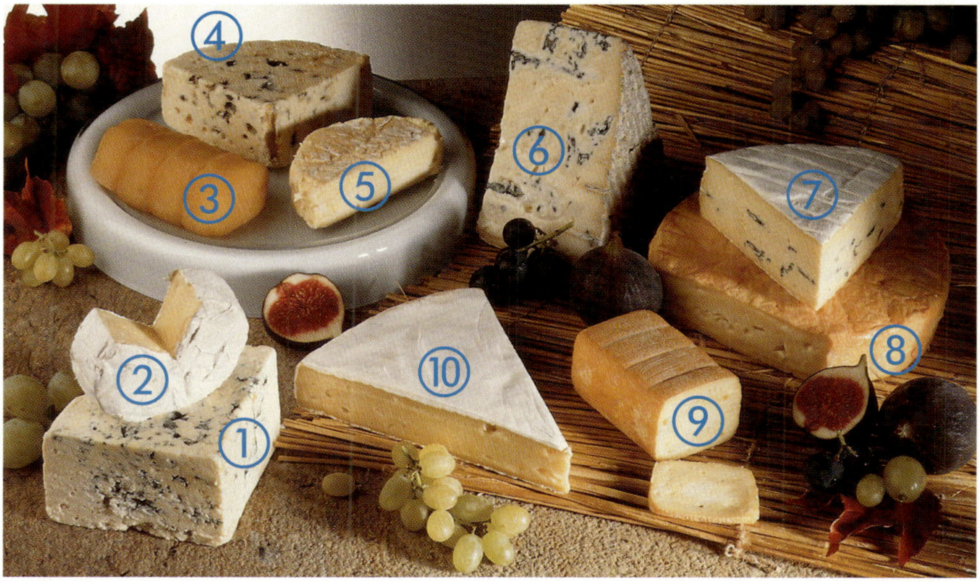


Weichkäse, Sauermilch- und Edelpilzkäse: ① Danablu (DK), ② Camembert (F, D), ③ Harzer Käse (D), ④ Roquefort (F), ⑤ Castello blanco (D), ⑥ Gorgonzola (I), ⑦ Cambozola (D), ⑧ Munster (F), ⑨ Limburger (B, NL, D), ⑩ Brie (F, D).

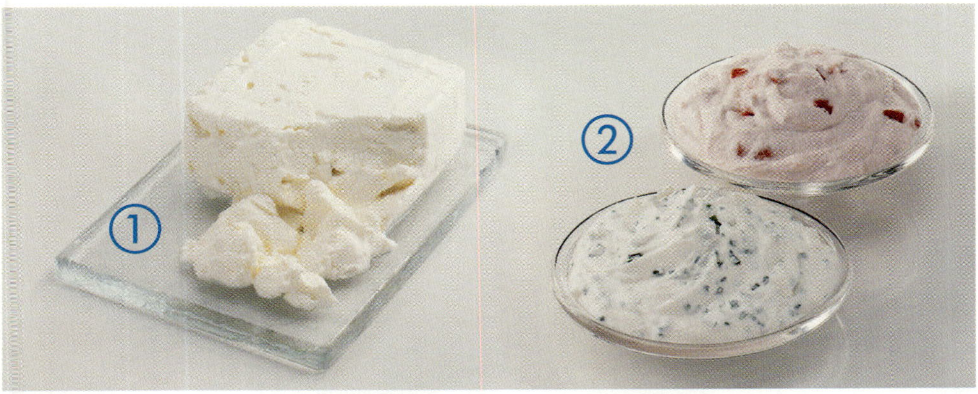


Frischkäse: ① Schichtkäse (D), ② Speisequark-Zubereitungen (D)

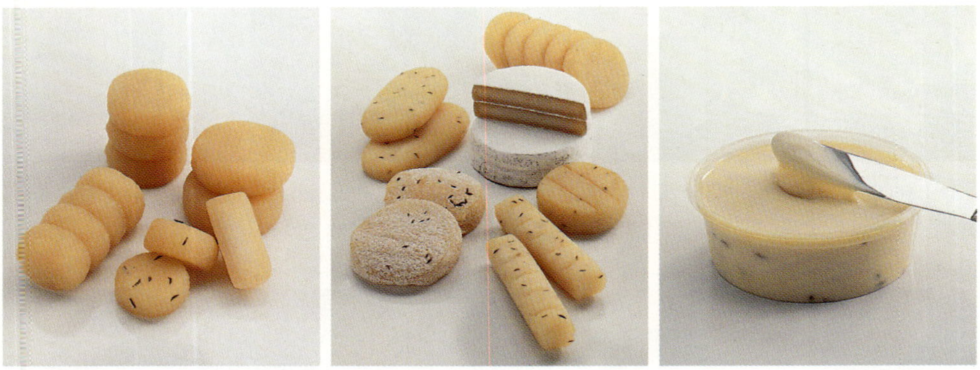

Deutsche Spezialitäten: Sauermilchkäse (links, Mitte), Kochkäse (rechts)

# Käseherstellung

## Käse aus roher und wärmebehandelter Milch

Die Herstellung von Käse stellt ein uraltes Verfahren dar, um das Eiweiß der frischen Milch verfügbar und haltbar zu machen. Käse kann entweder aus naturbelassener →Rohmilch oder aus →pasteurisierter Milch hergestellt werden. Für den größten Teil der Käseherstellung wird **pasteurisierte Milch** eingesetzt, wodurch das Risiko vermindert wird, dass sich im reifenden Käse Krankheitskeime oder Keime, die die Qualität mindern, vermehren. So ist leichter eine einheitliche, über mehrere Wochen konstante Qualität der fertigen Käse zu erreichen.

Eine Minderheit der Käse (etwa 10 % der Käse im Handel) werden aus tagesfrischer **Rohmilch** hergestellt *(Allgäuer Emmentaler, Emmentaler Switzerland, Parmesan, Roquefort).* Hier bleibt die natürliche Bakterienflora erhalten. Diese bewirkt die Reifung des Käses und die Ausbildung des typischen Geschmacks. Die Milch muss besonders sorgfältig ausgewählt werden, damit es nicht durch unerwünschte Bakterien zu Qualitätsbeeinträchtigungen oder zu gesundheitlichen Gefährdungen kommt. Rohmilchkäse haben einen ausdrucksvolleren Geschmack als vergleichbare Käse aus wärmebehandelter Milch.

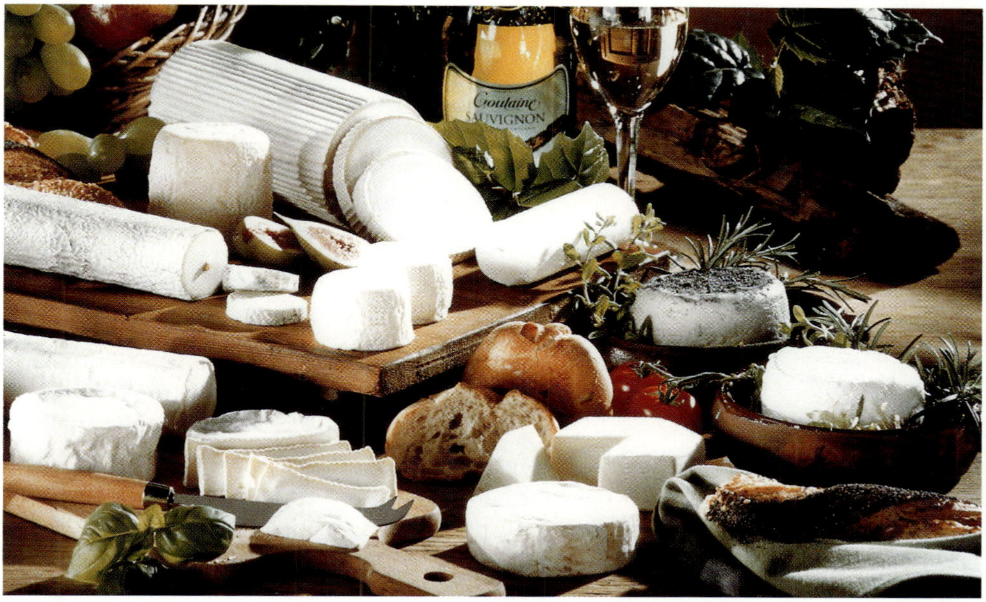

Ziegenkäse

## Labkäse und Sauermilchkäse

Je nach Verfahren, mit dem die Käsereimilch zum Gerinnen gebracht wurde, lassen sich Labkäse und Sauermilchkäse unterscheiden. **Lab** ist ein →Enzym, das von Natur aus im Kälbermagen vorhanden ist, damit das Kalb das Milcheiweiß (Casein) der Mutterkuh verdauen kann. Da Kälberlab nicht im für die Käserei benötigten Umfang verfügbar ist, werden zur Milchgerinnung zunehmend Labaustauschstoffe eingesetzt, die aus einem Pilz gewonnen oder unter Verwendung →gentechnisch modifizierter Kulturen von Mikroorganismen hergestellt werden. Durch das Gerinnen der Milch entsteht **Käsebruch**, der nach Abtrennen der Molke in Formen geschöpft, z. T. gepresst, gesalzen und zum Reifen gelagert wird.

Verwendet man statt Lab **Milchsäurebakterien** zur Gerinnung der Milch, entsteht nach Abtrennen der Molke zunächst Sauermilchquark als Ausgangsprodukt für Frischkäse und für die vor allem in Deutschland bekannten Sauermilchkäse *(Mainzer, Harzer)*. Um Aroma, Geschmack und Konsistenz günstig zu beeinflussen, werden häufig beide Methoden der Milchgerinnung kombiniert und sowohl Lab als auch Milchsäurebakterien eingesetzt.

## Reifung

Während Frischkäse nicht und Sauermilchkäse nur wenige Tage reifen, kann die Reifezeit von Labkäse bis zu mehreren Jahren dauern. Dabei reifen die Käse der verschiedenen →Käsegruppen unterschiedlich: Hart-, Schnitt- und halbfeste Schnittkäse reifen langsam und gleichmäßig durch die ganze Käsemasse. Weichkäse und Sauermilchkäse reifen schnell und von außen nach innen. Bei diesen Käsen gibt der Zustand des Kerns den Reifegrad an: mit zunehmender Reife wird der Kern immer kleiner, bis der ganze Teig gereift ist. Gut sortierte Käsegeschäfte bieten stets Weichkäse unterschiedlichen Reifegrades an, um verschiedenen Kundenwünschen und Verzehrsterminen gerecht zu werden.

| Reifezeit ausgewählter Käsesorten | |
|---|---|
| **Käsesorte** | **Reifezeit** |
| Frischkäse | keine Reifezeit |
| Sauermilchkäse | wenige Tage |
| Camembert | 1–2 Wochen |
| Edelpilzkäse | mindestens 5 Wochen |
| Gouda,<br>– jung<br>– mittelalt („Pikantje“)<br>– alt | <br>4–6 Wochen<br>3–6 Monate<br>8 Monate und mehr |
| Emmentaler | mindestens 3 Monate |
| Parmesan | 1–3 Jahre und mehr |

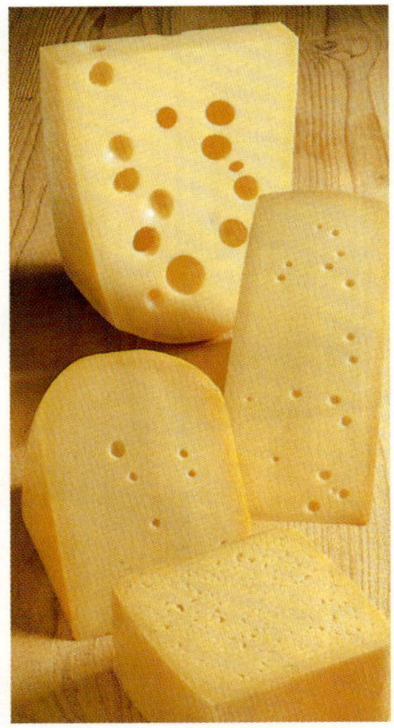
Sortentypische Lochung

Während der Reifezeit entwickeln Mikroorganismen das Aroma, der Käse wird bekömmlicher und haltbarer. Sie produzieren auch Kohlendioxid, das – als flüchtiges Gas im elastischen Käselaib gefangen – Gasblasen entstehen lässt. Je nachdem, wie stürmisch dieser Prozess sich vollzieht, zeigt sich im Anschnitt des gereiften Käses eine mehr oder weniger große sortentypische Lochung.

### Käseschimmel, Gelb- und Rotschmiere

Zur Herstellung bestimmter Käsesorten werden spezielle Schimmelpilzkulturen zugesetzt. Sie geben dem Käse ein typisches Aroma und Aussehen. Schimmelpilze, die blauen und blaugrünen **Edelschimmel** erzeugen, wie er vom *Roquefort* und vom *Gorgonzola* bekannt ist, werden der Milch oder dem Käsebruch zugefügt. Die ausgeformten Käse werden nach ein paar Tagen Reifezeit mit Nadeln angestochen, sodass entlang den Stichkanälen Sauerstoff in den Käse eindringen kann. Durch den Zutritt von Luft können die Schimmelkulturen wachsen und im weiteren Verlauf der Reifezeit den ganzen Käseteig durchdringen, wobei manche Blauschimmelkäse einen milden *(Gorgonzola)*, andere einen kräftigen *(Bleu d'Auvergne)*, wieder andere einen scharfen Geschmack entwickeln *(der Schafskäse Roquefort)*. *Camembert, Brie* und weitere Weichkäse werden nach dem Ausformen mit einer schimmelpilzhaltigen Lösung besprüht. Sie entfalten einen weißen Schimmelrasen, der eine Oberflächenreifung des Käses bewirkt und dem Käse einen eher milden Geschmack gibt.

Zur Herstellung von Käsen mit Oberflächenreifung lassen sich auch **Gelb-** und **Rotschmierebakterien** einsetzen, die als Starterkultur der Milch zugegeben *(Sauermilchkäse)* oder während der Käsereifung auf die Außenhaut des Käses gestrichen werden *(Romadur, Limburger, Tilsiter)*. Weichkäse mit Schmierebildung entwickeln einen markanten Geruch und einen herben bis pikanten Geschmack.

## Käsearten

### Fettgehaltsstufen

Das Milchfett im Käse hat einen niedrigen Schmelzpunkt und ist dadurch leicht verdaulich. Es hat nicht nur Einfluss auf die Konsistenz des Käses, sondern ist auch Träger der fettlöslichen Vitamine. Außerdem ist das Milchfett wichtiger Geschmacksträger, weil viele Aromastoffe fettgebunden sind.

Käse werden deshalb nach ihrem Fettgehalt unterschieden. Fett gehört neben Eiweiß und Mineralstoffen zu den festen Bestandteilen der Milch. Sie machen die **Trockenmasse** aus, der Rest ist Wasser. Da zwischen Herstellung und Verzehr durch Reifung und Lagerung ein Teil des Wassers verdunstet, bezieht man den Fettgehalt nicht auf das veränderliche Gesamtgewicht, sondern auf das nahezu konstante Gewicht der Trockenmasse („i. Tr." = in der Trockenmasse).

Bei einem Emmentaler mit „45 % Fett i. Tr.", der zu 62 % aus Trockenmasse und im Übrigen aus Wasser besteht, bedeutet dies:

- 100 g Emmentaler enthalten 62 g Trockenmasse;
- 45 % dieser Trockenmasse bestehen aus Fett.

Demnach enthalten 100 g dieses Emmentalers 27,9 g Fett, was wiederum 27,9 % **Fettgehalt absolut** entspricht. Der absolute Fettgehalt im ganzen Käse ist also wesentlich geringer als die „Fett i. Tr."-Angabe auf den ersten Blick vermuten lässt. Je wasserreicher ein Käse ist *(Frisch-, Weichkäse* im Gegensatz zu *Hartkäse),* desto größer ist der Unterschied zwischen dem absoluten Fettgehalt und der Angabe „Fett i. Tr.".

Statt den Fettgehalt „i. Tr." anzugeben, ist es auch möglich, den Käse einer der acht **Fettgehaltsstufen** zuzuordnen.

| Fettgehaltsstufen | |
|---|---|
| **Fettgehaltsstufe** | **Fettgehalt in der Trockenmasse** |
| Magerstufe | weniger als 10 % |
| Viertelfettstufe | mindestens 10 % |
| Halbfettstufe | mindestens 20 % |
| Dreiviertelfettstufe | mindestens 30 % |
| Fettstufe | mindestens 40 % |
| Vollfettstufe | mindestens 45 % |
| Rahmstufe | mindestens 50 % |
| Doppelrahmstufe | mindestens 60 %, höchstens 85 % |

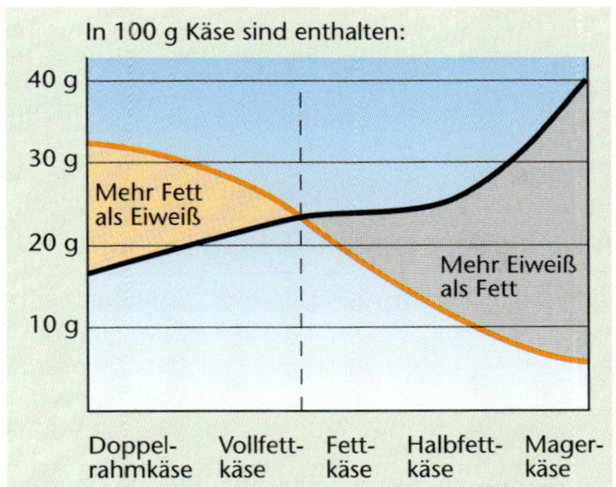

Fett- und Eiweißgehalt von Käse

War lange Zeit ein hoher Fettgehalt eines der Gütemerkmale von Käse, so beginnt sich dies angesichts moderner Lebens- und Ernährungsgewohnheiten zu ändern. Immer häufiger wird der niedrige Fettgehalt von Käse der Magerstufe und Sauermilchkäse, aber auch der →Light-Versionen von Vollfettkäse werblich herausgestellt.
Während es zweifellos richtig ist, bei Problemen mit dem Körpergewicht Käsesorten mit naturgemäß niedrigem Fettgehalt den Vorzug zu geben, weisen auf „light" getrimmte Käsesorten meist

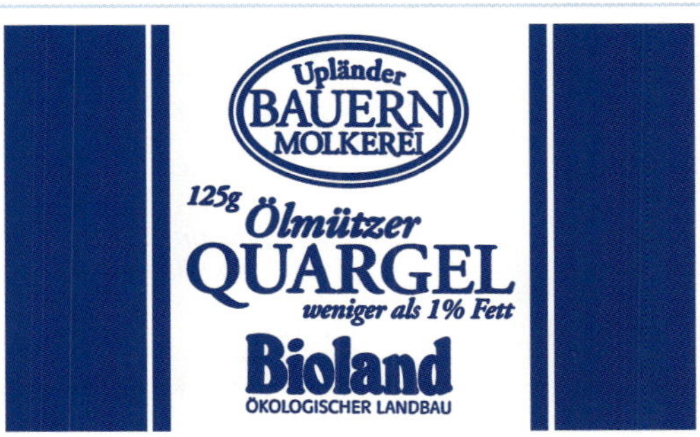

Etikett mit Hinweis auf niedrigen absoluten Fettgehalt

unbefriedigende sensorische Eigenschaften auf. Hier wäre zu überlegen, ob man von herkömmlichem Käse mit „normalem“ Fettgehalt nicht besser weniger isst, dafür aber mit vollem Genuss.

## Käsegruppen und Käsesorten

Je mehr Trockenmasse (und je weniger Wasser) ein Käse enthält, desto härter ist er. Labkäse werden nach dem Wassergehalt in der fettfreien Käsemasse, d. h. nach ihrer Festigkeit (Konsistenz), einer von vier Käsegruppen zugeordnet. In zwei weiteren Käsegruppen finden sich die aus Sauermilchquark hergestellten Käse **(Frischkäse** und **Sauermilchkäse).**

**Hartkäse** haben mit mindestens 60 % den höchsten Trockenmasse- und den geringsten Wasseranteil. Je länger sie reifen, desto ausgeprägter entwickelt sich der kräftige Geschmack. Vollreife Hartkäse werden mit einem Draht geschnitten, gerieben oder mit einem mandelförmigen Spezialmesser („Parmesanstecher“) in Portionen oder Stücke zerteilt. **Schnittkäse** sind mit einem Trockenmasseanteil von 49–57 % weicher, saftiger und milder und lassen sich auch leichter schneiden als Hartkäse. Das gilt noch mehr für **halbfeste Schnittkäse** mit ihrem Trockenmasseanteil von 44–55 %; die Edelpilzkäse dieser Gruppe können allerdings pikant bis scharf schmecken. **Weichkäse** haben mindestens 35 % Trockenmasseanteil. Weichkäse mit weißem Schimmelrasen schmecken mild-aromatisch, solche mit Rotschmiere haben einen herzhaft-würzigen Geschmack. Junge Weichkäse sind schnittfest, mit vollendeter Reifung jedoch werden sie weich und fließend.

**Käsegruppen und Käsesorten**

| Gruppe | Gehalt an Trockenmasse | Beispiele für deutsche Käsesorten<br>*Beispiele für ausländische Käsesorten* |
|---|---|---|
| **a) Dicklegung durch Lab bzw. Lab und Milchsäure:** | | |
| Hartkäse | mind. 60 % | Allgäuer Emmentaler, Allgäuer Bergkäse, Viereck-Hartkäse, Chester; *Emmentaler Switzerland, Sbrinz Switzerland, Greyerzer / Gruyère Switzerland, Appenzeller (CH); Emmental, Gruyère de Comté (F); Parmesan / Parmigiano, Grana Padano, Pecorino, Provolone (I); Manchego, Idiazábal (E); Cheddar, Cheshire (GB).* |
| Schnittkäse | mind. 49 % | Gouda, Edamer, Geheimratskäse, Tilsiter, Wilstermarschkäse, Trappistenkäse, Steppenkäse; *Gouda, Edamer (NL, B, F, DK, N, S); Maasdamer (NL); Cantal, Pyrenäenkäse, Mimolette (F); Mahón, Tetilla (E); Danbo (DK); Jarlsberg (N).* |
| Halbfeste Schnittkäse | mind. 44 % | Weißlacker, Edelpilzkäse, Steinbuscher, Butterkäse; *Saint Nectaire, Reblochon, Morbier, Roquefort, Bleu d'Auvergne (F); Bel Paese (I); Cabrales (E); Stilton (GB); Havarti, Esrom, Danablu (DK); Féta (GR).* |
| Weichkäse | mind. 35 % | Camembert, Brie, Weiß-Blau-Käse, Romadur, Limburger, Münsterkäse, Weinkäse; *Camembert de Normandie, Brie de Meaux, Brie de Melun, Carré de l'Est, Chaource, Livarot, Munster (F); Gorgonzola, Taleggio, Mascarpone (I); Mondseer (A); Herve (B).* |
| **b) Gerinnung durch Milchsäure:** | | |
| Frischkäse | mind. 18 % | Quark, Rahm- und Doppelrahmfrischkäse, körniger Frischkäse, Schichtkäse; *Mozzarella, Ricotta (I); zahlreiche Doppelrahmfrischkäse (F).* |
| Sauermilchkäse | keine Mindestgehaltvorschrift | Harzer, Olmützer Quargel, Mainzer, Handkäse, Bauernhandkäse, Korbkäse, Kochkäse. |

Innerhalb der einzelnen Käsegruppen finden sich die zahlreichen Käsesorten. **Standardsorten** sind Käsesorten, für die es feste Herstellungsvorschriften gibt. **Freie Sorten** dagegen sind hinsichtlich Zusammensetzung und Herstellungsweise vom Gesetzgeber nicht in allen Punkten exakt festgelegt. Sie können im Fett- und Trockenmassegehalt sowie in den Zutaten *(Gewürze, Kräuter, Gemüse, Pilze, Nüsse, Schinken, Crevetten)* und der verwendeten Milchart variieren, und ihre Merkmale sind den Konsumenten meist weniger gut bekannt als die der Standardsorten. Deshalb muss bei freien Sorten die Käsegruppe mit angegeben werden.

In Frankreich tragen 32, in Italien 16, in Spanien 7 Käsesorten, die aus einer eng begrenzten, genau festgelegten Region stammen und gleichzeitig nach überlieferter Weise hergestellt werden, eine kontrollierte →Herkunftsbezeichnung: AOC (F) bzw. DOC (I, E). Rund 130 bekannte europäische Käse – darunter vier deutsche – werden mit dem Zusatz →„geschützte Ursprungsbezeichnung" (g. U.) oder →„geschützte geographische Angabe" (g. g. A.) gekennzeichnet, um sie von Nachahmungen zu unterscheiden. So trägt der *Camembert de Normandie* die Schutzbezeichnung „g. U.", sodass die Unterscheidung von anderen französischen und deutschen, österreichischen und sonstigen Camemberts möglich ist.

## Schmelzkäse und Käsezubereitungen

**Schmelzkäse** entsteht aus entrindetem Käse unter Zufuhr von Wärme. Dabei werden meist Schmelzsalze verwendet. **Käsezubereitungen** und **Schmelzkäsezubereitungen** enthalten neben Käse und / oder Schmelzkäse noch andere Milcherzeugnisse, Zutaten zur Erzielung einer besonderen Geschmacksrichtung *(Gewürze, Kräuter, Gemüse, Pilze, Nüsse, Schinken, Crevetten)* und z. T. auch Dickungsmittel. Der Käseanteil muss in allen Fällen mindestens 50 % betragen.

## Kennzeichnung

**Was man dem Käseetikett entnehmen kann**

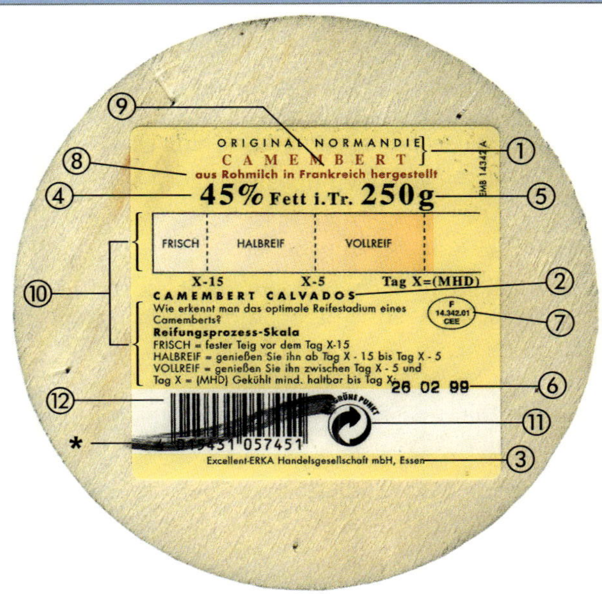


① Verkehrsbezeichnung
② Handelsmarke
③ Verkäufer
④ Fettgehaltsstufe
⑤ Gewichtsangabe
⑥ Mindesthaltbarkeitsdatum (MHD)
⑦ Genusstauglichkeitskennzeichen
⑧ hergestellt aus nicht pasteurisierter Milch
⑨ Hinweis auf Herkunft
⑩ Hinweis auf Reifungsprozess
⑪ Vertreiber ist am Dualen System Deutschland beteiligt (Verpackungsrecycling)
⑫ Strichcode* mit Artikelnummer

* Vermutlich wurde der Strichcode kurz vor Erreichen des MHD durchstrichen und der Preis herabgesetzt, um die Ware rasch auszuverkaufen. Hier kann nur spekuliert werden: wer diesen Käse kauft, ist sparsam und / oder Freund vollreifer Käse.

Auf verpacktem Käse müssen die folgenden Angaben in deutscher Sprache angebracht und leicht lesbar sein:

- Verkehrsbezeichnung: Name der Standardsorte oder der freien Sorte; bei freien Sorten zusätzlich die Käsegruppe;
- Angabe des Fettgehaltes, bezogen auf die Trockenmasse (*„30 % Fett i. Tr.“)*, oder der Fettgehaltsstufe *(„Halbfettstufe“);*
- Zutatenliste – falls außer Milch, Sahne, Speisesalz, Käsereikulturen und -hilfsstoffen weitere Zutaten verwendet wurden;
- Gewichtsangabe;
- der Hinweis „wärmebehandelt“, sofern der Käse wärmebehandelt wurde;
- Mindesthaltbarkeitsdatum;
- Name und Anschrift des Herstellers bzw. des Verpackers oder des Handelsbetriebs (Letzterer unter Angabe der Kontrollnummer der Käserei).

## Was Verbraucher noch wissen wollen

**Wie soll man Käse im Haushalt aufbewahren?**

Käse ist ein Lebensmittel, das gegen falsche Temperatur und Luftfeuchtigkeit, Keimbefall, Druck und Fremdgerüche empfindlich ist und daher richtig gelagert und gepflegt werden muss. Nur so lässt es sich vermeiden, dass Käse unnötig an Gewicht verliert, unansehnlich wird oder ganz verdirbt. Bei der Lagerung ist deshalb zu beachten:

- Je höher die Lagertemperatur, desto rascher reift der Käse (gilt nicht für Frischkäse und wärmebehandelte Sorten) – also lässt sich mit der Temperatur regulieren, wie schnell ein Käse reifen soll;
- je trockener das Lagerklima, desto größer die Feuchtigkeitsverluste; schon deshalb ist der Kühlschrank kein idealer Aufbewahrungsort für gereifte Käse;
- wird der Käse dennoch im Kühlschrank aufbewahrt: Käsestücke dicht in Folie einwickeln, im Käsefach aufbewahren; eine Stunde vor dem beabsichtigten Verzehr auspacken (Luftkontakt!) und Raumtemperatur annehmen lassen, damit sich das Aroma entfalten kann;
- Käseglocke oder Käseschränke in kühlen (Keller-)Räumen (ideal: 8–12 °C) sind eine gute Alternative zum Kühlschrank;
- Frischkäse und Schmelzkäse sind im Kühlschrank gut aufgehoben;
- Käse vor Licht schützen: sowohl das Tageslicht als auch das Licht von Leuchtstoffröhren verändern das Milchfett im Käse (→oxidativer Fettverderb), sodass sich Geruch und Geschmack unangenehm verändern.

**Wie lange kann man Käse im Haushalt aufbewahren?**

Als Faustregel gilt:

- je höher der Trockenmasse- und je geringer der Wasseranteil eines Käses ist und
- je kühler ein Käse gelagert wird,

desto länger lässt er sich aufbewahren, wobei je nach Art noch Besonderheiten zu beachten sind.

| Lagerzeiten für verschiedene Käsearten | | |
|---|---|---|
| Arten | Lagerdauer | |
| | ungekühlt | gekühlt |
| Ganze Käselaibe mit Paraffinüberzug | 2–3 Wochen | mehrere Monate |
| Hartkäse am Stück | 2 Wochen | mehrere Monate[5] |
| Geriebener Hartkäse | | wenige Tage *(Edamer)* bis wenige Wochen *(Parmesan)*[2, 3] |
| Halbfester Schnittkäse, Weichkäse, Käse in Scheiben | | 2 Wochen[1]<br>2–3 Tage[2] |
| Rotschmierekäse | Möglichst bald verzehren: Lagerung verdirbt das Aroma und lässt den Käse bitter schmecken | |
| Käse mit Weißschimmel (Camembert, Brie)[4] | | 2 Wochen[1]<br>2–3 Tage[2] |
| Quark | | 4 Wochen[1]<br>mehrere Tage[2] |

1 ungeöffnete Packung
2 geöffnete Packung, Anbruchmenge
3 bei Tiefkühlung Lagerzeit deutlich länger
4 noch unreife Käse bei 15–17 °C reifen lassen und dann erst kühl aufbewahren
5 verpackt

### Kann man Käse einfrieren?

Käse kann sich durch Einfrieren in Struktur und Geschmack verändern. Käse am Stück lässt sich nach dem Auftauen oft nicht mehr gut schneiden. Dagegen lassen sich geriebener Käse und meist auch Käse in Scheiben ohne Qualitätsverlust wieder auftauen.

- Hartkäse eignet sich gut zum Einfrieren (Lagerdauer 2 – 4 Monate), wird jedoch in seltenen Fällen krümelig;
- durchgereifter Weichkäse kann tiefgekühlt bis zu 6 Monate gelagert werden.

### Soll man die Käserinde mitverzehren?

Künstliche Rinden aus Wachs oder Paraffin sind nicht zum Verzehr bestimmt (aber nicht gesundheitsschädlich, falls man versehentlich davon isst). Den Hinweis „Oberfläche mit Natamycin behandelt“ sollte man beachten und so behandelte Rinde nicht mitessen.

Die natürlich gereifte Käserinde ist eßbar, gerade auch bei Edelschimmel-, Gelb- und Rotschmierekäsen, bei denen die Rinde zum besonderen Aroma und Geschmack beiträgt. Allerdings ist der Geschmack der Rinde häufig so konzentriert, dass er den Geschmack des Käseteigs überdeckt. Ob man die Rinde von Rohmilchkäsen verzehren sollte, ist umstritten, weil es in seltenen Fällen zu schweren Erkrankungen (Listeriose) gekommen ist, die auf mangelnde Hygiene bei der Herstellung zurückzuführen waren.

### Wie sind Käselaibe aufzuschneiden?

Beim Aufschneiden von Käselaiben geht es darum, ansehnliche, appetitliche und etwa gleichwertige Käsestücke zu bekommen und Schnittverluste zu vermeiden.

Zum Halbieren von Laiben und großen Blöcken eignen sich das Doppelgriffmesser und der Käsedraht. Dagegen wird das Eingriffmesser (mit geätzter Klinge und seitlichen Rillen) zum Abschneiden von verkaufsfähigen Stücken benutzt.

Die Grafik zeigt die Schnittführung beim Zerteilen großer und mittlerer Laibe.

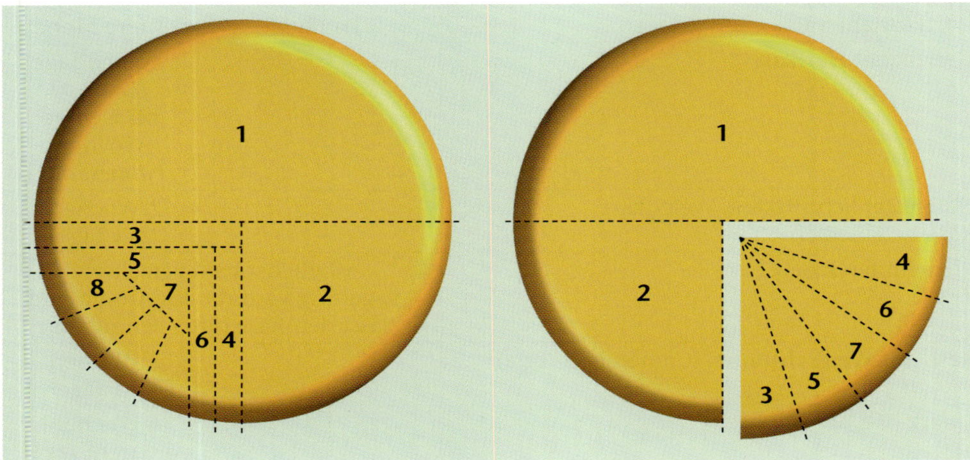


Der richtige Schnitt — Quelle: Lebensmittel Praxis 19/1998

## Wenn Sie weiterlesen wollen

Bielefeld, Jochen G., Der Käse-Kompass. München 1999;

Harris, Marvin, Wohlgeschmack und Widerwillen. Die Rätsel der Nahrungstabus. Stuttgart 1989, S. 137–163, „Milch: Lust und Ekel“;

Masui, Kazuko, und Tomoko Yamada, Französischer Käse. München 1999.

# 4 Speiseöle und Speisefette

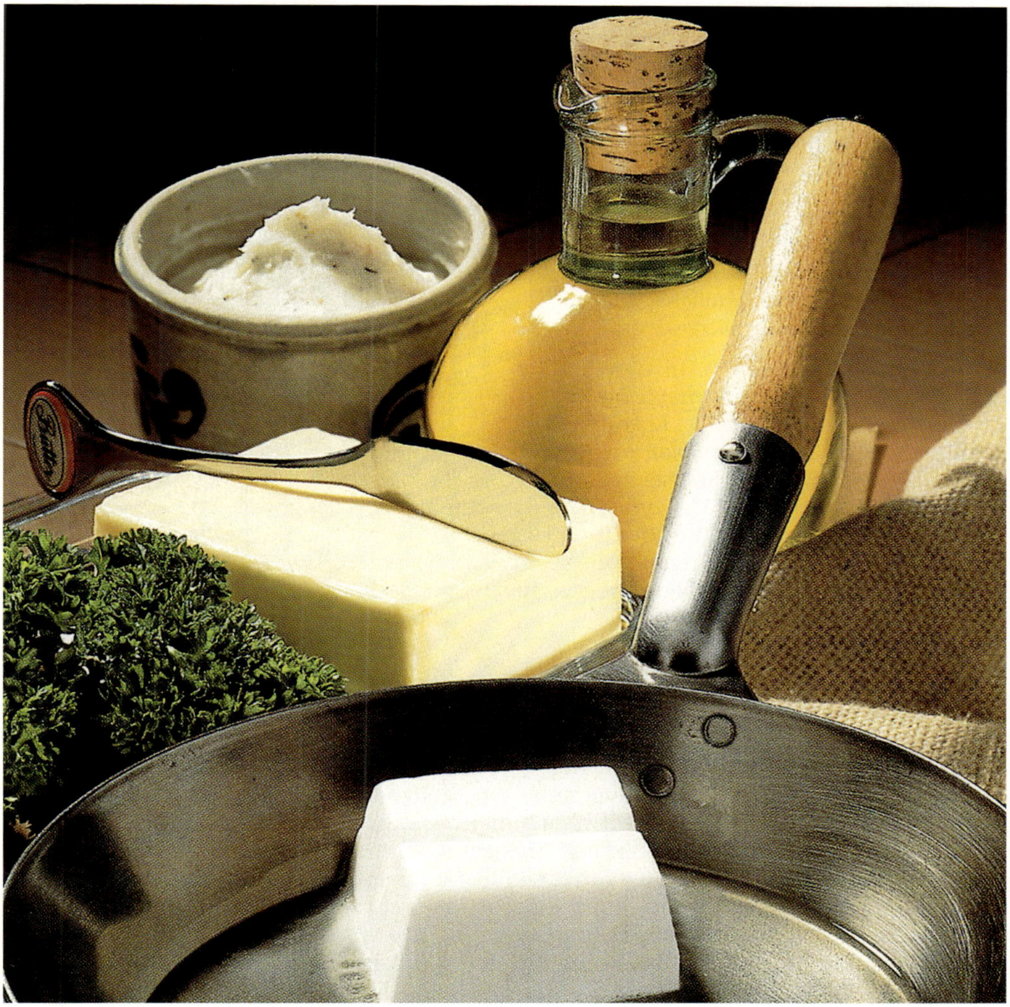

Ein Leben ganz ohne Öle und Fette kann sich wohl kaum jemand vorstellen. Speiseöle machen den Salat erst schmackhaft, mit dem „Stückchen Butter“ schmeckt's einfach besser und mit ein paar Tropfen Sesamöl wird das Chinagericht erst richtig exotisch. Speiseöle und -fette enthalten nicht nur fettlösliche Vitamine, sie machen die Aufnahme dieser Vitamine im Darm erst möglich. In den letzten Jahrzehnten stieg der Fettverzehr weniger durch die Aufnahme der sichtbaren Fette, die eigens gekauft und „bewusst“ verzehrt werden, sondern durch vermehrte Zufuhr der so genannten „→versteckten Fette“. Diese stecken in Fleisch und Fleischwaren, im Käse, in Eiern, Nüssen, Gebäck sowie anderen fetthaltigen Lebensmitteln. Der Verbrauch an Speisefetten betrug 1996 in Deutschland etwa 75 Gramm pro Kopf und Tag, die Gesamtfettaufnahme einschließlich versteckter Fette lag im gleichen Zeitraum bei etwa 120 Gramm pro Kopf und Tag.

Speisefette und -öle stammen von Pflanzen, Milch- und Schlachttieren, Schlachtgeflügel oder Seetieren. Sie werden durch Ausschmelzen, Pressen, Zentrifugieren, Buttern oder Extrahieren gewonnen und können je nach ihrem Gehalt an gesättigten und ungesättigten →Fettsäuren bei Zimmertemperatur fest *(Rindertalg, Kokosfett)* oder flüssig *(Pflanzenöle, Fischöle)* sein.

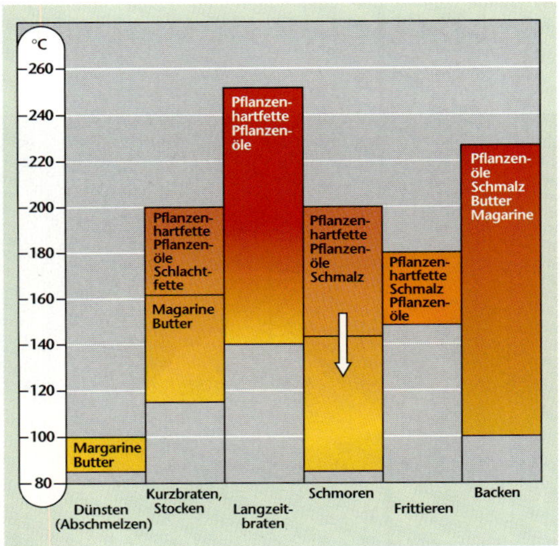

Verwendung von Fetten und Ölen in der warmen Küche

Neben Fettsäuren enthalten Speiseöle und -fette zahlreiche andere Stoffe (→Fettbegleitstoffe wie *Vitamine, Stoffe mit charakteristischem Aroma, farbgebende Substanzen).*

Nahrungsfette werden z. B. in tierische *(Schlachtfette, Milchfette)* und pflanzliche Fette *(Pflanzenöle, Kokosfett)* oder in Speiseöle *(Sonnenblumen-, Maiskeim-, Distelöl)* und Speisefette *(Plattenfette, Schmalz, Talg, Margarine, Butter)* eingeteilt. Nach der jeweiligen Verwendung lassen sich Speiseöle und -fette, die überwiegend in der kalten Küche verwendet werden *(Salatöl, Streichfette)* oder fertigen Speisen zugegeben werden *(Würzöl),* und solche, die zum Kochen, Backen, Braten und Frittieren geeignet sind *(Schmalz, Plattenfette),* unterscheiden.

## Speiseöle

Als Speiseöle werden Öle bezeichnet, die aus den ölhaltigen Samen, Keimen oder Früchten zahlreicher Pflanzen gewonnen wurden.
Trägt das Öl im Handel einen bestimmten Pflanzennamen *(Sojaöl),* muss es aus dem reinen, unvermischten Öl dieser Pflanze hergestellt sein. Steht auf dem Etikett lediglich „Speiseöl“, „Tafelöl“ oder „Pflanzenöl“, handelt es sich meist um eine Mischung verschiedener Pflanzenöle. Hinweise auf Anteile bestimmter Pflanzenöle sind nur dann erlaubt, wenn alle verwendeten Öle nach Art und Anteil auf dem Etikett aufgeführt werden. Derartige Speiseöle wurden raffiniert (→Raffination) und können daher nicht nur zur Zubereitung von Salaten genutzt, sondern auch verhältnismäßig stark erhitzt werden. Öle, die als „kaltgepresst“, „kaltgeschlagen“ oder „nativ“ bezeichnet in den Handel kommen, dürfen nicht raffiniert sein. Sie enthalten eine Reihe von hitzeempfindlichen Begleitstoffen *(Schleimstoffe)* und sind deshalb eher für die kalte Küche geeignet.

### Gewinnung und Aufbereitung von Pflanzenölen

**Kaltpressen, Kaltschlagen**

Kaltgepresstes (kaltgeschlagenes) Öl erhält man durch schonendes Pressen der zuvor zerkleinerten Ölfrüchte bzw. -samen. Damit das Öl dabei nicht zu heiß wird, ist in manchen Fällen eine Kühlung der Presse nötig. Kaltgepresste Öle werden lediglich gewaschen, getrocknet, gefiltert und nur leicht gedämpft, jedoch nicht raffiniert. Die Ausbeute ist bei diesem schonenden Verfahren sehr gering, sodass die verbleibenden Presskuchen noch große Mengen Öl enthalten, die durch Warmpressen und / oder Extrahieren gewonnen werden. Nur bei wenigen Ölfrüchten und Ölsaaten *(Oliven, Sonnenblumenkerne, Raps, Mohnsamen)* ist Kaltpressen wirtschaftlich.

**Warmpressen**

Die meisten Öle werden durch Pressen bei höheren Temperaturen und unter höherem Druck gewonnen. Dieses warmgepresste Öl kann dadurch größere Mengen an unerwünschten Stoffen *(freie Fettsäuren, Trüb- und Schleimstoffe)* enthalten und muss daher raffiniert werden.

**Extraktion**

Durch Lösungsmittel wird das bei der Kalt- oder Warmpressung im Presskuchen verbliebene Öl herausgelöst. Im Anschluss muss das Lösungsmittel durch Verdampfen wieder aus dem Öl entfernt und das Öl raffiniert werden.

**Raffination**

Bei der Raffination (Reinigung) werden Schleimstoffe, freie Fettsäuren, unerwünschte Geschmacks-, Geruchs- und Farbstoffe entfernt. Außerdem wird durch die Raffination der Gehalt an →Schadstoffen im Öl vermindert. Raffinierte Öle sind neutral im Geschmack, weniger farbintensiv und länger haltbar als kaltgepresste.

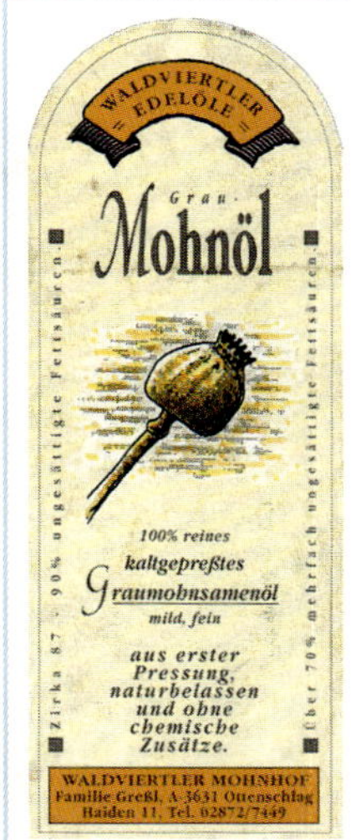

Beispieletikett für kaltgepresstes Öl

**Speiseöl – lieber kaltgepresst oder raffiniert?**

Kaltgepresste, nicht raffinierte Öle weisen gegenüber heißgepressten, raffinierten Ölen einen höheren Gehalt an wertgebenden Inhaltsstoffen *(Vitamine, sekundäre Pflanzenstoffe)* auf. Im Geschmack sind sie charakteristisch von der verwendeten Ölsaat oder Ölfrucht geprägt, wohingegen heißgepresste, raffinierte Speiseöle geschmacksneutral sind.

Bei heißgepressten, raffinierten Speiseölen liegen die Schadstoffkonzentrationen meist unter der Nachweisgrenze. Kaltgepresste, nicht raffinierte Speiseöle sind bei guter Rohstoffqualität, besonders bei Rohware aus anerkannter ökologischer Landwirtschaft, nur gering mit anthropogenen Schadstoffen, wie Pflanzenschutzmitteln, Schwermetallen und polyzyklischen Kohlenwasserstoffen, belastet und unterschreiten deutlich die in Verordnungen festgehaltenen zulässigen Höchstmengen. Kaltgepresste Öle wegen möglicher höherer Schadstoffbelastung zu meiden erscheint daher nicht gerechtfertigt

Angesichts der geringen Aufnahme haben Speiseöle ohnehin für die Zufuhr essenzieller Nährstoffe sowie für die Schadstoffaufnahme nur eine geringe Bedeutung.

Nach: Koerber / Männle / Leitzmann, Vollwert-Ernährung, Heidelberg 1999[9]

## Olivenöl

Olivenöl ist das klassische Speiseöl der Mittelmeerländer. Gewonnen wird das dickflüssige Öl aus dem Fruchtfleisch von Oliven, den Früchten des Ölbaums. Oliven wachsen im gesamten Mittelmeerraum. An der Spitze der Anbauländer steht Spanien.

Olivenöl hat einen hohen Anteil an →Ölsäure. Vieles spricht dafür, dass Olivenöl den Stoffwechsel günstig beeinflusst und Herz-Kreislauf-Erkrankungen vorbeugt. Immerhin gibt es rund um das Mittelmeer trotz hohen Fettkonsums europaweit die wenigsten Herzinfarkte. Welche Bedeutung Olivenöl für den Welthandel hat, zeigt sich daran, dass es seit 1979 ein internationales Olivenöl-Übereinkommen gibt, das Verfahren, Qualitätsmerkmale und Bezeichnungen für Olivenöl regelt.

Aus den Kernen der Früchte lässt sich Olivenkernöl auspressen oder extrahieren. Es wird ebenfalls als Speiseöl und für kosmetische Erzeugnisse verwendet.

**Marktfähige Olivenöle:**

1. **Native Olivenöle** werden allein durch Pressen oder Zentrifugieren bei niedrigen Temperaturen (max. 27 °C) gewonnen (kaltgepresst). Sie lassen sich nach dem Gehalt an freien →Fettsäuren, die sich auf Geschmack und Haltbarkeit negativ auswirken, unterscheiden in:
   - **natives Olivenöl extra** (max. 0,8 % freie Fettsäuren),
   - **natives Olivenöl** (max. 2 % freie Fettsäuren).

   Olivenöle mit höheren Anteilen an freien Fettsäuren sowie Olivenöle, die durch wiederholtes Zentrifugieren, Einwirkung von Wärme oder mit Hilfe von Lösungsmitteln gewonnen wurden, müssen raffiniert (gereinigt) werden.
2. Als **Olivenöl** (max. 0,3 % freie Fettsäuren) werden Verschnitte von raffiniertem Olivenöl mit nativem Öl angeboten.
3. **Oliventresteröl** (max. 1,0 % freie Fettsäuren) ist ein Verschnitt von raffiniertem Oliventresteröl (extrahiert aus den Pressrückständen der Oliven) mit nativem Olivenöl.

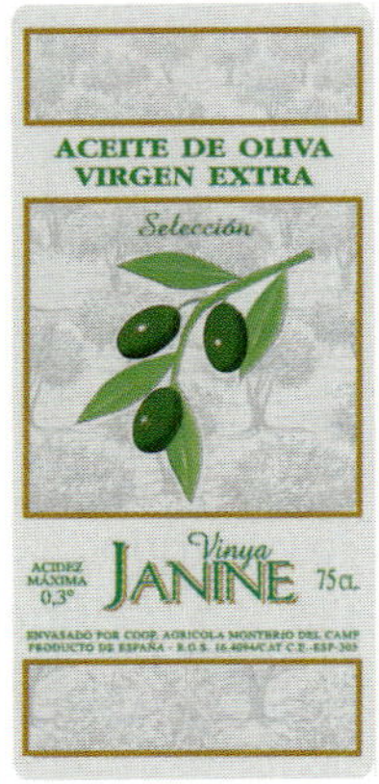

Olivenöl-Etikett

Bei den Verschnitten Olivenöl und Oliventresteröl handelt es sich um beliebige Mischungen; das heißt, dass ein Olivenöl aus 1 % raffiniertem und 99 % nativem Olivenöl bestehen kann – oder umgekehrt. Den einzigen Hinweis auf den Gehalt an nativem Öl gibt die grünlich gelbe Farbe.

Auch die Herkunft des Öls lässt sich nicht immer vom Etikett ablesen. „Abgefüllt in Ligurien" bedeutet keineswegs, dass es sich um in Ligurien geerntete Oliven handelt. Sie müssen nicht einmal aus Italien stammen, sondern können aus Griechenland, Spanien oder Tunesien sein. Nur wenn es heißt „produziert / hergestellt in ...", muss das Öl aus der genannten Region oder dem genannten Land stammen; solche Herkunftsangaben sind jedoch den besonders hochwertigen Qualitäten (natives Olivenöl, natives Olivenöl extra) vorbehalten. Einen sicheren Hinweis auf die Herkunft des Öls bietet die Nennung einer geschützten Ursprungsbezeichnung (g. U.) oder einer geschützten geografischen Angabe (g. g. A.) auf dem Etikett.

| Handelsbezeichnungen für Olivenöl | | | |
|---|---|---|---|
| **Deutschland** | **Frankreich** | **Italien** | **Spanien** |
| Natives Olivenöl extra | Huile d'olive vierge extra | Olio di oliva vergine extra | Aceite de oliva virgen extra |
| Natives Olivenöl | Huile d'olive vierge | Olio di oliva vergine | Aceite de oliva virgen |
| Olivenöl | Huile d'olive | Olio di oliva | Aceite de oliva |

## Weitere wichtige Speiseöle

**Sonnenblumenöl** wird aus den Kernen der Sonnenblume gewonnen. Es enthält viel Vitamin E und reichlich Linolsäure (ca. 60 %). Der milde Geschmack und die hellgelbe Farbe machen das Sonnenblumenöl zu einem begehrten Rohstoff für die Margarineherstellung. Sonnenblumenöl gibt es kaltgepresst und raffiniert.

**Weizenkeimöl** stammt aus dem Keim des Weizenkorns. Die ausgewogene Fettsäurenzusammensetzung (30 % Ölsäure, 44 % Linolsäure und 11 % Linolensäure) macht es zu einem beliebten Öl für diätetische Zwecke.

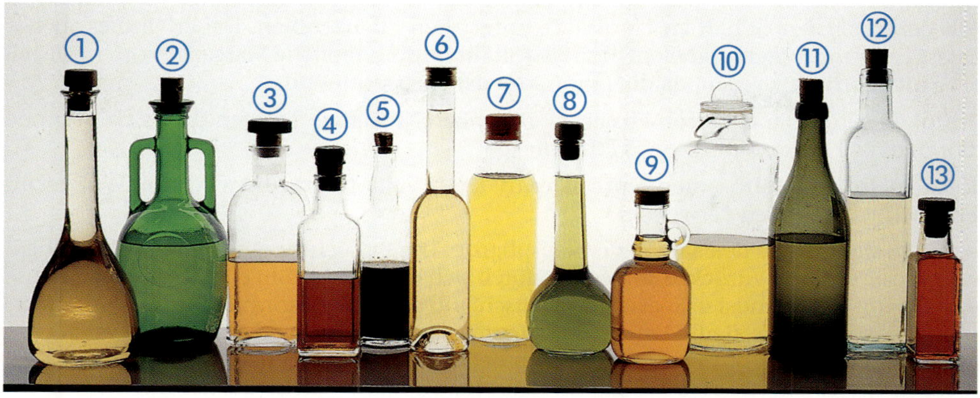


Speiseöle: ① Maiskeimöl, ② Speiseöl, ③ Leinöl, ④ Sesamöl, ⑤ Kürbiskernöl, ⑥ Erdnussöl, ⑦ Olivenöl, ⑧ Traubenkernöl, ⑨ Walnussöl, ⑩ Sojaöl, ⑪ Olivenöl in dunkler Flasche, ⑫ Distelöl, ⑬ Chiliöl

**Maiskeimöl** ① wird aus dem fettreichen Keim des Maiskorns gewonnen. Bis zu 85 % der Fettsäuren des Maiskeimöls sind ungesättigt, davon über die Hälfte mehrfach ungesättigt. Der Vitamin-E-Gehalt ist überdurchschnittlich hoch.

**Leinöl** ③ wird aus den kleinen braunen Samen der Flachs- oder Leinpflanze (Leinsamen) gepresst. Für Speisezwecke wird das Öl vorwiegend kaltgepresst, um seinen charakteristischen würzigen Geschmack zu erhalten. Es enthält bis zu 58 % →Linolensäure. Deshalb und weil es ein kaltgepresstes und damit unraffiniertes Öl ist, ist Leinöl sehr anfällig für den Fettverderb.

**Sesamöl** ④ ist das Öl aus den Samen der tropischen Sesampflanze. Es erfreut sich hierzulande als Würzöl zunehmender Beliebtheit, da es ausgezeichnet zu Salaten und Gerichten der ostasiatischen Küche passt (→Ethno-Food). Es enthält ca. 44 % Linolsäure. Sesamöl kommt kalt- und warmgepresst in den Handel. Gehärtetes Sesamöl wird zur Herstellung von Margarine und Backfetten verwendet.

**Kürbiskernöl** ⑤ erhält man durch Auspressen von gerösteten und geschälten Kürbiskernen verschiedener Kürbisarten. Die Kürbiskerne werden vor dem Auspressen geröstet und geschält. Kaltgepresstes Kürbiskernöl ist ein grünlich gefärbtes Öl mit deutlich nussartigem Geschmack und eignet sich gut zum Marinieren.

**Erdnussöl** ⑥ stammt aus den fettreichen Samen (den Erd„nüssen") der Erdnusspflanze. Das fast farblose Öl hat einen sehr milden Geschmack, was es für die Margarineherstellung wichtig macht. Erdnussöl ist reich an ungesättigten Fettsäuren (bis zu 80 %). Gehärtetes Erdnussöl wird auch zum Frittieren verwendet.

**Traubenkernöl** ⑧ steckt in den Kernen von Weinbeeren. Die als Nebenprodukt der Weinbereitung anfallenden Kerne wurden früher vor allem in Notzeiten ausgepresst, heute wird das Traubenkernöl wegen seines fruchtigen Geschmacks geschätzt und weil es über 70 % Linolsäure enthält.

**Walnussöl** ⑨ wird aus zuvor 2–3 Monate gelagerten Walnüssen kaltgepresst. Das nahezu farblose Öl mit ausgeprägtem Nussaroma eignet sich gut als Salatöl, ist allerdings nur wenig haltbar.

**Sojaöl** ⑩ ist heute eines der am meisten verbreiteten Öle und steckt praktisch in jedem Tafel- oder Speiseöl ②. Wegen des geringen Fettgehalts der Sojabohne wird das Sojaöl durch Extraktion gewonnen.

**Distelöl oder Safloröl** ⑫ wird aus den Samen der Färberdistel gewonnen und hat mit ca. 75 % den höchsten Gehalt an Linolsäure unter allen Pflanzenölen. Daher wird es auch als Diätspeiseöl angeboten und dient als Rohstoff für linolsäurereiche Margarinesorten. Distelöl sollte nicht erhitzt werden, da die Linolsäure dabei zerstört wird.

**Chiliöl** ⑬ gehört zu den aromatisierten Ölen. Bereits wenige Tropfen dieses chinesischen Öls würzen Gemüse, Suppen und Eintöpfe.

**Mohnöl** wird aus Mohnsamen gepresst, enthält 62 % Linolsäure und wird zum Würzen und Verfeinern von Salaten verwendet.

**Rapsöl** ② stammt aus den Samen der Rapspflanze. Durch Züchtung ist der Anteil an schädlicher Erucasäure stark zurückgegangen, wodurch sich das Rapsöl vom ehemals eher verpönten Produkt zum bedeutendsten Speiseöl in Deutschland entwickeln konnte. Die Nahrungsmittelindustrie setzt es in großem Umfang ein (*Herstellung von Tafelöl und Margarine*) und auch im Einzelhandel setzt sich Rapsöl – namentlich deklariert – mit seiner aus ernährungsphysiologischer Sicht günstigen Fettsäurezusammensetzung immer mehr durch. Inzwischen wird auch kaltgepresstes Rapsöl angeboten.

Zunehmend nachgefragt werden **Macadamianussöl** wegen seines angenehm nussigen Geschmacks, **Hanfnussöl** wegen seines Gehalts an →Gamma-Linolensäure (2 – 4 %) und Omega-3-Fettsäuren (15 – 25 %) und **Reiskeimöl** wegen seines neutralen Geschmacks und seines relativ hohen Gehalts an Vitamin E. Neu auf dem Markt ist das aus den Mandeln des marokkanischen Argania-Baums stammende **Arganöl**, das wegen seines unverwechselbaren, entfernt an Haselnüsse erinnernden Geschmacks vor allem als Würzöl dient. Es wird nur tropfenweise verwendet und ist mit 150 € pro Liter eines der teuersten Lebensmittel überhaupt.

**Fisch- und Leberöle** werden aus dem Körperfett beziehungsweise der Leber von Seetieren (*Fische, Wale, Robben*) gewonnen. Sie kommen nicht als Speiseöle in den Handel, werden jedoch zur Herstellung von →Margarine und für Fischkonserven verwendet. Lebertran, der reich an Vitamin A und D ist und aus den Lebern von Dorsch, Heilbutt und Schellfisch gewonnen wird, hat u. a. wegen der allgemeinen Schadstoffbelastung von Innereien an Bedeutung verloren.

## Speisefette

Speisefette werden vor allem als Streichfette (Brotaufstrich), aber auch zum Backen, zum Braten und Verfeinern von Speisen verwendet. Nach der EG-Verordnung mit Normen für Streichfette gehören dazu Butter, Margarine und Mischfett, jeweils mit verschiedenen Fettgehalten. Weiterhin können zu den Streichfetten auch Schweine- und Gänseschmalz gerechnet werden.

### Butter

Butter ist – trotz steigender Margarineabsatzzahlen – noch immer das beliebteste Streichfett der Deutschen. Hauptbestandteil der Butter ist mit mindestens 82 % das Milchfett. Gesalzene Butter darf etwas weniger Fett enthalten. Weitere Inhaltsstoffe der Butter sind andere Milchbestandteile (*Wasser, Milchzucker, Proteine, Mineralstoffe, Cholesterin, fettlösliche Vitamine*), Milchsäure sowie buttertypische Aromastoffe. Charakteristisch ist ein vergleichsweise hoher Gehalt an kurzkettigen gesättigten Fettsäuren und an Ölsäure.

Ausgangsprodukt für die Butter ist das Milchfett (*Rahm, Sahne*). Bei der traditionellen Butterherstellung ließ man die Milch einfach zwei Tage stehen, sodass sich der Rahm oben absetzte und zum Buttern abgeschöpft werden musste. Heute wird die Milch in der Molkerei innerhalb weniger Sekunden in modernen Zentrifugen (Separatoren) entrahmt. Anschließend wird die Sahne zur vorgeschriebenen →Pasteurisation kurz erhitzt und schnell abgekühlt (Ausnahme: →Landbutter). Während des anschließenden Reifeprozesses wird durch eine ausgeklügelte Temperaturführung (*Kalt-warm-kalt-Reifung*) die Streichfähigkeit der Butter optimiert. Nach der Reifung wird der Rahm bei etwa 10 – 14 °C gebuttert, d. h. so lange geschlagen, bis sich die Milchfettkügelchen zu Butterkörnchen zusammenballen. Nach dem Abtrennen der Buttermilch werden die Körnchen zu einer geschmeidigen, homogenen Masse geknetet. Schließlich wird die fertige Butter geformt und abgepackt.

### Buttersorten

**Sauerrahmbutter** wird aus gesäuertem Rahm hergestellt. Der Rahm wird nach dem Pasteurisieren mit Milchsäurebakterien versetzt und einem biologischen Reifungsprozess, der bis zu 20 Stunden dauert, überlassen. Die Bakterien produzieren neben Milchsäure zahlreiche Aromastoffe *(Diacetyl)*, wodurch sich der typische Geschmack herausbildet.

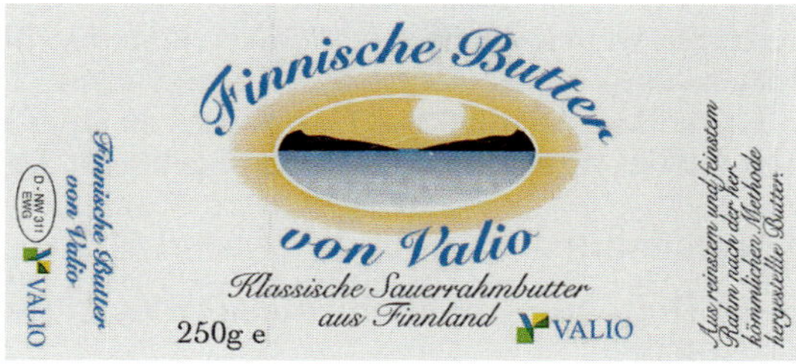


Etikett: Sauerrahmbutter

**Süßrahmbutter** wird aus ungesäuertem frischem Rahm gebuttert. Süßrahmbutter flockt beim Erhitzen nicht aus und bindet gut, deshalb ist sie gut zur Bereitung von Soßen geeignet.

**Mildgesäuerte Butter** entsteht durch Zugabe von Milchsäurebakterien und eventuell auch Milchsäure zu fertiger Süßrahmbutter. Im Säuregrad liegt sie zwischen Süß- und Sauerrahmbutter. Der Marktanteil der mildgesäuerten Butter ist enorm gestiegen, wofür weniger geschmackliche als wirtschaftliche Gründe entscheidend sein dürften: Die Herstellung von mildgesäuerter Butter ist wesentlich weniger zeitaufwendig als die der Sauerrahmbutter, da die biologische Reifung des Rahms entfällt. Zudem lässt sich die Süßrahm-Buttermilch, die bei der Produktion der mildgesäuerten Butter anfällt, wesentlich besser vermarkten als die Sauerrahm-Buttermilch.

### Handelsklassen für Butter

Eine Bezeichnung nach Handelsklassen ist für Butter nicht mehr gesetzlich vorgeschrieben, sie erfolgt jedoch häufig freiwillig. Dazu wird die Butter bei einer amtlichen Prüfung nach folgenden Eigenschaften beurteilt: Aussehen, Geruch, Geschmack, Konsistenz, Wasserverteilung und Streichfähigkeit sowie pH-Wert.

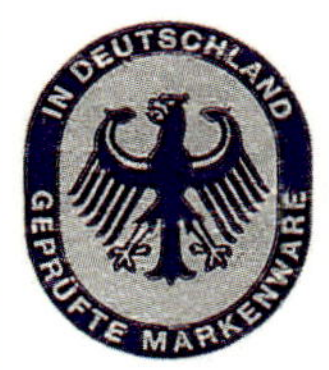


Gütezeichen Markenware

**(Deutsche) Markenbutter** muss bei dieser Prüfung mindestens 20 von 25 möglichen Punkten erreichen. Sie kann dann mit dem →Gütezeichen „In Deutschland geprüfte Markenware" gekennzeichnet werden. Wird dieses Gütezeichen verwendet, muss auch die amtliche Überwachungsstelle des jeweiligen Bundeslandes auf der Packung angegeben werden. Das Gütezeichen kann auch für Markenbutter aus anderen EG-Mitgliedsstaaten verwendet werden, wobei die Qualitätsprüfung in Deutschland zugrunde gelegt wird. **(Deutsche) Molkereibutter** muss bei der amtlichen Prüfung mindestens 15 Punkte erreichen. **(Deutsche) Landbutter** wird direkt im Milcherzeugerbetrieb hergestellt. Sie darf aus nicht pasteurisiertem Rahm gewonnen werden. Für sie gelten keine Mindestanforderungen, und sie wird auch nicht geprüft.

## Margarine

Margarine wurde ursprünglich als preiswerter Butterersatz entwickelt (→Lebensmittelimitate). Dieses Streichfett wurde aus Rindertalgbestandteilen (Oleomargarin) und Magermilch hergestellt. Heute werden vor allem pflanzliche Öle und Fette *(Sojaöl, Sonnenblumenöl, Rapsöl, Erdnussöl, Baumwollsaatöl, Maiskeimöl, Kokosfett, Palmfett)* zur Margarineherstellung verwendet, bei einigen Sorten auch Rindertalg und hochwertiges Fischöl. Der Fettgehalt muss mindestens 80 % und darf höchstens 90 % betragen. Die Konsistenz der Margarine ist vom Mischungsverhältnis der eingesetzten Rohstoffe abhängig. Je größer der Ölanteil ist, desto weicher ist sie *(Diät-Margarine)*. Um aus flüssigem Öl eine feste, streichfähige Margarine herzustellen, muss es zumindest zum Teil gehärtet werden (→Fetthärtung). Dabei können →trans-Fettsäuren entstehen.

Zur Herstellung von Margarine werden verschiedene raffinierte, zum Teil gehärtete Öle und Fette zu einer Mischung zusammengestellt. Hinzu kommen Emulgatoren *(Lecithin)* und gegebenenfalls weitere Zusätze *(fettlösliche Vitamine, β-Carotin als Farbstoff, Geschmacksstoffe, Sorbinsäure als Konservierungsstoffe, Salz)* sowie eine Mischung aus Wasser und gesäuerter Milch und / oder Magermilch. Das Ganze wird zu einer Mayonnaise-ähnlichen Masse gerührt und während des Abkühlens gewalzt und geknetet, bis eine streichfähige Konsistenz erreicht ist.

## Margarinesorten

Bis auf Dreiviertel- und Halbfettmargarine müssen alle Margarinesorten mindestens 80 % Fett enthalten.

**Haushaltsmargarine (Standardmargarine)** besteht aus pflanzlichen oder tierischen Fetten oder einer Mischung aus beiden. Der Anteil an ungesättigten Fettsäuren ist in der Regel geringer als in den Ausgangsölen, daher ist sie zum Kochen, Braten und Backen geeignet.

**Pflanzenmargarine** muss in ihrem Fettanteil mindestens 97 % pflanzliche Fette aufweisen. Mehr als die Hälfte der im Rohstoff enthaltenen Fettsäuren muss unverändert, darf also nicht gehärtet sein. Dieser Anteil muss zu mindestens 15 % aus Linolsäure bestehen. Stammt das Fett aus dem Öl nur einer einzigen Pflanzenart, so darf die Margarine den Namen dieser Pflanzenart tragen *(Sonnenblumenmargarine)*. Steht der Hinweis „reich an mehrfach ungesättigten Fettsäuren" auf der Packung, müssen mindestens 30 % der Fettsäuren mehrfach ungesättigt sein. Diese Pflanzenmargarine sollte nicht erhitzt werden.

**Margarine mit Estern pflanzlicher Sterine** (Margarine mit Pflanzensterinen) ist das erste Lebensmittel in der EU aus der Gruppe der →Functional Food, das ganz offiziell mit gesundheitsbezogenen Angaben für sich werben darf. Es enthält pflanzliche Sterine (→sekundäre Pflanzenstoffe), die die Aufnahme von Cholesterin aus dem Darm hemmen. Diese Margarine wird also gezielt für einen therapeutischen Zweck angeboten und muss daher auf der Verpackung verschiedene Hinweise tragen:

1. Das Erzeugnis ist für Personen bestimmt, die ihren Cholesterinspiegel im Blut senken wollen.
2. Patienten, die Arzneimittel zur Senkung des Cholesterinspiegels einnehmen, sollen das Produkt nur unter ärztlicher Aufsicht zu sich nehmen.
3. Das Produkt ist für Schwangere, Stillende und Kinder bis fünf Jahren nicht geeignet.
4. Das Erzeugnis ist als Bestandteil einer gesunden Ernährung zu verwenden, zu der auch der regelmäßige Verzehr von Obst und Gemüse zählt (dieser Hinweis aufgrund der Tatsache, dass die Margarine nicht nur den Cholesterinspiegel, sondern auch den des Carotins – Provitamin A – senkt).

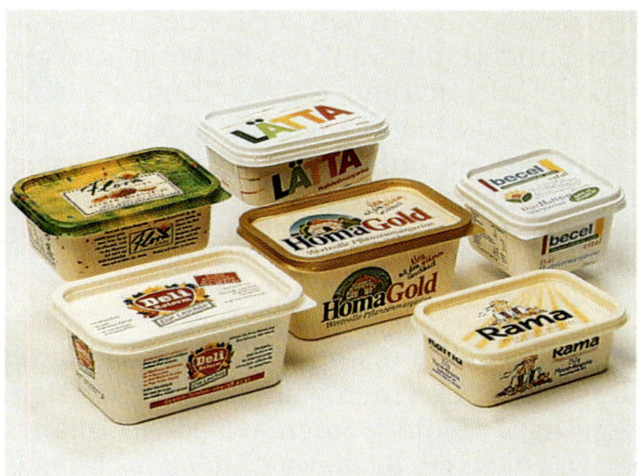

Margarinesorten

Aus Pflanzenölen bzw. -fetten bestehenden Margarinesorten werden in der Regel die fettlöslichen Vitamine A, D und E zugesetzt. Die Zugabe der von Natur aus in Butter vorhandenen Vitamine soll den ernährungsphysiologischen Wert der Margarine erhöhen. Damit lässt sich gut werben, und darüber hinaus sorgen die Vitamine A und E durch ihre antioxidativen Eigenschaften für eine längere Haltbarkeit. Vor allem Margarine mit hohem Gehalt an ungesättigten Fettsäuren würde ohne Zusätze schnell ranzig. Die Höhe des Vitaminzusatzes ist gesetzlich begrenzt; eine Zugabe muss in der Zutatenliste angegeben werden.

## Mischfette

Mischfette sind Erzeugnisse, die aus pflanzlichen und tierischen Fetten hergestellt werden. Während Margarine maximal 3 % Milchfett enthalten darf, besteht der Fettanteil von Mischfetten zu 10–80 % aus Milchfett. Genau wie Butter und Margarine enthält Mischfett 80–90 % Fett.

## Streichfette mit reduziertem Fettgehalt

Diese Erzeugnisse sind typische Beispiele für →Light-Produkte. Das Fett wird bei diesen Produkten durch Wasser oder Milch ersetzt, was häufig den Einsatz von Verdickungsmitteln (→*Gelatine)* notwendig macht. Weitere Zutaten können Milcheiweiß, Speisesalz, β-Carotin und →Sorbinsäure sein.

| Bezeichnung | Fettgehalt |
|---|---|
| Dreiviertelfettbutter<br>Dreiviertelfettmargarine<br>Dreiviertelmischfett | 60–62 % |
| Halbfettbutter<br>Halbfettmargarine<br>Halbmischfett | 39–41 % |
| Milchstreichfett*<br>Streichfett*<br>Mischstreichfett* | unter 39 %<br>Von 41 % bis unter 60 %<br>Von 62 % bis unter 80 % |

* Jeweils mit Angabe des Fettgehalts in %

Streichfette mit stärker reduziertem Fettgehalt (Halbfett- und darunter) eignen sich im Gegensatz zu solchen mit normalen Fettgehalten und zu Schmalz nicht zum Backen und Braten, da sich hierbei Fett- und Wasserphase trennen und es aus der Pfanne spritzt.

?!

**4 000 Mark pro Kubikmeter Wasser**

„Light-Produkte sind im Prinzip Imitate, denn bei ihrer Herstellung werden traditionelle Lebensmittelbestandteile in der Regel durch etwas anderes, meist Wasser, ersetzt. Greifen wir beispielsweise eines der größten Wunderwerke moderner Lebensmitteltechnologie heraus: die ‚Light-Butter', auch ‚Halbfettbutter' genannt. Mit diesem Hightecherzeugnis wird versucht, unsere klassische Butter zu imitieren. Die Hälfte des Fettes ist hier durch Wasser ersetzt. Dank moderner Chemie ist sie streichfähig, sie schmilzt im Mund wie echte Butter und kleidet den Gaumen aus wie Sahne – und ist doch nur Wasser. Man muss natürlich ein bißchen nachhelfen, damit flüssiges Wasser schnittfest wird. Zum Beispiel mit einem Verdickungsmittel wie Gelatine. Und da sich Fett und Wasser nicht mischen, ist auch noch ein Emulgator nötig, der die beiden sich widerstrebenden Stoffe miteinander vereint. Das Ganze noch mit etwas Farbstoff, Aroma und Konservierungsmittel aufgepeppt – und fertig ist das Kunst-, pardon: Light-Produkt.
Wenn das keine geniale Idee ist! Satte 4 000 Mark pro Kubikmeter Wasser blättern die Kunden auf den Ladentisch. Eine teurere ‚Verpackung' als die ‚Panschbutter' wurde für das kostbare Nass wohl noch nicht erfunden. Das sollten sich die städtischen Wasserwerke mal zum Vorbild nehmen. Bei ihnen kostet dieselbe Wassermenge zur Zeit maximal 7 Mark, mitsamt der Kanalisationsgebühr."

Aus: Pollmer, U.; Fock, A.; Gonder, U.; Haug, K., Prost Mahlzeit! Köln 2001, S. 264

## Schweineschmalz

Schweineschmalz wird durch Ausschmelzen aus verschiedenen Fettgeweben des Schweines gewonnen, wobei Fettgewebsreste (Grieben) abgetrennt werden. Es ist bei Zimmertemperatur gut streichfähig. Der Gehalt an →Linolsäure ist mit durchschnittlich 9 % deutlich höher als der des Rindertalges, der Gehalt an →Cholesterin ist etwas niedriger.

Schweineschmalz wird als Brotaufstrich sowie zum Kochen, Backen und Braten verwendet. Im Handel sind auch Griebenschmalz und Flomenschmalz (Liesenschmalz), das nur aus dem besonders hellen Bauchwandfett gewonnen wird, sowie Zubereitungen aus Schweineschmalz *(Bratenschmalz, Partyschmalz, Zwiebelschmalz)*, die durch Erhitzen mit Gewürzen, Äpfeln oder Zwiebeln hergestellt werden.

## Gänseschmalz

ist eine Spezialität aus dem Fettgewebe der Gans. Es schmilzt schon ab 25 °C, ist also ein sehr weiches Fett. Zur Verbesserung der Konsistenz wird Gänseschmalz daher häufig mit einem kennzeichnungspflichtigen Anteil an Schweineschmalz (ca. 10 %) gemischt. Es wird als Brotaufstrich und als Zutat bei der Zubereitung von Speisen verwendet.

## Soft-Fette

Das sind geschmeidige Pflanzenfette, die sich wie feste Fette gut erhitzen lassen und wie Streichfette auch bei Kühlschranktemperaturen gut streichbar sind. Sie werden aus gehärteten Fetten oder einer Mischung von festen Pflanzenfetten und Ölen hergestellt, die während des Erstarrens mit Stickstoff, Kohlendioxid oder Luft versetzt und mechanisch bearbeitet werden. Soft-Fette sind neutral im Geschmack und wegen ihres hohen →Rauchpunkts auch zum Frittieren geeignet.

## Hitzebeständige feste Fette

Speiseöle, Butter und Margarine können ohne Bedenken zum Kochen und Backen und auch noch zum Braten bei mäßigen Temperaturen verwendet werden. Beim scharfen Anbraten und Frittieren endet jedoch ihr Einsatzgebiet, da dabei höhere Temperaturen (180–280 °C) auftreten, bei denen das Fett nicht spritzen, rauchen oder verbrennen darf. Frittier- und Bratfette werden durch mehrmaliges Erhitzen, Abkühlen, Umgießen und Lagern stark strapaziert. Um diesen Belastungen standzuhalten, müssen sie besondere Eigenschaften aufweisen:

- Der Rauchpunkt, d. h. diejenige Temperatur, bei der das Fett unter Zersetzung zu rauchen beginnt, sollte über 200 °C liegen.
- Sie sollten wasser- und eiweißfrei sein, denn Wasser bringt Fett zum Spritzen und fördert seine Zersetzung, Eiweißbestandteile verbrennen.
- Sie müssen gegenüber Luftsauerstoff weitgehend unempfindlich sein.

Darüber hinaus sollten sie neutral im Geschmack sein. Deshalb eignen sich nur →raffinierte Fette mit einem hohen Anteil an gesättigten Fettsäuren zum längeren Braten oder Frittieren.

## Feste Pflanzenfette (Plattenfette)

Feste Pflanzenfette sind bei Zimmertemperatur (20 °C) fest und werden meist in Plattenform angeboten. Sie werden im Haushalt besonders zum Frittieren verwendet. Neben Kokosfett (aus dem weißen Kernfleisch der Kokosnuss) und Palmkernfett (aus den

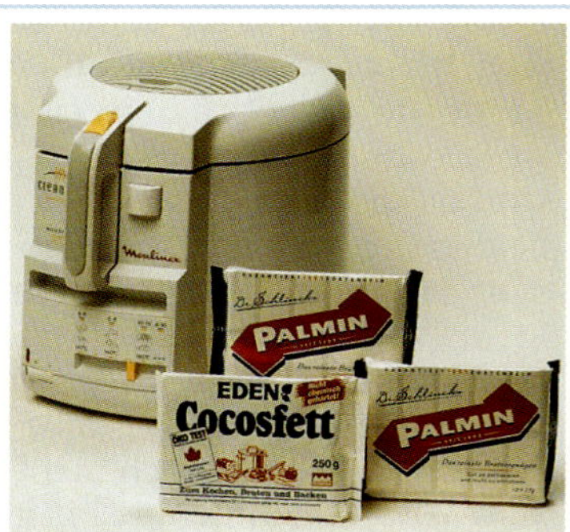

Kokosfett / Palmkernfett

Samenkernen der Ölpalme) sowie Mischungen der beiden werden eine Reihe von durch →Fetthärtung aus Pflanzenölen hergestellte Produkte angeboten. Dies muss auf der Packung durch die Angabe „gehärtet" kenntlich gemacht werden.

### Butterschmalz, Margarineschmalz und Mischfettschmalz

Butterreinfett (Butterfett, Butterschmalz, Schmelzbutter oder geklärte Butter) wird aus Butter hergestellt, die ausgeschmolzen und von Wasser und Eiweiß befreit wird. Zurück bleibt das reine Fett, das im Gegensatz zur Butter hoch erhitzt werden kann. Es eignet sich damit auch gut zum Braten und Backen. Butterreinfett enthält höchstens 0,2 % Wasser und hat daher eine lange Haltbarkeit von mehreren Monaten bis zu zweieinhalb Jahren. Margarineschmalz und Mischfettschmalz bestehen wie Butterschmalz aus mindestens 99 % Fett und können zum Kochen, Braten und Backen verwendet werden.

### Rindertalg

Rindertalg wird aus den Fettgeweben von Rindern durch Ausschmelzen gewonnenen, ist weiß, grauweiß oder gelblich und bei Zimmertemperatur hart und spröde. Wie alle tierischen Fette enthält Rindertalg →Cholesterin. Feintalg, aus frischen, ausgesuchten Rohmaterialien durch vorsichtiges Schmelzen und Reinigen gewonnen, wird als „Premier Jus" gehandelt. Zu Speisezwecken wird bevorzugt Talg aus Rindernierenfett verwendet, da es eine weichere Konsistenz hat.

## Was Verbraucher noch wissen wollen

**Was ist Sommer- bzw. Winterbutter?**

Sommerbutter ist kräftiger in der Farbe und durch ihre weichere Konsistenz besser streichfähig als Winterbutter. Im Sommer nehmen die Kühe mit dem Grünfutter mehr ungesättigte Fettsäuren auf, die das Milchfett geschmeidiger machen. Die Farbe der Butter ist im Winter blasser, weil die Kühe weniger frisches Grün und damit weniger →Carotin aufnehmen. Heute ist kaum noch ein Unterschied zwischen Sommer- und Winterbutter feststellbar, weil im Winter ein Teil tiefgefrorenen Sommerrahms mit verbuttert und / oder die Butter mit β-Carotin gefärbt wird. Die Konsistenz und damit die Streichfähigkeit der Butter lässt sich auch durch eine geeignete Temperaturführung während des Knetens verbessern.

**Wie müssen Fette und Öle gelagert werden?**

Um den →Fettverderb hinauszuzögern, sollten Fette und Öle kühl, dunkel und gut verschlossen gelagert werden. Feste Pflanzenfette sind dann über Monate hinweg haltbar. Raffinierte Speiseöle halten sich in original verschlossenen Gefäßen bis zu einem Jahr. Angebrochene Flaschen sollten innerhalb von 4–8 Wochen aufgebraucht werden. Kaltgepresste Öle sind durch ihren Gehalt an fettspaltenden Enzymen, freien Fettsäuren und Oxidationsprodukten auch in der geschlossenen Flasche nicht lange haltbar und daher rasch aufzubrauchen. Genauere Auskunft gibt das →Mindesthaltbarkeitsdatum. Wasserhaltige Fetterzeugnisse wie Butter, Margarine und fettreduzierte Produkte sind ebenfalls weniger lange haltbar. Wasserarme Erzeugnisse *(Butterschmalz, Margarineschmalz)* halten sich dagegen bis zu zwei Jahre, sofern sie in dicht verschlossenen Behältnissen kühl aufbewahrt werden.

**Welche Schadstoffe sind in Fetten und Ölen enthalten?**

Eine Reihe von unerwünschten Stoffen kommen bereits natürlicherweise in Fetten und Ölen vor *(freie Fettsäuren, Erucasäure)*. Kaltgepresste Öle können Umweltschadstoffe, Restmengen von →Pflanzenschutzmitteln und Spuren von Schimmelpilzgiften, die bei Schimmelbefall der Rohstoffe entstehen können, enthalten. Beim Trocknen der für die Gewinnung von Kokosfett, Palmkernfett und Sonnenblumenöl verwendeten Rohstoffe können schädliche

Bestandteile der Rauchgase (PAK) in das Fett bzw. Öl übergehen. In raffinierten Ölen und Fetten sind diese Schadstoffe nicht mehr enthalten. Von der Extraktion stammende Lösungsmittelreste werden bei der Raffination entfernt. Tierische Fette dürfen nicht raffiniert werden und können daher Rückstände von →Pflanzenschutzmitteln (aus dem Futter), →Tierarzneimitteln oder chlorierten →Kohlenwasserstoffen enthalten.

### Was sind trans-Fettsäuren?

Ungesättigte Fettsäuren können in zwei verschiedenen räumlichen Anordnungen vorkommen, die als „cis" oder „trans" bezeichnet werden. Die meisten Fettsäuren in Pflanzen und Tieren kommen in der cis-Form vor. Kleine Mengen trans-Fettsäuren entstehen im Pansen von Wiederkäuern, und wir nehmen sie mit Milch, Butter, Rinder- und Hammeltalg auf. In beträchtlichem Umfang können trans-Fettsäuren während der →Fetthärtung entstehen. Größere Mengen dieser trans-Fettsäuren wurden also erst aufgenommen, seit es Margarine und andere Erzeugnisse mit gehärteten Pflanzenölen gibt. Früher lagen bis zu 50 % der Fettsäuren der Margarine in trans-Form vor. Trans-Fettsäuren werden in die Zellmembranen eingebaut und verändern möglicherweise deren Funktion. Trans-Fettsäuren wirken außerdem wie langkettige gesättigte Fettsäuren, d. h., sie können den Blutcholesterinspiegel, insbesondere den schädlichen LDL-Anteil, erhöhen bei gleichzeitiger Senkung des schützenden HDL-Anteils. Darüber hinaus erhöhen sie den Bedarf an essenziellen Fettsäuren. Ihr Anteil in der Nahrung sollte daher möglichst gering sein. Als die mögliche gesundheitsschädliche Wirkung der trans-Fettsäuren erkannt wurde, veränderte die Margarineindustrie die Herstellungsverfahren, sodass sich heute die Gehalte an trans-Fettsäuren in der Margarine nur noch wenig von denen der Butter unterscheiden. Außer in Margarine stecken trans-Fettsäuren u. a. auch in Überzugsfetten, Snacks, Backwaren und Nuss-Nougat-Cremes.

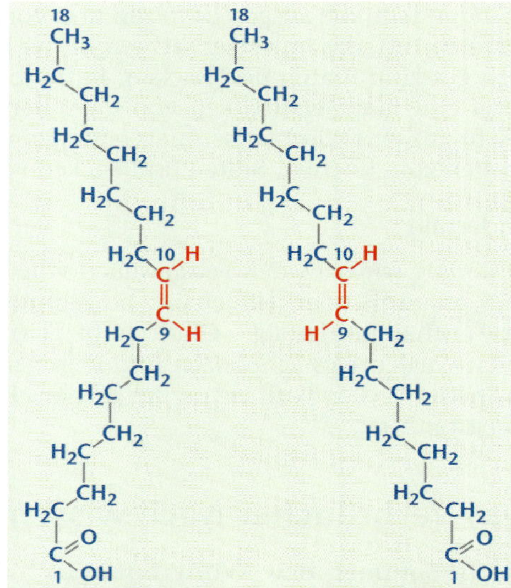


Trans-Fettsäuren unterscheiden sich von cis-Fettsäuren durch die unterschiedliche Stellung der Wasserstoffatome an der Doppelbindung

### Butter oder Margarine als Brotaufstrich?

Butter enthält im Gegensatz zur Margarine →Cholesterin, viele kurz- und mittelkettige Fettsäuren und wenig mehrfach ungesättigte Fettsäuren. Insbesondere der Cholesteringehalt der Butter wird immer wieder als Argument gegen Butter und für Margarine als Brotaufstrich angeführt. Die Aufnahme an Cholesterin mit der Nahrung spielt jedoch bei normalem Stoffwechsel keine Rolle. Größere Bedeutung für den Cholesterinspiegel haben eine hohe Zufuhr von Gesamtfett und von längerkettigen gesättigten Fettsäuren sowie von trans-Fettsäuren. Die kurz- und mittelkettigen Fettsäuren der Butter erhöhen den Cholesterinspiegel im Blut dagegen nicht.

## Wenn Sie weiterlesen wollen

Ravnskov, Uffe; Pollmer, Udo, Mythos Cholesterin. Die zehn größten Irrtümer. Stuttgart und Leipzig 2002

Worm, Nicolai, Ernährung und koronare Herzkrankheit: Wie sinnvoll ist Diät? Sonderdruck aus: Versicherungsmedizin 47 (1995), Heft 4.

# 5 Fleisch, Geflügelfleisch, Wildbret

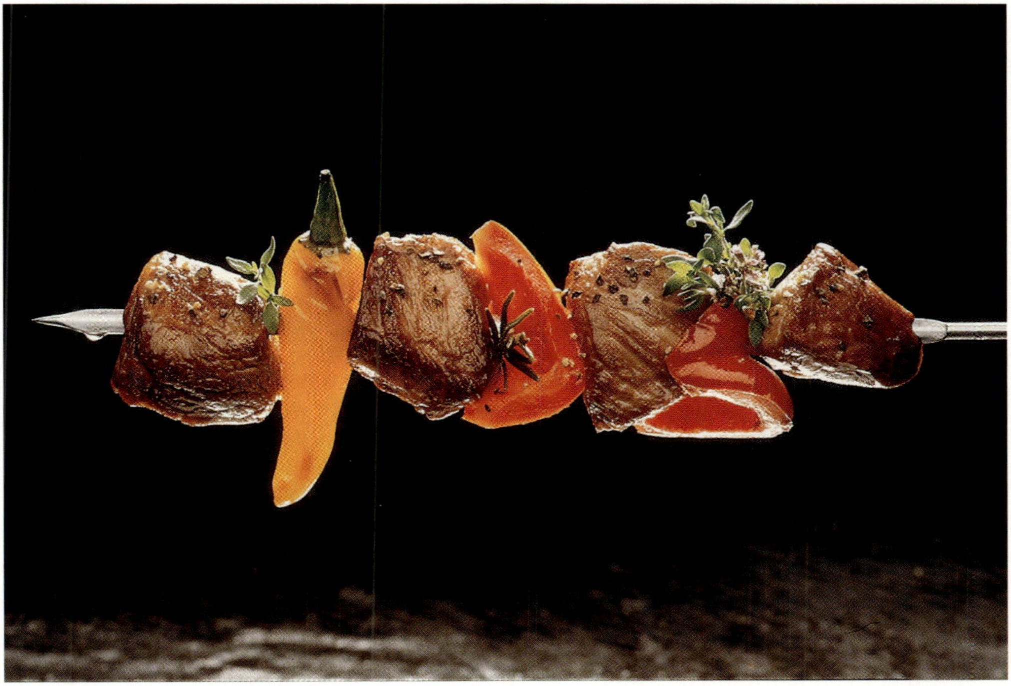

Fleisch ist von jeher ein gefragtes und beliebtes Nahrungsmittel:

- Es lässt sich auf sehr unterschiedliche Weise wohlschmeckend zubereiten.
- Es bietet dem Körper Eiweiß mit einer hohen →biologischen Wertigkeit.
- Es enthält wichtige Energieträger *(Fett)*.
- Es liefert Vitamine *(Vitamine der B-Gruppe)*, Mineralstoffe *(Eisen)* und wertvolle Spurenelemente *(Zink, Selen)*.

Dennoch geht der Fleischverbrauch aus mehreren Gründen zurück:

- Wachsende Bevölkerungsgruppen, vor allem Verbraucher unter 40 Jahren, schränken aus gesundheitlichen, ethischen oder ökologischen Gründen den Fleischverzehr ein *(→Vollwert-Ernährung)* oder verzichten ganz auf Fleisch (→Vegetarier);
- Fleischskandale *(„Hormonfleisch", →BSE, Schweinepest, Maul- und Klauenseuche, Dioxin)* veranlassen die Konsumenten zur Zurückhaltung beim Konsum vor allem von Rind-, Kalb- und Schweinefleisch.

# Fleisch im weiteren Sinne

Als „Fleisch“ im weiteren Sinne werden alle für den menschlichen Verzehr bestimmten Teile von geschlachteten oder erlegten warmblütigen Tieren verstanden: also von Säugetieren, die zur Fleischerzeugung gehalten werden, von Schlachtgeflügel sowie von Haar- und Federwild.

Dabei handelt es sich um:

- Muskelfleisch (Fleisch im engeren Sinne),
- Blut; Innereien; Schlund, Dünn- und Dickdarm; Knochen und daran anhaftende Weichteile; beim Schwein auch die Schwarte,
- Fett.

Der Begriff „Fleisch“ im weiteren Sinne schließt auch Materialien ein, die be- oder verarbeitet wurden *(Gehacktes, Rollbraten, Wurst- und Fleischwaren, Fleischextrakt, grillfertige Brathähnchen, Wildgulasch, essbare Wursthüllen).*

Am 1. Januar 2003 ist eine EU-Richtlinie in Kraft getreten, nach der für die Kennzeichnung vom abgepackten fleischhaltigen Erzeugnissen *(Fleischerzeugnisse, Fertiggerichte, zusammengesetzte Lebensmittel)* eine **neue Fleischdefinition** gilt, die den Begriff „Fleisch“ auf Skelettmuskelfleisch beschränkt. Andere zum menschlichen Verzehr zugelassene Teile *(am Muskelfleisch anhaftendes Fett und Bindegewebe, soweit sie einen bestimmten Anteil überschreiten; Herz, Leber, Darm)* müssen auf dem Etikett gesondert ausgewiesen werden.

# Fleisch im engeren Sinne

Unter Fleisch im engeren Sinne versteht man Skelettmuskelfleisch. Seine Qualität hängt von Alter und Geschlecht der verwerteten Tiere ab. Bei noch nicht geschlechtsreifen Jungtieren ist das Fleisch hell, zart und saftig. Mit zunehmendem Alter der Tiere wird es dunkler und intensiver in Geruch und Geschmack, zunehmend aber auch trockener und zäher. Das Fleisch männlicher Tiere wird wegen des ausdrucksvolleren Geschmacks bevorzugt. Bei kastrierten Tieren hat es feinere Fasern, eine gleichmäßiger ausgebildete und durchwachsene Muskulatur, ist zarter, saftiger und meist fettreicher. Das Fleisch unkastrierter Tiere dagegen hat einen strengen Geruch und kann nur nach weiterer Behandlung verarbeitet werden.

Die Fleischqualität wird hinsichtlich Geschmack, Aroma, Farbe und Fettansatz ferner beeinflusst

- von der **Nahrungsaufnahme** *(Maisfütterung bei Geflügel, um bei langsamer Aufzucht festeres Fleisch zu erzielen),*
- vom **Ernährungszustand** *(vollfleischige, fleischige, gering genährte Schlachttiere),*
- von der Gelegenheit zur **Bewegung** *(helleres Fleisch bei bewegungsarm gehaltenen Tieren).*

Konsistenz, Verdaulichkeit und Bekömmlichkeit hängen überdies vom **Reifezustand** ab. Das Fleisch frisch geschlachteter oder erlegter Tiere ist kaum genießbar. Es ist unmittelbar nach dem Schlachten zäh und wenig aromatisch. Zartheit und Geschmack gewinnt es erst mit der Fleischreifung. Ist das Fleisch einmal ausgereift, darf es nur noch wenige Tage gelagert werden (ca. 2 °C, mindestens 85 % Luftfeuchtigkeit).

Durch Vakuumverpackung oder Einlegen in Öl (Marinieren) lässt sich zwar das auch wirtschaftlich nachteilige Austrocknen vermeiden, weitere Reifung und schließlicher Verderb jedoch nicht. Dazu ist →Tiefgefrieren erforderlich; es führt – je nach Temperatur, Tierart und Fettanteil – zu Haltbarkeiten von wenigen Monaten bis zu über einem Jahr. Begrenzt wird die Haltbarkeit durch den →oxidativen Fettverderb, der selbst unter Tiefkühlbedingungen – wenn auch langsamer – stattfindet und negative Geruchs- und Geschmacksveränderungen bewirkt.

Fehler bei Zucht, Haltung und Fütterung können zur Folge haben, dass das Fleisch hochgezüchteter Schweine, die vor und bei der Schlachtung Stress ausgesetzt waren, nach dem Schlachten bleich (**p**ale), weich (**s**oft) und wässrig (**e**xudative) ist (**PSE**-Fleisch, nicht zu verwechseln mit →BSE bei Rind und Kalb). Es eignet sich nicht zur Herstellung von Rohwurst und kann eigentlich nur noch zu Brühwurst verarbeitet werden. Dennoch findet es seinen Weg in manche Geschäfte des Lebensmitteleinzelhandels, wo es zu niedrigen Preisen verkauft wird. Beim Garen verliert es etwa ⅓ des Gewichts in Form von Wasser, schrumpft und wird zäh.

| Dauer der Fleischreifung | |
|---|---|
| **Fleischart** | **Reifungsdauer** |
| Schweinefleisch | 2 Tage |
| Fleisch vom Hausgeflügel | 2–5 Tage |
| Kalbfleisch | 2–3 Tage |
| Lammfleisch | 4–5 Tage |
| Rindfleisch<br>– Kochfleisch<br>– Bratenfleisch | <br>4–6 Tage<br>10–14 Tage |
| Steaks und Roastbeef | 3–4 Wochen |
| Wild | 2–4 Wochen |

Durch Fehler vor und bei der Schlachtung von stressanfälligen Rindern und Schweinen kann dunkles (**d**ark), festes (**f**irm), trockenes (**d**ry) Fleisch entstehen. Dieses **DFD**-Fleisch ist fade im Geschmack und anfällig für bakteriellen Verderb. Es kann ebenfalls nur noch als Verarbeitungsfleisch verwertet werden.

## BSE-Risikomaterial

PSE- und DFD-Fleisch sind zwar im Wert gemindert, aber gesundheitlich unbedenklich. Von weitaus größerer Bedeutung für Erzeuger, Handel und Konsumenten ist jedoch die gesundheitliche Bedrohung durch **BSE.** Dies ist eine Hirnerkrankung des Rindes, die in ähnlicher Form auch bei anderen Tierarten auftritt. Ausgelöst und verbreitet wurde BSE (**b**ovine **s**pongiforme **E**nzephalopathie) offenbar durch die Verarbeitung der Kadaver erkrankter Tiere zu Tiermehl und dessen Verfütterung an die (eigentlich Pflanzen fressenden) Rinder. Es scheint erwiesen, dass auch beim Menschen der Verzehr von Hirn oder Nervengewebe erkrankter Tiere zu einer BSE-ähnlichen Hirnerkrankung, einer Form der Creutzfeldt-Jakob-Krankheit **(vCJK),** führen kann. Tiermehl wurde in großen Mengen auch an Schweine und Geflügel verfüttert. Ob daher der Genuss von Hirn- oder Nervengewebe von Schweinen und Geflügel in der Vergangenheit ebenfalls ein Gesundheitsrisiko einschloss, ist noch ungeklärt. Vorsichtshalber wurde die Verfütterung von Tiermehl verboten, ebenso die Verwendung von BSE-Risikomaterial in Fleischerzeugnissen. Als besonders riskant gelten Hirn, Rückenmark, Bries, Milz, Magen, Darm; Fleisch, das mit (Mark-) Knochen gehandelt und zubereitet wird (→*T-Bone-Steaks*), sowie industriell gewonnenes →Separatorenfleisch.

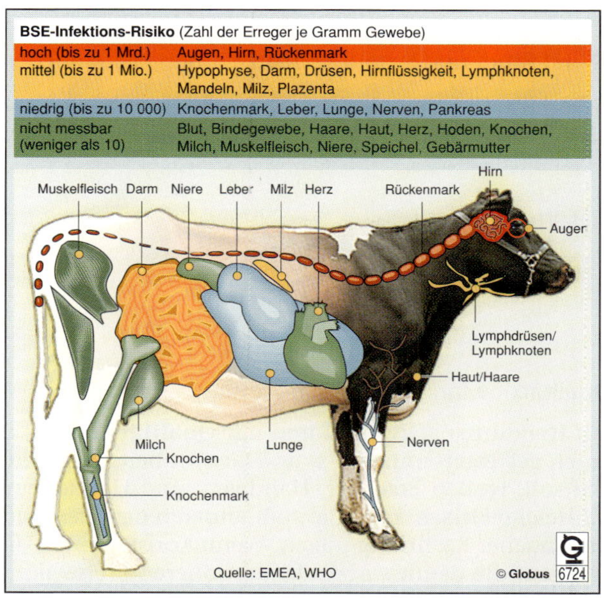

BSE-Infektions-Risiko

**BSE-Spickzettel – Die Verbraucherzentrale rät**

Vor BSE gibt es keinen hundertprozentigen Schutz. Die Kernfragen zur Rinderkrankheit und der Variante beim Menschen (vCJK) sind noch offen. Die Verbraucherzentrale kann lediglich Strategien zur Verringerung des möglichen Risikos aufzeigen.

- Wer kein Risiko tragen will, muss Rind- und Kalbfleisch sowie rindfleisch- und kalbfleischhaltige Erzeugnisse meiden, bis Klarheit hinsichtlich der Infektionswege besteht.
- Wer nicht auf Rindfleisch verzichten möchte, für den ist Rindfleisch aus kontrolliert ökologischer Tierhaltung diejenige Alternative, die mit dem geringsten Risiko verbunden zu sein scheint.
- BSE-getestet ist nicht gleichbedeutend mit BSE-frei! Mit den derzeit verfügbaren Testverfahren lässt sich aber zumindest ein Teil der befallenen Rinder aufspüren. Wenn Sie Rindfleisch kaufen möchten, fragen Sie nach BSE-getestetem Fleisch, um zu verdeutlichen, wie wichtig auch Ihnen diese Maßnahme zur Verringerung des Risikos ist.
- Das Risiko beim Verzehr von Schaffleisch ist momentan wissenschaftlich nicht abschätzbar. Wer möglichst sicher gehen möchte, sollte Schaffleisch vorsorglich meiden.
- Nach dem derzeitigen Stand der Forschung sind Schweinefleisch, Geflügel, Fisch sowie Milch und Milchprodukte unbedenklich. Dennoch sollten Sie jetzt nicht einfach Rindfleisch durch Billigangebote dieser Fleischarten ersetzen, sondern den Fleischverzehr insgesamt einschränken und Produkte aus ökologischer Tierhaltung bevorzugen. Damit tun Sie Ihrer Gesundheit sowie Tier und Umwelt etwas Gutes.

Verzichten sollten Sie auf jeden Fall …

- auf Markklößchen,
- auf das Auskochen von Rinderknochen,
- auf Rinderbrühwürfel unbekannter Herkunft,
- auf Rind- und Schaffleisch an Wirbelsäulenknochen (T-Bone-Steaks, Lammkoteletts),
- auf Rindfleisch sowie Wurst und Fertiggerichte mit Rindfleisch unbekannter Herkunft,
- auf britisches Schaffleisch.

(…)

BSE-Spickzettel, Verbraucherzentrale NRW, März 2004

## Qualitäts-, Marken- und Bio-Fleisch

Mit Herkunftsnachweisen und mit **Qualitätsfleisch**, das sich vom übrigen Marktangebot durch gesteigerten Genuss- und Gesundheitswert und z. T. auch höheren Nährwert abheben soll, wollen Erzeuger, Handwerk und Handel zum einen der Verunsicherung durch zahlreiche Fleischskandale, zum anderen dem gestiegenen Qualitätsbewusstsein mancher Verbraucher Rechnung tragen. Wenn Konsumenten dieses Bemühen um hohe Fleischqualität und die damit verbundenen höheren Preise akzeptieren sollen, sind strenge Richtlinien für Haltung, Fütterung und Schlachtung sowie eine glaubwürdige ständige Kontrolle von Erzeugung, Gewinnung und Vermarktung erforderlich. **Markenfleisch** ist Qualitätsfleisch, das von einem Erzeuger oder Vermarkter unter einer bestimmten Marke verkauft wird. **Bio-Fleisch** ist Fleisch aus →kontrolliert ökologischer Landwirtschaft, die durch naturnahe und umweltfreundliche Produktion, z. B. artgerechte Haltung und Fütterung, gekennzeichnet ist.

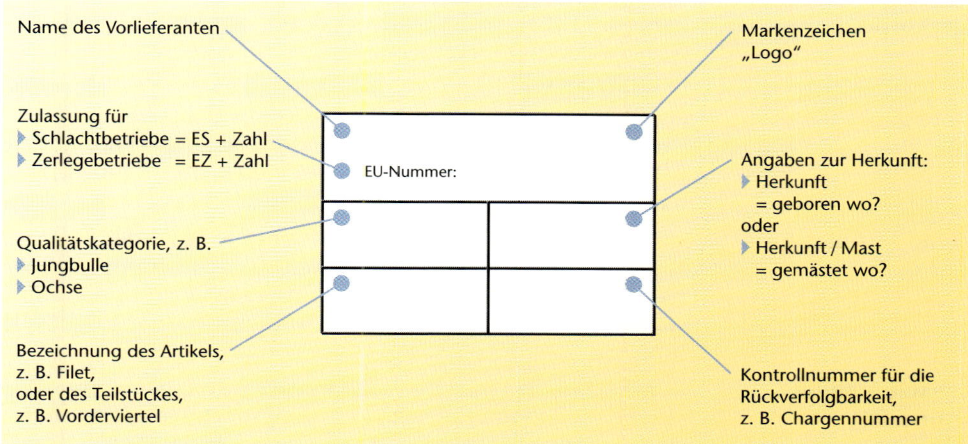


Herkunftsnachweis bei Fleisch

Bisher liegt der Marktanteil von Qualitäts-, Marken- und Biofleisch nur bei 5 bis 10 %. Schon jetzt ist aber die Vielfalt der Marken und Zeichen für die Konsumenten verwirrend, denn die Programme setzen Qualitätsvorstellungen sehr unterschiedlich um:

- Einige Markennamen sind nichts weiter als Herkunftskennzeichnungen.
- Andere stehen für eine Kontrolle nach der Schlachtung, bei der mindere Qualität *(→PSE-/→DFD-Fleisch)* aussortiert wird.
- Wieder andere kontrollieren die Einhaltung von Richtlinien zu Fütterung, Haltung, Transport und Medikamentengabe.

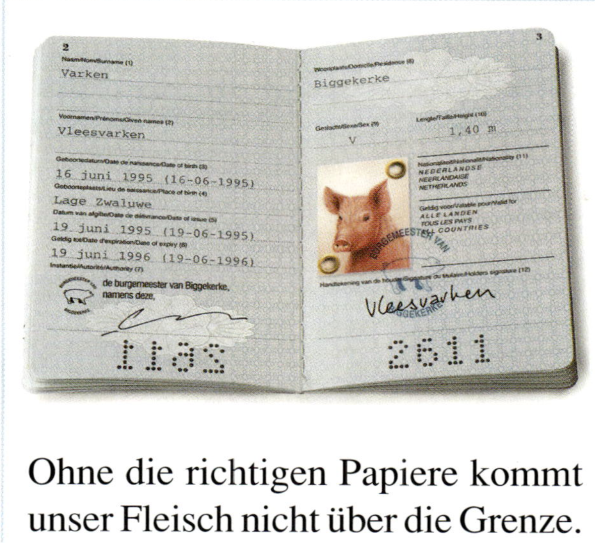
Ohne die richtigen Papiere kommt unser Fleisch nicht über die Grenze.

Vertrauenswerbung der niederländischen Fleischwirtschaft

Echte Markenfleischprogramme sind ganzheitlich. Sie begnügen sich nicht damit, mindere Qualität rechtzeitig zu entdecken und auszusortieren, sondern haben die umfassendere Zielsetzung, mindere Qualität gar nicht erst zu erzeugen sowie ethischen und ökologischen Anforderungen gerecht zu werden.

| Gütekriterien eines Bio-Fleisch-Programms | |
|---|---|
| **Gesicherter Herkunftsnachweis** | Jedes Tier lässt sich genetisch mindestens 3 Generationen zurückverfolgen; keine Einkreuzung BSE-gefährdeter Rassen; veröffentlichter Herkunftsnachweis für jedes geschlachtete Tier. |
| **Futter frei von Tierkörpermehl** | Unangemeldete Analyse von Futterproben durch ein unabhängiges Labor und Veröffentlichung der Ergebnisse; Landwirte zahlen hohe Vertragsstrafen, wenn sie dennoch Tierkörpermehl verfüttern. |
| **Hofeigenes Futter** | Futter stammt zu mindestens 80 % aus der Erzeugung des Landwirts selbst oder von Nachbarbetrieben; Futter mit hohen Ballaststoffanteilen, die langsamen Aufwuchs erlauben; Futteranalysen durch unabhängiges Institut. |
| **Keine Antibiotika** | Grundsätzlich kein Einsatz von Antibiotika oder anderer Wachstumsförderer zu Mastzwecken; tierärztlich mit Antibiotika behandelte Tiere scheiden aus dem Fleischprogramm „Keine Antibiotika" aus; Analysen während Mast bzw. Schlachtung. |
| **Tierschonender Transport** | Kurze Dauer der Transporte zum Schlachthof; geräumige und sichere Transportfahrzeuge; kein Einsatz elektrischer Schlagstöcke; Verweigerung der Annahme durch den Schlachthof, falls Kriterien nicht eingehalten wurden. |
| **Artgerechte Tierhaltung** | Tiere leben in Ställen, die ihre verhaltensbiologischen Bedürfnisse hinsichtlich Wärme, Luft und Tageslicht erfüllen. Keine Automatenfütterung. Kälber werden in Mutter- und Ammenkuhhaltung aufgezogen. Stallungen sind für die interessierte Öffentlichkeit zugänglich. |
| **Sauberes Grundwasser** | Erzeugung nur so vieler Tiere, dass der Dung der Tiere nutzbringend als natürlicher Dünger auf den betriebseigenen Ackerflächen ausgebracht werden kann. Bindung des Tierbesatzes an die bewirtschaftete Ackerfläche. |
| Nach: Thönes-Natur-Verbund, Gütekriterien für Fleisch, April 2004 | |

## Fleischbeschau

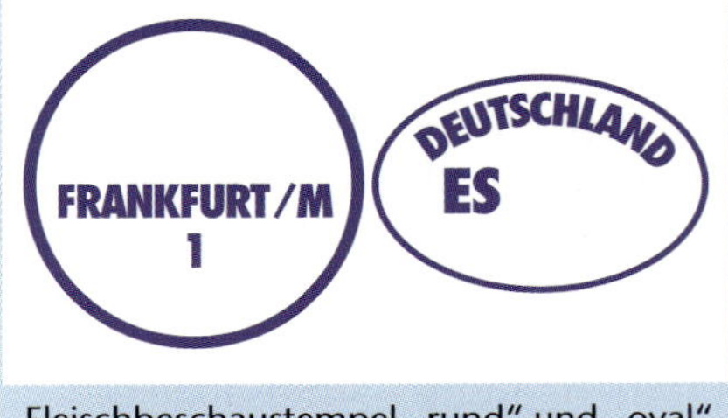

Fleischbeschaustempel „rund" und „oval"

Für den menschlichen Genuss bestimmtes Fleisch – auch von Kaninchen, Geflügel und erlegtem Haarwild – unterliegt der amtlichen Schlachttier- und Fleischuntersuchung durch Tierärzte und Fleischkontrolleure. Bei der Untersuchung prüft der Kontrolleur sofort nach dem Schlachten und an allen Teilen des Tieres, ob das Fleisch einwandfrei und genusstauglich ist. Außerdem wird es stichprobenartig auf Krankheiten, Rückstände von Tierarzneimitteln und Umweltchemikalien überprüft. Bei Fleisch von Schwein, Wildschwein und Pferd gehört eine Trichinenbeschau dazu.

Genusstaugliches Fleisch aus deutschen Schlachthöfen, die das Inland beliefern, trägt einen runden Stempel, dessen Text die zuständige Behörde ausweist. Genusstaugliches Fleisch von Schlachthöfen, die für den Handelsverkehr innerhalb der EU zugelassen sind, trägt einen ovalen Stempel, der das Herkunftsland und die Schlachthofnummer (ES-Nummer) angibt.

# Schweine-, Rind- und Schaffleisch

## Frischfleisch

Als Frischfleisch gilt alles Fleisch, das nach dem Schlachten lediglich behandelt, nicht aber zubereitet wurde. Unter **Behandeln** versteht man u. a. Entbeinen, Zerlegen, Zerkleinern, Wiegen, Umhüllen, Verpacken, Kennzeichnen, Kühlen, Gefrieren, Tiefgefrieren, Auftauen, Lagern oder Befördern. Wenn das Fleisch dagegen eine Bearbeitung erfahren hat, die auch die inneren Schichten verändert, handelt es sich um →zubereitetes Fleisch.

„Fleisch" im üblichen Sprachgebrauch stammt in erster Linie von Schwein, Rind (einschl. Kalb) und Schaf. Dagegen wird Fleisch von Ziege und Pferd in Deutschland nur wenig angeboten und nachgefragt. **Schweinefleisch** wird vorzugsweise von etwa 6 bis 9 Monate alten Tieren mit einem Gewicht von rund 100 kg gewonnen. Bevorzugt werden fleischreiche, fettgewebearme Rassen, denen man vier zusätzliche Rippen angezüchtet hat (ergibt u. a. vier zusätzliche Koteletts). **Rindfleisch** ist, wenn es von jungen Rindern (Jungbullen, Färsen, Ochsen) stammt, hell- bis mittelrot, feinfaserig, kräftig und mager. Bei gutem Mastzustand ist es von feinen Fettäderchen marmoriert und auch deshalb geschmackvoller und aromatischer als Kalbfleisch. Das Fleisch älterer Rinder ist dunkler bis braunrot, grobfaserig, zäher, weniger zart und saftig und hat stärkere Fetteinlagerungen. Rindfleisch wird, wenn es von 14 Tage bis 3 Monate alten Tieren stammt, als Kalbfleisch bezeichnet; es ist eher hell und besonders zart. **Schaffleisch** wird vorzugsweise als Lammfleisch von bis zu 12 Monate alten Tieren gehandelt. Das etwas streng schmeckende Fleisch älterer Tiere (Schafe, Hammel) ist vor allem in der regionalen Küche beliebt.

### Fleischzuschnitte

Sieht man von den kleinen, aber rasch wachsenden Mengen ab, die zunehmend ab Hof direkt verkauft werden, so wird Frischfleisch auf zweierlei Weise vermarktet:

- durch handwerkliche Meisterbetriebe (Fleischer-, Metzger-, Schlachterhandwerk) und
- durch Betriebe des Lebensmittelhandels.

Für den Verkauf von Frischfleisch im Lebensmittelhandel bestehen drei Möglichkeiten:

- Angliederung einer eigenen Fleischerei mit einem angestellten Metzgermeister (Ladenmetzger);
- Verkauf von Fleisch, das in einem Fleischwerk zerlegt, portioniert und verpackt wurde, aus dem SB-Kühlregal;
- Verkauf von tiefgekühltem Fleisch.

Unabhängig von der Art der Vermarktung gilt, dass das Fleisch für die Verwendung im Haushalt intensiver als früher vorbereitet („pariert") wird. Außer Knochen und Sehnen wird auch das Fettgewebe teilweise oder vollständig entfernt, sodass verkaufsfertige Teilstücke häufig nur einen geringen Fettgehalt aufweisen. Bei höherem Bearbeitungsgrad spricht man von **küchenfertigen** Artikeln *(gerollte oder gespickte Braten, gefüllte Kalbsbrust, Schnitzel, Geschnetzeltes und →Hackfleisch).*

Als **pfannenfertig** bezeichnet man schließlich Fleischstücke und →Fleischwaren aus verschiedenen Fleischstücken oder mit Gemüsebeilagen und Gewürzen, die ohne weitere Vorbereitung zubereitet werden können *(Grillspieße, Cordon bleu, Geschnetzeltes nach Gyros-Art).* Solche pfannenfertigen Zubereitungen bieten den Käufern Abwechslung, Arbeitserleichterung und Zeitersparnis (→Convenience) und bringen dem Geschäft durch auskömmliche Preise eine wesentlich höhere Wertschöpfung als der Verkauf von unzubereitetem Fleisch.

## Das Schwein

Fleischfarbe: hellrot, mit Fettadern durchzogen.
Reifung: 2 Tage

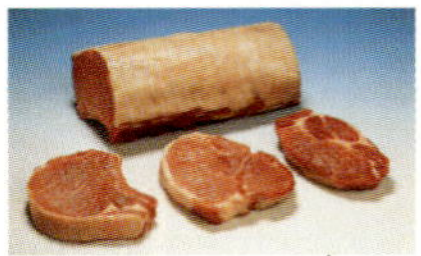
Kotelett

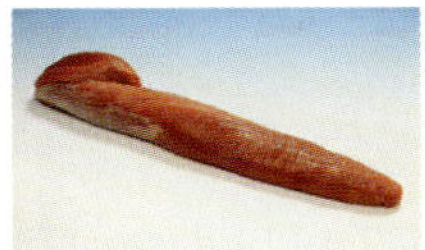
Filet

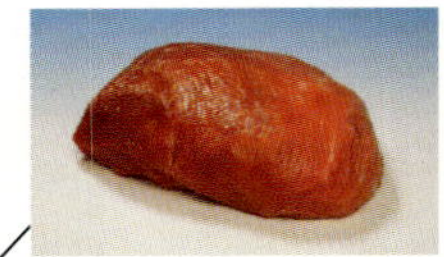
Oberschale

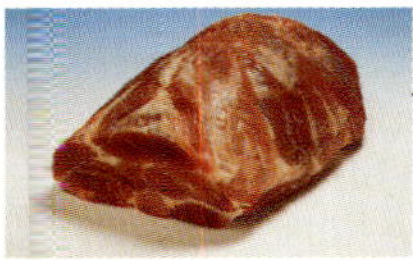
Nacken

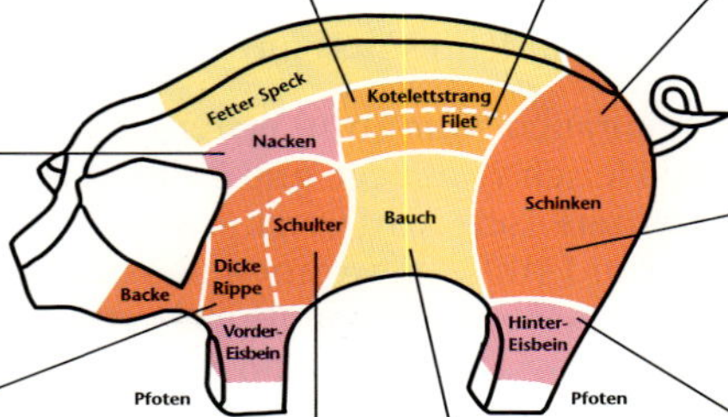


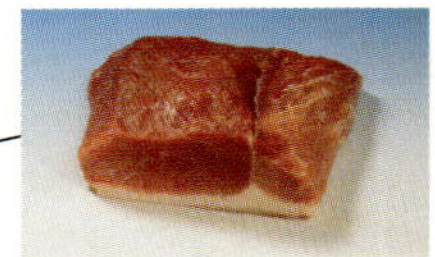
Unterschale

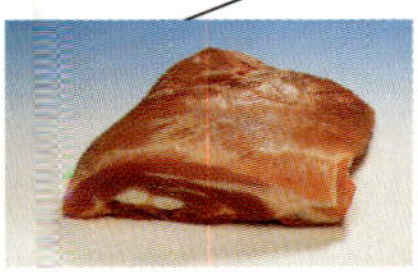
Dicke Rippe

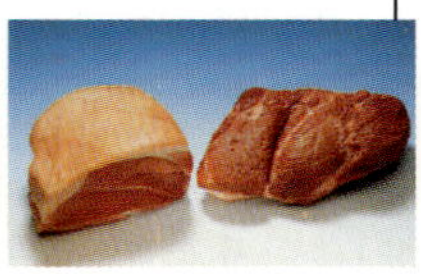
Schulter

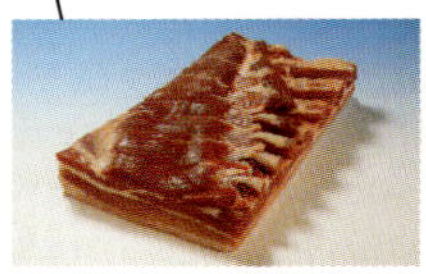
Bauch

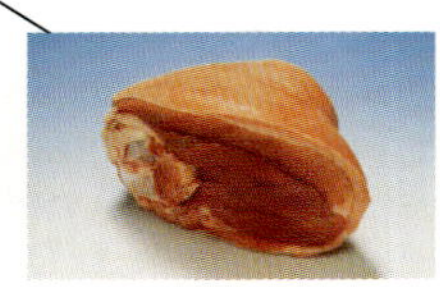
Eisbein

## Das Lamm

Fleischfarbe: rosig-hell, feinfaserig.
Reifung: 4–5 Tage

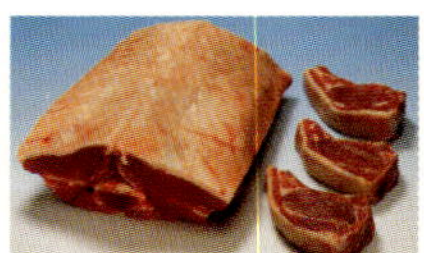
Rücken Kotelett

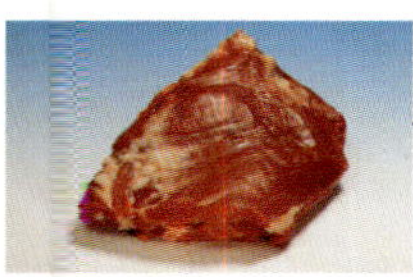
Hals

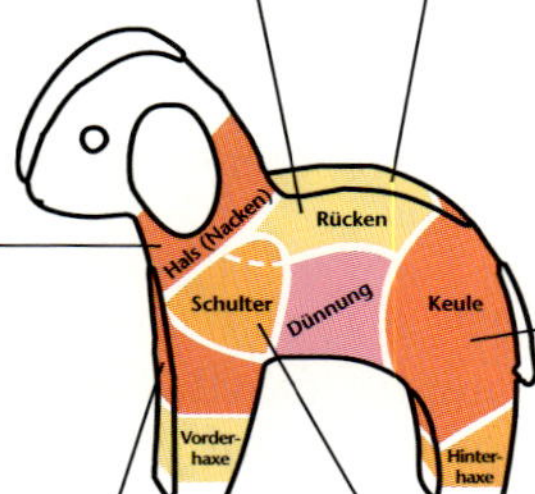


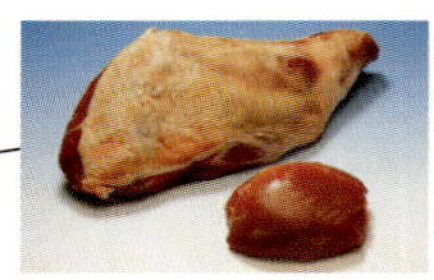
Keule

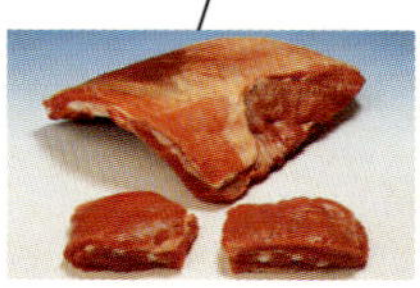
Brust

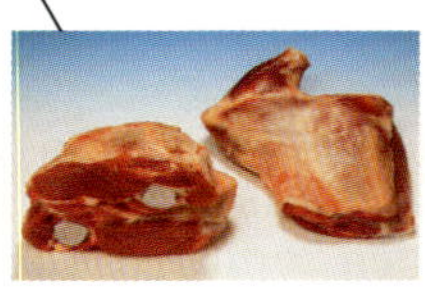
Schulter

Die wichtigsten Fleischteile I: Schwein, Schaf

## Das Rind

Fleischfarbe: frisch rot, zarte Marmorierung.
Reifung: 4–28 Tage

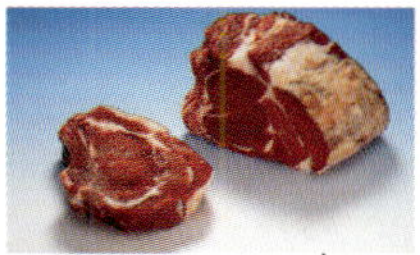
**Hohe Rippe**

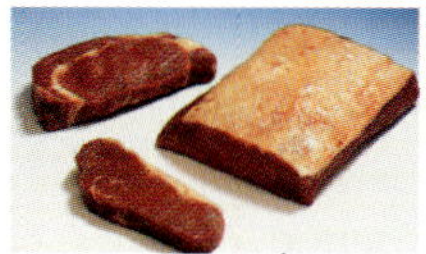
**Roastbeef**

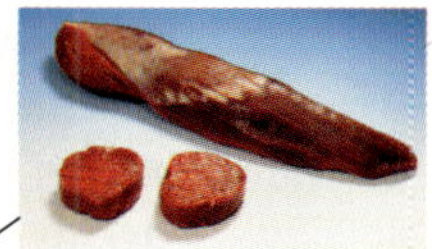
**Filet**

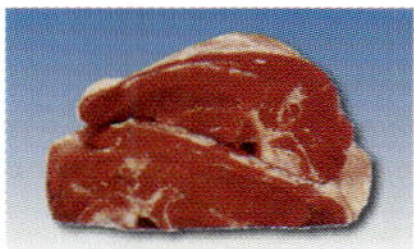
**Nacken**

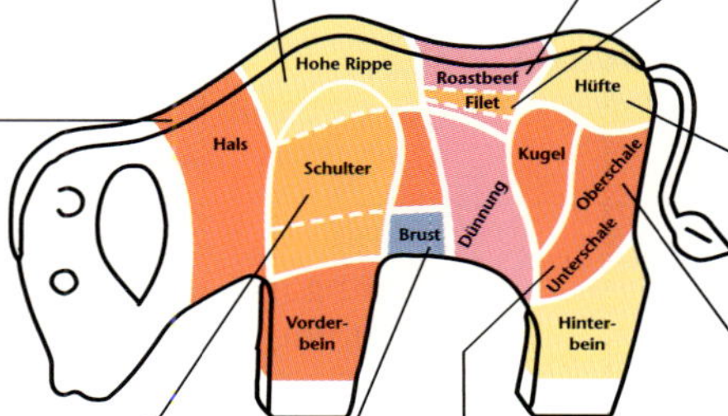


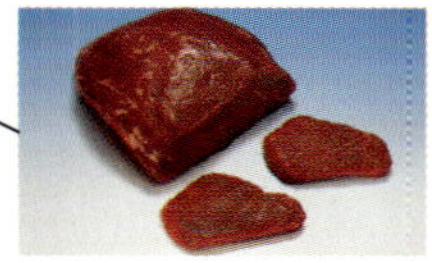
**Hüfte**

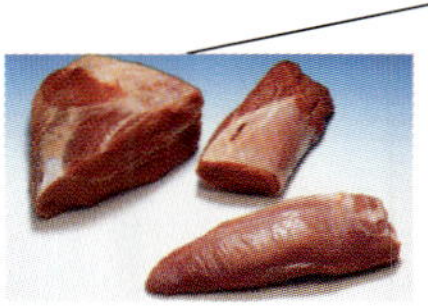
**Schulter**

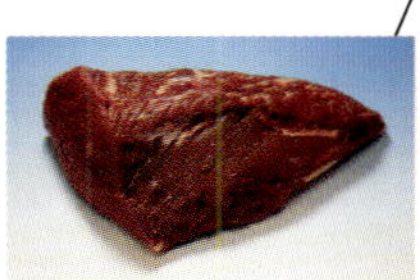
**Brust**

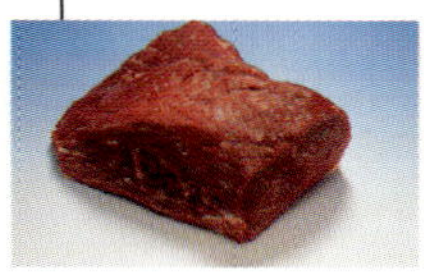
**Unterschale**

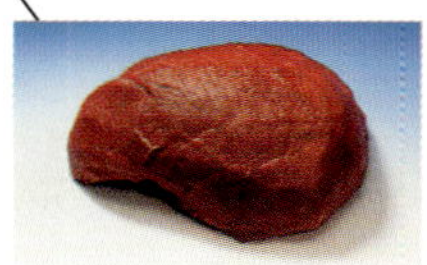
**Oberschale**

## Das Kalb

Fleischfarbe: hellrosa, feinfaserig.
Reifung: 2–3 Tage.
Weißes Fleisch durch eisenarmes Futter

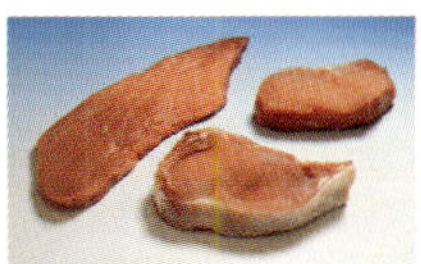
**Kotelett**

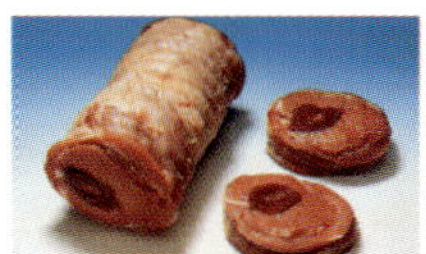
**Nierenbraten**

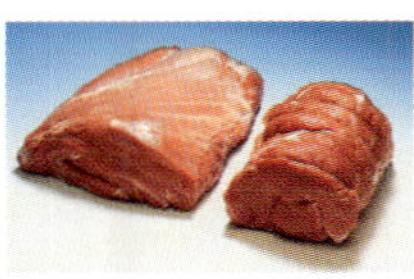
**Nacken**

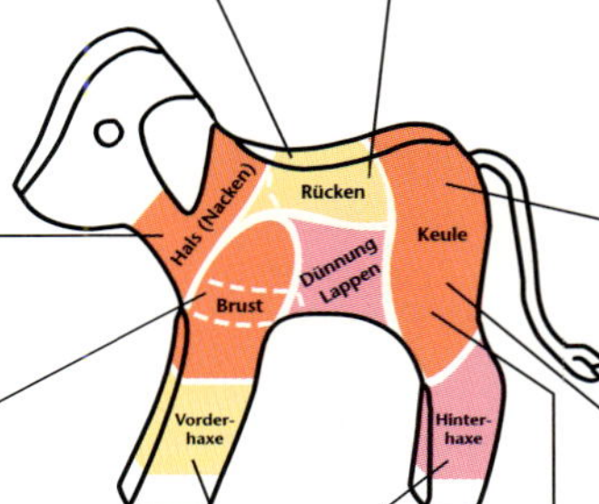


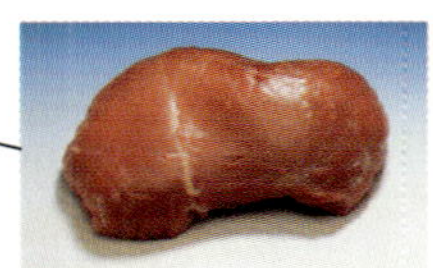
**Nuss**

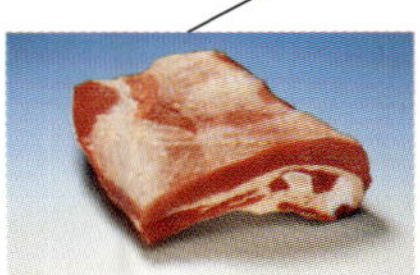
**Brust**

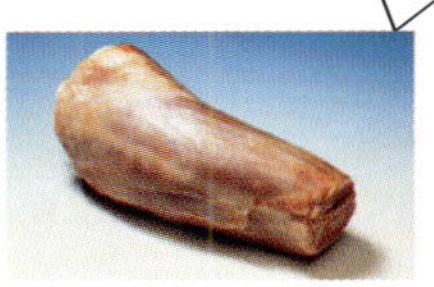
**Haxe**

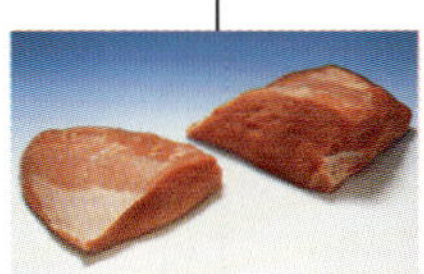
**Unterschale**

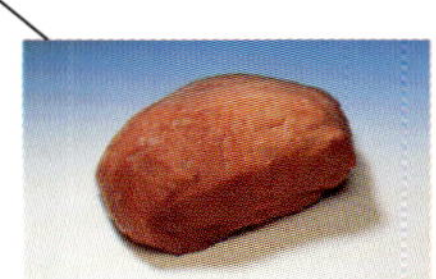
**Oberschale**

Die wichtigsten Fleischteile II: Rind, Kalb

| Bezeichnungen der wichtigsten Schlachttiere nach Altersstufen | | |
|---|---|---|
| **Tierart** | **Alter** | **Bezeichnung** |
| Schwein | bis 10 Wochen<br>10 bis 20 Wochen<br>älter als 20 Wochen | Ferkel (Spanferkel 3–6 Wo.)<br>Läufer<br>Sau, Mutte* (w) |
| Rind (Kalb) | 14 Tage bis 3 Monate<br>3 Monate bis 18 Monate<br>18 Monate bis 2 Jahre<br>älter als 2 Jahre | Kalb<br>Fresser (m), Jungrind (w), Jungochse (k)<br>(Jung-)Bulle, Stier (m), Rind, Färse (w), Ochse (k)<br>Bulle, Stier (m), Kuh* (w), Ochse (k) |
| Schaf (Lamm) | bis 1 Jahr<br>älter als 1 Jahr<br>älter als 2 ½ Jahre | Lamm<br>Jährling (w), Hammel (k)<br>Schaf (w), Hammel (k) |
| m = männlich, w = weiblich, k = kastriert; * = nach dem 1. Werfen / Kalben<br>Nach: Klockenhoff, H., Das Fleischerhandwerk. Bd. 1, Hamburg 1994, S. 119 | | |

| Fremdsprachliche Bezeichnungen für Fleischteile | | |
|---|---|---|
| **Tierart** | **fremdsprachliche Bezeichnung** | **Erläuterung** |
| Rind | Beefsteak | Fingerdicke Fleischscheibe aus dem Filet zum Kurzbraten |
| | Chateaubriand | doppelt starkes Filetbeefsteak, 6 cm dick / 400 bis 500 g schwer |
| | Club-Steak | T-Bone-Steak (s. u.) ohne Filetanteil |
| | Entrecôte | doppelte Rumpsteakscheibe (Zwischenrippenstück), 6 cm / 400 g |
| | Entrecôte double | Roastbeef und Filet, 7 cm / 800 g |
| | Faux Filet | marmoriertes Kurzbratstück aus der Hüfte (nicht zu verwechseln mit →Falsches Filet) |
| | Filet mignon | Rundsteak aus dem schmalen Teil des Filets, 2 bis 3 cm / 80 g |
| | Filetsteak | Filetscheibe, mind. 2 cm / 150 g |
| | Huftsteak | aus der Hüfte, 2 bis 3 cm / 150 g |
| | Kluftsteak | aus der Oberschale, 2 bis 3 cm / 200 g |
| | Porterhouse-Steak | aus Roastbeef und Filet, mit Knochen, 6 cm / 700 bis 1 000 g |
| | Rib-Eye-Steak | aus der Hochrippe, Fettkern, 2 bis 3 cm / 200 g |
| | Roastbeef | Rippenstück (Fleischteil des Hinterviertels) |
| | Roulade | Fleischscheibe des Hinterviertels (gerollt) |
| | Rumpsteak | Scheibe des flachen Roastbeefs mit einseitigem Fettrand, 2 bis 3 cm / 200 bis 300 g |
| | Sirloin-Steak | aus dem Roastbeef, ohne Filet, 6 cm / 1 000 bis 1 200 g |
| | T-Bone-Steak | aus Roastbeef und Filet (T-förmiger Knochen in der Mitte), 4 cm / 600 g (Verkauf seit 01.04.2001 verboten, da →BSE-Risikomaterial) |
| | Tournedos | aus dem schmalen Filetstück, 4 bis 6 cm / 100 bis 150 g |
| Kalb | Frikandeau | Fleischteil aus der Keule |

| Fettgehalte in Schweine- und Rindfleisch bei verkaufsfertig zugeschnittenen Teilstücken | | | |
|---|---|---|---|
| Schweinefleisch | | Rindfleisch (Färse) | |
| Teilstück | Fettgehalt in % | Teilstück | Fettgehalt in % |
| Schnitzelfleisch | 1,9 | Hüfte | 2,4 |
| Stielkotelett | 5,2 bis 9,9 | Unterschale | 3,1 |
| Hinterhaxe | 12,2 | Roastbeef | 4,5 |
| Bauch | 29,0 | Brust | 14,5 bis 19,1 |
| Quelle: Bundesanstalt für Fleischforschung, Kulmbach 1992 | | | |

| Verwendung wichtiger Fleischteile in der Küche | | |
|---|---|---|
| **Verwendung** | **Tierart** | **Fleischteil** |
| Kurzbraten | Schwein | Kotelett, Filet / Lende, Ober- und Unterschale (Schnitzel), Nacken |
| | Rind | Kotelett, Roastbeef, Filet, Hüfte, Oberschale |
| | Kalb | Kotelett, Oberschale |
| | Lamm | Kotelett |
| Braten | Schwein | Kotelett, Oberschale, Unterschale, Eisbein, Schulter, Nacken |
| | Rind | hohe Rippe, Roastbeef, Hüfte, Oberschale (Rouladen), Unterschale (Tafelspitz), Schulter (Falsches Filet) |
| | Kalb | Kotelett, Kalbsnierenbraten, Nuss, Oberschale, Haxe, Brust, Nacken |
| | Lamm | Rücken, Keule |
| Grillen | Schwein | Kotelett, Filet, Unterschale, Eisbein, Bauch, Nacken |
| | Rind | Kotelett, Filet, Hüfte |
| | Kalb | Kotelett, Haxe |
| | Lamm | Kotelett |
| Schmoren | Schwein | Kotelett, Schulter, dicke Rippe, Nacken |
| | Rind | Kotelett, Hüfte, Oberschale, Unterschale, Schulter, Nacken |
| | Kalb | Kalbsnierenbraten, Nuss, Oberschale, Haxe, Brust, Nacken |
| | Lamm | Keule, Schulter, Brust, Hals |
| Kochen | Schwein | Eisbein, Nacken |
| | Rind | hohe Rippe, Brust, Nacken (Kamm) |
| | Lamm | Keule, Schulter, Hals |
| Dünsten | Schwein | Schulter, dicke Rippe |
| | Rind | Oberschale |
| | Lamm | Schulter |
| Garziehen | Schwein | Eisbein, Bauch, Schulter, dicke Rippe |
| | Rind | Filet, Brust |
| | Kalb | Brust, Nacken |
| | Lamm | Brust |

## Innereien

Die inneren Organe der Schlachttiere bezeichnet man als **Innereien.** Sie enthalten u. a. Vitamine, Mineralstoffe (insbesondere *Eisen)* und, da sie im Körper des lebenden Tieres auch die Aufgabe der Filterung und Entgiftung haben, auch →Schadstoffe *(Blei, Cadmium, Pflanzenschutzmittel-Rückstände).* Deshalb werden Innereien älterer Tiere nicht zum Verkauf zugelassen. Innereien jüngerer Tiere sollten nicht öfter als 1- bis 2-mal pro Monat verzehrt werden. Innereien sind besonders leicht verderblich. Sie müssen so frisch wie möglich verkauft und innerhalb von höchstens 12 Stunden zubereitet werden.

Innereien von jungen Tieren (Kalb und Lamm) sind besonders zart. Schweineleber und die (manchmal etwas bittere) Rinderleber haben einen kräftig-herzhaften Geschmack; ähnliches gilt für **Nieren.** Die **Herzen** dieser Tiere unterscheiden sich kaum im Geschmack. **Hirn** von Rind, Kalb und Schaf sowie **Bries** (Thymusdrüse von Kalb und Lamm) sind durch die →BSE-Erkrankungen ins Gerede gekommen. **Lunge** (Beuscherl) kommt fast ausschließlich vom Kalb in den Handel. **Zunge** von Kalb, Lamm, Schwein und Rind wird frisch und gekocht angeboten. **Milz, Euter** und **Kutteln** (Pansen und andere essbare Teile des Magen-Darm-Traktes des Rindes) sind Bestandteile regionaler Gerichte.

## Hackfleisch

Sehnenarmes oder von groben Sehnen befreites Skelettmuskelfleisch von Rind oder Schwein wird durch feines Zerkleinern zu Hackfleisch. Kopf-, Bein- und Bauchfleisch, Fleisch der vom Schlachten herrührenden Schnitt- und Stichstellen, Zwerchfell- und Bauchmuskulatur sowie →Separatorenfleisch dürfen für die Herstellung von Hackfleisch nicht verwendet werden. Aus hygienischen Gründen *(→Salmonellen)* darf Hackfleisch nicht aus Geflügel- oder Wildfleisch hergestellt werden. Die Verwendung nicht zugelassener Fleischteile oder -sorten kann nicht nur gesundheitliche Gefahren nach sich ziehen, sondern erfüllt auch den Tatbestand der →Täuschung.

Hackfleisch gehört aus mehreren Gründen zu den →„Risikolebensmitteln“. Durch das Zerkleinern im Fleischwolf

- erwärmt sich das Fleisch,
- werden natürliche Schutzhüllen zerstört,
- vergrößert sich die Oberfläche und damit die Angriffsfläche für Bakterien stark,
- werden Wasser (→$a_w$-Wert) und Nährstoffe freigesetzt.

Dies führt dazu, dass Hackfleisch außerordentlich verderbnisanfällig ist und einen guten Nährboden für Krankheitserreger abgibt. Aus diesen Gründen enthält die **Hackfleischverordnung** genaue Vorschriften für die Herstellung, Behandlung und Abgabe von zerkleinertem Fleisch.

Unter die Hackfleischverordnung fallen, sofern sie sich ganz oder teilweise in rohem Zustand befinden, auch:

- geschnetzeltes oder gestückeltes Fleisch *(Gyros, Schaschlik, Döner),*
- Fleischklöße und -klopse, Frikadellen, Buletten, Hamburger, Fleischfüllungen,
- Bratwürste,
- Steaks, Filets, Schnitzel, die mit einem Mürbeschneider („Steaker“) behandelt worden sind.

Auch Erzeugnisse mit Hackfleischanteil fallen unter die Hackfleischverordnung. Als nicht mehr roh gelten die Erzeugnisse, wenn sie durcherhitzt, gepökelt, getrocknet, geräuchert oder in saure Beizen eingelegt wurden.

§ Die **Herstellung** von Hackfleischerzeugnissen darf nur unter Aufsicht sachkundiger, hauptberuflich angestellter Personen (Fleischermeister, Fleischergesellen mit dreijähriger Berufserfahrung) erfolgen. Hackfleischerzeugnisse selbstständig **behandeln** (Wiegen, Um- und Abfüllen, Verpacken, Kennzeichnen, Befördern, Lagern und Aufbewahren) und **abgeben** dürfen außer diesen auch Fleischer, Verkäufer oder Verkäuferinnen im Fleischerhandwerk sowie Lebensmittelverkäufer oder -verkäuferinnen mit dreijähriger Berufspraxis im Umgang mit rohem Fleisch. Diese Personengruppe darf, wenn bei der zuständigen Behörde (Gewerbeaufsicht) ein **Sachkundenachweis** erbracht wurde, auch Hackfleisch, Schabefleisch, Geschnetzeltes, Fleischzuschnitte, Schaschlik u. Ä. herstellen, sofern das dafür benötigte Fleisch in einem Herstellerbetrieb unter Aufsicht einer sachkundigen Person ausgewählt wurde.

Höchste zulässige **Lagertemperatur** für Hackfleisch ist +4 °C (tiefgefroren –18 °C). Erzeugnisse, die zur alsbaldigen Abgabe an den Verbraucher bestimmt sind, dürfen kurzfristig bei +7 °C (–15 °C) aufbewahrt werden. Es gibt festgelegte **Abgabefristen**: die Hackfleischerzeugnisse müssen am Herstellungstag, frische Bratwurst und Fleischspieße (Schaschlik) spätestens am folgenden Tag, tiefgefrorene Erzeugnisse spätestens nach 6 Monaten abgegeben werden. Nach Ablauf der Abgabefristen müssen die Hackfleischerzeugnisse gebraten, gepökelt oder ungenießbar gemacht werden. Auf keinen Fall darf Hackfleisch bis zum nächsten Tag im Kühlschrank aufbewahrt und dann womöglich noch frisch hergestelltem untergemischt werden. Die zur Herstellung von Hackfleischerzeugnissen benötigten **Geräte** und Vorrichtungen müssen täglich mindestens mittags und abends, bei Dauerbetrieb nach jeder Betriebszeit, mit heißem Trinkwasser gründlich gereinigt werden. Falls dabei Reinigungs- und Desinfektionsmittel verwendet werden, müssen die Geräte mit Trinkwasser sorgfältig nachgespült werden.

Ferner gelten strenge Anforderungen hinsichtlich der räumlichen Verhältnisse in den Herstellerbetrieben und Verkaufsstellen (kein Verkauf im Freien, z. B. auf Märkten) sowie hinsichtlich der SB-Packungen und ihrer Kennzeichnung (*„Hergestellt am …“* und *„Verbrauchen bis …“*; bei tiefgefrorener Ware: *„Nach Auftauen sofort verbrauchen“*). Frisches Hackfleisch, das für eine mehrtägige Lagerdauer vorgesehen ist, darf nur von Betrieben hergestellt und verpackt werden, die besonders hohe Hygieneanforderungen erfüllen – erkennbar an →Genusstauglichkeitszeichen und Zulassungsnummer auf der Packung. Voraussetzung für die-

**Hackfleisch und Hackfleischzubereitungen**

| Bezeichnung | | Fettgehalt* höchstens …% |
|---|---|---|
| Hackfleisch vom Rind | Beefsteakhack („Schabefleisch“, „Tatar“, „Hackfleisch zum Rohessen“);<br>Rinderhack(fleisch) | 6<br>20 |
| Hackfleisch von Rind und Schwein | Hackfleisch „halb und halb“ | 30 |
| Hackfleisch vom Schwein | Schweinehack(fleisch), („Gehacktes“) | 35 |
| Zubereitungen | *Beefsteaktatar* (= Beefsteakhack + Zutaten, z. B. Salz, Essig, Öl, Zwiebeln, Ei);<br>*Mett, Hackepeter, Jägermett, Thüringer Mett* (= Schweinehack + Salz, Gewürz, Zwiebeln) | |

* entsprechend reellem Handelsbrauch

ses unter hygienischen Gesichtspunkten bedenkliche Zugeständnis ist, dass das Hackfleisch in einer luftdichten Folienpackung eingeschweißt wird, bei der die Umgebungsluft durch Schutzgas ersetzt wurde. So verpacktes Hackfleisch ist bei 2 °C aufzubewahren. Sobald die Verpackung undicht oder geöffnet wird, beginnt der normale Verderb.

## Zubereitetes Fleisch

### Fleischwaren

Fleischwaren sind Koch- und Rohpökelwaren sowie andere ausschließlich oder überwiegend aus Fleisch hergestellten Zubereitungen. Bei Fleischanteilen unter 50 % handelt es sich um „Erzeugnisse mit Fleischzusatz".

Gebratene Fleischwaren *(Schweinebraten, Roastbeef),* die durch die Vorbehandlung länger haltbar sind als frische, bezeichnet man als **Halbdauerwaren.** Länger haltbar als diese, wenn auch nicht so lange wie →Vollkonserven, sind die **Dauerwaren.** Dies sind durch Verfahren wie Trocknen, Säuern, Salzen, Pökeln, Räuchern oder Luftausschluss (oft durch eine Kombination von diesen) hergestellte Fleischwaren mit verlängerter Haltbarkeit – vorausgesetzt, ungünstige Lagerungsbedingungen wie Wärme, Licht, Temperaturschwankungen, Feuchtigkeit, Fremdgerüche und Schädlinge werden ausgeschaltet.

**Räuchern** erfolgt mit dem Rauch schwelender Materialien *(Nadel- oder Hartholzspäne, Heidekraut, Reisig, Wacholderbeeren).* Die Rauchsubstanzen schlagen sich an der Oberfläche des Räuchergutes nieder und dringen z. T. auch in tiefere Schichten ein. Während früher die Konservierungswirkung des Räucherns im Vordergrund stand, geht es heute mehr um Aromabildung und Aussehen. Vor allem bei schwarzgeräucherter Ware besteht dabei das Risiko der Benzpyren-Belastung (→PAK) aus unsachgemäß verschweltem oder ungeeignetem Räuchermaterial.

Auch **Pökeln** ist ein traditionelles Verfahren zum Haltbarmachen von Fleisch, das zugleich Farbe, Geschmack und Konsistenz in erwünschter Weise verändert. Verwendet werden dafür Nitritpökelsalz (eine Mischung aus Kochsalz und 4–5 g / kg Natriumnitrit) oder Salpeter (Natriumnitrat) oder eine Salpeter-Kochsalz-Mischung in verschiedenen nassen oder trockenen Verfahren (Einreiben, Einlegen, Einspritzen).

Pökelwaren werden nach dem Pökeln und vor dem Verzehr getrocknet *(Trockenfleisch),* geräuchert *(Kasseler Rippenspeer),* gebrüht *(diverse Brühwurstsorten),* gekocht *(Kochwurst)* oder trotz der damit verbundenen Risiken (→Nitrosamine) gegrillt oder gebraten *(Frühstücksspeck).*

| Vor- und Nachteile des Pökelns | |
|---|---|
| **Vorteile:** | |
| Wirkung: | Begründung: |
| ▸ Aromatisierung, Umrötung | ▸ Geschmack, Aussehen, Verzehrgewohnheiten |
| ▸ Konservierung | ▸ Produktsicherheit, Haltbarkeit |
| **Nachteile:** | |
| Gefahr der Bildung von (Krebs erzeugenden) →Nitrosaminen, entweder schon im Lebensmittel selbst (durch Erhitzen gefördert) oder im Verdauungstrakt.<br>Da gepökelte Fleischwaren häufig auch geräuchert werden: Risiko der Gesundheitsbelastung durch Schadstoffe aus ungeeignetem oder unsachgemäß verschweltem Räuchermaterial. | |

Durch **Säuern** und **Luftausschluss** unter Aspik entstehen Sülzen und andere Fleischwaren „in Aspik" oder „in Gelee", durch **Trocknen** z. B. das nach dem Pökeln monatelang getrocknete Fleisch aus der Rinderkeule *(Rauchfleisch – D, Bündnerfleisch – CH, Bresaola – I, Cecina – E)* oder das im Naturdarm getrocknete Schweinefilet *(Lomo embuchado – E).*

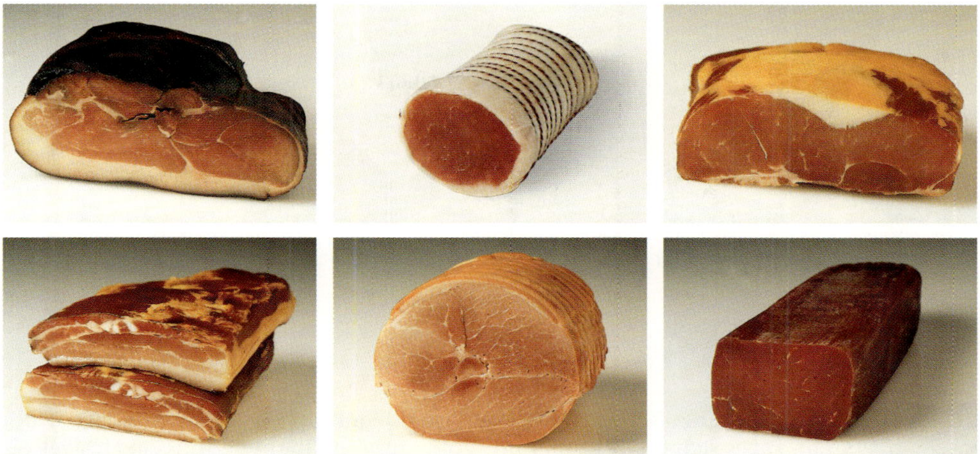

Schinken, Schinkenspeck, Speck:
(oben v. l.) Knochenschinken, Lachsschinken, Schinkenspeck
(unten v. l.) durchwachsener Speck, gekochter Schinken, Rinderrauchfleisch

Gütesiegel Parma-Schinken

Gütesiegel Serrano-Schinken

Gütesiegel San-Daniele-Schinken

Die bedeutendsten Fleischdauerwaren sind Schinken, Speck, Schinkenspeck und geräucherter Bauch. Die meisten Schinken stammen von Keule oder Kotelettstrang des Schweins.

**Rohschinken** werden nach dem Pökeln mit unterschiedlichen Materialien kaltgeräuchert und / oder luftgetrocknet. Rohe Schinken aus Nord- und Mitteleuropa sind häufig geräuchert, solche aus Spanien, dem weltweit größten Erzeuger, aus Italien und Frankreich dagegen meist ungeräuchert und luftgereift. Bei Nuss- und Rollschinken wurde der Knochen aus der Keule ausgelöst. *Coppa (I)* wird aus dem Schweinenacken, Lachsschinken aus dem ausgelösten Kotelettstrang („Lachs") hergestellt.

**Kochschinken** (Hinterschinken, einfachere Qualität: Vorderschinken) entstehen aus gepökelten Fleischstücken, die in Formen gekocht und z. T. anschließend leicht geräuchert werden.

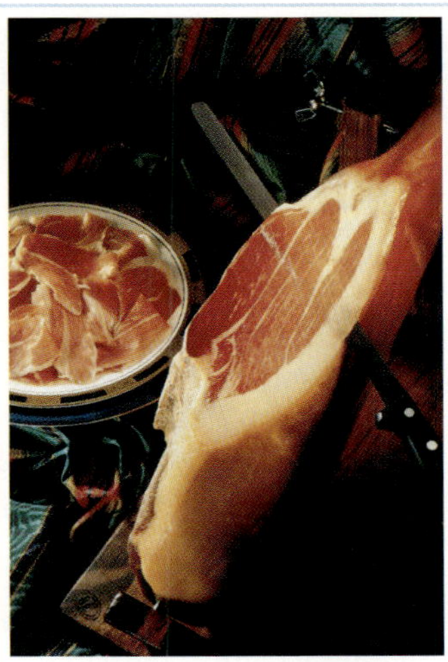

Serrano-Schinken (E) im Anschnitt

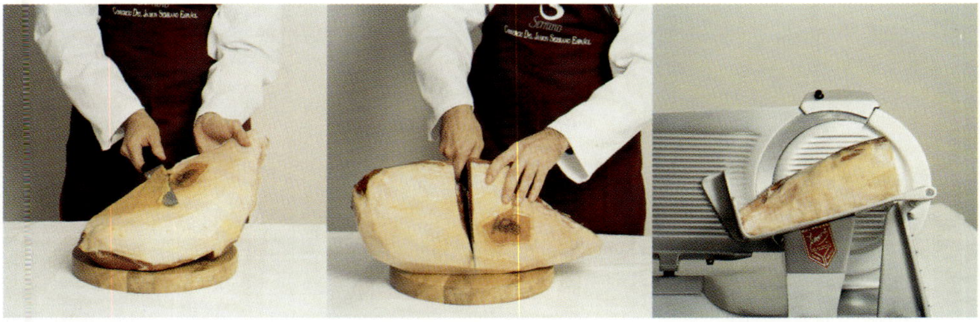

Aufschneiden von Serrano-Schinken

**Hitzekonservierte Fleischzubereitungen** werden als **Fleischkonserven** in Gläsern oder Dosen angeboten. Da es sich nicht immer um Vollkonserven handelt, müssen Hinweise zu Haltbarkeit und Lagertemperatur beachtet werden. Bei den **tafelfertig zubereiteten Fleischerzeugnissen** *(Gulasch, Fleischrouladen, Fleischklopse, Frikassee, Ragout fin, Cornedbeef mit Gelee)* beträgt die Fleischeinwaage in den meisten Fällen mindestens 50 % des Doseninhalts (Ausnahme z. B. *Szegediner Gulasch,* das aus Schweinefleisch und Sauerkraut hergestellt wird und mindestens 30 % Fleisch enthält).

## Wurstwaren

Es gibt kaum ein Land mit einer so großen Wurstauswahl wie Deutschland. Immerhin werden hier 1 000 bis 1 200 Wurstsorten angeboten. Allerdings lassen sich diese auf etwa 100 marktbedeutende Grundsorten zurückführen. Von diesen verzehren die Deutschen durchschnittlich 30 kg pro Kopf und Jahr, wobei im Norden Deutschlands mehr Rohwürste, im Süden mehr Brüh- und Kochwürste gegessen werden. Drei von vier Würsten werden industriell hergestellt.

Wurstwaren sind schnittfeste oder streichfähige Gemenge aus zerkleinertem Fleisch, Fettgewebe sowie, bei einigen Sorten, Innereien. Ohne besondere Kennzeichnung dürfen nur Rind- und Schweinefleisch verarbeitet werden. Außerdem werden geschmacksgebende und / oder für die Fertigung notwendige Zutaten verwendet. Wurst gelangt geräuchert oder ungeräuchert, in Hüllen (Natur- oder Kunstdarm), Behältnissen oder auch ohne Hüllen in den Verkehr.

Die Qualität der Wurstwaren ergibt sich außer aus der Verarbeitungsqualität aus den eingesetzten Materialien:

- Anteil an bindegewebseiweißfreiem Fleischeiweiß (BEFFE-Gehalt) als Maß für den Anteil an schierem Muskelfleisch (Magerfleischanteil) und, je nach Wurstart, auch an Blut, Leber und anderen Innereien;
- Qualität des für die einzelnen Erzeugnisse verwendeten Ausgangsmaterials: je nach Art Rind und / oder Schwein, Lamm, Pute, seltener auch Ziege oder Esel *(italienische Salami);*
- Fett- und Wassergehalt.

Für die Wurstherstellung kann man Muskelfleisch verwenden, das von Natur aus verhältnismäßig fett- und sehnenarm ist. Dem gleichzustellen ist Fleisch, bei dem die Sehnen vor der Verarbeitung mit einem Messer entfernt wurden. Sollen einfachere Qualitäten hergestellt

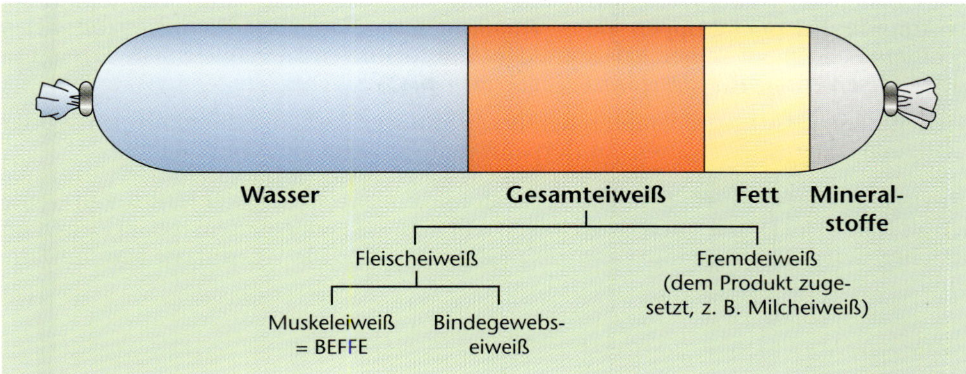


Zusammensetzung einer Wurst

werden, verarbeitet man Fleisch „wie gewachsen", bei dem lediglich grobe Sehnen entfernt wurden. Außerdem kann Muskelfleisch mit hohen Anteilen von Fett und Bindegewebe eingesetzt werden.

Problematisch sind der oft nicht sichtbare hohe Fett- und / oder Wassergehalt einiger Wurstarten sowie die zulässige Verwendung von Phosphat (zur erhöhten Wasserbindung) und Glutamat (als Geschmacksverstärker):

- weil Fett und Wasser weder nach der Erwartung der Verbraucher noch unter dem Gesichtspunkt einer modernen Ernährung zu den wertbestimmenden Bestandteilen der Wurst gehören;
- weil die Verwendung von Phosphat und Glutamat die Verarbeitung auch geringwertiger Materialien (z. B. →Separatorenfleisch) ermöglicht (Wettbewerbsverzerrung zu Lasten der Betriebe, die Wurst auf traditionelle Weise herstellen);
- weil Glutamat und möglicherweise auch Phosphat zu Missempfindungen und gesundheitlichen Beeinträchtigungen führen können.

Die heute gültigen Leitsätze des Deutschen Lebensmittelbuches für Fleisch und Fleischerzeugnisse beschreiben die wichtigsten Wurstsorten. Ergänzend sind die lokal oder regional übliche →Verkehrsauffassung (der „Gewerbebrauch") und oft auch die Besonderheiten traditioneller Rezepturen heranzuziehen. Aus Marketinggründen wird es mittelfristig zu einer Zweiteilung des Angebots in eine „Einstiegsqualität" (Konsumqualität) und eine deutlich bessere Premium-Qualität kommen.

Schon Aufmachung und Bezeichnung der Wurst weisen auf Qualität und Sorte hin:

- Hervorhebende Hinweise *(Delikatess-, Feinkost-, Gold-, prima, extra, spezial, fein, Ia, ff, Pastete, Roulade, Galantine …)* oder hervorhebende Aufmachung *(weiße oder goldfarbene Hülle)* lassen gegenüber sonst üblicher Ware nicht nur höheren Genusswert, sondern auch besonders ausgewähltes Ausgangsmaterial, insbesondere höhere Anteile an Skelettmuskelfleisch, erwarten.
- Die Bezeichnung „fein" bezieht sich nicht auf den Zerkleinerungsgrad. Damit Verwechslungen zwischen diesem und der Qualitätsbezeichnung „fein" möglichst vermieden werden, werden für den Zerkleinerungsgrad Wortverbindungen wie „fein zerkleinert", „fein gekörnt" oder „fein gehackt" verwendet. Bei Wurstwaren, die sowohl grob als auch fein zerkleinert auf den Markt kommen, erfolgt lediglich die Kennzeichnung der grob zerkleinerten Sorten als *grob* oder *grob zerkleinert.*

- Die Qualität von Fleischerzeugnissen mit Hinweisen auf eine bestimmte Herstellung oder bestimmte Personengruppen *(altes Familienrezept; Hausmacher-, Guts-; Gutsherren-, Schlemmer-)* liegt auf keinen Fall unter den Anforderungen an vergleichbare Erzeugnisse ohne diesen Zusatz *(Gutsleberwurst ./. Leberwurst).*
- Fleischerzeugnisse mit geographischen Bezeichnungen in Verbindung mit den Wörtern „Original“ oder „Echt“ weisen auf Herkunft und Spitzenqualität hin.

**Rohwurst** (Sorten mit niedrigem Wassergehalt und entsprechend guter Haltbarkeit werden auch als Hart- oder **Dauerwurst** bezeichnet) stellt man aus zerkleinertem rohem Fleisch und Speck her, denen Pökelsalz und Gewürze zugefügt werden. Die Wurstmasse wird in Därme gefüllt.

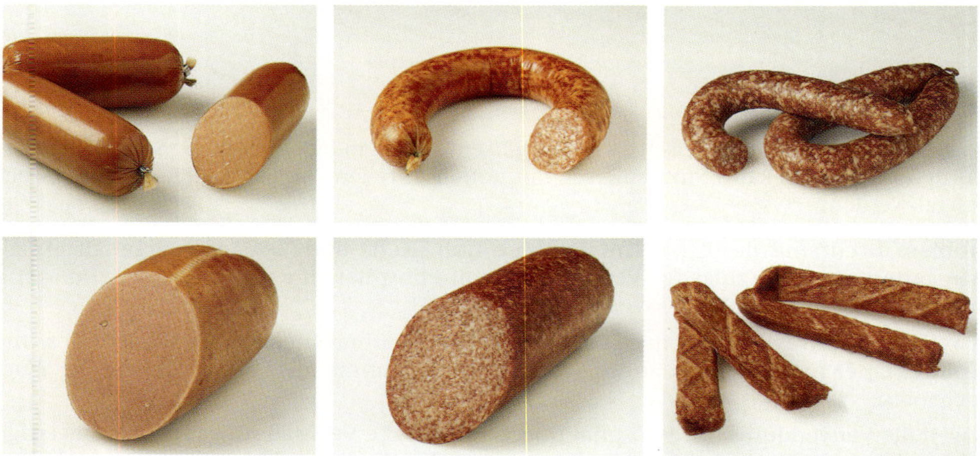

Rohwürste: (oben v. l.) Teewurst, Streichmettwurst, schnittfeste Mettwurst
(unten v. l.) Cervelatwurst, Plockwurst, Landjäger

Dort vollziehen sich Umrötung und weitere Fleischreifung, und es bilden sich unter dem Einfluss von Mikroorganismen, die als Starterkulturen zugegeben werden, und Zusätzen die arteigenen Aromastoffe der Wurst. Die Fettgehalte liegen meist unter 30 %, können aber bei einzelnen Rohwurstarten *(Streichmettwurst)* auch 50 % erreichen. Rohwürste werden meist roh verzehrt, sind streichfähig *(Streichmettwurst)* oder nach Trocknung schnittfest *(lufttrockene Mettwurst, Salami).* Rohwurst lagert am besten in gut durchlüfteten Räumen bei Temperaturen von 4 bis 12 °C, ohne direkte Sonneneinstrahlung, jedoch möglichst nicht im Kühlraum.

**Kochwurst** entsteht durch Hitzebehandlung von vorwiegend vorgegartem und zerkleinertem gepökeltem und ungepökeltem Fleisch, dem je nach Sorte Gewürze und auch Innereien zugegeben werden. Manche Sorten werden zusätzlich geräuchert. Kochwürste sind nur in erkaltetem Zustand schnittfest. Die Fettgehalte sind niedrig bei Sülzwürsten (5 bis 15 %), betragen 15 bis 30 % bei Blutwurst und können 30 bis 40 % bei Leberwürsten erreichen. Die Lagerung erfolgt in dunklen, trockenen Räumen bei 2 bis 4 °C.

**Brühwurst** wird durch Hitzebehandlung entweder von ungepökeltem *(Weißwurst)* oder gepökeltem *(Bockwurst)* fein zerkleinertem rohem Fleisch unter Zusatz von Eis oder Trinkwasser, z. T. Blutplasma oder Blutserum und Hilfsstoffen *(Phosphat)* hergestellt. Brühwürste sind schnittfest, ihr Fettgehalt beträgt etwa 12 bis 30 %, bei einfacheren Qualitäten auch mehr. Die Lagerung erfolgt gut belüftet bei 2 bis 4 °C, ohne direkte Sonneneinstrahlung oder im Dunkeln.

**Beispiele für Roh-, Koch-, Brühwürste und Pökelwaren**

**Rohwürste**

| schnittfeste Rohwurst | streichfähige Rohwurst |
|---|---|
| *Schlackwurst, Cervelatwurst, Plockwurst*<br>*Lufttrockene Mettwurst, Landjäger (D, A)*<br>*Salami (D, I, H)*<br>*Saucisse / Saucisson sèche (F)*<br>*Chorizo (E)*<br>*Cabanossi / Kabanossi / Kabanosy (D, PL, CZ, H)* | *Teewurst, Rügenwalder Teewurst*<br>*Streichmettwurst*<br>*Braunschweiger Mettwurst*<br>*Grobe Mettwurst* |

**Brühwürste**

| | |
|---|---|
| *Bayerische Bierwurst*<br>*Göttinger*<br>*Kochsalami*<br>*Jagdwurst (norddeutsch)*<br>*Gefüllter Schweinebauch*<br>*Gefüllte Kalbsbrust*<br>*Mortadella (D, I)*<br>*Bierschinken*<br>*Presskopf*<br>*Leberkäse* | *Bayerischer Leberkäse*<br>*Fleischwurst*<br>*Lyoner*<br>*Gelbwurst*<br>*Münchner Weißwurst*<br>*Würstchen nach Frankfurter Art*<br>*Wiener Würstchen*<br>*Bockwurst*<br>*Knacker* |

**Kochwürste**

| Kochstreichwürste | Blutwürste | Sülzwürste |
|---|---|---|
| *Kalbsleberwurst*<br>*Grobe Leberwurst*<br>*Frankfurter Leberwurst*<br>*Hessische Leberwurst*<br>*Pfälzer Leberwurst*<br>*Zwiebelleberwurst* | *Blutwurst*<br>*Thüringer Rotwurst*<br>*Zungenwurst*<br>*Schwartenmagen (rot)* | *Sülzwurst*<br>*Weißer Schwartenmagen*<br>*Schinkensülze*<br>*Schweinskopf in Gelee*<br>*Eisbeinsülze*<br>*Cornedbeef mit Gelee* |

**Pökelwaren**

| Rohpökelwaren | | Kochpökelwaren |
|---|---|---|
| *Rollschinken*<br>*Nussschinken*<br>*Lachsschinken*<br>*Rinderrauchfleisch*<br>*Bündner Fleisch (CH)*<br>*Bresaola (I)*<br>*Coppa (I)*<br>*Bacon (DK)*<br>*Lomo embuchado (E)*<br>*Bauchspeck, geräuchert*<br>*Rückenspeck, geräuchert* | *Knochen- / Spaltschinken:*<br>▸ *Schwarzwälder, Westfälischer, Holsteiner, Ammerländer Schinken*<br>▸ *Ardenner Schinken (B, F)*<br>▸ *Tiroler Schinken (A)*<br>▸ *Bayonner Schinken (F)*<br>▸ *Aosta-, Parma-, San-Daniele-Schinken (I)*<br>▸ *Serrano-, Bellota- und Iberico-Schinken (E)* | *Hinterschinken*<br>*Vorderschinken*<br>*Kaiserfleisch*<br>*Kasseler Rippenspeer*<br>*Nacken-Kasseler*<br>*Formfleischschinken, aus Schinkenteilen zusammengefügt*<br>*Eisbein, gepökelt*<br>*Pökelzunge* |

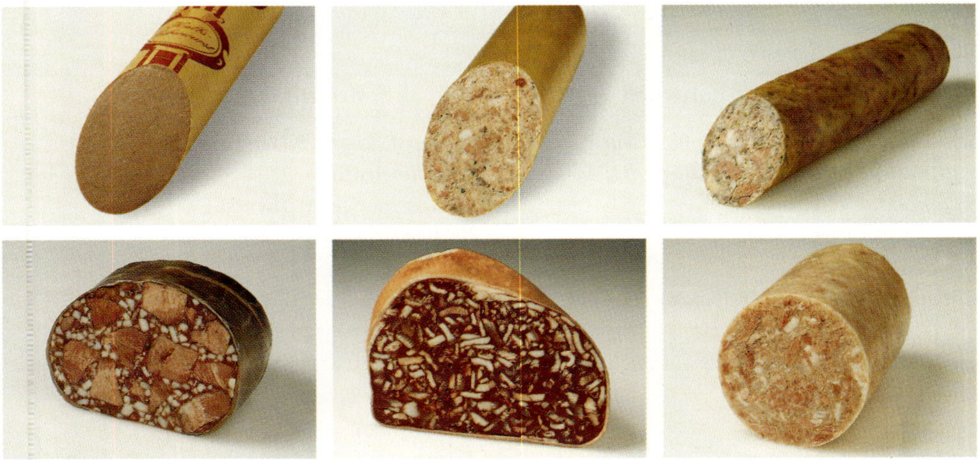

Kochwürste: (oben v. l.) Kalbsleberwurst, grobe Leberwurst, Frankfurter Leberwurst
(unten v. l.) Zungenwurst, Schwartenmagen (rot), Sülzwurst

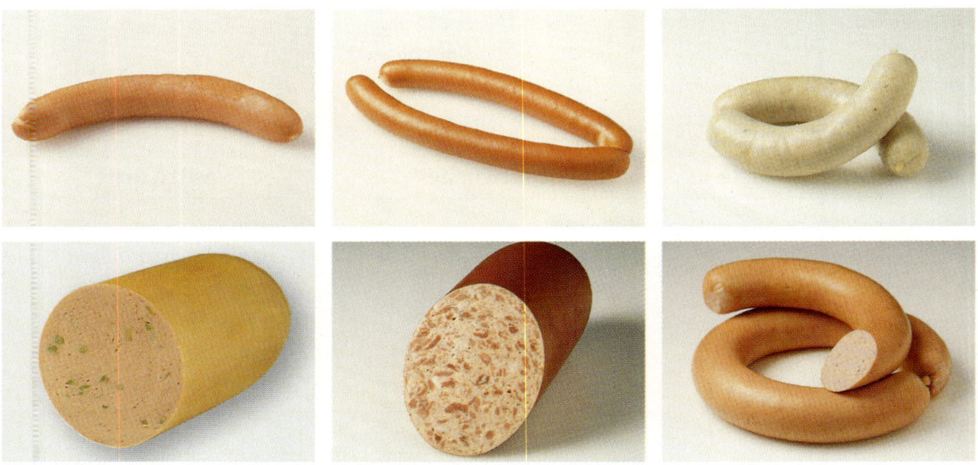

Brühwürste: (oben v. l.) Bockwurst, Frankfurter Würstchen, Münchener Weißwurst
(unten v. l.) Mortadella, Jagdwurst, Fleischwurst

## Trends an der Wursttheke

Im Durchschnitt nimmt jeder Verbraucher etwa 20 % des gesamten Nahrungsfettes über den Verzehr von Fleisch- und Wurstwaren auf. In den letzten 15 Jahren ist der durchschnittliche Fettgehalt der Wurst von 38 % auf 28 % gesunken. Ursachen dafür sind

- einerseits neue Rezepturen und die Gewinnung fettärmeren Fleisches aus neugezüchteten Tierrassen;
- andererseits die Lockerung der Mengenbeschränkung für Phosphate. Damit kann mehr Wasser in der Wurst untergebracht werden – auch so lässt sich der Fettgehalt senken.

Die in nachfolgender Tabelle genannten Fettgehalte können im Einzelfall unter- und – vor allem bei Wurstwaren nach traditionellen Rezepturen – auch ganz erheblich überschritten werden. Die Angabe des Fettgehalts ist freiwillig.

| Fettgehalte bekannter Wurstsorten | | |
|---|---|---|
| **Fettgehalt** | **Wurstart** | **bekannte Sorten** |
| 5–10 % | Aspikwaren / Sülzen | *Kalbssülze, Schinkensülze, Sülzwurst, Cornedbeef* |
| 10–20 % | Brühwurst mit Fleischeinlage | *Bierschinken, Schinkenpastete* |
| 15–25 % | Kochwurst mit Einlagen | *Zungenblutwurst, Leberpastete, Thüringer Rotwurst / Blutwurst* |
| 20–30 % | Brühwurst, fein / grob zerkleinert | *Lyoner, Mortadella, Fleischwurst, Gelbwurst, Frankfurter Würstchen, Bockwurst, Jagdwurst, Bierwurst* |
| | Bratwurst | *Rostbratwurst, Rheinische Bratwurst, Kalbsbratwurst, Schweinswürstchen* |
| 25–35 % | Kochwurst | *Kalbsleberwurst, Pfälzer Leberwurst, Hausmacher Leberwurst, Speckblutwurst* |
| | Rohwurst, schnittfest | *Salami, Cervelatwurst, Plockwurst, Schinkenmettwurst, Westfälische Mettwurst* |
| 30–40 % | Rohwurst, streichfähig | *Teewurst, Braunschweiger Mettwurst* |

Nach: aid (Hrsg.), Fleisch und Fleischerzeugnisse, Bonn 1996, S. 41

Da seit einer Änderung der Fleischverordnung auch in Deutschland Stärke und pflanzliches Eiweiß für die Herstellung von Fleischerzeugnissen eingesetzt werden können, hat sich eine Teilung des Marktes ergeben in:

- traditionelle Produkte (Stichwort: „→Reinheitsgebot für deutsche Wurst“);
- „ernährungsphysiologisch optimierte, innovative Produkte“ mit fleischfremden Zutaten *(pflanzliches Eiweiß, pflanzliche Fette, Stärke, Eiprodukte, Milcheiweiß, Pilze, Nüsse, Getreide, Obst, Gemüse, Käse);*
- Sorten mit Rohstoffen, insbesondere Fleisch, aus kontrolliert ökologischer Erzeugung.

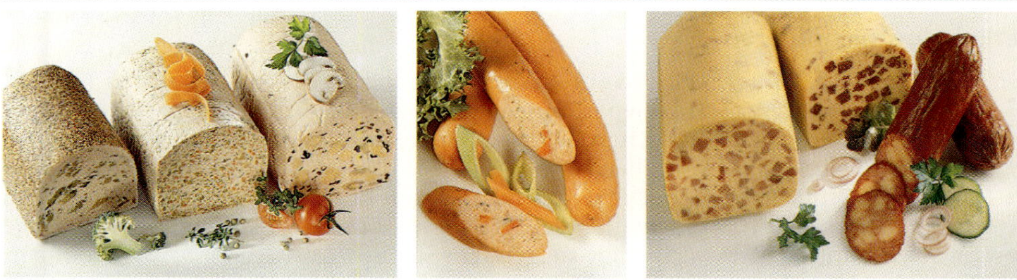

„Moderne“ Wurstwaren mit fleischfremden Zutaten

**Wurst – ein Genussmittel?**

„Selbstverständlich sind Fleischwaren für eine vollwertige, gesunde Ernährung nicht notwendig, und der Fleischverzehr in unserem Land ist allgemein zu hoch. Für uns gehören Fleischwaren in die Rubrik ‚Genussmittel' ... Genuss misst sich nicht in Kilogramm. Wir haben nicht das Ziel, viel Wurst für wenig Geld zu machen ...

Eine gute Wurst braucht: viel Fleisch und etwas Fleischfett von gesund, langsam und kernig gewachsenen, kontrolliert-biologisch aufgezogenen Rindern, Wasser, Naturgewürze und Kräuter, Salz und Buchenholzrauch. Alles das ist in unserer Wurst drin – und sonst nichts!

47 Zusatzstoffe führt die Anlage 1 der Fleischverordnung auf. Wir behandeln alle Zusatzstoffe gleich: Wir strafen sie mit Verachtung und verwenden keinen einzigen in unserer Wurst. Durch die Verarbeitung von Meersalz anstelle von Nitritpökelsalz sind die Würste nicht rosa, sondern eher grau wie im Haushalt gekochtes oder gebratenes Fleisch."

Quelle: Hier geht es um die Wurst, Kundeninformation der Bio-Metzgerei Bruno Fischer. Köln 1997

# Geflügelfleisch

Geflügelfleisch ist bisher das einzige Fleisch, für das es eine für alle Länder der EU einheitliche Marktordnung gibt. In den letzten Jahren verlagerte sich ein wachsender Teil der Nachfrage vom ganzen Tier auf Geflügelteile und von (tief)gefrorener auf frisch geschlachtete Ware. Der deutsche Pro-Kopf-Verbrauch an Geflügelfleisch nahm in den letzten Jahren stetig zu. Gründe dafür sind:

- geringer Fett- und hoher Eiweißanteil sowie meist niedrigerer Preis von Geflügelfleisch;
- vielseitige, unkomplizierte und rasche Zubereitung;
- Skandale um Rind- und Schweinefleisch.

Geflügelfleisch ist die Sammelbezeichnung für das Fleisch des geschlachteten **Hausgeflügels**, nämlich Hühner, Perlhühner, Puten, Gänse, Enten *(Peking-, Barbarie-, Flugenten)*, außerdem Tauben und Fasane aus Mastbetrieben.

Die EG-Marktordnung regelt bei Hähnchen-, Puten-, Enten- und Gänsefleisch die einzuhaltenden Vermarktungsnormen (Verkehrsbezeichnung, Angebotszustände, Handelsklassen und Kennzeichnung) und erlaubt freiwillige Angaben zu den Kühlverfahren, zur Fütterung und zur Art der Geflügelhaltung.

## Frisches Geflügelfleisch

### Verkehrsbezeichnungen

Für geschlachtetes Geflügel gelten **Verkehrsbezeichnungen,** die auf den ersten Blick z. T. etwas verwirrend wirken: „Hähnchen" können männlich oder weiblich sein, sie wurden vor der Geschlechtsreife (5 bis 6 Wochen alt) geschlachtet. Die zusätzlichen Bezeichnungen „Poularde" und „Junger Hahn" stellen Gewichtsklassen dar; Stubenküken sind „Hähnchen" bis 750 Gramm Schlachtgewicht. Die seltenen Kapaunen sind gemästete Hähne, die vor der Geschlechtsreife kastriert wurden. Ihr Fleisch ist zart und hat dennoch einen kräftigen Geschmack. Grundsätzlich wächst mit steigendem Schlachtgewicht der Anteil an Muskelfleisch, auch schmeckt das Fleisch aromatischer – sodass es z. B. lohnend ist, nicht zwei kleine Hähnchen, sondern einen Jungen Hahn bzw. eine große Poularde zu kaufen.

| Verkehrsbezeichnungen für Geflügelfleisch | | | |
|---|---|---|---|
| **Bezeichnung** | | | **Gewicht** |
| **Ganze Tierkörper** | Junge Masttiere (vor Geschlechtsreife geschlachtet) | *Stubenküken (bis 28 Tage alt)* | 650 bis 750 g (ohne Kopf und Innereien) |
| | | *Hähnchen (Masthuhn / Broiler / Hendl / Poulet)* | 700 bis 1 150 g (ohne Hals / Innereien knapp 100 g weniger) |
| | | *Hähnchen / Poularde* | mindestens 1 200 g (ohne Hals / Innereien mind. 1 100 g) |
| | | *Hähnchen / Junger Hahn, Kapaun* | 1 700 g Mindestgewicht (ohne Hals / Innereien) |
| | | *Weitere: Junges Perlhuhn, Junge Pute / Junger Truthahn; Junge Ente, Frühmastente; Frühmastgans* | |
| | Junge Tiere (Brustbeinfortsatz noch biegsam) | *Junge Gans* | 3–6 kg |
| | Ältere Tiere (Brustbeinfortsatz verknöchert) | *Suppenhuhn* | 1–2 kg |
| | | *Perlhuhn* | 1–1,8 kg |
| | | *Pute / Puter / Truthuhn / Truthahn* | 7–17 kg |
| | | *Ente* | 2–3 kg |
| **Geflügelstücke** | | *Hälfte, Viertel, Hinterviertel am Stück, Brust (ganze Brust, Hälfte); Schenkel, Hähnchenschenkel (Hühnerkeule) mit Rückenstück, Oberschenkel, Unterschenkel; Flügel; beide Flügel, ungetrennt; Brustfilet (Filet); Brustfilet mit Schlüsselbein; Magret (Brustfilet von Ente oder Gans) u. a.* | |
| **Innereien** | | *Leber, Herz, Hals, Muskelmagen* | |
| | | *Fettleber (→Geflügelerzeugnisse)* | Mindestnettogewicht bei Entenlebern 250 g, bei Gänselebern 450 g |

## Angebotszustände und Herrichtungsformen

Für Geflügelfleisch gibt es die **Angebotszustände:**

„frisch“ (gekühlt) von der Schlachtung an nicht durch Kälteeinwirkung erstarrt; Haltbarkeit im Kühlschrank (2–4 °C) drei bis fünf Tage. Angabe „verbrauchen bis …“ erforderlich.

„gefroren“ Kerntemperatur mindestens –12 °C beim unverzüglichen Einfrieren (durch Schockfrosten bei –40 °C) und Lagern. Angabe des Mindesthaltbarkeitsdatums (→MHD) erforderlich.

„tiefgefroren“ wie „gefroren“, jedoch mindestens –18 °C in allen Teilen.

Da die Schlachtereien fast ausschließlich den Angebotszustand „tiefgefroren“ herstellen, kommt es nur dann zum Angebot lediglich „gefrorener“ Ware im Handel, wenn die geforderte Mindesttemperatur von –18 °C nicht eingehalten werden kann. Keinesfalls darf das

Geflügel zwischenzeitlich aufgetaut gewesen sein. An- oder aufgetaute Ware muss mit einem entsprechenden Hinweis verkauft werden: „Aufgetaut – sofort verbrauchen!“

Ganze Tierkörper können in den **Herrichtungsformen** „bratfertig“ („mit Innereien“) oder „grillfertig“ („ohne Innereien“) angeboten werden.

## Handelsklassen und Kennzeichnung

Geflügel wird in den Handelsklassen A und B angeboten, wobei A die größte Marktbedeutung hat. Es handelt sich um vollfleischige Tiere ohne Verletzungen an Brust und Schenkeln. Gefrorene und tiefgefrorene Ware darf an Brust und Schenkeln keinen, am übrigen Körper nur unerheblichen →Gefrierbrand aufweisen. Handelsklasse B (es sind kleine Verletzungen, Quetschungen, Verfärbungen und mäßiger Gefrierbrand zulässig) wird meist industriell weiterverarbeitet und kommt nur gelegentlich in den Handel.

Zur zusätzlichen Kennzeichnung des Geflügels kann abhängig vom **Kühlverfahren** angegeben werden:

- „Luftkühlung“: im Kaltluftstrom, ohne Wasserzusatz
- „Luft-Sprüh-Kühlung“: im Kaltluftstrom, mit Wassernebel durchsetzt
- „Gegenstrom-Tauchkühlung“: alle Schlachtkörper im gemeinsamen Eiswasserbad

Weil beim Kühlen im gemeinsamen Wasserbad die Verbreitung von Salmonellen auf alle darin befindlichen Schlachtkörper begünstigt wird, sind Luftkühlungsverfahren unter hygienischen Gesichtspunkten besser geeignet. Für Hähnchen der Handelsklasse A ist Kühlung im Eiswasserbad nicht zulässig.

CMA-Signet

Bei entsprechender **Fütterung** sowie je nach **Haltungsform** können weitere freiwillige Angaben gemacht werden, z. B.

- „Extensive Bodenhaltung“
- „Bäuerliche Auslaufhaltung“
- „Bäuerliche Freilandhaltung“
- „Auslaufhaltung“
- „Hafermastgans“
- „Maishähnchen“

| Standardhähnchen im Vergleich zu Hähnchen aus bäuerlicher Aufzucht | | |
|---|---|---|
| **Merkmal** | **Standardhähnchen (Durchschnittswerte)** | **Hähnchen aus bäuerlicher Aufzucht** |
| Rasse | schnellwachsend | langsamwachsend |
| Futter | keine Norm | mindestens 75 % Getreideanteil, kein Tiermehl, kein Tierfett |
| Produktionsstätte | keine Norm (bis 2 000 m²) | maximal 400 m² |
| Belegung | 20 bis 25 Tiere / m² | maximal 11 Tiere / m²; Tageslicht |
| Auslauf | ohne | Auslauf im Freien spätestens nach 6 Wochen; Auslauffläche 2 m² / Tier bei Auslaufhaltung, unbegrenzt bei Freilandhaltung; Freiland mit Gras und Schatten |
| Mastdauer | 42 Tage | mindestens 81 Tage |
| Quelle: SOPEXA-Pressedokumentation | | |

In Deutschland werden pro Kopf ca. 15,6 kg Geflügelfleisch verbraucht, wobei der Markt für **Geflügel aus bäuerlicher Aufzucht** besonders schnell wächst. Die Verbraucher sind angesichts der Diskussion über Massentierhaltung und Arzneimittelrückstände im Geflügel zunehmend bereit, die höheren Preise für Geflügel aus bäuerlicher Aufzucht zu zahlen, wenn dafür höhere, neutral überwachte Qualitätsnormen gelten.

## Geflügelfleischerzeugnisse

Neben dem Geschäft mit frischem Geflügel und Teilstücken hat sich in den letzten Jahren die Verarbeitung von Geflügelfleisch stark entwickelt. So ist **Geflügelwurst** zu einem eigenständigen Bereich des Wurstmarktes geworden. Wachsende Bedeutung gewinnen auch tiefgekühlte Waren aus dem →Convenience-Segment *(Hähnchen-Cordon-bleu, Hähnchen-Sticks, Hühnerfrikassee, Putenschnitzel mit aromatisierter Panade, Putenfleisch-Figuren, zerlegte und gewürzte Ente).*

| Geflügelfleischerzeugnisse | |
|---|---|
| **Erzeugnis** | **Erläuterung** |
| **Geflügelwurst:** | |
| *Putenbrust, Putenwiener, Putenbierschinken* *Geflügelbrühwurst, Geflügelleberwurst, Geflügelfleischwurst* | Unter Verwendung von Geflügelfleisch, meist von Huhn und Pute, hergestellt; enthalten meist auch Fettgewebe vom Schwein |
| *Gänseleberpastete, Gänseleberwurst* | Enthält meist auch Fettgewebe vom Schwein |
| **(Halb-)Dauerwaren:** | |
| *Truthahnlachsschinken, Gänse-, Truthahnbrust* | Gepökelt und leicht geräuchert |
| *Gänse(grieben)schmalz* | Enthält meist 10 % Schweineschmalz (zur Verfestigung), evtl. Grieben und weitere Zutaten *(Zwiebeln, Äpfel, Beifuß, Majoran)* |
| *Geflügelconfit* | In eigenem Fett eingemachte gesalzene Keulen oder Flügel von Ente oder Gans |

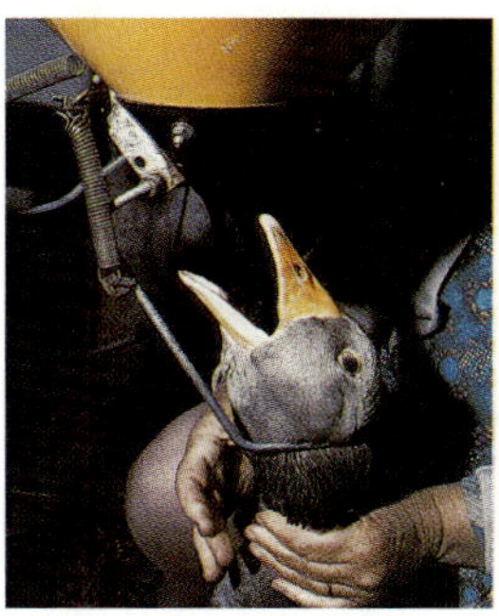
Zwangsmast

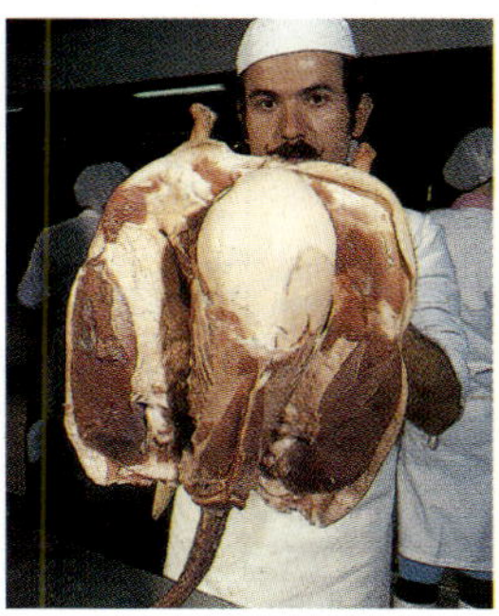
Fettleber

Als **Fettlebern** (Stopflebern) werden Lebern von Ente und Gans angeboten, in denen durch die Art von Fütterung und Haltung eine künstliche Zellvergrößerung und Verfettung hervorgerufen wurde: die Tiere werden zwangsgemästet („gestopft“, „genudelt“) und sind in der letzten Lebensphase bewegungsunfähig (Erzeugung in Ungarn und vor allem Frankreich; in Deutschland aus Tierschutzgründen unzulässig).

# Wildbret

Wild ist die Sammelbezeichnung für jagdbare Tiere. Deren meist fettarmes, leicht verdauliches Fleisch wird als **Wildbret** bezeichnet. Vom Fleisch der zum Schlachten bestimmten Haustiere unterscheidet es sich vor allem durch den „Wildgeschmack“ (Hautgoût). Dieser entsteht durch die andere Ernährungs- und Lebensweise der Wildtiere, aber auch durch eine andere Art der Fleischreifung, die darauf zurückzuführen ist, dass das Wild eben nicht geschlachtet, sondern von Jägern gejagt wird und nach dem Erlegen nur wenig ausblutet. Ein ausgeprägter Verwesungsgeruch, welcher vor allem auf zu langes Verbleiben des Tierkörpers in der Decke bzw. im Federkleid und auf zu warme Lagerung zurückzuführen ist, weist auf falsche Behandlung hin und ist zudem auch sensorisch unerwünscht; stattdessen werden heute zurückhaltendere Geschmacksnoten bevorzugt.

Gewinnung, Verkauf, Tausch und Versand des Wildbrets unterliegen Beschränkungen und besonderen Vorschriften. So müssen gemäß Landesgesetzen oder örtlichen Vorschriften Ursprungszeichen angebracht, Wildhandelsbücher geführt und, bei Wildschweinen, eine Trichinenbeschau durchgeführt werden. Auch beim Umgang mit Wildbret im Haushalt sind Sicherheitsvorkehrungen zu beachten. Insbesondere darf Wildbret nie roh gegessen werden, es ist vielmehr gut durchzuerhitzen (Kerntemperatur: 80 °C).

Bei der Einschätzung des →Gesundheitswertes von Wildbret ist zu berücksichtigen,

- dass durch die Verschmutzung unserer Umwelt auch das Fleisch, besonders die Innereien, von in freier Wildbahn lebenden Tieren mit →Schadstoffen belastet ist *(Schwermetalle);*
- dass sich andererseits in Wildbret – anders als im Fleisch der Schlachttiere – keine Rückstände von Masthilfsmitteln und Medikamenten befinden.

Von Bedeutung im Handel sind die folgenden Wildarten:

- beim Schalenwild *Rot- und Rehwild, Sika-, Elch-, Gams-, Muffelwild, Antilopen, Springbock* sowie *Damwild* und *Wildschweine* (Letztere stammen häufig nicht aus freier Wildbahn, sondern aus Zuchtbetrieben: neuseeländisches Rotwild kommt aus 4500 Hirschfarmen mit 1,5 Mio. Tieren);
- beim Ballenwild *Hasen* und *Wildkaninchen;*
- beim Federwild *Entenvögel, Wildhühner (Rebhühner, Fasanen, Wachteln* – meist aus Mastbetrieben); *Wildtauben, Schnepfen; Strauße* (aus Mastbetrieben).

Rehe, Damwild und Wildschweine kommen zum größten Teil aus heimischen Beständen, Hasen und Hirsche entstammen meist ausländischen Revieren. Exportländer sind Argentinien *(Hasen, Hasenteile),* Afrika *(Antilope, Springbock),* Neuseeland *(Hirschfleisch),* Australien, Ungarn, Osteuropa, Spanien und Großbritannien.

| Wildbret: Teilstücke und ihre Verwendung | |
|---|---|
| **Teilstück** | **Verwendung** |
| Rücken | im Ganzen: Braten (evtl. mit Speck gespickt oder ummantelt); ausgelöst: Kurzbratstücke |
| Keule | im Ganzen: Braten (oder, bei älteren Tieren, Schmoren); Räuchern *(Hirsche, Damwild, Elche, Wildschweine);*<br>zerteilt: Schnitzel und Steaks *(Hirsche, Wildschweine)* |
| Schulter (Blatt) | Schmoren, Braten, Herstellung von Ragouts |
| Hals, Brust, Bauch | Herstellung von Ragouts oder Pasteten |
| Ganze Tiere | Schmoren von Hasen, Wildkaninchen, Wildgeflügel (evtl. mit Speck gespickt oder ummantelt) |

Da für die einzelnen Arten jeweils unterschiedliche Schonzeiten gelten, kommen die meisten Arten saisonweise in den Handel. Weitere Angebotsformen sind „gefroren“ und „tiefgefroren“, wobei eine küchenfertige Zerlegung ähnlich wie beim Fleisch von Schlachttieren üblich ist.

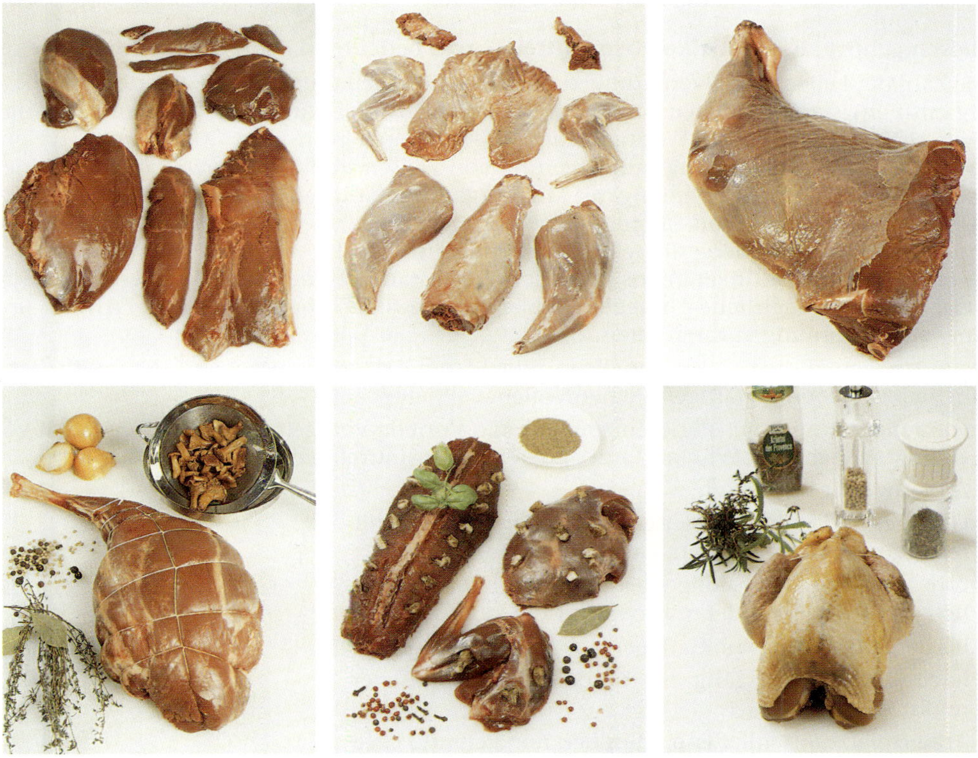

Wildbret: (oben v. l.) Hirschkeule – zerlegt, Wildkaninchen – zerlegt, Wildschweinkeule – küchenfertig (unten v. l.) Rehkeule – küchenfertig, Hasenteile – küchenfertig, Fasan – küchenfertig

## Was Verbraucher noch wissen wollen

### Was ist Separatorenfleisch?

Separatorenfleisch kann von Hand oder mechanisch von Fleischresten gewonnen werden, die beim Zerlegen und Entbeinen des Tierkörpers an den Knochen hängen bleiben. Dieser „Knochenputz“ enthält, bedingt durch die Art der Gewinnung, neben Binde- und Fettgewebe auch Knochenhaut, Knorpel- und Knochenstückchen und darf daher nur für Fleischerzeugnisse einfacher Qualität verwendet werden (bis zu 10 % Anteil).

Separatorenfleisch stellt →BSE-Risikomaterial dar, wenn es mit Hilfe von Großgeräten von Knochen der Wirbelsäule gepresst wird. Dabei kann – neben Medikamentenrückständen und anderen Schadstoffen – Rückenmarksubstanz in das Separatorenfleisch gelangen. Die Verwendung von Separatorenfleisch ist im Falle von Rindfleisch verboten; bei Fleisch anderer Tierarten ist sie kennzeichnungspflichtig. Separatorenfleisch darf nicht als Teil des Fleischgehalts der Erzeugnisse gewertet werden, in denen es vorkommt.

**Was ist unter Formfleisch zu verstehen?**

Formfleischerzeugnisse werden aus Fleischstücken zu einer größeren Einheit zusammengefügt (geklebt). Sie weisen grundsätzlich die gleiche Zusammensetzung auf wie Erzeugnisse aus gewachsenem Fleisch, denen sie nachgebildet sind. Um Verwechslungen mit diesen zu vermeiden, müssen Formfleischerzeugnisse deutlich gekennzeichnet sein, z. B. *„Formfleisch-Gulasch, aus Fleischstücken zusammengefügt"*.

**Fleisch gehört zu den Risikolebensmitteln – was bedeutet das für die Küchenhygiene?**

Die Zahl der Lebensmittelvergiftungen durch Salmonellen und andere Bakterien (→Mikroorganismen) ist in den letzten Jahren stark angestiegen. Viele Nutztiere, vor allem die in Massentierhaltung, aber auch Wildtiere sind mit Salmonellen infiziert. Mangelnde Hygiene sowie Fehler bei Zubereitung und Lagerung von Fleisch und Fleischerzeugnissen können ebenfalls zu einer Verunreinigung mit Mikroorganismen führen bzw. eine bestehende noch verschärfen. Bevorzugt mit Salmonellen befallen sind Geflügel, rohes Fleisch, Hackfleisch, Innereien und daraus hergestellte Produkte. Manche Anbieter statten das von ihnen gehandelte Fleisch mit Zertifikaten aus, in denen Prüfinstanzen einen sicheren Herkunftsnachweis, die gesundheitliche Unbedenklichkeit sowie die Einhaltung der Tierschutz- und Umweltbestimmungen garantieren.

Dennoch zwingt die von Salmonellen und anderen Bakterien ausgehende Gesundheitsgefahr zu besonders sorgfältiger Küchenhygiene:

- während des Auftauens und Zubereitens den Kontakt von gefrorenem Fleisch (auch von Geflügelfleisch oder Wildbret) mit anderen Lebensmitteln vermeiden;
- Auftauwasser weggießen;
- Geflügel und Wild von Fleisch und anderen Lebensmitteln getrennt aufbewahren, Lagertemperatur 2–4 °C;
- rohes Fleisch (auch Geflügelfleisch oder Wildbret) räumlich getrennt von anderen Lebensmitteln verarbeiten;
- bei der Zubereitung von Geflügel nicht essen oder trinken;
- nach jedem Arbeitsgang die Hände sorgfältig waschen und trocknen;
- Arbeitsplätze anschließend gründlich reinigen und gegebenenfalls desinfizieren;
- Fleisch, Geflügel, Wild immer auf eine Kerntemperatur von 75 bis 80 °C durcherhitzen und nicht angegart stehen lassen;

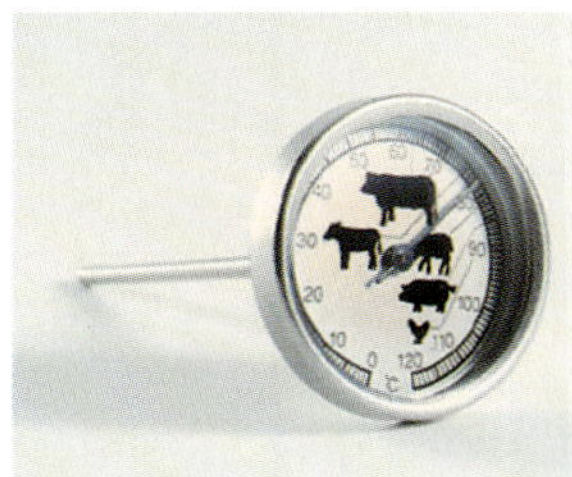
Fleischthermometer

- Hackfleisch und daraus hergestellte Waren nicht einfrieren, sondern am Tag der Herstellung (= des Kaufs!) verbrauchen / verarbeiten. Hackfleisch nicht „anbraten", weil gerade die Erwärmung das Bakterienwachstum beschleunigt, sondern durcherhitzen.

**Wie viel Leber ist im Leberkäse, wie viel Kalbsleber in der Kalbsleberwurst?**

Sowohl „Leber" (= Laib) als auch „Käse" sind mundartliche Anspielungen darauf, dass Leberkäse in der Form eines länglichen Käselaibes hergestellt und angeboten wird. Die Bayern wissen das und erwarten deshalb im „Bayrischen Leberkäse" keine Leber (und schon gar keinen Käse). Außerhalb Bayerns aber enthält „Leberkäse" 5 % Leber, um entsprechenden Verbrauchererwartungen gerecht zu werden. In der Kalbsleberwurst ist keine Leber vom Kalb enthalten. Sie trägt diesen Namen, weil es sich um eine Leberwurst (aus Fleisch und Leber vom Schwein) handelt, die mit einem geringen Anteil Kalbfleisch hergestellt wurde.

Traditionelle Bezeichnungen für Fleisch und Wurst sind eben nicht immer ohne weiteres verständlich: Frankfurter Würstchen müssen aus dem Wirtschaftsraum Frankfurt stammen. Wiener Würstchen dagegen wurden nach dem Metzger benannt, der erstmals Würstchen dieser Art herstellte, Kasseler Rippenspeer trägt den Namen des Berliner Fleischermeisters Cassel, und unter „Lungenbraten“ versteht man in Österreich ein zubereitetes Rinderfilet.

**Was besagt das „Reinheitsgebot“ für deutsche Wurst?**

Es gibt kein Reinheitsgebot für Wurst entsprechend dem →Reinheitsgebot für Bier. Wenn dieser Begriff dennoch gelegentlich auf Wurst angewendet wird, so geschieht das in der Absicht, Wurst nach traditionellen Rezepturen und mit traditionellen Zutaten von solchen Fleischerzeugnissen abzugrenzen, die in größerem Umfang fleischfremde Zutaten (wie Stärke oder Pflanzeneiweiß) enthalten. Diese waren bisher schon im europäischen Ausland zulässig und zum Teil üblich und können aufgrund einer Änderung der Fleischverordnung nunmehr auch in Deutschland hergestellt und / oder vermarktet werden.

Die Rede vom Reinheitsgebot für deutsche Wurst spielt mit der unzutreffenden Verbrauchererwartung, dass pflanzliche Bestandteile in der Wurst grundsätzlich schlecht und die traditionellen Bestandteile der Wurst („in Wurst darf nur Fleisch sein“) grundsätzlich gut sind. Sieht man einmal davon ab, dass bei der Herstellung von Fleischerzeugnissen mehr als 20 Zusatzstoffe zur geschmacklichen oder technologischen Beeinflussung erlaubt sind, so hat es immer schon in deutschen Fleischerzeugnissen fleischfremde Bestandteile gegeben (Getreide in der Grützwurst, Buchweizenmehl im Panhas, Pilze, Ei- und Gemüsestücke bei Sülzen). Außerdem zeigt ein Blick auf die vor allem bei einfacheren Qualitäten verwendeten Ausgangsmaterialien, dass Wurst eben nicht nur – wie möglicherweise vom Verbraucher erwartet – schieres Skelettmuskelfleisch enthält, sondern auch Fett- und Bindegewebe, Blut, Innereien, Schwarten, Schweinemasken, Knorpel u. a. m. Verglichen damit führt z. B. die Verwendung von ernährungsphysiologisch wertvollem Sojaeiweiß eigentlich zu einem guten Tausch.

Bedenklich bleibt allerdings, dass manche Verbraucher auf Getreideeiweiß (→Gluten; →Zöliakie) oder Sojaeiweiß mit Unverträglichkeit (Intoleranz, Allergie) reagieren. Umso wichtiger wäre eine korrekte Deklaration der mit Pflanzeneiweiß hergestellten Fleischerzeugnisse, die bisher allerdings nur vereinzelt erfolgt.

Weil Verbraucher unter „Fleisch“ vorwiegend Muskelfleisch verstehen, sehen die Kennzeichnungsvorschriften vor, dass ab 1. Juli 2003 das Etikett bei abgepackten Wurstwaren (und allen abgepackten fleischhaltigen Erzeugnissen wie *Pasteten, Fertiggerichte, Fleischkonserven)* unter „Fleisch“ nur das Skelettmuskelfleisch (mit einem begrenzten Anteil anhaftenden Fetts) ausweist und alle anderen zum menschlichen Verzehr zugelassenen Teile gesondert nennt. Dadurch wird deutlich, ob und zu welchen Anteilen Muskelfleisch, Fett oder Innereien in der Ware enthalten sind. Außerdem ist anzugeben, von welcher Tierart das Fleisch stammt. Diese Informationen sind wichtig, weil sie Preisunterschiede erklären helfen und der Verbraucher die Entscheidung für ein bestimmtes Erzeugnis aufgrund persönlicher Vorlieben und Abneigungen treffen kann.

**Was ist eigentlich ein Steak?**

Die Bezeichnung „Steak“ gibt nicht ein bestimmtes Fleischteil an, sondern die beabsichtigte Verwendung. Gemeint ist eine mürbe, zum Kurzbraten oder Grillen geeignete, mehr oder weniger dicke Fleischscheibe, meist ohne Knochen (Ausnahmen: *Porterhouse-, T-Bone-, Club- und Sirloin-Steaks).* Steaks stammen, sofern die Tierart nicht angegeben ist, vom *Rind,* doch gibt es auch *Kalbs-, Schweine-, Hammel-, Hirsch-, Puten-* und *Straußensteaks.* Bezeichnungen wie *Filet-, Rump-, Lenden-, Rücken-, Rib-Eye-, Huft-, Kluftsteak* weisen auf bestimmte Fleischteile des Rindes hin.

**Was ist eine Bratwurst?**

Die Bezeichnung „Bratwurst“ gibt häufig, jedoch nicht immer, den Verwendungszweck an. Regional unterschiedlich werden als Bratwürste bezeichnet:

- Rohprodukte aus zerkleinertem Fleisch im Sinne der →Hackfleischverordnung;
- →Rohwürste, unerhitzt und gereift *(Debrecziner, Polnische);*
- →Brühwürste *(Nürnberger Rostbratwurst);*
- →Kochwürste *(Rinderwurst, Pinkel).*

**Wie soll man beim Grillen, Überbacken und Braten von (Geflügel-)Fleisch verfahren?**

Weil übermäßige Erhitzung, in die Glut herabtropfendes Fett sowie unvollständige Verbrennung Krebs fördernde Substanzen *(→PAK, insbes. Benzpyren, →Nitrosamine)* entstehen lassen, sollte man Folgendes beachten:

- Pökelwaren nicht stark erhitzen, weil gerade dadurch Nitrosamine entstehen (so hat man nach dem Braten von Schinkenspeck achtmal mehr Nitrosamine gefunden als vor dem Erhitzen);
- kein gepökeltes oder fettes Fleisch grillen;
- das Grillgut nicht auf den Rost legen, solange die Holzkohle noch raucht und nicht vollständig durchgeglüht ist;
- Fleisch nicht über offener Flamme grillen. Grillgeräte mit senkrecht stehendem Glutbett einsetzen. Niemals Tannen- oder Kieferzapfen, Papier oder Karton, lackiertes Holz oder andere ungeeignete Materialien als Brennmaterial verwenden;
- noch besser: Elektro- oder Gasgrillgeräte oder „heißen Stein“ benutzen.

**Wie sollten Wurst und Schinken aufbewahrt werden?**

Schnittfeste Rohwürste am Stück oder roher Schinken halten sich an einem kühlen, luftigen Ort bis zu einem halben Jahr lang, streichfähige Rohwürste bis zu drei Wochen. Angeschnittene Brüh- und Kochwürste, Kochschinken und frische Mettwurst sind auch bei Kühlung nur 1–3 Tage haltbar, angeräucherte Brüh- und Kochwürste im verschlossenen Darm etwa 10 Tage. Manche (meist ausländische) Rohwürste tragen weißen Schimmel auf der Außenhaut, der gesundheitlich unbedenklich ist. Dagegen müssen Fleischerzeugnisse, die mit wildem Schimmel befallen sind, sofort vernichtet werden.

## Wenn Sie weiterlesen wollen

Kapitel „Geflügel und Federwild“ und „Fleisch und Wurstwaren“ in: Willan, Anne, Die große Schule des Kochens. München 1996, S. 174–255;

Fiddes, Nick, Fleisch – Symbol der Macht. Frankfurt 1993;

Pilgrim, Volker Elis, Zehn Gründe, kein Fleisch mehr zu essen. Frankfurt 1985;

Kallweit / Kielwein / Fries / Scholtyssek, Qualität tierischer Nahrungsmittel. Stuttgart 1988;

Eimler / Kleinschmidt, Der Fleisch-Report. München 1997;

Schweisfurth, Karl Ludwig, Das Buch vom guten Fleisch. O. O. (Herrmannsdorf) 1998;

Gonder, Ulrike, Kriener, Manfred, Braucht der Mensch Fleisch? In: natur & kosmos 6 / 2000, S. 92–107;

Gonder, Ulrike, Kriener, Manfred, Sicheres Essen nach BSE. In: natur & kosmos 3 / 2001, S. 92–105.

# 6 Fische, Weich- und Krebstiere

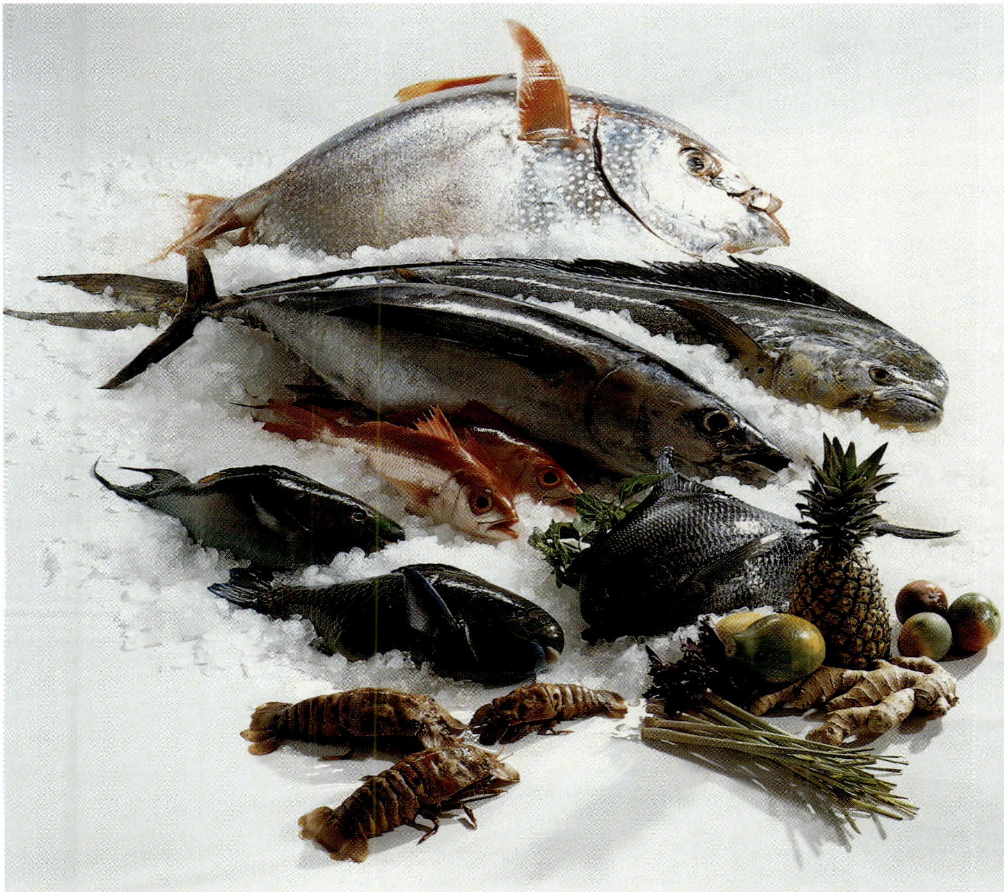

Ernährungswissenschaftler, Köche und Feinschmecker schätzen Fische wegen ihrer Bedeutung für die Ernährung und wegen der Vielzahl kreativer und schmackhafter Zubereitungsmöglichkeiten. Unter dem Gesichtspunkt der Frische gehören sie allerdings zu den empfindlichsten Nahrungsmitteln. Nur durch eine ausgeklügelte Logistik, vor allem mithilfe wirksamer Kühl- und Transportsysteme, gelingt es, Fische, Weich- und Krebstiere frisch und appetitlich auch auf entfernte Märkte zu bringen.

Meere, Seen und Flüsse galten lange als unerschöpfliche Vorratskammer der Menschheit. Tatsächlich aber ist der größte Teil des Meeres wenig fruchtbar. Nur in den Küstengewässern und Schelfmeeren, die insgesamt weniger als 10 % des gesamten Ozeans umfassen, ist das Meer ertragreich. Alles in allem lässt sich der heutige weltweite Ertrag an Fischen, Weich- und Krebstieren aus dem Meer (Seafood) von etwa 82 Mio. Tonnen nicht weiter steigern, ohne Schäden durch Überfischen in Kauf zu nehmen. Auch die Aufzucht in Aquakulturen (Fischfarmen), die inzwischen etwa 15 % des Weltfischfangs umfasst, lässt sich nicht beliebig ausweiten.

# Fische

## Qualität

Fischfleisch ist deshalb ein wertvolles Lebensmittel, weil es neben biologisch hochwertigem Eiweiß weitere wichtige →Nährstoffe enthält. Vor allem in Seefischen ist sehr viel Jod enthalten *(in Schellfischfleisch 100-mal mehr als in Schweinefleisch)*. Fischfleisch, auch von fetten Fischen, ist leicht verdaulich, denn es ist bei den meisten Fischarten arm an Bindegewebe. Das Fischfett weist hohe Gehalte an mehrfach ungesättigten →Fettsäuren und an fettlöslichen →Vitaminen auf, weshalb ein oder zwei Fischmahlzeiten pro Woche empfohlen werden.

Die Qualität von Fischen hängt zunächst einmal vom Nahrungsangebot in den jeweiligen Fanggründen und vom individuellen Ernährungszustand des Einzeltieres ab, außerdem davon, wie schonend der Fisch gefangen wurde. Bei Fischarten, die mit der Angel gefangen werden können *(Angelschellfisch, Lotte)*, ist so gefangener Fisch wertvoller als mit dem Netz gefangener, weil er weniger gedrückt wird und rascher verarbeitet werden kann.

Wichtigster Qualitätsfaktor allerdings ist die Frische, weil Fischfleisch im Gegensatz zu Fleisch nicht reift und der Verderb rasch einsetzt. Die bei der Hochseefischerei auf allen Weltmeeren eingesetzten Vollfrosterschiffe sind Fang- und Fabrikschiffe. Um Transport und Entsorgung des Fischabfalls, der bis zu 50 % ausmachen kann, zu sparen, produzieren sie an Bord grätenfrei filetierten gefrosteten Fisch und verarbeiten die Abfälle zu Fischmehl. Die Frischfischfänger der Hochseefischerei dagegen lagern den unbearbeiteten oder gereinigten, ausgenommenen und zerteilten Fang zwischen Eis, bis sie ihn nach wenigen Tagen anlanden. Bei der Anlandung wird der Fisch durch Vertreter der amtlichen Lebensmittelüberwachung nach Frische und äußerem Zustand beurteilt und auf richtige Einordnung in eine von drei Frischeklassen und in Größenklassen kontrolliert. Die ganzen oder zerlegten Fische werden rasch, z. T. mit dem Flugzeug, an den Zielort gebracht.

**Wann ist Fisch noch frisch?**

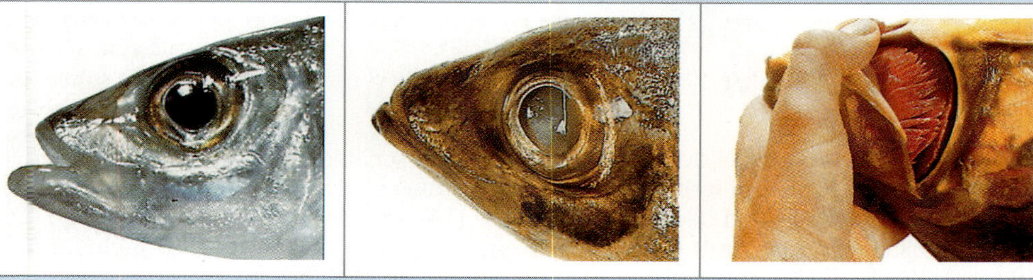

Fisch mit klarem Auge, mit trübem Auge; leuchtend rote Kiemen

Fisch ist noch frisch, wenn die Augen prall gefüllt und nach außen gewölbt sind. Schwarz glänzende Pupillen liegen unter einer klaren, durchsichtigen Hornhaut. Die Fischhaut hat eine kräftige, glänzende Farbe und ist von wasserklarem Schleim bedeckt. Die Kiemen sind leuchtend rot, die einzelnen Kiemenblättchen sichtbar und nicht von Schleim überzogen. Enthäutetes Filet schimmert bläulich durchscheinend und ist von fester, elastischer Konsistenz. Die Fleischsegmente hängen fest zusammen, Schnittflächen sind glatt. Frischer Fisch riecht unauffällig, nach Meer und Seetang.

Nach: Der Feinschmecker 3 / 97, S. 69

Sachkundig behandelter fangfrischer Fisch hält sich unter günstigen Voraussetzungen bis zu einer Woche. Schwierig ist es, die Frische von Fischfilets zu beurteilen. Da hier kein ganzer Fisch begutachtet werden kann, bleibt eigentlich nur die Beurteilung des Geruchs. Fangfrischer Fisch riecht nicht „nach Fisch“. Er sollte nicht mehr lange gelagert, sondern bald zubereitet und verzehrt werden. Mit zunehmender Lagerdauer entwickelt sich ein mitunter penetranter Geruch, der schon gefühlsmäßig zur Ablehnung führt. Daneben entstehen Eiweißabbauprodukte *(→biogene Amine)*, die im menschlichen Körper zu ernsten Vergiftungserscheinungen führen können. Sollte Frischfisch nach Geruch oder Aussehen Zweifel an seiner Frische erwecken, ist tiefgekühlter Fisch die bessere Wahl.

Bei einigen Fischarten *(Barsch, Zander, Rochen, Dornhai)* sind Stacheln, Haut, Drüsen oder Blut giftig, weshalb z. B. Rotbarsch nur als Filet angeboten wird. Diese Giftstoffe werden durch Verarbeitung unschädlich gemacht, sollten aber nicht unmittelbar – etwa über Wunden – mit dem menschlichen Blut in Kontakt kommen.

Fische sind in ihrem Lebensraum einer Vielzahl von teils natürlichen, teils vom Menschen verursachten Einflüssen ausgesetzt. So können fast alle Seefischarten, besonders Makrele, Kabeljau, Rotbarsch, Hering und kleine Seelachse, von **Nematodenlarven** befallen sein. Nematoden sind kleine Fadenwürmer. Die Nematodenlarven werden von den Fischen mit der Nahrung aufgenommen. Sie besiedeln den Magen-Darm-Trakt und – äußerlich sichtbar – die Bauchlappen ihrer Zwischenwirte.

Gelangen Nematodenlarven lebend in den menschlichen Darm, können sie in den Darmwänden geschwürähnliche Prozesse verursachen. Die in Deutschland vorgeschriebenen Verarbeitungsvorschriften gewährleisten im Allgemeinen, dass die Nematodenlarven abgetötet werden und keine gesundheitliche Gefahr mehr darstellen. Um die Parasiten so weit wie möglich zu beseitigen oder unschädlich zu machen, gelten zahlreiche gesetzliche Vorschriften vom Fang bis zum Endprodukt. So müssen die Fische sorgfältig ausgenommen, befallene Bauchlappen entfernt und Sichtkontrollen auf allen Bearbeitungsstufen durchgeführt werden. Durch Schockfrosten, Erhitzen, Salzen, Einlegen in Salz-Zucker-Lake (Anchosen) oder Salz-Essig-Lake (Marinaden) und Einhalten der für diese Verfahren jeweils geltenden Temperatur bzw. Mindesteinlegedauer werden verbliebende Nematodenlarven sicher abgetötet.

Während es bei der industriellen Herstellung von Fischerzeugnissen strenge Regelungen und Kontrollen gibt, die das Nematodenproblem minimieren, ist auf die Zubereitungsverfahren im Haushalt schon deswegen weniger Verlass, weil Kochbücher und Rezepte häufig nur unzureichende Angaben machen. Für das Dünsten, Braten oder Räuchern von frischen Fischen, Filets, Scheiben, Rogen und Milch gelten folgende Regeln:

- Fisch nach sorgfältiger Sichtkontrolle vor allem der Bauchlappen völlig durchgaren (er darf an der Gräte oder im Fleisch nicht mehr glasig sein);
- vor der Herstellung mild gesalzener Erzeugnisse aus Heringen *(Matjes)* oder anderen Fischarten muss die Rohware auf jeden Fall tiefgefroren werden (mindestens 1 Woche bei –18 bis –20 °C), um Nematodenlarven abzutöten.

Problematisch ist bei einigen Fischen der hohe Gehalt an **Umweltschadstoffen**. Sie reichern sich über die Nahrungskette besonders im eigentlich wertvollen Fischfett an. Daher sind Raubfische stärker belastet als Pflanzen fressende Fische. Der einzelne Mensch hat auf die Fleischqualität wild lebender Fische nur begrenzten Einfluss. Anders ist das bei Fischen aus Aquakultur (Fischzuchten). Hier kann über die Art und Zusammensetzung des Futters und über die Temperatur des Wassers Einfluss auf die Fleischqualität der Zuchttiere genommen werden.

# Fischarten

## Herkunft

Fische stammen entweder aus

- Aquakulturanlagen an Land oder in flachen Meeresbuchten und Fjorden,
- Fluss-, See-, Teichfischerei (Binnenfischerei),
- Küstenfischerei oder
- Hochseefischerei.

Die Hochseefischerei sucht immer weiter entfernte Fischgründe auf, sodass vom Handel heute Fischarten angeboten werden, die noch vor Jahren wenig oder gar nicht bekannt waren.

Der in den letzten Jahren konstante Fischverzehr von etwa 14,5 kg pro Kopf und Jahr der deutschen Bevölkerung kommt zu etwa ⅓ aus eigener Anlandung / Produktion und zu etwa ⅔ aus zahlreichen Ländern von den Niederlanden bis Thailand. Nur 14 % des Pro-Kopf-Verbrauchs entfallen auf Frischfisch und weitere 28 % auf Tiefkühlfisch, über die Hälfte dagegen auf verarbeiteten Fisch.

| **Verteilung des Pro-Kopf-Verbrauchs auf Produktbereiche** | |
|---|---|
| **Produktbereiche** | **2001** |
| Konserven und Marinaden | 27 % |
| davon: | |
| – Heringskonserven | 16 % |
| – Thunfischkonserven | 9 % |
| – Sardinenkonserven | 1 % |
| – Makrelenkonserven | 1 % |
| Tiefkühlfisch | 28 % |
| Frischfisch | 14 % |
| Krebs- und Weichtiere (frisch, gefroren, zubereitet) | 13 % |
| Sonstige Fischerzeugnisse *(Gabelbissen, Appetitsild, Anchosen, Salzheringe, Matjes, Lachserzeugnisse)* | 7 % |
| Räucherfisch | 7 % |
| Fischsalate | 4 % |
| Quelle: Fisch-Informationszentrum e. V., Hamburg | |

| **Marktanteile der wichtigsten Speisefische** | |
|---|---|
| **Speisefische** | **2001** |
| Fische gesamt (einschl. Süßwasser) | 100,0 % |
| davon: | |
| Seefisch, Hering | 76,4 % |
| Süßwasserfisch | 13,3 % |
| Krebs- und Weichtiere | 10,3 % |
| im Einzelnen: | |
| Alaska-Seelachs | 35,3 % |
| Hering | 19,0 % |
| Thunfisch, Boniten | 10,8 % |
| Lachs | 8,4 % |
| Seehecht | 4,9 % |
| Rotbarsch | 4,4 % |
| Seelachs (Köhler) | 4,0 % |
| Kabeljau | 3,7 % |
| Forelle | 3,0 % |
| Scholle | 1,5 % |
| Makrele | 1,0 % |
| Heilbutt | 0,7 % |
| Quelle: Fisch-Informationszentrum e. V., Hamburg | |

## Verwendung

Häufig werden Fische nach ihrer Herkunft in **Seefische** und in **Süßwasserfische**, einschließlich Wander(Wechsel)fische, eingeteilt. Diese Unterscheidung ist unter dem Gesichtspunkt der Verwendung unzweckmäßig, weil sich in allen drei Gruppen Fische für alle Angebotsformen und Zubereitungsarten finden lassen. Von größerer Bedeutung ist die

Unterscheidung in **Rundfische** und **Plattfische**, weil von Form (und Größe) der Fische Angebotsformen und Zubereitungsmöglichkeiten abhängen. Ebenso unterscheidet der Handel **Großfische**, die portioniert werden müssen, und entsprechend kleinere **Portionsfische.**

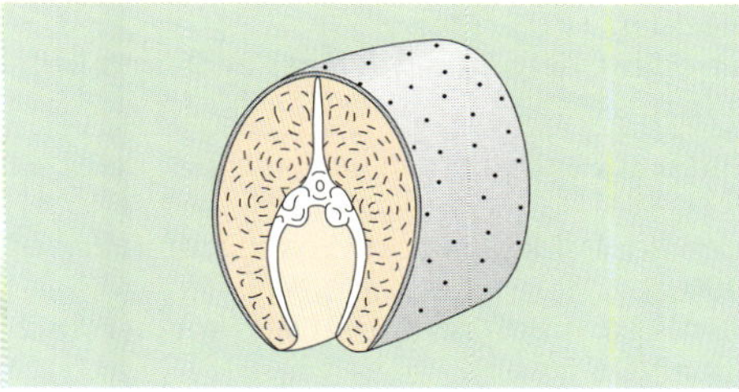

Körperform „Rundfisch" *(Thunfisch, Aal)*

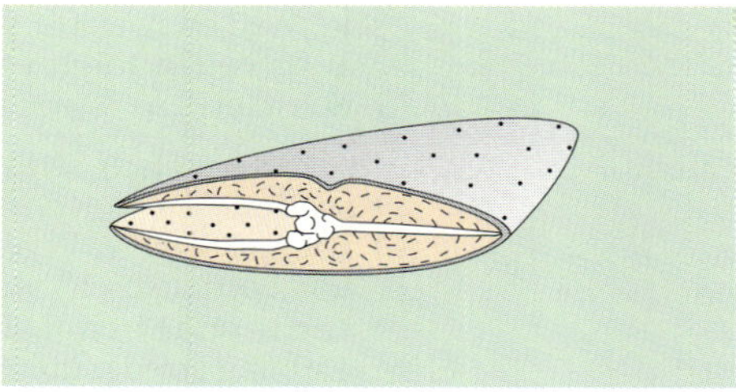

Körperform „Plattfisch" *(Scholle, Petersfisch)*

Je nach Art der Fische ist der Fettgehalt sehr unterschiedlich. **Fettfische** (über 10 % Fettgehalt) speichern ihr Fett auch im Muskelgewebe, **Magerfische** (unter 1 % Fett) vor allem in der Leber. Fettarmes Fischfleisch eignet sich eher zum Garziehen, Dämpfen und Dünsten, fettreiches eher zum Grillen, Braten und Frittieren, wobei wegen des hohen Gehaltes an ungesättigten Fettsäuren längeres Erhitzen bei hohen Temperaturen vermieden werden sollte. Die meisten Fische haben einen mittleren Fettgehalt und lassen sich vielseitig zubereiten. Hauptgeschmacksträger ist die Haut, weshalb Fisch häufig mit der Haut zubereitet (und z. T. auch verzehrt) wird.

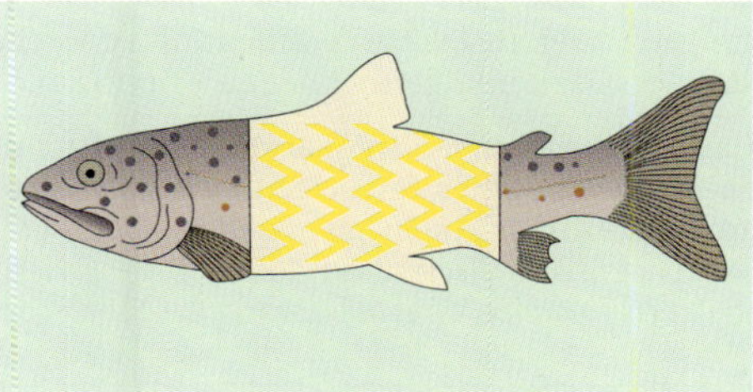

Fettfisch – der Fettvorrat ist im Fleisch eingelagert und wird mitverzehrt *(Lachs, Aal)*

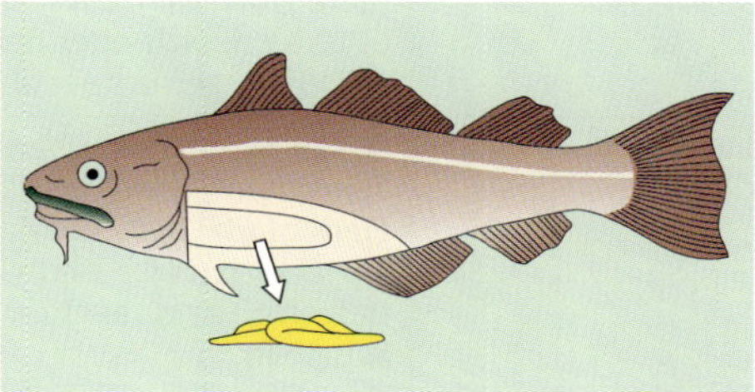

Magerfisch – der Fettvorrat befindet sich in der Leber und wird vor der Zubereitung entfernt *(Dorsch)*

## Fischarten auf dem deutschen Markt

Wirtschaftlich interessant sind auf dem deutschen Markt nur knapp 40 Fischarten. Die 12 wichtigsten Speisefischarten haben allein über 92 % Marktanteil. Hinzu kommen weitere traditionelle Arten, unter denen die dorsch- und heringsartigen Fische überwiegen, und – mit noch geringen, aber steigenden Mengen – „Exoten" wie Hai, Seeteufel, Petersfisch, Rochen, Knurrhahn, Viktoriabarsch.

Die „exotischen", weniger bekannten Arten sind oft besonders schmackhaft und deshalb bei Feinschmeckern besonders beliebt. Die meisten dieser Fische stammen aus dem Atlantik, zum kleineren Teil aus dem Mittelmeer, einige wenige aus dem Pazifik und kommen in nur wenigen Stunden per Luftfracht oder vom Pariser Großmarkt aus in den Handel. Sie sind vor allem in spezialisierten Fischgeschäften und auch dort nicht immer zu finden, doch nimmt ihre Marktbedeutung rasch zu.

| Die wichtigsten Speisefischarten | |
|---|---|
| **Fischart** | **Merkmale und Besonderheiten** |
| **Alaska-Seelachs** (-Pollack) | Weltweit wichtigster Konsumfisch, in beträchtlicher Anzahl im Nordpazifik gefangen; mit dem Seelachs (Köhler) europäischer Meere nicht zu verwechseln. Weißes, mageres, weiches Fleisch.<br>5–8 kg. Selten frisch vermarktet. Meist tiefgefroren (Filets) oder verarbeitet (Fischstäbchen, →Surimi) importiert. |
| **Forelle** | Lachsartiger Fisch, selten wild, meist aus Zuchtbetrieben. Fettarmes, meist saftiges Fleisch.<br>▸ Bach-, See- oder Regenbogenforelle: 1–4 kg (ganze Regenbogenforellen oft als „Portionsfisch" von 300–400 g).<br>▸ Lachs- und Meerforelle (Wanderfisch): mind. 1,5 kg (mit lachsrotem Fleisch, Färbung erzeugt durch carotinhaltiges Futter).<br>Frisch, tiefgefroren, geräuchert; ganz oder in Filets. |
| **Heilbutt** | Großer Plattfisch aus dem Nordatlantik.<br>▸ Schwarzer Heilbutt: fettreiches, langfaseriges Fleisch. Frisch, gesalzen / geräuchert, meist in Form von „Schnitten" (Tranchen).<br>▸ Weißer Heilbutt: begehrter Fisch mit hellem, festem Fleisch.<br>8–30 kg. Frisch oder tiefgefroren; ganz (kleine Größen mit besonders zartem Fleisch) oder in Form von Schnitten oder Filets. |
| **Hering** | Schwarmfisch aus Nordatlantik, Nord- und Ostsee, Nordpazifik. Eiweiß- und fettreiches Fleisch.<br>0,3 kg. Frisch („grün") oder verarbeitet (→Salzfische, →Räucherfische, →Fischdauerkonserven); ganz oder als Filets. |
| **Kabeljau** | Wirtschaftlich wichtiger Fisch aus dem Nordatlantik (Jugend- und Ostseeformen: Dorsch). Helles, zartes, mageres, blätteriges Fleisch.<br>6–10 kg. Frisch oder tiefgefroren; ganz oder als Filets. Verarbeitung zu Fischstäbchen; getrocknet als Stockfisch, gesalzen und getrocknet als Klippfisch. |
| **Lachs** (Salm) | Selten Wildlachs, überwiegend aus Zuchtbetrieben in Skandinavien, Irland, Schottland, Nordamerika. Grätenarmes, eher fettes, festes Fleisch. Rosa bis rote Fleischfarbe der Zuchtlachse durch carotinhaltiges Futter erzielt.<br>1,5–8 kg (ganzer „Babylachs" oft als „Portionsfisch" von 400–500 g). Frisch, tiefgefroren, geräuchert oder gebeizt *(Gravadlax / Gravlaks);* ganz, als Steaks, in Scheiben. |
| **Makrele** | Hochseefisch aus Nordatlantik, Nordsee, Mittelmeer, Nordpazifik. Saftiges Fleisch, besonders reich an ungesättigten →Fettsäuren. Frisch nur kurz haltbar (Fett wird tranig).<br>0,5–2 kg (ganze Makrelen oft als „Portionsfisch" von 300–400 g). Frisch und geräuchert; ganz und als Filet. Verarbeitung zu →Fischdauerkonserven. |
| **Rotbarsch** (Goldbarsch) | Fisch nördlicher Meere mit giftigen Stacheln (schwer zu verarbeiten). Festes, fettes Fleisch.<br>1–2 kg. Frisch (selten gesalzen, geräuchert), tiefgefroren; selten ganz, meist Filets. |
| **Scholle** (Goldbutt) | Plattfisch aus Nordatlantik, Nordsee, Ostsee, westlichem Mittelmeer. Besonders bei der Maischolle festes, aromatisches Fleisch.<br>0,3 bis 0,6 kg. Frisch und tiefgefroren; ganz und filetiert. |
| **Seehecht** (Hechtdorsch) | Fisch aus dem Nordostatlantik (auch Mittelmeer). Festes weißes Fleisch.<br>2–10 kg. Frisch oder tiefgefroren, geräuchert; ganz, als Filets oder Steaks. |
| **Seelachs** (Köhler) | Dorschartiger Fisch nördlicher Meere. Besonders fettarmes, festes graues Fleisch.<br>6–10 kg. Frisch und tiefgefroren; ganz und filetiert. Verarbeitung zu Fischstäbchen, panierten Schnitten, Klipp- und Stockfisch. |

| Die wichtigsten Speisefischarten *(Fortsetzung)* | |
|---|---|
| **Fischart** | **Merkmale und Besonderheiten** |
| **Thunfisch** (Bonito) | Unterschiedliche Arten (Roter, Weißer Thun, Echter Bonito – Warmblüter!). Fettarmes, (dunkel)rotes (weil stark durchblutetes), leicht verderbliches Fleisch. In den Bauchpartien saftig und zart, sonst etwas trocken. 5–50 kg handelsüblich. Frisch, tiefgefroren; ganze Fische, Stücke, Scheiben. Verarbeitung zu Fischdauerkonserven. |

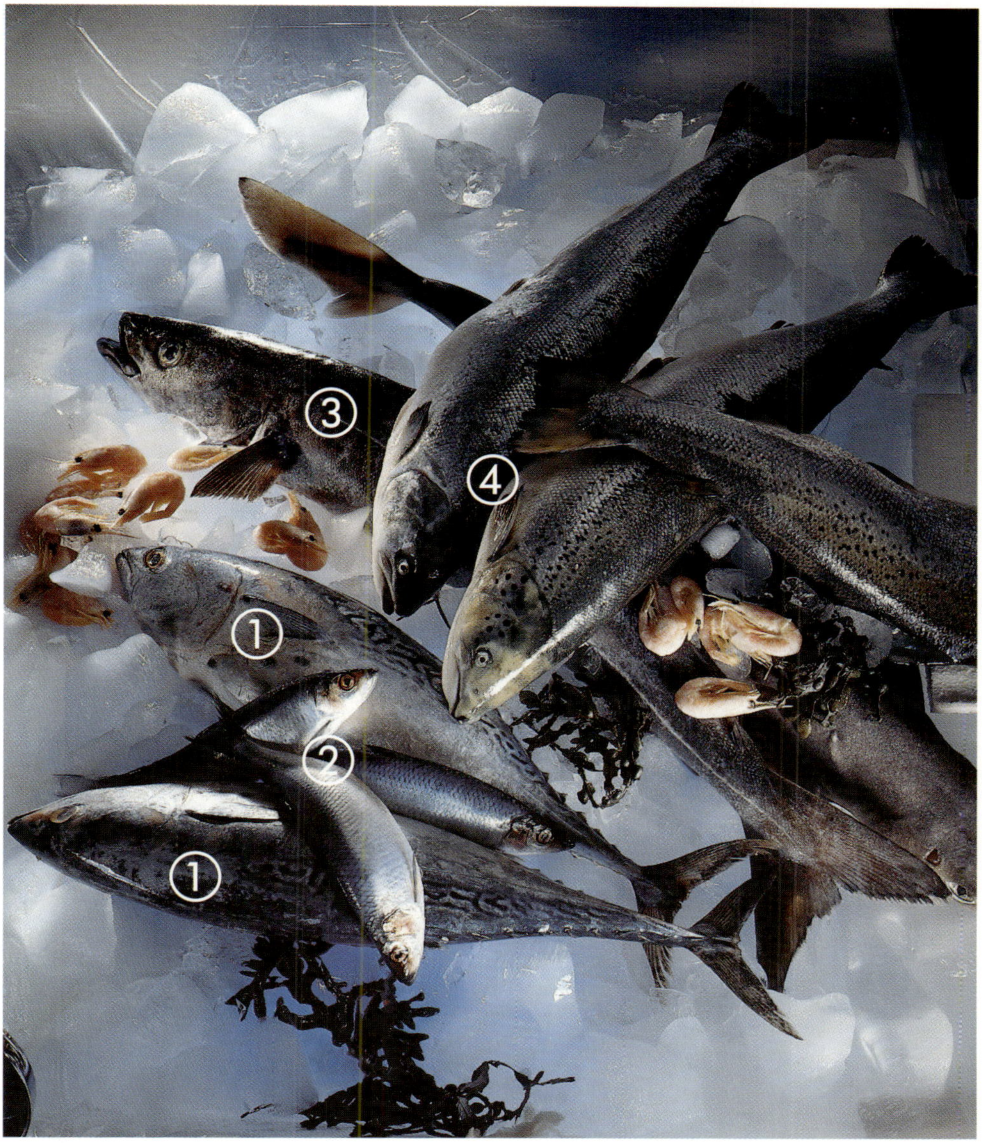


Wichtige Speisefische: ① Thunfisch (Bonito), ② Hering, ③ Kabeljau, ④ Lachs

| Edelfische, Newcomer und „Exoten“ | |
|---|---|
| **Fischart** | **Merkmale und Besonderheiten** |
| **Goldbrasse**<br>(Dorade) | Ovaler, grätenarmer Fisch mit stacheliger Rückenflosse und großen Augen; aus Ostatlantik, Mittelmeer.<br>0,6–4 kg handelsüblich. Frisch; meist ganz.<br>Zubereitung: Grillen, Braten, Frittieren. |
| **Petersfisch**<br>(Heringskönig, Saint Pierre) | Seitlich abgeflachter Körper, großes Maul, schwarzer Fleck auf dem Körper. Festes, weißes Fleisch; sehr begehrt, wegen zahlreicher Stacheln schwierig zuzubereiten.<br>0,6–1,5 kg. Frisch; meist ganz.<br>Zubereitung: Kurzbraten, Dünsten, Kochen. |
| **Rochen**<br>(Raie) | Knorpelfisch aus Atlantik und Mittelmeer (Nagel- und Glattrochen). Fleisch weiß und sehr mager (0,2 % Fett), besonders schmackhaft bei älteren Tieren, leicht verderblich.<br>1,5–10 kg. Frisch oder mariniert; kleine Rochen ganz, sonst „Flügel“ (segelartige Brustflossen).<br>Zubereitung: Braten, Dünsten. |
| **Roter Knurrhahn**<br>(Grondin) | Roter, stachliger, grätenreicher Felsenfisch aus Atlantik, Nordsee, Mittelmeer.<br>0,3–3 kg. Frisch; ganz und geköpft / enthäutet.<br>Zubereitung: Kochen, Dünsten (kleine Fische: Fischsuppe und Bouillabaisse). |
| **Echte Rotzunge**<br>(Limande) | Kleiner Plattfisch mit weißem, wenig festem Fleisch, schwierig zu bearbeiten.<br>0,7–1 kg. Frisch; meist ganz.<br>Zubereitung: Braten. |
| **Schwertfisch**<br>(Espadon) | Dem Thunfisch verwandter Fisch mit knöchernem, langem Oberkiefer („Schwert“); aus Nordostatlantik, Nordsee und Mittelmeer, Pazifik, Indischem Ozean. Fleisch fettreich, muskulös, dennoch zart; jung besonders geschätzt.<br>10–50 kg. Frisch und tiefgefroren; ganz, Koteletts und Filets.<br>Zubereitung: Grillen, Braten, Dünsten. |
| **Seebarsch**<br>(Wolfsbarsch, Loup de Mer) | Länglicher, silbrig glänzender Fisch aus Ostatlantik, Nord-, Ostsee und Mittelmeeer. Grätenarmes, festes, aromatisches Fleisch; sehr begehrt.<br>0,6–1,5 kg. Frisch; meist ganz.<br>Zubereitung: Grillen, Braten, Dünsten. |
| **Seeteufel**<br>(Lotte, Baudroie, Rape, Angler) | Fisch mit großem Kopf und riesigem Maul. Weißes, durch hohe Anteile an Bindegewebe festes, völlig grätenloses Fleisch; schmeckt nussartig und entfernt nach Hummer.<br>1,5–5 kg. Frisch; ganz oder Körper („Schwanz“) ohne Kopf.<br>Zubereitung: Braten, Grillen, Dünsten, Kochen. |
| **Seewolf**<br>(Steinbeißer, Catfish) | Magerfisch mit kräftigem Maul; aus nördlichen Meeren. Fettarmes, helles und festes Fleisch. Frisch oder geräuchert; Stücke und Karbonaden.<br>Zubereitung: Braten, Dünsten, Räuchern. |
| **Seezunge**<br>(Sole) | Wertvoller Plattfisch aus Nordatlantik, Nord-, Ostsee und Mittelmeer. Weißes, feines Fleisch mit sehr angenehmem Geschmack.<br>1–2 kg üblich. Frisch, gefroren; ganz oder als Filet.<br>Zubereitung: Braten, Dünsten. |
| **Viktoriabarsch** | Barsch-Art aus Aquakulturen im Viktoriasee (Afrika). Fettarmes, weißes, festes Fleisch.<br>1–3 kg üblich. Frisch; meist filetiert.<br>Zubereitung: Braten, Grillen, Dünsten, Kochen. |
| **Wels**<br>(Waller, Catfish) | Großer schuppenloser Raubfisch; in Europa z. T. noch wild lebend, zunehmend Jungtiere und Zwergwelse aus Fischfarmen in Europa und den USA. Jungtiere mit zartem, fettreichem Fleisch.<br>0,5–9 kg üblich. Frisch, tiefgefroren, getrocknet, gesalzen, geräuchert; ganz, als Steaks.<br>Zubereitung: Braten, Grillen, Kochen, Dünsten. |

| Weitere Fischarten | |
|---|---|
| **Fischart** | **Merkmale und Besonderheiten** |
| **Aal** (Flussaal) | Schlangenförmiger Wechselfisch; wandert als kleiner Fisch aus dem Nordatlantik (Sargassomeer) in Flüsse und Seen ein. Grätenfreies, fein strukturiertes fettes Fleisch (beim Spitzkopfaal besonders fett).<br>0,5–3 kg. Meist geräuchert; ganz oder in Stücken. |
| **Bachsaibling, Seesaibling** | Forellenähnliche Süßwasserfische Mitteleuropas; zunehmend aus Zuchten. Zartes Fleisch, feiner Geschmack.<br>0,8–1,2 kg. Frisch; meist ganz. Filets auch geräuchert. |
| **Barbe** (Flussbarbe) | Mittel- und kontinentaleuropäischer Süßwasserfisch. Zartes, grätenreiches Fleisch.<br>Bis 8 kg. Frisch; meist ganz. |
| **Barsch** (Flussbarsch, Egli, Kretzer) | Kleiner mitteleuropäischer Süßwasserfisch mit stachliger Rückenflosse. Feines Fleisch und wohlschmeckende Haut.<br>Selten über 1 kg. Frisch; ganz oder filetiert (mit Haut). |
| **Dornhai** | Räuberischer Schwarmfisch aus dem Nordatlantik. Ausgeprägter Geschmack. Frisch, tiefgefroren, in Aspik; selten ganz, überwiegend in Portionsstücken. In Streifen geschnittene geräucherte Bauchlappen als Schillerlocken, enthäutete und geräucherte Rumpfstücke als Seeaal. |
| **Felche** (Renke) | Lachsähnlicher Süßwasserfisch u. a. aus dem Bodensee. Zartes, fettarmes Fleisch.<br>0,3–1 kg. Frisch, gebraten, geräuchert, gegrillt; ganz oder filetiert. |
| **Flunder** | Plattfisch, der Scholle ähnlich; aus Nord- und Ostsee, Atlantik, Mittelmeer. Mageres, zartes weißes Fleisch, besonders zum Räuchern geeignet.<br>1–2 kg. Frisch oder geräuchert; Portionsfisch oder Filet. |
| **Hecht** | Raubfisch der Seen und Flüsse in den gemäßigten Klimazonen. Mageres, zartes, langfaseriges Fleisch.<br>3–5 kg. Frisch; ganz und Portionsstücke, Hechtklößchen. |
| **Heringshai** | Hai aus den gemäßigten Zonen der Weltmeere. Festes, hellrotes Fleisch mit kalbfleischähnlichem Geschmack.<br>Frisch, tiefgefroren, geräuchert; selten ganz, überwiegend Portionsstücke, Steaks, Karbonaden. |
| **Karpfen** | Weltweit wichtigster Zuchtfisch aus nährstoffreichen stehenden Binnengewässern. Weißes, weiches, saftiges Fleisch. Muss nach dem Fang gehältert (gewässert) werden, sonst Schlammgeschmack.<br>1–2,5 kg. Frisch, selten geräuchert; ganz. |
| **Leng, Blauleng** | Aalförmiger Dorschfisch aus dem Nordostatlantik. Fleisch grob und fade (Leng) bzw. zart, fettarm, delikat (Blauleng).<br>20–60 kg. Frisch, Leng auch getrocknet; Klippfisch (Leng) und Filets. |
| **Merlan** (Wittling) | Dem Schellfisch ähnlicher Fisch der europäischen Küstengewässer. Fleisch druckempfindlich und schnell verderblich.<br>2–6 kg. Frisch, tiefgefroren, geräuchert; Portionsfisch oder Portionsstücke. |
| **Sardelle** (Anchovis) | Kleiner heringsähnlicher Fisch aus Atlantik und Mittelmeer mit ausgeprägtem Geschmack.<br>100–300 g. Tiefgekühlt, gesalzen, in Öl; ganz, filetiert; Sardellenpaste. |
| **Sardine** (Pilchard) | Heringsähnlicher Fisch aus Atlantik und Mittelmeer; in der Jugendform als Sardine, später als Pilchard bezeichnet. Fettreiches, würziges Fleisch.<br>100–500 g. Frisch, tiefgefroren, als Konserve (Sardinen in Öl); ganz o. filetiert. |
| **Schellfisch** | Schwarmfisch aus dem Atlantik. Zartes, fettarmes Fleisch. Beste Qualität: Angelschellfisch.<br>2–4 kg. Frisch, tiefgefroren, gesalzen, getrocknet; Portionsfisch oder Filets. |

| Weitere Fischarten *(Fortsetzung)* | |
|---|---|
| **Fischart** | **Merkmale und Besonderheiten** |
| **Schlei** | Europäischer Süßwasserfisch aus nährstoffreichen stehenden Binnengewässern. Fleisch mit kräftigem Geschmack. Muss gehältert (gewässert) werden, sonst Schlammgeschmack.<br>1–2,5 kg. Frisch; ganz. |
| **Stör** | Wechselfisch aus dem Kaspischen und dem Schwarzen Meer, vom Aussterben bedroht. Fleisch fett, zart, fest.<br>30–80 kg. Frisch, tiefgefroren, geräuchert; Portionsstücke; präparierter Rogen als →Kaviar. |
| **Zander** (Fogosch) | Raubfisch aus mittel- und südosteuropäischen und türkischen Binnengewässern (meist Zuchten). Feines, mageres, grätenarmes, sehr festes, weißes Fleisch.<br>0,4–1,5 kg. Frisch und tiefgefroren; Portionsfisch, Portionsstücke, Filets. |

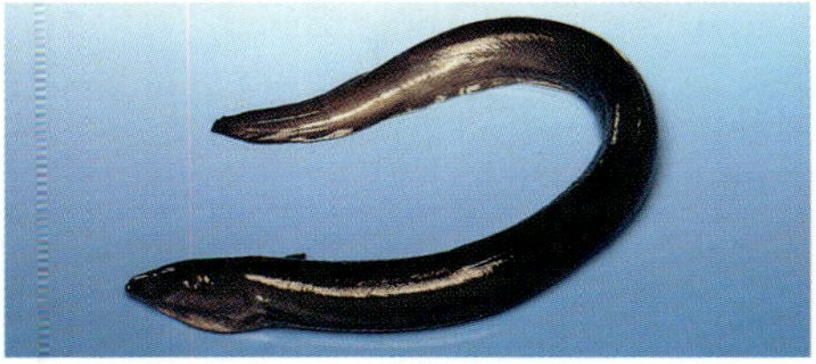
Aal

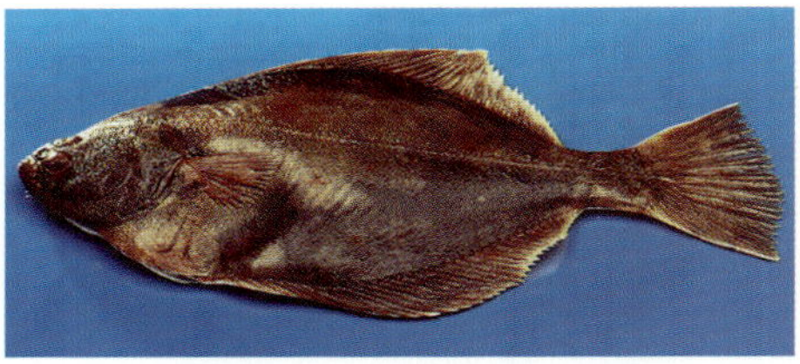
Flunder

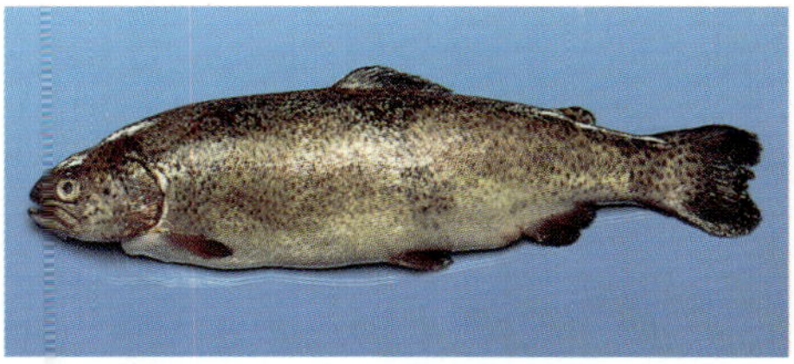
Forelle

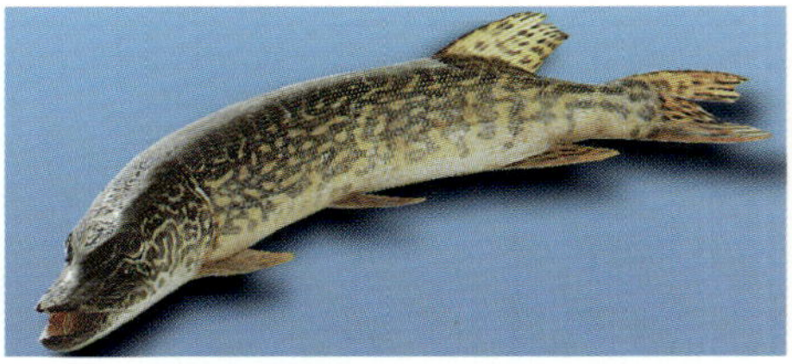
Hecht

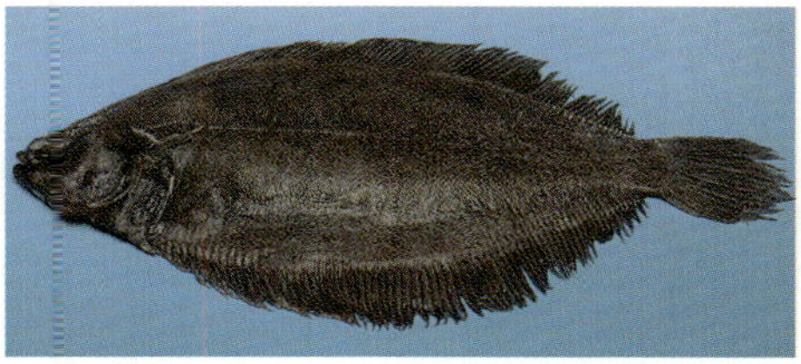
Heilbutt

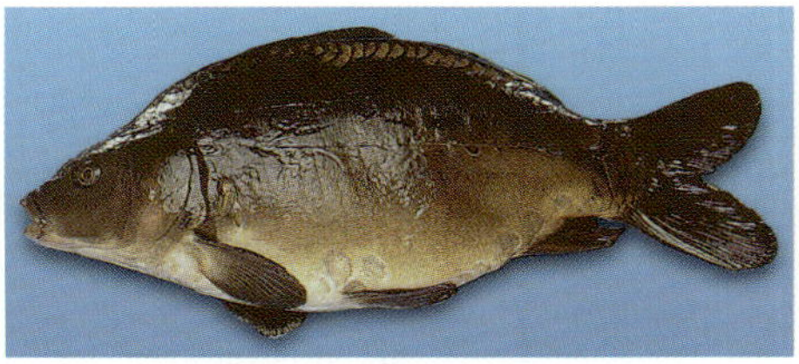
Karpfen

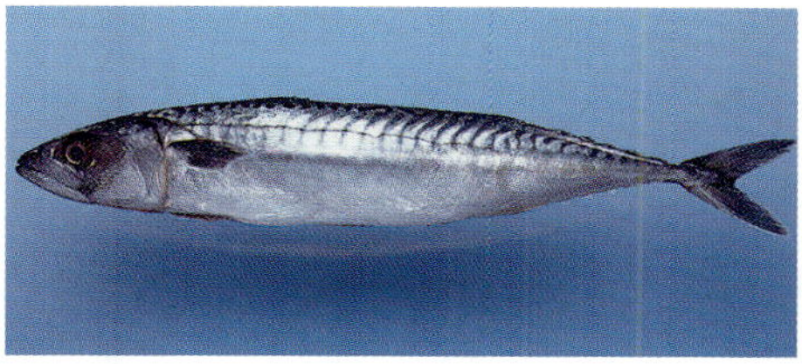

Makrele

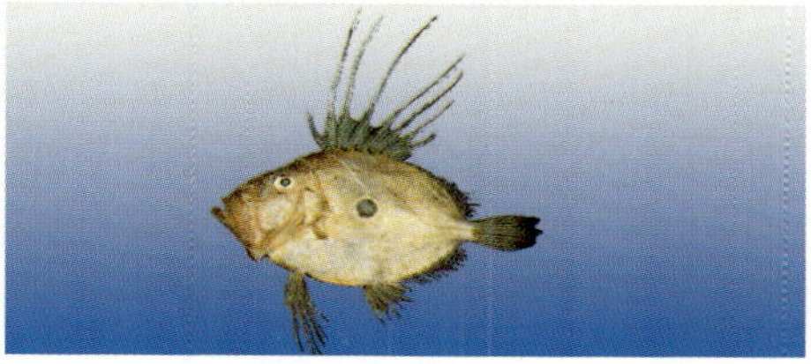

Petersfisch

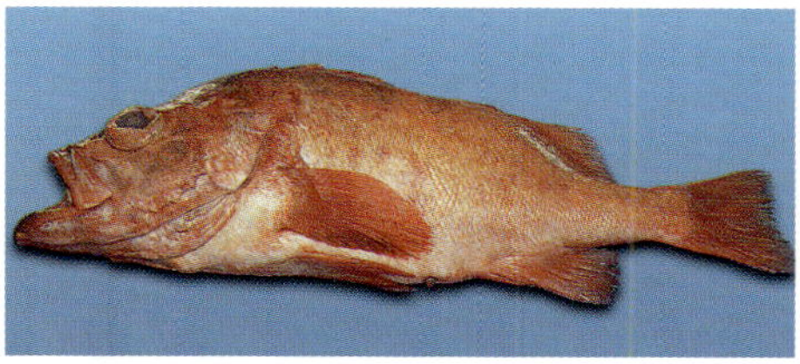

Rotbarsch

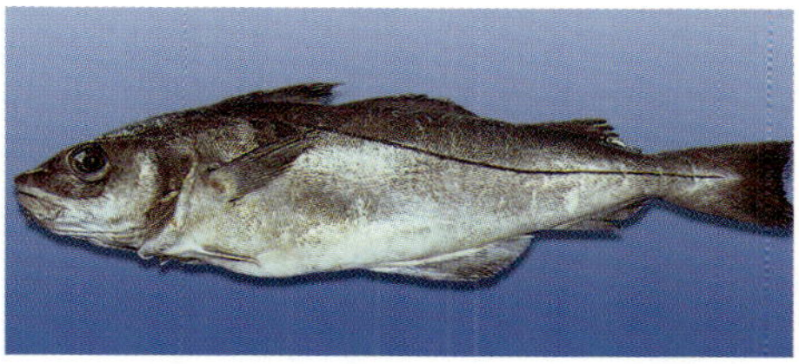

Schellfisch

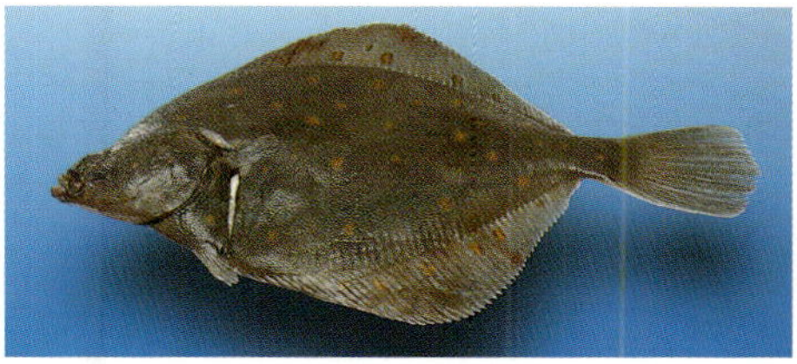

Scholle

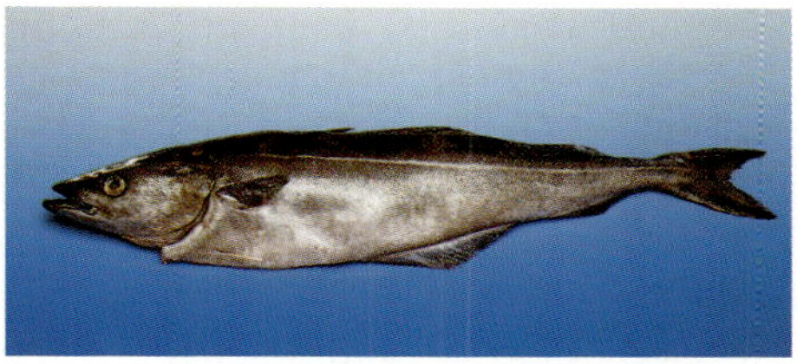

Seelachs

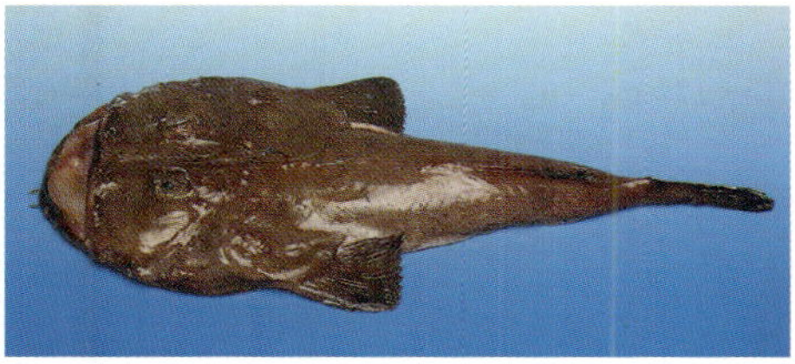

Seeteufel

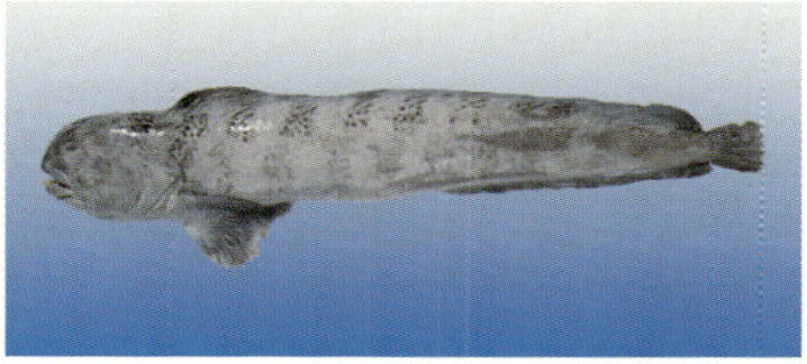

Seewolf

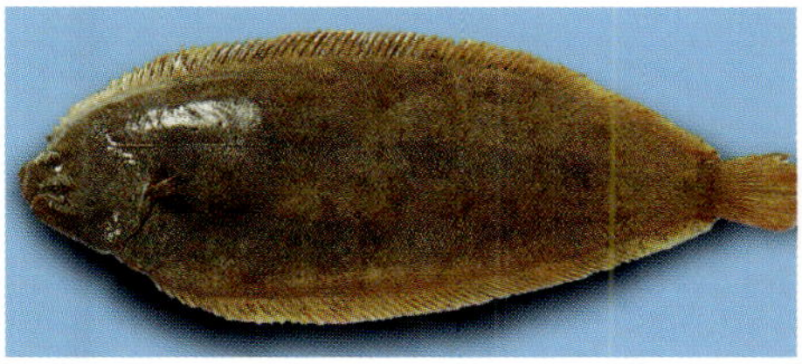

Seezunge

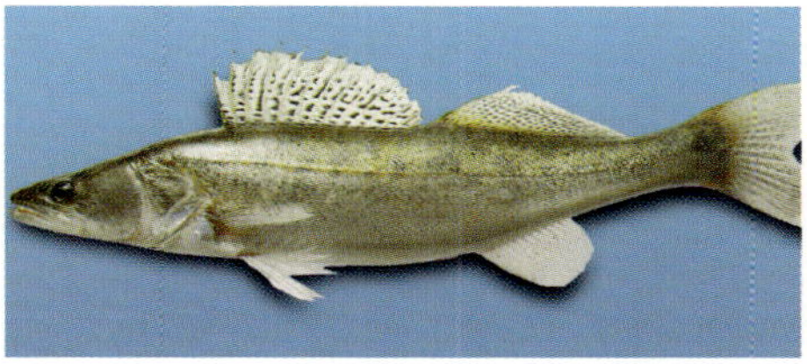

Zander

# Unverarbeiteter Fisch

Unverarbeitete Fische werden

- lebend,
- frisch geschlagen,
- frisch,
- gefroren und
- tiefgefroren

gehandelt. Während der Umgang mit lebendem und frischem Fisch und seine Präsentation außerordentlich hohe Anforderungen an den Handel stellen, ist Tiefkühlware wesentlich problemloser zu handhaben. Bei längeren Transportzeiten und langsamerem Warenumschlag kann Tiefkühlware dem auf Eis gelagerten Frischfisch in der Qualität durchaus überlegen sein. Beim Eintreffen einer Frischfischlieferung werden noch geschlossene Fische ausgenommen und die Fischkörper gewaschen. Das Waschen muss bei längerer Vorratshaltung wiederholt und mit einer Desinfektion der Behälter und Einsätze verbunden werden. Um den Frischfisch im Handel länger frisch zu halten, wird er in Kühlmöbeln bei +2 bis +4 °C auf zerkleinertem Eis gelagert.

Je nach Bedarf, beabsichtigter Zubereitungsart und Größe des Fisches kann der Verbraucher zwischen verschiedenen **Angebotsformen** wählen:

- Ganze, **nicht ausgenommene Fische** – wie gefangen
- Ganze **Fische, ausgenommen und gesäubert** – Kiemen und Eingeweide sind entfernt
- **Küchenfertige Fische** – ohne Kopf und Flossen, Schwanzflosse eingekürzt, geschuppt
- **Seiten** – in Längsrichtung zerteilte Fischhälften ohne Kopf und Rückengräte
- **Filets,** Doppelfilets und Filetstücke – parallel zur Mittelgräte geschnitten, praktisch grätenfrei
- **Kotelettstücke** („Karbonaden", „Schnitten") und **Steaks** – quer zur Mittelgräte geschnittene Scheiben größerer Fische, 2–4 cm stark, grätenhaltig
- **Portionsstücke** – große Stücke oder Schwanzstücke von festfleischigen Fischen
- **Happen, Häppchen, Bissen, Röllchen** – mundgerechte Stücke, meist aus Filets
- **Scheiben** – dünn zerteilte Filets ohne Haut
- **Schnitzel** – zerkleinertes Fischfleisch zur Herstellung von Lachsschnitzeln in Öl, Lachsersatz in Öl
- **Fischhack** – fein zerkleinertes Fischfleisch mit Faserstruktur
- **Surimi** – fein zerkleinertes, gewaschenes Fischmuskelfleisch ohne Faserstruktur, z. T. mit Bindemittel (Krebsfleisch-→Imitat)

Tiefgefrorene Ware kann jeweils einzeln in Folie verpackt oder glasiert, d. h. mit einer dünnen Eisschicht überzogen sein. Das Glasieren schützt wie die Folienverpackung vor Gefrierbrand und bewahrt den Schleimmantel der Haut (Geschmacksträger!). Die maximale Lagerzeit liegt zwischen 3 Monaten für fette und 8 Monaten für magere Fische.

**Angebotsformen**

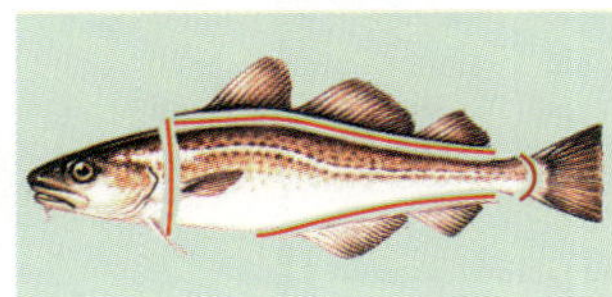

„Seite"

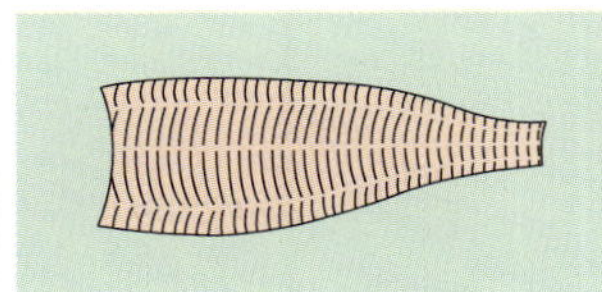

„Filet" (bei kleineren Fischen)

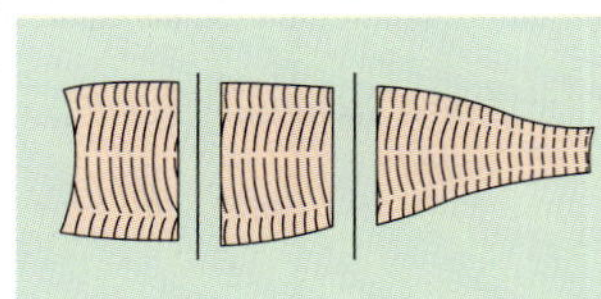

„Filet" (bei größeren Fischen)

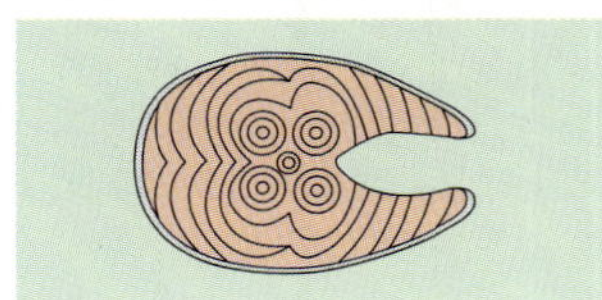

„Kotelett" („Karbonade", „Schnitte")

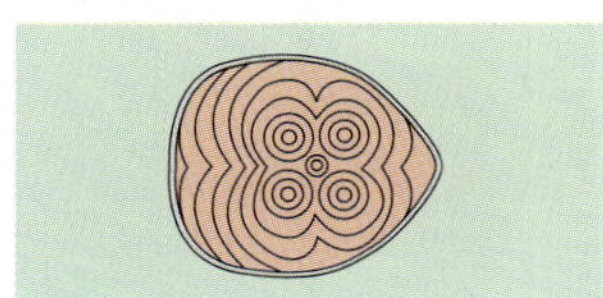

„Steak"

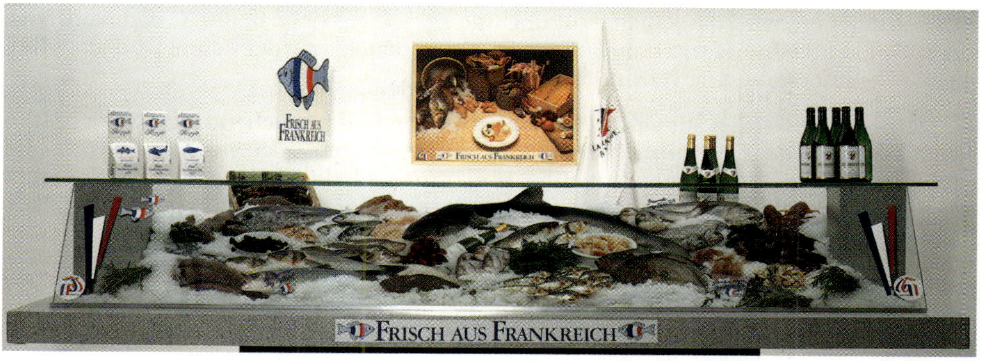

Frischfischpräsentation im Handel

## Verarbeiteter Fisch

Deutschland ist ein Land, in dem nur bescheidene Mengen Frischfisch, aber erhebliche Mengen Fischerzeugnisse verzehrt werden. Diese werden aus See- oder Süßwasserfischen durch Trocknen, Salzen, Marinieren, Räuchern, Braten, Kochen oder Pasteurisieren bzw. durch Kombination mehrerer Verfahren zu Halb- oder Vollkonserven verarbeitet.

### Fischhalbkonserven

Viele Fischerzeugnisse sind Fischhalbkonserven, d. h. Fischwaren, die lediglich für eine begrenzte Zeit haltbar gemacht wurden. Manche Fischhalbkonserven müssen bei Temperaturen über 0 °C und unter 7–10 °C aufbewahrt werden, wobei die Hinweise auf Lagertemperatur und Haltbarkeit *(„auch bei Kühlung nur begrenzt haltbar", „mindestens haltbar bis … bei +5 °C oder kälter")* zu beachten sind.

**Getrocknete Fische** werden durch Lufttrocknen aus Magerfischarten *(Kabeljau, Schellfisch, Köhler, Seelachs)* hergestellt und können gesalzen *(Klippfisch)* oder ungesalzen *(Stockfisch)* sein. Sie werden in Deutschland kaum noch nachgefragt, sind jedoch Bestandteile von Gerichten z. B. der portugiesischen, spanischen oder französischen Küche oder werden als Snack verzehrt.

**Räucherfische** werden durch Behandeln mit frischem Rauch hergestellt:

- heißgeräucherte Fischerzeugnisse (aus *Bückling, Sprotte, Makrele, Aal, Forelle, Seeaal, Dornhai [Schillerlocken], Heringshai, Grauhai, Rotbarsch, Heilbutt, Kabeljau, Schellfisch, Butterfisch, Karpfen, Lachs*),
- kaltgeräucherte Fischerzeugnisse (aus gesalzenen Fischen wie *Hering, Makrele, Lachsforelle, Lachs*).

Beim Heißräuchern erreicht das Räuchergut Temperaturen von 70 bis 90 °C. Es genügen etwa 4 Stunden,

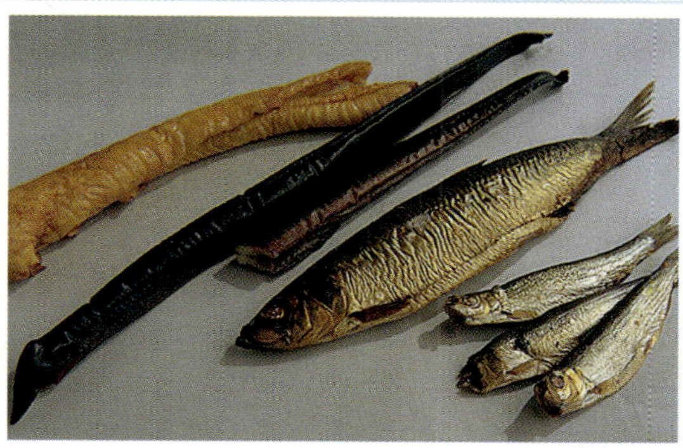
Räucherfische:
*(von links)* Schillerlocke, Aal, Bückling, Sprotte

um dem Fisch den gewünschten Geschmack zu verleihen und ihn keimarm zu machen. Beim Kalträuchern wird das Räuchergut über mehrere Tage bei 15 bis 20 °C dem Rauch ausgesetzt. Eine Entkeimung tritt dabei nicht ein, eine Vermehrung der Keime wird aber durch Salz und Rauchbestandteile verhindert.

**Gesalzene Fische** werden aus geköpften, ausgenommenen, weitgehend entgräteten Magerfischen *(Kabeljau, Leng, Seelachs, Pollack)* oder aus Fettfischen *(Heringe, Sardelle, Lachs)* hergestellt. Sie werden durch Salzen genießbar und begrenzt haltbar gemacht und gelten nicht mehr als roh. Abhängig von der Menge des eingesetzten Salzes bezeichnet man die Salzung als mild (< 10 % Salz im Fischfleisch), mittel (10–14 %) oder hart (> 14 %).

Zu den Salzfischen gehören auch die Salzheringe, wobei zwischen „gefüllten" und „ungefüllten" Heringen zu unterscheiden ist, je nachdem, ob die Leibeshöhle Milch (die Samenflüssigkeit männlicher Fische) bzw. Rogen (Fischeier, Laich) enthält oder nicht. Salzsardellen (Anchovis / Anchois) stammen aus den Mittelmeerländern; sie werden aus kleinen Knochenfischen durch Salzung (16 %) und anschließende enzymatische Reifung (Dauer 1–2 Jahre) hergestellt.

| **Salzheringe** | |
|---|---|
| **Matjeshering** | gekehlter (bis auf die Bauchspeicheldrüse ausgenommener), junger Hering, der keinen äußerlich erkennbaren Ansatz von Milch oder Rogen enthält, durch fischeigene Enzyme gereift; Fettgehalt > 12 %, mildgesalzen |
| **Fetthering** | wie Matjeshering, aber hartgesalzen |
| **Vollhering** | gekehlter oder ungekehlter Hering, der äußerlich erkennbar Milch oder Rogen enthält, hartgesalzen |
| **Yhlenhering** | gekehlter oder ungekehlter Hering, nach dem Ablaichen gefangen, hartgesalzen |

**Salzfischerzeugnisse** werden aus gesalzenen Fischen (z. T. mit Konservierungsstoffen) hergestellt:

- Entgräteter und / oder enthäuteter Hering
- Matjesfilets
- Heringsfilets nach Matjesart (schnellgereifte Heringsfilets, weniger zart und aromatisch als Matjesfilets)
- Sardellenfilets, -ringe und -paste, Anchovispaste
- Lachsscheiben, -schnitzel in Öl, Lachspaste
- Lachsersatz (Seelachs in Öl, in Scheiben oder Schnitzeln, gefärbt; Seelachspaste)
- Kaviar (gesalzener Rogen verschiedener Störarten); je nach Korngröße:
  - Sevruga (< 1 mm), dunkelgrau; kräftig-würziger Geschmack; rote Dose,
  - Osietra (1 mm), hell- bis dunkelgrau; feiner, leicht nussiger Geschmack; gelbe Dose,
  - Beluga (1 bis 2 mm), großperlig, hell- bis dunkelgrau; mild, fast sahnig; blaue Dose,
  - Almas, goldgelb, sehr selten, extrem teuer; goldfarbene Dose.

  „Malossol" auf russischem Kaviar ist ein Geschmackshinweis und bedeutet „mild gesalzen"

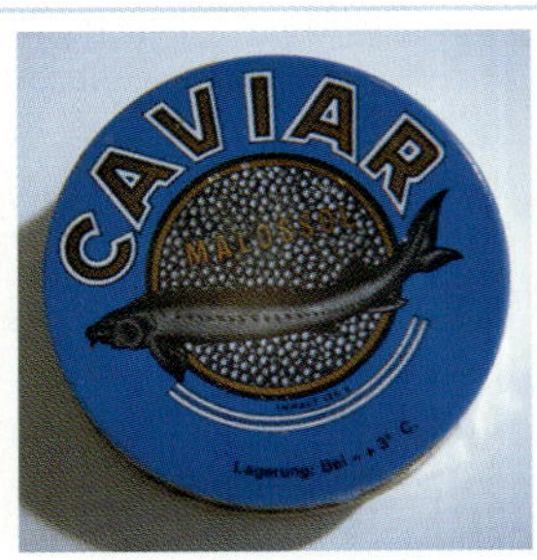

Beluga-Kaviar

- Keta-, Forellenkaviar, deutscher Kaviar (aus gefärbtem Rogen von Lachs, Forelle, Seehase)
- Anchosen (aus Heringen, Sprotten oder anderen Fischen oder deren Filets hergestellt, durch eigene Enzyme in Salz, Zucker, Gewürzmischungen gereift, in meist süßsauren Aufgüssen, Soßen, Cremes oder Öl): *Appetitsild, Kräuterhering, Schwedische Gabelbissen, Gravadlax (Gravlaks).*

**Marinaden** werden überwiegend aus Heringen hergestellt. Sie werden ohne Wärmeeinwirkung unter Verwendung von Essig, Genusssäuren und Salz „gar"gemacht und in Aufgüssen, Mayonnaise oder Öl eingelegt *(Bismarckhering, Rollmops, Gabelrollmops, Marinierter Hering, Delikatesshering, Heringsstip, Kronsild).*

**Weitere Halbkonserven** sind:

- Kochfischwaren *(Hering in Gelee, Seeaal in Gelee)*, mit Gemüseabschnitten, mit Gelatine überzogen;
- Bratfischwaren *(Brat- und Grillheringe, -heringsröllchen)*, gebraten, gebacken, geröstet, gegrillt, z. T. nach dem Braten mariniert;
- pasteurisierte Fischerzeugnisse *(Rollmops, Hering in Gelee, Seelachs in Öl)*, ungekühlt mindestens 6 Monate haltbar.

## Fischdauerkonserven

Sterilisierte Fischkonserven sind Vollkonserven und somit ungekühlt ein Jahr oder länger haltbar. In erster Linie handelt es sich um Fischerzeugnisse in eigenem Saft, in Aufguss, in Öl oder Soße:

- *Sardinen in Öl* oder *in Salzlake* (bevorzugt wird enthäutete, entgrätete, gut abgelagerte Ware);
- *Thunfisch in Öl* oder *in Salzlake* (gute Qualität: „Filets, geschnitten / solid pack"; mindere Qualität: „Stücke / chunks");
- *Heringsfilets, Makrelenfilets, Sardinen in …soße.*

Weitere Fischdauerkonserven sind Fischpasten, -klöße, -klopse, -bällchen, -frikadellen und Fischfeinkost (begrenzt haltbare Fischerzeugnisse aus ausgewählter Rohware mit besonders wertvollen Zutaten).

## Tiefgefrorene Fischerzeugnisse

**Tiefgefrorene Fischerzeugnisse** gibt es paniert bzw. paniert und vorgebraten *(Fischstäbchen, -frikadelle)*, in Backteig oder mit einer Auflage zum Überbacken (unter anderem aus *Kräutern, Gewürzen, Panade).*

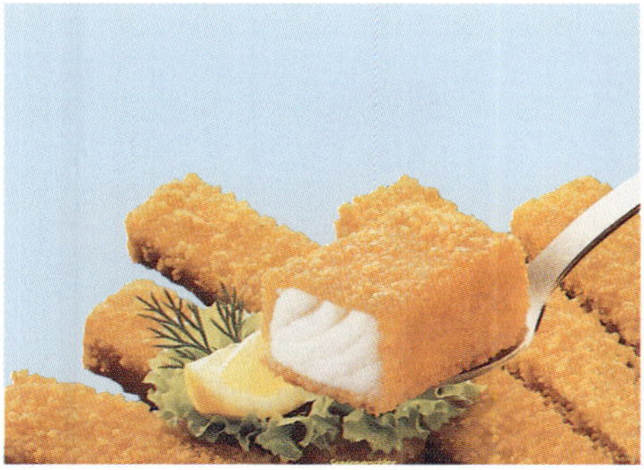
Fischstäbchen

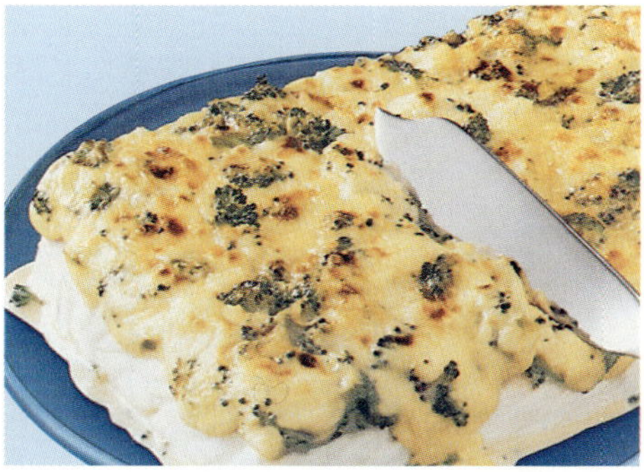
Schlemmerfilet „Bordelaiser Art"

# Weichtiere

Unter Weichtieren (Mollusken) versteht man sehr unterschiedliche wirbellose Tiere:

**Schalentiere** sind Weichtiere mit kalkhaltigem Gehäuse, und zwar

- Muscheln, meist aus Muschelkulturen, und
- Schnecken (in Gewässern oder an Land lebende Arten).

Verzehrt werden der von den Schalen befreite Weichkörper der Muscheln bzw. der Fuß und der vom Gehäuse befreite Weichkörper der Schnecken.

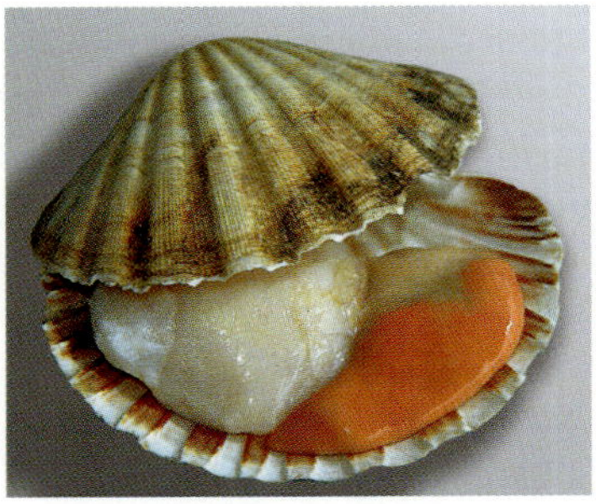

Jakobsmuschel mit Rogen (Corail)

Lebende Muscheln haben einen frischen Meergeruch. Ihre beiden Schalenhälften müssen vor dem Zubereiten fest geschlossen sein oder sich bei leichtem Anklopfen schließen. Die Schalenhälften öffnen sich erst beim Kochen. Muscheln, deren Schalen schon vor dem Kochen geöffnet sind, sind verdorben; sie dürfen unter keinen Umständen verwendet werden, denn es droht eine schwere Vergiftung. Auch Muscheln, deren Schalen sich durch das Kochen nicht geöffnet haben, sind ungenießbar. Muscheln filtern in großer Menge Sink- und Abfallstoffe aus dem Wasser und können daher je nach Herkunft stark mit Schadstoffen belastet sein.

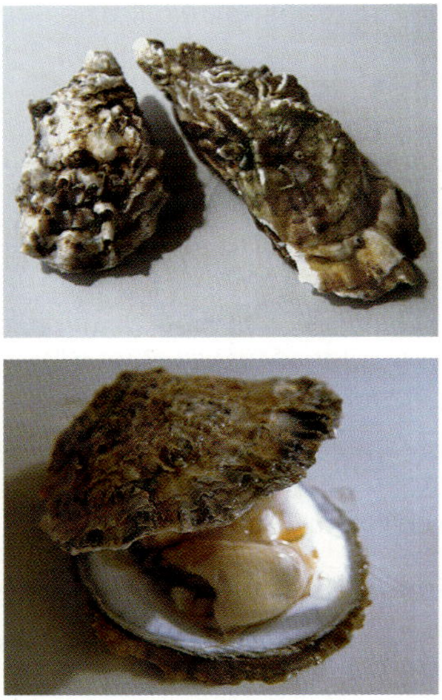

Flache Auster (oben), runde Auster

Schnecken werden als Meeresschnecken oder Landschnecken – Weinbergschnecke, kleine Weinbergschnecke (Petit Gris), Achatschnecke – angeboten. Weil Weinbergschnecken knapp geworden sind, kommen zunehmend die größeren, aber geschmacklich weniger befriedigenden Achatschnecken (Importe aus Asien, z. T. aus Schneckenzuchten) in den Handel.

**Tintenfische** sind Weichtiere ohne Gehäuse, aber mit einer im Körper liegenden Rückenplatte („Schulp"); **Kraken** haben weder Gehäuse noch Rückenplatte.

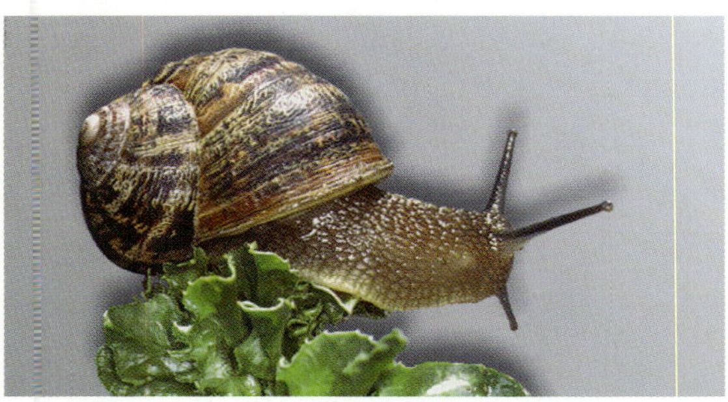

Weinbergschnecke

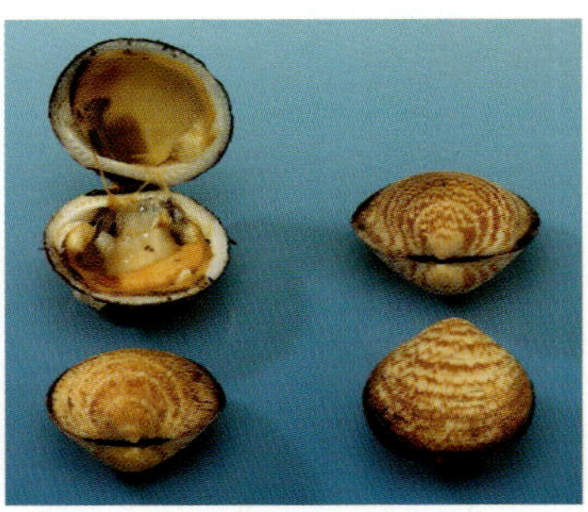

Venusmuscheln

Beim Kraken wird das gekochte Fleisch der Fangarme verzehrt, bei Tintenfischen der frittierte oder gar gezogene Hohlmuskel („Mantel", Tube"), bei kleineren Exemplaren auch Kopf und Fangarme.

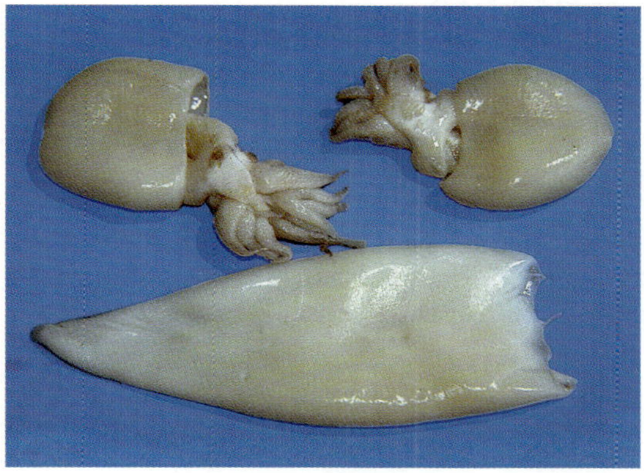
Sepien, ganz (oben), und Kalmarkörper

Weichtiere werden in folgenden Angebotsformen gehandelt:

- ganz oder in Teilen,
- in unterschiedlichen Verarbeitungsgraden: *lebend, kochfertig gesäubert, gekocht oder gekocht und entschalt (also ohne Schalen bzw. Gehäuse bzw. Schulp),*
- als küchenfertige Zubereitungen und
- als pasteurisierte, gekochte, sterilisierte oder tiefgefrorene Weichtiererzeugnisse.

| Weichtiere | |
|---|---|
| **Art** | **Merkmale und Besonderheiten** |
| **Muscheln** | |
| **Auster** | Geschmack des ausgelösten Weichkörpers abhängig vom Herkunftsort. Größen von 7–15 cm, Fleischausbeute 6–7 %. Besonders geschätzt: lebende Austern zum Rohverzehr. „Ernte" von September bis März (beste Zeit: Herbst). |
| **Miesmuschel** | Größe bis 8 cm, Fleischausbeute: 19 %. Saison: von September bis April. |
| **Venus-, Herzmuschel** | Venusmuschel (Clam), 4–5 cm, Herzmuschel, 4–7 cm; Rohverzehr. |
| **Jakobsmuschel** (Scallop, Coquille Saint Jacques) | Kamm-Muschel mit nussartigem Geschmack, mit dem Geschmack anderer Muschelarten nicht vergleichbar. 18–45 g je Stück. Wird gegart mit und ohne Rogen (Corail) verzehrt. |
| **Schnecken** | |
| **Strand- und Wellhornschnecke** | Strandschnecke, 1–3 cm Ø, Wellhornschnecke, bis 12 cm. |
| **Abalone** (Seeohr) | Muschelähnliche Schnecke, 5–25 cm Ø. Bestandteil asiatischer Gerichte. |
| **Weinberg- und Achatschnecke** | Dosenware (5–8 g je Stück), zunehmend auch tiefgekühlte tafelfertige Zubereitungen (mit „Schneckenbutter" [Kräuterbutter], mit und ohne Gehäuse). |
| **Tintenfisch und Kraken** | |
| **Sepia** (gemeiner Tintenfisch) | Handtellergroß, bis 70 cm lang, zehnarmig, oft violett. Zubereitung ohne Tintensack (Tinte kann zur Herstellung der Soße verwendet werden). |
| **Kalmar** (Calamar, Squid) | Schlanker Körper von 30–50 cm Länge, zehnarmig. Zubereitung mit und ohne Tinte. |
| **Krake** (Octopus, Pulpo) | Meterlang, achtarmig. Verzehrt werden vor allem die Fangarme. |

# Krebstiere

**Krebstiere** (Krustentiere) sind Bewohner des Meeres, seltener von Binnengewässern. Nach dem Aussehen werden unterschieden:

- langschwänzige Arten *(Garnelen, Flusskrebse, Hummer, Langusten, Kaisergranat)* und
- kurzschwänzige Arten *(Taschenkrebse, Königskrabben).*

Von Feinschmeckern geschätzt wird das vor allem im Schwanz, z. T. auch in Scheren und Beinen befindliche Krebsfleisch (Fleischanteil etwa 20 bis 25 % des Gesamtgewichts). Es ist fettarm, zart und aromatisch.

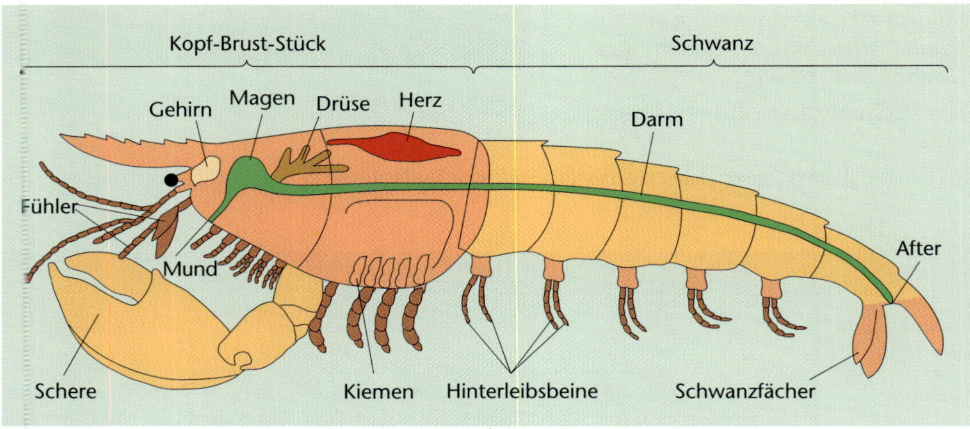


Genießbare Teile (gelb) des Hummers: Scheren und entdärmter Schwanz

Lebende Hummer und Langusten sollten frisch aus dem Meer kommen, denn die Tiere beginnen zu „kümmern“, sobald sie in die Wasserbehälter der Fischhandlungen gelangen, und verlieren von Tag zu Tag an Geschmack und Gewicht. Ein Frischemerkmal lebender Tiere ist, dass sie deutlich auf Berührung reagieren und den Schwanz krümmen. Gekochte Hummer und Langusten sind mitunter übergart, mehlig und ausgelaugt.

Weil Flusskrebse (Edelkrebse) in Deutschland als Folge von Gewässerverschmutzung, rücksichtslosem Fang und Krankheiten vom Aussterben bedroht sind, werden aus Polen, Griechenland oder der Türkei Teich- oder Sumpfkrebse eingeführt, deren Geschmack allerdings weniger geschätzt wird.

Durch Fortschritte bei den Konservierungstechniken und kürzere Transportzeiten kommen auch Arten kleinerer Krebstiere in den Handel, die den Konsumenten bisher allenfalls aus manchen entfernten Urlaubsländern bekannt waren. Verwirrend und z. T. irreführend sind allerdings die unterschiedlichen deutschen und fremdsprachigen Bezeichnungen.

Krebstiere werden gehandelt:

- ganz oder in Teilen,
- in unterschiedlichen Verarbeitungsgraden,
- als küchenfertige Zubereitungen *(gebacken, gegrillt, geräuchert)* und
- als getrocknete, gesalzene, pasteurisierte, gekochte, sterilisierte oder tiefgefrorene Krebstiererzeugnisse *(Salzgarnelen, Krebsschwänze, Crabmeat).*

| Größere krebsartige Tiere | | |
|---|---|---|
| **Handelsbezeichnung** | **Besonderheiten** | **Handelsübliches Gewicht** |
| Hummer | Zwei ungleiche Scheren, die gebunden werden müssen, weil gefangene Hummer zum Kannibalismus neigen. Besonders beliebt: Maine-Hummer (USA). | 300 bis 1 500 g |
| Languste | Keine Scheren, Fühler stärker entwickelt als beim Hummer. | 900 bis 1 500 g |
| Taschenkrebs | Fleisch vor allem in den kräftigen Scheren; in Deutschland werden meist nur die Scheren gehandelt. | 500 bis 1 500 g |
| Königskrabbe | Hoher Fleischanteil (45 %); meist als Crabmeat gehandelt. | bis 3 000 g |
| Flusskrebs | Besonders aromatisches Fleisch, gute Fleischausbeute. | 80 bis 120 g |

Zusammengestellt u. a. nach: Klinger, Heinz, Die Hotel- und Restaurationsküche. Bd. 1, 11. Aufl., Gießen 1993, und: Hering, Richard, Lexikon der Küche. 27. Auflage, Gießen / Leipzig 1997

| Kleinere krebsartige Tiere | | | | |
|---|---|---|---|---|
| **Art** | **Vorwiegende Handelsbezeichnung** | **Andere Bezeichnungen** | **Bemerkungen** | **Gewicht (Gradierung)** |
| **Garnelen** (weichschalige Tiere, Unterschiede in Größe, Herkunft, Qualität) | **Shrimps** (kleinere Arten) | Garnelen<br>Krabben[1]<br>Granat | Flach- und Tiefwasser<br>Beste Qualität | 150 bis 1 600 Stück pro kg |
| | | Crevetten | Flachwasser | |
| | | Gambas | Flachwasser | |
| | | Coronas | Tiefwasser | |
| | | Camarones | Tiefwasser | |
| | **Prawns** (größere Arten) | Riesengarnelen<br>King Prawns<br>Tiger Prawns<br>Hummerkrabben[2] | Flachwasser; auch Süßwasserzüchtungen (geringere Qualität) | 10 bis 150 Stück pro kg |
| **Panzerkrebse** (hartschalige Tiere) | **Scampi** | Kaisergranat<br>Langustenschwänze[2]<br>Tiefseehummer[2] | Tiefwasser | 20 bis 100 Stück pro kg |
| | | Langostinos | Tiefwasser | |

[1] Unter „Krabben" versteht man in Frankreich und im englischsprachigen Raum (Taschen-)Krebse.
[2] Diese Bezeichnungen gelten nach dem Lebensmittelrecht als irreführend.

Zusammengestellt u. a. nach: Klinger, Heinz: Die Hotel- und Restaurationsküche. Bd. 1, 11. Aufl., Gießen 1993, und: Hering, Richard: Lexikon der Küche. 27. Auflage, Gießen / Leipzig 1997

Weil Qualität und Preise in den verschiedenen Herkunftsländern sehr unterschiedlich sind, sortiert der Handel Krebstiere nur selten nach Herkunft, um von Preisdifferenzen zu profitieren. Dadurch ist es schwierig, zielsicher die aus Kaltwassergebieten stammenden besten Qualitäten (Tiefseegarnelen von der Nordhalbkugel und chilenische Camarones) einzukaufen. Stattdessen werden die meisten Krebstiere für den Handel nach Größe sortiert. Ihre Größe wird als Stückzahl pro engl. Pfund (454 g) oder pro kg angegeben und ihr Angebotszustand mit englischsprachigen Bezeichnungen oder Abkürzungen bis ins Detail beschrieben.

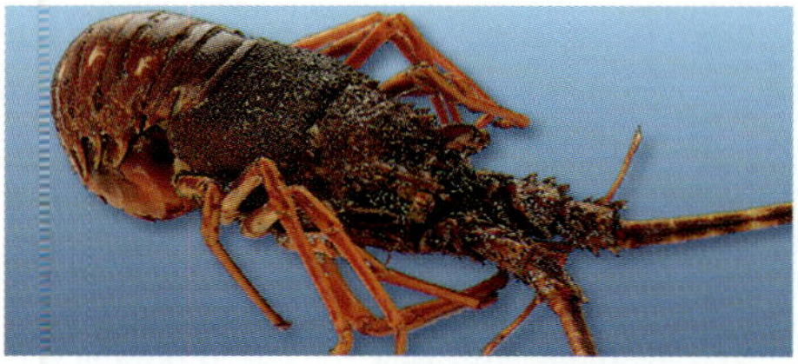
Languste

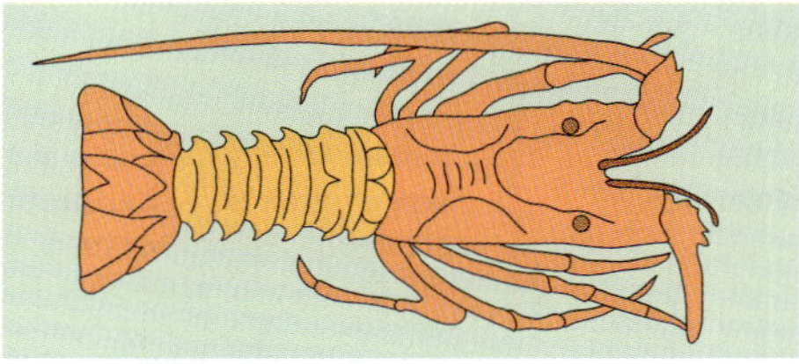
Languste, essbare Teile (gelb)

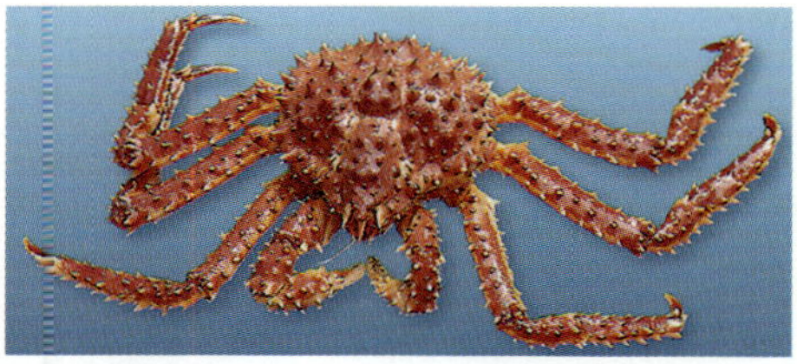
Königskrabbe

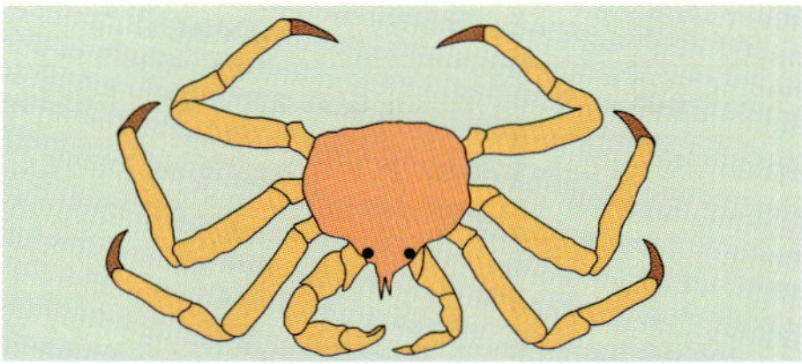
Königskrabbe, essbare Teile

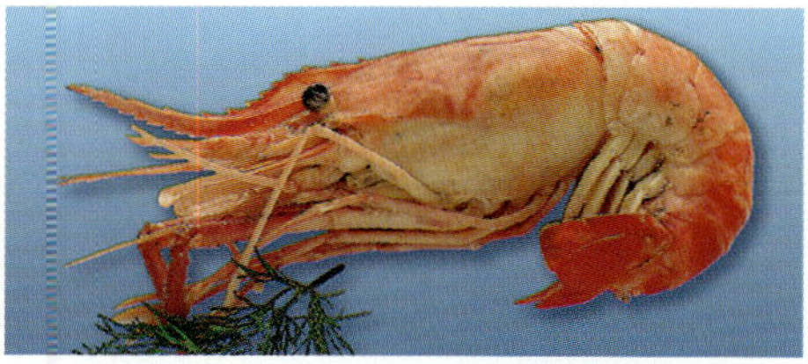
Prawn

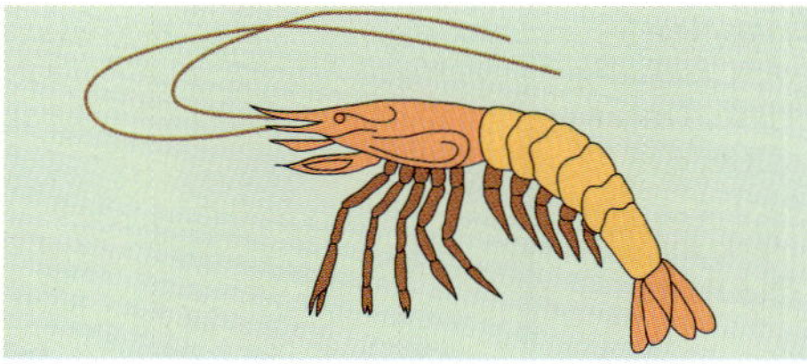
Prawn, essbare Teile

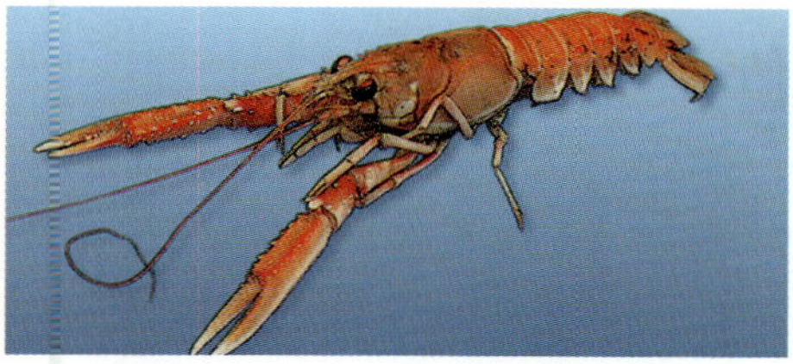
Scampo

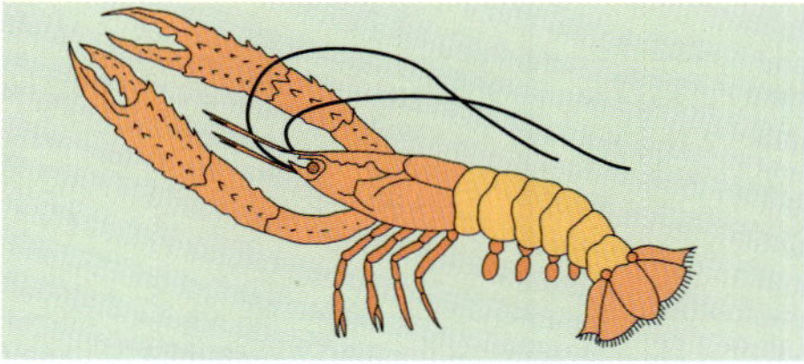
Scampo, essbare Teile

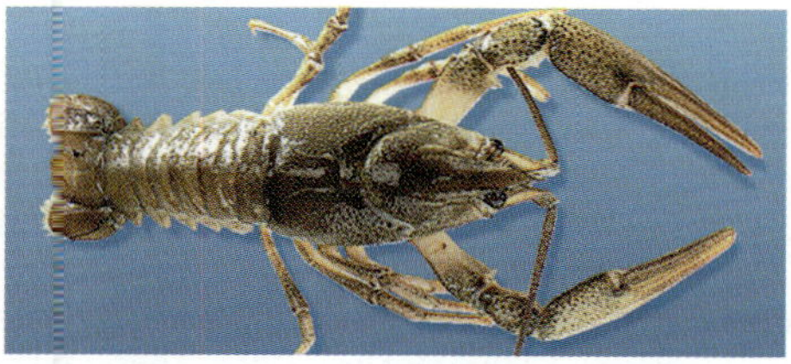
Flusskrebs

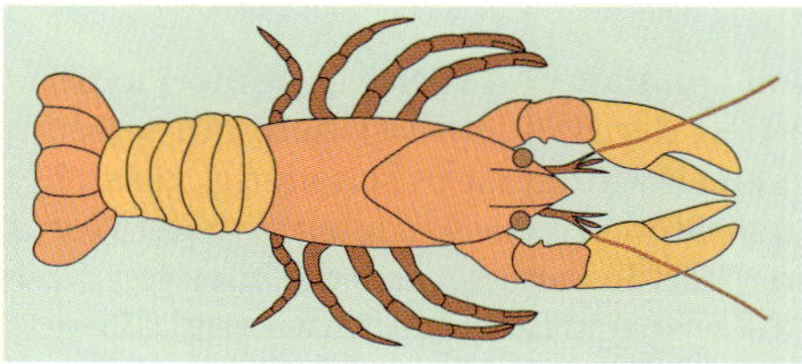
Flusskrebs, essbare Teile

| Handelsbegriffe für Garnelen | | | |
|---|---|---|---|
| **Handelsbegriff** | **Erläuterung** | **Handelsbegriff** | **Erläuterung** |
| live | lebend | cooked | gekocht |
| fresh | frisch, nicht lebend | glaze, glazed | Glasur, glasiert |
| canned | konserviert | whole | ganz, mit Kopf und Schale |
| dried | getrocknet | | |
| frozen | tiefgekühlt | H / O – head on | mit Kopf |
| B / F – blockfrozen | als Blockware gefrostet | tails – headless | Schwänze ohne Kopf |
| IQF – individually quickfrozen | einzeln schockgefrostet; einzeln entnehmbar | H / L – headless, shell on | ohne Kopf, mit Schale |
| semi-IQF | in geordneter Form gefroren, ohne Glasur | T / O – tail on | geschält, mit Schwanzfächer |
| frozen-raw | roh, ungekocht eingefroren | B / K – broken | Stücke, gebrochen |
| | | peeled | geschält |
| frozen cooked | gekocht eingefroren | PUD – peeled, undeveined | geschält, mit Darm |
| frozen breaded | paniert eingefroren | | |
| raw | roh, ungekocht | PD – peeled, deveined | geschält, ohne Darm |
| | | grade | Sortierung, Größe |
| Nach: Seafood, Kochbuch und Lexikon von Fisch und Meeresfrüchten. Füssen 1998, S. 191 | | | |

Bei IQF-Ware berechnen seriöse Anbieter nur das Nettogewicht (Abtropfgewicht); es gibt bisher keine internationalen Bestimmungen, die unseriöse Anbieter daran hindern, auch das Gewicht der Glasur oder des Wassermantels zu berechnen und so bis zu 40 % Salzwasser mitzuverkaufen.

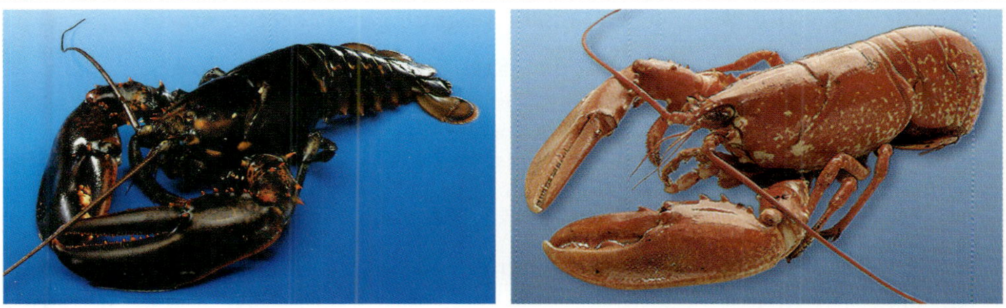

Hummer, roh (links) und gekocht

## Was Verbraucher noch wissen wollen

**Wie kann man frischen Fisch im Haushalt aufbewahren?**

Eine sachgerechte Lagerung im Haushalt ist kaum möglich. Bei 4 °C, der in Haushaltskühlschränken üblichen niedrigsten Temperatur, verdirbt Fisch doppelt so schnell wie bei der idealen Temperatur von 0 °C. Eine Aufbewahrung empfiehlt sich nur, wenn der Kühlschrank auf niedrigste Temperatur eingestellt wurde und wenn der Fisch fest in Klarsichtfolie gewickelt und mit Eis bedeckt wird. Fetter Fisch verdirbt schneller als magerer (→oxidativer Fettverderb). Einfrieren sollte ebenfalls bei der niedrigsten möglichen Temperatur stattfinden, wobei sich Arten mit festem Fleisch *(Schellfisch, Seeteufel)* besser eignen als solche mit zartem Fleisch *(Seezunge)*. Tiefgekühlte Fischfilets sollten vor dem Zubereiten nicht aufgetaut werden.

**Welche Fischarten gehören zu den Edelfischen?**

Es ist nicht festgelegt, welche Fische zu den Edelfischen zählen. Ob eine Fischart als „edel" empfunden wird, hängt einerseits vom Wohlgeschmack des Fleisches ab, andererseits aber auch von einer Reihe anderer Faktoren, z. B. vom Grad seiner Knappheit. So gilt der nicht sehr knappe Seelachs nicht als Edelfisch, obwohl er sehr wohlschmeckendes, fettarmes und festes Fleisch hat. Diese Einschätzung mag sich ändern, wenn Fisch allgemein oder Seelachs speziell einmal knapper werden sollte.

Lachs war vor hundertfünfzig Jahren in deutschen Flüssen so reichlich vorhanden, dass er sehr häufig auf dem Speisezettel stand. Als der Lachs später infolge der Verschmutzung der Gewässer aus den mitteleuropäischen Flüssen verschwand, wurde er zum begehrten, teuren Edelfisch. Inzwischen wird Lachs in großen Mengen in Fischfarmen gezüchtet mit der Folge, dass das übergroße Angebot zu einem Preisverfall geführt hat. Verschärft wurde dieser Preisverfall durch schlechte Nachrichten über die Praktiken in der Lachszucht *(Parasitenbefall, Antibiotikaeinsatz, Schnellmast)*. Folge ist, dass die Vorstellung vom Lachs als einem Edelfisch allmählich wieder aus den Köpfen der Verbraucher verschwindet – zumal Lachse, die aus den Zuchten ausgebrochen sind, inzwischen ihre Krankheiten auf Wildlachsbestände übertragen haben.

**Warum soll man Muscheln nur in Monaten mit einem „r" essen?**

Hinter dieser alten Regel steht die Sorge vor einer heute seltenen, aber doch möglichen Vergiftung durch Muscheln. Diese kann nur in den Sommermonaten auftreten, wenn die Muscheln aus dem Wasser hochgiftige Algen (Dinoflagellaten) filtrieren, deren Gift sich im Muschelfleisch anreichert. Der Verzehr solcher Muscheln kann für den Menschen gefährlich werden. Durch Industrialisierung der Muschelkultur ist es möglich und üblich geworden, die Muscheln vor der Vermarktung auf ihre Unbedenklichkeit hin zu untersuchen. Dadurch ist die Gefahr einer solchen Muschelvergiftung zurückgegangen.

**Warum färben sich Hummer (und andere Krebstiere) beim Kochen rot?**

Dem Panzer des Hummers sind zwei Farbschichten aufgelagert. Die obere Farbschicht ist schwarzgrün, schwarzbraun oder blau und gibt dem Panzer eine an den Lebensraum des Tieres angepasste Tarnfarbe. Die untere Schicht ist leuchtend rot. Beim Einlegen der Krebstiere in kochendes Wasser – dies ist die einzige in Deutschland zulässige Tötungsart – wird die obere Schicht durchsichtig und gibt den Blick auf das Rot der unteren Schicht frei.

**Zählen Froschschenkel zu den Fischerzeugnissen?**

Als Amphibien werden Frösche weder zum Fisch noch zum Fleisch gezählt. Bei Froschschenkeln handelt es sich um die abgezogenen, frischen oder tiefgefrorenen, etwa 10 cm langen, bei asiatischen Arten auch größeren Hinterkeulen von Fröschen aus der freien Natur oder aus Zuchtbetrieben. Oft werden sie, unter Mißachtung des Tier- und Artenschutzes, von lebenden Tieren „gewonnen". Sie zeigen wenig Eigengeschmack (müssen daher mariniert werden) und haben die Konsistenz von Hühnerfleisch – sinnvoll wäre es unter diesen Umständen, sich gleich für Hühnerfleisch zu entscheiden.

## Wenn Sie weiterlesen wollen

Bürgin, Ralph, u. a., Seafood. Kochbuch und Lexikon von Fisch und Meeresfrüchten. Füssen 1998;

Kapitel „Fisch" und „Meeresfrüchte" in: Willan, Anne, Die große Schule des Kochens. München 1996, S. 110–173.

# 7 Obst

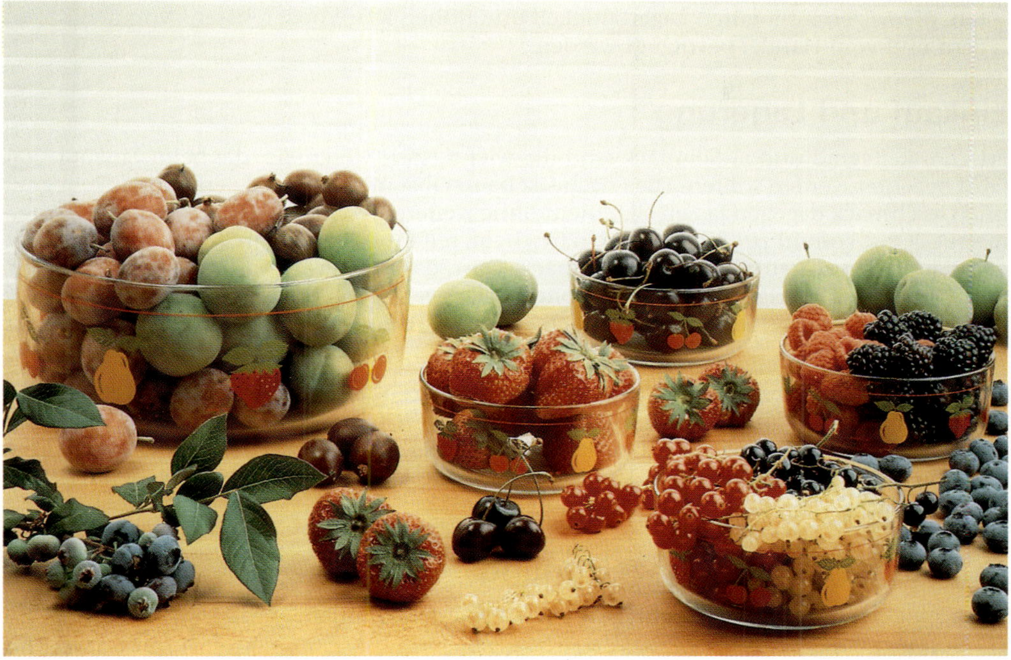

## Frisches Obst

Kaum ein Lebensmittel steht so hoch in der Gunst der Verbraucher wie frisches Obst. Es ist wohlschmeckend, sieht appetitlich aus und ist gesund. Im Obst sind zahlreiche lebensnotwendige und gesundheitsfördernde Nährstoffe enthalten, beispielsweise →Vitamine, →Mineralstoffe, →Ballaststoffe und →sekundäre Pflanzenstoffe.

Die Auswahl an frischem Obst hat sich in den vergangenen Jahren stetig vergrößert. Der Verbraucher hat das ganze Jahr die Möglichkeit, zwischen zahlreichen Obstarten zu wählen; so werden Äpfel, Birnen, Zitrusfrüchte und Bananen ganzjährig angeboten. Zusätzlich bereichert eine wachsende Zahl von exotischen Früchten das Obstsortiment. Die Gründe hierfür sind vielfältig:

- Eine verbesserte, warenbezogene Lagerung erhöht die Haltbarkeit von Obst.
- Die Öffnung des Weltmarktes und verbesserte Transporttechniken ermöglichen es, dass subtropische oder tropische Früchte in kurzer Zeit zum Verbraucher gelangen.
- Die Verbrauchergewohnheiten ändern sich. Die Nachfrage nach frischem Obst in abwechslungsreicher Auswahl ist gestiegen.

Diese eigentlich verbraucherfreundliche Entwicklung hat jedoch ihren Preis:

- Die langen Transportwege der tropischen und subtropischen Früchte kosten Energie und schaden dadurch der Umwelt.
- Die Sortenvielfalt an heimischem Obst geht stark zurück. Übrig bleiben einige wenige Sorten, die wegen ihrer guten Lagerfähigkeit und hohen Krankheitsresistenz von den Erzeugern und vom Handel bevorzugt werden.

## Einkauf und Lagerung

Frische, Reifegrad und Geschmack sind die wichtigsten Merkmale, die beim Einkauf von Obst beachtet werden sollten. Die Frische ist beim Obst meist leicht zu erkennen, Reifegrad und Geschmack dagegen lassen sich nicht ohne weiteres feststellen. Allgemein gilt: Einheimisches Obst kommt zur Erntesaison in frischem, reifem Zustand zum Verbraucher und hat dann auch den sortentypischen Geschmack. Obst, das über große Entfernungen transportiert wird, muss häufig schon vor der vollen Reife geerntet werden. Manche Obstarten reifen während Transport und Lagerung nach, jedoch wird der vollreife Geschmack meist nicht erreicht.

Eine Vielzahl von Obstarten lässt sich nur für kurze Zeit lagern. Beerenobst und Steinobst sind besonders empfindlich und sollten nach wenigen Tagen verbraucht sein. Behandelte Zitrusfrüchte sind mehrere Wochen lagerfähig, Äpfel und die meisten Birnen sogar über mehrere Monate. Voraussetzung sind dunkle, kühle Lagerräume mit ausreichender Luftfeuchtigkeit.

## Güteklassen und Kennzeichnung[1]

Grundsätzlich müssen alle Früchte, die in den Handel kommen,

- gesund,
- sauber und unversehrt,
- frei von Fremdgerüchen und Fremdgeschmack sowie
- ausreichend entwickelt und reif sein.

Viele Obstsorten dürfen nur auf den Markt gebracht werden, wenn sie einer von der EG festgelegten Güteklasse zugeordnet werden können. Für die übrigen Sorten ist eine freiwillige Sortierung in (deutsche) Handelsklassen möglich.

| Einteilung von Obst in Güteklassen | |
|---|---|
| **Güteklasse** | **Merkmale und Besonderheiten** |
| Extra | Frei von allen Fehlern; höchste Ansprüche an das Aussehen. Form, Farbe, Größe sortentypisch, Stiel unbeschädigt. |
| I | Wie Extra, lediglich kleinste Fehler im Aussehen zulässig. Im Handel am häufigsten vertreten. |
| II | Charakteristische Sortenmerkmale vorhanden; Fehler in Form, Farbe, Größe erlaubt, im Fruchtfleisch jedoch nur kleine Mängel. Marktfähige Qualität. |
| III | Wie II, jedoch ausgeprägtere Fehler. Nur in Ausnahmefällen im Handel, industrielle Weiterverarbeitung. |

1 gilt weitgehend hiermit übereinstimmend auch für viele Sorten →Gemüse

Die gesetzlichen Regelungen zur Kennzeichnung sollen nicht nur den Erzeugern und Vermarktern, sondern auch dem Verbraucherschutz dienen. Der Käufer soll die Möglichkeit erhalten, sich über die Ware, deren Herkunft, Preis, Qualität und Beschaffenheit möglichst problemlos zu informieren. Die Sortierung der Früchte in Güteklassen erfolgt jedoch fast ausschließlich nach äußerlichen Gesichtspunkten wie Größe, Farbe, Form und mögliche Schalenfehler (→„Standardbanane"). Geschmack, Reifegrad und Gehalt an Inhaltsstoffen werden bei dieser Einteilung nicht berücksichtigt. So kann ein knackig aussehender Apfel höchster Güteklasse fade schmecken, wenn er vor der Reife geerntet worden ist, während eine Banane, deren Schale schon braune Flecken aufweist, aromatisch und angenehm süß schmecken kann.

| Kennzeichnung von Obst | |
|---|---|
| **bei loser und abgepackter Ware** | **bei abgepackter Ware zusätzlich** |
| ▶ Art, z.T. Sorte (bei Äpfeln: *Boskoop, Elstar, Golden Delicious),*<br>▶ EG-Güteklasse oder (freiwillig) deutsche Handelsklasse,<br>▶ Preis (pro 1 kg, 100 g oder Stück),<br>▶ Ursprungsland (Anbauregion freiwillig),<br>▶ Nacherntebehandlung (*„Äpfel gewachst" „Schale mit Diphenyl behandelt"*),<br>▶ Bestrahlung von Obst durch den Zusatz „bestrahlt". | ▶ Name und Anschrift des Erzeugers oder Abpackers,<br>▶ Art der Erzeugnisse (wenn Ware durch die Verpackung nicht deutlich erkennbar),<br>▶ Füllmenge. |

Die Produktionsweise „aus kontrolliert biologischem/ökologischem →Anbau" oder „aus integriertem Anbau" ist nicht kennzeichnungspflichtig, wird jedoch häufig angegeben; bei „konventionellem" Anbau erfolgt keine Angabe.

## Obstangebot im Überblick

Die im Handel und bei Verbrauchern übliche Einteilung und Bezeichnung der Obstarten erfolgt teils nach botanischen Merkmalen *(Beerenobst),* teils nach Ähnlichkeit und gleichartiger Verwendung *(Erd„nüsse", Melonen),* teils nach der Herkunft (Südfrüchte) oder nach der Bekanntheit (Exoten).

| Obstangebot | | | | | | | |
|---|---|---|---|---|---|---|---|
| **Kernobst** | **Beerenobst** | **Steinobst** | **Südfrüchte** | **Exoten** | **Schalenobst** | **Wie Obst verwendetes Gemüse** | **Verarbeitetes Obst** |
| *Apfel*<br>*Birne*<br>*Quitte* | *Brombeere*<br>*Erdbeere*<br>*Heidelbeere*<br>*Himbeere*<br>*Johannisbeere*<br>*Preiselbeere*<br>*Stachelbeere*<br>*Weinbeere* | *Aprikose*<br>*Mirabelle*<br>*Nektarine*<br>*Pfirsich*<br>*Pflaume*<br>*Reineclaude*<br>*Sauerkirsche*<br>*Süßkirsche*<br>*Zwetsche* | *Ananas*<br>*Banane*<br>*Dattel*<br>*Feige*<br>*Kiwi*<br>*Zitrusfrüchte* | *Avocado*<br>*Cherimoya*<br>*Granatapfel*<br>*Kaki*<br>*Litschi*<br>*Mango* | *Cashewnuss*<br>*Erdnuss*<br>*Esskastanie*<br>*Haselnuss*<br>*Kokosnuss*<br>*Macadamianuss*<br>*Mandel*<br>*Paranuss*<br>*Pecannuss*<br>*Pistazie*<br>*Walnuss* | *Melone*<br>*Rhabarber* | Obstkonserven<br>Trockenobst |

## Kernobst

Als Kernobst werden die Früchte von Kulturobstarten *(Apfel, Birne, Quitte)* sowie einige Wildfrüchte *(Eberesche, Hagebutte, Weißdorn, Speierling, Mispel)* bezeichnet. Ihre Samen (Kerne) liegen in Fächern, die mit einer dünnen, pergamentartigen Wand ausgekleidet sind und das Kerngehäuse bilden. Kernobst eignet sich je nach Sorte zum Frischverzehr, zur Herstellung von Saft und z. T. auch von Steril- und Gefrierkonserven, süßen Brotaufstrichen sowie von →Obstbränden.

### Apfel

Äpfel gibt es in vielen Geschmacksrichtungen, mehr oder weniger saftig, mürbe oder fest im Fruchtfleisch und mit glatter, glänzender oder rauer, matter Schale. Sie werden das ganze Jahr über angeboten. Vom Frühjahr, wenn die eingelagerten Äpfel allmählich zur Neige gehen, bis zum Sommer stehen dem Verbraucher Früchte der neuen Ernte aus den Ländern der südlichen Halbkugel *(Chile, Südafrika, Neuseeland)* zur Verfügung.

Erzeuger und Handel verlangen von einem Apfel, der sich besonders zum Frischverzehr eignet (Tafelapfel), hohe Erträge, verkaufsförderndes Äußeres, Mindestgröße und Haltbarkeit. Dadurch haben sich wenige Standardsorten durchgesetzt, obwohl diese, vor allem bei längerer Lagerdauer, geschmacklich nicht immer befriedigen. Erzeuger und Verbraucher zeigen jedoch neuerdings ein wachsendes Interesse an alten, fast in Vergessenheit geratenen Sorten, die für regionale und lokale Klima- und Bodenbedingungen speziell geeignet sind und dort einen eigenen, charakteristischen Geschmack entwickeln.

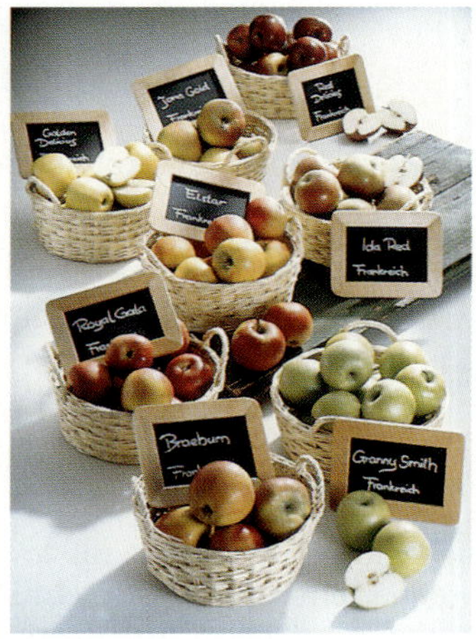

8 Apfelsorten

### Birne

Die meisten Birnensorten schmecken recht süß, da ihr Anteil an Fruchtsäuren im Vergleich zu vielen Apfelsorten eher gering ist. Viele Birnen sind zudem auch sehr saftig und damit nicht lange haltbar. Birnen gibt es in vielen Geschmacksvarianten, in den Handel gelangen jedoch vergleichsweise wenige Sorten. Dies liegt einmal an der EG-Norm, bei der es ja in erster Linie um das Aussehen der Früchte geht, aber auch an der Empfindlichkeit gegenüber klimatischen Einflüssen. Birnen benötigen, mehr als Äpfel, ein ausgeglichenes, warmes Klima. Daher beherrschen hauptsächlich Birnen aus Italien, Frankreich und Übersee den Markt.

Ein oder zwei Sorten Tafelbirnen werden ganzjährig angeboten. Wahrend der Haupterntezeit einheimischer Sorten von Mitte Juli bis Mitte Oktober ist die Sortenauswahl größer.

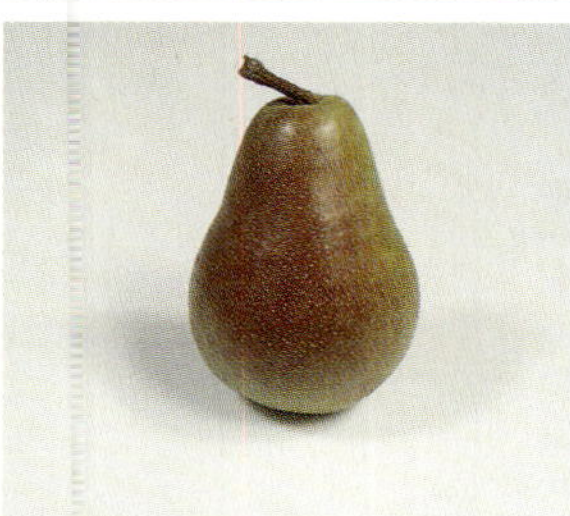
„Clapps Liebling"

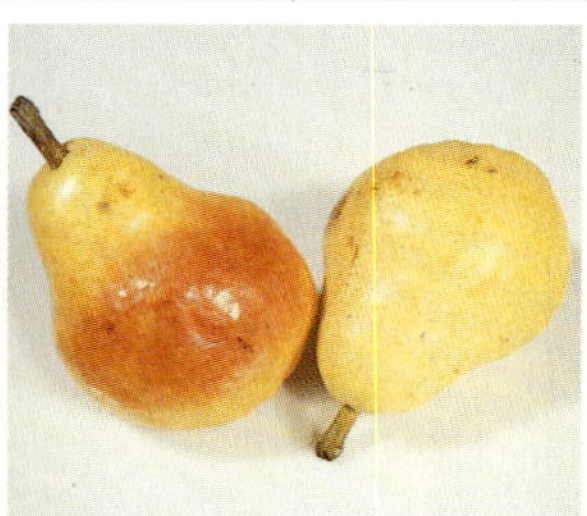
„Forelle"

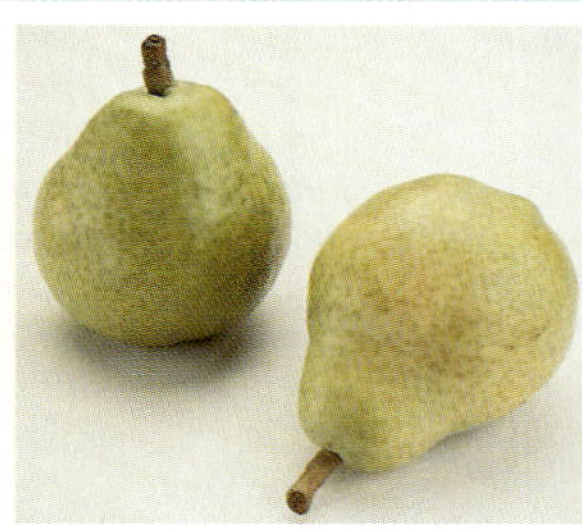
„Williams Christbirne"

Auf regionalen Märkten gibt es dann auch die selten gewordenen Sorten, wie zum Beispiel die Steinbirne, die erst gekocht ihr Aroma entfaltet und gern für regionaltypische Gerichte verwendet wird *(„Birnen, Bohnen und Speck")*.

| Die wichtigsten Apfel- und Birnensorten | |
|---|---|
| **Sorte** | **Merkmale und Besonderheiten** |
| **Äpfel** | |
| **Boskoop** | Fest, saftig; fruchtig, säuerlich, erfrischend. Typischer Winterapfel aus Holland. 4–5 Monate lagerfähig. |
| **Braeburn** | Fest, knackig, saftig; süß-säuerlich und sehr erfrischend. Wichtiger Importapfel (Neuseeland). |
| **Cox Orange** | Saftig, wenig fest; süß und sehr würzig. Besonders als Dessertapfel geeignet. Etwa 3 Monate lagerfähig. |
| **Elstar** | Knackig, saftig; mild, ohne Säure. Besonders erfrischend kurz nach der Ernte. 2–3 Monate lagerfähig. |
| **Gloster** | Fein, saftig; mild, fruchtig. 5–6 Monate lagerfähig; wird während Lagerung mürbe. |
| **Golden Delicious** | Sehr saftig, fest, dünne Schale; leicht süß. Weltweit meistverkauft. Bis zu 5 Monaten lagerfähig; wird während Lagerung mürbe. |
| **Granny Smith** | Knackig, saftig, feste Schale; wenig ausgeprägter Geschmack. Wichtiger Importapfel aus Übersee, ganzjährig auf dem Markt. 5–6 Monate lagerfähig. |
| **Ingrid Marie** | Mürbe, sehr saftig; feinsäuerlich und aromatisch. Typischer Winterapfel zum Braten und Backen. 2–3 Monate lagerfähig. |
| **Jonagold** | Saftig; süßsäuerlich, aromatisch. Fruchtfleisch wird nach kurzer Lagerung weich. 3–4 Monate lagerfähig. |
| **Red Delicious** | Fest, saftig; mild und süß. Wichtiger Importapfel, ganzjährig verfügbar. 5–6 Monate lagerfähig. |
| **Birnen** | |
| **Abate Fetel** | Weich, saftig; mild. Wegen ihrer Form als „Flaschenbirne" bekannt. 2 Monate lagerfähig. |
| **Alexander Lucas** | Fest, saftig; süß und sehr aromatisch. Typische Winterbirne. 2–3 Monate lagerfähig. |
| **Boscs Flaschen-Birne** | Fest; mäßig süß, aromatisch. Zur Herstellung von Trockenobst gut geeignet. 2–3 Monate lagerfähig. |
| **Clapps Liebling** | Weich, saftig; süß-würzig. 1–2 Monate lagerfähig. |
| **Conference** | Weich, saftig; süß. Gute Lagerfähigkeit. 4–5 Monate lagerfähig. |
| **Jules Guyot** | Fest, saftig; leicht süß, mäßig würzig. Kommt überwiegend aus Frankreich. 1 Monat lagerfähig. |
| **Passa Crassana** | Rundliche Form, hartschalig; saftig und süß. Bekannte Winterbirne aus Italien und Frankreich. 3–4 Monate lagerfähig. |
| **Vereins-Dechanats-Birne** | Weich; sehr saftig, mild. Sehr druckempfindlich. 3–4 Monate lagerfähig. |
| **Williams Christbirne** | Weich, saftig; sehr süß und aromatisch. Gilt als eine der edelsten Tafelbirnen. 2–3 Monate lagerfähig. |

### Quitte

Nach der äußeren Form werden zwei Quittensorten unterschieden: Apfelquitten haben eine runde apfelähnliche Form, Birnenquitten ähneln den Birnen. Birnenquitten haben im vollreifen Zustand ein etwas weicheres Fruchtfleisch und ein ausgeprägtes Aroma, weshalb sie auch als Duftspender und Würzstoff eingesetzt werden. Quitten aus den gemäßigten Zonen werden selten roh gegessen, da sie sehr hart sein und unangenehm herb schmecken können. Ihr volles Aroma entfalten Quitten erst beim Erhitzen. Deshalb werden sie meist verarbeitet *(Kompott, Gelee, Konfitüre, Quittenbrot)*.

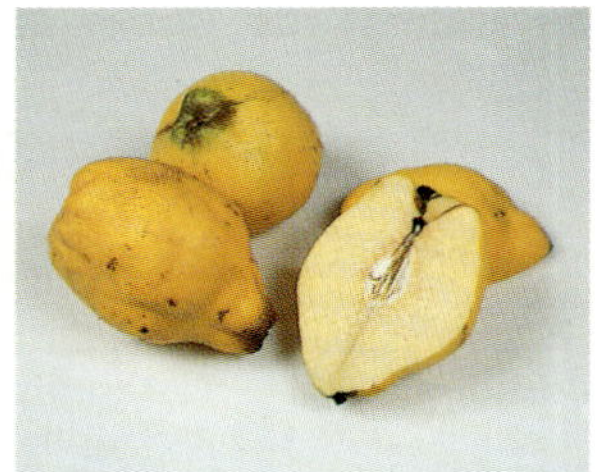

Birnenquitte

## Beerenobst

Unter Beerenobst verstehen Handel und Verbraucher sowohl echte Beerenfrüchte *(Stachelbeere, Johannisbeere, Heidelbeere)* als auch fälschlich als Beeren bezeichnete andere Früchte *(Himbeere, Brombeere)*. Einige von ihnen sind Wildfrüchte *(Walderdbeere, Vogelbeere)*, andere stammen aus Kulturen *(Erdbeere, Weinbeere)*. Wildformen sind meist kleiner, aber süßer, aromatischer und vitaminreicher als gezüchtete Sorten.

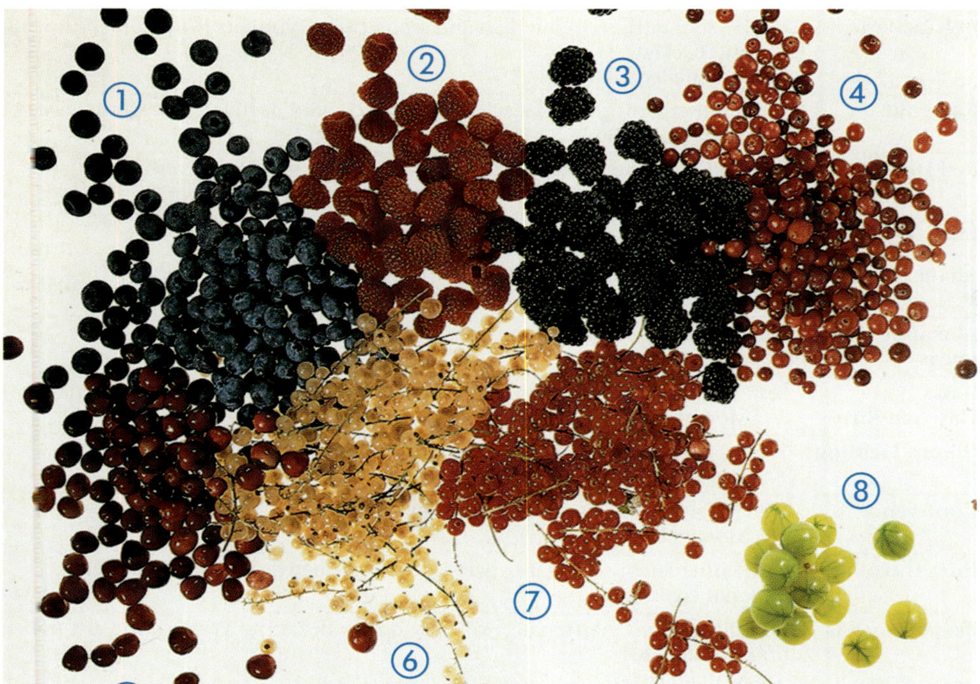


Beerenfrüchte: ① Heidelbeeren, ② Himbeeren, ③ Brombeeren, ④ Preiselbeeren, ⑤ Cranberries, ⑥ Weiße Johannisbeeren, ⑦ Rote Johannisbeeren, ⑧ Stachelbeeren

Reifes Beerenobst ist sehr empfindlich und verträgt weder große Temperaturunterschiede noch längere Lagerung. Deshalb ist Beerenobst nur für kurze Transportwege geeignet. Es stammt daher überwiegend aus heimischer Ernte. Als Tiefkühlware ist es ganzjährig und z. T. auch aus fernen Ländern erhältlich. Beerenfrüchte eignen sich zum Frischverzehr, zur Herstellung von Saft und z.T. auch von Steril- und Gefrierkonserven, Konfitüren und Gelees sowie zum Destillieren von →Obstbränden.

| **Beerenobst** | |
|---|---|
| **Art** | **Merkmale und Besonderheiten** |
| **Brombeere** | Tiefrote bis schwarz glänzende große Beere; leicht verderblich. Sommerfrucht. |
| **Cranberry** | Amerikanische Kulturpreiselbeere; wie →Preiselbeeren zubereitet und verwendet. |
| **Erdbeere** | Große Sortenvielfalt mit Unterschieden in Größe, Form, Farbe, Festigkeit, Aroma und Geschmack. Durch Unterglaskulturen in den Mittelmeerländern und Lufttransporte fast das ganze Jahr über frisch erhältlich. Beste Qualität: frisch gepflückte Sommerfrüchte. |
| **Heidelbeere** | Großfruchtig; helles, im Gegensatz zur Wildfrucht nicht färbendes Fruchtfleisch; fest, gut zu transportieren und zu lagern. Sommerfrucht. |
| **Himbeere** | Heimische Früchte von Juni bis Anfang September auf dem Markt. Geschätztes Aroma. Leicht verderblich. |
| **Johannisbeere** | Heimische Sorten von Juni bis August auf dem Markt.<br>**Rote Johannisbeeren:** typisch säuerlicher Geschmack.<br>**Schwarze Johannisbeeren:** bemerkenswert hoher Vitamin-C-Gehalt, herbbitter.<br>**Gelblich weiße Johannisbeeren:** selten; süßer als die roten Früchte. |
| **Stachelbeere** | Grüne, gelbliche und rote Sorten. Unterschiedlich große Früchte, unreif sehr sauer. Rötliche Sorten frisch besonders schmackhaft. Weißgrüne, noch nicht ganz reife Früchte gut zum Verarbeiten geeignet. |
| **Weinbeere** (Weintraube) | Große Sortenvielfalt. Weinbeeren wachsen in Trauben, daher fälschlich auch als Weintrauben bezeichnet. Zum Verzehr angebaute Früchte: **Tafeltrauben;** zur Bereitung von →Wein angebaute Früchte: **Keltertrauben.** Manche Sorten *(Müller-Thurgau, Gutedel)* für beide Zwecke geeignet.<br>Tafeltrauben im Handel überwiegend aus südeuropäischen Ländern, z. T. auch aus Unterglasanbau (Belgien, Holland); in der ersten Hälfte des Jahres aus Südafrika, Chile und Argentinien.<br>**Datteltraube:** gelb; groß, länglich-oval; feste Schale, festes Fruchtfleisch.<br>**Muskattraube:** runder und häufig kleiner als Datteltraube, Schale und Fruchtfleisch weicher, kleinere Kerne.<br>**Sultana:** kleine, süße, kernlose Tafeltraube aus Griechenland.<br>**Alicante:** große tiefblaue Tafeltraube aus Spanien, im Winterhalbjahr auch aus Belgien / Holland. |
| **Wildbeeren** | Zum Verzehr geeignete wild wachsende Beerenarten, nicht züchterisch verändert.<br>**Holunderbeere:** schwarze, in Dolden an Büschen wachsende Beere (Holler- oder Fliederbeere), herb-süß. Früchte zum Austreiben der →Blausäure vor dem Verzehr kochen. Verarbeitung zu Kompott, Saft oder Suppe.<br>**Preiselbeere** (Kronsbeere): rote Frucht; sehr herb, daher kein Rohverzehr. Verarbeitung zu Kompott und Konfitüre, häufig Beilage zu Wildgerichten oder überbackenem Camembert. Durch natürlichen Gehalt an Benzoesäure (→Konservierungsstoffe) gut haltbar.<br>**Sanddornbeere:** hellrote, roh sehr saure Beere mit hohem Vitamin-C-Gehalt. Verarbeitung zu Saft und Konfitüre.<br>**Waldbrombeere, Walderdbeere, Waldhimbeere, Wildheidelbeere:** empfindlich hinsichtlich Transport und Lagerung. Wegen der dort niedrigeren Pflückerlöhne häufig aus Osteuropa importiert. |

## Steinobst

Beim Steinobst handelt es sich um die fleischigen, saftigen, dünnhäutigen (und deshalb empfindlichen) Früchte von Kirsche, Pflaume, Pfirsich und Aprikose, deren Fruchtfleisch einen steinartigen Samen umschließt. Unzählige Kreuzungen haben zu einem großen Sortenreichtum geführt.

Steinobst gehört mit einer Haupterntezeit von Juni bis September zum Sommerobst. Es wird frisch verzehrt oder verarbeitet *(Einmachen, Einfrieren, Trocknen, Entsaften, Herstellung von Mus, Konfitüre, Kompott, →Spirituosen).*

| Steinobst | |
|---|---|
| **Art** | **Merkmale und Besonderheiten** |
| **Aprikose** (Marille) | Runde gelbe, orange oder rotgelbe Frucht mit samtiger Fruchthaut. Orangegelbes Fruchtfleisch, faserig und nicht sehr saftig, feinsäuerlicher Geschmack. Erzeugerländer vor allem Griechenland, Italien, Spanien, Frankreich. Wichtige Konservenfrucht. Aprikosenkerne werden für die Herstellung von →Persipan verwendet. |
| **Mirabelle** | Kleine, runde gelbe Pflaumensorte. Ausgeprägtes Aroma, viel Süße. Aus Südwestdeutschland, Ostfrankreich, Südeuropa. Zum Einkochen und für die Herstellung von →Mirabellengeist besonders geeignet. |
| **Nektarine** | Vereint die Eigenschaften von Pfirsichen und Pflaumen. Glatte, feste Haut, leicht lösbarer Stein. Fruchtfleisch fester und meist rötlicher als das der Pfirsiche. Herkunft, Geschmack und Erntezeit jedoch ähnlich. **Brugnon** wie Nektarine, aber schwer lösbarer Stein. |
| **Pfirsich** | Gelbrote Frucht mit samtig-behaarter Fruchthaut. Frühe Sorten mit hellem, festem, fast weißem Fruchtfleisch, wenig saftig, häufig ohne ausgeprägtes Aroma, Stein schwer lösbar. Späte Sorten mit goldgelbem, saftigem Fruchtfleisch, reif sehr aromatisch, Stein leicht lösbar. Wegen Druckempfindlichkeit oft unreif geerntet; Oberfläche unreifer Früchte hart, Geschmack unbefriedigend. Aus Italien, Griechenland, Spanien und Südfrankreich (Sommer), Südafrika, Argentinien und Uruguay (Winter). Wichtige Konservenfrucht. |
| **Pflaume** | Bereifte runde, bauchige Frucht von rötlicher oder blauer Farbe. Fruchtfleisch weich, süß-sauer und saftig. Im Sommer aus Mitteleuropa, frühere und spätere Lieferungen aus Südeuropa; wichtige Konservenfrucht. **Zibarte:** in Südwestdeutschland und im Elsass wild wachsende gelbe Pflaume; zur Herstellung von →Obstbranntwein (Vieille Prune) verwendet. |
| **Reneclaude** (Reneklode, Ringlotte) | Runde grüne, gelbe oder rotgelbe Frucht, etwas größer als Mirabelle. Reif süß und fein-aromatisch. Frosthart, daher gute Qualitäten auch aus Mittel- und Nordeuropa. Zum Einkochen gut geeignet. |
| **Sauerkirsche** | Spätreifende Frucht mit leicht säuerlichem, aromatischem Geschmack. Aus fast allen europäischen Ländern. Hellrote Amarelle, dunkelrote Weichselkirsche (*Morelle* aus Deutschland und den Niederlanden, *Maraska-Kirsche* aus Dalmatien). Hauptsächlich zum Einkochen und zur Herstellung von →Konfitüre, →Obstbranntwein und →Likör verwendet. |
| **Süßkirsche** | Früh reifende Frucht, je nach Sorte gelb, rot bis schwarzrot. Feste, aromatische Knorpelkirsche, weichere, sehr saftige, süße Herzkirsche. Aus Mitteleuropa, besonders frühe Lieferungen aus Spanien, Italien und Südfrankreich. Hauptsächlich Frischverzehr. |
| **Zwetsche** (Zwetschge) | Süße, stark aromatische Frucht, etwas kleiner und länglicher als Pflaume. Blauviolette Schale und goldgelbes Fruchtfleisch mit leicht zu lösendem Kern. Aus Mitteleuropa. Haupterntezeit August/September. |

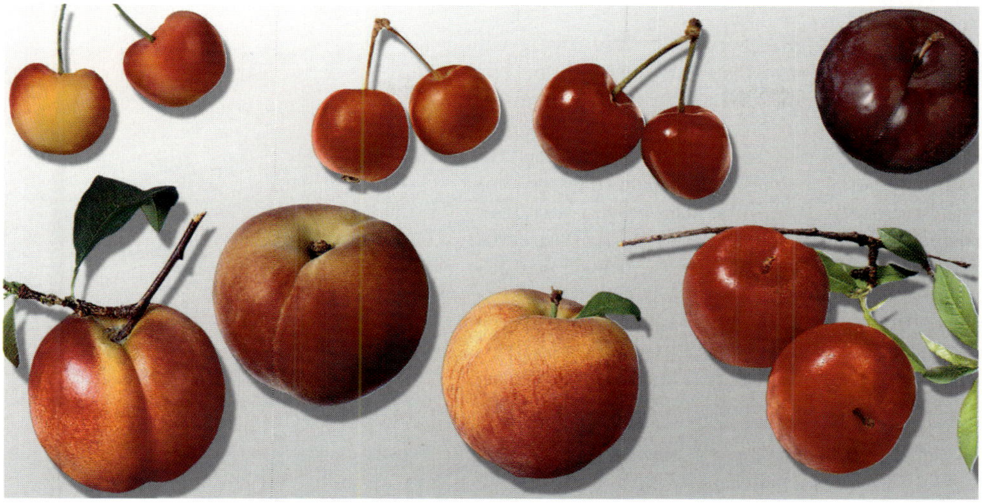

Steinobst

## Südfrüchte

Unter dieser Bezeichnung werden Früchte zusammengefasst, die aus dem Mittelmeerraum, aus subtropischen und tropischen Ländern eingeführt werden *(Zitrusfrüchte, Bananen, Ananas, Datteln, Feigen, Kiwis)*. Die seltener eingeführten →exotischen Früchte sind auch Südfrüchte, werden aber, weil sie noch fremd und deshalb erklärungsbedürftig sind, als gesonderte Gruppe (→Exoten) betrachtet. Allerdings: wie *Kiwi, Limette* oder *Satsuma* zeigen, sind viele Exoten von gestern heute nur noch „normale" Südfrüchte.

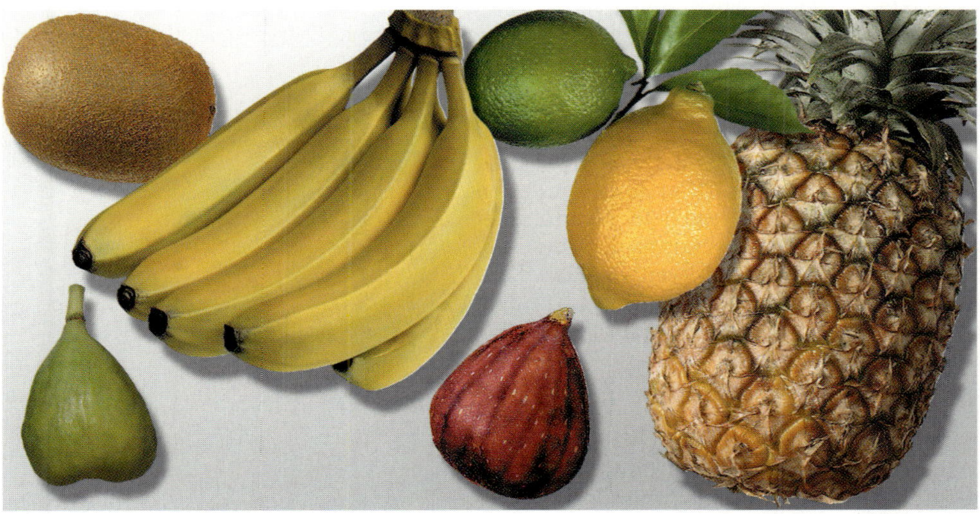

Südfrüchte

## Zitrusfrüchte

Zitrusfrüchte ist eine Sammelbezeichnung für eine Reihe von meist subtropischen Beerenfrüchten, deren saftiges Fruchtfleisch von einer weißen inneren und einer farbigen äußeren Schicht umgeben wird; diese enthält ein stark aromatisches Öl. Vielfache Kreuzungen von Zitrusfrüchten untereinander haben zu einer großen Angebotsvielfalt geführt. Anbauregionen sind die Mittelmeerländer, die USA, Südamerika, Mexiko, Südafrika, Australien, Südostasien. Zitrusfrüchte werden je nach Sorte als frische Früchte oder als →Fruchtsaft(konzentrat) eingeführt, frisch verzehrt oder kommen verarbeitet *(Orangenöl, →Marmelade)* in den Handel.

Die Schalen der meisten Zitrusfrüchte werden nach der Ernte oberflächenbehandelt:

- mit künstlichen oder natürlichen Wachsen und Harzen (E901–904, 912, 914): diese setzen die Wasserverdunstung herab, mindern die Gefahr der Schimmelbildung und lassen die Schale glänzend erscheinen;
- mit den Fungiziden Diphenyl (E230), Orthophenylphenol (E231/232) oder Thiabendazol (E233): diese hemmen das Wachstum von Schimmelpilzen.

Die Anwendung von Wachsen muss kenntlich gemacht werden („gewachst“). Die Rückstände der zur Nacherntebehandlung eingesetzten Fungizide (→Vorratsschutzmittel), dürfen die in der →Rückstand-Höchstmengenverordnung festgelegten Werte nicht überschreiten; eine Kennzeichnung ist nicht erforderlich.

Behandelte Schalen von Zitrusfrüchten sind gesundheitsschädlich und dürfen nicht in Speisen und Getränken verwendet werden. Da der Verbraucher behandelte von unbehandelten Früchten nur schwer unterscheiden kann, ist er auf eine entsprechende Kennzeichnung der Zitrusfrüchte angewiesen, wenn er den Kauf behandelter Zitrusfrüchte vermeiden will. Um sicherzugehen, fragen viele Verbraucher „unbehandelte“ Zitrusfrüchte nach. Eine Kennzeichnung von Zitrusfrüchten durch Erzeuger und Handel als „unbehandelt“ ist aber rechtlich riskant, weil diese so interpretiert werden kann, dass weder vor noch nach der Ernte irgendeine Behandlung stattgefunden hat. Um solche Missverständnisse zu vermeiden, empfiehlt sich die Kennzeichnung „Nach der Ernte unbehandelt“.

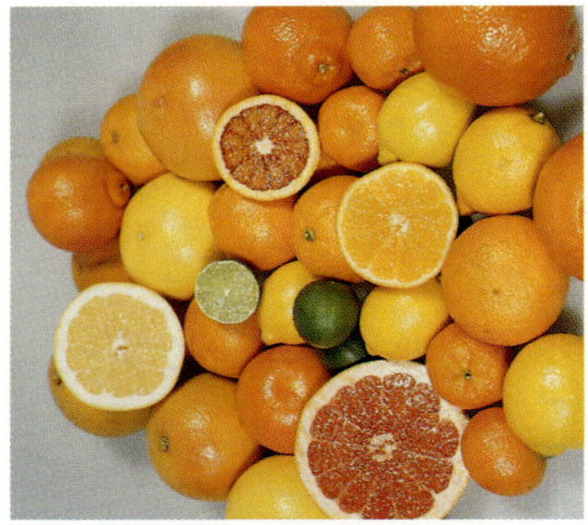

Zitrusfrüchte

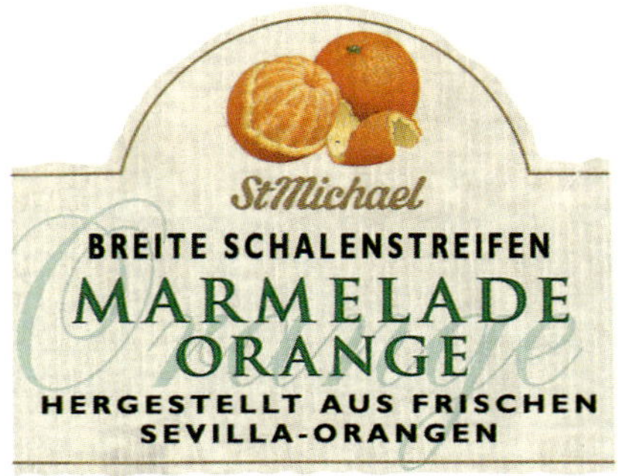


Etikett: Pomeranzen-Marmelade

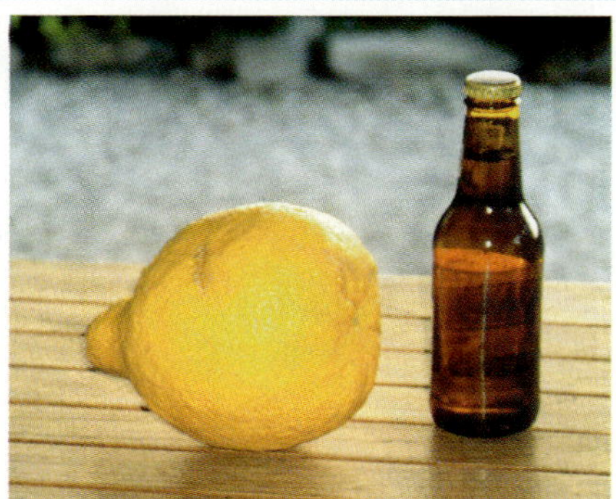

Zitronatzitrone (im Größenvergleich zu einer 0,33-l-Flasche)

| Zitrusfrüchte | |
|---|---|
| **Art** | **Merkmale und Besonderheiten** |
| **Grapefruit** (Paradies-, Adamsapfel) | In Trauben (engl.: grapes) am Baum hängende apfelsinengroße Frucht. Grüne, gelbe oder rötlichgelbe, glatte Schale.<br>**Grapefruit Regular:** sehr saftreich, säuerlich bis fein-herb.<br>**Grapefruit Rose:** Fruchtfleisch rosa, Geschmack süßer und weniger herb als bei hellen Sorten.<br>**Pomelo:** große Frucht, nach dem Schälen nur noch apfelsinengroß. Schale mit schwammiger, weißer Unterhaut. Helles Fruchtfleisch, dezent süß und sehr aromatisch.<br>**Sweety:** mit Grapefruit und →Pampelmuse verwandte Züchtung. Grüne, feinporige Schale weniger dick als bei der Pomelo. Helles Fruchtfleisch von ausgeprägter Süße.<br>**Ugli:** vermutlich Kreuzung aus Tangerine, Grapefruit, Orange. Äußeres höckerig und runzelig, etwas rau, unregelmäßige Färbung. Leicht zu schälen; Fruchtfleisch sehr saftig, aromatisch, süß. |
| **Limette** | Kleine grüne oder gelbgrüne Frucht mit hohem Fruchtsäuregehalt. Typisches, intensives Aroma; Saft für Cocktails, Soft-Drinks, Marinaden und Salatsoßen verwendet. Anbau nur in den Tropen. |
| **Mandarine** | Gruppe von Zitrusfrüchten, in der Regel kleiner als Apfelsinen. Dünne Schale, leicht zu lösen; Mehrzahl der Mandarinen kernarm bis kernlos. Mild säuerlich bis zuckersüß; Angebot zeitgleich mit Orangen.<br>**Clementine:** glatte, tieforangefarbene Schale, manchmal mit Stiel und Blättern angeboten; kernarm. Süßaromatischer Geschmack.<br>**Echte Mandarine:** hellorangefarbene Schale, viele Kerne. Besonders aromatisches, wenig süßes Fruchtfleisch.<br>**Minneola:** kernlose Frucht größer als Clementine und echte Mandarine, Wulst am Stilansatz. Ausgeprägt aromatischer Geschmack, sehr saftig.<br>**Satsuma:** mittelgroße Frucht, nur vereinzelt Kerne; dünne, feste Haut. Saftiges, süßes Fruchtfleisch. Bereits im Oktober auf dem Markt.<br>**Tangelo:** fast apfelsinengroße Frucht; kräftig orangefarbene, leicht zu lösende Schale. Angenehm süß, aromatisch.<br>**Tangerine:** sehr kleine Frucht, kernlos, dünnschalig. Süßes, saftiges Fruchtfleisch. |
| **Orange** (Süßorange, Apfelsine) | Gelb- bis blutrotes Fruchtfleisch. Schaleneigenschaften, Farbe des Fruchtfleischs und Geschmack sind sortenabhängig. Winterfrüchte von der Nord-, Sommerfrüchte von der Südhalbkugel.<br>**Navelorange:** dicke Schale, leicht vom Fruchtfleisch zu lösen, kernlos; Nebenfrucht in einer Wulst an der Fruchtspitze. Mild-aromatisch.<br>**Blondfrucht:** wichtigste Winterorangenart; Fruchtfleisch gelborange, sehr saftig.<br>**Shamouti:** späte Sorte, dicke, leicht zu lösende Schale, kernlos. Ausgeprägt aromatisch.<br>**Blutorange:** späte Winterfrucht mit tiefrotem Fruchtfleisch. |
| **Pomeranze** (Bitterorange, Sevilla-Orange) | Mit der Orange nicht verwandte, aber äußerlich orangenähnliche Frucht. Fruchtfleisch frisch ungenießbar, zur Herstellung von Marmelade gut geeignet; Schale zur Herstellung von Marmelade und zur Gewinnung aromatischen Öls verwendet, kandierte Schale ist Backzutat (Orangeat). Herkunft: Spanien, Italien. |
| **Zitrone** | Leuchtend gelbe, sehr saure und saftreiche Früchte. Dickschalige Sorten meist etwas milder als Früchte mit glatter, dünner Schale. Rohverwendung (Scheiben, Spalten, Saft). Fruchtfleisch und Schale für Marmelade, Schale zur Gewinnung aromatischen Öls verwendet; kandierte Schale der Zitronatzitrone ist Backzutat (Zitronat). |

## Weitere Südfrüchte

| Südfrüchte | |
|---|---|
| **Art** | **Merkmale und Besonderheiten** |
| **Ananas** | Bis zu 4 kg schwere Frucht der tropischen Ananasstaude. Fruchtfleisch je nach Sorte hellgelb bis goldgelb; enthält ein Fett spaltendes Enzym (Bromelin). Sehr saftige und süße Früchte. Ernte Oktober bis März; Herkunft: Mittelamerika, Karibik, Südostasien, Afrika. Vollreif sehr empfindlich und nur kurze Zeit haltbar, daher gewöhnlich vor der optimalen Reife geerntet; reift nicht nach. Beste Qualität (aber stärker umweltbelastend): per Luftfracht importierte vollreife Früchte („Fluganananas"). Ausgeprägt rot gefärbte Früchte mit besonders aromatischem Fruchtfleisch aus Unterglaskulturen auf den Azoren.<br>Reifemerkmale: die schuppige Haut ist leicht einzudrücken, die inneren Kelchblätter lassen sich leicht herausziehen. Ananas nicht im Kühlschrank aufbewahren, sonst Schwarzfärbung des Fruchtfleisches. |
| **Banane** | Tropische/subtropische Beerenfrucht der Bananenstaude. Früchte aus lateinamerikanischen Ländern größer, aber geschmacklich weniger intensiv als Früchte von den Kanarischen Inseln (Spanien), aus Afrika und der Karibik. Frischverzehr; außerdem Verarbeitung zu Trockenbananen (Feigenbananen), Mehl, Flocken, Chips.<br>**Obstbanane:** Ernte noch im grünen, unreifen Zustand. Nachreifung während des Transportes und danach in klimatisierten, mit dem Reifegas →Ethylen angereicherten Lagerräumen. Reifemerkmal: Gelbfärbung bei noch grüner Spitze. Bei vollreifen Früchten kleine braune Punkte auf der Schale. Nachreifen noch grüner Bananen bei Zimmertemperatur. Lagerung reifer Bananen nicht unter 10 °C (also nicht im Kühlschrank), sonst Graufärbung des Fruchtfleisches.<br>**Rote Banane:** Schale und auch Fruchtfleisch leicht rot gefärbt, hocharomatisch.<br>**Babybanane:** kleine Frucht mit besonders intensivem Aroma; aus Kolumbien und Südostasien.<br>**Apfelbanane:** kleinfruchtige Sorte mit leicht apfelsaurem Geschmack.<br>**Kochbanane/Gemüsebanane:** Früchte größer als Obstbananen; grün, gelb, rot, violett oder braun gefärbt. Stärkereich, daher kein Rohverzehr, stattdessen Zubereitung wie Kartoffeln und Verwendung als Beilage.<br>Nacherntebehandlung von Bananen mit dem →Konservierungsstoff Thiabendazol (E233) ist nicht kennzeichnungspflichtig, da Schale nicht mitverzehrt wird. |
| **Dattel** | Beerenfrucht der Dattelpalme. Länglicher, harter Kern von weichem, honigfarbenem Fruchtfleisch umhüllt. Frische Früchte trotz hohen Zuckergehalts nur leicht süß und schwach aromatisch; leicht verderblich (Gefahr der Gärung). Herkunft: USA, Irak, Iran, Mittelmeerländer. |
| **Feige** | Frucht des weiblichen Feigenbaums; grün, purpurrot bis bräunlichviolett. Weißes bis violettes Fruchtfleisch reifer frischer Früchte sehr süß. Herkunft: Mittelmeerländer, Brasilien und die USA. |
| **Kiwi** | Braun-grüne Beerenfrucht einer subtropischen Kletterpflanze. Hühnereigroß; ungenießbare, feste, fein behaarte Schale. Grasgrünes, zur Mitte hin helleres Fruchtfleisch; Geschmack leicht säuerlich, an Stachelbeeren erinnernd. Überreife Kiwis mehlig, fader Geschmack. Herkunft: Neuseeland, Italien, Frankreich, Spanien und Griechenland. |
| **[Melone]** | →Wie Obst verwendetes Gemüse. |

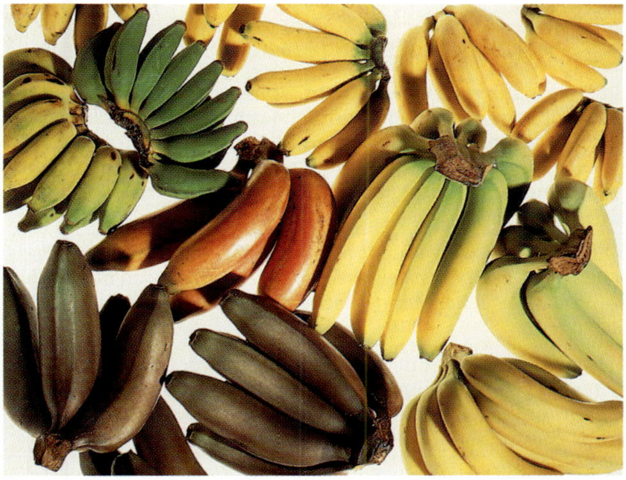

Bananen

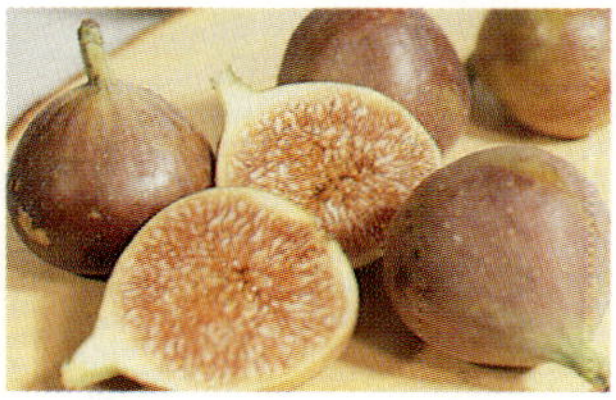

Feigen

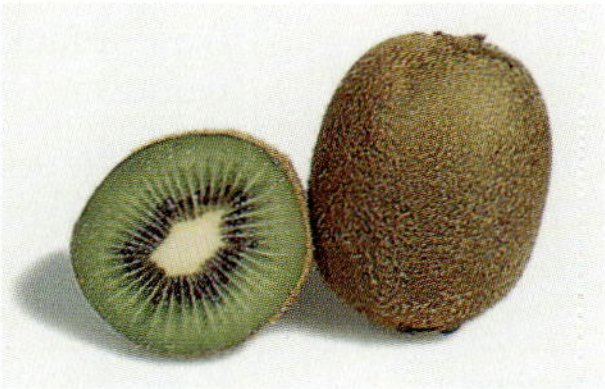

Kiwi

## Exotische Früchte

Viele Früchte aus den Tropen und Subtropen, z. T. auch aus dem Mittelmeerraum, werden allmählich zum gewohnten Anblick in den Obstregalen. Ihr ungewöhnlicher Geschmack bereichert und verfeinert Fruchtsalate, sie ergeben ein interessantes Dessert oder verleihen auch aufgrund ihres Aussehens kalten Platten eine besondere Note. Der Saft mancher Früchte ist Grundlage für Erfrischungsgetränke, Multivitaminsäfte oder Cocktails. Die Angebotsbreite an exotischen Früchten ist in den letzten Jahren stark gewachsen. Dadurch wird das Obstangebot gerade in den Wintermonaten, aber auch darüber hinaus, vielseitiger und bunter.

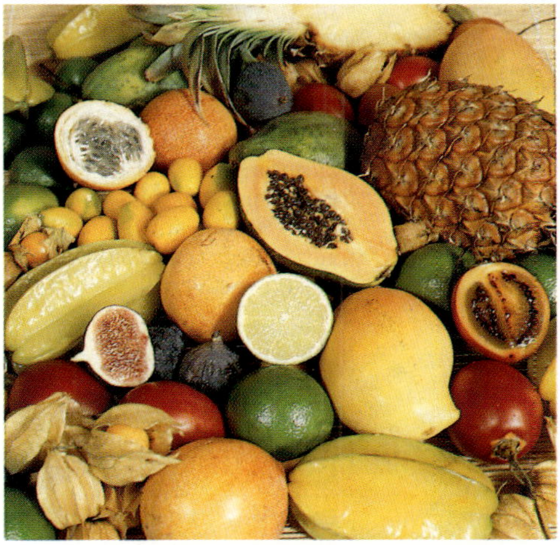

Exotische Früchte

Exotische Früchte gehören eigentlich zu den →Südfrüchten, werden jedoch aus folgenden Gründen gesondert aufgeführt:

- Der Erklärungsbedarf im Hinblick auf Verwendung und Geschmack ist bei vielen dieser Früchte noch sehr groß, da sie seltener im Handel sind als die gängigen Südfrüchte.
- Wer je exotische Früchte in ihren Herkunftsländern frisch verzehrt hat, weiß, wie sehr Transport – meist per Luftfracht – und Lagerung den Geschmack und das Aroma mancher Früchte verändern können. Daher sind gute Kenntnisse bezüglich des Umgangs mit diesen oft teuren Früchten erforderlich.

| Exotische Früchte | |
|---|---|
| **Art** | **Merkmale und Besonderheiten** |
| **Avocado** | Birnenförmige grüne bis braungrüne Baumfrucht, vollreife Früchte dunkler, fast schwarz. Hellgelbes bis lichtgrünes, außerordentlich fettreiches Fruchtfleisch von dezent nussartigem Geschmack und butterartiger Konsistenz; großer runder Stein. Verwendung: mit Essig oder pikant gewürzter Sauce als Vorspeise; Grundlage für Rohkostsalate, Saucen und Brotaufstrich. Zitronensaft verhindert Braunwerden des Fruchtfleisches. |
| **Babaco** | Längliche, etwa 500–1000 g schwere Frucht mit fünfeckigem Querschnitt; Farbe mit zunehmender Reife von grün nach gelb wechselnd. Fruchtfleisch mit mildem Geschmack und süßsaurer Note. Verzehr der saftigen Früchte mit der Schale. Verwendung: wie →Papaya. |
| **Cherimoya** (Chirimolla) | Kugelige bis eiförmige Baumfrucht mit ungenießbarer grüner bis grünbrauner Schale. Fruchtfleisch weiß, cremig, schmelzend, mit Geschmacksnoten von Erdbeeren und Sahne; von ungenießbaren braunen Samenkernen durchsetzt. Verwendung: Rohverzehr, Süßspeisen, Säfte. |
| **Durian** (Stinkfrucht) | Kugelige oder eiförmige südostasiatische Baumfrucht (bis über 15 kg) mit grünlicher stachelbesetzter Schale. Frucht unangenehm nach faulenden Zwiebeln riechend, Fruchtfleisch aber außerordentlich wohlschmeckend („Schlagsahne mit Himbeer"). Verwendung: Frischverzehr, unreife Früchte als Gemüse, verschiedene auch herzhafte Zubereitungen. |
| **Feijoa** | Der →Guave ähnliche pflaumengroße Frucht mit fester, grüner, mit feiner weißer Wachsschicht überzogener Schale. Fruchtfleisch würzig, unaufdringlich süß, mit einer Vielzahl kleiner, essbarer Samenkerne. Verwendung: Rohverzehr, Fruchtsalate, Säfte. |
| **Granatapfel** | Apfelgroße, runde Beerenfrucht mit fester, ledriger, orange bis rot gefärbter Schale. Im Inneren zahlreiche von einer hellroten geleeartigen Samenhülle umgebene essbare Samen. Säuerlich-herber Geschmack ähnlich Johannisbeeren. Verwendung: Auslöffeln oder Auspressen frischer Früchte; Herstellung von Saft und Sirup („Grenadine"). |
| **Guave** | Apfel- oder birnenförmige Beerenfrucht mit dicker, essbarer Schale; erst grün, mit zunehmender Reife gelb. Fruchtfleisch mit aromatischem, säuerlich-fruchtigem Geschmack; hoher Vitamin-C-Gehalt. Kerne nicht genießbar, zunehmend kernarme Sorten auf dem Markt. Verwendung: wie Äpfel oder Birnen schälen und zubereiten (Frischverzehr, Kompott); Verarbeitung zu Saft, Nektar, Konfitüre, Obstkonserven. |
| **Kaki** | Beerenfrucht, erinnert im Aussehen stark an Fleischtomaten. Reif weiches, saftiges, glasigrotes Fruchtfleisch. Süßer, leicht aromatischer Geschmack. Unreife Früchte, am harten Fruchtfleisch erkennbar, unangenehm herb, Nachreifung erforderlich. Neuzüchtungen wie die **Sharonfrucht** auch unreif genießbar, da gerbstoffarm. Verwendung: Frischverzehr; Verarbeitung zu Saft, Kompott und Konfitüre. |
| **Kaktusfeige** (Kaktusbirne) | Beerenfrucht des Feigenkaktus; oval, hühnereigroß. Mit stachelbewehrten Noppen besetzte Schale; grün, mit zunehmender Reife gelb, rot oder braun. Fruchtfleisch rötlichgelb mit zahlreichen essbaren Samenkernen; erfrischend, kaum sauer, nach Birnen duftend. Verwendung: Frischverzehr (auslöffeln; Vorsicht: Verletzungsgefahr durch die mit Widerhaken bestückten Stacheln). |
| **Karambole** (Karambola, Sternfrucht, Baumstachelbeere) | Längliche, bis 12 cm lange bernsteinfarbige oder wachsgelbe, durchscheinende Beerenfrucht mit fünf markanten Längsrippen; sternförmiger Querschnitt. Unreif grünlichgelb; ausgereift, wenn Kanten braun. Saftiges gelbes Fruchtfleisch, leicht aromatisch, erfrischend, mit angenehmer Säure. Schale essbar. Verwendung: Frischverzehr; wegen der dekorativen Wirkung auch zur Garnierung von Platten, Eisbechern oder Torten verwendet. |

| Exotische Früchte *(Fortsetzung)* | |
|---|---|
| **Art** | **Merkmale und Besonderheiten** |
| **Kiwano** (Hornmelone) | Weder eindeutig Gemüse noch Obst, bis 15 cm lang, grüngelb bis rot-orange, hornbewehrt. Leuchtend grünes, gallertartiges Fruchtfleisch; Geschmack wie Banane und Limette mit Gurkenton. Bei Zimmertemperatur gut zu lagern. Verwendung: Frischverzehr. |
| **Kumquat** (Zwergorange) | Kleinste →Zitrusfrucht (etwa 10 g), oval, mit feinporiger, leuchtend goldgelber Schale. Orangefarbenes Fruchtfleisch mit kleinen Kernen, samt Schale essbar, säuerlich mit leicht bitterer Note. Kreuzung mit Limette: Limequat, mit Orange: Orangequat. Verwendung: Frischverzehr, Cocktailfrucht, Dekoration von Speisen. |
| **Litschi** (Litchipflaume/ Lychee) | Mirabellengroße eiförmige Steinfrucht mit genoppter rotbrauner bis graubrauner Schale (**Longan:** glattschalig). Durchscheinendes, blassweißes saftreiches Fruchtfleisch von süß-mildsaurem, aromatischem Geschmack; ungenießbarer Kern. Verwendung: Rohverzehr (Schale abpellen), Beilage zu Fisch- und Fleischgerichten, Obstsalate, Verarbeitung zu Obstkonserven. |
| **Loquat** (Japanische Mispel) | Goldgelbe pflaumengroße Frucht mit pelzig behaarter Schale und festem, gelblichem oder blass-orangefarbenem, an Apfel und Pfirsich erinnernden Fruchtfleisch. Mehrere braune, nicht essbare Kerne. Verwendung: Frischverzehr (Schale abziehen); Verarbeitung zu Obstkonserven, Konfitüre, Trockenfrüchten. |
| **Mango** | Bis zu 2 kg schwere Steinfrucht in der Form einer großen, an den Seiten abgeflachten Birne. Schale von gelb bis grün, orange bis rotviolett; ungenießbar. Reife Früchte mit angenehmem Duft und leicht einzudrückender Schale. Kern äußerst schwer vom Fruchtfleisch zu lösen. Frische, gekühlte Mangos angenehm süß, sehr aromatisch. Fruchtfleisch überreifer Mangos faserig, Geschmack aufdringlich terpentinartig. Verwendung: Frischverzehr (ohne Schale und Kern), Obstsalate; Verarbeitung zu Obstkonserven (entkernte Segmente ohne Schalen), Konfitüre, Mango-Chutney oder Saft. |
| **Mangostane** (Mangostene) | Kugelförmige, leicht abgeplattete Beerenfrucht mit dicker ledriger rotbrauner Außenschale. Fruchtfleisch wie bei →Zitrusfrüchten in 4–7 Segmenten mit Innenhäuten; saftig, leicht süßsauer, schmelzend. Zählt zu den geschmacklich besten Dessertfrüchten der Welt, ist aber kaum lagerfähig. Verwendung: Frischverzehr (Lösen der Schale mühsam); Verarbeitung und Konservierung nicht ratsam, da wichtige Aromakomponenten verloren gehen. |
| **Nashi** (Japanische Birne, Apfelbirne) | Apfel- oder birnenförmige Frucht (→Kernobst) mit rauer gelber bis braungelber Schale. Grobzelliges, glasiges, sehr saftiges, aber festes Fruchtfleisch von erfrischendem birnenähnlichem Geschmack. Verwendung: wie Birnen. |
| **Papaya** | Beerenfrucht in Form von (übergroßen) Birnen; feste, dünne, grüngelbe bis rötlichgelbe Schale. Reife Früchte weich und schwach nach Aprikosen duftend, sehr süß. Fruchtfleisch (enthält verdauungsförderndes →Enzym Papain) gelb, rötlich oder lachsfarben; darin eine große Anzahl an pfefferscharfen Samenkernen. Verwendung: Frischverzehr (wie Melonen ohne Schale und Samen); Verarbeitung zu Dessert, Obstsalat, Obstkonserven, Nektar und Konfitüre. |
| **Passionsfrucht** | Beerenfrucht in zahlreichen in Aussehen, Geschmack und Verwendung unterschiedlichen Arten: **Granadilla** (mandarinengroß, rund, orange); **Maracuja** (grün, leicht oval); **Purpurgranadilla** (dunkelbraun, rund, kleiner als Granadilla und Maracuja). Sehr feste, ledrige Schale, reif leicht schrumpelig. Im Inneren der Frucht zahlreiche kleine, schwarze Samenkerne, von geleeartigem Fruchtfleisch umhüllt. Geschmack intensiv aromatisch, süßsäuerlich und fruchtig. Verwendung: Frischverzehr (Früchte samt essbaren Kernen auslöffeln), Süßspeisen, Fruchtsalate; Verarbeitung zu Saft, Nektar, Likör. |

| **Exotische Früchte** *(Fortsetzung)* | |
|---|---|
| **Art** | **Merkmale und Besonderheiten** |
| **Pepino** (Birnenmelone) | Runde oder eiförmig zugespitzte Frucht, einige hundert Gramm schwer, mit glatter, dünner, leicht schälbarer Haut und gelbem, saftigem Fruchtfleisch. Schale reifer Früchte cremefarben mit violetten und purpurfarbenen Streifen. Zurückhaltender Geschmack nach Birne und Melone, süß. Verwendung: Frischverzehr (Kerne nicht genießbar). |
| **Pitahaya** | Runde bis walzenförmige Frucht, entweder gelb, mit warziger Oberfläche und weißem, besonders aromatischem Fruchtfleisch, oder rot, glattschalig, mit dekorativem leuchtend rotem Inneren. Süßlicher, erfrischender Geschmack. Gekühlt gut zu lagern. Verwendung: Frischverzehr (Fruchtfleisch mit kleinen Samen auslöffeln), Konfitüre. |
| **Physalis** (Kapstachelbeere, Inkapflaume, Ananaskirsche) | Kirschgroße Beerenfrucht, kräftig orange gefärbt und von einem geräumigen, pergamentartigen bräunlichen „Lampion“ umgeben. Fruchtfleisch gelb, saftig und dezent süßsauer; enthält kleine essbare Kerne. Verwendung: Rohverzehr (ohne „Lampion“); wegen der dekorativen Wirkung auch zur Garnierung von Platten, Eisbechern oder Torten benutzt; Verarbeitung zu Obstkonserven, Konfitüre. |
| **Rambutan** | Der →Litschi ähnliche Frucht („Behaarte Litschi“), jedoch Schale mit vielen faserigen Haaren. |
| **Tamarillo** (Baumtomate) | Hühnereigroße, dunkelrote, ovale Baumfrucht, im Querschnitt tomatenähnlich, dünne Schale. Süßsäuerliches, geleeartiges Fleisch mit würzigem Aroma; Kerne essbar. Verwendung: Frischverzehr, Salate; Herstellung von Soßen und Chutneys. |

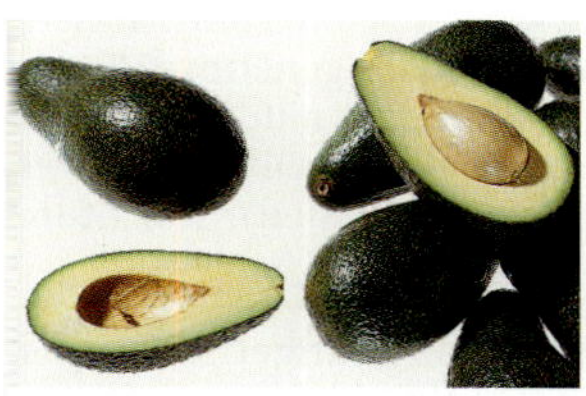
Avocado

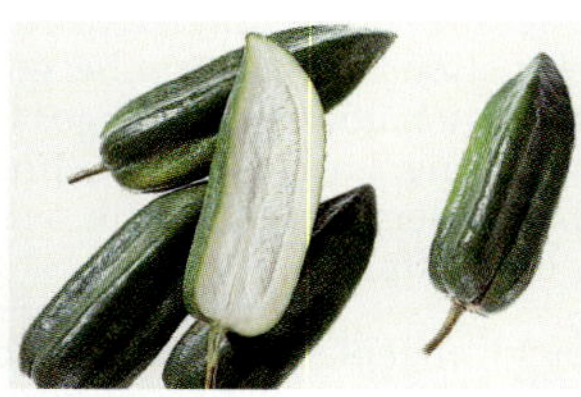
Babaco

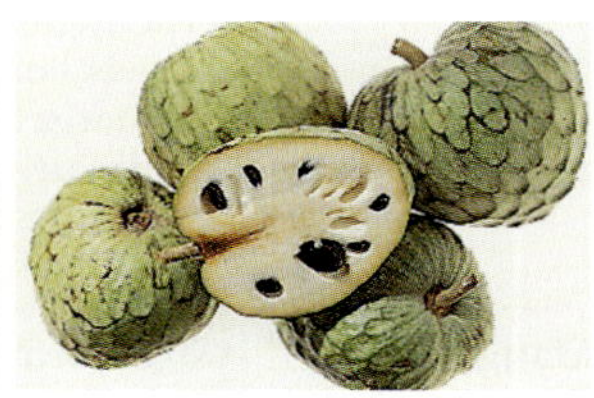
Cherimoya

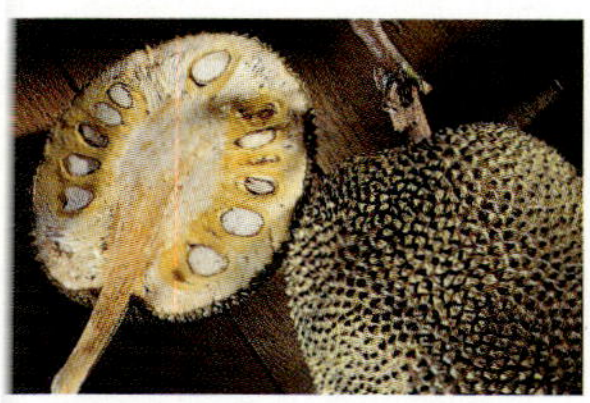
Durian

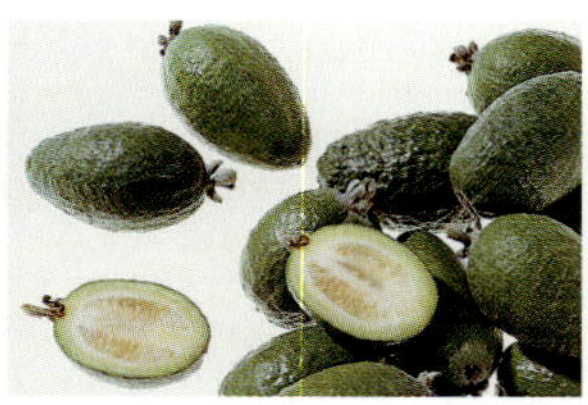
Feijoa

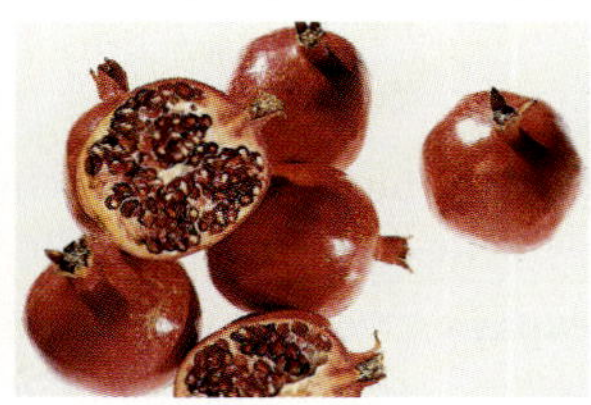
Granatapfel

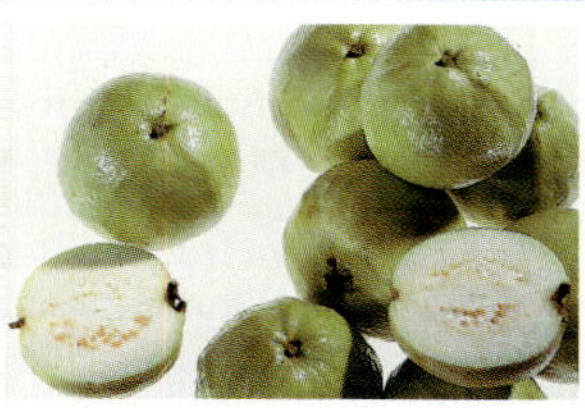
Guave

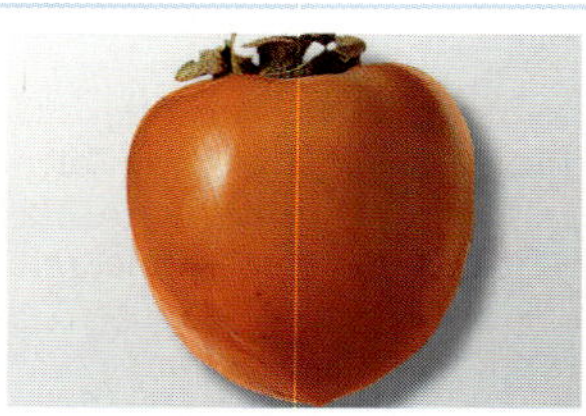
Kaki

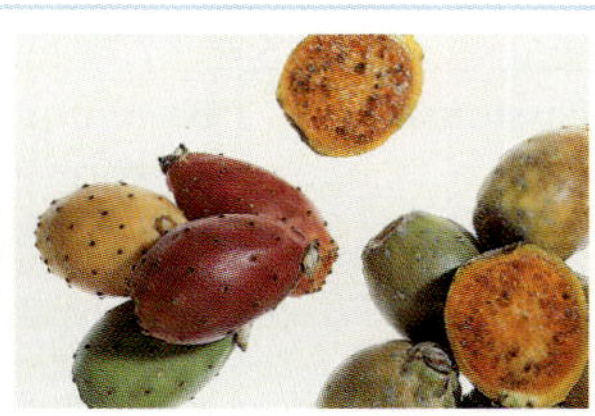
Kaktusfeige

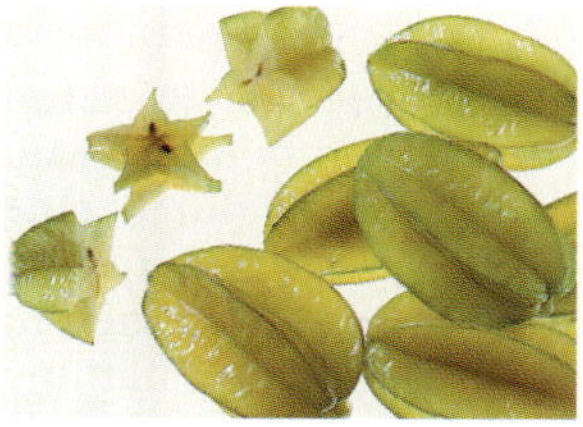

Karambola

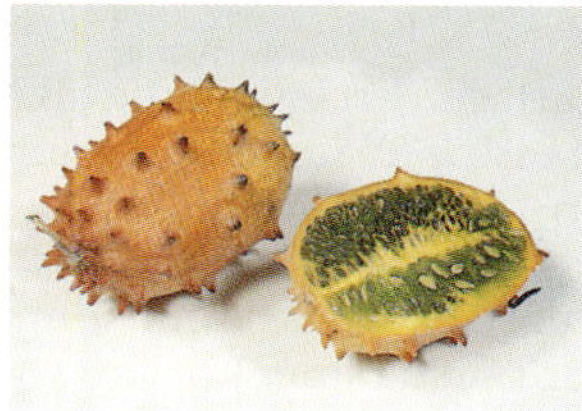

Kiwano

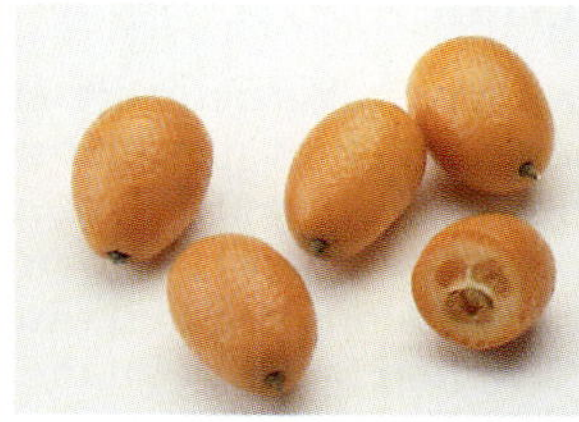

Kumquat

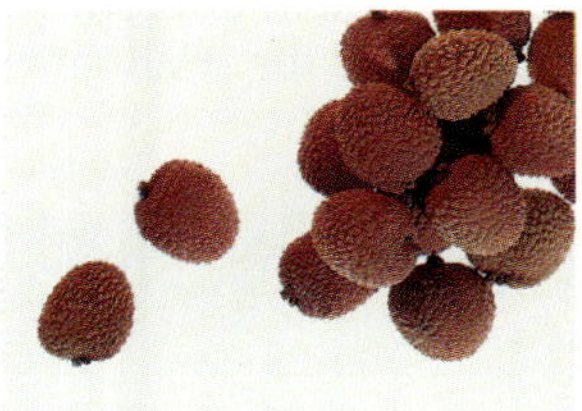

Litschi

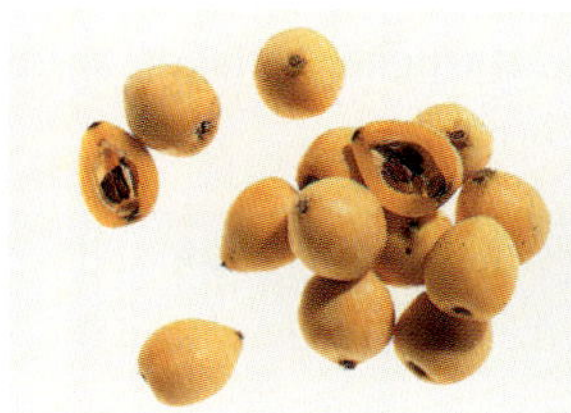

Loquat

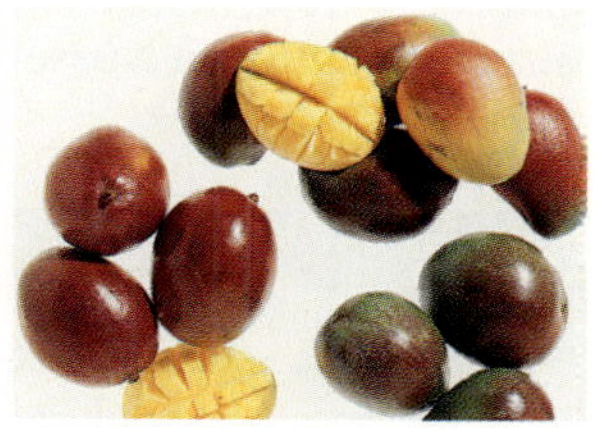

Mango

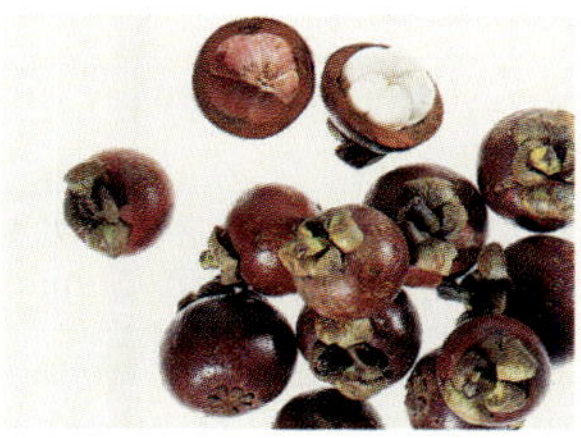

Mangostane

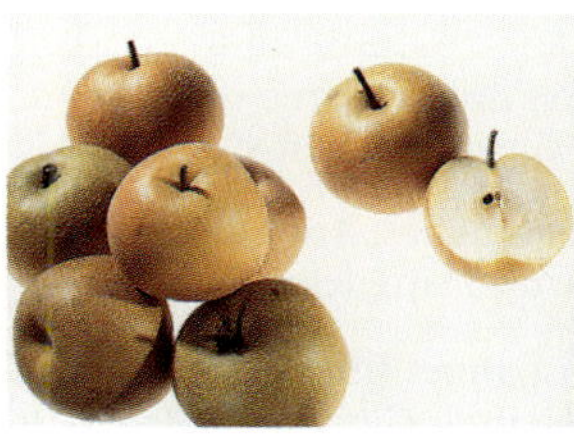

Nashi

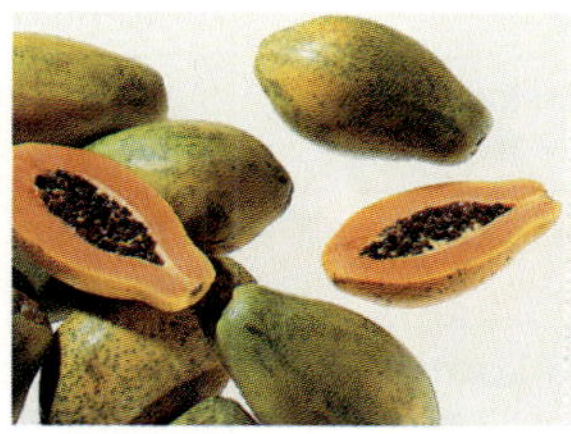

Papaya

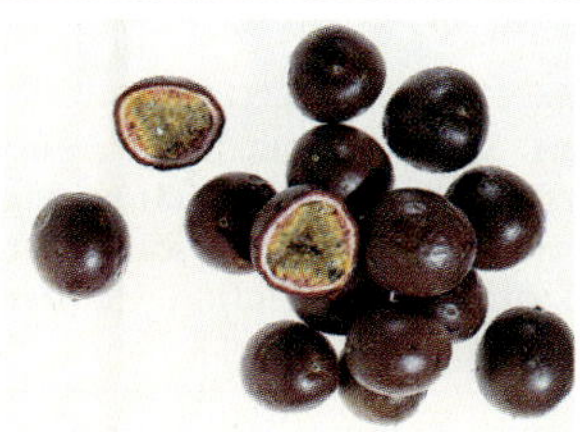

Passionsfrucht

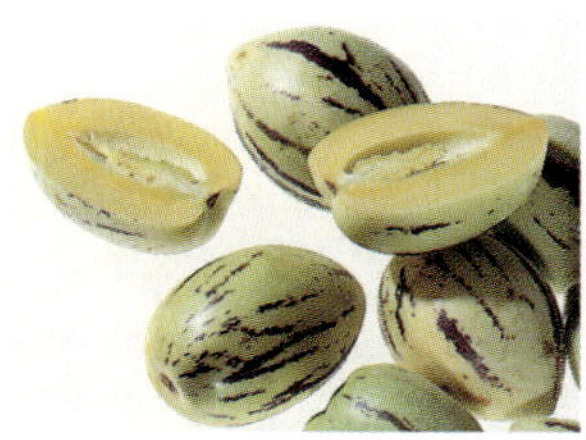

Pepino

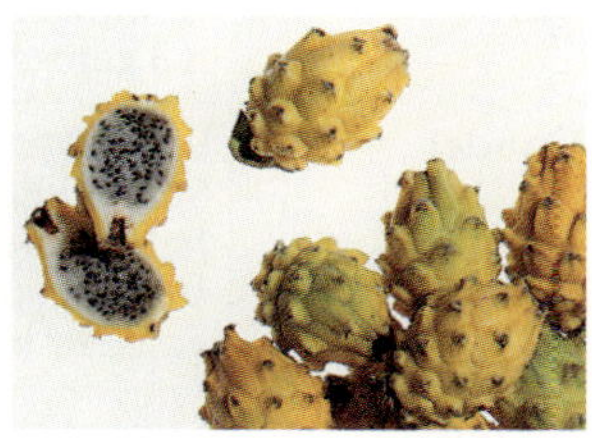

Pitahaya

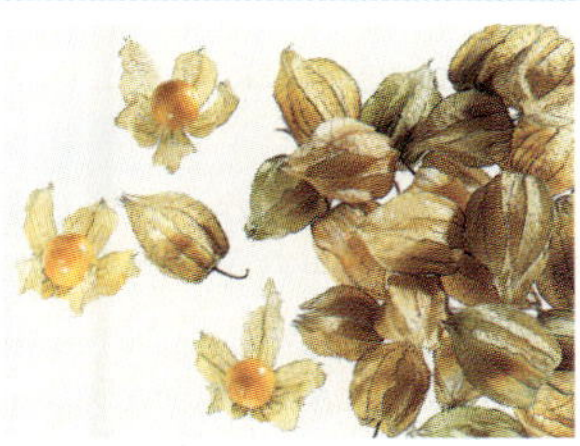

Physalis

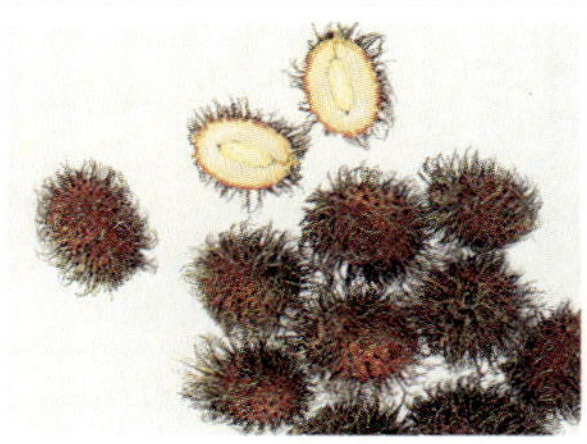

Rambutan

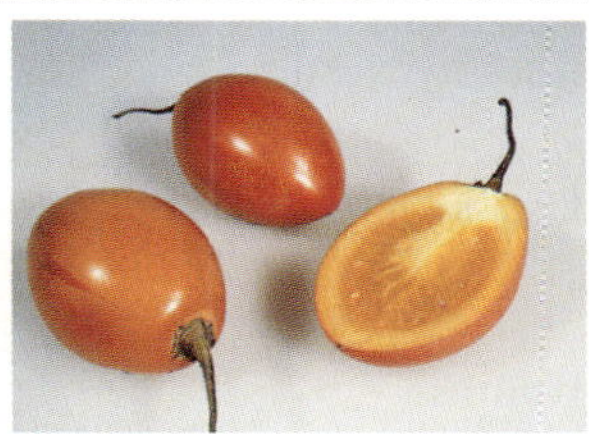

Tamarillo

## Schalenobst

Die meisten Vertreter dieser Obstart werden landläufig als Nüsse bezeichnet. Genau genommen handelt es sich hier um die essbaren Samen oder um die Früchte von botanisch sehr unterschiedlichen Pflanzen. Von anderen Früchten unterscheiden sie sich durch einen hohen Anteil an Eiweiß und – mit Ausnahme der Esskastanie – Fett. Letzteres ist reich an essenziellen Fettsäuren (Ausnahme: Kokosnuss) und kommt in den Nüssen zusammen mit z. T. hohen Mengen Vitamin E vor (Ausnahme: Kokosnuss). Auch der Gehalt an Vitaminen der B-Gruppe ist höher als der anderer Obstarten, der Vitamin-C-Gehalt dagegen deutlich niedriger. Das Fett in den Nüssen kann zur Herstellung von →Speisefetten *(Kokosfett, Margarine)* sowie →Speise- oder Würzölen *(Erdnuss-, Haselnuss-, Macadamia-, Mandel-, Pistazien-, Walnussöl)* verwendet werden. Um zu verhindern, dass die Nüsse schimmeln oder ihr Fett ranzig wird, müssen Nüsse kühl und trocken gelagert werden. Dennoch ist ihre Haltbarkeit begrenzt.

| Schalenobst | |
|---|---|
| **Art** | **Merkmale und Besonderheiten** |
| **Cashewkern, Cashewnuss** | Samen des Acajubaumes. Importe aus Indien, Südamerika und Afrika. Süßlich-aromatischer Geschmack. Geröstet, gesalzen und ungesalzen im Handel. |
| **Erdnuss** | Hülsenfrucht. Anbau in tropischen und subtropischen Ländern. Geschmack mild-nussig. Frisch, geröstet, geröstet und gesalzen im Handel. |
| **Esskastanie** (Marone) | Große Ähnlichkeit mit Früchten der heimischen Rosskastanie. Herkunft aus Mittelmeerländern. Geröstet leicht süßlicher Geschmack. |
| **Haselnuss** | Frucht des Haselstrauches. Anbau u.a. in *Frankreich, Italien, Spanien, Türkei, USA.* Im Handel runde und längliche Nüsse, frisch oder geröstet, mit und ohne Schale. |
| **Kokosnuss** | Samen der Kokospalme. Importe aus zahlreichen tropischen Ländern. Weißes, sehr fettreiches Fleisch. Geschmack frisch, leicht nussig. Verarbeitung zu →Plattenfetten, Kokosraspeln. |
| **Macadamianuss** | Anbau in Plantagen in tropischen Ländern. Importe u.a. aus *Afrika, Australien, Hawaii.* Sehr fettreich (über 75 %). Intensiver, süßlicher Nussgeschmack. Im Handel geröstet und gesalzen. |
| **Mandel** | Samenkern des Mandelbaumes. Einfuhr aus Italien, Spanien und Kalifornien. Süßmandel und von diesen äußerlich nicht unterscheidbare, →Blausäure enthaltende Bittermandel. Verwendung für Backwaren und bei der Süßwarenherstellung (Marzipan, Nugat). Im Handel mit und ohne Fruchtschale, Samen geschält und ungeschält, geröstet, geröstet und gesalzen. |
| **Paranuss** | Samenkern eines kastanienähnlichen Baums der Tropen Südamerikas. Sehr harte Schale, Kern mit intensiv nussigem Geschmack. Im Handel frisch, mit und ohne Schale. |
| **Pekannuss** (Hickory-Nuss) | Samen des Hickorybaumes, importiert aus den USA. Ähnlichkeit mit der Walnuss, jedoch länglicher mit glatter Schale. Aromatischer Nussgeschmack. Im Handel frisch oder geröstet und gesalzen. |
| **Pistazie** | Samen des Pistazienbaumes. Anbau im Mittelmeerraum und im Iran. Verwendung für Speiseeis, Back- und Wurstwaren. Geschmack leicht nach Mandeln. Im Handel frisch, mit und ohne Schale, geröstet und gesalzen. |
| **Walnuss** | Samen des Walnussbaumes. In geringem Umfang heimischer Anbau, meist aus Frankreich, Italien und USA (sehr große Früchte). Im Handel frisch, mit und ohne Schale. |

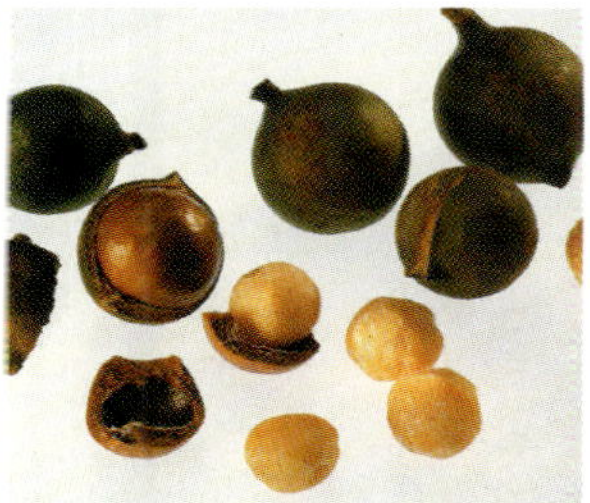
Macadamianüsse

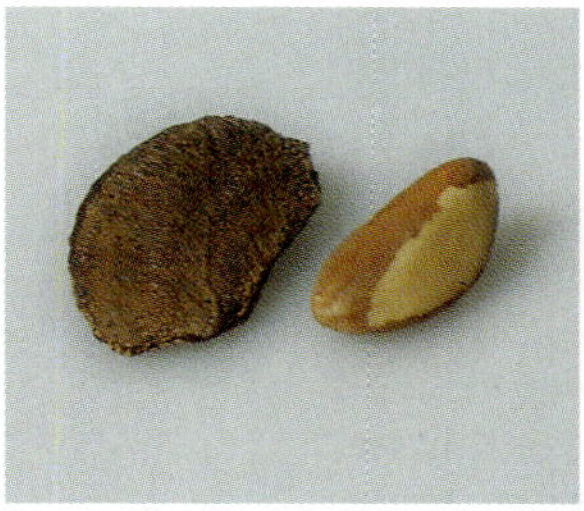
Paranüsse

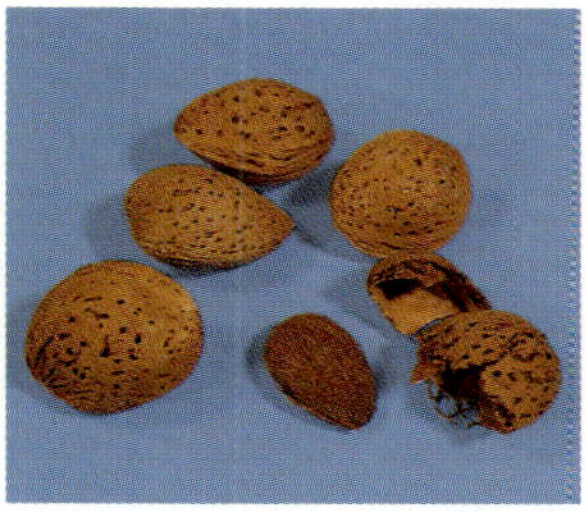
Mandeln

## Wie Obst verwendetes Gemüse

Melonen und Rhabarber werden, obwohl sie im botanischen Sinne Gemüse darstellen, wie Obst verwendet:

| Wie Obst verwendetes Gemüse | |
|---|---|
| **Art** | **Merkmale und Besonderheiten** |
| **Melonen** | Kletternde, rankende oder kriechende Gurkengewächse unterschiedlicher Formen.<br>**Wassermelonen:** bis 20 kg schwer, harte grüne Schale, rotes Fruchtfleisch mit vielen braunen Kernen (Neuzüchtungen kernlos), erfrischend durch hohen Wassergehalt. Verwendung: Frischverzehr.<br>**Zuckermelonen** (Cantaloupe, Netz- und Honigmelonen): bis 4 kg schwer, gelbe, hell- bis dunkelgrüne Schale, z.T. mit einem weißen „Netz“ überzogen. Gelb- bis tieforangefarbenes Fruchtfleisch, hocharomatisch und süß. Verwendung: Frischverzehr, Salate, Bowle; Verarbeitung zu Konfitüre. |
| **Rhabarber** | Grüne bis rote Blattstiele der mehrjährigen Rhabarberstaude, saurer Geschmack durch Zitronen-, Äpfel- und →Oxalsäure. Stiele kaum lagerfähig. Verwendung: Frischverzehr (mit Zucker); Verarbeitung zu Kompott, Konfitüre, Saft, Obst„wein“. |

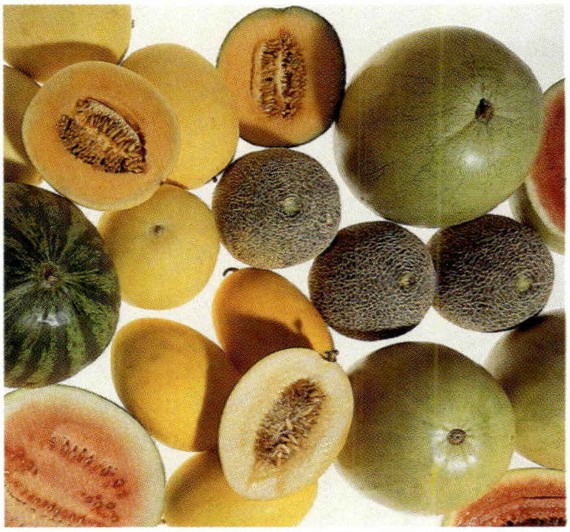
Melonen

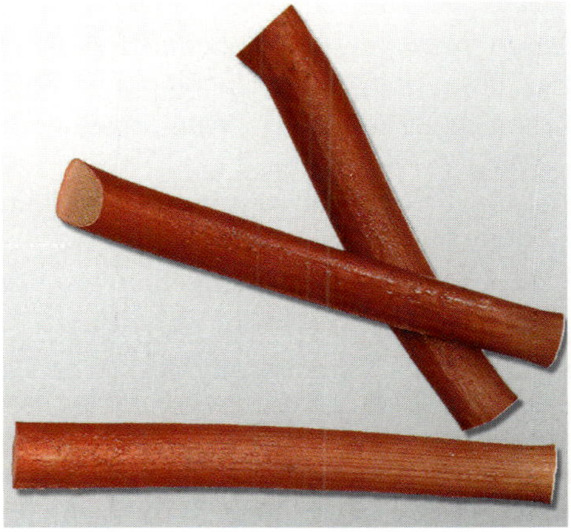
Rhabarber

# Verarbeitetes Obst

## Obstkonserven

Obwohl man unter →Konservierung generell eine Behandlung von Lebensmitteln zum Zwecke der Haltbarkeitsverlängerung versteht, wofür unterschiedliche Methoden zur Verfügung stehen, werden als „Konserven“ im landläufigen Sinn lediglich hitzekonservierte Lebensmittel in luftdicht verschlossenen sterilisierbaren Dosen oder Gläsern bezeichnet.

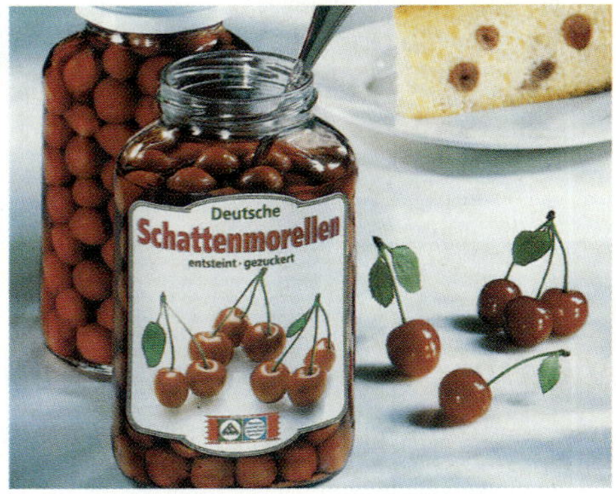

Obstkonserve

Die Konservenindustrie verfügt mittlerweile über Techniken, bei denen die Lebensmittel verhältnismäßig schonend behandelt werden, sodass die Nährstoffe weitgehend, mit einigen Einschränkungen auch Farbe und Konsistenz, erhalten bleiben. Zur Konservierung bestimmte Früchte sollten frisch und in einem optimalen Reifezustand sein. Das Obst wird vor dem Einfüllen in Dosen oder Gläser sorgfältig sortiert, gesäubert und blanchiert. Anschließend wird es in geschlossenen Gefäßen →pasteurisiert oder →sterilisiert. Wird das Obst mit Zucker behandelt, unterscheidet man zwischen „leicht gezuckert“, „gezuckert“ und „stark gezuckert“. Dosen und Gläser haben genormte Volumina (→Fertigpackungs-Verordnung). Da Früchte normalerweise mit Aufgussflüssigkeit abgefüllt werden, muss zusätzlich zum Nettogewicht das →Abtropfgewicht angegeben werden.

Insgesamt hat der Verbrauch an Obst- und Gemüsekonserven in den letzten Jahren abgenommen, während der Verbrauch von frischem Obst und Gemüse und vor allem von Tiefkühlware zugenommen hat. Für die Vorratshaltung mit Konserven spricht:

- Konserven lassen sich ohne besonderen technischen Aufwand lagern.
- Sie sind sehr lange haltbar.
- Sie lassen sich schnell und unkompliziert zubereiten – kein Säubern, kein Abfall.
- Sie haben meist einen niedrigeren Preis als frische Ware oder Tiefkühlware.

Diesen Vorteilen stehen aber auch einige Nachteile gegenüber:

- Bei Obst (mehr als bei →Gemüse) führen Hitzebehandlung und anschließende lange Lagerung zu vermindertem Vitamingehalt und zur Beeinträchtigung von Geschmack, Konsistenz und Aussehen.
- Mineralstoffe und wasserlösliche Vitamine werden ausgeschwemmt und gehen in den Aufguss über.
- Die Zubereitungsmöglichkeiten von konserviertem Obst sind eingeschränkt.

Verhältnismäßig gute Ergebnisse erbringt die Hitzekonservierung bei Kernobst – *halbierte Birnen, Apfelmus, Apfelkompott (Mus mit Apfelstücken)* – und bei Steinobst – *Sauerkirschen, Süßkirschen, Pflaumen, Mirabellen, Pfirsiche.* Beerenfrüchte verändern sich durch die Wärmebehandlung besonders stark. Zur Verbesserung des Aussehens werden ihnen zum Teil Lebensmittelfarbstoffe zugegeben. Auch Südfrüchte und Exoten leiden je nach Art mehr oder weniger unter der Hitzekonservierung, doch mag das Haltbarmachen angesichts der langen Transportwege und der Empfindlichkeit der Früchte einen akzeptablen Kompromiss zu vertretbaren Kosten darstellen.

## Trockenobst

Ein weiteres Verfahren zum Haltbarmachen von Obst ist das Trocknen. Es entzieht allen Mikroorganismen das den mikrobiellen →Verderb begünstigende freie Wasser (→$a_w$-Wert). Da hierdurch der Anteil des Zuckers in den Früchten steigt, ist der →Brennwert von Trockenobst viel höher als der von frischem Obst. Der Anteil an Zellwandbestandteilen steigt ebenfalls, sodass Trockenfrüchte gute Ballaststofflieferanten sind. Trockenobst wird für die Herstellung von *Früchtemüsli, Studentenfutter,* zum Backen oder einfach zum Naschen verwendet.

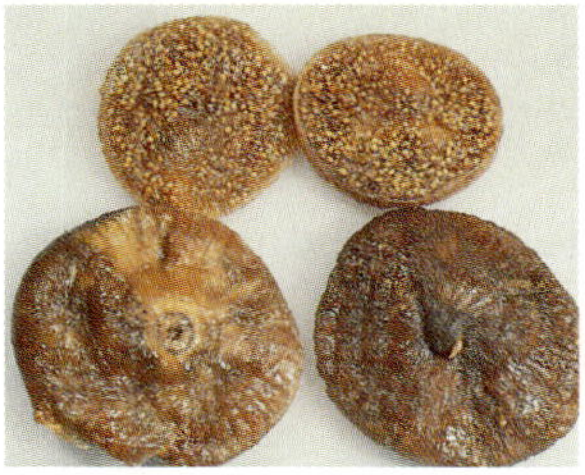
Getrocknete Feigen

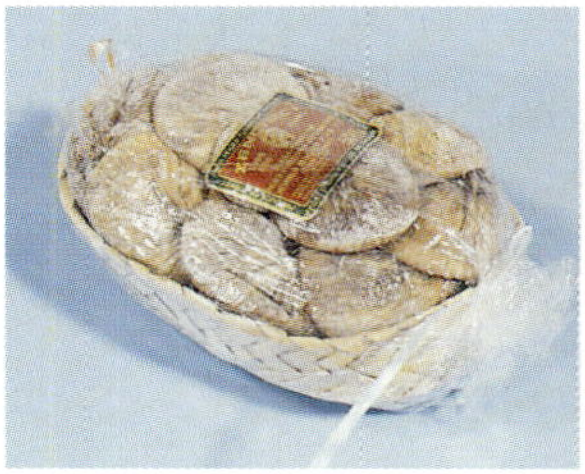
Getrocknete Feigen, gepresst

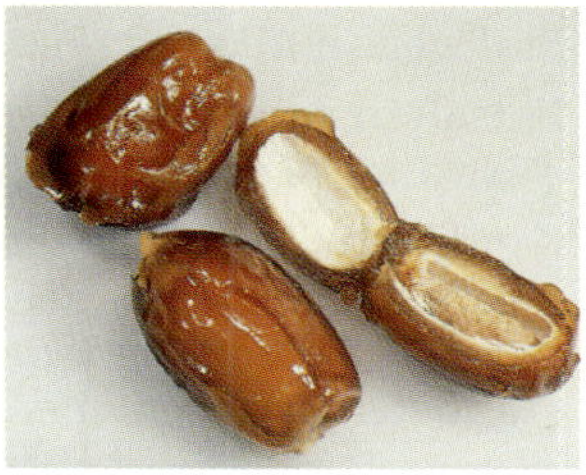
Getrocknete Datteln

| Trockenobst | |
|---|---|
| **Art** | **Merkmale und Besonderheiten** |
| **Äpfel, Birnen** | Gut geeignet: große, spätreife Früchte mit leicht säuerlichem Geschmack. Oft Bestandteil von Trockenobstmischungen. |
| **Aprikosen, Pfirsiche** | Früchte trotz Trocknung recht saftig, leicht säuerlich. Oft Bestandteil von Trockenobstmischungen. |
| **Feigen** | **Naturalfeigen:** nach dem Trocknen nicht weiter behandelt. An der Oberfläche weißer Belag durch auskristallisierten Traubenzucker.<br>**Behandelte Feigen:** nach dem Trocknungsvorgang noch einmal mit Wasserdampf behandelt, wodurch Haut glänzend wird. Anschließend Formen und Verpacken der nun weichen Früchte. |
| **Datteln** | Im Vergleich zu frischen Datteln kräftig-aromatische Süße. Braun glänzend, prall und saftig; faltige Oberfläche zeigt Überlagerung an. |
| **Weinbeeren** | Sammelbezeichnung u. a. für<br>**Rosinen:** große, fleischige Beeren, oft mit Stiel und Kernen. Verwendung: Backzutat, Bestandteil von Studentenfutter und Müsli.<br>**Korinthen:** kleine violettschwarze Beeren, sehr aromatisch, ohne Kerne. Nach der Ernte unbehandelt, also auch nicht geschwefelt. Meist als Backzutat verwendet.<br>**Sultaninen:** kernlose, große, saftige, süße, im getrockneten Zustand hellbraune Beeren. Unbehandelte Früchte („natura / naturell“) weniger lange haltbar, verfärben sich schneller. Behandelte Früchte geschwefelt und gewachst.<br>**Zibeben:** am Strauch getrocknete Beeren, mit Kernen. |

Vor dem Trocknen werden die Früchte sortiert, gereinigt und, falls erforderlich, aufgeschnitten, entsteint oder entkernt. Das Trocknen erfolgt in den Erzeugerländern *(Italien, Spanien, Griechenland, Türkei, Australien, Kalifornien)* an der Sonne oder in Trocknungsanlagen. Bei diesem Vorgang geht ein Teil der Vitamine verloren. Zur Erhöhung der Haltbarkeit und um die helle Farbe zu erhalten, werden Trockenfrüchte häufig mit →Schwefeldioxid behandelt. Sie müssen laut →Lebensmittel-Kennzeichnungsverordnung als „geschwefelt" gekennzeichnet werden.

## Obstkonserven im weiteren Sinne

Außer durch Sterilisieren, Pasteurisieren und Trocknen lässt sich Obst noch durch weitere Verfahren haltbar(er) machen, wobei das verarbeitete Produkt einen höheren →Convenience-Grad annimmt; solche Verfahren sind

- →Tiefgefrieren *(Waldfrüchte);*
- Einlegen in Alkohol *(Rumtopf);*
- Entsaften (und evtl. Konzentrieren) zur Herstellung von →Fruchtsirup, →Fruchtsaft, →Nektar, →Fruchtsaftgetränk;
- Kandieren (Austausch des Zellwassers gegen hochkonzentrierte Zuckerlösung) von
  - ganzen Früchten (→Zuckerwaren),
  - Schalen *(Zitronat, Orangeat)* oder
  - anderen Pflanzenteilen *(Stem-Ingwer).*

## Was Verbraucher noch wissen wollen

**Wie müssen Winteräpfel eingelagert werden, damit sie lange halten?**

Grundsätzlich sollen Äpfel kühl, bei hoher Luftfeuchtigkeit und dunkel eingelagert werden. Dabei ist zu beachten, dass das gemeinsame Einlagern verschiedener Sorten, ebenso wie die gemeinsame Lagerung mit anderen Früchten, ungünstig sein kann. Reife Äpfel geben neben Kohlendioxid auch →Ethylen in die Luft ab. Dieses Gas kann die Lagerfähigkeit mitlagernder Früchte negativ beeinflussen, da es den Reifungs- und damit den Alterungsprozess beschleunigt. Ebenso sollte man Äpfel und Kartoffeln nicht in einem Raum zusammen einlagern, weil das Ethylen das Keimen der Kartoffeln beschleunigt.

**Was versteht man unter „Folienbeutel-Lagerung"?**

Bei Folienbeutel-Lagerung werden Äpfel nach Sorten sortiert und in Folienbeutel verpackt, die fest verschlossen in einem kühlen Raum eingelagert werden. Das in dem Beutel durch den Stoffwechsel der Äpfel entstehende Kleinklima – erhöhte Luftfeuchtigkeit, höherer Kohlendioxidgehalt – verlängert die Haltbarkeit der Äpfel.

**Wieso lassen sich manche Apfelsorten 8–9 Monate lagern?**

Die Lagerfähigkeit von Äpfeln ist stark sortenabhängig: frühe Sorten lassen sich weniger lange lagern als späte Sorten. Eine sehr gute Qualitätserhaltung über Monate hinweg lässt sich bei späten Sorten mit einer speziellen Lagertechnik (CA-Lagerung: Controlled Atmosphere) erreichen. Bei dieser Lagerung in klimatisierten Lagerhallen werden Luftfeuchtigkeit, Lagertemperatur und Zusammensetzung der Lageratmosphäre so gesteuert, dass der Stoffwechsel der Äpfel und damit ihr Alterungsprozess stark verlangsamt werden.

**Welche Bedeutung hat „Reif" auf Pflaumen und Weinbeeren?**

Zum Schutz sondert die Haut der Früchte eine wachsartige Schicht ab, die als zarter, weißer Reif – auch „Duftfilm" oder „Nebeltau" genannt – auf den Früchten sichtbar ist und durch Abwaschen mit klarem Wasser entfernt werden kann. Da diese Schicht bei längerer Lagerung verloren geht, ist eine unverletzte Reifschicht ein Frischemerkmal.

### Was haben Pampelmuse und Grapefruit miteinander zu tun?

Häufig werden Grapefruits fälschlicherweise als Pampelmusen bezeichnet. Tatsächlich sind die Früchte verschieden. Pampelmusen sind sehr große, bis zu 6 kg schwere Zitrusfrüchte. Die dicke, fleischige Schale, die nahezu die Hälfte des Gewichtes ausmacht, variiert in der Farbe von gelb bis grün. Das Fruchtfleisch ist gelb oder rötlichgelb, kann strohig sein und hat einen herb-süßlichen Geschmack. Pampelmusen kommen bei uns nur ganz vereinzelt in den Handel.

### Kann man die Schalen von Zitrusfrüchten verwenden?

Ausschließlich mit künstlichen oder natürlichen Wachsen behandelte Früchte können durch intensives Abwaschen mit heißem Wasser gereinigt werden. Eine Verwendung dieser Schalen zum Würzen oder Garnieren von Speisen oder Getränken ist möglich, allerdings ist mit Aromaverlusten durch das Waschen zu rechnen. Wurden die Zitrusfrüchte mit →Diphenyl, →Orthophenylphenol oder →Thiabendazol behandelt, so ist ein Abwaschen nicht möglich, weil diese Konservierungsstoffe (genauer: →Fungizide) schwer oder nicht wasserlöslich sind. Soll die Schale (mit)verwendet werden, empfiehlt sich der Kauf von Zitrusfrüchten mit der Kennzeichnung „Nach der Ernte unbehandelt" oder, besser noch, „aus kontrolliert biologischem/ökologischem Anbau" (diese sind weder vor noch nach der Ernte behandelt worden).

### Worin unterscheiden sich Euro- von Dollar-Bananen?

„Euro"-Bananen stammen aus dem Zollinland der EU oder aus mit der EU assoziierten Staaten, und zwar aus ehemaligen Kolonialgebieten in Afrika, Asien und der Karibik *(Kanarische Inseln, französische Übersee-Departements)*, „Dollar"-Bananen dagegen aus Mittel- und Südamerika. Zur Abwehr der auf dem Weltmarkt zu niedrigeren Preisen gehandelten Dollar-Bananen gelten für diese noch bis zum Jahre 2006 Einfuhrkontingente und Einfuhrzölle. Im Schutz von Einfuhrquoten und Zöllen können die teurer produzierten Euro-Bananen auf dem Binnenmarkt zu konkurrenzfähigen Preisen angeboten werden.

Die agroindustriell erzeugten Dollar-Bananen (großfruchtige, dickschalige Sorten) sind gleichförmiger und süßer als die vorwiegend aus kleinbäuerlicher Produktion stammenden Euro-Bananen; diese präsentieren sich wegen ihrer dünnen Schalen häufig fleckig und weniger ansehnlich und sind zwar nicht so süß, aber aromatischer als die Dollar-Bananen.

Alle für den europäischen Binnenmarkt bestimmten Bananen werden (wie anderes Obst auch) nach rein äußerlichen Gesichtspunkten *(Größe, Farbe, Form, Schalenfehler)* in Güteklassen sortiert. Ob die Bananen reif sind und wie sie schmecken, wird dabei ebenso wenig beurteilt wie ihr Gehalt an Inhaltsstoffen.

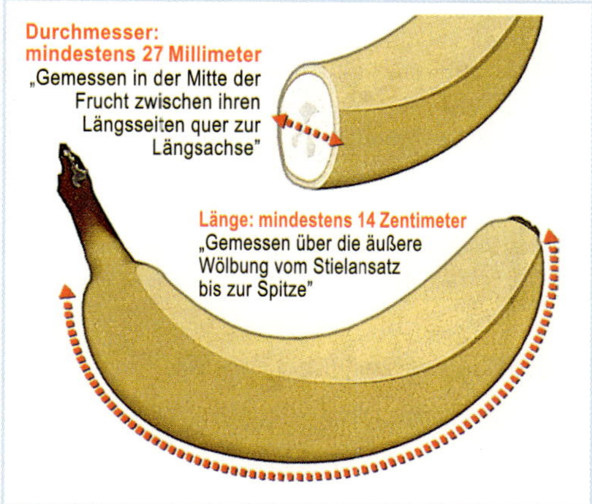

EU-„Standardbanane" lt. Verordnung 2257/94

### Wie kann man im Haushalt das Nachreifen von Bananen beschleunigen?

Bananen lassen sich mit dem Reifegas Ethylen nachreifen. Äpfel wiederum geben beim Lagern Ethylen ab. Gibt man also die Bananen zusammen mit ein oder zwei Äpfeln in einen Plastikbeutel, reichert sich die Luft im Beutel mit Ethylen an, welches die Bananen schneller nachreifen lässt.

**Wie kommt es, dass manche Früchte beim Lagern an Qualität gewinnen und andere nicht?**

Man unterscheidet nachreifende und nicht nachreifende Früchte. Ob eine Frucht nachreift oder nicht, hängt von der Obst- bzw. (Frucht-)Gemüseart ab. Nachreifende Früchte *(Äpfel, Birnen, Bananen, Pfirsiche, Mangos; Tomaten)* werden meist schon im Stadium der so genannten Pflückreife, d. h. vor dem optimalen Reifezeitpunkt, geerntet. Sie gewinnen beim Lagern äußerlich sowie in Bezug auf Geschmack und Konsistenz zunächst an Qualität, bis sie schließlich überreif werden und verderben. Nicht nachreifende Früchte *(Ananas, Kirschen, Erdbeeren; Gurken)* müssen hingegen im optimalen Reifestadium geerntet werden. Beim Lagern können sie an Qualität nur verlieren. Die gemeinsame Lagerung mit Ethylen abgebenden Früchten beschleunigt den Verfall.

**Sind im Handel angebotene Zitronen, Orangen, Mandarinen mit ganz oder teilweise grüner Schale unreif?**

Nein, sie sehen nur so aus. Damit die für reife Früchte sortentypische Gelb- oder Orangefärbung sichtbar wird, muss das für die Grünfärbung verantwortliche Chlorophyll abgebaut werden. Damit das geschieht, müssen vor der Ernte im Erzeugerland die Temperaturunterschiede zwischen Tag und Nacht ausreichend groß sein. Ist das nicht der Fall, bleiben die Früchte – obwohl reif – ganz oder teilweise grün. Da sie aufgrund der Färbung vom Verbraucher nur zögerlich gekauft werden, greifen die Großhändler zu einem Trick: In speziellen Kammern führen sie durch leichtes Erwärmen der Früchte und Zufuhr von Ethylen den Farbumschlag künstlich herbei („Entgrünen"). Das muss mit viel Sorgfalt geschehen, sonst treten „Entgrünungsschäden" auf (dunkelfleckige Schale, fader Geschmack). Generell ist das Entgrünen der inneren Qualität der Zitrusfrüchte eher abträglich: Die Früchte büßen an Geschmack ein und verfallen schneller.

**Kann man von der Schalenbeschaffenheit der Zitrusfrüchte auf ihren Saftgehalt schließen?**

Eine grobporige Schale ist zumeist auch sehr dick und umgibt ein weniger saftiges Fruchtfleisch. Je feinporiger die Schale ist, desto dünner ist sie in der Regel und desto saftiger ist das Fruchtfleisch.

**Woran erkennt man, dass Melonen reif sind?**

Bei Wassermelonen klopft man gegen die Schale. Klingt die Melone hohl („Die Melone singt"), so ist sie reif. Unreife Wassermelonen klingen dagegen hart, holzartig. Reife Zuckermelonen duften aromatisch, und die Schale lasst sich auf der Blütenseite leicht eindrücken. Ist die Schale von Zuckermelonen insgesamt weich, so ist die Frucht überreif.

## Wenn Sie weiterlesen wollen

Dominé, André (Hrsg.), Culinaria Naturkost, Bd. 1. Köln 1996, S. 82–143;

Reith, Heike, und Wolfgang Hubert, Exotisches Obst & Gemüse – und was Sie schon immer darüber wissen wollten. Hamburg 1995.

# 8 Gemüse

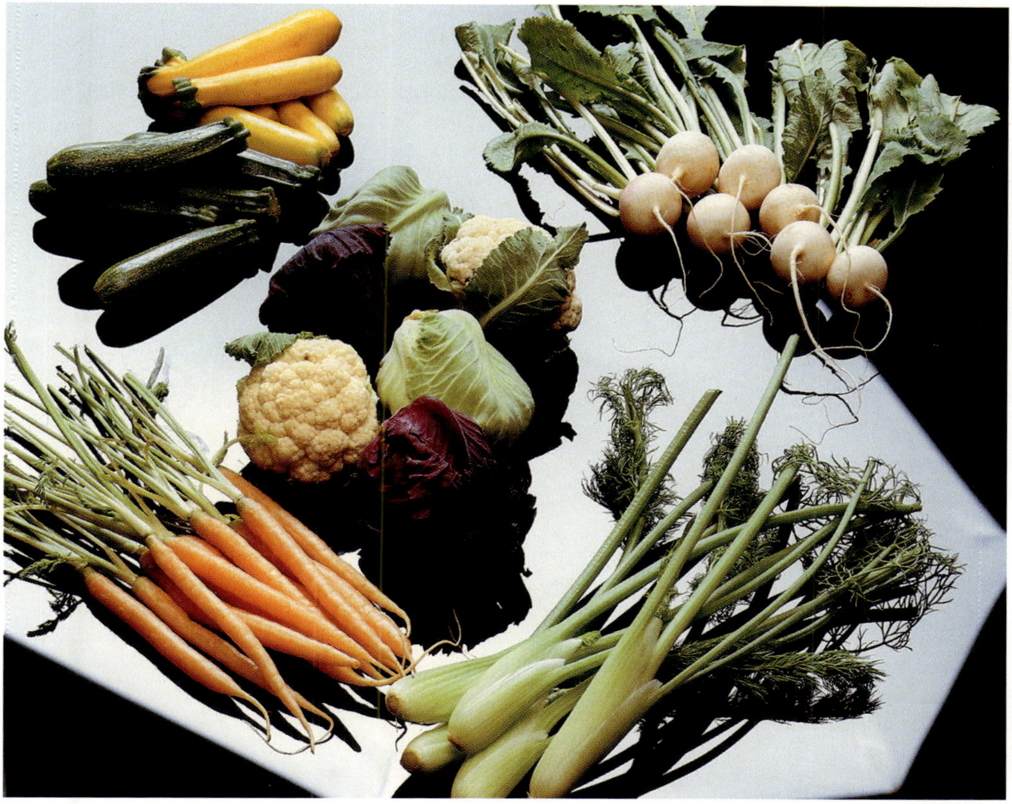

## Frisches Gemüse

In der heutigen Ernährung spielt Gemüse – darunter versteht man die essbaren Teile einjähriger Pflanzen – eine bedeutende Rolle:

- Im Rahmen einer ausgewogenen Mischkost ist Gemüse wichtiger Lieferant von Vitaminen *($B_1$, $B_2$, C, Carotin)* und Mineralstoffen *(Kalium, Eisen, Magnesium)*. Gemüse enthält verdauungsfördernde Ballaststoffe sowie vergleichsweise wenig Natrium und Fett. Einige Gemüsearten *(Hülsenfrüchte)* weisen einen hohen Anteil wertvoller Proteine auf. Aufgrund seines Gehalts an →sekundären Pflanzenstoffen soll Gemüse *(Tomaten, Kohlgemüse)* eine schützende Wirkung in Bezug auf verschiedene Krankheiten *(Krebs, Herz-Kreislauf-Erkrankungen)* besitzen.
- Der Hauptbestandteil von Gemüse ist Wasser (75–95 %), sodass der →Brennwert gering ist. In Form von Salaten und Rohkost wird Gemüse vor allem wegen der erfrischenden Wirkung geschätzt.
- Die vielen heimischen und auch exotischen Gemüsesorten bieten unterschiedliche Geschmacksrichtungen und vielfältige Zubereitungs- und Verzehrsmöglichkeiten (roh, gegart; als Hauptgericht oder Beilage oder als Snack zwischendurch).

| Das Gemüseangebot | | | |
|---|---|---|---|
| **Blatt- und Salatgemüse** | **Kohlgemüse** | **Fruchtgemüse** | **Knollen- und Wurzelgemüse** |
| *Batavia*<br>*Buttersalat*<br>*Catalonga*<br>*Chicorée*<br>*Eis(berg)salat*<br>*Eichblattsalat*<br>*Endivien*<br>*Escarol (Eskariol)*<br>*Feldsalat*<br>*Glacial*<br>*Lollo rossa/bionda*<br>*Löwenzahn*<br>*Mangold*<br>*Portulak*<br>*Radicchio*<br>*Römersalat*<br>*Rukola (Rucola, Rauke)*<br>*Sauerampfer*<br>*Spinat*<br>*Weinblatt* | *Blumenkohl*<br>*Broccoli (Brokkoli)*<br>*Chinakohl*<br>*Grünkohl/Braunkohl*<br>*Paksoi*<br>*Rosenkohl*<br>*Rotkohl*<br>*Spitzkohl*<br>*Weißkohl*<br>*Wirsingkohl* | *Auberginen*<br>*Bohnen*<br>*Erbsen*<br>*Gemüsepaprika*<br>*Gurken*<br>*Kürbis*<br>*Mais*<br>*Okra*<br>*Tomaten*<br>*Zucchini* | *Knollensellerie*<br>*Kohlrabi*<br>*Meerrettich*<br>*Möhren/Karotten*<br>*Pastinaken*<br>*Radieschen*<br>*Rettich*<br>*Rote Bete*<br>*Rüben*<br>*Schwarzwurzeln*<br>*Topinambur*<br>*Wurzelpetersilie* |
| **Stängel- und Sprossengemüse** | **Zwiebelgemüse** | **Essbare Blüten** | **Exotische Gemüse** |
| *Artischocke*<br>*Bambussprosse*<br>*Bleich-/Staudensellerie*<br>*Fenchel*<br>*Palmito*<br>*Salicornia (Queller)*<br>*Spargel* | *Knoblauch*<br>*Porree / Lauch*<br>*Speisezwiebeln* | Blüten(blätter) von:<br>*Apfel*<br>*Butterblume*<br>*Chrysantheme*<br>*Geranie*<br>*Holunder*<br>*Jasmin*<br>*Kapuzinerkresse*<br>*Lavendel*<br>*Ringelblume*<br>*Rose*<br>*Veilchen*<br>*Zitrone*<br>*Zucchini* | *Batate*<br>*Chayote*<br>*Crosnes*<br>*Dudhi*<br>*Karella*<br>*Maniok*<br>*Taro*<br>*Yam* |
| **Pilzgemüse** | **Verarbeitetes Gemüse** | | |
| *Austernpilze*<br>*Champignons*<br>*Morcheln*<br>*Pfifferlinge*<br>*Shiitake*<br>*Steinpilze*<br>*Trüffel* | Gemüsekonserven im engeren Sinne | Gemüsekonserven im weiteren Sinne<br><br>Getrocknete Gemüse<br>▸ *Getrocknete Pilze*<br>▸ *Hülsenfrüchte*<br>Tiefkühlgemüse<br>Gemüsesaft<br>Sauerkonserven | |

In den letzten 50 Jahren hat sich der Pro-Kopf-Verbrauch von Gemüse auf 88,2 kg (1997) verdoppelt. Im Vergleich der Europäischen Union liegt Deutschland damit jedoch im unteren Drittel. Vor allem in den Mittelmeerländern wird mindestens doppelt so viel Gemüse verzehrt wie in Deutschland.

## Einkauf, Lagerung und Zubereitung

Für ein ganzjähriges Angebot zahlreicher Gemüsearten sorgen Importe aus aller Welt sowie moderne Anbautechniken. Im Treibhaus unter Glas wird makelloses Gemüse von zarter Struktur auch über die Wintermonate hinweg geerntet, allerdings oft mit Einbußen an Nährstoffen und Geschmack. Auch der Anbau unter Folien sorgt für eine Ausdehnung der Vegetationsperiode und eine Verschiebung der Reifezeiten. Das wichtigste Qualitätsmerkmal beim Einkauf von Gemüse ist die Frische – aber sie ist zugleich auch seine vergänglichste Eigenschaft. Auf langen Transportwegen und auch während der Lagerung im Handel gehen durch Wärme, Licht- und Sauerstoffeinwirkung bei einigen Sorten bereits bis zu 50% der Vitamine verloren. Es ist daher aus gesundheitlichen wie aus ökologischen Gründen ratsam, frischem Saisongemüse aus der Region den Vorrang zu geben.

Nicht mehr frisches Gemüse ist welk und hat braune Schnittstellen. Vor allem an wärmeren Tagen sollte Gemüse nur für den Tagesbedarf eingekauft und im Gemüsefach des Kühlschranks aufbewahrt werden, da sonst Haltbarkeit und Nährstoffgehalt negativ beeinflusst werden. Frisches Gemüse – mit Ausnahme bestimmter Arten *(Blattsalate, Radieschen, Rettich, Knoblauch, Tomaten)* – lässt sich gut einfrieren (zuvor blanchieren), sodass man von den günstigen Einkaufsbedingungen zur Erntezeit profitieren kann.

Wegen ihres hohen Wassergehaltes bleiben die meisten Gemüsearten nur kurze Zeit frisch. Dies gilt für die meisten Blattgemüsesorten, aber auch für grüne Bohnen, grüne Erbsen, Blumenkohl, Gurken, Spargel und Tomaten; sie halten sich auch im Kühlschrank nur wenige Tage. Wurzel- und Knollengemüse hingegen lassen sich mehrere Monate lagern. Der Lagerraum sollte dunkel und kühl sein, mit ausreichender Luftfeuchtigkeit, damit das Gemüse nicht austrocknet. Frost und Zugluft sind zu vermeiden. Unterschiedliche Gemüsesorten sollten möglichst nicht gemeinsam gelagert werden, um gegenseitige negative Beeinflussung zu verhindern *(schnellerer Verderb von Gurken neben Tomaten)*. Eine gesonderte Lagerung empfiehlt sich auch bei Sorten mit starkem Eigengeruch.

Nicht jedes Gemüse lässt sich roh verzehren: manche Sorten werden durch Garen bekömmlicher *(Kohl)* oder überhaupt erst genießbar *(Bohnen)*, bei anderen werden wichtige Inhaltsstoffe besser für den Organismus verfügbar *(Karotten)*. Um jedoch bei der Zubereitung Verluste an Mineralstoffen und Vitaminen so weit wie möglich einzuschränken, sollten einige Regeln beachtet werden:

- Gemüse kurz, aber gründlich waschen (nicht im Wasser liegen lassen) und erst kurz vor der Weiterverabeitung zerkleinern;
- vitaminschonende Garverfahren wählen: Gemüse dämpfen, dünsten oder in Folie garen. Garzeit nicht überschreiten – Gemüse sollte noch „Biss“ haben. Gemüse in möglichst wenig Flüssigkeit garen und diese wegen der enthaltenen Nährstoffe anschließend weiterverwenden;
- gegartes Gemüse nicht lange warm halten.

## Güteklassen und Kennzeichnung

Gemüse ist, wie alle Naturprodukte, kein Erzeugnis von immer gleich bleibender Qualität. Die europäischen Qualitätsnormen unterscheiden wie bei →Obst →Güteklassen, wobei es sämtliche Güteklassen nur für Gurken, Tomaten, Blumenkohl, Spargel, Knoblauch und Chicorée gibt. Gemüsearten, für die keine europäischen Güteklassen festgelegt sind, können in deutsche →Handelsklassen eingestuft werden, wobei normalerweise die Handelsklasse I angeboten wird. Wie beim Obst bestimmen lediglich äußere Beschaffenheit und Größe bzw. Gewicht die Einteilung, sodass die Güteklasse nichts über Geschmack, Nährwert und Haltbarkeit aussagt. So ist zu erklären, dass bei Züchtungen immer mehr Wert auf Äußeres gelegt wird und manche wohlschmeckende Gurke oder Tomate nicht auf den Markt kommt, nur weil sie zu krumm oder zu klein geraten ist.

Unabhängig von der Einteilung nach Güte- bzw. Handelsklassen muss Gemüse ganz, gesund, sauber, frisch, frei von fremdem Geruch und Geschmack und frei von übermäßiger Feuchtigkeit sein. Bei loser Ware müssen Angaben über die Gemüseart, die Herkunft und die Güte- bzw. Handelsklasse gemacht werden, bei abgepackter Ware sind außerdem Nettogewicht oder Stückzahl, Name und Anschrift des Erzeugers und – wenn die Packung mehr als eine Gemüseart enthält *(Mischsalat)* – ein Zutatenverzeichnis anzugeben.

## Gemüseangebot im Überblick

In Deutschland sind die klassischen Gemüsesorten *(Tomaten, Möhren, Schlangengurken, Zwiebeln, Paprika, Blumenkohl, Eissalat, Spargel, Kopfsalat, Broccoli)* auch heute noch die am meisten verbrauchten. Die Zeiten von Verbrauchszunahmen sind hier jedoch vorbei. Es sind vielmehr die bisher weniger bekannten Arten, denen gute Marktchancen eingeräumt werden. Sowohl wieder entdeckte alte Gemüsearten *(Pastinake)* als auch importiertes exotisches Gemüse *(Karella)* bereichern das aktuelle Gemüseangebot. Das Gemüsesortiment wird im Handel meist nach botanischen Kriterien *(Blattgemüse)*, nach dem Verwendungszweck *(Salatgemüse)*, nach dem Ernteverfahren *(Pflück-, Schnittsalate)* und gelegentlich nach der Bekanntheit (exotisches Gemüse) eingeteilt.

## Salatgemüse

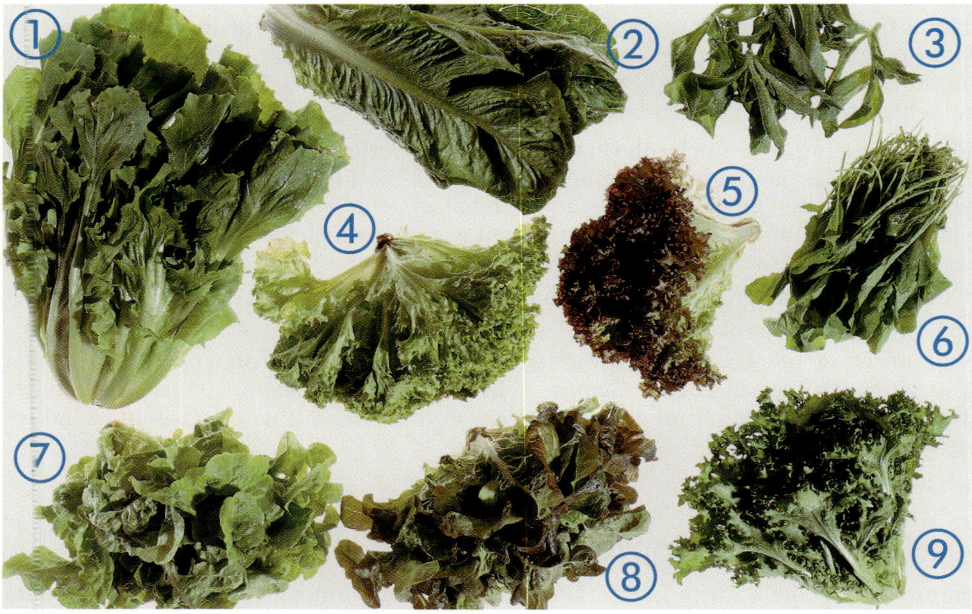


Kopf- und Blattsalate I: ① Escarol, ② Römersalat, ③ Glacial, ④ Lollo bionda, ⑤ Lollo rossa, ⑥ Rucola, ⑦ Eatavia, ⑧ Eichblatt, ⑨ Frisée

Unter Salatgemüse im engeren Sinne versteht man die Blätter und zarten Triebe von in Kultur genommenen Pflanzenarten oder von Wildkräutern. **Kopfsalate** bilden je nach Sorte, Kultur und Jahreszeit mehr oder weniger geschlossene Köpfe, die als Ganzes geerntet werden. Die formen- und farbenreichen **Blattsalate** (Pflück- und Schnittsalate) dagegen entwickeln offene Blattrosetten, deren Blätter in mehreren „Ernten" gepflückt oder geschnitten werden. Das Angebot an Kopf- und Blattsalaten ist das ganze Jahr über vielseitig. Während der Freilandsaison ist Salatgemüse häufig größer, fester, geschmacksintensiver und nährstoffreicher als zur Winterzeit. Im Winter stammt der Salat aus Unterglaskulturen und enthält mehr →Nitrat.

?! „Der gute Ruf des Kopfsalates als gesundes Gemüse lässt sich ernährungswissenschaftlich kaum begründen. Vor allem im Winter, während der Treibhaussaison, entspricht er eher einem Papiertaschentuch in einem Glas Wasser. Denn Wasser (95 %) und Faserstoffe (1,5 %) sind abgesehen vom Nitrat (maximal 3,5 g/kg) seine wichtigsten Inhaltsstoffe. Von den vielen Verbrauchertipps macht nur der allgemeine Rat Sinn, im Winter auf Kopfsalat zu verzichten. Wie wär's stattdessen mit Feld-, Sellerie-, Chicorée- oder Krautsalat?"

Quelle: Pollmer, Udo; Schmelzer-Sandtner, Brigitte, „Wohl bekomm's", Köln 2001, S. 154

Im weiteren Sinne werden unter Salatgemüse auch die zur Zubereitung von Salaten verwendeten gegarten oder ungegarten Gemüse *(Kohl-, Frucht-, Knollen-, Wurzel-, Stängel-, Sprossen-, Pilz-, Blüten- und Zwiebelgemüse)* einschließlich Hülsenfrüchten verstanden.

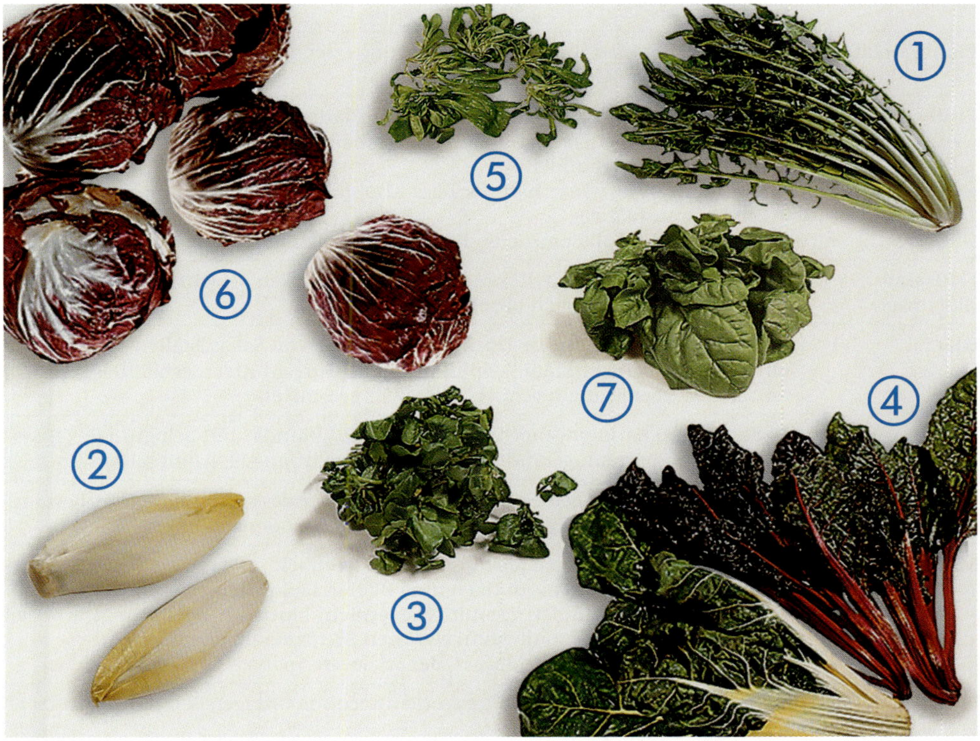


Kopf- und Blattsalate II:
① Catalonga, ② Chicorée, ③ Feldsalat, ④ Mangold, ⑤ Portulak, ⑥ Radicchio, ⑦ Spinat

| Salatgemüse | |
|---|---|
| **Art** | **Merkmale und Besonderheiten** |
| **Kopfsalate** | |
| **Bataviasalat** | Fester, knackiger, robuster, haltbarer als →Buttersalat. Kräftiger Geschmack. |
| **Buttersalat** = „gewöhnlicher" Kopfsalat | Am meisten verbreitete Kopfsalatsorte. Äußere Blätter<br>▸ dunkelgrün, fest, leicht bitter;<br>▸ rötlich, weniger fest, kräftiger Geschmack, frei von Bitterstoffen;<br>innere Blätter heller, milder. |
| **Eis(berg)salat** | Fester Kopf, steife, spröde Blätter, besonders haltbar. Schwacher Eigengeschmack. |
| **Röm(isch)er Salat** | Kopfsalat mit länglich-spitzen Blättern; außen kräftig grün, durch Binden in den letzten Wochen vor der Ernte innen gelblich gebleicht. Herzhafter Geschmack. Zubereitung frisch als Salat oder gedünstet wie Spinat, Stiele wie Spargel. |
| **Radicchio** (Rote Endivie) | Röschen oder fest geschlossene Köpfe, weinrote oder rot getupfte Blätter. Weiße Blattrippe ausgeprägt bitter. Nitratgehalt höher als in grünblättriger →Endivie. |
| **Blattsalate** | |
| **Catalonga** | Zichorienart mit stark eingekerbten Blättern. Dem Löwenzahn ähnlich, jedoch dunkle, charakteristisch bittere Blätter. |
| **Chicorée** (Zichorie) | Zichorienart, Sprosse aus im Herbst geernteten und eingemieteten schlanken Rüben. Kultur unter Lichtabschluss, daher kein Blattgrün, sondern weiß-gelbe bis weißrötliche Färbung der Blätter. Bittergeschmack (besonders Strunk). Zubereitung frisch als Salat oder gegart als Gemüse. |
| **Eichblattsalat** | Weiche, eichenblattähnliche rote, rotgrüne oder grüne Blätter. Milder bis herzhafter nussartiger Geschmack. |
| **Endivie** | Zichorienart mit kräftigen, leicht bitteren Blättern; Strunk bitter, Außenblätter hart. Zum Ausbleichen der inneren Blätter meist in den letzten 3 Wochen vor der Ernte zusammengebunden:<br>▸ **Winterendivie:** winterhart, lockerer Kopf mit krausen Blättern;<br>▸ **Frisée:** krausblättrig;<br>▸ **Escarol / Eskariol** (Sommerendivie): glatte Blattränder. |
| **Feldsalat** (Rapunzel) | Kleine dunkelgrüne, eine Rosette bildende und durch Schnitt am Wurzelansatz geerntete Blätter. Schwach bitter, nussig. |
| **Glacial** | Lange, schmale Blätter (bei Trockenheit Bildung von Salzkristallen auf den Blättern – daher auch „Eiskraut"). Spinatähnlich, würzig-bitter. Bestandteil gemischter Salate. Zubereitung frisch, als Salat oder gedünstet. |
| **Lollo bionda / Lollo rossa** | Dicke, an den Rändern stark gekrauste Blätter. „Bionda" mit gelbgrünen, „rossa" mit grünen, rotbraun geränderten Blättern. Leicht nussig, kaum bitter. |
| **Löwenzahn** | Kulturlöwenzahn oft gebleicht, mild, wild wachsende Arten leicht bitter. Bestandteil gemischter Salate. Zubereitung frisch, als Salat oder gedünstet. |
| **Mangold** | Spinatähnlicher, würziger, leicht erdiger Geschmack:<br>▸ **Blattmangold:** gelb- bis dunkelgrüne Blätter, kleinwüchsig;<br>▸ **Stielmangold:** großblättrig, mit rein weißen, blutroten oder orangefarbenen Blattstielen, die sich in die dunkelgrünen Blattspreiten erstrecken.<br>Zubereitung der Blätter wie Spinat, der Stiele wie Spargel. |
| **Melde** | Spinatähnliches Gewächs. Kräftig aromatisch ohne strengen Beigeschmack. Zubereitung (nur Blätter) wie Spinat. |
| **Portulak** | Sprossen einer dickblättrigen Pflanze. Würzig-scharf. Zubereitung frisch als Salat oder wie Spinat. |

| Salatgemüse *(Fortsetzung)* | |
|---|---|
| **Art** | **Merkmale und Besonderheiten** |
| **Rucola** (Rauke) | Würz- und Salatpflanze, kultiviert oder wild wachsend. Ausdrucksvoller, scharfer, der Kresse ähnlicher Geschmack. |
| **Sauerampfer** | Gestielte, pfeilförmige, bei einigen Sorten fleischige Blätter. Ausdrucksvoller, säuerlicher Geschmack. Wilde oder verwilderte Sorten kräftig, Kultursorten milder. Zubereitung frisch als Salat oder als Suppe. |
| **Spinat** | In Frühjahr, Sommer, Herbst feinblättriger, im Winter gröberer Schnittsalat. Je nach Ernteverfahren:<br>▸ **Blattspinat** (für den Frischverkauf) oder<br>▸ **Wurzelspinat** (meist industriell weiterverarbeitet).<br>Besonders hoher Nitratgehalt; zubereiteten Spinat deshalb rasch verbrauchen, nicht ohne Kühlung und nicht für längere Zeit stehen lassen (Gefahr der Bildung von →Nitrit). |
| **Weinblatt** | Blatt der Weinrebe, im Sommer frisch erhältlich. Fein-säuerlich; zum Umwickeln von Füllungen *(Dolmades, Dolmas, Käse)* und als Garnierung verwendet. |

## Kohlgemüse

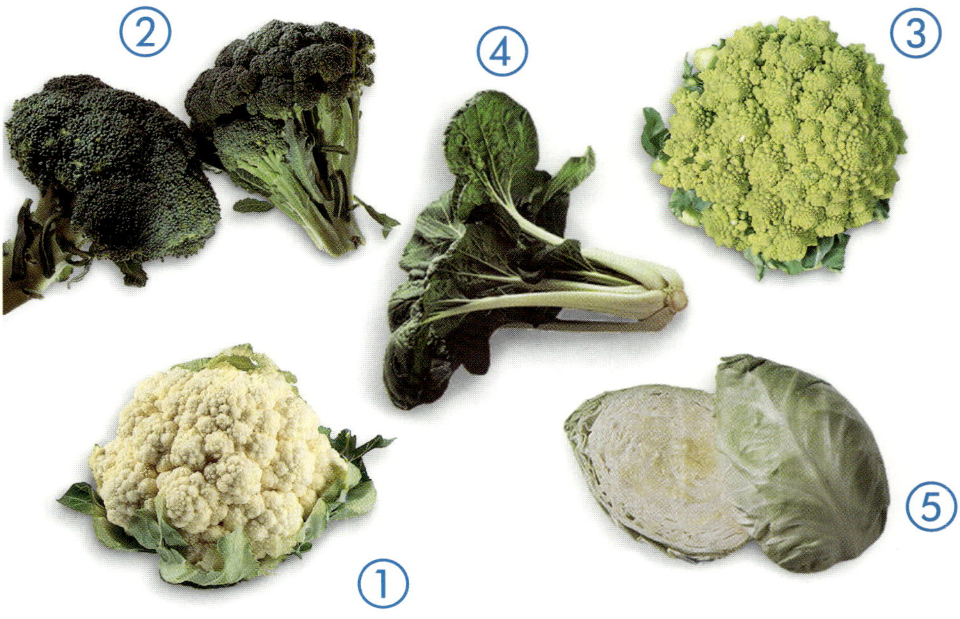


Kohlarten:
① Blumenkohl, ② Broccoli, ③ Romanesco, ④ Paksoi, ⑤ Spitzkohl

„Kohl“ ist die Sammelbezeichnung für die aus dem Wildkohl durch Züchtung abgeleiteten Blattkulturkohlarten und hat in Deutschland Tradition, sowohl was den Anbau (fast 60% der Gemüseernte) als auch was die Verwendung anbelangt. Er ist preiswert, vielseitig und kalorienarm.

Die im Kohl, besonders in Wirsing und Chinakohl, enthaltenen schwefelhaltigen Verbindungen (→sekundäre Pflanzenstoffe) wirken gesundheitsfördernd. Die blähende Wirkung einiger Kohlsorten kann durch Zugabe von Kümmel oder durch kurzes Blanchieren und Einfrieren gemildert werden. Lange Lagerfähigkeit und Importe aus südeuropäischen Ländern führen dazu, dass Kohl nicht nur zur hiesigen Erntezeit (Herbst/Winter), sondern das ganze Jahr über angeboten wird. Wichtiges Qualitätsmerkmal ist ein kompakter Kopf von frischem Aussehen.

Kohlgemüse wird zu Rohkostsalaten (aus *Weiß-, Rot-, Chinakohl)* verarbeitet, dient als Suppengemüse oder als gedünstete Beilage *(Bayerisch Kraut)* zu unterschiedlichen Fleisch- und Fischgerichten und ist oft wichtiger Bestandteil regionaltypischer Hauptgerichte *(Wirsingroulade, Grünkohl mit Pinkel)*. Außerdem ist Kohl Bestandteil von Sauerkonserven *(→Sauerkraut)*, Kohlsaft von Gemüsesäften.

| **Kohlgemüse** | |
|---|---|
| **Art** | **Merkmale und Besonderheiten** |
| **Blumenkohl** (Karfiol) | Blütenweißer Kopf, da äußere Hüllblätter Kopf lichtundurchlässig umschließen; „Blume“ in „Röschen“ zerlegbar. Milder, wenig ausgeprägter Kohlgeschmack. Farbige Varianten durch Züchtung und Lichteinwirkung:<br>▸ gelbgrünlich (Romanesco): Einzelröschen zu Spitzkegeln geformt; milder Kohlgeschmack;<br>▸ grün, violett: intensiverer Kohlgeschmack. |
| **Broccoli** | Form ähnlich Blumenkohl, jedoch längere Stiele; dunkelgrüne bis blaugrüne Blütenknospen. Milder, wenig ausgeprägter Kohlgeschmack. Bei zu langer Lagerung gelbliche Verfärbung, „blühender“ Kopf, leicht bitter. |
| **Chinakohl** | Lockerer, ovaler Kopf; längliche hellgrüne Blätter mit breiten Blattrippen. Wenig ausgeprägter Kohlgeschmack; wirkt nicht blähend. |
| **Grünkohl** (Braun-, Kraus-, Winterkohl) | Krause, hell- bis dunkelgrüne Blätter; meist nach dem ersten Frost geerntet, dann leicht-süßlich. |
| **Paksoi** | Große runde, dunkelgrüne Blätter an langen weißen Stielen. Geschmacklich dem Chinakohl ähnlich, jedoch saftiger und würziger. |
| **Rosenkohl** (Brüsseler Kohl) | Kleine runde oder ovale grüne Kohlköpfe („Röschen“), die am Strunk in den Blattachseln wachsen. Starker Kohlgeschmack; nach Frosteinwirkung geerntet milder und leichter verdaulich. |
| **Rotkohl** (Blaukraut) | Fest geschlossener Kopf, rote, dunkelviolette bis blaue Blätter. Mild. |
| **Spitzkohl** | Feine Variante des Weißkohls. Spitzer Kopf, zarte lose Blätter. Dezenter Kohlgeschmack. |
| **Weißkohl** (Kappes, Weißkraut) | Kugelige, feste, geschlossene Köpfe, hellgrün, bei späten Sorten dunkel- bis blaugrün. Mild. |
| **Wirsingkohl** | Lockerer offener Kopf, hellgelb bis dunkelgrün, stark gerippte und gewellte zarte Blätter. Kräftig, geringes Kohlaroma. |

## Fruchtgemüse

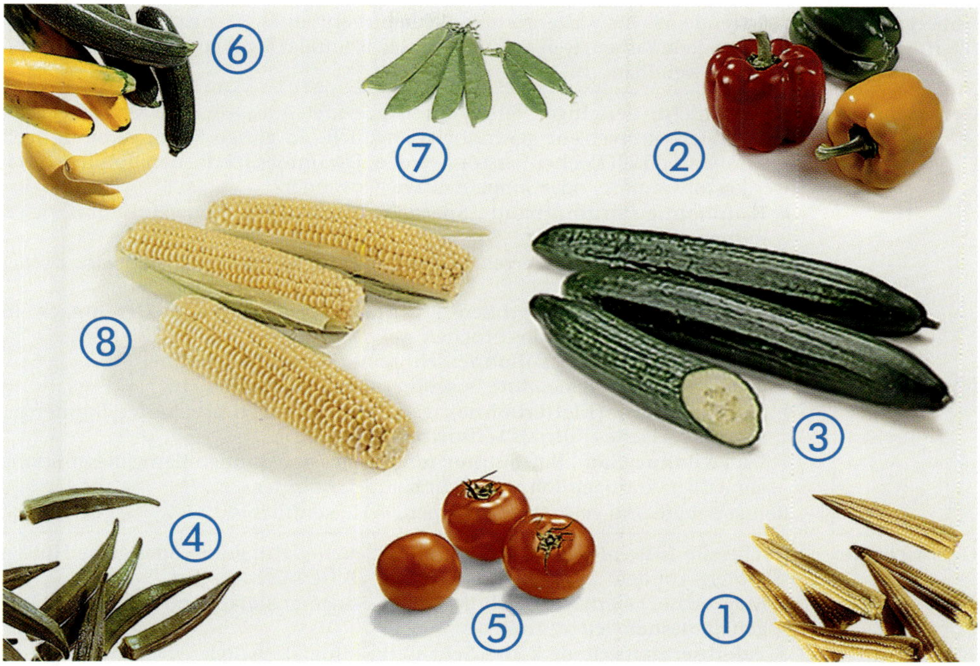


Fruchtgemüse: ① Fingermais, ② Gemüsepaprika, ③ Gurken, ④ Okra, ⑤ Tomaten, ⑥ Zucchini, ⑦ Zuckererbsen, ⑧ Zuckermais

Zum Fruchtgemüse gehören die Früchte einjähriger Arten wie Tomaten, Paprika, Gurken, Kürbisse und die wie Obst verwendeten →Melonen. So unterschiedlich die Gemüsearten dieser Gruppe sind, so vielseitig ist auch ihre Verwendung. Ein Großteil kann roh gegessen werden, andere werden gedünstet, gegrillt, gebraten oder überbacken.

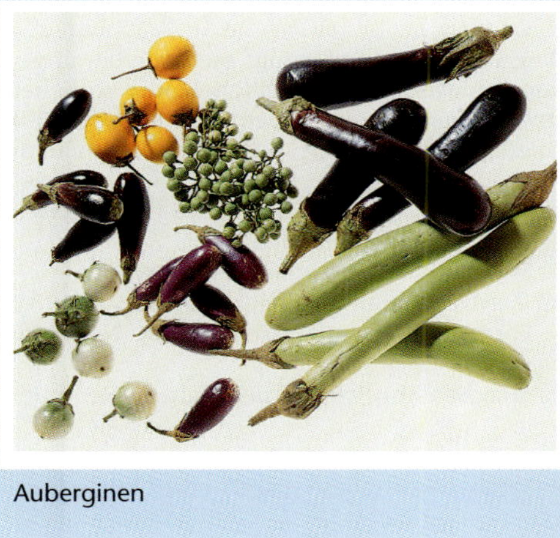

Auberginen

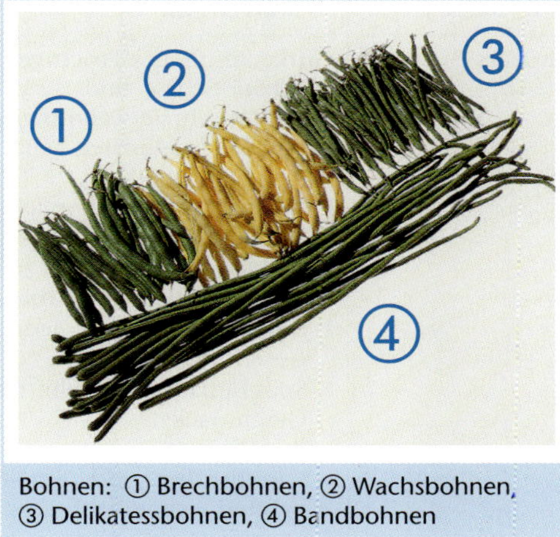


Bohnen: ① Brechbohnen, ② Wachsbohnen, ③ Delikatessbohnen, ④ Bandbohnen

| Fruchtgemüse | |
|---|---|
| **Art** | **Merkmale und Besonderheiten** |
| **Aubergine** (Eierfrucht) | Glänzende, ei- bis walzenförmige Beerenfrucht eines Nachtschattengewächses; verschiedene Farben, weißes Fruchtfleisch. Neutraler Eigengeschmack, daher vielseitig verwendbar. |
| **Gemüsebohne** | Hülsenfrucht; fleischiger Teil – unreif geerntet – als Gemüse verzehrt. Sehr eiweißreich. Rohverzehr gesundheitsschädlich, da giftige Eiweißverbindungen *(Phasin)* nur durch Kochen zerstört werden. Die unterschiedlichen Bohnensorten werden als Gemüse- oder Suppenbeilage verwendet.<br>▸ **Bandbohne (Strumpfband-, Spargelbohne):** lange, grüne Hülse mit vielen Kernen. Süßlich;<br>▸ **Buschbohne:** fadenfreie gelbe oder grüne Hülse; jung geerntet: zart, milder Bohnengeschmack;<br>– **Brechbohne:** ältere, größere Frucht: härter, kräftiger im Geschmack; in mundgerechte Stücke gebrochen;<br>– **Prinzess-(Delikatess-)Bohne:** sehr feine, kleine Buschbohne;<br>– **Wachsbohne:** gelbe, zarte Buschbohne mit festem Fleisch;<br>▸ **Stangenbohne (Kletterbohne):** gelbe oder grüne Hülse; zarter Bohnengeschmack. Flache Hülse als **Schnittbohne** bekannt;<br>▸ **Dicke Bohne (Sau-, Puffbohne):** nur die unreifen, grünen Kerne dieser Bohne genießbar; kräftiger Bohnengeschmack, leicht bitter.<br>Reif geerntete und getrocknete Bohnen: →Hülsenfrüchte. |
| **Gemüseerbse** | Wichtigste Hülsenfrucht; Samen und z. T. auch glatte grüne oder gelbe Hülsen (Schoten) vor dem Ausreifen geerntet und als Gemüse verzehrt.<br>▸ **Markerbse:** Oberfläche leicht runzlig. Geringerer Stärke- und höherer Zuckergehalt, deshalb leicht süßlich;<br>▸ **Palerbse:** glatte runde Kerne. Sehr stärkehaltig, deshalb leicht mehlig;<br>▸ **Zuckerschote:** grüne, glänzende, zarte kleine Schote mit kleinen Erbsen (im Ganzen verzehrt). Feines, süßes Aroma.<br>Reif geerntete und getrocknete Palerbse: →Hülsenfrüchte. |
| **Gurke** | Grünschaliges Fruchtgemüse, meist unreif geerntet; ganzjährig im Gemüsesortiment. Durch hohen Wassergehalt kalorienarm und erfrischend. Großteil der Nährstoffe direkt unter der Schale, daher Verzehr mit Schale empfohlen.<br>▸ **Gemüse- oder Schmorgurke:** gedrungene Früchte mit hellgrüner, gerippter Schale. Intensiver Geschmack; meist gegart verzehrt;<br>▸ **Salat- oder Schlangengurke:** lange, schlanke Früchte mit dunkelgrüner Schale und kleinen Samenkernen. Überreife Früchte gelblich, weich, mitunter bitter; Rohverzehr. |
| **Kürbis** | Gurkenähnliches Fruchtgemüse, kugelig bis walzenförmig; meist derbe, ungenießbare Schale und zartes bis faseriges weißliches, gelbliches oder rötliches Fruchtfleisch. Verwendung: Rohverzehr; einige Sorten als Gemüsebeilage/-gericht geschmort, gedünstet, gebacken, überbacken; als Suppe, Kompott oder Kuchenfüllung.<br>▸ **Butternut:** gelb, länglich. Butterweiches, angenehm duftendes Fruchtfleisch mit dezentem Nussgeschmack;<br>▸ **Hokkaido:** kugelrund, ziegelrote Schale, orangefarbenes Fruchtfleisch;<br>▸ **Pumpkin (Gartenkürbis, Gelber Zentner):** kräftig gelb; aromatisch;<br>▸ **Squash (Patisson):** gedrungene Form („UFO“) mit zarter Schale. Neutraler Geschmack;<br>▸ **Spaghettikürbis:** gelb, faseriges, spaghettiähnliches Fruchtfleisch. Neutraler Geschmack;<br>▸ **Zucchini (Courgette):** schlanker, gelber oder grünweiß gesprenkelter Gemüsekürbis. Jung mit zarter Schale. Weniger saftig als Gurken und ohne ausgeprägten Eigengeschmack. |

| Fruchtgemüse *(Fortsetzung)* | |
|---|---|
| **Art** | **Merkmale und Besonderheiten** |
| **Okra** (essbarer Eibisch) | Fingerlange, leicht gebogene, cremefarbene, grüne oder rote sechskantige Kapsel. Weiches Fruchtfleisch, zahlreiche kleine essbare Samen; leicht säuerlich. Wie Bohnen zubereitet. Erhitzte Kapsel sondert Schleimstoffe ab. |
| **Paprika** (Gemüsepaprika) | Faustgroße, runde, vierkantige oder spitz zulaufende, glattschalige Beerenfrucht des milden Paprikas, vor der Vollreife geerntet:<br>▸ grüne Schoten, mit zunehmender Reife gelb, schließlich orangefarben; würzig, Kerne und Trennwände mitunter scharf;<br>▸ weißgelbe, gelbe, orangefarbene, grüne, rote, blaue Varietäten; mild.<br>Rohverzehr, gekocht, geschmort (gefüllt). |
| **Tomate** | Essbare rote, seltener gelbe Beerenfrucht eines Nachtschattengewächses. Runde, gekerbte und längliche Formen. Grüne Pflanzenteile und unreife Früchte enthalten giftiges →Tomatin. Praktisch nur zwei Sorten im Handel:<br>▸ **Rundtomaten:** gleichmäßig rund bis flaschenförmig, sattrot; Rohverzehr, gekocht, gedünstet, gegrillt;<br>▸ **Fleischtomaten**: hell- bis dunkelrote größere Früchte, leicht gefurchte Oberfläche, kernarm, etwas mehlig; gedünstet, gegrillt, zum Füllen gut geeignet.<br>„**Cocktail-**“ und „**Kirschtomaten**“ häufig nur Größensortierungen von demselben Strauch oder aber kleinwüchsige, besonders aromatische Sorten; „**Strauchtomaten**“ mit Stielansatz oder als Rispe geerntet. Treibhaustomaten eher geschmacksneutral, Freilandtomaten meist aromatischer. Vor der Vollreife geerntete Früchte reifen nach. |
| **Zuckermais** (Gemüsemais) | Unreif geerntete, daher noch süße Maiskolben. Gelbe Körner mit süßem milchigem Saft. Rohverzehr, gekocht, gegrillt, gedünstet. Varietät: der weiße, besonders kleine, zarte und zuckersüße **Fingermais.** |

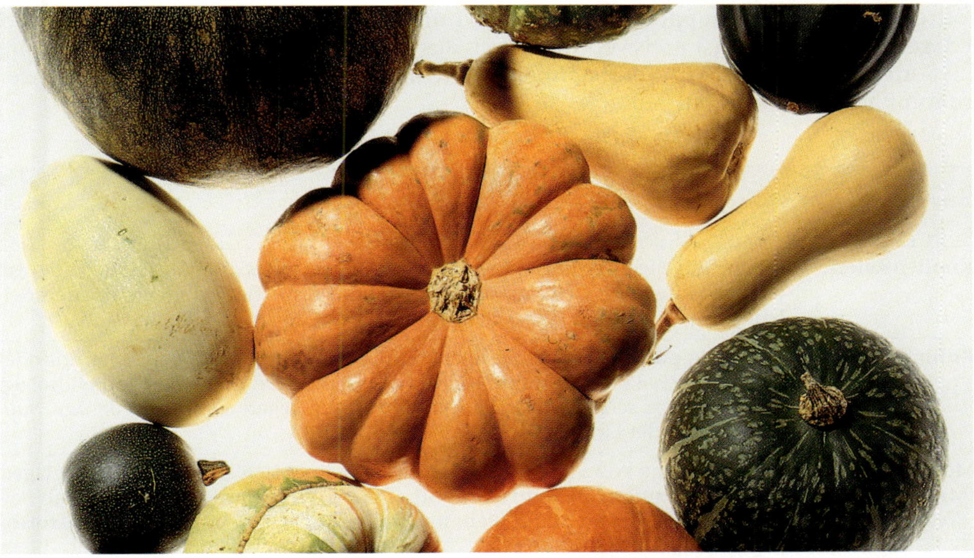

Kürbisse

## Wurzel- und Knollengemüse

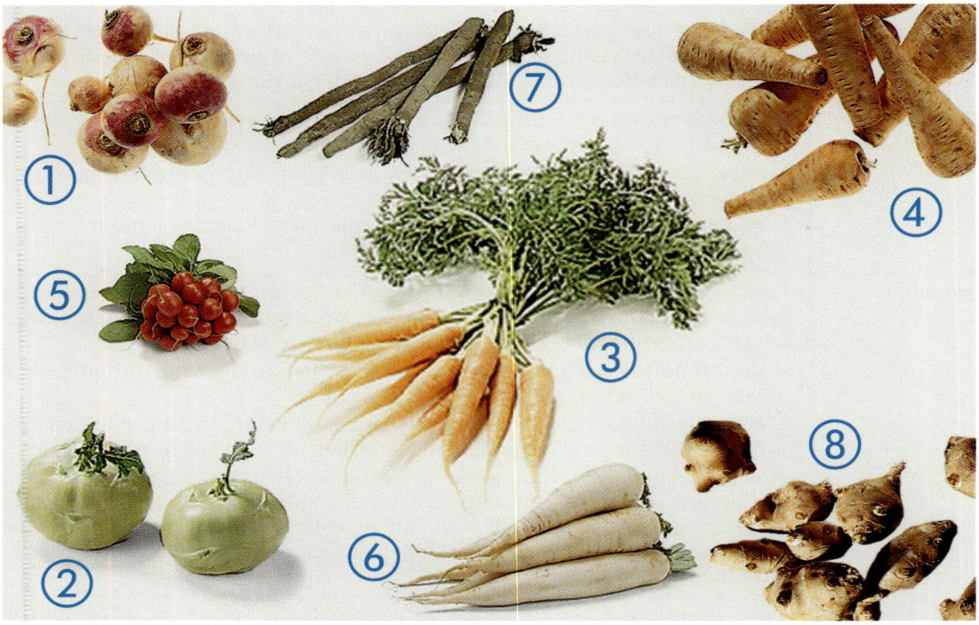


Wurzel-/Knollengemüse: ① Teltower Rübchen, ② Kohlrabi, ③ Möhren, ④ Pastinaken, ⑤ Radieschen, ⑥ Rettiche, ⑦ Schwarzwurzeln, ⑧ Topinambur

Möhren, Rüben, Knollensellerie, →Kartoffeln und andere Vertreter dieser unter der Erde wachsenden Gattung lassen sich einfach zubereiten und vielseitig verwenden: als nährstoffreiche Rohkost, als Suppeneinlage oder in Aufläufen oder als gekochte oder gedünstete Beilage. Dieses Gemüse ist preiswert und frisch aus heimischem Anbau erhältlich. Zahlreiche Sorten waren bereits in Vergessenheit geraten, wurden aber z.B. für die →Vollwert-Ernährung wieder entdeckt.

| Wurzel- und Knollengemüse | |
|---|---|
| **Art** | **Merkmale und Besonderheiten** |
| **Knollensellerie** | Braune kugelige, verdickte, hellfleischige Wurzel eines aromatischen Doldengewächses. Intensiver Geschmack. Rohverzehr (geraspelt), gegart (evtl. mit dem Selleriegrün) als Gemüse, Suppeneinlage oder Salat. |
| **Kohlrabi** | Verdickter plattrunder bis kugeliger Strunk einer Kohlpflanze, weißlichgrüne oder bläuliche Schale. Festes weißes, saftiges Fleisch, ältere Knollen eventuell holzig. Frischer, etwas scharfer Geschmack. Rohverzehr, gegart als Gemüsebeilage, Suppeneinlage oder Eintopf. |
| **Möhre** (Mohrrübe, Wurzel) | Orangefarbene Wurzelrübe, süß und mit hohem Gehalt an →Carotin. Gut lagerfähig (Laub entfernen). Rohverzehr (im Ganzen oder geraspelt) oder gegart als Beilage, in Aufläufen und Eintöpfen. Rundliche, kurze, gedrungene Form: **Karotte.** |
| **Pastinake** | Lange, hellbraune Wurzelrübe, größer als die Möhre. Nährstoffreiches Wintergemüse; würzig. Rohverzehr, gegart als Beilage oder Eintopf. |

| Wurzel- und Knollengemüse *(Fortsetzung)* | |
|---|---|
| **Art** | **Merkmale und Besonderheiten** |
| **Rettich / Radieschen** | Keilförmige bis runde, gelbe, weiße, rosa, rote, violette bis schwarze Rüben. Scharfer Geruch und Geschmack durch Senföle. Frischverzehr (Radies ganz; Rettich dünn aufgeschnitten oder geraffelt, oft mit Salz), selten gegart. |
| **Rübe** | Wurzelgemüse. Rohverzehr oder wie Möhren zubereitet;<br>▸ **Rote Bete** (Rote Rübe): intensiv rote Farbe des Fruchtfleisches; leicht erdiger Geschmack;<br>▸ **Speiserübe (Mairübe, Weiße Rübe, Navet):** klein, zart, hellfleischig; frischer, an Rettich erinnernder, aber zarter Geschmack. Stiele wie Stiele von Blattgemüse (Stielmus, Rübstiel, Rübenkraut) zubereitet;<br>▸ **Steckrübe / Kohlrübe:** dicke Wurzel, über 1 kg schwer. Festes, gelbes Fruchtfleisch; herbsüß;<br>▸ **Teltower Rübchen:** Spielart der Speiserübe. Weißes oder goldgelbes Fruchtfleisch. Besonders zart; würzig. |
| **Schwarzwurzel** | Zylindrische oder pfahlförmige Wurzel; schwarze, erdige Rinde, weißes Fleisch („Winterspargel"). Roh, gegart (wie Spargel), als Beilage, Auflauf oder überbacken. |
| **Topinambur** | Kartoffelgroße braune oder braunviolette Knolle einer Sonnenblumenart. Geschmack des rohen Gemüses ähnlich Kohlrabi, in gekochtem Zustand leicht süßlich. Enthält Inulin, einen auch in →probiotischen Lebensmitteln eingesetzten, aus →Fruktose aufgebauten →Vielfachzucker. Verwendung wie Kartoffeln. |

## Stängel- und Sprossengemüse

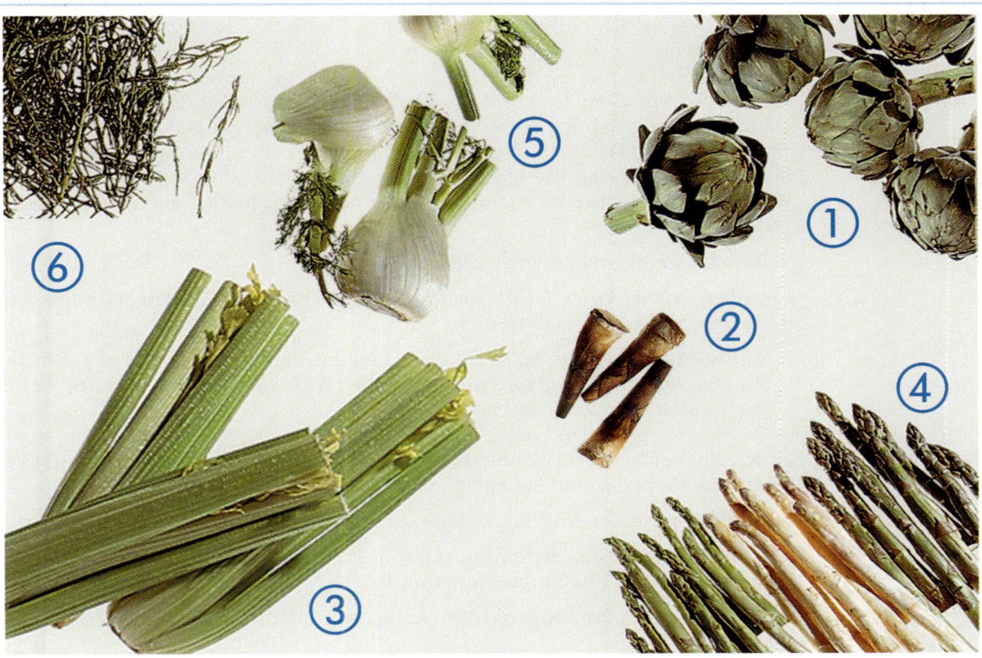


Stängel-/Sprossengemüse: ① Artischocken, ② Bambussprossen, ③ Bleichsellerie, ④ Wild-, Bleich- und Grünspargel, ⑤ Fenchel, ⑥ Salicornia/Queller

Zur Gruppe der Stängel- und Sprossengemüse gehört eine Vielzahl nach Herkunft und Verwendung unterschiedlicher Arten:

| Stängel- und Sprossengemüse | |
|---|---|
| **Art** | **Merkmale und Besonderheiten** |
| **Artischocke** | Faustgroße, grünliche bis violette Blütenköpfe einer distelartigen Staude. Junge, frische Blütenstände mit eng anliegenden Blättern. Nur Blattspitzen und Blütenboden und nur gegart essbar; dezenter, feinherber Geschmack. Vorspeise oder Salatbeilage. |
| **Bambussprosse** | Kegelstumpfförmige, dunkelbraune Schösslinge verschiedener Bambusarten. Hellgelbes Fleisch; milder, leicht süßlicher Geschmack. Roh giftig (→Blausäure), beim Garen Kochtopf geöffnet halten. Beilage zu fernöstlichen Geflügel- und Reisgerichten. |
| **Bleichsellerie** (Staudensellerie) | Durch lichtarmen Aufwuchs gelbe oder hellgrüne Blattstiele. Verwandt mit →Knollensellerie, aber milderer, frischerer Geschmack. Rohverzehr; gegart in Suppen oder als Beilage. |
| **(Gemüse-) Fenchel** | Faustgroße, weißgrüne Knolle mit grünen gefiederten Blättern. Intensiver, leicht süßlicher Geschmack nach Anis. Zubereitung ohne Stängel als Rohkostsalat, gegart als Gemüsebeilage oder Suppeneinlage. |
| **[Rhabarber]** | →Wie Obst verwendetes Gemüse |
| **Salicornia** (Salzkraut, Queller) | Kaktusähnliche, blattlose, stark verzweigte rotgrüne Stengel einer Salz liebenden Pflanze von den Küsten Nordwesteuropas. Junge Pflanzen mit salzigem, fischähnlichem Geschmack. Rohverzehr möglich, gedünstet Beilage zu Fischgerichten und -salaten. |
| **Spargel** | Junge Sprossen eines unterirdischen Wurzelstocks, gestochen aus gehäufelten Dämmen (Bleichspargel) oder auf flachen Beeten (Grünspargel); 15–30 cm lange dünne Stangen. Frischemerkmal: keine holzigen Enden, bei Aneinanderreiben der Stangen Geräusch wie knisterndes Papier, zerbrechlich. Gegart als Hauptgericht, Beilage, Salat, Suppeneinlage; Grün- und Wildspargel auch gegrillt oder gebraten.<br>▸ **Bleichspargel** (weiß oder violett): mild;<br>▸ **Grünspargel:** grün, z.T. mit violetten Spitzen, kräftigerer Geschmack, muss nur im unteren Teil geschält werden;<br>▸ **Wildspargel** (Triguero-Spargel): grün, hell- bis dunkelviolette Spitzen. Dünne Stangen von 6–10 mm Ø. Einfuhr aus den Mittelmeerländern. Kräftig-herb, leicht bitter. Schälen überflüssig. |
| **Keimlinge und Sprossen** | Durch Einweichen und Keimenlassen von Samen gewonnen. Verwendung zu Salaten, als Suppen- und Soßeneinlagen, für Eintopf und Füllungen:<br>▸ **Getreidesprossen** (Weizen, Roggen, Gerste, Hafer, Reis, Hirse): mild, süßlich;<br>▸ **Sprossen von Hülsenfrüchten** (Linsen, Erbsen, Kichererbsen, Mungo-, Sojabohnen): süßer, nussartiger Geschmack;<br>▸ **Sprossen** von **„Pseudogetreide“** (Amaranth, Buchweizen, Quinoa): würziger Geschmack;<br>▸ **Sprossen** von sonstigen **kleinen Samen** (Senf, Rettich, Sesam, Bockshornklee, Kresse): herzhaft-würziger Geschmack. |

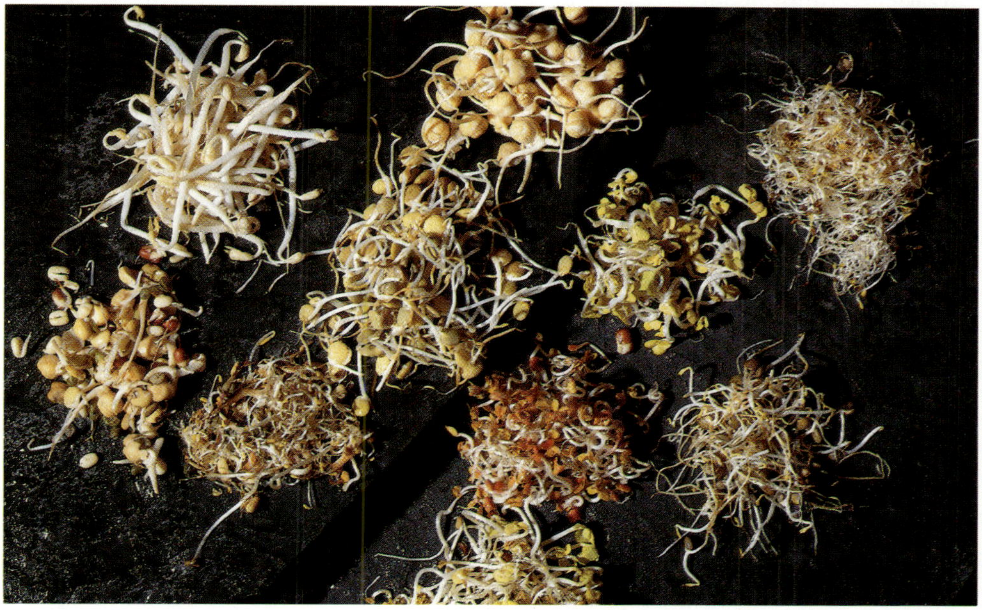

Keimlinge und Sprossen

## Zwiebelgemüse

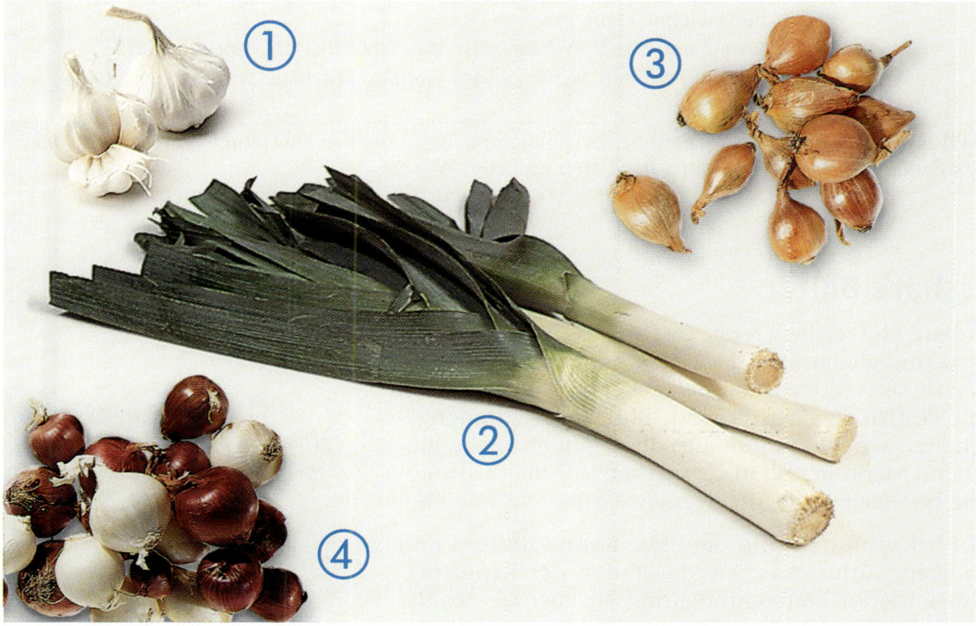


Zwiebelgemüse: ① Knoblauch, ② Porree, ③ Schalotten, ④ Zwiebeln

Zum Zwiebelgemüse gehören verschiedene Arten der Lauchgewächse. Gemeinsam ist ihnen ein mehr oder weniger ausgeprägter scharfer Geruch und Geschmack. Hierfür sind Senföle verantwortlich, die auch die Augenreizung beim Zwiebelschälen verursachen. Verzehrt werden die als Laub bezeichneten frischen, röhrenförmigen oder flachen Blätter und/oder die als Zwiebeln bezeichneten teilweise unterirdisch wachsenden Speicherorgane.

| Zwiebelgemüse | |
|---|---|
| **Art** | **Merkmale und Besonderheiten** |
| **Knoblauch** | Weiße oder rosafarbene glatte Zwiebeln mit mehreren Zehen, Zwischenhäute rosa. Qualitätsmerkmal: prall gefüllte Zehen unter trockener Außenhaut. Intensiver, würzig-kräftiger Lauchgeruch. Gemüse oder →Würzmittel: ganz, geschnitten, gehackt, zerdrückt, gepresst; roh, gekocht, gedünstet oder gebraten. |
| **Porree** (Lauch) | Weißgrüne Stangen, aus Freilandanbau dicker und dunkler als aus dem Gewächshaus. Scharfer Geschmack, vor allem der grünen Blattteile. Roh zu Salaten, gegart in Suppen oder als Beilage. |
| **Schalotte** | Zarte rötliche oder ledrige silberne Schale; spindel- oder eiförmig, 5 bis 15 cm lang, aus zwei Teilzwiebeln bestehend. Würzig-pikanter, sehr feiner Geschmack. Vor allem als Würzzwiebel verwendet. |
| **[Schnittlauch]** | →Küchenkräuter. |
| **Speisezwiebel** | Größere milde Gemüsezwiebeln oder kleinere scharfe Gewürzzwiebeln. Roh im Salat oder als Beilage, Garnierung, gegart in Suppen, Soßen oder als Gemüse (gefüllt, überbacken, sauer eingelegt):<br>▸ **Frühlingszwiebel:** klein, weiß, mit grünem Lauch (Laub, Schlotten, „Babylauch"). Mild, mit Lauch als Gewürz oder Gemüse zubereitet.<br>▸ **Gemüsezwiebel:** groß, helle Schale. Mild, leicht süßlich;<br>▸ **Küchenzwiebel:** am meisten verwendet; kleine bis mittlere Größen, rund, mattgelbe Schale; knackig, scharfer Geschmack;<br>▸ **Perlzwiebel:** klein, rund, weiß; mild;<br>▸ **Rote Zwiebel:** rote Schale, rotweißes Fruchtfleisch; dezent scharf;<br>▸ **Weiße Zwiebel:** weiße Schale, weißes Fruchtfleisch; mittlere Größe und Schärfe. |
| **Wildknoblauch** (Bärlauch) | Knoblauchähnliches Lauchgewächs mit intensivem Geruch. Verwendung der frischen Blätter in Salaten und zum Würzen. |

## Essbare Blüten

Essbare Blüten dienen der geschmacklichen Verfeinerung und gleichzeitig der Dekoration von Gerichten. Wer sie verwenden will, muss sicher sein, dass sie nicht mit Pestiziden belastet sind. Blüten aus Blumengeschäften scheiden somit aus, doch gibt es solche Blüten auf Märkten und in Geschäften, die die Gastronomie beliefern, sowie im eigenen Garten.

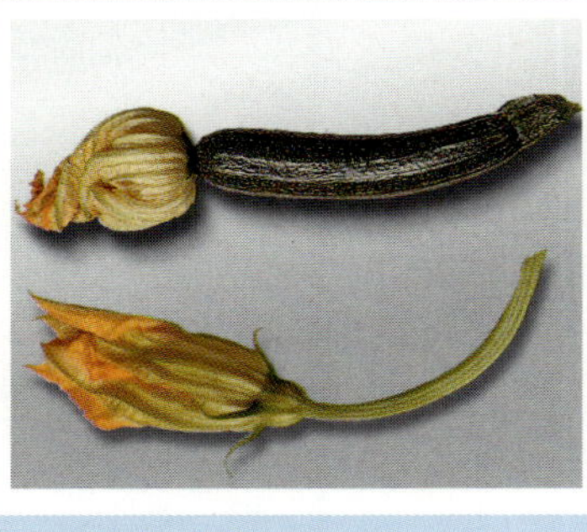
Zucchini mit Blüten

Am bekanntesten sind die Blüten von Zucchini und anderen Kürbissen sowie die Blüten der Kapuzinerkresse (deren Blätter und Knospen ebenfalls essbar sind). Weitere essbare Blüten stammen von *Apfel, Borretsch, Chrysantheme, Geranie, Holunder, Jasmin,*

*Lavendel, Ringelblume, Zitronenbäumchen.* Manche der essbaren Blüten werden roh verzehrt *(Kapuzinerkresse, Veilchen, Rosenblätter)*, andere frittiert oder in Teig ausgebacken *(Holunder, Zucchini)*, auch die Verarbeitung zu →Konfitüre kommt vor *(Rosenblätter)*.

## Exotische Gemüse

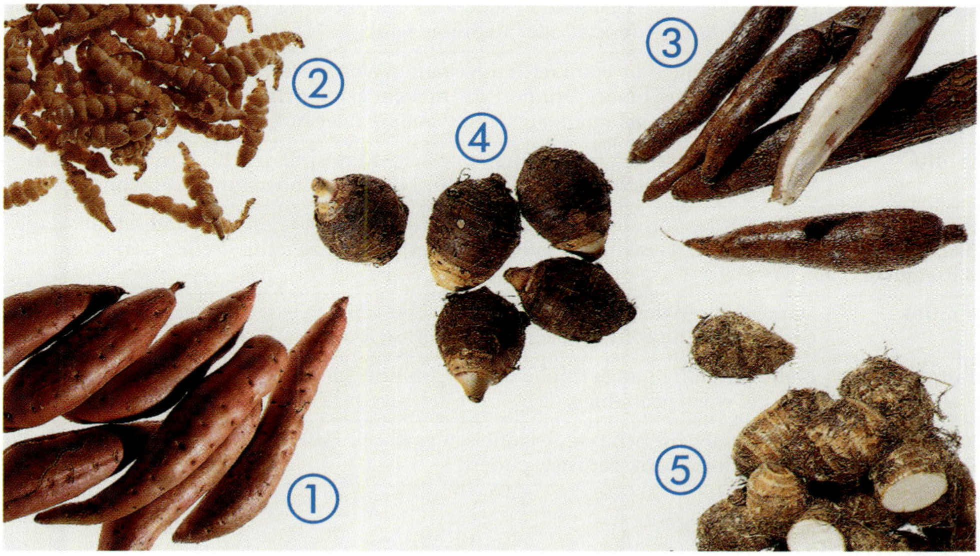


Exotische Gemüse I: ① Batate, ② Crosnes, ③ Maniok, ④ Taro, ⑤ Yam

Ähnlich wie beim Obst finden sich auch beim Gemüse Arten in den Regalen des Handels, die in den Tropen für die Ernährung bedeutend, in Europa aber bisher kaum bekannt sind. Sie ergänzen das Angebot, erweitern die Geschmackspalette und bieten durch ihr oft fremdartiges Aussehen Abwechslung. Eher zurückhaltend zu beurteilen sind sie sowohl unter den Gesichtspunkten der Ökologie (→Transportaufwand) als auch der Ernährung (Allergien).

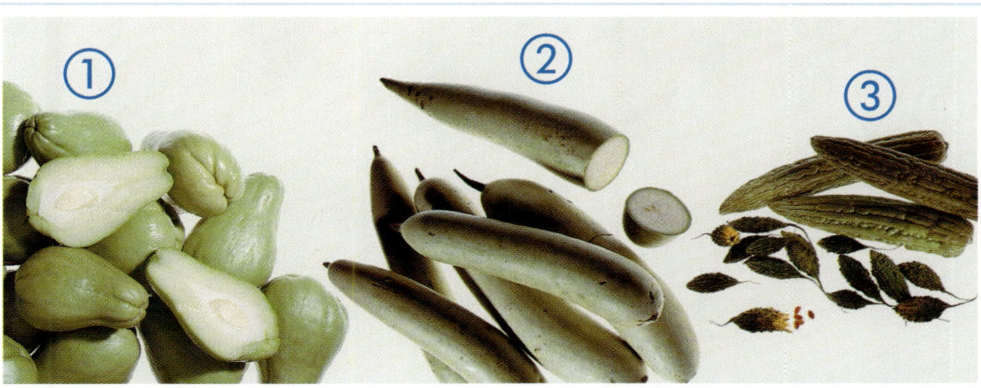


Exotische Gemüse II: ① Chayote, ② Dudhi, ③ Karella

| Exotische Gemüse | |
|---|---|
| **Art** | **Merkmale und Besonderheiten** |
| **Batate** | Spindel- oder walzenförmige stärkereiche (sub)tropische Wurzelknolle. Dünne hellgelbe bis rotbraune Rinde, hellgelbes bis orangefarbenes Fleisch. Mehlig, süßlich, etwas schleimig. Zubereitung wie Kartoffel (aber nicht verwandt). |
| **Chayote** | Hellgrüne Frucht eines mittel- und südamerikanischen Kürbisgewächses. Elfenbeinfarbenes bis dunkelgrünes Fruchtfleisch. Süßlich-neutral zwischen Gurke und Zucchini. Roh, gedünstet oder als Suppeneinlage. |
| **Crosnes** (Chinesische Artischocke) | Asiatisches, auch in Frankreich angebautes Wurzelgemüse, vorwiegend im Winter angeboten. Geschmack erinnert an Artischocken, Schwarzwurzeln und Blumenkohl. Blanchiert, gebraten, als Gemüsebeilage oder Auflauf. |
| **Dudhi** | Flaschenförmige, bis zu 1m lange tropische Kürbispflanze. Bis 5 mm dicke Schale. Weißes, festes Fruchtfleisch (erinnert an Zucchini). Zubereitung wie Schmorgurken. |
| **Karella** (Balsambirne, Bittergurke) | Gelbe, gurkenförmige, stachelwarzige Frucht. Rotes, faseriges, bitter schmeckendes Fruchtfleisch. Geschmort, sauer eingelegt; Beilage zu chinesischen Gerichten. |
| **Maniok** | Stärkereiche Wurzelknolle einer tropischen Staude. Ausgeprägter Eigengeschmack. Geschält wie Kartoffeln gekocht oder geröstet. |
| **Taro** | Braune, weißfleischige Knolle der Tropen und Subtropen. Gekocht, gebacken oder geröstet wie Kartoffeln. |
| **Yam** (Brotwurzel) | Braune, teilweise behaarte, weißfleischige Knolle. Mild, angenehm süß. Geschält wie Kartoffeln gekocht, geröstet, püriert. |

## Pilzgemüse

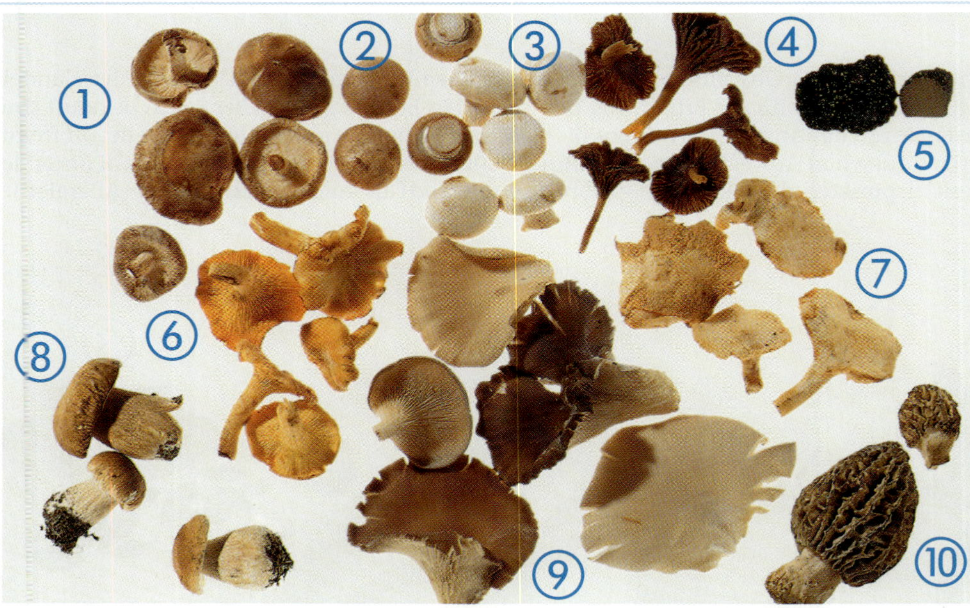


Pilze: ① Shiitake, ②/③ Champignon, rosé, weiß, ④ Chantarelle, ⑤ Trüffel, ⑥ Pfifferling, ⑦ Schafspilz, ⑧ Steinpilz, ⑨ Austernpilz, ⑩ Morchel

In Europa gibt es über 1000 Arten essbarer **Pilze.** Unterschieden werden hierbei **Zuchtpilze,** die in Kulturen ganzjährig angebaut werden, und **Wildpilze,** die gesammelt und wegen des ausgeprägteren Geschmacks geschätzt werden. Wildpilze sind teurer als Zuchtpilze und nur je nach Saison verfügbar. Überdies sind sie stärker als Kulturpilze mit →Schadstoffen belastet; deshalb wird empfohlen, Wildpilze nicht zu häufig zu verzehren.

Pilze sind wegen ihres Geschmacks, ihrer vielseitigen Verwendungsmöglichkeiten *(roh; gedünstet, gegrillt oder frittiert als Gemüsebeilage; Zusatz zu Suppen, Salaten, Soßen)* sowie ihres geringen →Brennwertes beliebt. Bei der Zubereitung frischer Pilze sollten nur unbeschädigte Exemplare verwendet werden, die weder trocken noch fleckig oder schmierig sind. Pilze sind druckempfindlich und leicht verderblich. Nach dem Einkauf sollte man sie bald aus der Plastikverpackung nehmen und möglichst sofort verwenden. Bei längerer Lagerung zersetzt sich das in ihnen enthaltene Eiweiß und ruft so genannte „unechte Pilzvergiftungen" hervor.

| Pilzgemüse | |
|---|---|
| **Art** | **Merkmale und Besonderheiten** |
| **Zuchtpilze** | |
| **Austernpilz** („Kalbfleischpilz") | Sammelbegriff für mehrere verwandte Arten. Hutfarbe in Abhängigkeit von Art und Kultivierungsbedingungen von weiß, grau, gelb bis braun; Hutgröße: 4 bis 20 cm Durchmesser. Festes Fleisch; roh etwas strenger, gegart mild-aromatischer Geschmack. Kann wie Fleisch zubereitet werden. |
| **Champignon** (Egerling) | Am meisten konsumierter Pilz. Hutfarbe je nach Sorte weiß, rosé, hellbraun oder dunkelbraun; Hutgröße 2 bis 8 cm; bei längerer Lagerung Verfärbung der Lamellen von hellrosa zu dunkelbraun/dunkelviolett. Festes weißes, dichtes Fleisch; angenehmer Geruch; roh nussartig, milder Geschmack, braune Sorten kräftiger. |
| **Shiitake** | Hellbrauner oder dunkelbrauner Hut; Hutgröße: 3 bis 12 cm Durchmesser; weiße Lamellen. Äußerst aromatischer Pilz (Würzpilz). |
| **Wildpilze** | |
| **Chantarelle** | Verwandter des Pfifferlings. Brauner, lappiger, nach oben stehender Hut, dünner Stiel. Leicht erdiger Geruch; aromatischer, pfeffriger Geschmack. |
| **Morchel** | Kegelförmiger, brauner Hut von schwammähnlicher Struktur; kurzer, dicker Stiel. Zartes Fleisch; unverwechselbarer aromatisch-würziger, intensiver Pilzgeschmack (Würzpilz). |
| **Pfifferling** (Eierschwamm) | Gelber, trichterförmiger Hut; bis zu 14 cm Durchmesser; fester Stiel. Duftet leicht nach Pfirsich; sehr schmackhaft, Geschmack dezent, leicht pfeffrig. |
| **Schafspilz** | Gelber, flacher Hut mit stumpfer Oberfläche. Weißgelbes poriges Fleisch; an Haferflocken erinnernder Geschmack. |
| **Steinpilz** | Hellbrauner, bei älteren Pilzen dunkelbrauner, nach unten gerichteter Hut; weißer, dicker Stiel. Weißes, festes Fleisch; feiner, leicht nussartiger Geschmack. |
| **Trüffel** | Weißgraue bis braune oder schwarze Knolle, taubenei- bis faustgroß, von vielen Adern durchzogen. Im Wurzelbereich von Laubbäumen unterirdisch wachsend und von geschulten Hunden oder Schweinen aufgespürt. Sommertrüffeln vereinzelt in Deutschland; begehrter sind Wintertrüffeln aus Süd- und Südwestfrankreich und Italien; Kulturen in Spanien und Australien (Tasmanien). Sehr gefragt und extrem teuer. Intensivster Pilzgeschmack (Würzpilz). Fein geschnitten Zutat zu Omeletts, Nudel- und Fleischgerichten, Soßen, Pasteten, Leberwurst. |

# Verarbeitetes Gemüse

## Gemüsekonserven

Im Vergleich zu frischem Gemüse spart man bei der Verwendung von Gemüsekonserven nicht nur Geld, sondern auch Arbeit und Zeit. Im engeren Sinne wird unter Konservengemüse solches in Dosen oder Gläsern verstanden, welches durch Hitze (Sterilisieren, Pasteurisieren) haltbar gemacht wurde. Für die industrielle Hitzekonservierung von Gemüse in luftdicht verschlossenen sterilisierbaren Dosen oder Gläsern gelten sinngemäß die für →Obst gemachten Angaben. Wird weichgekochtes Gemüse bevorzugt, muss die Wahl von Gemüse aus der Konserve kein Nachteil sein.

| Gemüsekonserven (hitzekonserviert) | |
|---|---|
| **Warengruppe** | **Art, Angebotsformen und Besonderheiten** |
| **Blattgemüse** | Weinblätter (in Salzlake konserviert). |
| **Fruchtgemüse** | Bohnen: Stangen- und Buschbohnen, grün und gelb: Brechbohnen, Schnittbohnen, junge Bohnen, Delikatessbohnen, Prinzessbohnen. |
| | Erbsen (Mark- und Palerbsen): Gemüseerbsen (groß), mittelfeine, feine, sehr feine, extra feine Sortierung. |
| | Mais: Körner (meist in Aufguss), ganze Kolben (meist vakuumverpackt). |
| | Tomaten: geschält und ungeschält, ganz, in Stücken oder passiert; Tomatenmark. |
| **Wurzelgemüse** | Möhren/Karotten: geschnitten, gewürfelt; junge, ganze Karotten: mittelgroß, klein, extra klein. |
| | Schwarzwurzeln: geschält, geschnitten. Säurezusatz zur Verhinderung des Braunwerdens. |
| **Kohlgemüse** | Grün-, Wirsingkohl: zerkleinert, in Salzlake. |
| | Rotkohl: geraspelt, häufig schon zubereitet (Apfelrotkohl). |
| **Pilzgemüse** | Champignons: ganze Köpfe oder geschnitten. |
| | Steinpilze, Pfifferlinge, kleine Austernpilze: ganz. |
| | Mischpilze (Waldpilze): ganz. |
| **Stängel-, Sprossengemüse** | Artischocken, Bambussprossen, Fenchel, Palmito (Palmenherzen): Böden bzw. Stücke in Aufguss. |
| | Spargel: Brech-, Stangenspargel mit Köpfen/ohne Köpfe; Spargelköpfe. |
| **Gemüsemischungen** | Leipziger Allerlei: Karotten, Erbsen, Spargel u. a.<br>Mexikanische Mischung: Mais, Erbsen, Paprika. |

Außer durch Sterilisieren und Pasteurisieren lässt sich Gemüse noch durch weitere Verfahren haltbar(er) machen, wobei das verarbeitete Produkt einen höheren →Convenience-Grad annehmen kann. Solche Verfahren sind

- →Tiefgefrieren,
- Entsaften (und evtl. Konzentrieren) zur Herstellung von →Gemüsesaft,
- Trocknen.

# Trockengemüse

Trockengemüse ist Gemüse, das entweder unter indirekter Hitzeeinwirkung auf 4 bis 18% Restfeuchte getrocknet oder durch das schonendere, aber teurere Verfahren der Gefriertrocknung haltbar gemacht wurde. Gefriergetrocknetes Gemüse darf höchstens 4% Restfeuchte haben. Es behält Form, Farbe und Inhaltsstoffe weitgehend, muss aber feuchtigkeitsdicht verpackt und aufbewahrt werden. Zum Gefriertrocknen gut geeignet sind z.B. Möhren, Blumenkohl, Erbsen und Petersilie. Verglichen mit dem industriellen Einsatz in Instantsuppen, Fertiggerichten und anderen →Convenience-Produkten ist die Verwendung von Trockengemüsen im Haushalt kaum üblich und in der Praxis auf wenige Gemüse, vor allem Pilze, beschränkt.

Eine Ausnahme von dieser Regel stellen die **Hülsenfrüchte** dar.

Hülsenfrüchte sind die nach Zubereitung essbaren reifen, trockenen Samen bestimmter Pflanzen (Schmetterlingsblütler). Ihre Bedeutung nimmt insbesondere in der vegetarischen Küche zu. Die wichtigsten Hülsenfrüchte sind Bohnen, Erbsen und Linsen. Die unreifen, ungetrockneten Samen dieser Pflanzen – mit oder ohne Hülse – zählen zum →Fruchtgemüse.

Hülsenfrüchte enthalten viel Eiweiß von hoher →biologischer Wertigkeit, Kohlenhydrate in Form von Stärke und Ballaststoffen sowie lebensnotwendige Mineralstoffe und Vitamine. Außer bei der Sojabohne ist der Fettgehalt gering. Hülsenfrüchte sind schwer verdaulich und können Blähungen verursachen.

Für die Verwendung als Hülsenfrüchte werden Sorten bevorzugt, die beim Kochen zerfallen und somit zu Püree oder Eintöpfen verarbeitet werden können. Palerbsen werden meist geschält, um sie leichter verdaulich zu machen, und wegen der Ansehnlichkeit und Haltbarkeit geschliffen und poliert.

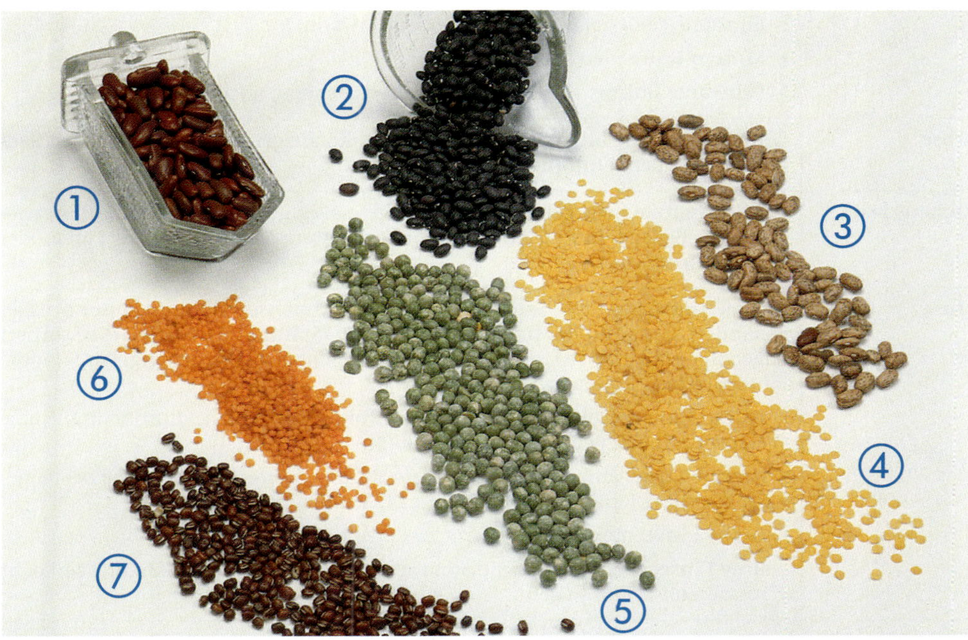


Hülsenfrüchte: ① Rote Kidney-Bohnen, ② Schwarze Bohnen, ③ Borlotti-Bohnen, ④ Gelbe Linsen, ⑤ Grüne Erbsen, ⑥ Rote Linsen, ⑦ Adzukibohnen

Die geringe heimische Ernte wird vollständig als Frischware verwendet. Daher werden Hülsenfrüchte aus Südeuropa, Nordafrika, den USA und Südamerika eingeführt. Beim Einkauf sollte man darauf achten, dass die Samen sauber, glatt, glänzend und von gleicher Größe sind, keine Löcher oder dunkle Stellen aufweisen und frisch und würzig riechen. In trockenen, luftigen und dunklen Räumen sind ungeschälte Hülsenfrüchte bis zu einem Jahr lagerfähig, Schälerbsen 6 Monate. Bei zu langer Lagerung werden die Samen beim Kochen nicht mehr weich.

Eingeweichte und für einige Tage der Keimung überlassene Hülsenfrüchte werden als →Sprossengemüse verwendet.

| Hülsenfrüchte | |
|---|---|
| **Art** | **Merkmale und Besonderheiten** |
| **Bohne** | Verschiedenfarbige Sorten. Gekocht (die meisten Sorten weichkochend) als Beilage, in Eintöpfen, Salaten; angekeimt (in Salaten):<br>▸ **Adzukibohne:** klein, rot; festkochend. Süßlich;<br>▸ **Augenbohne:** klein, weiß, mit braunem oder schwarzem Fleck. Zu stark gewürztem Fleisch;<br>▸ **Borlotti-Bohne:** mittelgroß, rötlich;<br>▸ **Canellini-Bohne:** dick, weiß;<br>▸ **Dicke Bohne:** dick, graubraun oder graugrün; mehlig;<br>▸ **Flageolet-Bohne:** klein, grünlich, zart; kurze Garzeit. Vor allem als Beilage verwendet;<br>▸ **Kidney-Bohne:** mittelgroß, rot; mehlig. Leicht süßlich, deshalb vor allem für Eintöpfe *(Chili con carne, Baked Beans)* verwendet;<br>▸ **Mungo-Bohne:** erbsengroß, grün; mehlig;<br>▸ **Schwarze Bohne:** schmal, glänzend; festkochend; leicht süßlich. |
| **Erbse** | Grüne und gelbe Sorten. In Geschmack und Kocheigenschaft kaum unterschiedlich. Für Suppen, Eintöpfe und Pürees. |
| **Kichererbse** | Haselnussgroße beigegelbe Samen, unregelmäßig geformt. Typischer Erbsengeschmack. Beilage, Bestandteil von Rohkostsalaten; Verarbeitung zu Püree oder Suppe, Brotaufstrich, Snacks. |
| **Linse** | Flache, runde, gewölbte Samen (3 – 7 mm Durchmesser). In Europa nur trocken gehandelt, geschält oder ungeschält, z. T. halb (Splitlinsen). Nach Größe sortiert angeboten, qualitative Unterschiede jedoch nicht größenabhängig. Für Suppen, Eintopf, Püree, Brotaufstrich:<br>▸ **Le-Puy-Linse:** klein (3 mm), graugrün bis grünbläulich, dünnhäutig. Kurze Garzeit ohne Einweichen; beste Qualität;<br>▸ **Braune Linse:** am meisten verbreitete Sorte (6 – 7 mm: **Tellerlinse**); bei längerer Lagerung färben sich auch grüne Linsen braun;<br>▸ **Gelbe Linse:** meist geschält. Gut zu Püree zu verarbeiten;<br>▸ **Rote Linse:** auch wegen der dekorativen Wirkung verwendet. Zu Brei zerkocht werden diese Linsen gelb. |
| **Sojabohne** | In Europa nur helle große Samen gehandelt. Gekeimt als Bestandteil von Gemüsebeilagen und Rohkostsalaten. Große Vielzahl an Sojaerzeugnissen (→Diätetische Lebensmittel, →Makrobiotik, →Imitate). |

## Sauerkonserven

Durch Säuern mit Essig oder durch Milchsäuregärung wird Gemüse ohne zusätzliche Konservierungsstoffe haltbar gemacht und erhält eine (süß-)saure Geschmacksnote.

### In Essig eingelegtes Gemüse

Die Zusammensetzung des Aufgusses entscheidet über die Geschmacksrichtung der Konserve: süß-sauer, mild-sauer oder feurig. Von den etwa 45 Sorten an feinsaurem Gemüse ist die **Einlegegurke** (als Gewürz-, Salz-, Zucker-, Dillgurke) die bekannteste und auch variantenreichste. **Cornichons** sind besonders kleine, zarte Gewürzgurken, **Paradies-** und **Senfgurken** sind geschält und eingelegt. Insgesamt gibt es derzeit 120 Variationen der feinsauren Gurke *(Scheiben, Viertel, ganze Gurken, Sticks, Happen, Schnitten, Taler)*. Auch Tomatenpaprika, Silberzwiebeln, Perlzwiebeln, Rote Bete, Maiskölbchen, Kürbis, Karotten, Sellerie, Peperoni, Blumenkohl, Champignons und Bohnen sind sauer eingelegt erhältlich. **Mixed Pickles** sind eine gesäuerte Mischung aus verschiedenen Gemüsen *(Cornichons, Blumenkohl, Zwiebeln, Maiskölbchen und Paprika)*, **Antipasti** zunächst gesäuerte, dann in Öl eingelegte Gemüsehappen *(gegrillte Paprika- und Auberginenscheiben, Artischockenböden, Frühlingszwiebeln)* nach italienischen Rezepturen. Sauergemüse wird als Snack zwischendurch gegessen oder aber in Salaten und Suppen, als Gemüsebeilage, als Pizzabelag oder zur Dekoration verwendet.

### Milchsaures Gemüse

**Sauerkraut** ist geraspelter Weißkohl, der mit Salz versetzt und anschließend vergoren wurde. Milchsäurebakterien vergären dabei im Kohl enthaltenen Zucker zu Milchsäure, wodurch der →pH-Wert sinkt und unerwünschte Mikroorganismen abgetötet oder in ihrem Wachstum gehemmt werden. Der Vitamin-C-Gehalt steigt. Der Gärprozess wird durch kurzzeitiges Erhitzen auf 80 °C beendet und das Kraut in Dosen oder Gläser (bis 4 Jahre haltbar) oder Folienbeutel (18 Monate haltbar) abgefüllt. Mitunter ist Sauerkraut auch frisch erhältlich; in dieser Form ist es am wertvollsten. Traditionell wurde Sauerkraut als Gemüsebeilage in der „schweren" Küche zu Eisbein, Mettwurst oder Kassler gereicht. Heute wird es immer häufiger auch in Feinschmeckerlokalen als delikat gewürztes Champagnerkraut zu Fasan oder Fisch aufgetischt. Sauerkraut lässt sich auch als Füllung oder als Zutat in Suppen und Aufläufen verwenden oder kann zu Sauerkrautpuffern oder Krautküchlein weiterverarbeitet werden. Sauerkraut wird küchenfertig oder tafelfertig, d.h. mit Gewürzen *(Wacholderbeeren, Kümmel, Wein, Ananas)*, angeboten.

## Was Verbraucher noch wissen wollen

**Ist Gemüse aus dem eigenen Anbau gesünder als das aus dem Handel?**

Grundsätzlich ist es von Vorteil, wenn man als Verbraucher selbst bestimmen kann, ob man Schädlingsbekämpfungs- und Düngemittel zur Unterstützung des Pflanzenwachstums anwendet bzw. welche Arten und Mengen man davon einsetzt. Bei Gemüse aus dem Handel muss man sich auf die Einhaltung der →Sorgfaltspflicht durch den Produzenten und die stichprobenartige Überprüfung der zulässigen →Rückstandshöchstmengen durch die amtliche →Lebensmittelüberwachung verlassen. Auch in puncto Frische und Vitamingehalt ist der eigene Gemüseanbau von Vorteil, wenn das Gemüse nach der Ernte sofort verarbeitet wird, denn durch Lagerung verliert es rasch an Wert. Daher ist es wegen der kürzeren Transportwege ökologisch sinnvoll und aus Gründen gesunder Ernährung empfehlenswert, Gemüsen der Saison aus dem eigenen Garten oder aus regionalem Anbau den Vorzug zu geben (→Lebensmittel aus der Region, →Bio-Lebensmittel).

In jedem Fall ist der Standort für die Frage ausschlaggebend, ob Gemüse aus dem eigenen Garten als gesünder bezeichnet werden kann. Wenn die Luftverschmutzung etwa durch eine stark befahrene Straße oder einen nahe gelegenen Industriebetrieb sehr hoch ist, so ist auch das Gemüse – im eigenen Garten wie in der Landwirtschaft – stark belastet.

Bei der Zubereitung müssen äußere Blätter entfernt und das Gemüse gründlich gewaschen werden. Allerdings nehmen die Pflanzen die Schadstoffe nicht nur an ihrer Oberfläche aus der Luft auf, sondern auch über ihre Wurzeln aus der Erde. Auch im eigenen Garten nimmt Gemüse →Schwermetalle oder →Nitrat aus dem Boden auf, allerdings lässt sich der Nitratgehalt – wie in der Landwirtschaft – über die Düngung steuern.

### Warum kommt Pflücksalat so selten in den Handel?

Pflücksalat ist ein besonders empfindlicher Salat. Bereits wenige Stunden nach dem Pflücken fangen die Blätter an zu welken und sind daher als Handelsware wenig geeignet. Gelegentlich wird Pflücksalat mit Wurzel im Topf angeboten, aus dem er jeweils frisch entnommen werden kann.

### Kann man Wildkräuter essen?

Es gibt eine Vielzahl essbaren Wildgemüses, das aus der freien Natur stammt und als Salat oder wie Spinat zubereitet werden kann. Auch hier ist wieder der Standort entscheidend: Am besten sind von Menschen und Tieren unbeeinflusste Stellen, die hygienisch einwandfrei sind. Der Nährwert von Wildgemüse liegt meist über dem von Kulturgemüse: Es enthält weniger Wasser, mehr Aromastoffe, Vitamine und Mineralstoffe.

**Wiesenschaumkraut** ist im Frühjahr auf feuchten Wiesen zu Tausenden zu finden. Bei Entnahme der Grundrosetten bis kurz vor dem Blühen lassen sich alle Teile für Rohkostsalat verwenden. Auch die **Weiße Taubnessel** zählt zu den essbaren Wildgewächsen. Die **Brennnessel** wächst an Gebüschen, Wegrändern, Zäunen, Hecken und Ufern und kann – wenn sie früh genug geerntet wird, also noch nicht „brennt" – verzehrt werden. Junge Blätter oder das ganze Kraut vor der Blüte eignen sich als Mischgemüse mit anderen Kräutern; auch ist die Zubereitung wie Spinat möglich.

Beim Sammeln muss beachtet werden, dass nur solche Mengen gepflückt werden, die es der Natur ermöglichen, für den Weiterbestand der Art zu sorgen. Das Sammelgut wird in luftige Körbe gelegt und möglichst sofort ausgelesen und verarbeitet.

### Ist der Verzehr von Blüten grundsätzlich unbedenklich?

Keineswegs, denn nicht alle Blüten sind ungiftig. Nicht auf den Teller gehören u. a. die Blüten von Christrose, Christstern, Datura (Engelstrompete), Goldregen, Hahnenfuß (Butterblume), Maiglöckchen und Oleander.

### Warum soll man gegarten Spinat und Pilzgerichte nicht wieder aufwärmen?

Problematisch ist nicht das Aufwärmen selbst, sondern die zwischenzeitliche Lagerung. Insbesondere bei zu warmer Lagerung (Zimmertemperatur) können sich Bakterien im Spinat bzw. im Pilzgericht vermehren. Diese wandeln im Spinat enthaltenes Nitrat in gefährliches →Nitrit um, das sich beim Erhitzen oder im Verdauungstrakt mit anderen Stoffen zu Krebs erzeugenden Nitrosaminen verbinden kann. Gegarter Spinat ist daher – wenn überhaupt – rasch herunterzukühlen und nur kurzfristig im Kühlschrank zwischenzulagern bzw. tiefzugefrieren. Ähnliches gilt für Pilzgerichte. In diesen zersetzen Bakterien das Eiweiß. Dabei entstehen Abbauprodukte, die beim Menschen zu schwerwiegenden Unverträglichkeitserscheinungen („unechte Pilzvergiftung") führen können.

### Was ist Suppengrün?

Ein Verbundangebot kleiner Mengen von Möhren, Lauch, Sellerie und evtl. Kohlrabi zur Würzung einer Suppe, Brühe oder Soße.

### Rohkost: nicht nur gesund!

Über die zahlreichen Vorteile von frischem Salat und Gemüse gibt es bereits mehr als genug zu lesen. Doch rohe Pflanzenkost hat auch ihre Schattenseiten, insbesondere rohes Getreide und Gemüse: Die Palette der Symptome, die ein übermäßiger (!) Verzehr roher Pflanzenkost verursachen kann, reicht von Blähungen bis hin zu Darmschäden, vom Ausbleiben der Monatsregel bis zu Zahnerosionen, Gelenkschäden und rheumatischen Beschwerden. Auch antibiotikaresistente Bakterien gelangen in erster Linie mit roher Pflanzenkost in unseren Körper.

„Lasst unsere Nahrung so natürlich wie möglich“, die Maxime der Vollwertkost, klingt plausibel. Rohes verspricht noch alle wertgebenden Inhaltsstoffe der Nahrung – auch die bislang unentdeckten – zu enthalten. Kein Vitamin wird zerkocht, kein Mineralstoff ausgelaugt, kein sekundärer Pflanzenstoff verändert. Was bei der Euphorie für`s Natürliche und Rohe allzu leicht vergessen wird, ist Folgendes: Pflanzen sind äußerst wehrhafte Kreaturen, die nicht nur vollwertige Vitamine und Mineralstoffe enthalten, sondern auch eine ganze Batterie an weniger erfreulichen Abwehrstoffen. Und die können ganz schön schwer „im Magen liegen“, denn mit ihnen bekämpfen die Pflanzen naschhafte Mäuler – egal, ob Milben, Mäuse oder Menschen.

Alle Pflanzen haben im Laufe der Evolution zahllose Abwehrstrategien gegen hungrige Mitbewohner entwickelt. Ihre Strategie heißt: Mache dich unbekömmlich! Bereite deinen Feinden Bauchschmerzen! Dann lassen sie alsbald von dir ab. Jeder Pflanzenteil verfügt über ein Arsenal von Schutzstoffen. Im Getreidekorn wäre beispielsweise das Phytin zu nennen, mit dem die Verwertung von Mineralstoffen, Spurenelementen und von Vitamin $B_1$ im menschlichen Körper gebremst wird. Daneben hindern Enzyminhibitoren unsere Verdauungssäfte an der Arbeit. Folglich können wir die vielen wertvollen Substanzen aus dem rohen Korn gar nicht alle verwerten.

Die nur teilweise verdaute Nahrung gelangt in die unteren Darmabschnitte, wo sich Myriaden von Bakterien über sie hermachen und Zucker daraus herstellen. So entpuppt sich auch das ach so gesunde Weizenvollkornmüsli als idealer Nährboden, z. B. für Candida-Pilze. Durch die bakterielle Zersetzung der schwer bekömmlichen Rohkost entstehen im Darm auch giftige Gärungs- und Fäulnisprodukte, Fuselöle und Fuselalkohole, stinkende Verbindungen wie Skatol und natürlich Ammoniak. Ist die Reparaturfähigkeit der Schleimhaut eines Tages erschöpft, kommt es zur Schädigung der Darmwand, und auch das Immunsystem kann Schaden nehmen.

Wie weltfremd mutet da die Forderung der Rohkostlobby an: „Willst du gesund sein, vergiss den Kochtopf!“ Menschen, die sich daran halten, laufen nicht nur Gefahr, zu wenig Nährstoffe wie Eiweiß, Vitamin $B_{12}$, Calcium und Eisen abzubekommen. Eine von Prof. Claus Leitzmann durchgeführte Rohkost-Studie zeigt auch, dass die Kalorienzufuhr bei dieser Ernährungsform nicht ausreicht: 30 Prozent der in Gießen untersuchten Rohköstler waren zu mager. Außerdem hatte rund ein Drittel der Frauen keine Regelblutung mehr, ein klares Zeichen von Mangelernährung. Man stelle sich nur einmal vor, das gleiche Resultat wäre bei einer Studie mit Besuchern von Hamburger-Restaurants herausgekommen….

Es geht nicht darum, rohes Gemüse oder Salate prinzipiell vom Speiseplan zu verbannen. Jedoch: Übertreibungen, vor allem, wenn sie den Appetit und den gesunden Menschenverstand ignorieren, können der Gesundheit schaden. Von rohem Getreide (geschrotetem Weizenmüsli) ist daher abzuraten. Es reicht eben nicht, möglichst vieles roh zu essen, nur weil darin schon alles enthalten sein soll, was der Körper braucht. Das Kochen und Backen, die Lebensmittelverarbeitung haben einen biologischen Sinn. So gelang es dem Menschen, giftige und unbekömmliche Stoffe aus seiner Nahrung zu eliminieren, sie abzubauen und unschädlich zu machen. Wem die anfängliche Lust auf allzu üppige Rohkostplatten oder auf Frischkornbrei alsbald vergeht, der sollte auf seinen Körper hören. Weniger ist manchmal mehr.

Quelle: Gonder, Ulrike, gekürzt und verändert aus: natur & kosmos 9/1999, S. 16–20

### Warum wird man an der Obst- und Gemüsetheke nicht mehr persönlich bedient?

Obst- und Gemüseabteilungen sind meist in kundenaktiver Selbstbedienung organisiert, d.h., die Kunden suchen sich ihre Ware aus, wiegen sie und bezahlen an der Kasse. Die Inventurdifferenzen sind jedoch hoch, denn Schäden durch das Befingern und Drücken der Ware oder durch betrügerisches Verwiegen sind schwer zu verhindern.

Obst und Gemüse werden nicht etwa in Selbstbedienung angeboten, weil sich dadurch Personal sparen ließe. Im Gegenteil: Da die Kunden Zugang zur Ware haben, wird in vielen Fällen (und nicht nur bei empfindlicheren Sorten) personalintensive Warenpflege durch Arbeitskräfte nötig, die sich um das regelmäßige Ordnen der dargebotenen Ware, um das Auffüllen und Reinigen der Warenträger, eventuell auch um Beratung, vor allem bei exotischen Sorten, kümmern.

Wenn sich Selbstbedienung für den Händler dennoch lohnt, dann vor allem deshalb,

- weil die Kunden sich durch das attraktive offene Warenangebot anregen lassen, anders („5 Äpfel“ und nicht „ein Pfund Äpfel“) einzukaufen und
- weil sie überdies dazu neigen, das Gewicht von Obst oder Gemüse grob zu unterschätzen.

Beides führt nachweislich zu deutlich höheren Umsätzen als bei Bedienung.

Dass manche Kunden Obst und Gemüse gern in kundenaktiver Selbstbedienung einkaufen, mag auch daran liegen, dass die üblichen Formen der Selbstbedienung den Kunden zum „Entnehmer“ bereits verpackter Waren degradieren. Bei freiem Zugang zur Ware dagegen kann der Kunde noch Kompetenz zeigen (daher auch das oft sehr intensive Befingern der Ware): Er war es doch, der den frischesten Salatkopf ausgewählt, die einzige reife Melone gefunden und den zerdrückten Pfirsich liegen gelassen hat. So bietet die Selbstbedienungsabteilung „Obst und Gemüse“ einen Raum selbst bestimmten Handelns in einer sonst weitgehend vorbestimmten und konfektionierten Warenwelt.

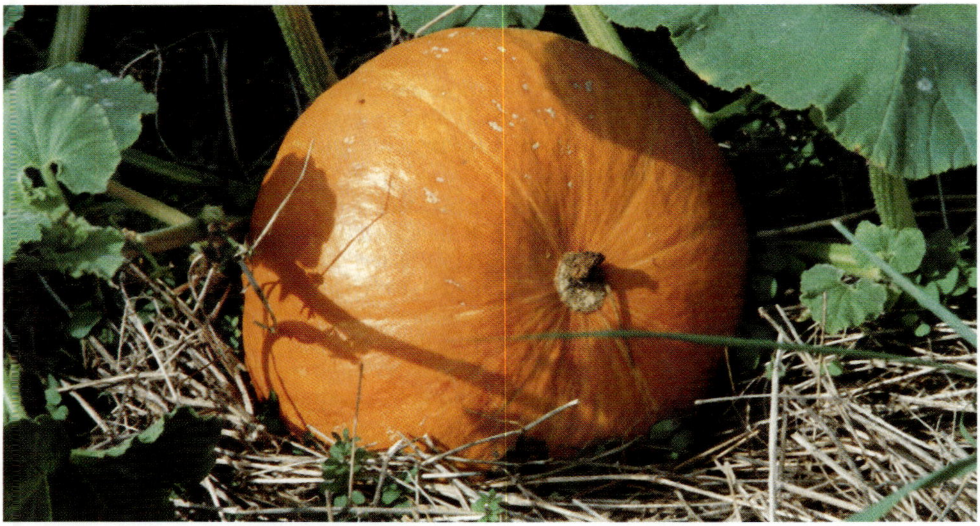

Kürbis (Citrouille)

### Wenn Sie weiterlesen wollen

Kapitel „Gemüse“, „Speisepilze“ und „Hülsenfrüchte“ in: Willan, Anne: Die große Schule des Kochens. München 1996, S. 258–294, 298–313, 322–327

# 9 Kartoffeln

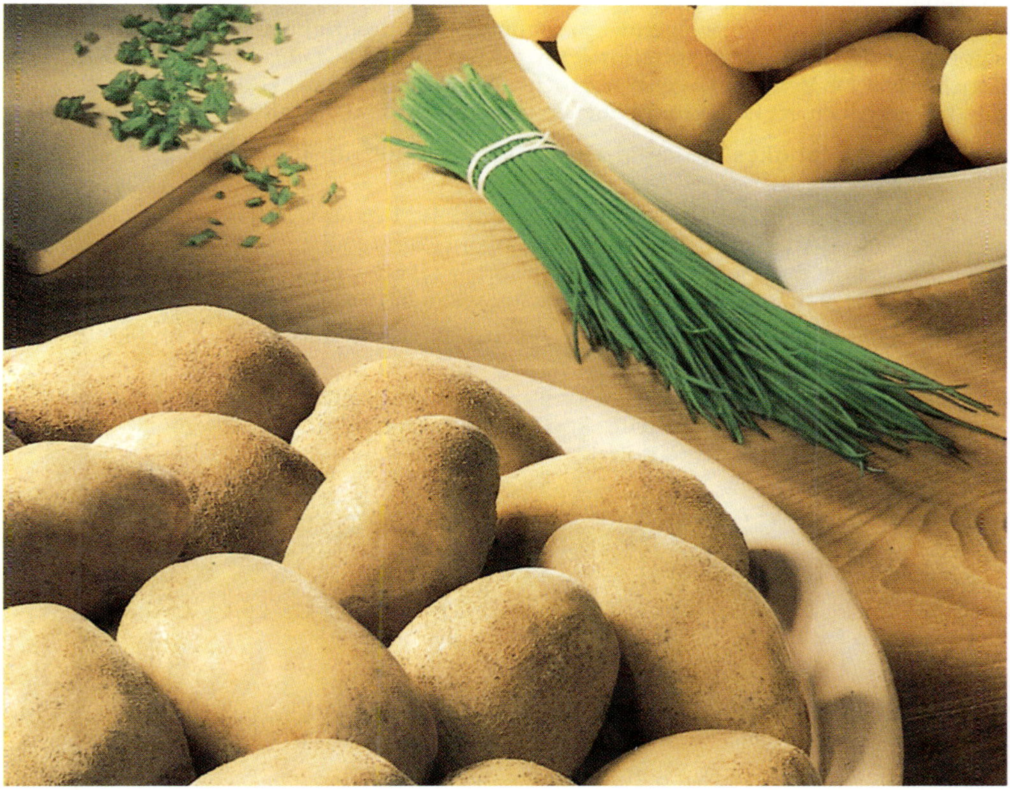

Weltweit ist die Kartoffel nach Mais, Weizen und Reis das wichtigste Nahrungsmittel, und schon die Kosenamen einiger europäischer Nachbarn für die Deutschen („Kartoffelesser") weisen darauf hin, welchen Stellenwert die Knolle im hiesigen Speiseplan einnimmt. Der Erfolg der Kartoffel als Nahrungsmittel hat verschiedene Gründe:

- Das Nachtschattengewächs gedeiht auch unter erschwerten Klima- und Bodenbedingungen.
- Aufgrund des Gehaltes an Stärke und Ballaststoffen tritt eine schnelle Sättigung ein.
- In ihrer Zusammensetzung ähnelt die Kartoffel dem Gemüse, sie enthält mit 75% jedoch etwas weniger Wasser.
- Sie ist insbesondere durch die hohe →biologische Wertigkeit ihres Eiweißes ernährungsphysiologisch wertvoll. In Kombination mit Milch oder Ei wird eine vollwertige Eiweißversorgung erreicht.
- Darüber hinaus trägt die Kartoffel zur Vitamin-C-Versorgung bei.

Die Kartoffel ist ein relativ preiswertes Nahrungsmittel. Ursprünglich ein „Arme-Leute-Essen", ist sie heute aufgrund ihrer Zusammensetzung, ihres niedrigen Energiegehaltes, ihrer vielfältigen Zubereitungsmöglichkeiten und einer großen Auswahl an Veredelungsprodukten ein „modernes" Nahrungsmittel.

## Sorten und ihre Merkmale

Heute gibt es in der Europäischen Union durch Züchtungen über 300 Sorten, die vor allem als Speisekartoffeln bzw. als „Veredelungskartoffeln" zur Herstellung von Kartoffelerzeugnissen genutzt werden. Für den Verbraucher besonders wichtig ist die Angabe der **Kocheigenschaft: festkochend, vorwiegend festkochend** oder **mehligkochend.** Sie weist auf die besondere Eignung der Kartoffelsorte für unterschiedliche Zubereitungsmethoden und Gerichte hin. Ob Verbraucher eher festkochende oder mehligkochende Kartoffeln bevorzugen, hängt jedoch auch von individuellen und z.T. regional beeinflussten Vorlieben ab.

Je nach **Reifezeitpunkt** sind die einzelnen Sorten zu unterschiedlichen Jahreszeiten erhältlich:

- Die **Frühkartoffeln** aus dem Mittelmeerraum sind bereits ab Januar im Handel, in Deutschland werden die frühesten Sorten ab Juni geerntet. Ihr Stärkegehalt ist wesentlich geringer als der späterer Sorten. Da diese Sorten relativ wässrig sind, sind sie leicht verderblich und sollten nicht auf Vorrat gekauft werden.
- **Mittelfrühe** Sorten (August/September) dienen dem Anschlussangebot und können bis zum Herbst gelagert werden.
- Die **mittelspäten** bis **sehr späten** Sorten sind ab Mitte September erhältlich und zur Einkellerung geeignet. Die lange Reifezeit (130–160 Tage) erhöht den Stärkegehalt und intensiviert den Geschmack der Kartoffel.

**Kartoffelsorten und ihre Merkmale**

| Kocheigenschaften | Reifezeit | Sorten | Besonderheiten | Hauptsächlich verwendet für ... |
|---|---|---|---|---|
| **Festkochend:** relativ feucht, feinkörnig; platzen beim Kochen nicht auf | früh | Cilena | Birnenförmige Knolle, beliebteste festkochende Sorte | Salat, Grill-, Bratkartoffeln, Suppen, Aufläufe |
| | | Sieglinde | Älteste deutsche Sorte | |
| | mittelfrüh | Hansa | Wegen guter Lagerfähigkeit Verkauf bis Juni des Folgejahres | |
| | | Linda | Im ökologischen Anbau weit verbreitet | |
| | | Selma | Ansprechendes Äußeres: langovale Knolle, helle Schale | |
| **Vorwiegend festkochend:** platzen beim Kochen etwas auf | sehr früh | Berber | Hauptanbau in Süddeutschland | Pommes frites, Brat-, Grillkartoffeln, Eintöpfe |
| | | Rosara | Rotschalig, gelbe Fleischfarbe | |
| | | Gloria | Später gepflanzt auch im August geerntet | |
| | früh | Karat | Bis zu 6 Monaten einkellerbar, Hauptanbau in Ostdeutschland, unempfindlich | |
| | mittelfrüh | Agria | Wichtigste Sorte für Verarbeitung zu Pommes frites | |
| | | Quarta | Beliebteste mittelfrühe Sorte, lange Keimruhe | |
| **Mehligkochend:** platzen beim Kochen auf; locker, trocken, grobkörnig | früh | Karlena | Rundovale Knolle, flache Augen | Eintöpfe, Suppen, Püree, Klöße |
| | mittelfrüh | Adretta | Kochdunkelung möglich | |
| | | Bintje | Holländische Sorte mit hoher Verbreitung | |
| | spät | Aula | Beliebteste unter den mehligkochenden Kartoffeln | |

Der Trend geht heute zur gehaltvollen, geschmacksintensiven Sorte mit gelblichem Fleisch. Da einige Sorten auch über längere Zeit gelagert werden können und sehr frühe Sorten aus Südspanien und Nordafrika kommen, sind Kartoffeln das ganze Jahr lang in haushaltsüblichen Mengen (meist 2,5-kg-Packung) im Handel erhältlich. Bei entsprechenden Lagerbedingungen ist es zwar immer noch günstiger, Kartoffeln einzukellern, die Verbrauchergewohnheiten haben sich jedoch nicht zuletzt wegen der baulichen Bedingungen (nicht vorhandene, zu kleine oder zu warme Keller) und der bequemeren Handhabung von der Einkellerung weg entwickelt.

Den Ruf des „Gewöhnlichen" verliert die Kartoffel z. B. durch die aus Frankreich stammende Gourmetkartoffel **Vitelotte.** Diese lila-fleischige, feste Kartoffel mit violetter Schale hat einen nussigen Geschmack. Aufgrund ihrer Seltenheit ist die langovale Knolle relativ teuer. Ebenso werden in Gourmetlokalen die **Linzer Blaue** und die **Französische Trüffelkartoffel** (blauschwarze, mehligkochende Knollen) zu sehenswerten Speisen wie blauen Pommes frites oder blauem Kartoffelpüree verarbeitet. Für den Verbraucher lohnt es sich, auf Märkten im In- und Ausland nach unbekannten Kartoffelsorten zu fahnden und sie zu probieren. Die sehr stärkereiche Süß„kartoffel" aus Südamerika (→Batate) zählt botanisch ebenso wenig zu den Kartoffeln wie die Erdartischocke (→Topinambur).

Durch Züchtung oder künftig auch durch Anwendung der →Gentechnik entstehen immer neue Kartoffelsorten, wobei neben dem Geschmack auch die Widerstandskraft der Pflanze gegen Krankheiten und Schädlinge verbessert werden soll.

## Güteklassen und Kennzeichnung

Die Vielzahl der Sorten und der Stellenwert der Kartoffel in der Ernährung machen entsprechende Qualitätsstandards erforderlich. Die Verordnung über die Handelsklassen für Speisekartoffeln legt für alle, die Kartoffeln gewerbsmäßig anbauen, abpacken oder handeln, Mindesteigenschaften, Qualitätsmerkmale und Kennzeichnungsvorschriften verbindlich fest. Lediglich Kartoffeln, die „ab Hof" verkauft werden, fallen nicht unter diese Verordnung.

Die wichtigsten Punkte der Handelsklassenverordnung:

- Nur sortenreine, gesunde, ganze, feste und praktisch saubere Speisekartoffeln dürfen in den Handel.
- Nur im Einzelhandel und auf Wochenmärkten dürfen Kartoffeln unverpackt angeboten werden.
- Kartoffeln sind nach Größen sortiert. Kleinere Kartoffeln können unter der Bezeichnung „Drillinge" angeboten werden.
- Es gibt die gesetzlichen Handelsklassen „Extra" und „I".

| Handelsklassen für Kartoffeln | | |
|---|---|---|
| **Kriterien** | **Klasse Extra** | **Klasse I** |
| Maximaler Anteil nicht qualitätsgerechter Kartoffeln (faul, fremder Geruch, Keime über 2 mm Länge) | 5% | 8% |
| Maximaler Anteil fremder Bestandteile (lose Keime, Erde); bei Packungen unter 5 kg nicht zulässig | 1% | 2% |

# Kartoffelerzeugnisse

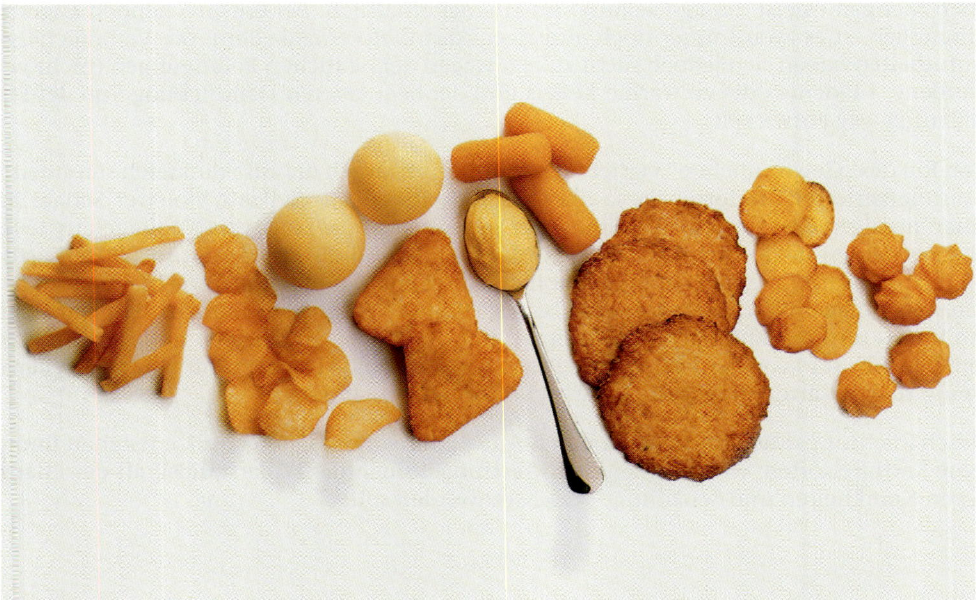

Kartoffelerzeugnisse

Der Pro-Kopf-Verbrauch von Kartoffeln hat sich zwar in den letzten 40 Jahren in Deutschland auf ca. 75 kg halbiert, nach wie vor sind sie aber für zwei Drittel der Verbraucher die wichtigste Beilage. Dabei sind es heute vor allem die **Fertig- und Halbfertigerzeugnisse** (→Convenience-Produkte), die die Kartoffel in den unterschiedlichsten Formen auf den Tisch bringen. Geschmackliche Vielseitigkeit, einfache Lagerung und problemlose Zubereitung sorgen für den Erfolg und die steigenden Umsatzzahlen der kartoffelverarbeitenden Industrie. Es ist hauptsächlich die Zeitersparnis bei der Zubereitung, die dazu führt, dass in der modernen Küche Kartoffelgerichte und -beilagen nicht mehr von „Großmutter selbst gemacht" werden, sondern nur noch so schmecken (sollen). Ebenso erfreuen sich →**Knabberartikel** wie *Chips* oder *Sticks* großer und wachsender Beliebtheit. **Kartoffelstärke** wird im Haushalt hauptsächlich zum Andicken von Soßen oder Süßspeisen *(Rote Grütze)* und zur Bereitung selbst gemachter Klöße verwendet.

Fertigerzeugnisse, die lediglich zum Verzehr erhitzt werden müssen, und Halbfertigerzeugnisse, die z. T. unter Hinzufügung weiterer Zutaten meist mit Wasser oder Milch angerührt und gegart werden, sind in haushaltsüblichen Mengen (0,5–2,5 kg) im Handel erhältlich. Tiefgekühlt, getrocknet oder sterilisiert sind sie bei entsprechender Lagerung über mehrere Wochen haltbar, gekühlt einige Tage. Bei der Zubereitung in der Fritteuse oder in der Pfanne muss man je 100 g der Ware mit 4 bis 5 g mehr Fettaufnahme rechnen als bei der Zubereitung in der Mikrowelle, im Kochtopf, im Backofen oder auf dem Grill. Kartoffel(halb)fertigerzeugnisse werden als Beilage zu Fleisch-, Gemüse- oder Fischgerichten, als Hauptgericht oder als Dessert verwendet.

| Kartoffel-Fertigerzeugnisse | | | | | |
|---|---|---|---|---|---|
| **Ware** | **Produktbeschreibung** | **Angebotsform** | **Zubereitung** | **Verwendung** | **Sonstige Merkmale** |
| **Pommes frites** | aus stärkereichen, wasserarmen Kartoffeln *(Agria, Bintje)* geschnittene Stäbchen, glatt oder mit Welle, vorfrittiert | tiefgekühlt | Backofen, Fritteuse | Beilage, Hauptgericht | bei Zubereitung in der Fritteuse: Öl in ausreichender Menge und Temperatur (180° C) verhindert Überschreiten des üblichen Fettanteils von 12–15 % |
| **Kroketten** | Teig aus gekochten, passierten Kartoffeln, grob geraspelten Kartoffeln, aus Püreeflocken oder -granulat, paniert | tiefgekühlt | Backofen, Fritteuse, Pfanne, Grill, Mikrowelle | Beilage | Variation: *Kartoffelbällchen* oder *-zapfen* |
| **Rösti** | Taler oder Ecke aus geraspelten oder geriebenen Kartoffeln | tiefgekühlt | Backofen, Pfanne | Beilage, Hauptgericht | ursprünglich aus der Schweiz: mit Zwiebeln und Ei; regional sehr unterschiedliche Rezepte |
| **Kartoffelpuffer** | rundes Plätzchen aus geriebenen Kartoffeln | tiefgekühlt | Backofen, Pfanne | Beilage, Hauptger. | herzhaft oder süß mit Zucker und Apfelmus |
| **Klöße** (Knödel) | vorgeformte Knödel:<br>roh: aus rohen Kartoffel(reibsel)n;<br>halb und halb: aus blanchierten Kartoffel(schnitzel)n;<br>gekocht: aus pürierten, gekochten Kartoffeln | tiefgekühlt, getrocknet: im Kochbeutel | Kochtopf | Beilage, Hauptgericht, Dessert | teilweise mit weiteren Zutaten *(Speck, Kräutern)*; herzhaft oder süß *(mit Früchten)* zubereitet |
| **Bratkartoffeln** | frische, in Scheiben geschnittene und dann vorgebackene Kartoffeln | pasteurisiert, tiefgekühlt | Fritteuse, Pfanne | Beilage | häufig mit weiteren Zutaten *(Speck, Zwiebeln)* |
| **Herzoginkartoffeln** | gekochte, pürierte Kartoffeln, mit einer Spritztülle zu Rosetten geformt | tiefgekühlt | Backofen, Fritteuse, Pfanne | Beilage | Variation: *Kartoffel-ABC* und *Kartoffel-Waffeln* |
| **Kartoffelsuppe** | in Flüssigkeit pürierte oder geschnittene Kartoffeln | tiefgekühlt | Kochtopf | Vorspeise, Hauptger. | häufig mit Gemüse, Fleisch und Kräutern angereichert |
| **Kartoffelgratin / -auflauf** | in Scheiben oder Stücke geschnittene Kartoffeln in heller Soße, mit Käse überbacken | pasteurisiert, tiefgekühlt, gekühlt | Backofen, Mikrowelle | Beilage, Hauptgericht | unterschiedliche weitere Zutaten *(Gemüse)* |
| **Kartoffel- / Schupfnudeln** | aus rohem Kartoffelteig geformte, dicke „Nudeln" (Gnocchi) | tiefgekühlt, gekühlt | Pfanne, Kochtopf | Beilage, Hauptgericht | als schwäbische oder badische Spezialität zu Sauerkraut |
| **Folienkartoffeln** | vorgegarte, große Kartoffeln | tiefgekühlt | Backofen, Mikrowelle | Beilage, Hauptgericht | auch mit Dressing angeboten |
| **Geschälte Kartoffeln** | festkochende, geschälte, durch Hitzebehandlung haltbar gemachte Kartoffeln | sterilisiert, pasteurisiert | Kochtopf | Beilage | nur noch auf 65° C erhitzen |
| **Kartoffelsalat** | gekochte, klein geschnittene Kartoffeln, unterschiedlich „angemacht" | gekühlt | – | Beilage, Hauptgericht | viele Varianten mit unterschiedlichen Zutaten, häufig Mayonnaise |

| Kartoffel-Halbfertigerzeugnisse | | | | | |
|---|---|---|---|---|---|
| **Ware** | **Produktbeschreibung** | **Angebotsform** | **Zubereitung** | **Verwendung** | **Sonstige Merkmale** |
| **Kartoffelpüree, Stampfkartoffeln** | aus mehligkochenden Kartoffeln als Pulver, Granulat oder Flocken | getrocknet | in Flüssigkeit einrühren | Beilage | durch Quellen soll Konsistenz erreicht werden wie bei Püree aus frischen Kartoffeln; Püree wird klebrig, wenn die stärkehaltigen Zellen der Kartoffel zerstört werden, deshalb nicht zu stark umrühren |
| **Kloßmehl** | (s. Klöße) | getrocknet | in Flüssigkeit einrühren, formen, gar ziehen | (s. Klöße) | |
| **Kloßteig** | (s. Klöße) | gekühlt | formen, gar ziehen | (s. Klöße) | Teig leicht geschwefelt zur Verbesserung der Haltbarkeit |
| **Trockenspeisekartoffeln** | blanchierte, getrocknete Kartoffelscheiben | getrocknet | Kochtopf, Pfanne | Beilage | Einsatz vor allem im Großküchenbereich für Kartoffelsalat, Bratkartoffeln und als Suppeneinlage; immer häufiger mit weiteren Zutaten *(Gemüse, Soße)* für den privaten Haushalt |
| **Kroketten-/Pufferpulver** | aus Püreepulver, z. T. angereichert mit getrockneten Kartoffelreibseln | getrocknet | in Flüssigkeit einrühren, formen, frittieren | Beilage, Hauptgericht | |

## Was Verbraucher noch wissen wollen

### Kann man gekeimte oder ergrünte Kartoffeln noch verwenden?

Keime können problemlos kurz vor dem Kochen entfernt werden. Ist die Keimung schon zu weit fortgeschritten, macht sich das an der geringeren Festigkeit der Knolle bemerkbar. Aus geschmacklichen Gründen empfiehlt sich der Verzehr solcher Kartoffeln nicht.

Ergrünte Kartoffeln sind jedoch nicht mehr zum Verzehr geeignet, denn sie enthalten in erhöhter Menge das giftige →Solanin, das die Kartoffel als Abwehrstoff gegen Insektenbefall produziert. Grundsätzlich enthalten heute gezüchtete Sorten nur noch sehr wenig von dieser Substanz, eine Menge, die für den Menschen keine Gefahr darstellt. Die höchsten Anteile sind in der Schale und in den „Augen" enthalten, die man bei der Zubereitung wegschneiden sollte. Unter Lichteinwirkung kann sich die Konzentration jedoch erhöhen, erkennbar an einer Grünfärbung der Knolle sowie am leicht bitteren Geschmack. Verdauungsprobleme (Durchfall, Erbrechen) und andere Vergiftungserscheinungen können die

Folge sein. Solanin wird nicht durch Kochen zerstört, sondern geht in das Kochwasser über (zumindest bei Pellkartoffeln immer wegschütten!). Auch bei unsachgemäßer Verarbeitung kann die Kartoffel erhebliche Solaninmengen ansammeln. Wenn geschälte Kartoffeln längere Zeit liegen, schützen sie sich so gegen Fäulniserreger, was zu relativ hohen Solaningehalten z.B. in Kartoffelchips führen kann.

### Sollte man Kartoffeln mit Schale zubereiten? Kann man die Schale mitessen?

Die Schale der Kartoffeln enthält nicht mehr Nährstoffe als das Innere der Knolle. Die meisten Mineralstoffe und Spurenelemente befinden sich jedoch direkt unter der äußeren Randschicht, sodass bei zu großzügigem Schälen der Verlust recht hoch ist. Andererseits befinden sich auf der Schale Verunreinigungen und möglicherweise Rückstände von →Pflanzenschutzmitteln. Aus ernährungsphysiologischer Sicht ist es am sinnvollsten, die Kartoffeln mit Schale in einem Schnellkochtopf mit wenig Wasser zu dämpfen und ohne Schale zu essen. Da die Schale der Frühkartoffeln nur sehr dünn ist, empfiehlt es sich, sie nur kräftig abzubürsten, sodass sie mitgegessen werden kann. Bei späteren Sorten ist auch aufgrund geschmacklicher Beeinträchtigung von einem Verzehr der Kartoffel mit Schale abzuraten.

Kartoffeln nicht geschält im Wasser liegen lassen, da sonst zu viele Nährstoffe, Stärke, Vitamine, Mineralstoffe ins Wasser über- und damit verloren gehen. Langes Warmhalten führt zu Vitaminverlusten. Deshalb die Kartoffeln besser abkühlen lassen und bei Bedarf wieder erwärmen.

### Was ist bei der Lagerung von Kartoffeln zu beachten?

Die Kartoffel ist gut lagerfähig, wenn bei der Lagerung bzw. Einkellerung bestimmte Regeln befolgt werden:

- Möglichst nur gesunde, unbeschädigte, sortenreine, nicht ergrünte, trockene und saubere Knollen einlagern.
- Kartoffeln nur bis zu 40 cm Höhe behutsam aufschütten. Stöße vermeiden.
- Kartoffeln aus Folienpackungen herausnehmen.
- Für einen dunklen, kühlen (nicht unter 4 °C), trockenen, gut durchlüfteten Lagerraum sorgen! Licht lässt die Knolle ergrünen und ungenießbar werden (→Solanin), Wärme fördert den natürlichen →Schwund.
- Kartoffeln möglichst wenig bewegen und keinesfalls zusammen mit Äpfeln lagern, denn beides fördert die Keimbildung.

### Warum schmecken Kartoffeln manchmal süßlich?

Werden Kartoffeln zu kalt gelagert, kann der Zucker, der sich während der Lagerung aus der Stärke bildet, nicht weiter abgebaut werden. Er reichert sich in der Knolle an. Folge ist ein leicht süßlicher Geschmack. Durch Lagerung bei höheren Temperaturen kann man diesen wieder beseitigen.

### Wie viele Kartoffelsorten sollte man im Haus haben?

Im Haushalt sollten je eine wohlschmeckende Sorte des festkochenden und des mehligkochenden Typs bevorratet werden, um die Kartoffel entsprechend ihrer Eignung optimal verarbeiten zu können. Wem das zu umständlich ist, der behilft sich mit der vorwiegend festkochenden Sorte und bezahlt dafür gegebenenfalls mit Abstrichen an der Qualität der fertigen Speise.

## Sind Pommes frites für die Gesundheit so schlecht wie ihr Ruf?

„Über Pommes sollte es kaum Geheimnisse geben. Das Prinzip ist bekannt: Kartoffeln schälen, stifteln und in Fett ausbacken. Das bedeutet viel Arbeit für Frittenbuden und Haushalte. Werden die Pommes aber vorgefertigt, bedarf es einiger Tricks, bis sie wie ‚selbst gemacht' schmecken. … Nach dem Schneiden wird mehrfach blanchiert. Die Hitze zerstört Enzyme, verbessert das Kaugefühl und verringert die spätere Fettaufnahme. Das Blanchierwasser spült die Kartoffelstärke ab. Sonst wird das Fett in der Fritteuse zu schnell verbraucht.

Im Blanchierwasser stecken die meisten Geheimnisse: zum Beispiel Sulfit (E 224) und Phosphat (E 450a). Diese Mixtur verhindert wirksam die Bildung unansehnlicher dunkler Stellen, verleiht den Kartoffeln eine goldgelbe Farbe und verlängert deutlich deren Haltbarkeit durch ihre keimhemmenden Eigenschaften. Stickstoff beim Abpacken verzögert den Fettverderb. (…)

Und trotz allem schmecken sie. Oder sollten wir nicht besser unserer Lebensmittelwirtschaft bestätigen: eben deshalb schmecken sie! Denn ohne angewandte Chemie und Physik für vorgefertigte Produkte gäb's nicht so viele knusprige Kartoffelgerichte, die an Großmutters Küche erinnern sollen. (…)

Pommes gelten allseits als ungesundes ‚Junk Food'. Ernährungsexperten kritisieren die ‚versteckten' Fette und die Erhitzung. Merkwürdig: Dann müssten sie auch Butterstullen ablehnen, denn auch sie basieren auf Gebackenem und einer Portion Fett. Außerdem weiß jedes Kind, dass man von Fritten fettige Finger kriegt. (…) Auch der Zusatzstoffgehalt sticht nicht: In den meisten Bäckerbroten ist mehr ‚Chemie' enthalten als in Kartoffel-Fertig-Produkten."

Pollmer, Udo; Schmelzer-Sandtner, Brigitte, Wohl bekomm's!, 2. Aufl. Köln 1998, S. 143–145

Es ist weniger die industrielle Vorfertigung der „Pommes", die Anlass zur Sorge gibt, als vielmehr die Bildung von Krebs erzeugendem →Acrylamid, welches beim Ausbacken als Nebenprodukt der Bräunung entsteht und zwar unabhängig davon, ob die Zubereitung im Haushalt, in der Imbissbude oder wo auch immer erfolgt und ob sie in der Fritteuse, im Backofen oder in der Pfanne stattfindet. Der Acrylamidgehalt nimmt mit der Temperatur und der Ausbackzeit zu. Je kleiner und je dunkler die Pommes Frites sind, desto größer ist ihr Acrylamidgehalt. „Vergolden statt Verkohlen" heißt daher die Devise. Dasselbe gilt auch für Kartoffelpuffer, Rösti, Bratkartoffeln und dergleichen. Außerdem sollten auch keine ausgekeimten Kartoffeln für die Herstellung derartiger Produkte verwendet werden.

Risiken durch gesundheitsschädliche →trans-Fettsäuren oder →Fettoxidationsprodukte kann das zur Herstellung bzw. Zubereitung verwendete Fett bergen, sofern ungeeignete oder alte Fette zum Einsatz kommen.

### Wenn Sie weiterlesen wollen

Kapitel „Kartoffeln" in: Willan, Anne, Die große Schule des Kochens. München 1996, S. 294–297;

Auswertungs- und Informationsdienst für Ernährung, Landwirtschaft und Forsten (aid) e. V. (Hrsg.), Kartoffeln und Kartoffelerzeugnisse. Nr. 1003. Bonn 2002

# 10 Getreideerzeugnisse

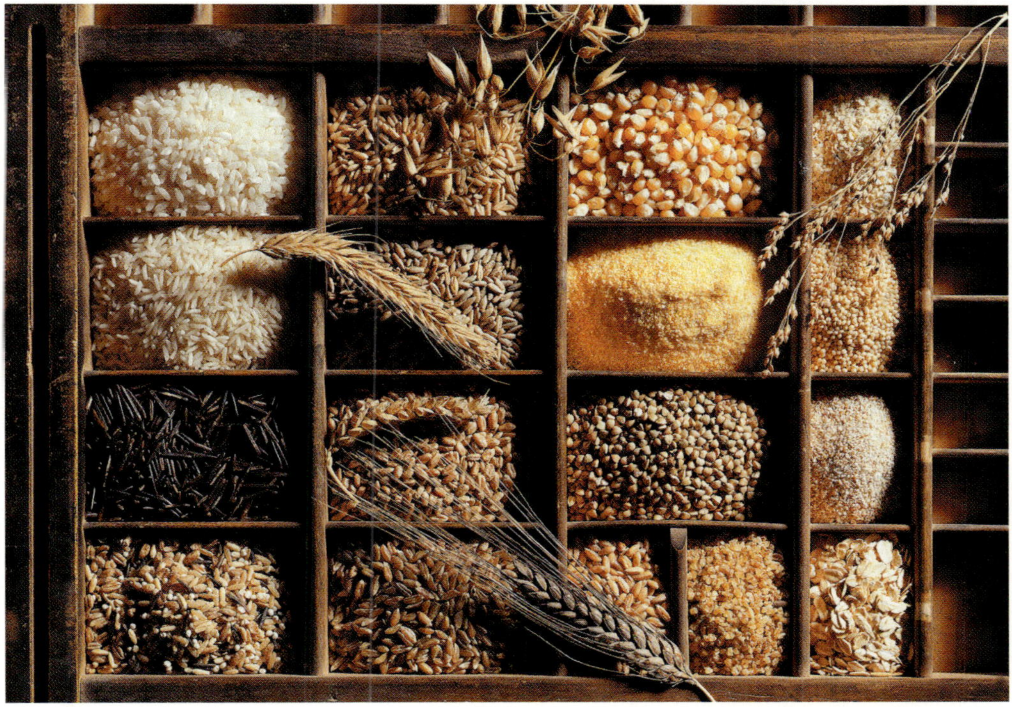

Getreideerzeugnisse sind Erzeugnisse aus gereinigtem und weiterverarbeitetem Getreide und stellen einen wichtigen Sortimentsbereich im Lebensmittelhandel dar. Sie werden auch als **Nährmittel** bezeichnet. Zu ihnen zählt man üblicherweise: Erzeugnisse und Verarbeitungsprodukte der Getreidemühlen, Reis, Teigwaren sowie Stärke und Stärkeerzeugnisse. Neben den Kartoffeln sind Getreide und Getreideerzeugnisse die Hauptlieferanten für →Kohlenhydrate. Für die Ernährung von Bedeutung ist auch ihr Gehalt an →Eiweiß, →Mineralstoffen, →Vitaminen der B-Gruppe und →Ballaststoffen.

## Rohstoffe für Getreideerzeugnisse

Alle Getreidekörner haben einen gleichartigen Aufbau; sie bestehen aus einer Schale ①, dem Mehlkörper ② und dem Keimling ③. Einige Getreidekörner *(Hafer, Hirse, Gerste)* sind von einer zusätzlichen harten Schale (= Spelze) umgeben. In so genannten **Schälmühlen** werden sie von den Spelzen befreit und zu Grütze, Graupen und Flocken verarbeitet. Auch Reis wird in solchen Mühlen verarbeitet.

Aus spelzenfreien Körnern *(Weizen, Roggen, Mais)* gewinnt man in den **Mahlmühlen** Mehl, Grieß und Schrot. Helles Mehl wird hauptsächlich aus dem Mehlkörper gewonnen. Der Keim ist reich an Eiweiß, Fett mit einem hohen Anteil an mehrfach ungesättigten →Fettsäuren und Vitaminen. Das Fett im Keim kann schnell

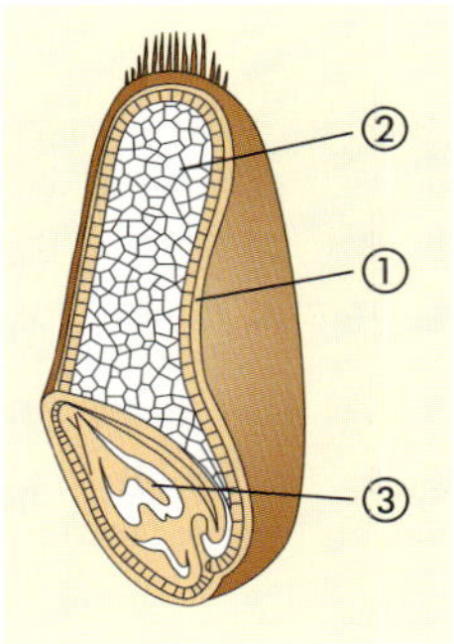

Getreidekorn

ranzig werden. Daher wird er bei Brotgetreide meist vor dem Vermahlen abgetrennt, wodurch das Mehl an Haltbarkeit gewinnt. Im Vollkornmehl dagegen bleibt der Keim erhalten.

Im Zusammenhang mit dem Verbrauchertrend zur →Vollwert-Ernährung finden bei der Brot- und Brötchenherstellung neben Weizen und Roggen zunehmend auch andere Getreidearten *(Gerste, Hafer, Dinkel)* Verwendung. Aber nicht alle Getreidearten eignen sich zur Brotherstellung, da ihnen aus Mangel an so genanntem Klebereiweiß die Fähigkeit zur Ausbildung einer stabilen, lockeren Krumenstruktur fehlt. Weizen enthält das meiste Klebereiweiß und ist deshalb das wichtigste Brotgetreide.

| Getreide | | |
|---|---|---|
| **Art** | **Merkmale** | **Verwendung** |
| Dinkel | Urweizenform, wird zu Graupen, Grütze und Mehl verarbeitet | *Backgetreide, Brei* |
| Grünkern | unreif geernteter Dinkel, sehr würziger und kräftiger Geschmack | *Bratlinge, Klöße, „Risotto", Suppen* |
| Gerste | ähnelt dem Weizen, es fehlt ihr aber an Klebereiweiß, daher keine ausschließliche Verwendung als Brotmehl | *Aufläufe, Brei, Rohstoff für Bier, Zutat bei Brot und Brötchen* |
| Hafer | hat von allen Getreidesorten den höchsten Gehalt an Fett, Eiweiß und Mineralstoffen | *Bratlinge, Krankenkost (Haferschleim), Flocken und Müsli, Zutat bei Brot und Brötchen* |
| Hirse | ist kleinkörnig und muss geschält werden. Im Handel meist als ganzes Korn angeboten, hoher Anteil an Fett und Mineralstoffen, leicht verdaulich | *Aufläufe, Beilage, Brei, Flocken, Klöße, Fladenbrot* |
| Mais | enthält viel wertvolles Fett, Vitamine und Mineralstoffe. Aus den Keimen wird →Maiskeimöl hergestellt | *Brei (ital. Polenta), Cornflakes, Fladenbrot, Gemüse (frische Maiskörner), Stärkemehl, alkoholische Getränke (Whiskey, Bier)* |
| Reis | besitzt den niedrigsten Eiweißgehalt aller Getreidesorten, ist reich an Vitaminen sowie Mineral- und Ballaststoffen | *Hauptgericht oder Beilage, Diät- und Krankenkost, Süßspeisen* |
| Roggen | zweitwichtigstes Brotgetreide.<br>Im Geschmack kräftiger als Weizen; Roggenbrot bleibt länger frisch als Weizenbrot | *Brot, Brötchen* |
| Weizen | wichtigstes Brotgetreide weltweit. Weizen hat eine besonders gute Backfähigkeit durch den hohen Anteil an Klebereiweiß | *Brot, Brötchen, Feine Backwaren, Herstellung von Teigwaren* |

| Getreideähnliche Körner | | |
|---|---|---|
| **Art** | **Merkmale** | **Verwendung** |
| Amaranth | hat einen besonders hohen Anteil an Mineralstoffen, Eiweiß von hoher Qualität sowie hohen Anteil an essenziellen →Fettsäuren | *Frischkornbrei, Müsli, Pfannkuchen, Soßen, Sprossen als Zugabe zu Salaten* |
| Buchweizen | wird zu Mehl, Flocken und Grütze verarbeitet und hat einen hohen Anteil an essenziellen →Fettsäuren | *Bratlinge, Müsli, Pfannkuchen, Suppenklöße, Beilage* |
| Quinoa | ist wie Amaranth eine Pflanze der Andenländer und hat ähnliche Eigenschaften | *Aufläufe, Beilage, Müsli, Suppen* |

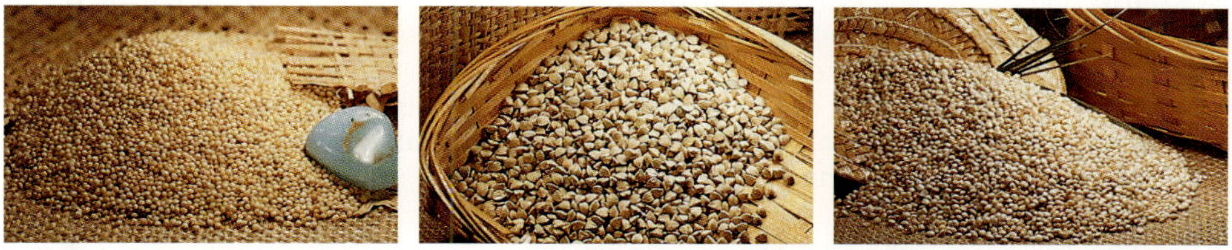

Getreideähnliche Körner: Amaranth, Buchweizen, Quinoa

Zunehmende Verwendung finden in Deutschland auch getreideähnliche Körner *(Amaranth, Buchweizen, Quinoa),* die in anderen Ländern schon seit langem Bestandteil der traditionellen Küche sind und auch unter dem Gesichtspunkt einer gesunden Ernährung eine Bereicherung des Speisezettels darstellen.

## Mühlenprodukte

Rohe, ganze ungekeimte Körner kann der Mensch nicht verdauen, und so werden die Getreidekörner meist zerkleinert, damit sie verdaulich und für den Organismus verwertbar werden. Dies ist die Aufgabe der Müllerei. Mengenmäßig ist **Mehl** das wichtigste Mühlenprodukt.

### Produkte der Mahlmühlen

Neben der Verwendung des ganzen Korns *(Vollkornmehl)* sind folgende Mahlmühlenprodukte von Bedeutung:

| | |
|---|---|
| 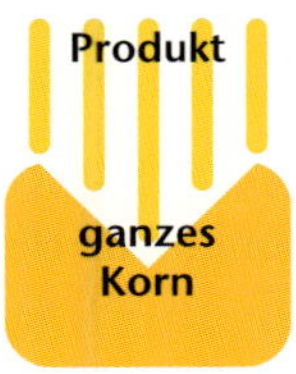  | **Beispiel: Weizen (Unterteilung nach dem Feinheitsgrad)** |
| 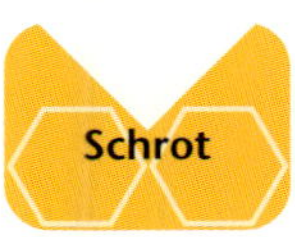  | Grobe Bruchstücke der Körner. Enthält alle Teile des ganzen Korns, mit Keim *(Vollkornschrot)* oder ohne Keim *(Backschrot, Type 1700).* Zwischenprodukt auf dem Weg zur Mehlherstellung oder Endprodukt. Verwendung z. B. für Schrot- und Vollkornbrote. |
| 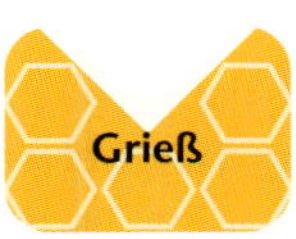  | Körniges, aus dem Mehlkörper gewonnenes Mahlprodukt, feiner als Schrot. Zwischenprodukt oder Endprodukt. Verwendung u. a. für Süßspeisen (Hartweizengrieß) und als Rohstoff für Teigwaren. |
| 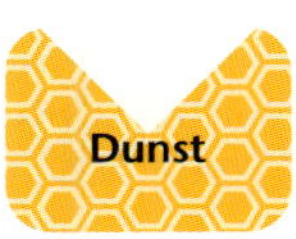  | Besonders feiner Grieß. Zwischenprodukt oder Endprodukt. Rohstoff für Teigwaren und feine Hefegebäcke. |
| 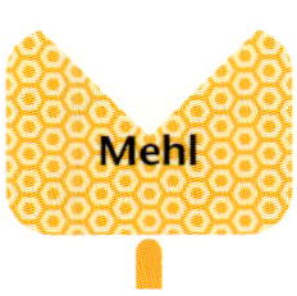  | Das am feinsten vermahlene Endprodukt des Mahlprozesses. Aus 100 Tonnen Weizen können je nach →Ausmahlungsgrad 50 t *(weißes Mehl)* bis 90 t *(dunkles Mehl)* Mehl gewonnen werden. Die sich im Ausmahlungsgrad unterscheidenden Sorten kommen unter ihren Typenbezeichnungen in den Handel (→Mehltypen). |

Die **Mehltype** gibt an, wie hoch der Ausmahlungsgrad des Mehles ist. Dies hat nichts mit dem Feinheitsgrad zu tun, die Typenzahl sagt vielmehr aus, wie hoch der Mineralstoffgehalt im Mehl ist. Weizenmehl der Type 550 (→Auszugsmehl) hat auf 100 kg einen Mineralstoffanteil von 550 g. Je höher der Mineralstoffgehalt und damit die Typenzahl, desto mehr Schalenteile wurden mit vermahlen. Vollkornprodukte enthalten sämtliche Bestandteile des Getreidekorns und tragen keine Typenbezeichnung.

| **Beispiele für Mehltypen** | |
|---|---|
| **niedrige Type** *(Weizen 405)* | **höhere Type** *(Roggen 1150)* |
| ↓ | ↓ |
| helle Mehle durch hohen Mehlkörperanteil (Weißmehl) | dunklere Mehle durch hohen Schalenanteil |
| ↓ | ↓ |
| weniger Mineralstoffe, Vitamine und Ballaststoffe | mehr Mineralstoffe, Vitamine und Ballaststoffe |
| ↓ | ↓ |
| häufige Typen und ihre Verwendung:<br>W 405 ▸ Feine Backwaren, Spätzle<br>W 550 ▸ helle Brötchen<br>R 815 ▸ helle Roggenbrötchen | häufige Typen und ihre Verwendung:<br>W 1600 ▸ dunkles Weizenbrot<br>R 1370 ▸ Kommissbrot<br>R 1740 ▸ dunkles Roggenbrot |
| **= niedriger Ausmahlungsgrad** | **= hoher Ausmahlungsgrad** |

**Instantmehl** ist ein vorbehandeltes Weißmehl, das sich in Wasser oder Milch ohne Klumpenbildung anrühren lässt. Es wird daher gern zum Binden von Soßen verwendet. **Fertigmehle** (Backmischungen) sollen das Backen im Haushalt erleichtern. Die Mischungen enthalten neben dem Mehl auch alle anderen erforderlichen Zutaten *(Triebmittel, Gewürze, Früchte, Zucker),* außer Fett und Eiern. Mischungen werden in vielen Variationen zur Herstellung von Kuchen, Kleingebäck oder Pizza angeboten und gehören zu den →Convenience-Erzeugnissen.

### Produkte der Schälmühlen

Bei diesem Verfahren werden Getreidekörner zuerst geschält und enthülst, anschließend wird durch Dämpfen und Darren (Trocknen unter Hitze) ihre Lagerfähigkeit verbessert.

**Reis** ist für über die Hälfte der Weltbevölkerung das wichtigste Getreide. Vor allem in Süd- und Ostasien ist er die Grundlage der täglichen Ernährung. In der Bundesrepublik beträgt der Reisverbrauch ca. 2 kg pro Person und Jahr. Die im Reis enthaltene Stärke ist leicht verdaulich, daher ist Reis auch gut für die Ernährung von Kindern sowie von Magen- und Darmkranken geeignet. Der Rohreis (Paddy) wird noch im Erzeugerland entspelzt und dann als Braunreis (Cargo-Reis) exportiert. In den Reismühlen erfolgt die Weiterverarbeitung durch weiteres Schälen und Schleifen der Körner. Die angebotenen Produkte kann man nach Bearbeitung, Form und Körnung unterscheiden:

- **Naturreis (Vollreis)** ist gereinigter und ausgelesener Braunreis, der noch Keim und Silberhäutchen enthält und damit auch reich an Vitaminen und Mineralstoffen ist. Wegen des Fettgehaltes des Keimes ist er jedoch nur begrenzt haltbar.
- **Weißreis** ist ein vollständig geschliffener Braunreis. Keim und Silberhäutchen wurden entfernt. Bei trockener Lagerung ist dieser Reis jahrelang haltbar.

- **Schnellkochreis** ist ein nach speziellen Verfahren vorgegarter und danach wieder getrockneter Weißreis. Die Restgarzeit beträgt nur wenige Minuten.
- **Parboiled-Reis** ist ein Rohreis, der so behandelt wird, dass unter Druck und Dampf die Vitamine und Mineralstoffe aus den äußeren Schichten in das Innere des Reiskorns verlagert werden. Beim anschließenden Schleifen bleiben daher wertvolle Inhaltsstoffe erhalten. Parboiled Reis bleibt auch nach dem Wiederaufwärmen körnig.
- **Langkornreis (Patnareis)** hat eine längliche Form (6 bis 8 mm lang). Der Kern ist hart und hat ein glasiges Aussehen. Beim Kochen bleibt er trocken und körnig, da er einen hohen Anteil an Klebereiweiß hat, welches den Körnern Stabilität gibt. Die besten Sorten kommen aus dem Süden der USA und Ostasien. Er wird als Hauptgericht, Beilage und als Suppeneinlage verwendet.
- **Rundkornreis** erkennt man an den 4 bis 5 mm langen rundlichen Körnern. Er wird wegen seines geringen Klebergehalts beim Kochen ziemlich weich und gibt Stärke ab. Daher eignet er sich gut zur Zubereitung von Risotto und Süßspeisen. Rundkornreis wird u.a. in Kalifornien, Japan, Italien (Arborioreis) und Spanien angebaut.

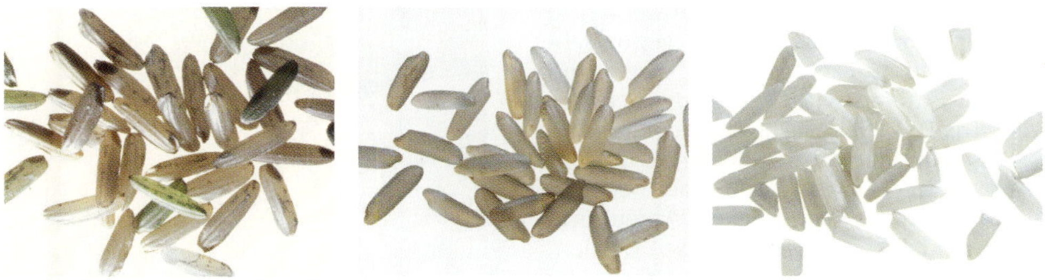

Reissorten (v. l.): Naturreis, Parboiled-Reis, Langkornreis

**Flocken** erhalten ihre typische Form durch Zerquetschen zwischen heißen Walzen, nachdem sie zuvor geschält und gedämpft wurden. Durch diese Bearbeitung werden die Inhaltsstoffe der Getreidekörner für den Menschen leicht verdaulich.

- **Haferflocken** zählen zu den Vollkornerzeugnissen, da bei der Verarbeitung zu Flocken Keim und Randschichten des Haferkorns erhalten bleiben.

  Es gibt drei handelsübliche Arten:

  - kernige Flocken bestehen aus ganzen Haferkernen,
  - zarte Flocken sind aus Grütze und besonders fein und zart,
  - Instant-Flocken (Schmelzflocken) – aus fein gemahlenen Haferkörnern – lösen sich beim Einrühren in warmer oder kalter Flüssigkeit sofort auf.

  Haferflocken schmecken leicht nussig und enthalten besonders viele Nährstoffe. Sie sind leicht verdaulich und eigenen sich daher auch gut als Kinder- und Krankennahrung. Instantflocken finden Verwendung als →Flaschennahrung für Säuglinge und als Zusatz bei Fruchtsaft- und Milchmischgetränken.

- **Cornflakes** sind geröstete knusprige Maisflocken. Beim klassischen Kochverfahren wird zuerst die Schale entfernt, die so vorbehandelten Maiskörner (Grits) werden anschließend gekocht und gezuckert bzw. gewürzt. Unter hohem Druck werden die Grits zur typischen Flockenform ausgewalzt und dann unter Heißluft geröstet. Technisch aufwendiger, aber kostengünstiger ist das Extruderverfahren: ein Gemisch aus Maisgrieß und Wasser, auf bis zu 140 Grad erhitzt, wird unter hohem Druck zu einem plastischen Teig, der durch Düsen gepresst wird. Die Masse schäumt dabei zunächst auf, erstarrt anschließend und kann zu Flocken weiterverarbeitet werden. Manchen Sorten werden Vitamine zugesetzt, oder sie werden zusätzlich mit Zucker, Honig oder Schokolade überzogen.

**Grützen** sind geschälte und grob vermahlene Körner von Hafer, Gerste oder Buchweizen. Grütze eignet sich u. a. für Brei, Auflauf, Müsli und Klöße. In Nord- und Ostdeutschland wird Grütze auch bei der Wurstherstellung (Grützwurst) verwendet.

**Graupen** sind geschälte, durch Schleifen und Polieren abgerundete Getreidekörner. Besonders feine Graupen heißen Perlgraupen. Graupen werden z. B. für Brei und als Suppeneinlage verwendet.

## Frühstücksprodukte (Cerealien und Müslimischungen)

Mit oder ohne Zutaten sind solche Getreideprodukte und -mischungen bei vielen Verbrauchern ein wichtiger Bestandteil des Frühstücks. Neben **Haferflocken** und **Maisflocken** finden sich auch Weizen-, Gersten- und Dinkelflocken. Besonders beliebt sind Trockenmischungen aus rohem, gequetschtem Getreide, Trockenfrüchten, Nüssen und weiteren Zutaten wie Honig oder Schokolade **(Müsli)**. Die älteste bekannte Mischung ist das „Bircher-Müsli“, das nach dem Schweizer Arzt Dr. Bircher-Benner benannt ist. Es besteht aus Haferflocken, Äpfeln und Nüssen. Müsli kann „pur“ gegessen werden, wird jedoch meist in Milch, Joghurt oder Quark angerührt und ist ein wichtiger Bestandteil der →Vollwert-Ernährung. Handelsüblich sind Fertigmischungen, daneben kann der Verbraucher in Naturkostläden oder den entsprechenden Abteilungen im Lebensmitteleinzelhandel auch aus lose angebotenen Zutaten sein ganz persönliches Müsli zusammenstellen. Außer als Flocken werden Getreideprodukte auch „gepoppt“ angeboten *(Popcorn, Puffreis)*. Dabei werden Getreidekörner *(Mais, Weizen, Reis)* unter Druck mit Dampf behandelt. Beim Ablassen des Dampfes blähen sie sich auf und vergrößern dabei ihr Volumen um ein Vielfaches. Anschließend werden diese Produkte meist mit Honig, Zucker, Salz oder anderen Zutaten überzogen.

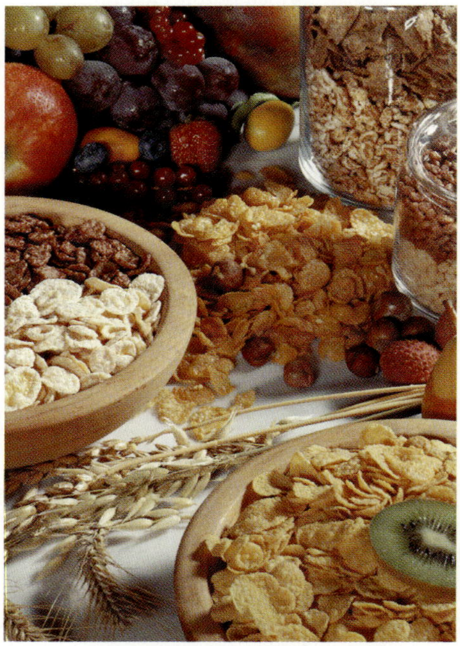
Frühstückscerealien

Kinder und Jugendliche stellen eine besonders wichtige Zielgruppe der Cerealienhersteller dar. Nach dem Grundsatz „das Auge isst mit“ werden speziell für diese Verbrauchergruppe immer wieder neue Formen *(Ringe, Kügelchen)* geschaffen. Neben synthetischen Vitaminen wird eine Vielzahl von Geschmacks- und Farbstoffen zugesetzt. Die Herstellungsart sagt im Übrigen nichts über die Qualität der Produkte aus. So werden z. B. auch Cornflakes aus kontrolliert-biologischem Maisanbau – häufig unter Einsatz des →Extruderverfahrens – hergestellt. Frühstückscerealien gehören zu den Lebensmitteln, bei denen hohe Gehalte an Krebs erzeugendem →Acrylamid auftreten können. Solange die Hersteller nicht über Verfahren zur Minderung der Acrylamid-Belastung verfügen, sind sie daher insbesondere für Kinder und Jugendliche nicht oder nur eingeschränkt zu empfehlen.

## Teigwaren

Teigwaren („Nudeln“) sind kochfertige Getreideerzeugnisse aus Weizengrieß oder -mehl, mit oder ohne Verwendung von Ei und Salz, sowie Wasser. Sie sind ein wichtiges Grundnahrungsmittel, gut lagerfähig, preiswert und finden als Beilage oder Hauptmahlzeit Verwendung. Die Teigwarenhersteller bieten über 100 verschiedene Nudelvarianten an. In Deutschland beträgt der jährliche Pro-Kopf-Verbrauch über fünf kg, wobei in Süddeutschland mehr Nudeln als im Norden der Republik gegessen werden. Familien bevorzugen deutsche Teigwaren mit Eianteil, während die italienischen überwiegend von jüngeren, „Lifestyle-orientierten“ Verbrauchern gekauft werden.

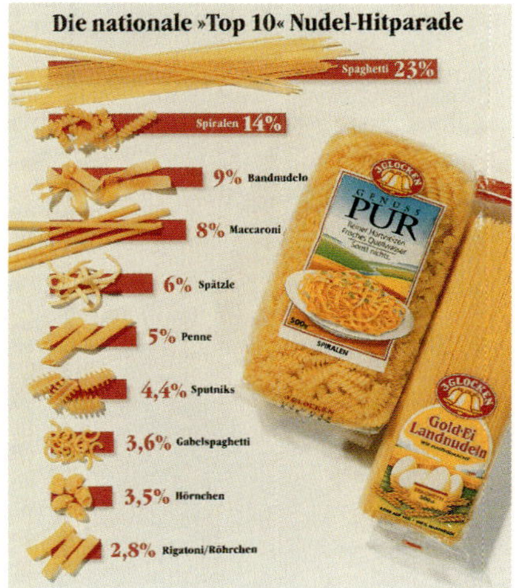
Die nationale »Top 10« Nudel-Hitparade
Spaghetti 23%
Spiralen 14%
9% Bandnudeln
8% Maccaroni
6% Spätzle
5% Penne
4,4% Sputniks
3,6% Gabelspaghetti
3,5% Hörnchen
2,8% Rigatoni/Röhrchen
Teigwarenverbrauch (nach Formaten)

### Herstellung

Zur Teigwarenherstellung kann Hartweizengrieß (Durumweizen) und/oder Weichweizen verwendet werden. Durch seinen hohen Klebereiweißgehalt lassen sich aus Hartweizen besonders koch- und bissfeste Teigwaren herstellen. Reine Weichweizenprodukte werden beim Kochen weich und klebrig, daher wird Weichweizen mit Hartweizen gemischt. Der Zusatz von **Eiern** bei Weichweizenprodukten verbessert die Teigeigenschaften, verfeinert den Geschmack und sorgt für eine goldgelbe Färbung der Nudeln. **Salz** verbessert die Kocheigenschaften (kleberstabilisierend) und beeinflusst den Geschmack. **Gemüsepüree** *(Spinat, Tomaten)* und **Kräuterpulver** können zur Geschmacksbildung und Färbung mit eingearbeitet werden. Industriell hergestellte Teigwaren werden fast ausschließlich mit Teigwarenextrudern hergestellt. Dabei wird die Teigmasse unter hohem Druck durch Matrizen gepresst, die die Form der Teigwaren bestimmen.

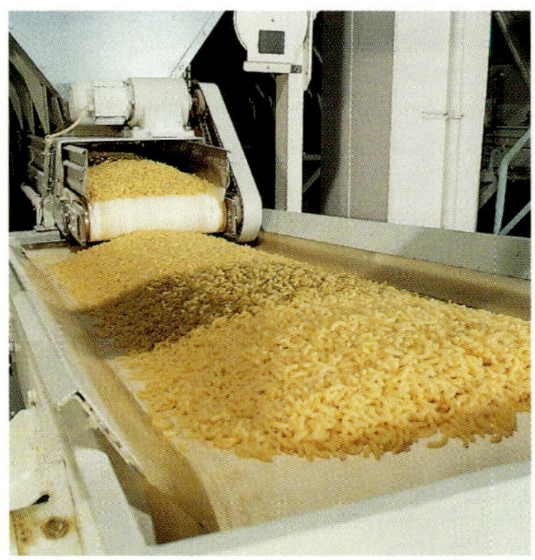
Industrielle Teigwarenherstellung

Nach der Teigwarenverordnung werden unterschieden:

- **Eifreie Teigwaren** *(Pasta)* enthalten nur Hartweizengrieß und Wasser oder weniger als die für Eiernudeln vorgeschriebene Mindestmenge an Eiern pro kg Weizenrohstoff.
- **Eiernudeln** enthalten pro Kilogramm Grieß mindestens 2¼ Eidotter[1].
- **Eiernudeln mit hohem Eigehalt** enthalten pro Kilogramm Grieß mindestens 4 Eidotter[1].
- **Eiernudeln mit besonders hohem Eigehalt** enthalten pro Kilogramm Grieß mindestens 6 Eidotter[1].

Die Bezeichnung „Frischei-Nudeln“ darf nur dann verwendet werden, wenn bei der Produktion die Eier frisch aufgeschlagen und innerhalb von 24 Stunden verarbeitet werden.

1 oder anstelle von Frischei die entsprechende Menge →Eiprodukte (Flüssigei oder Trockeneimasse)

## Teigwarenformate (Formen)

Die Formenvielfalt der Nudeln sorgt einmal für optische Akzente, zum anderen beeinflusst die Form die Aufnahmefähigkeit für Soßen. Es gibt folgende **Grundformate:**

- Spaghetti
- Makkaroni
- Spätzle
- Suppennudeln
- Band- und Schnittnudeln
- gedrehte oder gelochte Formen

Nudeln eignen sich gut

für Suppen:

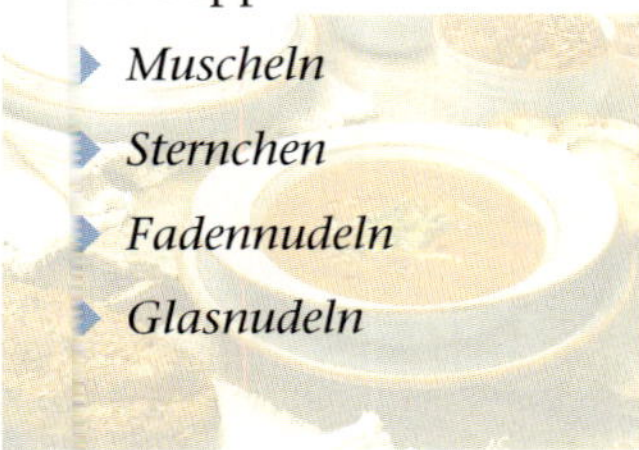

- *Muscheln*
- *Sternchen*
- *Fadennudeln*
- *Glasnudeln*

für Salate:

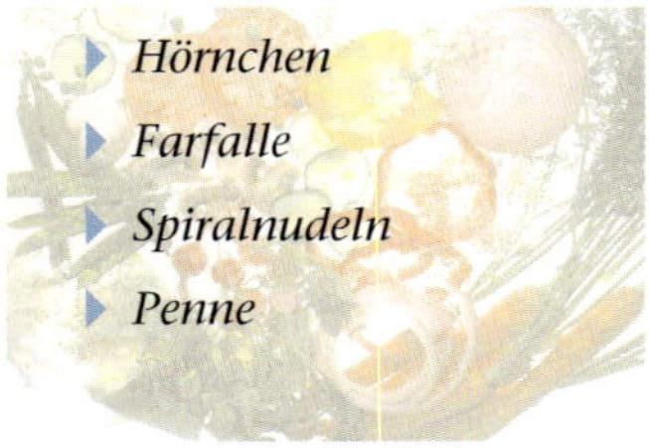

- *Hörnchen*
- *Farfalle*
- *Spiralnudeln*
- *Penne*

als Beilage und Hauptgericht:

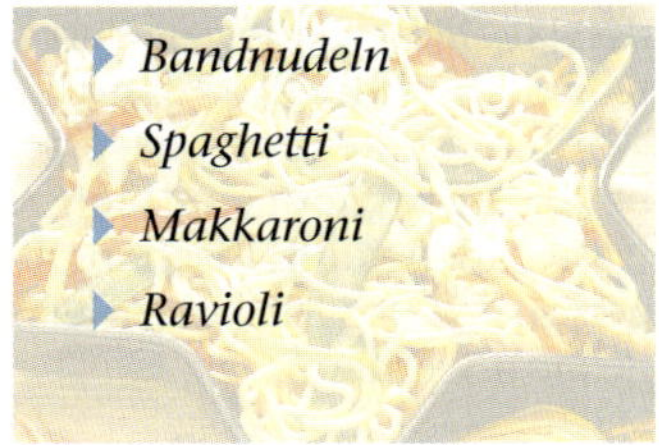

- *Bandnudeln*
- *Spaghetti*
- *Makkaroni*
- *Ravioli*

## Teigwarenspezialitäten

**Süddeutsche Spezialitäten** sind z. B. **Spätzle.** Sie werden meist im Haushalt selbst hergestellt, jedoch auch im Handel angeboten. Spätzle sollen zart und weich sein, daher werden sie aus Weichweizen unter Verwendung eines hohen Eianteils hergestellt (1 Ei pro 100 g). Aus Kartoffelteig werden **Schupfnudeln** hergestellt. Daher sind sie im engeren Sinne keine Teigwaren. Im Handel findet man sie bei den →Frischteigwaren im Kühlregal. **Maultaschen** sind Teigtaschen mit einer Füllung aus Spinat und Brät (Mischung aus Hackfleisch, Speck und Zwiebeln) und ähneln den italienischen Ravioli bzw. den russischen Pelmeni. Neben der klassischen Rezeptur werden Maultaschen auch mit anderen Füllungen hergestellt *(Gemüse, Lachsfarce)*. Maultaschen werden ebenfalls im Kühlregal oder auch frisch beim Metzger angeboten.

**Italienische Pasta** gewinnt einen zunehmenden Anteil am deutschen Inlandsmarkt. Italien hat mit 26 kg pro Person und Jahr den weitaus höchsten Nudelverbrauch in Europa. Über 100 verschiedene Ausformungen der Pasta sind bekannt. Echte Pasta darf nach italienischen Gesetzen nur aus Hartweizengrieß und Wasser bestehen, es gibt jedoch für den deutschen Markt auch Pasta mit Eiern.

Zu den in Deutschland bekannten Formaten gehören: **Spaghetti,** dies sind dünne, bis zu 80 cm lange Drahtnudeln. Zu den Rohrnudeln zählen **Makkaroni, Penne** und **Rigatoni,** die sich in Länge und Stärke unterscheiden. Bei den flachen Teigwaren sind **Fettuccine** (breite Bandnudeln) und **Tagliatelle** (Bandnudeln) bekannt. **Farfalle** (Schleifchenform) und **Fusilli** (Spiralen) eignen sich für Eintöpfe und Soßengerichte. **Lasagne** (rechteckige Nudelplatten) werden mit Fleisch und Gemüse geschichtet und im Ofen als Auflauf mit Käse überbacken. **Tortellini** (ringförmig gebogen) und **Ravioli** (rechteckig) sind Teigtäschchen mit einer Fleisch- oder Gemüsefüllung. Sie eignen sich als Einlage für Fleischbrühe bzw. werden mit schmackhaften Soßen kombiniert *(Tortellini in Käse-Sahne-Soße)*.

**Gnocchi** sind kleine Klößchen aus Kartoffelteig und daher im strengen Sinn keine Teigwaren (allerdings wird auch ein Nudelformat als „Gnocchi" bezeichnet). Zu den **asiatischen Spezialitäten** zählen **Glas-** und **Reisnudeln**. Sie werden als lange feine Stränge hergestellt, weisen eine glasige Beschaffenheit auf und brechen leicht. Rohstoffe sind bei Glasnudeln aus Hülsenfrüchten *(Sojabohnen, Mungobohnen)* gewonnene Stärke und bei Reisnudeln Reismehl. Man verwendet sie wie Teigwaren.

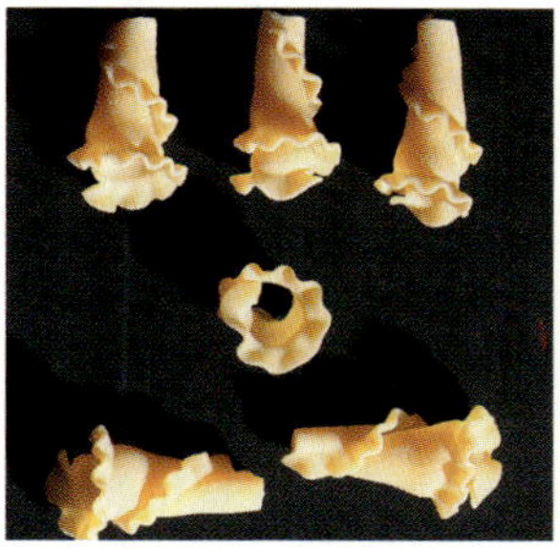

Campanel

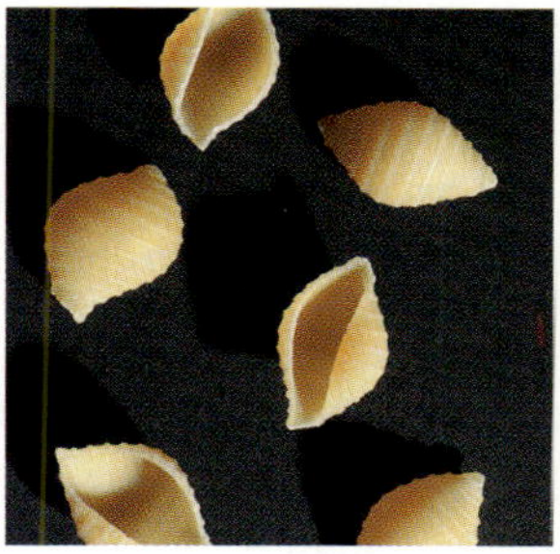

Conchigli

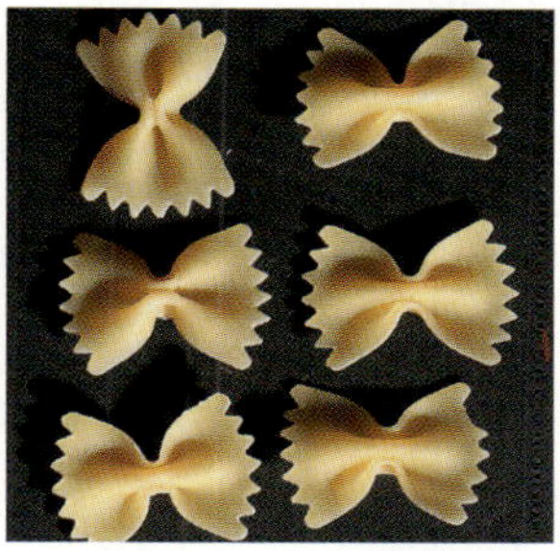

Farfalle

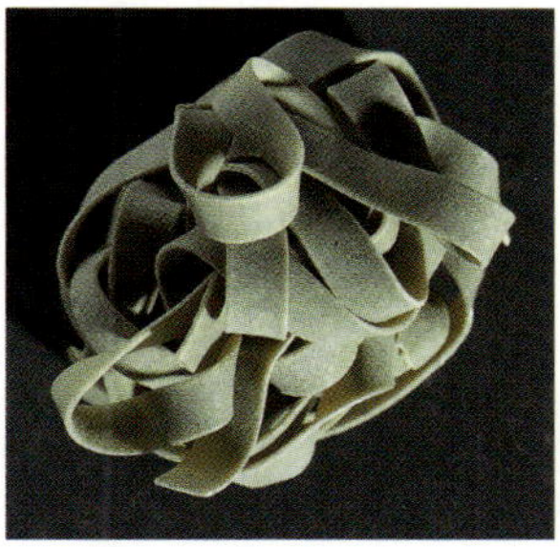

Fettuccine

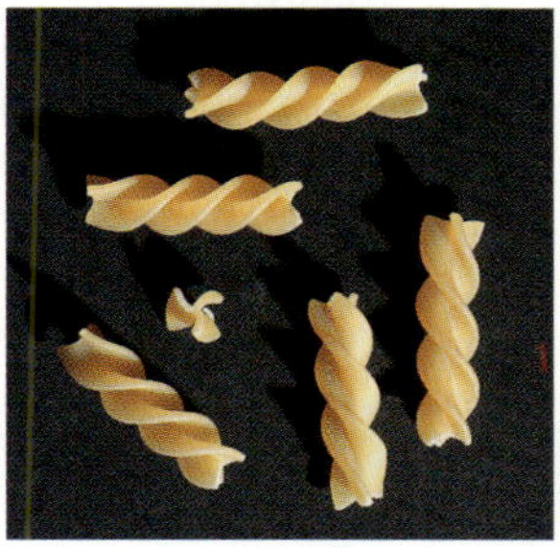

Fusilli

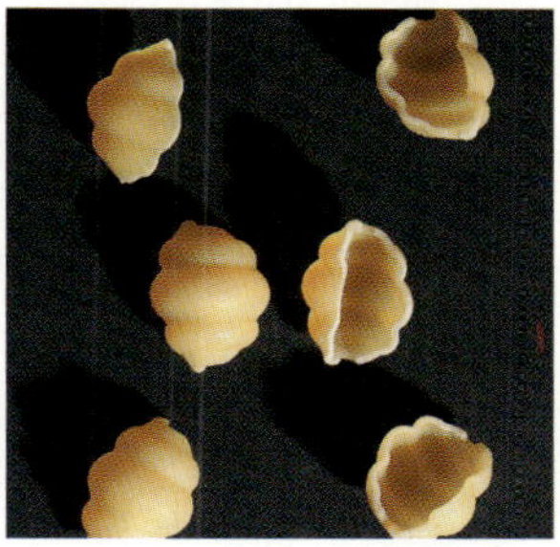

Gnocchi

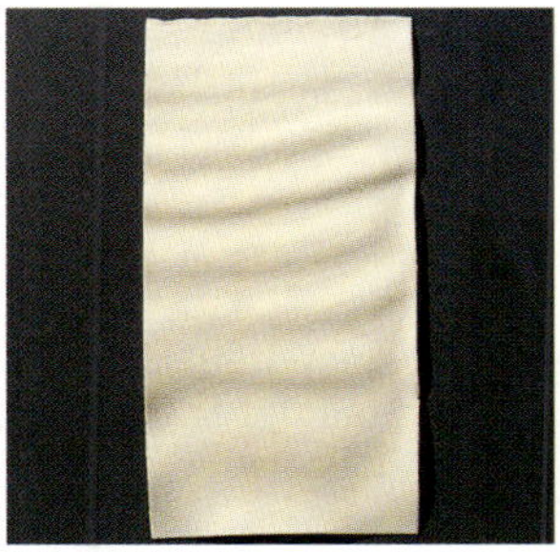

Lasagne

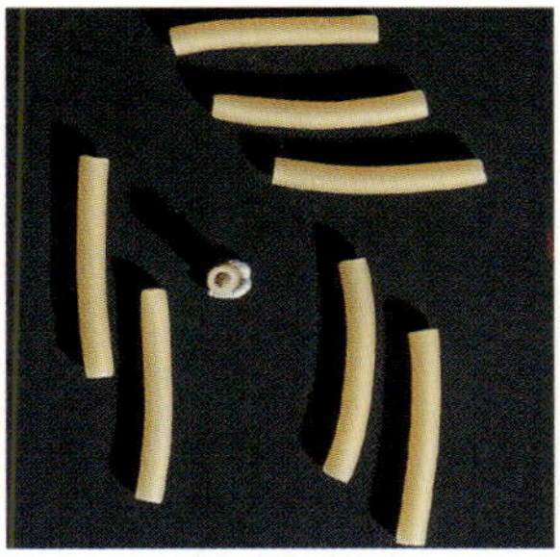

Maccheroni

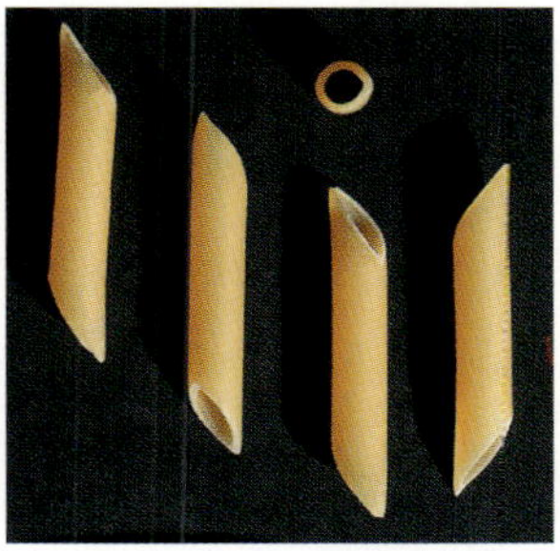

Penne

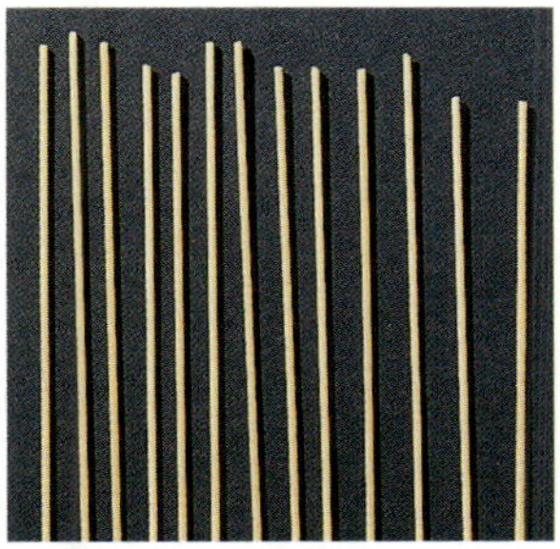

Spaghetti

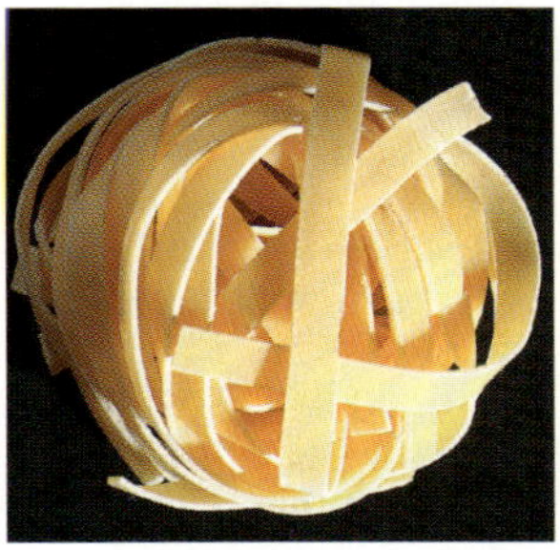

Tagliatelle

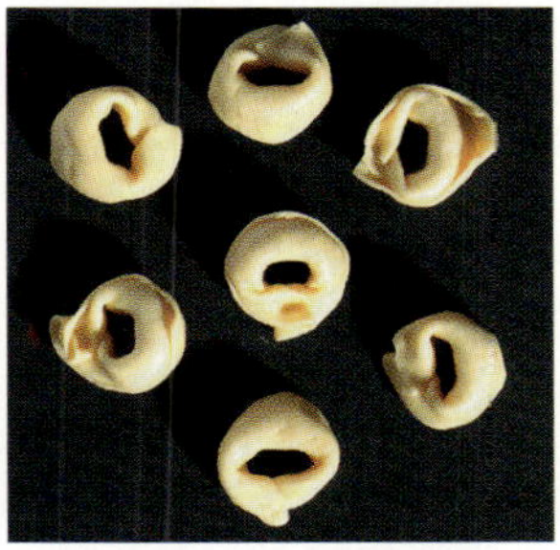

Tortellini

# Stärke und Stärkeerzeugnisse

Stärke bzw. Zutaten, die aus Stärke gewonnen werden, sind in den unterschiedlichsten Produkten enthalten. Industriell wird Stärke hauptsächlich aus Kartoffeln, Mais, Weizen und Reis gewonnen. In Deutschland werden jährlich weit mehr als eine Million Tonnen produziert, wobei ca 60% im Lebensmittelbereich verwendet werden.

## Eigenschaften und küchentechnische Verwendung der Stärke

Stärke ist ein weißes, geruch- und geschmackloses Pulver. In kaltem Wasser ist sie unlöslich. In heißem Wasser oder anderen Flüssigkeiten quillt sie auf und bildet eine breiige, klebrige Masse. Im Haushalt wird Stärke aufgrund ihrer Eigenschaften hauptsächlich zum Binden von Suppen und Soßen genutzt. Aber auch für die Lebensmittelindustrie hat Stärke eine große Bedeutung. Aufgrund ihrer die Konsistenz verändernden Eigenschaften ist Stärke ebenso wie modifizierte Stärke (→Zusatzstoffe) eine wichtige Zutat für die Herstellung von Suppen, Soßen, Fertiggerichten, Puddings, Feinen Backwaren, Tortenfüllungen und Salatmayonnaisen. Ein erheblicher Teil der produzierten Stärke wird zu Glucose abgebaut und als →Glucosesirup unter anderem bei der Herstellung von Konfitüren, Marmeladen, Bonbons, Gummisüßwaren und Schokoladenprodukten sowie bei der Likörherstellung verwendet.

| Küchentechnische Verwendung von Stärke | |
|---|---|
| **Stärkeart** | **bevorzugte Verwendung bei Herstellung von** |
| Weizenstärke | Backwaren |
| Kartoffelstärke | Backwaren, kalten Desserts |
| Maisstärke | Soßen, Suppen, Pudding |
| Reisstärke | Säuglings- und Krankenkost |

## Erzeugnisse auf Stärkebasis

**Sago** ist ein körniges Stärkeerzeugnis. Die Körner haben ein glasiges Aussehen, das auch nach dem Erhitzen erhalten bleibt, und werden als Suppeneinlage und bei der Süßspeisenherstellung *(rote Grütze)* verwendet.

**Puddingpulver** ist eine Mischung aus Stärke, Zucker und weiteren Zutaten wie Kakao, Vanille sowie →Aromastoffen und →Zusatzstoffen. Mit Wasser oder Milch angerührt, erhält man warme oder kalte Süßspeisen. Bei Kochpudding muss das Pulver mit der Flüssigkeit aufgekocht werden, bei Instant-Produkten wird es kalt angerührt.

**Soßenpulver**, dessen Grundstoff ebenfalls Stärke ist, dient zur raschen Zubereitung einfacher Soßen auf Milch- oder Wasserbasis.

**Soßenbinder** enthalten neben Stärke als Grundstoff u. a. pflanzliches Öl, Milchzucker und, wenn dunkle Soßen zubereitet werden sollen, Zuckerkulör.

**Backpulver** ist neben Hefe ein wichtiges Backtriebmittel. Die im Backpulver enthaltene Stärke hat allerdings keine Bedeutung für die beim Backen erwünschte Teiglockerung, sondern dient nur als Trennmittel für die anderen Bestandteile *(kohlensäurehaltige und Kohlensäure austreibende Bestandteile)*, damit diese nicht vorzeitig wirksam werden. Außerdem bindet die Stärke eventuell in die Packung eindringende Feuchtigkeit.

## Was Verbraucher noch wissen wollen

**Was versteht man unter „Auszugsmehl"?**

Darunter versteht man hellste Weizenmehle mit einem Ausmahlungsgrad unter 50% (Type 405). Diese Mehle bestehen zum überwiegenden Teil aus Stärke. Sie können mit Vitaminen angereichert werden und tragen dann die Bezeichnung „Weizenmehl extra".

**Wie sind Vollkornmehle gegenüber Auszugsmehlen zu bewerten?**

Vollkornmehl hat im Vergleich zu Auszugsmehl:

- mehr Eiweiß, das auch biologisch hochwertiger ist, und mehr Fett,
- mehr Mineralstoffe, Vitamine und Ballaststoffe,
- eine bessere Sättigungswirkung,
- eine geringere Haltbarkeit aufgrund des höheren Fettgehalts und insbesondere der mehrfach ungesättigten Fettsäuren.

Der Energiegehalt ist in etwa gleich.

**Was ist Wildreis?**

„Wildreis" nennt man die Samen einer in den USA wild wachsenden Wassergrasart, die mit dem Reis botanisch nicht verwandt ist. Dieser Wildreis erinnert im Aussehen an braune Tannennadeln und schmeckt nussartig. Er ist sehr teuer und wird meist mit Reis gemischt angeboten.

**Was versteht man unter Duftreis?**

Entgegen der Vermutung, es handele sich um aromatisierten Reis, gibt es tatsächlich zwei von Natur aus duftende Reissorten: **Jasminreis**, eine im Norden von Thailand angebaute Reissorte mit blumigem Duft, und **Basmatireis**, der in Indien, Pakistan und Burma angebaut wird und ein ausgeprägtes nussartiges Aroma entwickelt.

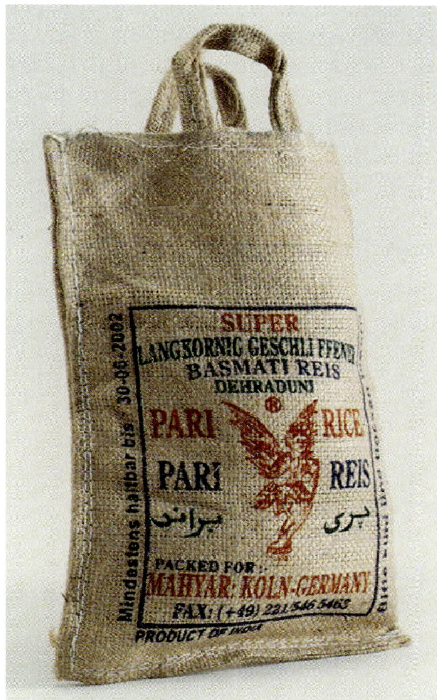

Verkaufsverpackung für Basmatireis

**Machen Nudeln dick?**

Nicht ein einzelnes Lebens- oder Genussmittel macht dick, sondern die jeweils zugeführte Nahrungsenergie. Nudeln werden wohl selten „trocken" gegessen: Die Energie steckt vor allem in den Soßen, die zu den Nudeln verzehrt werden.

**Warum wird Leistungssportlern empfohlen, reichlich Nudeln zu essen?**

Die in den Nudeln enthaltenen Kohlenhydrate werden im Muskelgewebe und in der Leber gespeichert und stehen bei Belastung sofort als Energielieferanten zur Verfügung

**Welche Besonderheiten weisen Vollkornnudeln auf?**

Sie werden aus Grieß oder Mehl des vollen Korns hergestellt. Äußerlich kann man sie an der bräunlichen Farbe erkennen. Sie sind wegen der Bestandteile des vollen Korns (Fett im Keim) nicht so lange lagerfähig. Ihre Garzeit ist etwas länger, und sie werden leicht pappig, was auch bei kürzerer Garzeit nicht vermieden werden kann.

**Was versteht man unter „Frischteigwaren“?**

Sie unterscheiden sich von den Trockenprodukten durch einen erheblichen Anteil an Restfeuchte. Im Angebot sind vor allem gefüllte Teigwaren. Aufgrund ihres hohen Restfeuchtegehalts sind sie nur begrenzt haltbar und müssen zwischen +2 °C und +6 °C gelagert werden. Zur Haltbarkeitsverlängerung gibt es verschiedene Methoden. Eine ist das →Pasteurisieren, eine andere Methode die Vakuumverpackung. Einige Produkte werden unter Schutzatmosphäre *(Stickstoff, $CO_2$)* verpackt. Mit dieser Methode soll, ebenso wie beim Verpacken unter Vakuum, der verderbsfördernde Einfluss von Sauerstoff auf den Packungsinhalt verhindert werden. Ein Vorteil dieser Technik ist, dass nach dem Öffnen der Packungen die Nudeln einzeln fallen und nicht zu einem Block verkleben.

**Welche Convenience-Produkte werden „rund um die Nudel“ angeboten?**

Wegen der kurzen Garzeit von wenigen Minuten haben Nudeln auch als Hauptgericht in der „schnellen Küche“ stetig an Bedeutung gewonnen. Neben den führenden Teigwarenherstellern bieten fast alle großen Lebensmittelproduzenten **Fertigsoßen** an. Ob mit Rindfleisch, Tomaten, Zwiebeln und Kräutern oder als Sahnesoße mit Käse, Schinken und Ei, in wenigen Minuten ist ein Komplettgericht fertig. Zu den →Convenience-Produkten zählen auch die **Instant-Teigwaren.** Dies sind vorgegarte Produkte, bestehend aus Teigwaren, Soßen und anderen Zusätzen *(Fleisch, Gemüse),* denen Flüssigkeit entzogen wurde. Mit heißem Wasser übergossen, sind sie nach 3 bis 5 Minuten fertig zum Verzehr. Weil Instant-Nudeln dünn und porös sein müssen, damit sie schnell viel Wasser aufnehmen können, fehlt es ihnen an Stabilität. Sie zerfallen daher leicht, und es mangelt ihnen an der von vielen Verbrauchern geschätzten Bissfestigkeit.

## Wenn Sie weiterlesen wollen

Dominé, André (Hrsg.), Culinaria Naturkost, Bd. 1. Köln 1996, S. 22–81;
o. V., Das große Pasta-Kochbuch. Köln 1998

# 11 Brot und Feine Backwaren

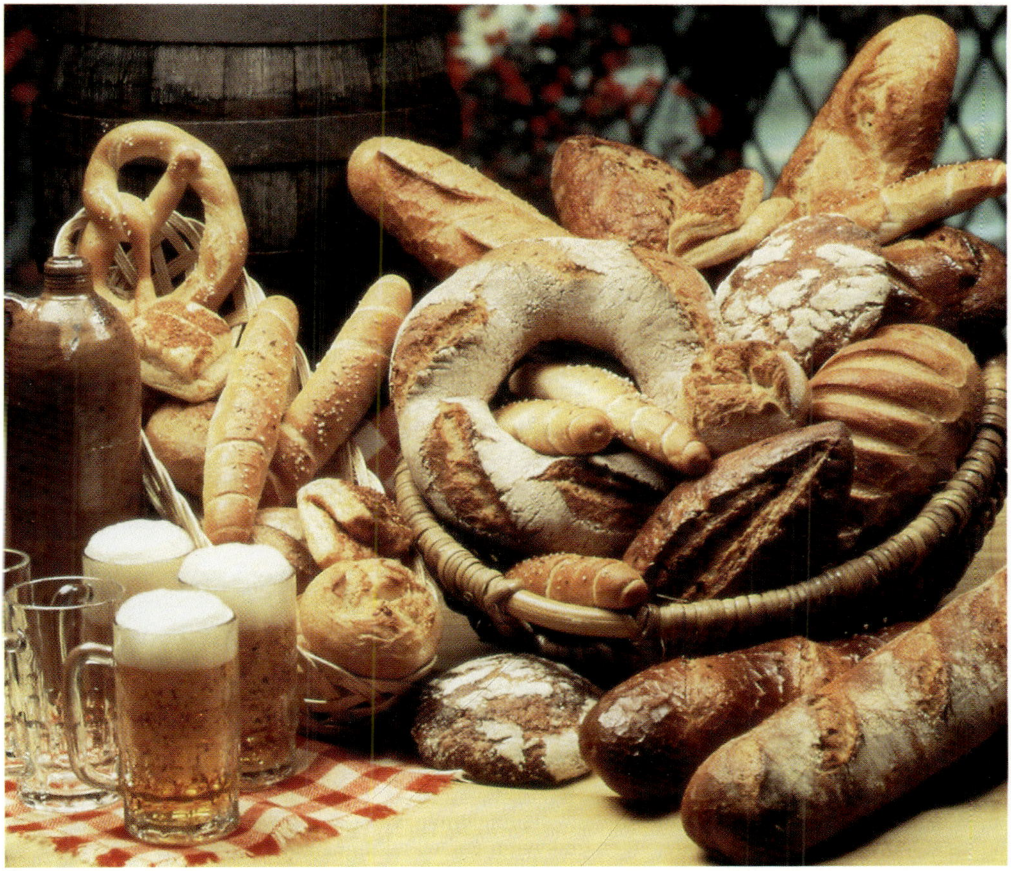

## Brot

In Deutschland werden etwa 300 verschiedene Brotsorten hergestellt, hauptsächlich aus Weizen-, und Roggenmehl. Seit über 2000 Jahren sind die Grundzutaten gleich geblieben; allerdings wurde die Technologie seither gravierend verändert.

Ob beim handwerklich arbeitenden Bäcker oder in der Brotfabrik, die Herstellung vollzieht sich in beiden Fällen nach den gleichen Grundprozessen, wobei in vielen kleinen Bäckereien auch Technologien aus den Großbackbetrieben Einzug gehalten haben.

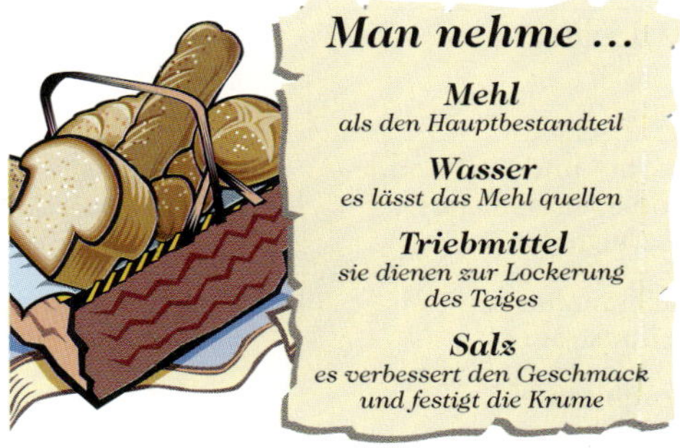
Man nehme ...
Mehl
als den Hauptbestandteil
Wasser
es lässt das Mehl quellen
Triebmittel
sie dienen zur Lockerung des Teiges
Salz
es verbessert den Geschmack und festigt die Krume

„Man nehme ..."

# Brotherstellung

Den verschiedenen Rezepturen entsprechend, werden alle Zutaten ausgewogen, gemischt und in der Teigknetmaschine vermengt. Knetzeit, Teigtemperatur und Teigfestigkeit sind für die Qualität des Brotes von entscheidender Bedeutung. Sauerteig (Roggenbrote) und/oder Hefe (Weizenbrote und Mischbrote) sind traditionelle Triebmittel. Durch Säuerungs- und Gärungsprozesse sorgen sie für das Aufgehen und die Lockerung des Teiges. Anstelle des herkömmlichen Natursauerteigs werden bei Roggenbroten heute überwiegend industriell hergestellte Teiglockerungsmittel verwendet, die aus zahlreichen chemischen Substanzen bestehen. Dieser „Kunstsauer" imitiert zwar den Geschmack eines Sauerteigbrotes, erzeugt aber nicht die gesundheitlichen Wirkungen eines echten Sauerteigbrotes, das sehr bekömmlich ist und die Aufnahme wertvoller Mineralstoffe in den menschlichen Organismus ermöglicht. „Kunstsauer" gehört zu den Backmitteln.

## Backmittel bei der Brotproduktion

Backmittel sollen die Backeigenschaften der Mehle verbessern und Arbeitszeit bei der Herstellung einsparen. Folgende Wirkungen werden angestrebt:

- verkürzte Mehlreifung
- schnellere Teiglockerung
- verbesserte Maschinengängigkeit
- gleichmäßige Bräunung des Laibes
- verbesserte Schneidbarkeit des Brotes
- Verbesserung des Geschmacks
- Verlängerung des Frischezustands
- Schutz vor Schimmelbildung

| Übersicht über einige gängige Backmittel | |
|---|---|
| **Bezeichnung** | **Bedeutung** |
| Ascorbinsäure (Vitamin C) | verkürzt Reifezeit des Teiges, wirkt aufhellend: Brot und Gebäck sehen weißer aus. |
| Cystein | verbessert die maschinelle Verarbeitung von Hefeteigen; wurde früher aus Haaren und Hornsubstanzen gewonnen, heute meist synthetisch hergestellt. |
| DAWE (Diacetylweinsäureester) | zählt zu den →Emulgatoren; verbessert die Beschaffenheit von Weizenteigen und vergrößert das Volumen von Kleingebäcken. |
| Enzyme | unterstützen die Teigverarbeitung, verbessern die Bräunung und vergrößern das Volumen; können Allergien (Bäckerasthma) auslösen. |
| Karamellzuckersirup | dient zur Verbesserung von Geschmack und Farbe des Brotes; wird aus erhitztem Zucker durch Auflösen in Wasser hergestellt. |
| Malzextrakt | verbessert Teiglockerung, Farbe von Krume und Kruste sowie Geschmack; wird aus gekeimtem und anschließend geröstetem Getreide gewonnen. |
| Mono- und Diglyceride von Speisefettsäuren (Emulgatoren) | erleichtern die Teigverarbeitung, verbessern die Tiefkühleignung und verzögern das Altbackenwerden von Brot und Brötchen. |
| Teigsäuerungsmittel („Kunstsauer") | bewirken eine problemlose Teigbildung und haben in vielen Fällen den Natursauerteig abgelöst. |
| Sorbinsäure | verhindert Schimmelbildung (nur bei Schnittbrot zugelassen). |
| Zitronensäure | Bestandteil des Kunstsauers; dient vor allem in roggenhaltigen Teigen als Säuerungsmittel. |

### Backverfahren und Aussehen des Brotes

Das Äußere des Brotes (Form, Oberfläche und Farbe) wird entscheidend durch das jeweilige Backverfahren bestimmt.

**Freigeschobene Brote** werden zu runden oder länglichen Laiben geformt und so in den Ofen geschoben, dass sie sich nicht berühren. Dadurch kann eine geschlossene und feste Kruste entstehen *(Berliner Landbrot, Schwäbisches Bauernbrot, Frankenlaib)*. **Angeschobene Brote** sind an den Seiten krustenlos, da sie sich im Backofen seitlich berühren *(St. Gallener, Kommissbrot, Paderborner)*. **Kastenbrote** werden in Kästen gebacken. Daher erhält nur die Oberfläche eine feste Kruste *(Kastenweißbrot, Toastbrot, Grahambrot)*.

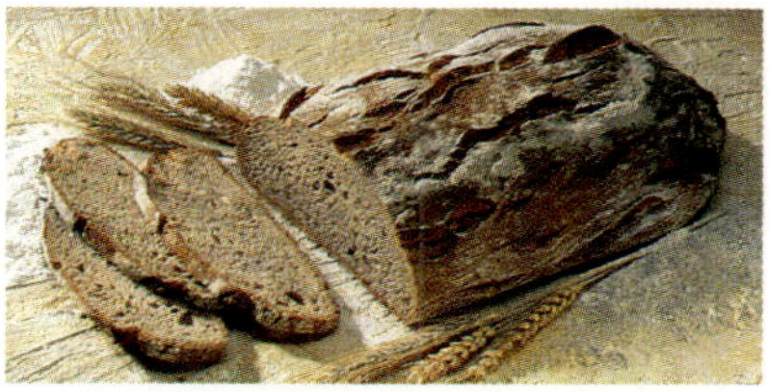
freigeschobenes Brot

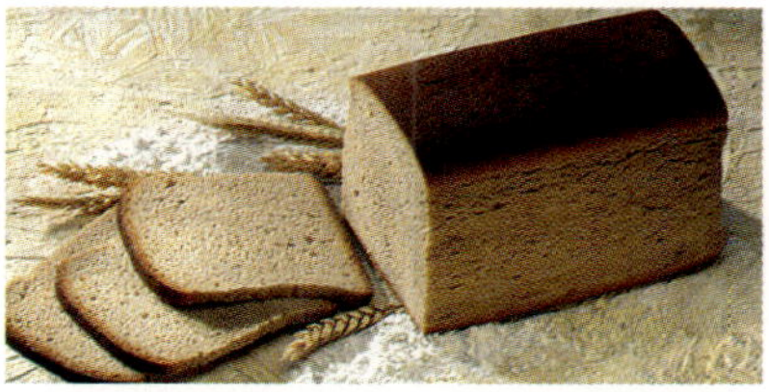
angeschobenes Brot

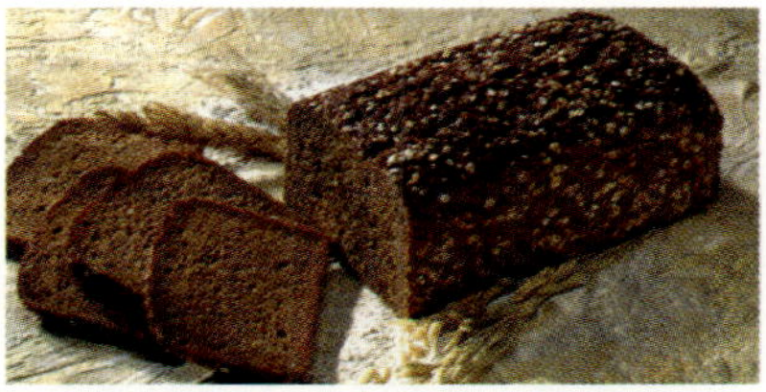
Kastenbrot

## Brotsorten

Die große Zahl an Brotsorten ergibt sich zum einen aus der Verwendung und Kombination der verschiedenen Mehlarten, Mehltypen, Mehlmischungen und weiteren Zutaten, zum anderen sehr oft aus geographischen Bezeichnungen, die auf die „Brotheimat" hindeuten.

### Brotgrundsorten

Gemäß allgemein anerkannter →Verkehrsauffassung werden die Grundsorten Weizenbrot, Weizenmischbrot, Roggenmischbrot und Roggenbrot unterschieden. Die geographischen Bezeichnungen sind nicht geschützt, d.h., solche Brote dürfen auch außerhalb der entsprechenden Region hergestellt werden, sofern sie die für diese Brotsorte typischen Merkmale aufweisen.

| Brotgrundsorten | | | |
|---|---|---|---|
| **Bezeichnung** | **Bestandteile** | **Charakteristik** | **Beispiele** |
| Weizenbrot | mindestens 90% Weizenmehl | Krume hell, Kruste goldbraun, mild und aromatisch | ▸ *Weißbrot*<br>▸ *Toastbrot*<br>▸ *Baguette* |
| Roggenbrot | mindestens 90% Roggenmehl | dunkle Krume mit feinen Poren, ausgeprägt kräftig und säuerlich | ▸ *Schwarzbrot*<br>▸ *Kommissbrot*<br>▸ *Pumpernickel* |
| Mischbrote: Roggenmischbrot (RM), Weizenmischbrot (WM) | mehr als 50% der namengebenden Mehlsorte | mild-aromatisch (WM) bis herzhaft-säuerlich (RM) | ▸ *Schwarzwälder (WM)*<br>▸ *Schweizer Art (WM)*<br>▸ *Oberländer (RM)*<br>▸ *Berliner Landbrot (RM)* |
| Vollkornbrot: Weizenvollkornbrot (WV), Roggenvollkornbrot (RV) und Vollkornmischbrote | aus →Vollkornmehl (Weizen und/ oder Roggen) | mild bis nussartig (WV) bzw. kräftig, säuerlich (RV) | ▸ *Rheinisches Vollkornbrot*<br>▸ *Hallesches Vollkornbrot*<br>▸ *Grahambrot* |

## Spezialbrote

Ein Brot darf als Spezialbrot bezeichnet werden, wenn **eine** der folgenden Bedingungen erfüllt ist:

- **Verwendung weiterer Getreideerzeugnisse:** z. B. in Mehrkornbroten, die aus mindestens einer Brotgetreideart sowie mindestens einer Nicht-Brotgetreideart hergestellt werden. Insgesamt muss ein Mehrkornbrot drei oder mehr verschiedene Getreidearten enthalten, jede Getreideart muss mit mindestens 5 % vertreten sein.
- **Verwendung anderer Zutaten pflanzlichen Ursprungs** *(Leinsamen, Sonnenblumenkerne, Sesam, Zwiebeln, Rosinen, Trockenfrüchte).*
- **Verwendung von Zutaten tierischen Ursprungs** *(Milch, Butter, Quark, Joghurt, Speck).*

## Nach speziellen Verfahren hergestellte Brote

**Pumpernickel** ist ein sehr dunkles, saftiges und krustenarmes Roggenbrot aus mindestens 90 % Roggenbackschrot und/oder Roggenvollkornschrot. Bei mäßiger Hitze wird es mindestens sechzehn Stunden in dicht verschließbaren Backröhren (Dampfkammerverfahren) gebacken. Dabei bilden sich Röst- und Aromastoffe, die einmal für die dunkelbraune Farbe und zum anderen für den säuerlich-süßen Geschmack verantwortlich sind.

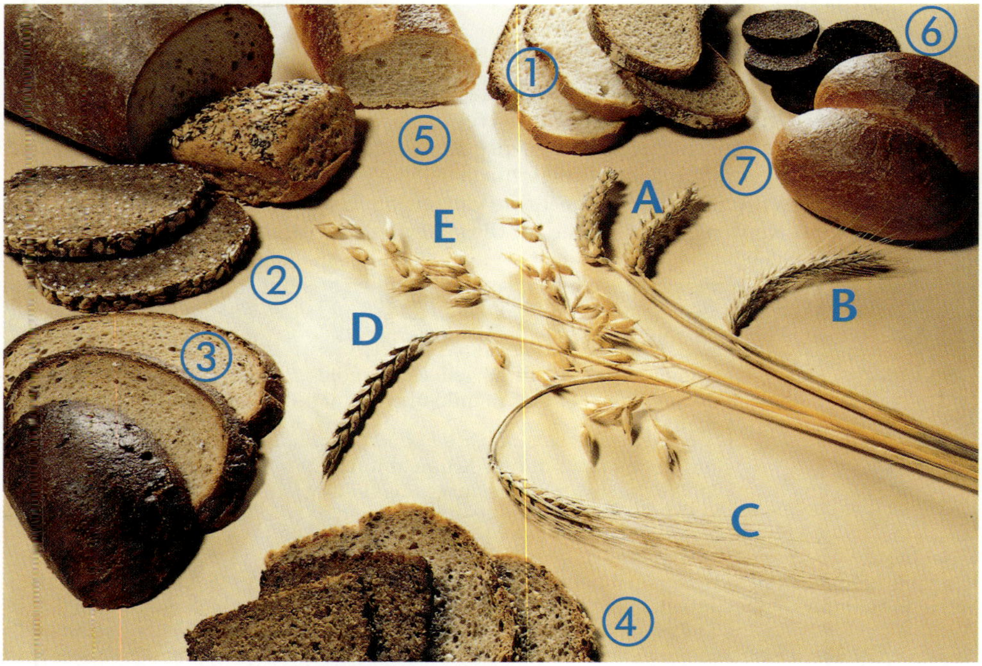


Getreidearten und Brotsorten
**A:** Weizen; **B:** Roggen; **C:** Gerste; **D:** Dinkel; **E:** Hafer
① Weizen- und Roggenmischbrot; ② Brot und Brötchen mit Haferflocken; ③ Dinkelbrot; ④ Mehrkornbrote; ⑤ Weißbrot; ⑥ Pumpernickel; ⑦ Roggenbrötchen

**Knäckebrot** ist ein sehr wasserarmes und daher extrem lange haltbares Brot. Es wird sowohl aus Weizen als auch aus Roggen oder Mehlmischungen hergestellt. Der Teig wird in Form von dünnen Fladen auf Blechen gebacken. Knäckebrot wird fast ausschließlich industriell nach dem →Extruderverfahren hergestellt. Die Bandbreite des Geschmacks reicht von neutral bis würzig. Eine besondere Note wird durch Zutaten wie Kümmel oder Sesam erzielt. Knäckebrot kann herstellungsbedingt besonders große Mengen an →Acrylamid enthalten.

### Nährwertveränderte Brote

Diese Brote haben einen veränderten Nährstoffgehalt und/oder →Brennwert *(eiweißangereichertes, kohlenhydratvermindertes, ballaststoffangereichertes, brennwertvermindertes, kochsalzreduziertes Brot).*

## Trends am Brotregal und an der Brottheke

Aus Marketinggründen finden zunehmend Namen Verwendung, die keine eindeutigen Rückschlüsse auf die Brotsorte zulassen. Typische Beispiele dafür sind : „Joggingbrot", „AOK-Brot" oder „Rustikal". Die Backmittelindustrie bietet den Bäckern zur Arbeitserleichterung Backmischungen an, die meist solche wohlklingenden Namen tragen. Brote mit einer Plakette oder Banderole werden häufig aus Fertigmischungen hergestellt. Eine Kennzeichnungspflicht gegenüber dem Verbraucher bezüglich der Inhaltsstoffe dieser Mischungen besteht nicht, es sei denn, diese Mischungen enthalten kennzeichnungspflichtige →Zusatzstoffe.

Die Zeiten sind längst vorbei, als man Pumpernickel nur in Westfalen kannte und es Brezeln ausschließlich in Süddeutschland gab. Regionale Spezialitäten sind heute fast überall erhältlich. Dies trifft vermehrt auch auf europäischer Ebene zu. Einmal führt die Reiselust der Bundesbürger dazu, dass sie im Ausland andere Brot- und Brötchensorten kennen und schätzen lernen, und zum anderen haben die Backspezialitäten der in Deutschland lebenden Ausländer den „Brotkorb" vielfältiger gemacht. Türkisches Fladenbrot, französisches Baguette und italienisches Weißbrot *(Ciabatta)* gehören heute fest zum Brotsortiment. Auch Brotspezialitäten aus Amerika *(Sandwich-Brot, Hamburger-Brötchen, Bagel)* liegen im Trend.

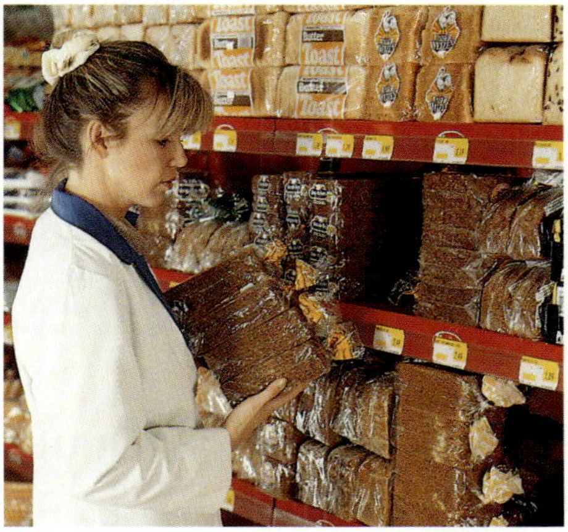
Verpacktes Brot im Regal

In den Brot- und Backwarenabteilungen des Lebensmittelhandels bieten Backshops neben den aus Tiefkühlteiglingen hergestellten Brötchen, Brezeln und Baguettes zunehmend auch Brote aus vorgebackenem Teig an. Großbäckereien liefern neben verpacktem SB-Brot auch frische unverpackte Ware, die von den Kunden aus Spezialregalen entnommen und selbst verpackt wird. Halbbackwaren und Tiefkühl-Backwaren *(Brötchen, Croissants, Baguettes)*, die zu Hause fertig gebacken werden, sprechen besonders Verbraucher an, die →Convenience-Erzeugnisse schätzen. Auch vor Bäckereien und den Brot- und Backwarenabteilungen im Lebensmittelhandel hat der Fastfood-Trend nicht Halt gemacht. Neben dem Backwarenverkauf finden sich dort immer mehr Fastfood-Angebote, angefangen vom belegten Brötchen über Quiche Lorraine und herzhaft gefüllte Blätterteigtaschen bis zur Pizza.

## Kleingebäck

Kleingebäck unterscheidet sich von Brot durch seine Form, das Gewicht und die Größe. Es wird zum überwiegenden Teil aus hellen Weizenmehlen hergestellt, aber auch aus Mischungen von Roggen- und Weizenmehlen oder -schroten. Häufig werden weitere Zutaten *(Körner, Mohn, Speck, Käse, Milch)* beigegeben. Bei allen Unterschieden sind für die meisten Sorten ein hoher Krustenanteil sowie die knusprige und lockere Beschaffenheit der Gebäcke typisch. Die regionale Sortenvielfalt ist bei Kleingebäck noch erheblich größer als bei Brot: Über 1000 verschiedene Sorten werden in Deutschland angeboten, wobei es unterschiedliche regionale Bezeichnungen gibt. Brötchen gibt es mit glatter *(Rundstück, Milchweck)* oder eingeschnittener Oberfläche *(Schrippe, Tafelbrötchen)* sowie mit speziellen Zutaten *(Rosinen-, Kümmelbrötchen)*. Ob gewickelt *(Hörnchen)*, geschlungen *(Brezel)* oder geflochten *(Flechtsemmel)*, die Formenvielfalt ist groß.

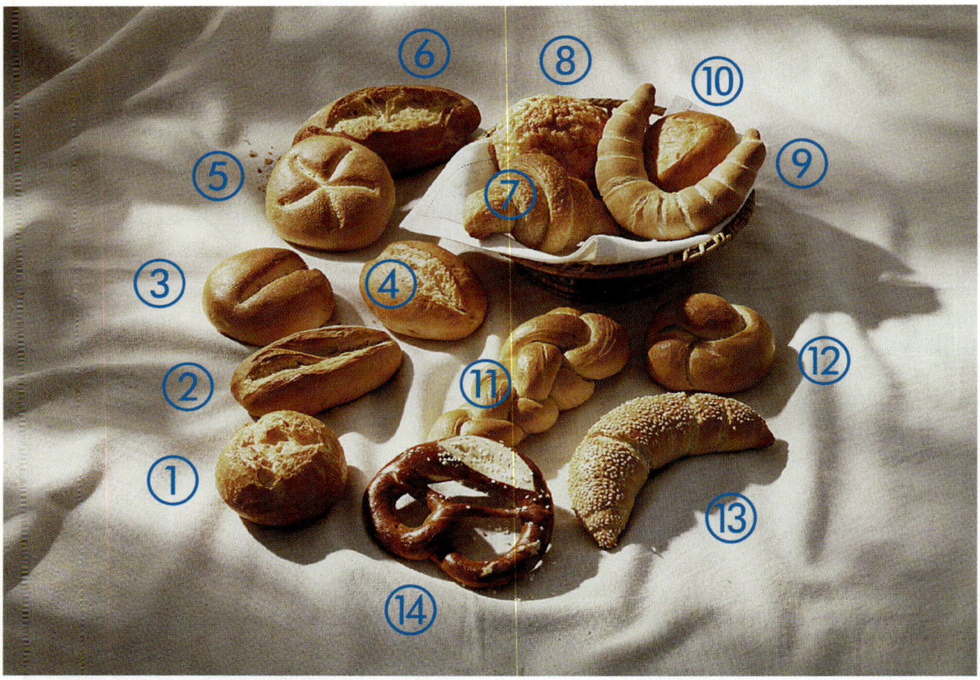


Kleingebäcksorten
① Bauernbrötchen; ② Berliner Schrippe; ③ Druckbrötchen; ④ Normalbrötchen; ⑤ Kaisersemmel; ⑥ Baguettebrötchen; ⑦ Croissant; ⑧ Käsebrötchen; ⑨ Hörnchen; ⑩ Milchweck; ⑪ Flechtsemmel; ⑫ Zopfbrötchen; ⑬ Sesamhörnchen; ⑭ Laugenbrezel
Quelle: CMA

## Feine Backwaren – Dauerbackwaren

**Feine Backwaren** unterscheiden sich von Brot und Kleingebäck vor allem durch ihren höheren Anteil an Fett und/oder Zucker. Der Begriff „Feine Backwaren" schließt die Gebäckkategorie Dauerbackwaren ein. Feine Backwaren werden meist industriell hergestellt und sind unterschiedlich lange haltbar. Neben Teig, Fett und Zucker finden sich unter den Zutaten z. B. Obst, Nüsse, Mandeln, Mohn oder Marzipan. Das Angebot des Bäckereihandwerks und der Backwarenindustrie an **Kuchen** und **Torten** ist außerordentlich groß: es reicht vom klassischen Marmorkuchen über Blätterteiggebäck und Christstollen bis zu Sahnetorten, die zunehmend auch als Tiefkühlprodukte angeboten werden.

Süße und salzige **Dauerbackwaren** sind Gebäcke, deren Genießbarkeit durch eine längere, sachgemäße Lagerung nicht beeinträchtigt wird:

**Hartkekse** werden aus einem festen, relativ fettarmen Teig ausgestanzt *(Butterkekse).*

**Mürbekekse** bestehen aus einem fettreicheren Teig und werden vor dem Backen oft noch mit Zucker bestreut oder mit Mandeln, Kakao, Nüssen oder Marmelade versehen. Eine Umhüllung mit Schokoladen-→Kuvertüre oder -Fettglasur nach dem Backen kommt ebenfalls sehr häufig vor.

Bei **Biskuit** und **Eiergebäck** besteht der Teig aus Ei, Mehl und Zucker; Fett wird nicht zugesetzt. Eiergebäck hat einen niedrigeren Eianteil als Biskuit. Beide werden häufig mit Fruchtfüllung und Schokoladenüberzug angeboten.

Bei **Waffeln** besteht die flüssige Teigmasse aus Mehl, Ei, Milch und Zucker. Viele Sorten sind mit Schokolade überzogen und/oder zusätzlich mit Mandel- oder Nusssplittern verziert. Die Füllungen bestehen meist aus Fett- oder Zuckercreme.

**Lebkuchen** sind gesüßte und gewürzte Gebäcke, meist ohne Fettzusatz, mit oder ohne Oblaten (sehr dünnes, blattartiges Gebäck) als Unterlage. Lebkuchen können überzogen, bestreut, verziert oder gefüllt sein. Braune Lebkuchen werden oft mit Mandeln, Nüssen oder kandierten Früchten veredelt und mit Schokolade überzogen. Eine Vielzahl von Gewürzen *(Zimt, Koriander, Ingwer, Muskat, Kardamom)* gibt den Lebkuchen ihre besondere Geschmacksnote.

Viele Hersteller bieten verstärkt **internationale Dauerbackwaren-Spezialitäten** an, die die reiselustigen Deutschen bisher nur aus den jeweiligen Heimatländern dieser Produkte kannten. Dazu gehören insbesondere Muffins und Cookies aus England und den USA sowie Madeleines (Miniaturkuchen) aus Frankreich.

**Kräcker** sind knusprige Salzgebäcke. Die typische blättrige Struktur erhalten sie durch Walzen und Falten des Teigs. Es gibt sie unterschiedlich gewürzt; manchmal wird auch Käse im Teig mit verarbeitet.

**Laugendauergebäck** wird vor dem Backen in Natronlauge getaucht. Beim Backen entstehen dadurch die charakteristische glänzend braune Außenschicht und der typische Geschmack.

Für **Chips** werden hauchdünne rohe Kartoffelscheiben oder dünne, kleine Kartoffelstäbchen frittiert, gesalzen und unterschiedlich gewürzt. Bei den so genannten Stapelchips – nach ihrer stapelartigen Abpackweise benannt – werden die Chips aus einem ausgerollten Kartoffelpüreeteig ausgestanzt und anschließend frittiert.

**Extruderprodukte** *(Erdnussflips, Bacon-Snacks)* sind würzige Knabberartikel, die aus einer Rohmasse nach dem →Extruderverfahren hergestellt werden. Unterschiedliche Formen und die Verwendung von Gewürzmischungen und Zusätzen wie Käse oder Schinken sorgen für Vielfalt.

**Zwieback** ist ein knuspriges Gebäck, das seinen Namen vom Herstellungsverfahren (zwie = zwei) erhalten hat. Zuerst wird der Teig am Stück gebacken (Einback). Danach wird er in Scheiben geschnitten, die dann auf beiden Seiten geröstet werden. Beim klassischen Zwiebackteig handelt es sich um einen hellen feinen Hefeteig. Vollkorn- und Müslizwieback sprechen besonders die Wünsche gesundheitsbewusster Verbraucher an. Schoko- und Kokoszwieback eignen sich gut als Beigabe zu Tee und Kaffee.

## Was Verbraucher noch wissen wollen

**Ist dunkles Brot immer Vollkornbrot?**

Nein, denn es ist erlaubt, hellen Mehlen dunkelfärbende Stoffe *(Malzmehl, Rübenkraut, Zuckerkulör)* zuzusetzen oder die Backzeit zum Nachdunkeln zu verlängern.

**Welche Konservierungsstoffe sind bei Brot erlaubt?**

Sorbin- und Propionsäure sind als Schimmel hemmende →Zusatzstoffe bei Schnittbrot erlaubt. Eine Schutzmaßnahme gegen Schimmelbefall bei geschnittenem Brot ist auch das →Pasteurisieren; so behandelte Brote tragen den Vermerk „ohne Konservierungsstoffe".

**Enthalten Backwaren Acrylamid?**

Backwaren gehören ebenso wie Frühstückscerealien und frittierte bzw. gebackene Kartoffelerzeugnisse (darunter auch Chips) zu den Lebensmitteln, die hohe Gehalte an Krebs auslösendem Acrylamid aufweisen können. Dieses entsteht im Zusammenhang mit hitzebedingten Bräunungsprozessen *(Backen, Braten, Frittieren, Rösten)*, bei denen in Lebensmittel enthaltene oder aus Stärke abgespaltene Zucker mit Eiweißabbauprodukten reagieren. Maßgeblichen Anteil an der Bildung von Acrylamid scheint die Aminosäure Asparagin zu haben, die im Eiweiß von Getreide und noch mehr in dem von Kartoffeln in größerer Menge vorkommt. Gefördert wird die Bildung von Acrylamid durch hohe Temperaturen und lange Erhitzungszeiten. Diese sollen daher möglichst vermieden werden. Grundsätzlich ist der Acrylamidgehalt um so höher, je dunkler die Oberfläche ist. Kleine Backwaren *(Plätzchen, Lebkuchen)* enthalten pro Gewichtsanteil größere Mengen als große Backwaren *(Brot)*, da sich bei letzteren der Gehalt in der gebräunten Oberfläche *(Brotkruste)* auf eine größere Menge unbelasteter Teile des Lebensmittels *(Brotkrume)* „verteilt". Industrielle Hersteller von Backwaren, Kartoffelerzeugnissen und dergleichen arbeiten an Konzepten zur Minimierung der Acrylamidbildung. Auch im Haushalt sollte darauf geachtet werden, die fraglichen Lebensmittel nicht zu stark zu bräunen („Vergolden statt Verkohlen") und gegebenenfalls etwas Zurückhaltung beim Verzehr der genannten Produktgruppen zu üben.

**Wie wird die Qualität des Brotes geprüft?**

Anhand von sechs Prüfmerkmalen (Form, Kruste, Krume, Geschmack, Geruch und Säuregrad) wird die Qualität eines Brotes bestimmt; der Wert für die menschliche Ernährung spielt dabei keine Rolle. Sachverständige führen auf Antrag des Bäckers im Auftrag der →DLG oder der Innungen diese Prüfungen durch. Als besonders gut beurteilte Brote werden mit Preisen und Urkunden ausgezeichnet.

**Wie sollte Brot gelagert werden?**

Da Brot für Schimmelbildung anfällig ist, sollte es stets trocken, kühl (jedoch nicht im Kühlschrank!) und luftig gelagert werden. Im Verkaufsregal sollte es nicht zu dicht gepackt werden, damit es „atmen" kann. Zu Hause wird Brot am besten in einem abgedeckten, jedoch nicht völlig luftdichten Behälter aufbewahrt. Eine gute Möglichkeit, Brot lange aufzubewahren, ist das Einfrieren. Im Kühlschrank sollte es nicht gelagert werden, da sich die im Brot enthaltene Stärke bei Kühlschranktemperatur verändert und das Brot dadurch schneller altbacken wird.

### Wenn Sie weiterlesen wollen

Grimm, Hans-Ulrich, Back und Dax, Neues aus der Aktienbäckerei. In: Klink, Vincent (Hrsg.), Cotta's kulinarischer Almanach 2000/2001. Stuttgart 1999, S. 9–19

# 12 Zucker, Süßwaren, Speiseeis, süße Brotaufstriche

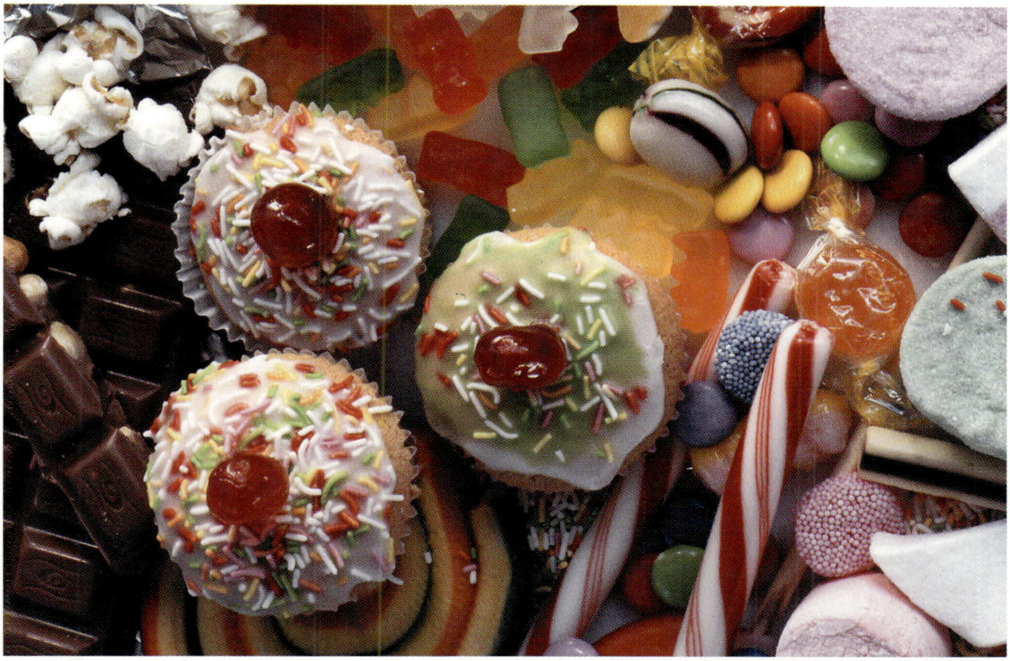

## Zucker – ein umstrittenes Lebensmittel

Als Zucker wird landläufig das leicht verdauliche Kohlenhydrat Saccharose bezeichnet. Kaum ein anderes Nahrungsmittel wird so unterschiedlich bewertet wie Zucker. Für die einen ist Zucker „Sonne zum Essen", für andere ein „Vitaminräuber", der aus „leeren Kalorien" besteht und ein Hauptverursacher vieler Zivilisationskrankheiten ist.

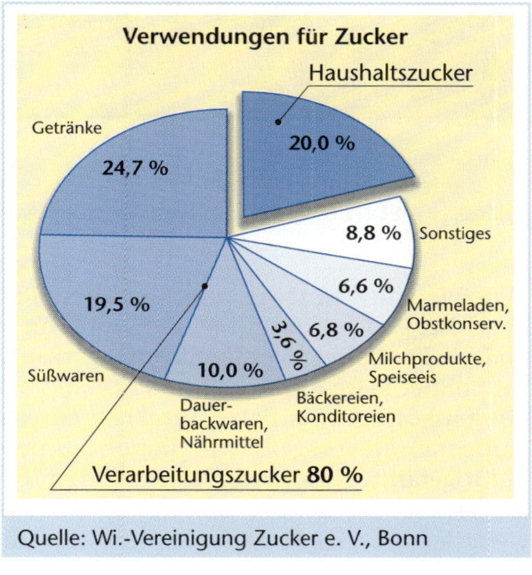

Quelle: Wi.-Vereinigung Zucker e. V., Bonn

Den weitaus größten Teil des Zuckers nimmt der Verbraucher als **Verarbeitungszucker** zu sich, der als „versteckter Zucker" in vielen Lebens- und Genussmitteln enthalten ist. Der Rest kommt als **Haushaltszucker** in den Handel. Jeder Deutsche verbraucht pro Jahr ca. 34 kg Zucker, das entspricht – in Würfelzucker umgerechnet – einem Tagesverbrauch von etwa 30 Stück. In Europa wird Zucker aus Zuckerrüben gewonnen, in tropischen Regionen aus Zuckerrohr. Mit heißem Wasser wird der Zucker herausgelöst, der dabei entstehende Saft wird gereinigt und in weiteren Produktionsschritten so weit konzentriert, bis sich Zuckerkristalle bilden (Kristallzucker). Rohr- und Rübenzucker sind in ihren chemischen Eigenschaften gleich.

**Haushaltszucker** ist in zwei Sorten im Handel, als gröberer Weißzucker und als feinere Raffinade. Haushaltszucker wird hauptsächlich zum Süßen von Getränken und Speisen verwendet. Er dient auch zum Würzen von Salaten und Soßen und verhindert in hoher Konzentration die Schimmelbildung beim Einkochen und Einmachen (→Konservierungsverfahren).

## Handelssorten und Verwendung von Haushaltszucker

Neben Haushaltszucker gibt es noch eine Vielzahl von Zuckersorten, die sich durch unterschiedliche Herstellung in Form, Farbe und Geschmack unterscheiden.

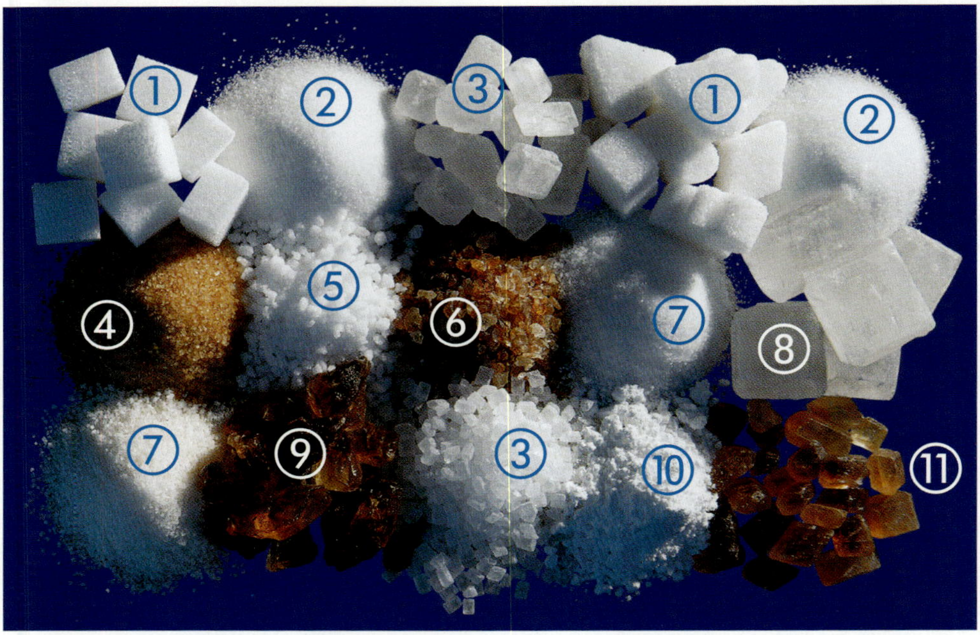


Zuckervielfalt
① Würfelzucker; ② Raffinade; ③ Weißer Kandis; ④ Brauner Zucker; ⑤ Hagelzucker; ⑥ Grümmel Kandis; ⑦ Einmachzucker; ⑧ Kluntje Kandis; ⑨ Krusten Kandis; ⑩ Puderzucker; ⑪ Brauner Kandis

**Würfelzucker** wird aus angefeuchteter Raffinade hergestellt, die in Formen gepresst und anschließend getrocknet wird. Es gibt ihn auch in anderen Formen (*„Glückszucker" in Herz- und Kleeblattform*). **Weißer Kandis** wird aus einer besonders reinen Zuckerlösung hergestellt und bildet klare Kristalle. Er dient hauptsächlich zum Süßen von Tee. **Brauner Zucker** ist ein feinkörniger Spezialzucker. Er ist entweder nicht so stark gereinigt wie Weißzucker (die Farbe stammt von gelblich-braunen Sirupeinschlüssen), oder Weißzucker wurde mit Zuckerkulör gefärbt. Neben der Verwendung im Haushalt wird er in der Backwarenindustrie verarbeitet. **Hagelzucker** ist ein körniger Zucker und dient hauptsächlich zum Dekorieren von Gebäck und Süßspeisen. **Grümmel Kandis** ist ein klein gebrochener, sehr aromatischer brauner Kandis mit einem starken Karamellgeschmack. Er ist zum Backen und Aromatisieren von Desserts und Früchten geeignet. **Einmachzucker** ist grobkörnig, löst sich beim Erhitzen nur langsam auf und schäumt daher nicht. **Gelierzucker** ist eine Raffinade, enthält Geliermittel und ist besonders gut zur Herstellung von Konfitüren, Marmeladen und Gelees geeignet. **Kluntje Kandis** sind besonders große und klare Kristalle, die vor allem in Ostfriesland zum Süßen des Tees verwendet werden. **Krusten Kandis** wird durch Zerkleinern von dicken braunen Kandiskrusten gewonnen. **Puderzucker (Staubzucker)** entsteht beim Vermahlen von Raffinade und ist der geeignete Zucker zur Herstellung besonders feiner Gebäcke. Daneben dient er zum Bestäuben von Gebäck. **Brauner Kandis** ist grob kristallisierter Zucker, der aus einer hoch konzentrierten erhitzten Zuckerlösung gewonnen wird. Das Erhitzen bewirkt durch Karamellisierung die braune Färbung und den aromatischen Geschmack. Verwendet wird brauner Kandis als Süßungsmittel, besonders für Tee und Punschgetränke. **Zuckerhut** ist die Bezeichnung für kegelförmig gepresste Raffinade. Er wird zur Zubereitung der Feuerzangenbowle verwendet.

## Verarbeitungszucker

**Verarbeitungszucker** spielt in der Lebensmittelindustrie eine große Rolle. Der inländische Zuckerabsatz an die Verarbeitungsindustrie beträgt pro Jahr mehr als zwei Millionen Tonnen. Dieser Zucker wird nicht nur in kristalliner Form, sondern auch in großem Maße als Zuckerlösung („Flüssigzucker") verarbeitet.

Bei einigen Verarbeitungszuckerarten ist es für den Laien anhand des Namens schwer zu erkennen, dass es sich um Zucker handelt. →**Glucose** ist als Traubenzucker bzw. Dextrose bekannt und in fast allen süßen Früchten enthalten. Industriell wird dieser Zucker aber nicht aus Trauben, sondern aus Stärke gewonnen. Glucose wird im Handel in Pulver- und Tablettenform angeboten.

**Glucosesirup** wird ebenfalls aus Stärke gewonnen. Er findet bei der Süßwarenherstellung Verwendung und wird auch an Stelle von Saccharose zum Süßen von Fruchtnektaren, Konfitüren und Obstkonserven genutzt. Glucosesirup ist billiger herzustellen als Rübenzucker und hat diesen – wo immer möglich – ersetzt.

**Milchzucker** (Lactose) ist in der Milch der Säugetiere enthalten. Industriell wird er aus →Molke gewonnen.

**Malzextrakt** ist eine sirupähnliche, zuckerhaltige Flüssigkeit, die aus →Malz gewonnen wird. Sie findet Verwendung bei der Herstellung von Malzgetränken, Malzbonbons und →Backmitteln.

## Zuckeraustauschstoffe und Süßstoffe

Zuckeraustauschstoffe und Süßstoffe werden als Süßungsmittel vor allem in brennwert- und nährstoffverminderten Lebensmitteln (→Light-Produkte, →diätetische Lebensmittel) eingesetzt. Für Diabetiker sind sie ein geeigneter Zuckerersatz, da sie insulinunabhängig verstoffwechselt werden. Einige sind für die Verwendung im Haushalt erhältlich. Die meisten Süßungsmittel tragen eine E-Nummer und gehören damit zu den in der EU zugelassenen Lebensmittelzusatzstoffen. Andere *(Fructose)* sind als natürliche Lebensmittelinhaltsstoffe nicht zulassungspflichtig.

**Zuckeraustauschstoffe** ähneln in ihren Eigenschaften *(Brennwert, Süßkraft)* dem Haushaltszucker. Bei größerer Verzehrmenge wirken sie abführend und können zu Blähungen führen. Fruchtzucker (Fructose) wird industriell aus Glucosesirup gewonnen und ist auch in vielen Früchten, Beeren sowie Honig enthalten. Auch Fruchtzucker ist für die Zähne schädlich. Sorbit (E 420) wird ebenfalls aus Glucosesirup gewonnen. Im Brennwert ähnelt es dem Haushaltszucker, ist aber für die Zähne nicht schädlich und wird daher auch für Zahnpasten und Mundwasser verwendet. Wegen seiner wasserbindenden Eigenschaft findet Sorbit auch als Frischhaltemittel für Backwaren und als Weichmacher für Süßwaren Anwendung. Mannit (E 421) wird aus Fructose oder Saccharose hergestellt. Es greift die Zähne nicht an und wird deshalb zusammen mit Sorbit für die Herstellung zuckerfreier Kaugummis verwendet. Mannit ist allerdings stark abführend. Xylit (E 967) wird aus Abfallprodukten der Land- und Forstwirtschaft gewonnen. Es greift ebenfalls die Zähne nicht an und ist daher ein oft verwendetes Süßungsmittel in Kaugummis, Süßwaren und Brausen.

**Süßstoffe** sind synthetische oder natürliche Stoffe, haben keinen →Brennwert und schmecken schon in kleinsten Mengen sehr viel süßer als Zucker. Süßstoffe werden besonders von kalorienbewussten Verbrauchern und Diabetikern verwendet. Saccharin (E 954) ist schon seit fast 100 Jahren in Gebrauch. Sein bitterer und metallischer Nachgeschmack kann durch die Zugabe von Cyclamat gemindert werden. Cyclamat (E 952) ist hitze- und kälteunempfindlich und wird meist mit Saccharin gemischt angeboten. Aspartam (NutraSweet – E 951) ist nicht hitzestabil und kommt daher nur für bestimmte Anwendungen *(alkoholfreie Getränke, Milcherzeugnisse)* in Betracht. Acesulfam-K (E 950) findet in der Lebensmittelherstellung breite Verwendung, da es koch- und backbeständig ist.

Die **Süßkraft** der Zuckerersatzstoffe ist unterschiedlich. Sie reicht vom Sorbit, das etwa die Hälfte der Süßkraft von Zucker hat, bis zu Thaumatin, das über dreitausendmal so süß wie Zucker schmeckt. Häufig werden Mischungen verschiedener Süßungsmittel eingesetzt, um eine gut zu dosierende Süßkraft und einen möglichst zuckerähnlichen Geschmackseindruck zu erhalten.

| **Zuckeranteil in einigen Lebens- und Genussmitteln** | | | |
|---|---|---|---|
| **Produkt** | **Zuckeranteil in %** | **Produkt** | **Zuckeranteil in %** |
| Hartkaramellen | 97 | Nuss-Nougat-Cremes | 50–60 |
| Instant-Kakaogetränke | 70–80 | Tomatenketchup | 30 |
| Kaugummi | 78 | Colagetränke | 12 |
| Gummibärchen | 77 | Salatsoßen | 10 |
| Konfitüre | 60 | Champagner, süß | 5 |
| Vollmilchschokolade | 55–60 | Kalbsleberwurst | 0,1 |

# Süßwaren

Süßwaren sind Lebensmittel, bei denen Zucker bzw. Zuckerersatzstoffe den Geschmack wesentlich bestimmen und in vielen Fällen auch für den Herstellungsprozess unerlässlich sind. Jeder Deutsche verzehrt im Jahr Süßwaren im Wert von fast 100 € (Bundesverband der Deutschen Süßwarenindustrie, 2000). Auch Knabberartikel und salzige Snacks (Erdnüsse, Chips, Salzgebäck) zählen – obwohl nicht süß – statistisch zu den Süßwaren.

## Zuckerwaren

Als Hauptbestandteil enthalten Zuckerwaren Zucker in Form von Rübenzucker oder Glucosesirup. Ihre typischen Eigenschaften erhalten sie durch Zutaten verschiedener Art, wie Früchte, Fett, Honig, Mandeln, Nüsse, Milch- und Kakaoerzeugnisse, Geliermittel, Spirituosen, Aromen oder Farbstoffe, und durch die jeweiligen Herstellungsverfahren.

**Bonbons (Karamellen)** sind die bekanntesten Zuckerwaren und werden hart oder weich, massiv oder gefüllt angeboten. Sie werden aus einer Bonbongrundmasse hergestellt, die Glucosesirup sowie geschmacks- und farbgebende Stoffe enthält.

Hartkaramellen sind meist klar und zergehen langsam im Mund *(Fruchtbonbons, Drops, Husten- und Halsbonbons).* Bei Weichkaramellen ist der Anteil an Glucosesirup größer, und es werden zusätzlich Fett, bei einigen Sorten auch Milchbestandteile, Geliermittel und Emulgatoren der Bonbonmasse beigegeben. Sie haben daher eine weichere Konsistenz und zergehen schneller im Mund *(Sahnebonbons, Schokoladen- und Nussbonbons, Kaubonbons).* Den englischen Toffees wird bei der Herstellung Puderzucker beigemischt, dadurch erhalten sie ihre typische „bröckelige" Konsistenz.

**Fondant-Erzeugnisse** bestehen aus einer weichen und feinkristallinen Zuckermasse, die leicht im Mund schmilzt und dabei eine kühlende Wirkung erzeugt. Fondant wird als Füllung in Pralinen, Kremschokoladen und Kremhütchen verwendet. Bekanntestes Beispiel sind schokoladenüberzogene hauchdünne Pfefferminztäfelchen. Fondantmasse wird auch gefärbt, aromatisiert, geformt und – gegebenenfalls mit Schokolade überzogen – als Baumbehang oder Osterartikel angeboten.

**Dragees** haben stets einen Kern, der flüssig, weich oder hart sein kann. Der Kern ist mit einer Schokoladen- oder einer meist gefärbten Zuckerschicht (Decke) überzogen. Als Einlagen dienen häufig Nüsse, Mandeln, Schokolade oder Fondant. Bekannt sind Zuckerdragees mit bunter Decke in Kugel- und Linsenform, Schokoladendragees mit Nusskern und Schokoladendecke oder Schokoladenkern und Zuckerdecke *(Schokolinsen).* Zu den Dragees zählen auch „Liebesperlen" sowie bunte Zuckerstreusel und Schokoladenstreusel, die hauptsächlich zum Verzieren von Backwaren und Schokoladenerzeugnissen dienen.

**Komprimate** sind kalt gepresste tablettenförmige Süßigkeiten. Am bekanntesten sind Pfefferminzbonbons und -pastillen. Anstelle von Zucker werden häufig →Zuckeraustauschstoffe verwendet.

**Gummisüßwaren und Gelee-Erzeugnisse** bestehen zum größten Teil aus Glucosesirup. Zusätzlich sorgen Geliermittel für die typischen Eigenschaften dieser Produkte. Außer Aroma- und Farbstoffen sowie Fruchtsaftzusätzen ist häufig Zitronensäure enthalten und sorgt für einen leicht säuerlichen Geschmack. Zu den Gummisüßwaren zählen Gummibonbons, Gummipastillen und vor allem Gummibärchen. Gelee-Erzeugnisse werden in vielerlei Formen angeboten *(Orangenscheiben, Himbeeren, Geleebananen mit Schokoladenüberzug).*

**Schaumzuckerwaren** entstehen, wenn neben Zucker Schaum bildende und stabilisierende Stoffe verwendet werden. Weiche Schaumzuckerwaren („Schokoküsse") haben häufig eine Waffelunterlage und einen Schokoladenüberzug. „Harte" Schaumzuckerwaren sind meist zäh-elastisch. Sie werden in vielen unterschiedlichen Formen produziert *(Schnuller, Tiere, Apfelringe).* Aus den USA stammen die Marshmallows *(„Mäusespeck"),* die aus mehreren gefärbten Schichten bestehen.

**Lakritzwaren** sind schwarze Zuckerwaren, die als Stangen, Streifen, Schnecken und in vielen anderen Formen sowie als Pastillen angeboten werden. Sie verdanken die dunkle Färbung dem beigemischten Extrakt aus Süßholzwurzeln und Zuckerkulör. Weitere Bestandteile sind Zucker, Glucosesirup, Mehl, Aromen und Geliermittel. Auch Salmiaksalz (Ammoniumchlorid) kann zur Aromatisierung zugesetzt werden. In den Pastillen ist sein Anteil höher und soll schleimlösend wirken. Wenn Lakritz mit gefärbten Fondantmassen sandwichartig geschichtet wird, erhält man Lakritzkonfekt. Echte Lakritze ist reiner Süßholzextrakt und ein altes Hausmittel gegen Hals- und Magenbeschwerden.

**Kaugummi** ist eine Zuckerware nordamerikanischer Herkunft. Bis zu 80% bestehen aus Zucker und Glukosesirup, den Rest bildet neben den geschmacksgebenden Zutaten *(Pfefferminz, Fruchtaromen, Zimt)* die nicht zum Verzehr bestimmte Kaumasse (Kaubase). Zur Herstellung dieser Kaumasse werden sowohl natürliche als auch künstliche gummiartige Stoffe verwendet. Kaugummi gibt es in Form von Streifen, Kugeln oder Kissen. Zuckerfreier Kaugummi enthält →Zuckeraustauschstoffe. Das gilt auch für „kosmetischen Kaugummi", der durch Speichelstimulation den Säureangriff auf die Zähne verringern soll. Ein apothekenpflichtiges Arzneimittel sind Kaugummis mit Nikotin als Inhaltsstoff, die helfen sollen, sich das Rauchen abzugewöhnen.

**Kandierte Früchte** werden in einem langwierigen und aufwendigen Herstellungsprozess gewonnen. Früchte und Pflanzenteile *(→Ingwer)* werden durch Entzug von Zellwasser und Einlagerung von Zucker haltbar gemacht. Oft werden sie mit Schokolade überzogen, gefärbt und glasiert. Während Kirschen *(Cocktailkirschen)* und andere Früchte durchgehend kandiert werden, wird bei Äpfeln nur die äußere Schale kandiert.

**Krokant** wird aus karamellisiertem Zucker und zerkleinerten Mandel- oder Nusskernen hergestellt. Drei Arten werden unterschieden: Hartkrokant mit der für ihn typischen knackigen Beschaffenheit, Weichkrokant, der durch Zusatz von Glucosesirup und Fett eine pastöse Konsistenz besitzt, sowie Blätterkrokant, bei dessen Herstellung Nougatmasse mitverwendet wird.

**Marzipan** ist eine Mischung aus Marzipanrohmasse (Gemisch aus geschälten, fein gemahlenen Mandeln und Zucker) und Puderzucker. Zur Geschmacksverfeinerung wird etwas Rosenwasser zugesetzt. Je höher der Anteil der Rohmasse ist, desto besser ist die Qualität. So besteht Lübecker Marzipan zu 90% aus Marzipanrohmasse. Marzipan wird meist figürlich geformt angeboten *(Schweinchen, Früchte, Brote)* oder als Füllung für Schokoladenerzeugnisse *(Marzipan-Schokolade, Mozartkugeln)* oder Gebäck *(Marzipanstollen)* verwendet. Anstelle von Marzipan wird mitunter Persipan – eine Masse aus Zucker und Aprikosenkernen – als Backzutat verwendet.

**Nougat-Süßwaren** werden aus Nougatmasse hergestellt. Diese weiche bis schnittfeste Masse ist eine Mischung aus bis zu 50% Zucker, fein zerkleinerten Nuss- oder Mandelkernen und Schokolade. Nougat ist in Scheiben oder Stangen erhältlich, wird aber meistens als Füllung für Schokolade, Pralinen und Kekse verwendet. Weißer Nougat *(Türkischer Honig, Nougat Montélimar)* hat eine klebrige und sehr zähe Beschaffenheit. Neben Zucker und Glucosesirup bilden Eiklar und Gelatine weitere Zutaten. Typisch für weißen Nougat ist, dass Nüsse, Mandeln, kandierte Früchte und Honig mit verarbeitet werden.

## Schokoladenwaren

Ein großer Teil der in Deutschland konsumierten Süßwaren sind Schokoladenartikel, von denen ca. 9 kg pro Kopf und Jahr verzehrt werden. An der gesamten Süßwarenproduktion haben Schokolade und Schokoladenwaren einen Anteil von über 35%. Neben den klassischen Produkten Tafelschokolade und Pralinen haben Riegel und spezielle Kinderartikel erhebliche Anteile am Schokoladenmarkt. Wichtigster Bestandteil der Schokolade ist Kakao.

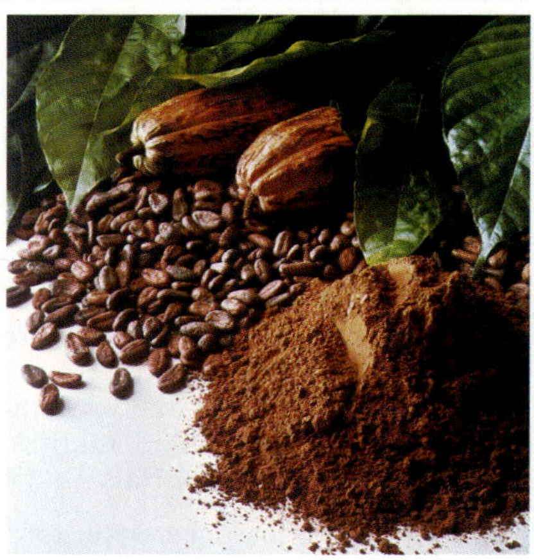

Kakaokerne, Rohkakao

**Kakao** wird aus dem Samen des Kakaobaumes gewonnen. Damit aus den Samenkernen Rohkakao wird, werden sie mit dem anhaftenden Fruchtfleisch vergoren (Fermentation). So wird der ursprünglich herb-bittere Geschmack gemildert, die typische kakaobraune Farbe entsteht, und in den Bohnen bilden sich Aromastoffe bzw. deren Vorstufen, aus denen sich später beim Rösten das eigentliche Kakaoaroma entwickelt. Wichtige Inhaltsstoffe der getrockneten Kakaobohnen sind Fett (Kakaobutter, 54%), Eiweiß (11,5%) und anregend wirkende Genussstoffe (Koffein 0,2%, Theobromin 1,2%). Der Rohkakao wird exportiert, geröstet und von den Kakao- und Schokoladenherstellern zuerst zu Kakaomasse und dann zu Kakaopulver oder Schokoladenwaren verarbeitet.

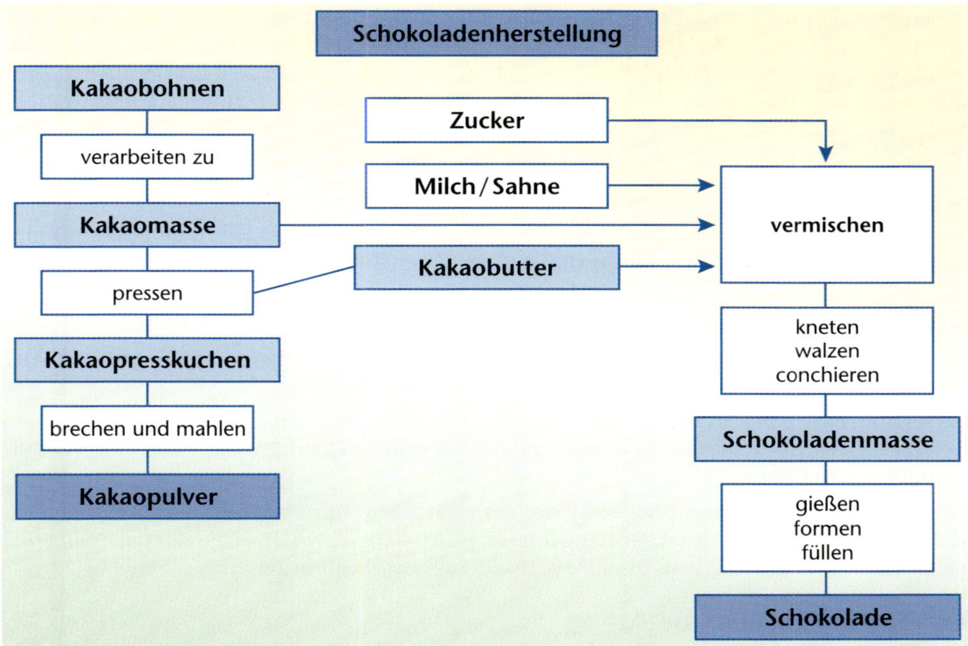

Herstellung von Kakaopulver und Schokolade

## Kakaohaltige Erzeugnisse und Schokolade

Die Basis für alle kakaohaltigen Erzeugnisse bildet die Kakaomasse. Diese zähflüssige Grundsubstanz entsteht durch Rösten, Brechen und Vermahlen der Kakaobohnen. Für die Herstellung von **Kakaopulver** wird der Kakaomasse ein Teil der Kakaobutter entzogen. Diese wird zur Schokoladenherstellung und in der kosmetischen Industrie verwendet. Der Pressrückstand wird zu Pulver vermahlen und als Backzutat, für Süßspeisen und zur Speiseeisherstellung verwendet. Kakaopulver ist auch die Grundlage zur Bereitung von Kakaogetränken. Den größten Marktanteil bei den Schokogetränken bilden die **kakaohaltigen Getränkepulver**, deren Kakaoanteil jedoch nur ca. 20% ausmacht. Zu fast 80% bestehen sie aus Zucker. Diese Mischungen werden häufig mit Lecithin als Emulgator versetzt und zusätzlich vitaminisiert. Trinkschokolade dagegen wird aus Schokoladenpulver hergestellt.

Um **Schokolade** herzustellen, wird zuerst eine Mischung aus Kakaomasse, zusätzlicher Kakaobutter und anderen Zutaten *(Zucker, Milch, Sahne)* hergestellt. Diese Schokoladenmasse wird zwischen Stahlwalzen fein zerrieben und anschließend conchiert. Beim Conchieren handelt es sich um ein mehrstündiges Wenden und Lüften in speziellen Rühranlagen. Dadurch erhält die Schokolade ihre glatte, feine Beschaffenheit, ihren Schmelz und ihr Aroma.

Im Handel sind **Massivtafeln, gefüllte Schokolade** *(mit Marzipan, Nougat, Fondant, Früchten, Likören, Weinbrand)* und **Schokoladen-Hohlfiguren.**

## Tafelschokolade

In der Kakaoverordnung werden u.a. Mindestkakaogehalte für den Schokoladenanteil der einzelnen Schokoladensorten vorgeschrieben. Je höher der Kakaoanteil einer Schokolade, desto „bitterer“ schmeckt sie *(zartbitter, halbbitter, edelbitter, bitter)*. Auf der Packung muss stehen: Kakao ... % mindestens. Der Anteil an Kakaobestandteilen (einschließlich Kakaobutter) reicht von mindestens 25 % bei Milchschokolade bis zu mindestens 60 % bei Bitterschokolade. Gute Schokolade zeichnet sich gegenüber einfachen Qualitäten u. a. durch einen höheren Anteil an Kakao und Kakaobutter sowie durch hochwertigere Zutaten aus. Dazu zählt vor allem die Verwendung der Edelkakaosorte „Criollo“ aus Venezuela und Equador. Dieser Kakao hat ein feines, mildes Aroma und gibt eher den dunklen Schokoladensorten ihren typischen Geschmack. Aufgrund einer EU-Richtlinie dürfen bis zu 5 % andere Fette anstelle von Kakaobutter verwendet werden.

Besondere Schokoladensorten sind u. a.:

- weiße Schokolade, deren helle Farbe daher rührt, dass außer der leicht gelblichen Kakaobutter keine weiteren Kakaobestandteile verarbeitet werden;
- Haushaltsschokolade (Blockschokolade), eine Schokolade, die meist nicht conchiert wurde und aus qualitativ nicht so hochwertigen Kakaosorten hergestellt wird;
- Aeroschokolade, die ihr typisches „luftiges“ Aussehen durch eingeschlossene Luftblasen erhält;
- Kuvertüre, eine Überzugsmasse mit besonders hohem Gehalt an Kakaobutter. Sie wird zum Überziehen von Kuchen und Gebäck verwendet und ist Grundlage zur Herstellung selbst gemachter Pralinen;
- sortenreine oder lagenreine Schokolade, zu deren Herstellung ausschließlich hochwertige Kakaosorten aus bestimmten Anbaugebieten *(Karibische Inseln, Hochebenen Lateinamerikas)* verwendet werden, z. T. mit über 70 % bis 99 % Kakaobestandteilen.

## Sonstige Schokoladenprodukte

Die mit Schokolade überzogenen **Riegel** stammen ursprünglich aus den USA und werden inzwischen in einer fast nicht mehr überschaubaren Sortenvielfalt angeboten. Neben „schweren“ Riegeln, die meist mit einer zähen Weichkaramellmasse gefüllt sind, gibt es „leichte“ Riegel, für die eine locker geschlagene Zuckermasse bzw. eine Waffel- oder Gebäckfüllung typisch sind. In die Massen werden häufig Hasel- oder Erdnüsse, Kokosraspeln oder Reiscrispies mit eingearbeitet. Kuchen- bzw. Tortenriegel ähneln Kremtorten und sind vollständig mit Schokolade überzogen. Müsliriegel sind Getreidemischungen, die in Zucker und Fett geröstet, zu Riegeln gepresst und teilweise mit Schokolade überzogen wurden. Sie ersetzen aber keineswegs das klassische Frühstücksmüsli, denn auch bei ihnen ist der Zucker- und Fettgehalt sehr hoch.

**Pralinen und pralinenähnliche Produkte** sind Schokoladenerzeugnisse in Bissengröße. Bei Pralinen muss der Schokoladenanteil mindestens 25 % des Gewichts ausmachen. Füllungen können fest bis halbfest *(Nougat, Marzipan, Krokant)*, weich *(Fondant)* oder flüssig *(Spirituosen, Fruchsaftextrakte)* sein. Pralinen werden entweder als **Monoprodukt** oder **Mischung** angeboten. Eine Monopackung enthält stets Pralinen gleicher Geschmacksrichtung und einheitlicher Form *(Weinbrandbohnen)*. Im Gegensatz dazu bestehen Mischungen aus Pralinen, die sich durch Geschmack, Inhalt und Aussehen unterscheiden. Pralinenmischungen sind ein typischer Geschenkartikel und werden häufig in repräsentativen Verpackungen angeboten. Den weitaus größten Marktanteil haben pralinenähnliche Monoprodukte *(mit Kirsche und Kirschwasser oder mit Nüssen gefüllt)*.

Zu den **Kinderartikeln** zählen z. B. Schokoladentaler, Katzenzungen und bunte Schokolinsen sowie Artikel mit einem besonders hohen Anteil an Milchbestandteilen. Bekanntester

Kinderartikel ist sicherlich das „Überraschungsei", in dessen „Plastikdottern" sich Minispielzeuge verbergen. Aus ernährungsphysiologischer Sicht bedenklich ist bei diesen Artikeln u.a. der sehr hohe Zuckergehalt und eine auf das Geschmacksempfinden kleiner Kinder abgestimmte starke Aromatisierung.

Typische **Saisonartikel** sind vor allem Hohlfiguren, wie Weihnachtsmänner, Osterhasen und Maikäfer. Auch zu anderen Anlässen, wie Valentinstag, Muttertag oder Schulanfang, werden spezielle Schokoladenwaren angeboten.

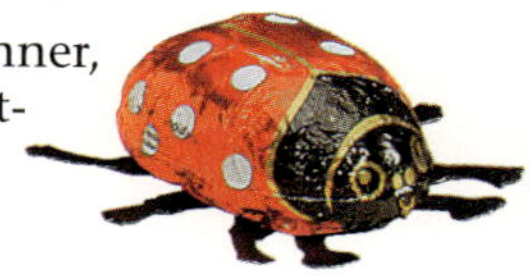

## Lagerung von Schokoladenwaren

Schokolade und Schokoladenartikel sollten weder zu warm noch zu feucht gelagert werden. Es können sich sonst →Fettreif, →Zuckerreif sowie Schimmel bilden. Sie sollten vor Fremdgerüchen geschützt werden, da sie diese leicht annehmen und so einen unangenehmen Beigeschmack erhalten. Besonders mandel- und nusshaltige Produkte werden leicht von Insekten befallen.

Gefüllte Schokoladenprodukte können bis zu ca. 9 Monaten, Milchschokolade bis zu 1 Jahr und milchfreie massive Tafelschokoladen bis zu 2 Jahren ohne nennenswerten Qualitätsverlust gelagert werden.

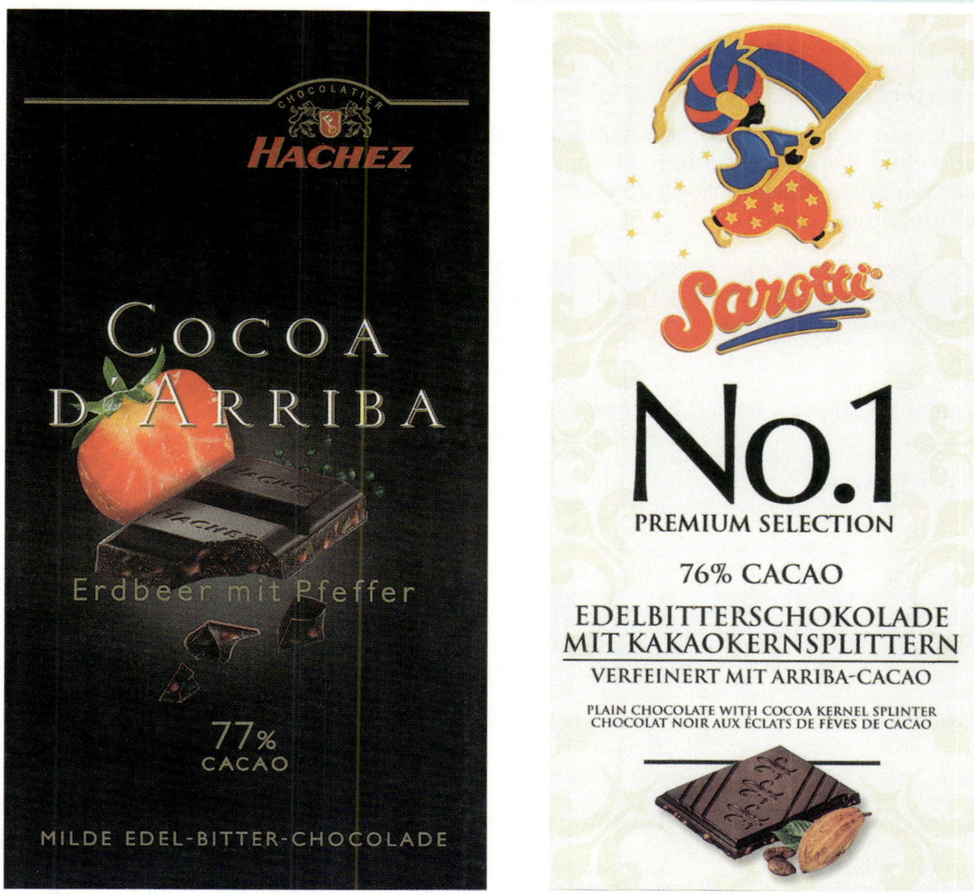


Edelbitter-Tafelschokolade mit hohen Kakaoanteilen

# Speiseeis

Eis zählte früher zu den Saisonartikeln, inzwischen sorgen jedoch spezielle Angebote für die kalte Jahreszeit dafür, dass die „fröhliche Eiszeit" auf das ganze Jahr ausgedehnt werden kann. Weltspitze im Eisverbrauch sind die USA mit einem Pro-Kopf-Verbrauch von über 20 Litern im Jahr. Deutschland belegt einen Mittelplatz mit einem Pro-Kopf-Verbrauch von etwa 8 Litern (Quelle: Informations-Centrale Eiskrem, 1999). Von diesem Eis werden 80% industriell hergestellt. Typische Vertriebswege für Eis sind neben dem Lebensmitteleinzelhandel Kioske und Tankstellen sowie Gefrierkost-Heimdienste.

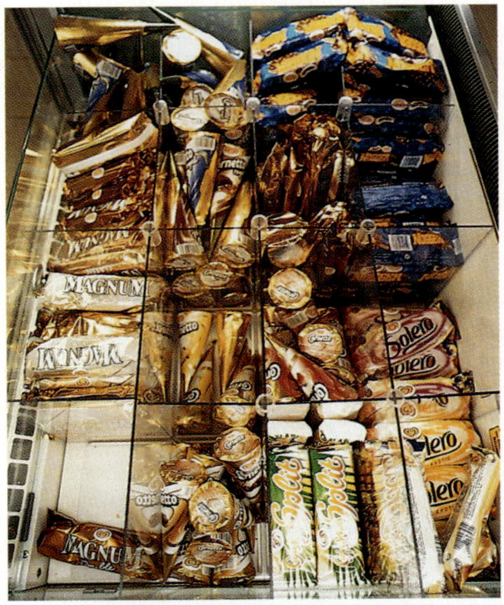


Speiseeisangebot im Handel

## Eissorten

Eis besteht je nach Rezeptur aus Zucker, Milch, Fett, Eiern, Wasser und/oder Fruchtbestandteilen. Diese Mischung wird vor dem Gefrieren pasteurisiert, um Keime abzutöten. Nach der Speiseeisverordnung und den Leitsätzen für Speiseeis werden neun verschiedene Eissorten unterschieden:

| Eissorten | |
|---|---|
| **Verkehrsbezeichnung** | **Beurteilungsmerkmale** |
| Eiskrem | Eismasse mit einem Milchfettanteil von mindestens 10%. |
| Fruchteiskrem | Eiskrem mit mindestens 8% Milchfett und geschmacklich ausreichender Menge an Fruchtbestandteilen. |
| Einfacheiskrem | Milchfettanteil kann bis auf 3% gesenkt werden. |
| Milchspeiseeis | Milchanteil von mindestens 70%. |
| Rahmeis | Schlagsahneanteil mindestens 60%. |
| Kremeis | Zur Herstellung wird Eidotter bzw. Vollei verwendet. Eismasse enthält mindestens 50% Milch und auf 1 l Milch mindestens 270 g Vollei oder 90 g Eigelb. |
| Fruchteis | Masse aus Wasser, Zucker und einem Anteil von mindestens 20% an frischem Fruchtmark, -fleisch oder -saft. Werden saure Früchte verwendet, genügt ein Anteil von 10%. |
| Fruchtsorbet | Fruchtanteil mindestens 25% bzw. bei Zitrusfrüchten 15%. |
| Eis mit Pflanzenfett (Einfacheiskrem) | Anstelle von Milchfett wird Pflanzenfett verwendet (mindestens 3%). Milch oder Milchbestandteile werden nicht eingesetzt. |

Die Grundzutaten *(Milch, Sahne, Zucker, Früchte, Vanille, Nüsse)* werden nach dem Mischen auf 80 °C erhitzt, um mögliche Keime abzutöten. An den Wänden der Eismaschine („Freezer") kristallisiert der Eismix bei –4 °C. Rotierende Messer schaben die Eiskremmasse ab. Über die weitere Verarbeitung entscheidet die gewünschte Angebotsform *(Stieleis, Eistüten, Bechereis).*

Nach der Fertigstellung wird das Eis maschinell verpackt, auf bis zu –40 °C hartgefroren und dann in Kühlhäusern bis zum Transport in die Verkaufsstellen bei –28 °C gelagert. Im Handel muss stets eine Lagertemperatur von höchstens –18 °C eingehalten werden.

## Speiseeissortiment und Kennzeichnung

Für verpacktes Eis gelten die Kennzeichnungsvorschriften für Fertigpackungen. Die Speiseeisverordnung verlangt, dass beim Verkauf von losem Eis die →Verkehrsbezeichnung anzugeben ist. Neben der Geschmacksrichtung muss bei losem Eis zusätzlich die Speiseeis-Sorte genannt werden *(Himbeer-Fruchteis, Eiskrem: Vanille).*

| Handelsübliche Sortimentsteile | |
|---|---|
| Impulseis | Es wird spontan gekauft und sofort verzehrt *(Stieleis, Tüten- und Waffeleis, Becher, Riegel, Eiskonfekt und sonstige Formen).* |
| Multipacks | Dies sind mehrere Impulseis-Artikel – sortenrein oder gemischt – in einer Packung, die oft zur Vorratshaltung gekauft werden. |
| Haushaltspackungen | Sie bilden fast die Hälfte des Gesamtabsatzes an Markeneis. Am beliebtesten ist die 1000-ml-Packung *(Becher, Rollen, Torten).* |
| Großverbraucher-sortiment | Dazu gehören u.a. Dosenware und vorportionierte Eisdesserts. Kunden sind z.B. Kinos und Vergnügungsparks. |

Bei der Herstellung von Milch- und Sahneeis wird Luft in Form feinster Bläschen eingearbeitet. Diese kann bis zu ca. 60% des Volumens betragen. Je größer der Luftanteil, desto leichter ist das Eis, sodass eine 1000-ml-Packung im Extremfall nur 400 g auf die Waage bringt. Um sich nicht dem Verdacht einer möglichen Verbrauchertäuschung auszusetzen, geben einige Eishersteller den Inhalt ihrer Packungen sowohl in Milliliter als auch in Gramm an.

## Lagerung von Speiseeis im Haushalt

Maßgebend für die Haltbarkeitsdauer ist die Kälteleistung des Kühlgeräts. Das auf abgepacktem Eis angegebene Mindesthaltbarkeitsdatum bezieht sich auf die ebenfalls angegebene Temperatur.

| Kühlgerät | Temperatur | Lagerdauer |
|---|---|---|
| *-Fach Kühlschrank | etwa –6 °C | einige Stunden |
| **-Fach Kühlschrank | etwa –12 °C | 1 bis 2 Tage |
| ***-Fach Kühlschrank oder Tiefkühlgerät | wenigstens –18 °C | mehrere Wochen |
| ****-Gefriergeräte | –18 °C und tiefer | einige Monate |

# Süße Brotaufstriche

Während manche Völker Brot „pur" als Beigabe zu Speisen verzehren, ist es hierzulande üblich, Brotscheiben zu bestreichen und/oder zu belegen. Insbesondere beim Frühstück sind süße Brotaufstriche sehr beliebt. Zu den süßen Aufstrichen zählen hauptsächlich Honig, Fruchtaufstriche und Schokokrems.

## Honig

Honig gehört zu den wenigen Lebensmitteln, die kaum verarbeitet werden. In der Honigverordnung heißt es: „Honig dürfen weder Stoffe zugesetzt noch honigeigene Bestandteile entzogen werden." Von einem naturreinen Lebensmittel kann jedoch nicht immer gesprochen werden, z.B. wenn Rückstände von Bienenarzneimitteln oder Pestiziden bei Honiganalysen gefunden werden. Honig besteht zu etwa 80% aus den Zuckern Glucose und Fructose und hat deshalb einen etwas niedrigeren →Brennwert als Haushaltszucker. Seine →Süßkraft ist etwas schwächer (hängt auch von der jeweiligen Temperatur ab). War Honig früher anstelle des teuren Zuckers ein weit verbreitetes Süßungsmittel, so dient er heute hauptsächlich als **süßer Brotaufstrich.** Der Verbraucher bevorzugt dabei Honige, die gut streichfähig sind. Honig wird aber auch zum **Süßen** *(Milch, Müslis, Desserts),* als **Würzmittel** *(exotische Gerichte)* und zum **Backen** *(Honigkuchen, Bienenstich)* verwendet. Als Zutat beim Mixen von Fruchtsaftgetränken gibt er diesen eine besondere Geschmacksnote.

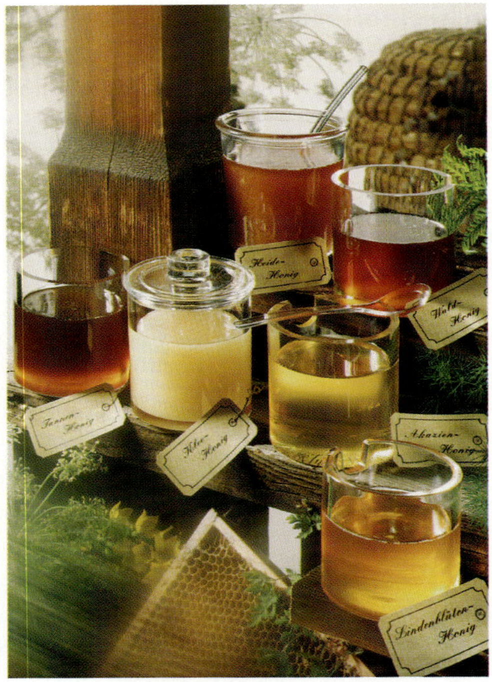

Auswahl verschiedener Honigsorten

### Honigsorten und Honigqualitäten

Die wichtigsten **Ausgangsstoffe** des Honigs sind **Blütennektar** (pflanzliches Drüsensekret, das den Bienen als „Lockspeise" dient) und **Honigtau** (durchscheinender, klebrig-süßer Saft auf Pflanzen: wird von den Pflanzen selbst produziert oder besteht aus Exkrementen von Insekten). Beides sind zuckerhaltige Flüssigkeiten, aus denen die Bienen durch Eindicken den Honig produzieren. Der Imker gewinnt den Honig, indem er ihn aus den Waben ausschleudert **(Schleuderhonig)**, austropfen lässt **(Tropfhonig)** oder auspresst **(Presshonig).** Tropf- und

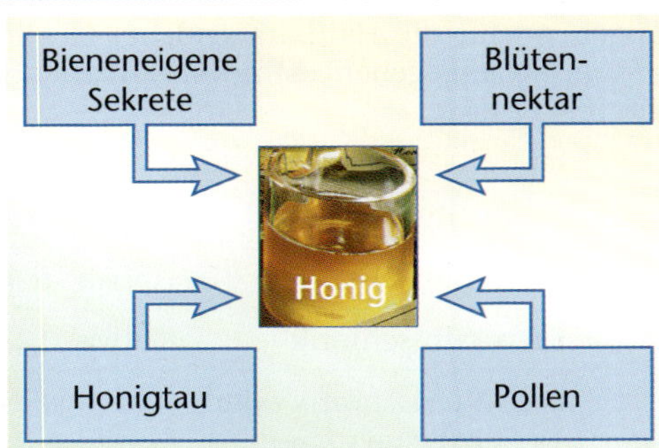

Ausgangsstoffe des Honigs

Presshonig spielen bei der Honigproduktion keine nennenswerte Rolle. Durch Rühren erhält Honig eine kremartige Konsistenz. **Wabenhonig** (Scheibenhonig) ist eine Besonderheit. Er befindet sich noch in verdeckelten, brutfreien Waben. Diese werden in Scheiben geschnitten und so dem Verbraucher angeboten.

Wenn der Honig Aufschriften wie „Auslese“, „Auswahl“ oder „kalt geschleudert“ trägt, ist sichergestellt, dass er besonders sorgfältig gewonnen, gelagert und abgefüllt wurde und überdurchschnittliche Eigenschaften in Farbe, Aussehen und Konsistenz aufweist. Die entsprechenden Vorschriften finden sich in der Honigverordnung. Die Nachfrage in Deutschland kann nur zu 20% durch inländischen Honig gedeckt werden. Der ausländische Honig wird aus etwa 40 Lieferländern importiert. Für ihn gelten ebenfalls die Vorschriften der Honigverordnung. Es besteht keine Verpflichtung, das Herkunftsland anzugeben. Mexiko, Argentinien, Russland, Ungarn sowie Australien und Kanada zählen zu den Hauptherkunftsländern. Inländischer Bienenhonig des Deutschen Imkerbundes ist am speziellen Einheitsglas und dem Etikett mit Adler und Bienenkorb zu erkennen.

Um ihren Honig zu profilieren (gleich bleibende Konsistenz und Farbe, stets gleicher Geschmack), mischen die großen Hersteller meist mehrere Honigsorten. Daher haben **Mehrblütenhonige** den größten Marktanteil. Immer beliebter werden jedoch die so genannten „**Trachthonige**“. Dies sind Honige, die überwiegend von einer bestimmten Blüten- bzw. Pflanzenart stammen *(Lindenhonig, Tannenhonig)*.

**Honigsorten-ABC**
(MB = Mehrblütenhonig, TR = Trachthonig, HT = Honigtauhonig)

| Sorte | Farbe | Geschmack / Aroma | Kandierung (Auszuckern) |
|---|---|---|---|
| Akazienhonig (TR) | hell, schwach gelblich | süß, mild | langsam |
| Gebirgsblütenhonig (MB) | hellgelb bis goldbraun | fein, blumig oder auch aromatisch | langsam, je nach Sorte unterschiedlich |
| Heidehonig (MB) | rötlich bis braun | stark aromatisch | langsam, geliert |
| Kleehonig (MB) | hellbeige bis weiß | angenehm mild, zart | schnell |
| Lindenhonig (TR) | zartgelb bis zartgrün | angenehm mild und aromatisch | langsam, wird sehr fest |
| Rapshonig (TR) | hell, weißlich | süß, aromatisch, ausgeprägter Geruch | sehr schnell |
| Sommerblüte (MB) | dunkelgelb bis dunkelbraun | mild bis würzig je nach Blütenart | langsam |
| Tannenhonig (TR, HT) | dunkelgrün, fast schwarz | sehr würzig | langsam |
| Waldhonig (HT) | rotbraun | malzig-würzig | langsam (Lärche schnell) |

## Lagerung von Honig

Honig nimmt leicht Fremdgerüche an, hat lichtempfindliche Bestandteile und zieht – aufgrund des hohen Zuckergehaltes – leicht Wasser an. Daher sollte Honig trocken, dunkel und vor Fremdgerüchen geschützt gelagert werden. Die ideale Lagertemperatur liegt zwischen 15 °C und 20 °C. So kann Honig viele Monate ohne Qualitätsverlust gelagert werden.

## Brotaufstrich aus Obst

Die Auswahl an süßen Brotaufstrichen aus Obst ist groß; über 40 Sorten Konfitüre, Gelees und Marmelade werden angeboten. Spezialitäten sind Pflaumenmus (eingekochtes Pflaumenmark), Apfel- und Birnenkraut sowie Rübenkraut. Obstkraut ist eine dickflüssige Zubereitung, die aus frischen Äpfeln oder Birnen durch Kochen, Abpressen und anschließendes Eindampfen des gewonnenen Auszuges hergestellt wird. Rübenkraut ist der eingedickte Saft gekochter Zuckerrüben. Bei brennwertreduzierten Brotaufstrichen wird der Zucker zum Teil durch Süßstoffe ersetzt.

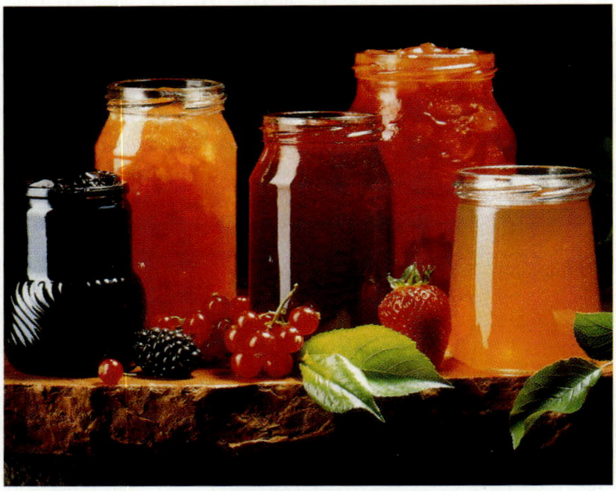

Konfitüren

Nach der Konfitürenverordnung ist Konfitüre eine streichfähige Masse, die aus Zucker und ein bis vier verschiedenen Fruchtarten hergestellt wird.

| Qualitätsmerkmale für Konfitüre, Marmelade und Gelee | |
|---|---|
| Konfitüre extra | Fruchtanteil muss mindestens 45 g auf 100 g des Erzeugnisses betragen. Gesamtzuckergehalt (Zucker plus Eigenzuckergehalt der Früchte) beträgt mindestens 60%. Äpfel und Birnen dürfen nicht verwendet werden. |
| Konfitüre einfach | Es genügt ein Fruchtanteil von 35 g auf 100 g des fertigen Erzeugnisses. Zur Herstellung dürfen alle Obstarten verwendet werden. |
| Marmelade | Aufstrich, dessen Fruchtanteil aus Zitrusfrüchten besteht. Auf 100 g kommt ein Fruchtanteil von mindestens 20 g, der aus Fruchtfleisch und geschnittenen Schalen besteht *(englische Orangenmarmelade)*. |
| Gelee | Durchscheinende, schnittfeste Masse, die aus dem Saft von Früchten und Zucker hergestellt wird. Wie bei Konfitüre werden die Qualitätsstufen „extra“ und „einfach“ unterschieden. Bevorzugt werden meist Früchte mit einem etwas säuerlichen Geschmack *(Brombeeren, Sauerkirschen, Johannisbeeren, Quitten)*. Spezialität: Gelees mit leichtem Alkoholanteil *(Sherry)*. |

## Brotaufstrich aus Krem-Massen

Die Zutaten für **Nuss-Nougat-Cremes** sind neben dem Hauptbestandteil Zucker (über 50%), Nüsse, Kakao- und Milchpulver sowie pflanzliches Öl, das für die Geschmeidigkeit der Massen sorgt. Werden andere Nüsse als Haselnüsse verarbeitet, muss dies kenntlich gemacht werden, z. B. „Mandel-Nougat-Creme“. **Erdnusskrem** („Erdnussbutter“) ist eine Mischung aus gemahlenen gerösteten Erdnusskernen, Erdnussöl und Zucker.

## Was Verbraucher noch wissen wollen

**Ist Zucker gesundheitsschädlich?**

Diese Frage kann in einem Punkt klar mit „ja" beantwortet werden. Zucker ist maßgeblich am Entstehen von Karies (Zahnfäule) beteiligt. Ernährungswissenschaftler und Mediziner urteilen sehr unterschiedlich darüber, in welchem Maße der Verzehr von Zucker für die Entstehung von Zivilisationskrankheiten *(Arteriosklerose, Herzinfarkt, Diabetes)* verantwortlich gemacht werden kann. Ob ein Lebensmittel gesundheitsschädlich ist oder nicht, hängt vor allem von der Verzehrmenge ab.

**Warum ist das Kariesrisiko bei Honig und Zuckerwaren besonders hoch?**

Die Reste von Honig und klebrigen Zuckerwaren bleiben relativ lange an den Zähnen haften. Schon nach 15 bis 20 Minuten können in der Mundhöhle enthaltene Bakterien den Zucker in zahnschädigende Säuren umwandeln.

**Macht Schokolade glücklich?**

Schokolade hat in der Tat antidepressive Eigenschaften. Bestandteile von Milch und Kakao sowie der Zucker wirken sich positiv auf die Stimmung der Menschen aus. So bewirkt der Zucker in der Schokolade einen raschen Ausstoß von Insulin, was zur Bildung von Serotonin anregt. Dieser Stoff kann im Gehirn „gute Stimmung" auslösen.

**Wovon hängt die Qualität einer Schokolade ab?**

Die Qualität einer Schokolade wird sowohl durch die Dauer der Conchierphase als auch durch Menge und Qualität der verarbeiteten Rohstoffe bestimmt. Hochwertige Schokolade enthält Edelkakaosorten *(Criollo-Kakao, Trinitarios-Kakao),* die ein feines und mildes Aroma auszeichnet. Daneben enthält sie höhere Anteile an Kakao und Kakaobutter. Hochwertige Schokolade zeichnet sich darüber hinaus durch einen homogenen Farbton aus. Beim Beißen sollten die Bruchstellen glatt sein. Im Mund sollte sie langsam zerschmelzen, ohne zu kleben oder ein Kratzen im Hals zu verursachen.

**Was bedeutet ein weißlicher Oberflächenbelag auf der Schokolade?**

Bei zu warmer Lagerung (ca. 25 °C) schmilzt die Kakaobutter in der Schokolade und es bildet sich nach dem Erkalten ein grauweißer Belag, der als **Fettreif** bezeichnet wird. Bei zu feuchter Lagerung bildet sich **Zuckerreif**, ein ebenfalls grauweißer Belag. Er entsteht dadurch, dass bei hoher Luftfeuchtigkeit Zucker gelöst wird und bei sinkender Luftfeuchtigkeit wieder auskristallisiert. Solche Schokolade ist zwar nicht gesundheitsschädlich, aber im Aussehen und Geschmack beeinträchtigt. Deshalb stellen Fett- und Zuckerreif einen Reklamationsgrund dar.

**Wie ist der ernährungsphysiologische Wert von Kinderartikeln mit hohem Milchanteil einzuschätzen?**

Der Verzehr von Kinderartikeln, bei denen Milch einen besonders hohen Anteil an den Zutaten darstellt, ist keine Alternative zu Trinkmilch. So enthält ein Liter Vollmilch rund 7 g Vitamine und Mineralstoffe. Rechnet man den vom Hersteller angegebenen Anteil an Vitaminen und Mineralstoffen eines von ihm als Zwischenmahlzeit empfohlenen Kinderartikels (Gewicht: 28 g je Stück) auf 1 Liter Milch hoch, dann müsste man über 110 Stück davon essen! Das heißt aber auch neben den Milchbestandteilen über 110-mal folgende Zutaten: pflanzliche Öle, Zucker, Weizenmehl, Honig, Butterreinfett, Volleipulver, Weizenkleie, fettarmer Kakao, Emulgatoren, Weizeneiweiß, natürliche Aromen, Backtriebmittel, Salz, Vanillin. Der Hersteller beschreibt sein Produkt auf der Packung als „ein zeitgemäßes Lebensmittel, das mit viel frischer Vollmilch gemacht wird. Die Milch und andere wertvolle Zutaten wie Weizenmehl, Honig und das Beste aus Eiern und Butter liefern Nährstoffe, die für eine moderne Ernährung wichtig sind.“ Es ginge natürlich auch anders: ein Glas Milch, dazu eine Scheibe Brot mit Butter und Honig!

**Was ist Softeis?**

Softeis ist ein besonders weiches Milchspeiseeis und wird in speziellen Automaten unter Lufteinschlag hergestellt. Es sollte sofort verzehrt werden, da es sehr schnell schmilzt und aufgrund des Herstellungsverfahrens hygienisch besonders risikobehaftet ist.

**Birgt der Genuss von Speiseeis gesundheitliche Gefahren?**

Da Eis aufgrund seiner Zusammensetzung einen guten Nährboden für Mikroorganismen *(Salmonellen)* abgibt, ist Hygiene bei Produktion und Lagerung oberstes Gebot. Bei amtlichen Untersuchungen schnitt original verpacktes Industrieeis am besten ab. Bei Softeis gab es dagegen die meisten Beanstandungen. Mangelhafte Pasteurisation und Kühlung, unsaubere Geräte und Behälter sowie infiziertes Personal können Ursache für Lebensmittelvergiftungen durch Speiseeis sein. Untersuchungen haben ergeben, dass Salmonellenvergiftungen am häufigsten in Eisdielen und Konditoreien vorkommen. Für den Umgang mit losem Speiseeis gibt es noch keine bundeseinheitliche Regelung. Auskünfte geben Innungen und Kammern.

**Was ist Invertzuckercreme?**

Darunter versteht man ein aus Zucker (Saccharose) hergestelltes →Lebensmittelimitat, das in Aussehen, Geruch und Geschmack dem Honig ähnlich ist. Die frühere Bezeichnung „Kunsthonig“ ist allerdings nicht mehr zulässig. Invertzuckercreme wird meist als Backzutat verwendet.

**Beeinflusst die Kristallisation des Honigs seine Qualität?**

Nein, jeder Honig bildet im Lauf der Zeit Kristalle und wird fest. Bereits kandierter Honig lässt sich durch vorsichtiges Erwärmen wieder verflüssigen. Die Temperatur sollte jedoch nicht über 40 °C liegen, da sonst das Aroma beeinträchtigt wird.

**Gesund durch Honig?**

Honig besteht zum größten Teil aus leicht verdaulichen Kohlenhydraten und ist somit ein guter Energielieferant. Die kariesfördernde Wirkung ist größer als bei Zucker, da Honig wegen seiner klebrigen Beschaffenheit besonders gut an den Zähnen haften bleibt. Honig gilt von alters her als Heilmittel bei Erkältungen und zur Wundheilung. Ob er tatsächlich die ihm zugeschriebenen Bakterien tötenden Eigenschaften hat, ist umstritten.

**Wie unterscheiden sich Fruchtaufstriche von Konfitüren?**

Nach der Konfitürenverordnung ist bei Marmeladen, Konfitüren und Gelees ein Gesamtzuckergehalt von mindestens 60% vorgeschrieben, der sich aus dem in den Früchten vorhandenen Zucker und aus Saccharose zusammensetzt. Fruchtpasten, die mit anderen Süßmitteln *(Honig)* gesüßt werden, müssen daher anders bezeichnet werden. Die ursprünglich nur von Naturkostherstellern verwendeten Begriffe „Fruchtaufstrich“ und „Fruchtmus“ werden aber auch für Fruchtpasten verwendet, die mit Industriezucker gesüßt werden. Dabei handelt es sich um so genannte Premiumprodukte mit einem besonders hohen Fruchtanteil (55% und mehr).

## Wenn Sie weiterlesen wollen

Morton, Marcia und Frederic, Schokolade. Wien 1995;

o.V., Schokolade und Kakao, Über die Natur eines Genusses. Neuwied/Bonn 1994;

Kapitel „Ernährung: Vom süßen Leben – Exkurs über das Orale“, in: Friesen, Astrid von, Geld spielt keine Rolle. Erziehung im Konsumrausch. Reinbek bei Hamburg 1992, S. 47–61.

# 13 Alkoholfreie Getränke

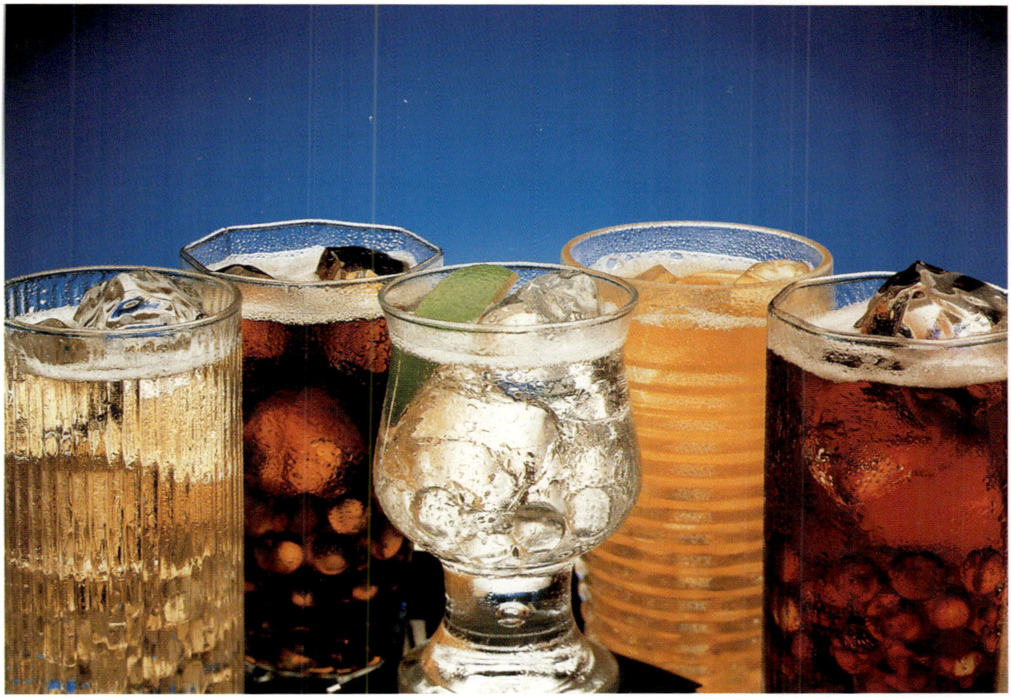

Von A wie Apfelsaft bis Z wie Zitronenlimonade, das Angebot an alkoholfreien Getränken ist außerordentlich vielfältig. Wässer, Säfte und Limonaden, für jeden Anlass und Geschmack gibt es das passende Getränk.

## Wässer

Die Mineral- und Tafelwasser-Verordnung legt die Anforderungen für **natürliches Mineralwasser, Quell- und Tafelwasser** fest. Diese Wassertypen zählt man zu den Lebensmitteln, nicht aber **Heilwasser**, das zu den frei verkäuflichen →Arzneimitteln gehört und über dessen Qualitätsanforderungen das Arzneimittelgesetz Auskunft gibt.

### Mineralwasser

**Natürliches Mineralwasser** hat seinen Ursprung in unterirdischen, vor Verunreinigungen geschützten Wasservorkommen. Es muss direkt an der Quelle in für Endverbraucher bestimmte Originalverpackungen abgefüllt werden. Dabei dominieren die 0,7-Liter-Mehrweg-Glasflasche (Perlenflasche), von der etwa 1,8 Milliarden im Umlauf sind, und die (grüne) 0,75-Liter-Mehrwegflasche. Großabfüller benutzen für Mineralwasser zunehmend Einwegflaschen aus Kunststoff, die eine

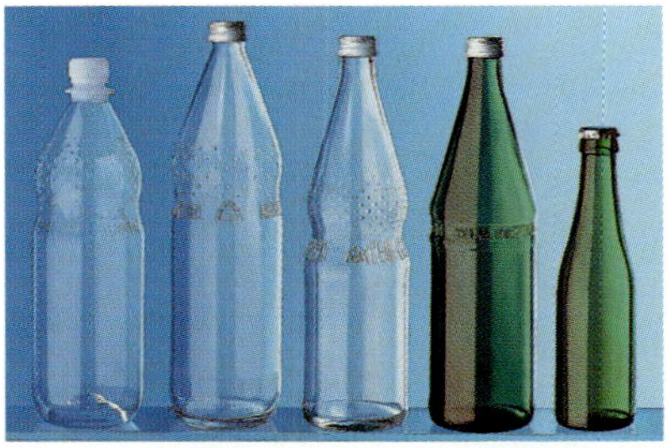

Handelsübliche Flaschen für Mineralwasser

erhebliche Gewichtsreduzierung gegenüber der Glasflasche ermöglichen (eine 1-Liter-Kunststoff-Flasche wiegt 79 Gramm, die 0,7-l-Glasflasche dagegen ca. 600 g). Im Handel ist u.a. auch eine 1,0-Liter-Leichtglasflasche. Dabei wird dünneres Glas verwendet und aus Stabilitätsgründen mit einer Kunststoffschicht ummantelt. In der Gastronomie wird Mineralwasser in 0,25-Liter-Flaschen angeboten.

Mineralwasser muss nach der Mineral- und Tafelwasser-Verordnung einen Mindestgehalt an →Mineralstoffen einschließlich →Spurenelementen aufweisen. Auf den Etiketten ist die Zusammensetzung entsprechend den Ergebnissen einer amtlich anerkannten chemischen Wasseranalyse unter Angabe von Art und Menge der mineralischen Bestandteile zu deklarieren.

**Verkehrsbezeichnungen für natürliches Mineralwasser**

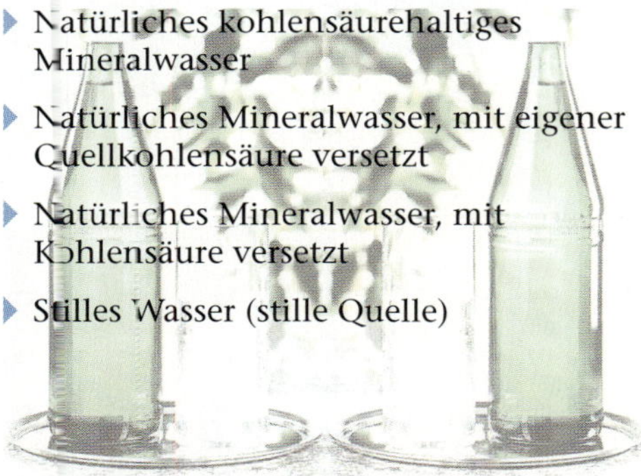

- Natürliches kohlensäurehaltiges Mineralwasser → Abfüllung mit dem natürlichen Gehalt an Quellkohlensäure.
- Natürliches Mineralwasser, mit eigener Quellkohlensäure versetzt → Nachträglicher Zusatz von Kohlensäure aus demselben Quellvorkommen.
- Natürliches Mineralwasser, mit Kohlensäure versetzt → Zusatz von Kohlensäure aus einem fremden Quellvorkommen.
- Stilles Wasser (stille Quelle) → Handelsübliche Bezeichnung für nicht sprudelndes Wasser mit von Natur aus geringem Kohlensäuregehalt (bis 5,5 g/l). Nicht mit kohlensäurefreiem Wasser („plattes Wasser“) zu verwechseln.

Nach der MTVO sind Bezeichnungen wie Sprudel, Quelle, Bronn und Brunnen ausschließlich natürlichen Mineralwässern vorbehalten und dürfen nicht zur Kennzeichnung von Quell- oder Tafelwasser benutzt werden. Dies gilt auch für Hinweise auf eine bestimmte geographische Herkunft („*Selters*“).

**Heilwasser** besitzt aufgrund seiner Zusammensetzung vorbeugende, krankheitslindernde bzw. heilende Wirkung. Heilwasser muss vom Bundesinstitut für Arzneimittel und Medizinprodukte in Berlin zugelassen werden. Es ist somit kein Lebensmittel, sondern ein so genanntes Fertigarzneimittel, das auch außerhalb von Apotheken verkauft werden darf (frei verkäufliche →Arzneimittel).

| Übersicht über die gesetzlichen Anforderungen an die verschiedenen Wässer | nat. Mineralwasser | nat. Heilwasser | Quellwasser | Tafelwasser* |
|---|---|---|---|---|
| von ursprünglicher Reinheit | ● | ● | | |
| aus unterirdischen Wasservorkommen | ● | ● | ● | |
| Nachweis bestimmter ernährungsphysiologischer Wirkungen | ● | | | |
| Nachweis vorbeugender und therapeutischer Wirkungen | | ● | | |
| natürlicher Gehalt an Mineralien einschließlich Spurenelementen | ● | ● | ● | |
| amtlich anerkannt | ● | | | |
| amtliche Zulassung | | ● | | |
| am Quellort abgefüllt | ● | ● | ● | |

* Zur Herstellung von Tafelwasser sind nach der MTVO bestimmte Zusatzstoffe zugelassen. Die in der Tabelle genannten Anforderungen müssen nicht nachgewiesen werden.

| Bestandteile von Heilwässern und ihre Anwendungsmöglichkeiten | |
|---|---|
| **Bestandteil / Konzentration im Heilwasser in mg/l** | **Anwendung u. a. bei:** |
| Magnesium / > 100 | *Magnesiummangel, Herz-Kreislauf-Erkrankungen* |
| Calcium / > 250 | *Calciummangel, Osteoporose, Sonnenallergie, chronische Harnwegsinfektionen* |
| Sulfat (Schwefel) / > 1200 | *Erkrankungen von Galle und Bauchspeicheldrüse, Verstopfung* |
| Hydrogencarbonat / > 1300 | *nervöser Reizmagen, Gastritis, Herz-Kreislauf-Erkrankungen, Harnsteine, Gicht, Diabetes* |

**Quellwasser** stammt ebenfalls aus unterirdischen Wasservorkommen, muss jedoch keine besonderen Wirkungen aufweisen und benötigt keine amtliche Anerkennung. Außer dem Zusatz „natriumarm“ sind keine weiteren Hinweise erlaubt. Quellwasser muss ebenso wie Tafelwasser in Bezug auf enthaltene chemische Stoffe den Anforderungen der Trinkwasserverordnung entsprechen.

### Tafelwasser

Als einziges Wasser muss es nicht direkt an der Quelle abgefüllt werden. Tafelwasser kann aus normalem Leitungswasser, aufbereitetem Meerwasser, Mineralwasser oder einer Mischung aus allem bestehen. Es ist letztlich ein industriell hergestelltes Mineralwasser-Imitat. Es können Zusätze (Mineralstoffe, Kohlendioxid) beigegeben werden. Tafelwässer dürfen in ihrem Namen weder den Begriff „natürlich“ enthalten noch einen Brunnen- oder Quellnamen tragen, um eine Verwechslung mit natürlichem Mineralwasser auszuschließen. Hinweise auf eine bestimmte geographische Herkunft sind nicht erlaubt.

### Mischungen mit Fruchtsaft und -aroma („Wasser plus“)

Verbrauchern, denen Limonade zu süß und zu kalorienreich ist, wird von der Brunnenindustrie als Alternative eine Mischung aus natürlichem Mineralwasser oder Tafelwasser und (meist wenig) Kohlensäure sowie Zusätzen von Fruchtaromen oder Fruchtsäften *(Zitronen-, Grapefruit-, Orangensaft)* angeboten. Das Angebot reicht von leicht aromatisierten Wässern bis zu Mischungen mit hohem Fruchtsaftanteil (Schorle). Diese Mischungen sind zugleich →Fruchtsaftgetränke, wenn sie einen gleich hohen Fruchtsaftanteil enthalten, wie er für Fruchtsaftgetränke mindestens festgelegt ist.

## Fruchtgetränke

### Fruchtsaft und Fruchtnektar

**Fruchtsaft** besteht zu 100% aus dem Saft von Obstfrüchten. Ihm dürfen weder Wasser noch →Zusatzstoffe hinzugefügt werden. Sollten die Früchte allerdings witterungsbedingt zu wenig Zucker enthalten, darf – außer bei Birnen- und Traubensaft – der Saft mit bis zu 15 Gramm Zucker pro Liter nachgesüßt werden. Diese „Korrekturzuckerung“ muss nicht deklariert werden. Bei Zuckerzusatz zur Erzielung eines süßeren Geschmacks (je nach Obstart bis max. 100–200 g/l) muss der Vermerk „gezuckert“ im Zusammenhang mit der →Verkehrsbezeichnung erfolgen. Zusätzlich müssen Art und Menge des Zuckerzusatzes angegeben werden. Der Verbrauchertrend zum Gesunden und Natürlichen ist allerdings Ursache dafür, dass solche Zuckerungen nur in seltenen Fällen vorgenommen werden.

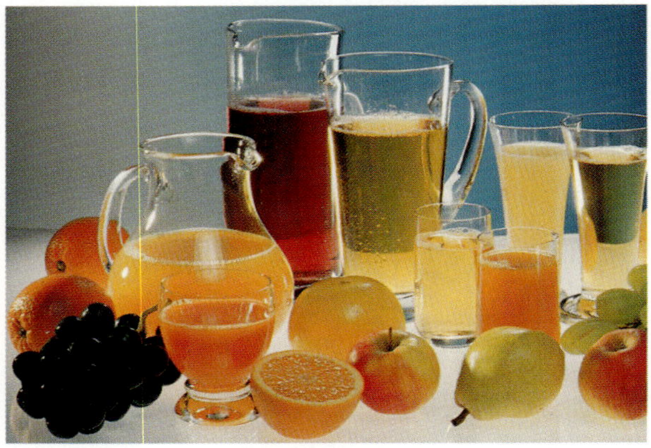
Fruchtsäfte – flüssiges Obst

Es gibt klare, naturtrübe und fruchtfleischhaltige Fruchtsäfte. Wird der Saft direkt aus der Frucht gewonnen und dann abgefüllt, wird er als **Direktsaft** bezeichnet. Fruchtsaft darf auch aus **Konzentrat** hergestellt werden. Dazu wird z.B. frisch gepresstem Orangensaft noch im Ursprungsland zuerst das für ihn typische Aroma und anschließend so viel Wasser entzogen, bis der Saft auf ein Sechstel seines ursprünglichen Volumens verdichtet ist. Die Bestandteile Saftkonzentrat und Aroma werden getrennt voneinander tiefgefroren und in die Abnehmerländer exportiert. Dort wird das Konzentrat unter Zugabe des fruchteigenen Aromas mit Trinkwasser wieder zu Fruchtsaft mit 100% Fruchtgehalt zurückverdünnt. Gegenüber Direktsaft müssen jedoch Aromaeinbußen in Kauf genommen werden. Eine Kennzeichnung *(„aus Apfelsaftkonzentrat")* ist auf dem Etikett vorgeschrieben. **Apfelsaft** ist der Spitzenreiter unter den Fruchtsäften, danach folgt **Orangensaft** und mit weitem Abstand **Mehrfruchtsäfte.** Letztere bestehen aus zehn bis zwölf Fruchtsorten. Grundlage sind Orangen- und Apfelsaft. Dazu kommen – je nach Hersteller – Fruchtbestandteile wie Aprikosen- und Pfirsichmark und das Mark von exotischen Früchten *(Maracuja, Mango, Ananas, Papaya).* Werden diese Säfte zusätzlich vitaminisiert, dürfen sie als **Multivitamin-Fruchtsaft** bezeichnet werden. Damit Fruchtsäfte nicht gären, werden sie pasteurisiert. Dies geschieht unter Bedingungen (Temperaturen, Zeit), bei denen einerseits die Zahl der lebenden Keime ausreichend verringert wird und andererseits Aroma und Vitamine so weit wie möglich erhalten bleiben. Liegt der Gehalt an fruchteigenem Vitamin C bei mindestens 200 mg je Liter, ist auf dem Etikett der Hinweis „Vitamin-C-haltig" gestattet. Ab 300 mg je Liter ist der Hinweis „reich an Vitamin C" oder eine ähnliche Angabe erlaubt.

**Fruchtnektar** ist eine sprachliche Beschönigung für eine Mischung aus Fruchtsaft und / oder Fruchtmark sowie Wasser und Zucker. Bei Früchten mit einem hohen Säuregehalt ist der Anteil an Wasser und Zucker höher als bei säureärmeren. Der Fruchtanteil muss auf dem Etikett deklariert werden.

Mindestfruchtgehalt gängiger Nektare (Angabe in %):

| | | | |
|---|---|---|---|
| ▸ Apfel | 50 | ▸ Aprikose | 40 |
| ▸ Orange | 50 | ▸ Sauerkirsche | 35 |
| ▸ Traube | 50 | ▸ Johannisbeere | 25 |

Der Zuckerzusatz darf höchstens 20% betragen. Anstelle von Zucker kann auch Glucosesirup zugesetzt werden. Durch seine dickflüssige Konsistenz kann der Eindruck entstehen, dass Nektare einen hohen Fruchtfleischanteil besitzen. Nektaren dürfen weder Konservierungs- noch Farbstoffe zugesetzt werden.

## Gemüsesaft und Gemüsenektar

**Gemüsesaft** besteht entweder aus 100% Saft oder aus rückverdünntem Konzentrat. Mischungen aus mehreren Säften werden als „Gemüsesaft-Cocktail" bezeichnet.

**Gemüsenektar** ist eine verdünnte Zubereitung aus Gemüsesaft und/oder Gemüsemark sowie bis zu 60 % Wasser. Im Angebot sind derartige Getränke vor allem aus Tomaten, Karotten und Roten Beten.

Bei der Verarbeitung sind zur Geschmacksverbesserung u. a. folgende Zutaten erlaubt: Salz, Essig, Zucker, Gewürze und Kräuter (bzw. die daraus hergestellten natürlichen Aromen), Genusssäuren und Wasser.

## Erfrischungsgetränke

Zu den Erfrischungsgetränken zählen Fruchtsaftgetränke, Limonaden, Brausen sowie künstliche Kalt- und Heißgetränke. Die Abfüllbetriebe beziehen meist nur den Grundstoff, einen Sirup aus z. B. Fruchtsaft, Fruchtsaftkonzentrat, Fruchtmark, Zucker, Aromen und Genusssäuren. Dieser Sirup wird dann von den Getränkeabfüllern mit Trink-, Tafel-, Quell- oder Mineralwasser zum gewünschten Erfrischungsgetränk gemischt.

### Fruchtsaftgetränke

Der Mindestfruchtanteil beträgt bei Produkten aus Trauben oder Kernobst 30 %, bei Zitrusfrüchten 6 %, bei anderen Früchten oder Fruchtmischungen 10 % und muss deklariert werden. Der Zusatz von Aromaextrakten und/oder natürlichen Aromastoffen erfolgt, um den Fruchtgeschmack zu intensivieren oder abzurunden. Fruchtsaftgetränke enthalten meist keine Kohlensäure, und es dürfen weder Farb- noch Konservierungsstoffe zugesetzt werden. Orangeade ist eine zugelassene Bezeichnung für Fruchtsaftgetränke auf Orangensaftbasis. Vitaminisierte Fruchtsaftgetränke (*„ACE-Getränke“*) gewinnen an Bedeutung (→Functional Drinks).

### Limonaden

Bei Limonaden stammt der Fruchtgeschmack hauptsächlich aus Aromaextrakten und/oder natürlichen oder naturidentischen Aromastoffen. Ein Großteil der Limonaden wird unter Verwendung von Fruchtsaft hergestellt. Die bekanntesten Getränke dieser Art sind klare Limonaden mit Zitrusauszügen und trübe Orangenlimonade. Der Fruchtsaftgehalt muss dabei mindestens die Hälfte der Menge ausmachen, die als Mindestmenge für das entsprechende Fruchtsaftgetränk vorgeschrieben ist *(Orangenlimonade mindestens 3 % Orangensaft).*

Weltweit am bekanntesten sind die koffeinhaltigen Limonaden (Cola). Sie enthalten Auszüge aus der Colanuss sowie andere Pflanzenauszüge. Der Koffeingehalt beträgt mindestens 65 mg und höchstens 250 mg pro Liter. Cola-Getränke gibt es auch koffeinfrei.

Bittergetränke *(Bitter Lemon, Bitter Orange, Tonic-Water)* erhalten ihren charakteristischen Bittergeschmack von Zitrusauszügen und vor allem durch den Zusatz von Chinin.

### Brausen

Bei ihnen dürfen natürliche Bestandteile durch künstliche ersetzt werden, z. B. durch künstliche Aromastoffe *(Himbeer- und Waldmeisteraroma),* Farbstoffe oder Süßstoffe. „Cola light“ ist somit eine Brause. Brausen ohne Kohlensäure heißen „künstliche Kaltgetränke“.

### Teehaltige Produkte

Trinkfertiger **Eistee** (Wasser mit Tee-Extrakt, Zucker und Geschmackszusätzen) sowie **Mischungen** aus **Fruchtsaft und Tee** („fruit and tea“) sind im strengen Sinne keine Erfrischungsgetränke, werden aber von den Verbrauchern als solche angesehen.

## Trends bei alkoholfreien Getränken

Alkoholfreie Getränke mit einem (angeblichen) Zusatznutzen sind nicht neu: →isotonische Getränke, →Energy-Drinks und →Light-Getränke werden schon lange angeboten. Hersteller und Handel versprechen sich von einem noch verstärkten Angebot an „→Functional Drinks" zusätzliche Absatzerfolge. Die neuen Getränke sollen vor allem den jeweiligen Zeitgeist treffen *(„Fitness", „Wellness", „New Age")*. Im Trend liegen u. a. ballaststoffangereicherte Frucht-Gemüse-Säfte *(Orange-Tomate, Apfel-Paprika)* und Fruchtsäfte, die mit Zusätzen *(Grüner-Tee-Extrakt, Omega-3-Fettsäuren, Lezithin, „Zellschutzvitamine" A, C, E)* gemischt werden, welche für ein gesundheitsförderndes Image sorgen sollen.

## Was Verbraucher noch wissen wollen

**Was bedeutet bei Mineralwasser der Hinweis „enteisent"?**

Enteisent heißt, dass dem Wasser aus ästhetischen Gründen Eisen entzogen wurde. Dadurch wird verhindert, dass nach dem Öffnen der Flasche im Wasser gelöstes Eisen oxidiert und unansehnliche bräunlich-rote Flocken (= Rost) entstehen.

**Sind Mineralwässer mit in den Boden eingedrungenen Schadstoffen belastet?**

Auf absehbare Zeit ist von keiner Gefahr auszugehen, da natürliches Mineralwasser aus großer Tiefe kommt und aus Niederschlägen stammt, die vor langer Zeit in der Erde versickerten. Verschmutzungen des Oberflächenwassers können dann zu einem Problem werden, wenn die Brunnen nicht ausreichend gesichert werden und Schadstoffe unkontrolliert in die Umwelt gelangen.

**Kann man für die Zubereitung von Babynahrung Mineralwasser verwenden?**

Eine zu hohe Mineralstoffaufnahme – besonders an Natrium und →Nitrat – kann die Gesundheit des Babys beeinträchtigen. Die Trinkwasserverordnung erlegt den Wasserwerken strenge Kontrollen auf. Trinkwasser kann daher in den meisten Versorgungsgebieten ohne weiteres zur Zubereitung von Säuglingsnahrung verwendet werden. Bei zu hohem Nitratgehalt im Trinkwasser, wie er in landwirtschaftlich genutzten Gebieten, besonders bei Einzelwasserversorgung (Brunnen), vorkommen kann, sollte nur handelsübliches Mineral- oder Tafelwasser, das mit dem Hinweis „für die Zubereitung von Babynahrung geeignet" gekennzeichnet ist, verwendet werden.

**Was bedeuten Säfte für die Erhaltung der Gesundheit?**

Frucht- und Gemüsesäfte werden unter anderem auch wegen ihres Vitamingehalts getrunken. Karottensaft enthält viel →Provitamin A. Größere Mengen Vitamin C finden sich vor allem in Zitrus- sowie Johannisbeersäften und in besonders hohem Maße im Sanddornsaft.

Neben Vitaminen, Mineralstoffen und Spurenelementen enthalten Säfte Stoffe, die nach Meinung der Wissenschaft nicht nur die Abwehrkräfte des Körpers stärken, sondern auch die Entstehung zahlreicher Krankheiten *(Krebs, Herz- und Kreislaufkrankheiten)* vermeiden helfen (→sekundäre Pflanzenstoffe). Noch besser sind dafür ganze Früchte geeignet!

Im Saft sind auch die (leicht verdaulichen) Kohlenhydrate der Früchte enthalten, vor allem Frucht- und Traubenzucker (1 Glas Traubensaft mit 0,2 l enthält 138 kcal).

### Wenn Sie weiterlesen wollen

Arius, Claus, Mineralwasser. Der Griff zu 225 Marken aus aller Welt. München 1998;

Berges, Ulrike, Energy Drinks – Zusatzstoffe bunt gemixt. In: UGB-Forum 5/2000, S. 276–277.

# 14 Bier

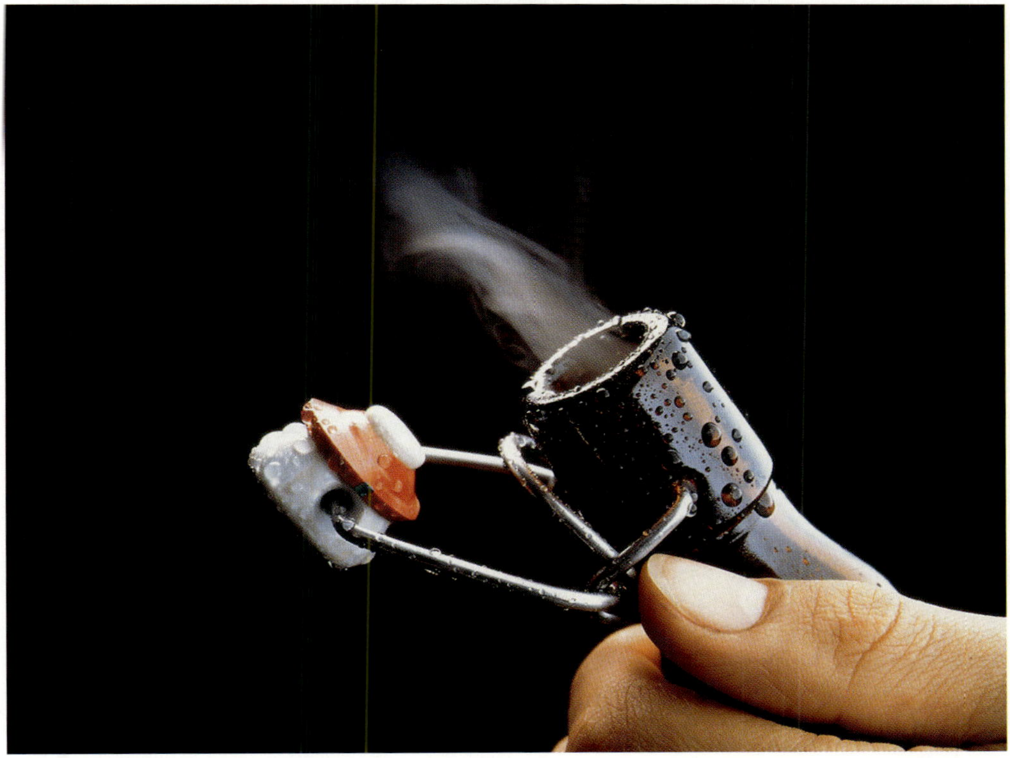

„Durst wird durch Bier erst schön", heißt es, und so steht Bier in Deutschland ganz oben auf der Hitliste der Getränke – eine Vorliebe, die die Deutschen u. a. mit den Dänen, den Iren und den Tschechen teilen. Aber auch in vielen anderen Ländern der Welt hat sich Bier als Alltagsgetränk, das man gesellig in der Kneipe, zum Essen oder vor dem Fernseher trinkt, einen festen Platz erobert.

Diese Vorliebe für das Bier hängt wohl nicht zuletzt auch damit zusammen, dass es – im Vergleich zu Wein – in der Regel einen deutlich niedrigeren Alkoholgehalt hat, man also mehr davon trinken kann, und dass es gewöhnlich relativ preiswert zu haben ist.

## Reinheitsgebot

Obwohl Bier schon seit mehr als 5000 Jahren gebraut wird, unterschied sich das, was man noch im Mittelalter trank, geschmacklich sehr von unserem heutigen Bier. Das änderte sich, als zunächst in den norddeutschen Hansestädten die entstehenden Zünfte begannen, den Brauvorgang und damit die Qualität der Biere zu reglementieren, und schließlich am 23. April 1516 der bayerische Landstädtetag das „Reinheitsgebot" für alle bayerischen Brauer erließ. Dieses wurde nach und nach auch von den anderen deutschen Ländern übernommen, bis es ab 1906 in allen Gebieten des deutschen Kaiserreichs galt.

Auch heute noch darf von deutschen Brauereien hergestelltes Bier, das für den deutschen Markt bestimmt ist, nur nach dem Reinheitsgebot gebraut werden (Vorläufiges Biergesetz vom 29. August 1993, zuvor Biersteuergesetz). Erlaubt sind danach nur die klassischen Zutaten

- **Gerstenmalz,**
- **Hopfen,** auch zerkleinerter Hopfen *(Hopfenpulver)* oder Hopfenauszüge,
- **Wasser** und
- **Hefe.**

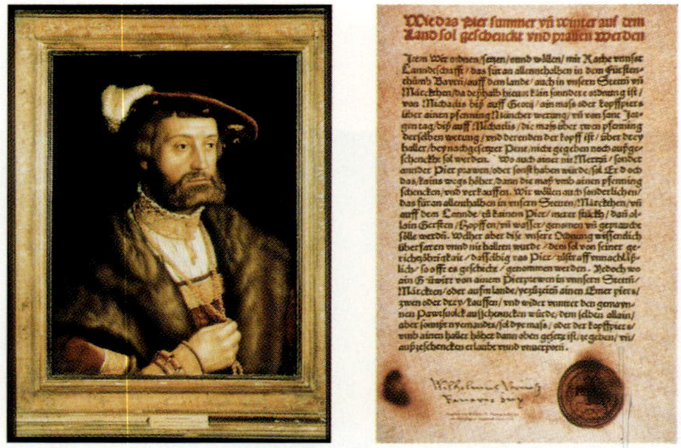

Das Reinheitsgebot von 1516

Außerdem sind auch so genannte Farbebiere (ebenfalls aus Malz, Hopfen, Hefe und Wasser hergestellt) als Zutat zur Bierbereitung zugelassen. Als Klärmittel (→Bierherstellung) für Bier und →Bierwürze dürfen nur Substanzen eingesetzt werden, die mechanisch oder adsorbierend wirken. Diese müssen anschließend – bis auf technisch unvermeidbare und gesundheitlich unbedenkliche Anteile – wieder aus dem Bier entfernt werden und dürfen das Bier geruchlich und geschmacklich nicht beeinflussen.

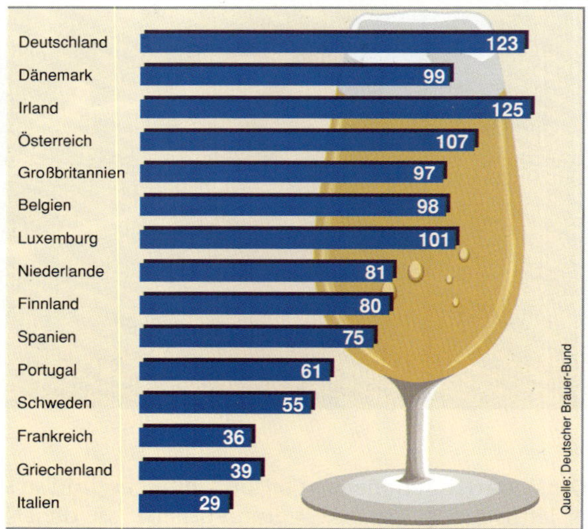


Bierkonsum (Liter) je Einwohner in den EU-Ländern (2001)

Streng genommen gilt das Reinheitsgebot so jedoch nur für →untergäriges Bier *(Pilsner, Export)*. Für →obergärige Biere *(Weizenbier, Altbier)* gilt es in etwas abgewandelter Form: Es dürfen auch

- Malz aus anderen Getreidearten *(Weizen, Hafer;* nicht: Reis, Mais),
- verschiedene Zuckerarten und aus diesen hergestellte
- Färbemittel *(→Zuckerkulör)*

verwendet werden.

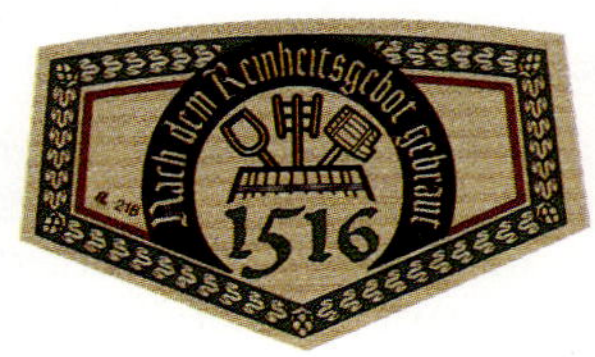


Spanisches (!) Halsetikett mit Hinweis auf das Reinheitsgebot

Auch deutsche Brauereien stellen für den Export Biere her, welche nicht dem Reinheitsgebot entsprechen und dennoch guten Absatz finden. Daran erkennt man, dass es nicht allein Qualitätsgründe sein können, die die deutschen Brauer so beharrlich am Reinheitsgebot festhalten lassen. Schon gar nicht können gesundheitliche Erwägungen Gründe liefern, z.B. den Einsatz von Ascorbinsäure (Vitamin C!) oder Pepsin (Eiweiß abbauendes

→Enzym, unterstützt die Eiweißverdauung) im Bier zur Verbesserung der Lagerstabilität zu untersagen. Vielmehr geht es wohl um den Vertrauensbonus und den Ruf eines „natürlichen“ Produkts, die mit dem Hinweis „Gebraut nach dem deutschen Reinheitsgebot“ verknüpft sind und die den deutschen Bieren nicht nur im Inland, sondern weltweit ein hohes Ansehen und guten Absatz bescheren.

Der Versuch, den Vertrieb ausländischer, nicht streng am Reinheitsgebot orientierter Biere auf dem deutschen Markt zu verhindern und sich so lästige Konkurrenz vom Halse zu halten, scheiterte indes: Nach dem →Prinzip der gegenseitigen Anerkennung dürfen Biere aus anderen EU-Ländern, die nach den dort geltenden Rechtsvorschriften hergestellt worden sind, auch in Deutschland vertrieben werden. Der Marktanteil war jedoch bisher eher gering (2001: ca. 3,2%), und das liegt nicht daran, dass diese Biere eine geringere Qualität hätten. Zum Teil schmecken sie einfach nur anders, als wir es gewohnt sind. Biertrinker sind konservativ: Auch norddeutsche Biere treffen nicht unbedingt den Geschmack süddeutscher Biertrinker.

Ohne Zweifel hat das Reinheitsgebot dazu beigetragen, die Qualität deutscher Biere zu sichern. Und es hat sicherlich auch verhindert, dass heute minderwertigere Rohstoffe oder eine Vielzahl von Zusatzstoffen oder technologischen Hilfsstoffen bei der Bierherstellung Anwendung finden. Das bedeutet umgekehrt jedoch nicht, dass die Biere aus anderen Ländern, in denen vielleicht Malz aus einer anderen Getreideart eingesetzt wird, Früchte mitverwendet werden oder der eine oder andere Zusatz- oder Hilfsstoff aus durchaus nachvollziehbaren Gründen (siehe oben: *Ascorbinsäure, Pepsin)* Anwendung findet, qualitativ schlechter oder gar gesundheitsgefährdend sind. Und schließlich werden auch nach dem Reinheitsgebot Biere in unterschiedlichen Qualitätsstufen (→Premiummarken, Biere im Niedrigpreissegment) hergestellt.

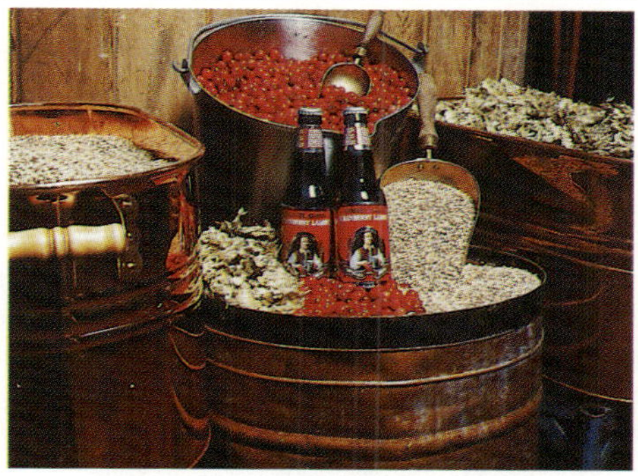

Früchte als Zutat zur Bierherstellung

## Konzentration im Biermarkt

Während es noch nach dem Zweiten Weltkrieg in Deutschland eine Vielzahl regionaler Brauereien gab, darunter auch viele Kleinbrauereien, die ihr Bier nur „rund um den Kirchturm herum“ vertrieben (besonders in Bayern und Thüringen), ist seit den siebziger Jahren eine zunehmende Konzentration der Bierproduktion in den Händen von wenigen Großbrauereien und Banken zu beobachten.

Eine ähnliche Entwicklung vollzieht sich auch in anderen europäischen Ländern und in den USA. Die Folge sind eine verschwindende Originalität und Biere, die im

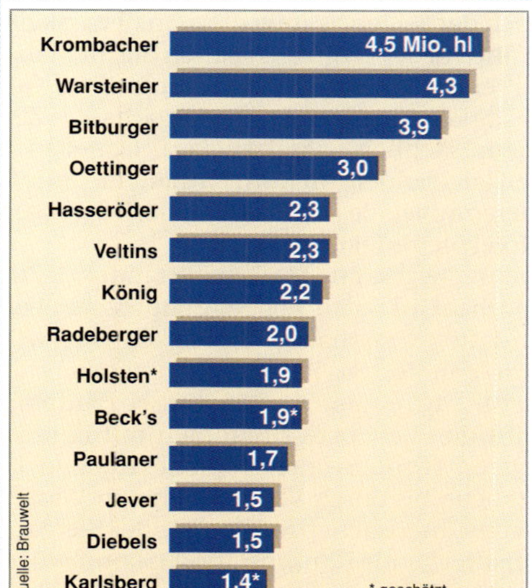


Inlandsabsatz (Mio. Hektoliter) der größten deutschen Biermarken (2001) – * geschätzt

Geschmack auf den kleinsten gemeinsamen Nenner gebracht wurden, um als Massenprodukt vermarktet werden zu können („Fernsehbiere"). Als Gegentrend entstehen zunehmend so genannte Mikrobrauereien, die mit ihrem Gebräu auf Bierkenner und Liebhaber des Besonderen abzielen und zum Getränk oft auch das passende Ambiente dazuliefern *(Gasthausbrauereien)*.

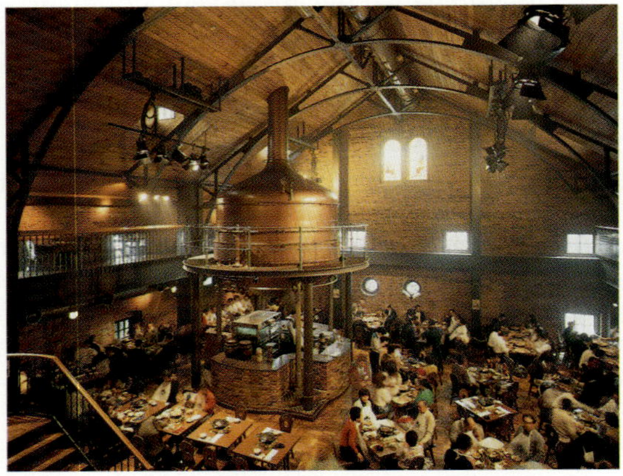

Gasthausbrauerei in Sapporo

## Bierherstellung

### Mälzen

Wichtigster Rohstoff für die Bierherstellung ist das **Malz.** Das ist Getreide (hauptsächlich Gerste), das man durch vorheriges Einweichen in Wasser zum Keimen gebracht hat. Beim Keimen bilden sich im Getreidekorn →Enzyme. Diese werden später bei der Herstellung der →Bierwürze benötigt. Durch Erhitzen (Darren) wird der Keimprozess in einem bestimmten Stadium abgebrochen. Je nach Temperatur entsteht helles oder dunkleres Malz, welches später Farbe und Aroma des fertigen Bieres mitbestimmt.

### Einbrauen

Das Braumalz wird geschrotet, mit Wasser vermengt und nach einem bestimmten Temperatur-Zeit-Schema erhitzt (Maischen). Das Verhältnis von Braumalz zu Wasser richtet sich nach der →Biergattung, die man herstellen will. Während des Erhitzens spalten die im Malz enthaltenen Enzyme die wasserunlösliche Getreidestärke in lösliche, vergärbare Zucker (hauptsächlich →Malzzucker). Daneben werden auch andere im Korn enthaltene unlösliche Riesenmoleküle *(→Proteine)* in lösliche, kleinere Moleküle zerlegt.

Wenn die gesamte Stärke vollständig zu Zucker abgebaut ist, wird der Maischprozess beendet und die extrakthaltige Flüssigkeit **(Bierwürze)** von den festen Rückständen (Treber) abgetrennt. In einem großen Kessel (Sudpfanne) wird die Bierwürze zusammen mit dem zugesetzten **Hopfen** oder Hopfenextrakt so lange gekocht, bis durch Verdampfen von Wasser ihr Gehalt an löslichen Stoffen die der Biergattung entsprechende Konzentration (Stammwürzegehalt) erreicht hat. Der Hopfen verleiht dem Bier nicht nur den bekannten aromatisch-bitteren Geschmack, sondern hat auch einen positiven Einfluss auf Haltbarkeit und Schaum.

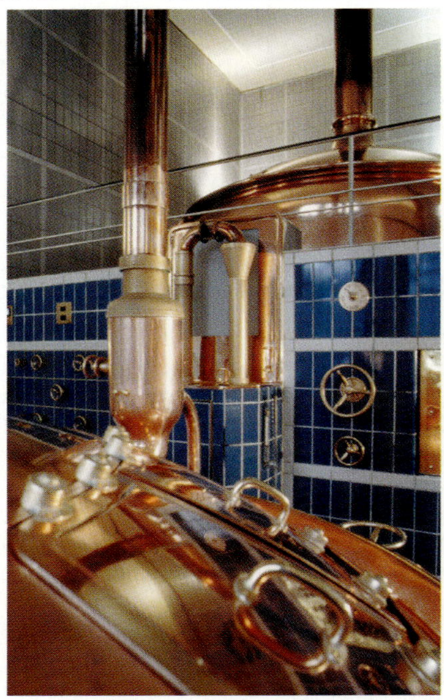

Sudhaus

## Gären

In offenen Gärbottichen oder geschlossenen Tanks wird der abgekühlten Würze Hefe zugesetzt. Verschiedene Heferassen wurden gezüchtet, um verschiedene Bierarten und -sorten herstellen zu können. Für **„untergärige"** Biere werden Hefen verwendet, die sich nach dem Gärvorgang am Behälterboden absetzen. Bei **„obergärigen"** Bieren schwimmt die Hefe nach der Gärung oben. Obergärige Hefen vergären die Würze bei höheren Temperaturen (ca. 15–25 °C) und in einer kürzeren Zeit (ca. 5 Tage). Bei untergärigen Hefen läuft die Gärung bei tieferen Temperaturen ab (ca. 5–10 °C) und dauert demzufolge länger (ca. 8 Tage). Bei der Gärung werden die in der Würze enthaltenen vergärbaren Zucker – bis auf einen kleinen Rest – zu Alkohol abgebaut. Daneben entsteht gasförmiges Kohlendioxid, welches entweicht oder aufgefangen wird, um anderweitig verwendet zu werden.

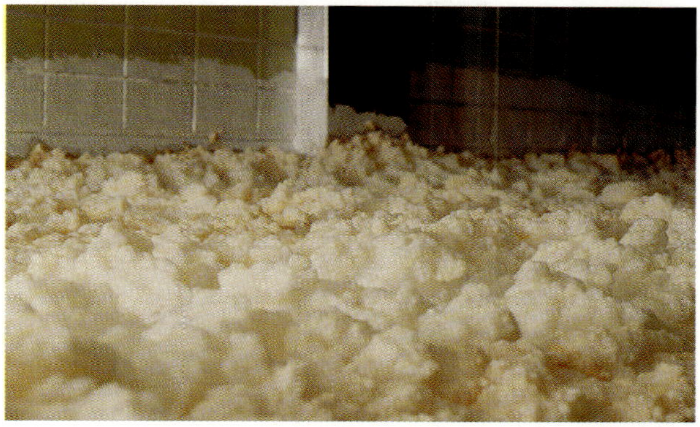

Klassischer offener Gärbottich

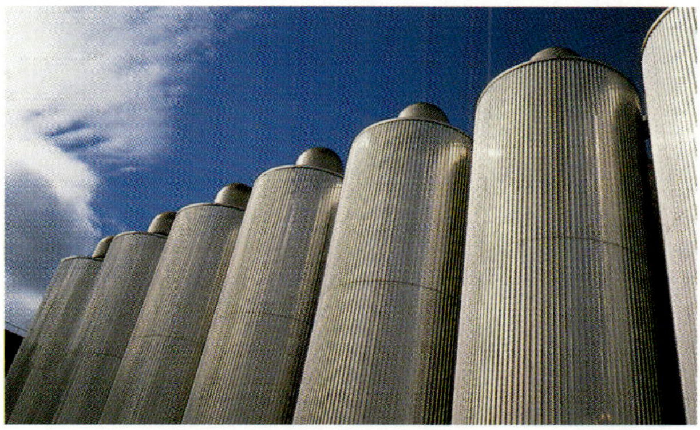

Moderne Edelstahlgärgefäße

## Reifen

Während man bei obergärigem Bier häufig auf eine separate Nachreifephase verzichtet, wird untergäriges „Jungbier" nach der Gärung in mit Überdruckventilen versehene geschlossene Behälter überführt. Dort lässt man es – in Abhängigkeit von der Biersorte – bei Temperaturen nahe dem Nullpunkt noch mehrere Wochen bis zu 4 Monate nachreifen („lagern"). Untergärige Biere nennt man deshalb im Ausland „Lager". Die Nachreifung ist sehr wichtig für die Bierqualität. Während der langen Lagerung rundet sich der Geschmack des Bieres. Durch den noch vorhandenen Rest an vergärbaren Zuckern kommt eine zweite Gärung in Gang. Das dabei entstehende Kohlendioxid kann jedoch nicht entweichen, sondern wird im Bier gebunden (Kohlensäure) und ist für den frischen, prickelnden Charakter des Getränks verantwortlich. Außerdem scheidet das Bier während der Lagerung Trubstoffe (Hefe- und Eiweißpartikel) aus, die dann später in der Flasche keine unschönen Trübungen mehr hervorrufen können.

Das fertige Bier wird mit Hilfe von Klärmitteln und durch Filtration von restlichen Trubstoffen befreit und in Flaschen, Dosen oder Fässer abgefüllt. Zur Haltbarkeitsverlängerung wird es gewöhnlich wärmebehandelt (→Pasteurisieren), was auf dem Etikett nicht angegeben werden muss, aber geringfügige geschmackliche Einbußen mit sich bringen kann.

# Deutsches Bier: Arten, Sorten und Gattungen

Als **Bierarten** werden →obergäriges und →untergäriges Bier unterschieden. Im englischen Sprachraum werden untergärige Biere als „Lager“, obergärige Biere als „Ale“ bezeichnet. Von beiden Arten sind in Deutschland verschiedene **Biersorten** auf dem Markt, wobei in Bezug auf die hergestellte und umgesetzte Gesamtmenge die untergärigen Biere stark überwiegen.

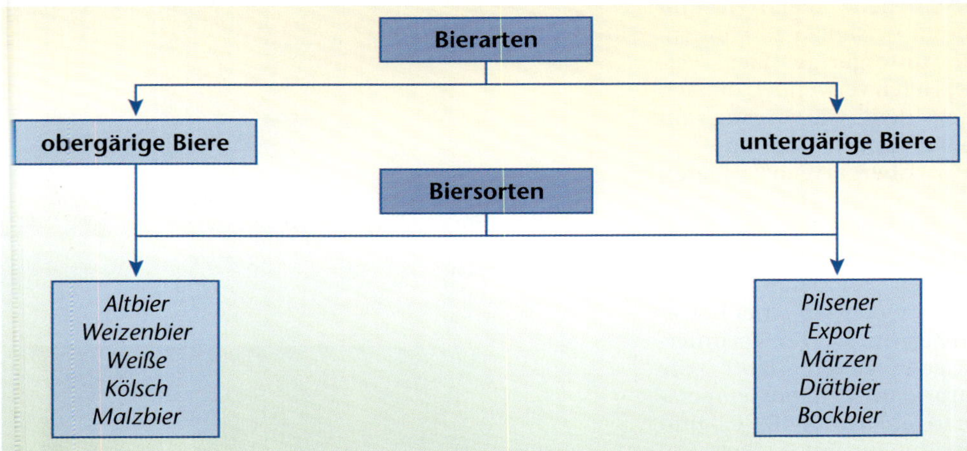


Bierarten und Biersorten

Nach dem →Stammwürzegehalt (Stw.) werden deutsche Biere in **Biergattungen** eingeteilt. Diese Einteilung ist Grundlage für die Bierversteuerung. Aus dem Stammwürzegehalt (in Gewichtsprozent) ergibt sich in der Regel der spätere Alkoholgehalt, d.h., je höher der Stammwürzegehalt, desto höher ist gewöhnlich auch der Alkoholgehalt. Als Faustregel kann gelten:

$$\frac{\textbf{Stammwürzegehalt (Gew.-\%)} \cdot \textbf{4}}{\textbf{10}} = \textbf{ca. Alkoholgehalt (\% vol)}$$

Eine Ausnahme bilden **alkoholfreies** (max. 0,5% vol) **und alkoholarmes Bier** (→Leichtbier / Light-Bier), bei denen z.B. durch Stoppen der Gärung weniger Alkohol gebildet wurde oder denen der Alkohol nachträglich entzogen wurde, ebenso Malzbier (Malztrunk), das einen Stammwürzegehalt von 7% (ungesüßt) bzw. 12–13% (gesüßt), aber nur einen Alkoholgehalt von ca. 0,5 bis 1,5% vol besitzt.

Die meisten Vollbiere haben einen Alkoholgehalt um 5% vol, bei Starkbieren liegt er etwa zwischen 6 und 9% vol. Der Menge nach werden in Deutschland überwiegend Vollbiere getrunken (am meisten Pilsner: ca. 67% Marktanteil, 2001).

Deutsche Verbraucher können heute zwischen knapp 6000 einheimischen Biermarken wählen. Bei den Sorten und Geschmacksrichtungen sind die Vorlieben stark regional geprägt. So schätzt man z.B. im Westen Deutschlands Altbier und Kölsch, in Bayern Weizenbier und Starkbiere und im Berliner Raum die Berliner Weiße. Pilsner wird überall getrunken. Im Norden bevorzugt man Biere mit kräftiger Bittere, im Süden mag man sein Bier (auch das Pilsner) eher weniger bitter, dafür kräftiger malzaromatisch.

Auch wenn die **Biersorte** gleich ist (z.B. Pilsner), so hat doch jeder Hersteller sein eigenes Rezept: Durch Variation der verwendeten Hefe, der Technologie *(Maischprozess, Lagerdauer)* und der Zutaten *(Hopfensorte und Art der Hopfenprodukte)* kann er dem Bier „seinen Stempel

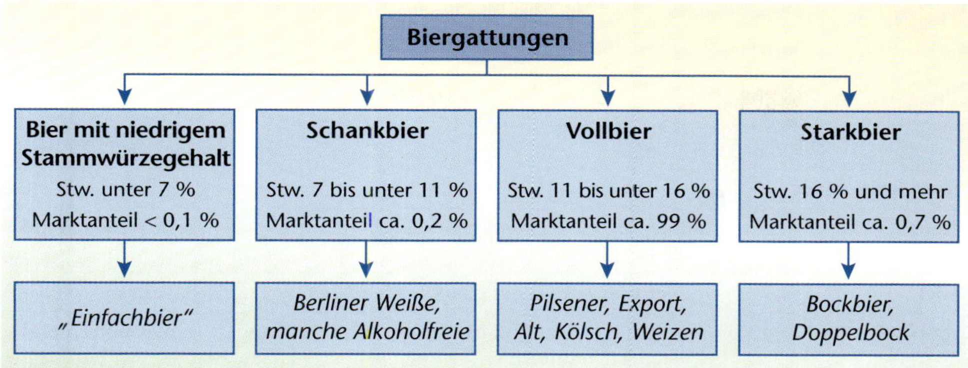


Biergattungen

aufdrücken". Außerdem unterscheidet sich das in den einzelnen Brauereien verwendete Brauwasser in seiner Zusammensetzung und beeinflusst so ebenfalls den Charakter des künftigen Bieres. So wird verständlich, dass nach einer Umfrage 62% der deutschen Verbraucher Bier ihrer Heimatregion bevorzugen. Diese Bodenständigkeit macht sich die Werbung zunutze (*„Bier braucht Heimat"*). Regionale Biere machen – je nach Region – etwa zwischen 52 und 83% Marktanteil aus (Quelle: →CMA, 1997), wobei sich in den alten Bundesländern ein langsamer Rückgang, in den neuen jedoch ein stetiger Anstieg zeigt.

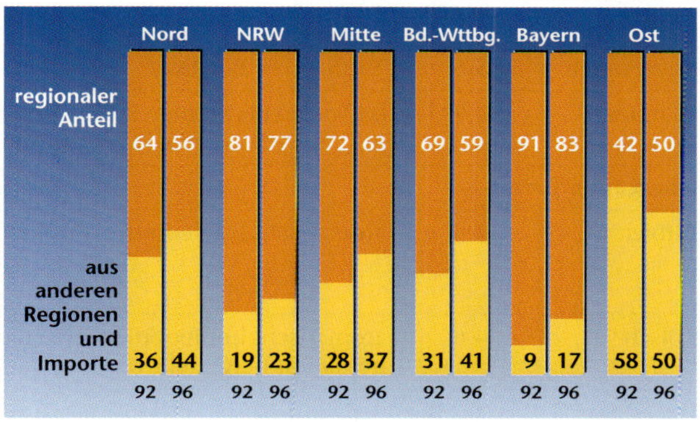


Nationaler Trend – Bierabsatz nach Herkunft, Anteile in Prozent
Quelle: Lebensmittel Praxis 5/97, S. 49

## Ausländisches Bier

Bier wird nahezu auf der ganzen Welt getrunken. Herstellungsweise und Zutaten, dadurch auch Aussehen und Geschmack der Biere, variieren jedoch ebenso stark wie die Bezeichnungen für das Getränk. So stellt man Bier und bierähnliche Getränke anderswo beispielsweise aus Mais- und Hirsefladen (Äthiopien), Mehlteig (Sudan), Hirsemalz (Ost- und Südafrika), gekeimten Maiskörnern (Peru), Zuckerrohr (Kongo) oder Agaven (Mexiko) her.

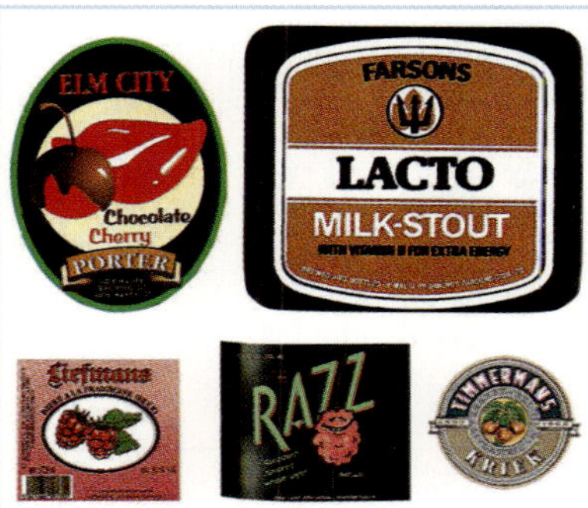


Internationale Bieretiketten

Europäische Biere ähneln den deutschen weitaus mehr und sie finden sich – neben überseeischen Bieren – auch immer häufiger im spezialisierten Handel. Für deutsche Verbraucher ungewohnt, aber für

| Inländische Biersorten | | | |
|---|---|---|---|
| **Biersorte** | **Alkoholgehalt (% vol durchschnittl.)** | **Geschmack/Besonderheiten** | **Verbreitungsgebiet** |
| **Untergärige Biere** | | | |
| Pilsener, Pilsner, Pils | 5,0 | ausgeprägtes Hopfenaroma, deutliche Bittere; hell- bis goldgelb | ganz Deutschland |
| Helles | 4,7 | heller und schwächer gehopft als Pilsner | Bayern |
| Exportbier | 5,4 | weniger bitter, aber stärker malzaromatisch als Pilsner; hell, dunkel | ganz Deutschland |
| Bockbier | 7,0 | malzaromatisch, geringe Bittere; goldgelb oder dunkel | ganz Deutschland |
| Doppelbock | 8,4 | wie Bockbier; Endung häufig auf „-ator“ | hauptsächlich Bayern |
| Märzenbier | 5,5 | ähnlich wie Bockbier | Bayern, BW, Thür. |
| Diätbier/-pils | 4,9 | schwache bis kräftige Bittere; hell; verwertbare Kohlenhydrate max. 0,75 g je 100 ml | ganz Deutschland |
| **Obergärige Biere** | | | |
| Altbier | 4,8 | aromatisch, hopfenbitter; dunkel | ursprünglich Raum Düsseldorf, jetzt ganz Deutschland |
| Kölsch | 4,6 | aromatisch, hopfenbitter; hell; darf nur im Kölner Raum hergestellt werden | Kölner Raum |
| Weizenbier/-bock | 5,0/7,0 | malzaromatisch; viel Kohlensäure; mit Hefe (Hefeweizen) oder ohne Hefe (Kristallweizen) abgefüllt | ursprünglich Bayern, inzwischen ganz Deutschland |
| Berliner Weiße | 2,5 | geringe Bittere, säuerlich-erfrischend; viel Kohlensäure; häufig mit „Schuss“ (Himbeer-, Waldmeistersirup) getrunken | Berliner Raum; in Flaschen zunehmende Verbreitung |
| **Spezialitäten** | | | |
| Schwarzbier | 4,7 | schwarz, röstaromatisch, bitter bis süßlich | Ostdeutschland u. Nordbayern; zunehmende Verbreitung |
| Rauchbier | 5,0 | Raucharoma durch einen Anteil an geräuchertem Malz | Raum Bamberg (Franken) |
| Krausenbier | | naturtrübes voll ausgereiftes Vollbier; prickelnd-würzig, hopfenbetont | punktuell, ganz Deutschland |
| Steinbier, Steinweizen | | Erhitzung der Bierwürze durch heiße Steine (auf Holzfeuer erhitzt); Geschmack durch Holzrauch-Aroma u. Karamellisierung eines Teils der in der Würze enthaltenen Zucker geprägt | Bayern |
| Eisbock/Ice Beer | 10/5,1 | hergestellt durch Ausfrieren von Wasser aus einem Stark- oder Vollbier; mild durch gleichzeitigen Entzug von Gerb- und Bitterstoffen | Bayern; zunehmende Verbreitung |

| Biere aus anderen Ländern Europas | | |
|---|---|---|
| **Biersorte** | **Herkunft/ Ursprung** | **Besonderheiten** |
| Pilsener, Pilsner, Pils *(Pilsner Urquell)* | CZ | untergärig; hopfenbitter, feines Hopfenaroma; feste, weiße Schaumkrone; hell; Vorbild aller nach Pilsener Brauart gebrauten Biere |
| Ale<br>Mild Ale<br>India Pale Ale (IPA)<br>Scotch Ale | GB | obergärig; hell bis dunkel; kohlensäurearm<br>wie Ale, aber nur schwach gehopft<br>helles Ale von besonders hoher Qualität, stärker gehopft<br>schottisches Ale; malzbetont; je nach Stärke Light, Heavy, Export, Strong |
| Bitter | GB | obergärig (Ale); herb, kräftig gehopft; diverse Stärken: Bitter, Best Bitter, Special Bitter, Extra Special Bitter |
| Stout | IRL, GB | obergärig; sehr stark; sehr dunkel; herb oder süßlich |
| Porter | GB | obergärig; nicht so stark und dunkel wie Stout; hopfenbitter oder süßlich-mild |
| Brune | F | untergäriges dunkles aromatisches Starkbier |
| Bière de Garde | F | meist obergäriges, malziges Starkbier; hell bis dunkel; z. T. Nachgärung in der Flasche; oft in Sektflaschen angeboten |
| Sahti | FIN, EST | gebraut aus einer Mischung aus vermälzten und unvermälzten Getreidearten (Gerste, Roggen, Hafer); aromatisiert mit Wacholder; kein oder nur geringer Hopfenzusatz; obergärig mit Backhefe hergestellt; weiniger, stark fruchtiger Geschmack |
| Saison | B | obergärige wallonische Starkbierspezialität, Sommerbier; kräftig gehopft, erfrischend säuerlich-fruchtig; hell bis dunkel bernsteinfarben; oft in der Flasche nachgärend |
| Lambik<br>Faro | B | säuerlich-herb bis weinig-fruchtig, kupferrot; aus Gerstenmalz mit Anteilen von unvermälztem Weizen und wilden Hefen produziert; mit gealtertem Hopfen haltbar gemacht; in Holzfässern bis 5 Jahre gelagert<br>gesüßte Lambik-Version |
| Gueuze | B | Verschnitt aus gereiften und noch unfertigen Lambiks; säuerlich, z. T. gesüßt, kohlensäurereich; Nachgärung in der Flasche, daher üblicherweise in Sektflaschen abgefüllt |
| Kriek (Lambik), Framboise/Frambozen (Lambik) | B | Biere mit ausgeprägtem Fruchtgeschmack durch nochmalige Fermentation – meist von Lambik – mit Früchten (Kriek: Sauerkirschen, Framboise: Himbeeren) oder Fruchtsaft/-sirup |
| Trappistenbier<br>Abteibiere (Abbey-style, Trappist-style) | B, NL | gebraut in Trappistenklöstern; obergärig; in der Flasche gereift; traditionell stark bis sehr stark; herb oder (meist) deutlich süß durch Kandiszusatz beim Würzekochen<br>Nachahmungen der echten Trappistenbiere |
| Biere Wiener Art (Vienna-style, Vienna Lager) | A | international sehr populär, aber in Österreich selbst heute weniger verbreitet; untergärig; bernsteinfarben bis rötlich; süßlich-malzig |

den Bierliebhaber gerade dadurch interessant, sind Biersorten, die ihren besonderen Geschmack solchen „Bier-untypischen“ Zutaten wie z. B. Milchzucker *(Milk →Stout)*, Obst *(→Kriek, Framboise)*, Honig *(belgisches Boskeun = Osterhasenbier)*, Kräutern oder Gewürzen wie Ingwer, Koriander, Wacholder *(flämisches und niederländisches Kruidenbier)* oder der Verwendung anderer Getreidearten *(Roggen, Hafer, Reis, Mais)* anstelle von Gerste oder Weizen verdanken.

Solche Kreationen und damit verbunden eine größere Biervielfalt sind nur dadurch möglich, dass sich die Brauer in anderen Ländern nicht an das starre deutsche Reinheitsgebot halten müssen.

Neben den landeseigenen Bierspezialitäten gibt es in jedem Land auch Biere, die sich von den deutschen nur unwesentlich unterscheiden (meist Pilsner Brauart).

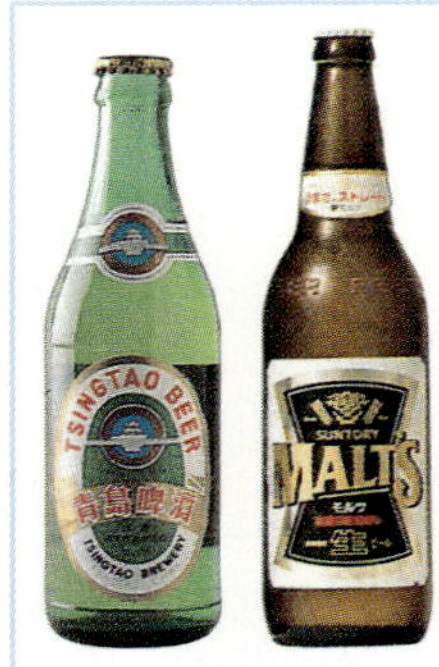

Biere aus Asien

Kolonialmächte und Einwanderer etablierten europäische Brautraditionen auch auf den anderen Kontinenten. Man findet die entsprechenden Biere, dominierend darunter ebenfalls die Pilsner Brauart, heute in nahezu allen Ländern der Welt. Auch in den USA laufen inzwischen vielfältige, den europäischen nachempfundene Bierspezialitäten den Massenprodukten *(Budweiser,* nicht zu verwechseln mit dem echten aus dem tschechischen Budweis) den Rang ab.

Sowohl in Deutschland als auch in anderen Ländern ändern sich die Vorlieben für bestimmte Biere mit der Jahreszeit. Biere mit hohem Stammwürze- und hohem Alkoholgehalt *(Bock, Doppelbock, starkes Scotch Ale, sog. „winter warmers“)* werden eher in den Wintermonaten, leichtere Biere mit säuerlich-frischer Note und hohem Kohlensäuregehalt *(Weizenbier, Berliner Weiße, spezielles saures Ale)* eher im Sommer getrunken. Maibock, Oktoberfestbier und besondere Weihnachtsbiere wie „Jule“ (N) oder Samichlaus (CH) werden nur saisonal angeboten bzw. ausgeschenkt.

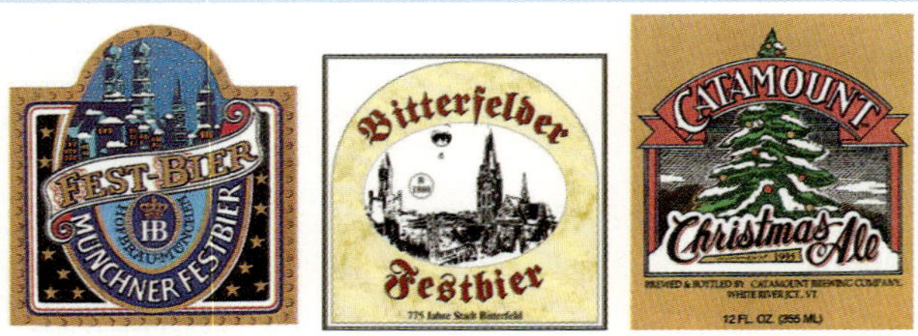

Festbier-Etiketten

## Trends im deutschen Biermarkt

Im Zusammenhang mit der zunehmenden Konzentration im Biermarkt und mit Sport *(Fußball, Boxen)* als medienwirksamem Werbeträger ziehen einige wenige „Fernsehmarken“ einen immer größeren Marktanteil auf sich. Bei insgesamt sinkendem Bierabsatz werden Wachstumschancen künftig vor allem den imagestarken, hochpreisigen →Premiummarken und den Bieren des Niedrigpreissegments eingeräumt. Im Trend liegen auch Bierspezialitäten wie Eisbier (→Ice Beer), →Schwarzbier und →Lager. Letzteres soll vor allem an die Absatzerfolge in den angelsächsischen Ländern anknüpfen, was insofern kurios ist, als „Lager“ eigentlich ein typisch deutsches Erzeugnis ist (→untergäriges Bier).

**Im Trend**

- Premium
- Internationale Marken
- Weizen
- Dunkel-/Schwarzbier
- Lager
- Eisbier
- Radler/Alsterwasser
- Bier mit Cola

Quelle: Lebensmittel Praxis 5/97

Ebenfalls im Trend liegen →Biermischgetränke und aromatisierte Biere *(Tequila-, Ingwergeschmack).* Mit den Trendgetränken zielt man vor allem auf junge Leute als Konsumenten und deren Wunsch nach Abwechslung. Im Absatz rückläufig sind seit Jahren →alkoholfreie und →alkoholarme (Light-) Biere, was vermutlich auf die oft unbefriedigende geschmackliche Beschaffenheit dieser Biere zurückzuführen ist.

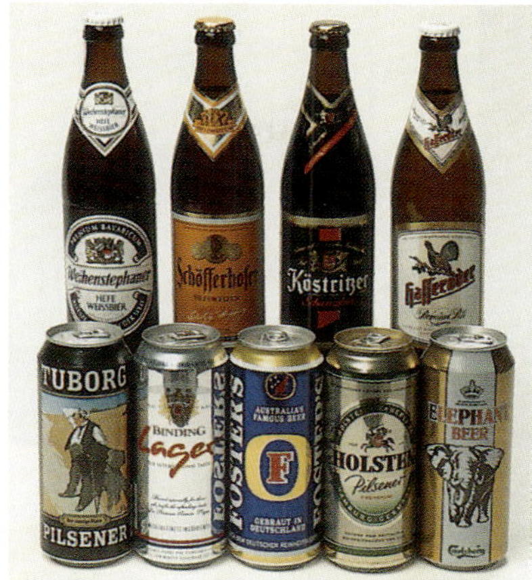

Trendbiere

## Bierqualität

Die Qualität und z.T. auch die Eigenart eines (deutschen) Bieres werden herstellungsbedingt durch eine Reihe von Faktoren beeinflusst:

- Qualität der Braugerste (abhängig von den Anbaubedingungen) bzw. des daraus hergestellten Malzes (Einfluss des →Mälzens),
- Qualität des verwendeten Hopfens (abhängig von Anbaubedingungen und Lagerung) und Hopfenauswahl: A(roma)-Hopfen oder B(itter)-Hopfen oder Kombination beider Arten,
- Beschaffenheit des Brauwassers (chemische Zusammensetzung, insbesondere →Wasserhärte),
- verwendeter Hefestamm, frei von bierschädlichen Mikroorganismen,
- Herstellungsbedingungen (technische Voraussetzungen und →Hygiene) und Prozessführung (→Bierherstellung),

Ein gutes Bier erkannt man am

- **Aussehen** (vor allem im Glas und z.T. auch in der Flasche): Das Bier soll blank, d.h. frei von Schwebeteilchen, Trübungen oder Bodensatz sein. Das gilt nicht für unfiltrierte Biere *(Hefeweizen, Kräusen).* Außerdem sollte die Farbe der Biersorte entsprechen, d.h. nicht zu hell oder zu dunkel sein, wobei allerdings Biere gleicher Sorte regional und bezogen auf den Hersteller in der Farbe etwas variieren.

> **Ein gutes Bier muss drei Eigenschaften haben:**
>
> **Es muss Satz, Aufstieg und Widerwillen machen, das heißt, man muss gern dabei sitzen, es muss zu Kopfe steigen und man muss es wieder wollen.**
>
> Aus: Das überschäumende Sprüchefässchen. Jena 1986

- **Schaum** (nach dem Eingießen in ein Glas): Er sollte reichlich, sahnig und standfest sein und gut am Glas haften. Bei hellen Bieren sollte der Schaum reinweiß sein.
- **Geruch:** Der Geruch sollte ausgeprägt, d.h. nicht zu schwach, und für die Sorte typisch sein *(hopfen-, malzaromatisch)* und keine unerwünschten Noten *(hefig, butterartig, fruchtig, brotig)* enthalten.
- **Geschmack:** Der Geschmack sollte sortentypisch, rein (ohne unerwünschte Noten) und vollmundig sein. Biere mit niedrigem →Stammwürzegehalt und →Schankbiere können wegen des geringeren Rohstoffeinsatzes nicht vollmundig sein, finden aber wegen anderer Vorzüge *(Berliner Weiße: erfrischend)* trotzdem ihre Liebhaber. Die Bittere sollte – je nach Biersorte – mehr oder weniger stark ausgeprägt, jedoch nicht nachhängend und keinesfalls kratzig sein. Außerdem soll ein gutes Bier „rezent" sein, d.h. beim Genuss im Mund prickeln. Diese Eigenschaft hängt mit dem Kohlensäuregehalt zusammen, bewirkt den erfrischenden Effekt und macht das Bier so zum beliebten Durstlöscher. Ein Bier mit zu wenig Kohlensäure schmeckt schal.

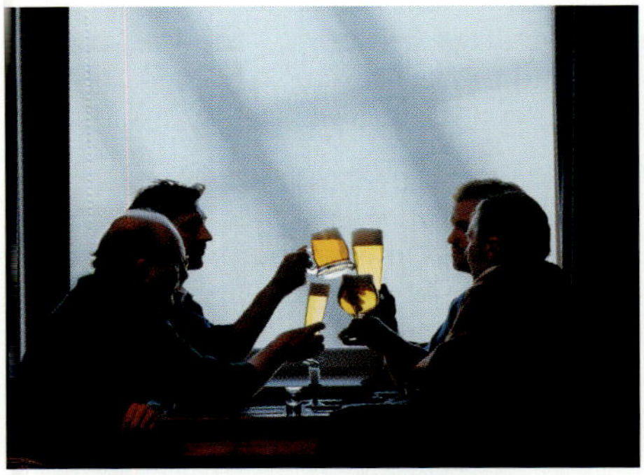

Biergenuss, so …

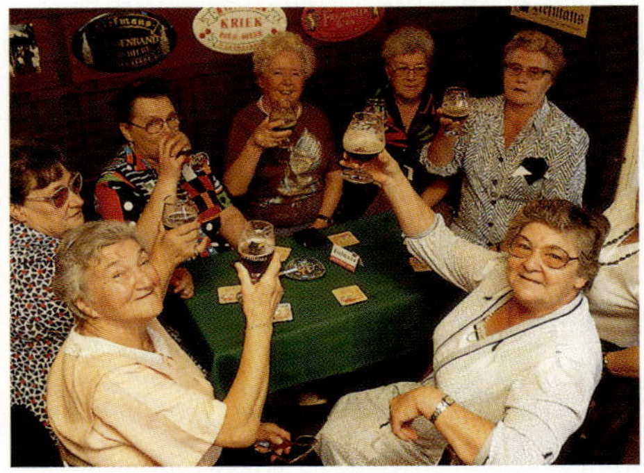

… oder so

Diese Eigenschaften machen den →Genusswert eines Bieres aus. Ein wichtiges Qualitätskriterium ist auch die **Haltbarkeit**, denn es nützt wenig, wenn ein gutes Bier den Herstellerbetrieb verlässt, seine Qualität auf dem Weg zum Verbraucher jedoch rasch einbüßt. Begrenzt wird die Haltbarkeit durch chemische und mikrobiologische Veränderungen im Bier. Sie hängt einmal von der Prozessführung bei der →Bierherstellung und den dabei herrschenden hygienischen Bedingungen, aber auch von den Bedingungen der →Aufbewahrung des fertigen Bieres in Handel und Haushalt ab.

Im Gegensatz zu Wein gibt es für Bier keine offiziellen Qualitätsstufen, die durch gesetzlich fixierte Vorgaben untersetzt und somit nachvollziehbar sind. Dennoch finden wir im Handel so genannte →Premium-Biere, die sich durch eine besonders hohe Qualität auszeichnen sollen. Zwar ist es so, dass manche Hersteller für ihr Premium-Bier z. B. besonders hochwertige Zutaten verwenden und es länger nachreifen lassen als das „normale" Bier. Das schließt jedoch nicht aus, dass andere Hersteller die gleichen Anstrengungen unternehmen, ohne ihre Biere als „Premium" zu kennzeichnen. Der Begriff „Premium" ist nicht gesetzlich geschützt, hat sich jedoch als sehr werbewirksam erwiesen *(„Das Premium vom Lande")* und fördert so die Vermarktung. Die Bierbranche ist eines der Marktsegmente, in denen am meisten mit „Premium" geworben wird.

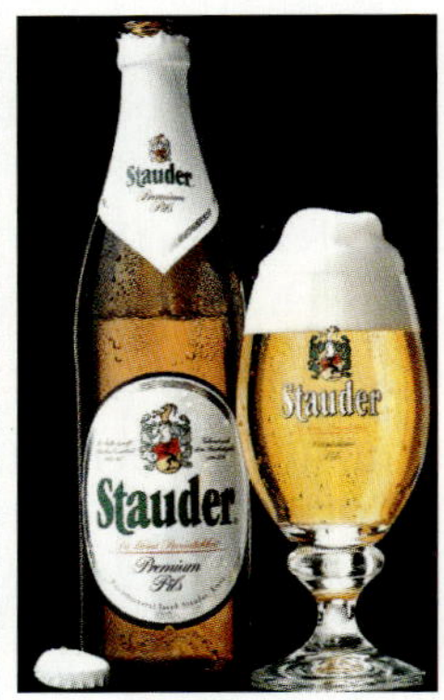


Premium-Bier

## Regeln für die Lagerung von Bier und für den Biergenuss

Bier wird im Handel überwiegend in Mehrwegflaschen (meist 0,5 l), weiterhin in Einwegflaschen, Dosen und 5-Liter-Partyfässchen sowie in Fässern ab 10 l aufwärts angeboten. Für die Aufbewahrung gilt:

- Bier stets **kühl**, jedoch nicht zu kühl lagern (optimal: 3 bis 8 °C, maximal: 15 °C). Höhere Lagertemperaturen verkürzen die Haltbarkeit und schaden der Qualität. Bei Temperaturen in der Nähe des Gefrierpunktes tritt eine so genannte Kältetrübung ein, die beim Wiedererwärmen wieder verschwindet. Keinesfalls darf der Gefrierpunkt unterschritten werden (Tiefkühlfach), das schadet dem Aroma und lässt Flaschen platzen – mitunter erst beim In-die-Hand-Nehmen oder beim Versuch, sie aufzutauen (Verletzungsgefahr!).
- Bier in Flaschen muss **dunkel** gelagert werden, denn Licht fördert ebenso wie Wärme den Verderb und verkürzt die Haltbarkeit.

- Insbesondere Bier in den nostalgischen Schnappverschluss-Flaschen sollte **stehend** aufbewahrt werden, damit es nicht am Dichtungsring zur Infektion mit verderbfördernden Mikroorganismen kommt. Bei Flaschen mit Kronenverschluss ist diese Gefahr geringer.
- Da das Bier schon im Handel eine gewisse Zeit lagert und sich mit der Zeit geschmacklich verändert, sollte man **nicht unnötig große Vorräte** halten. Bier darf allerdings bis zum Ablauf des →Mindesthaltbarkeitsdatums keine Qualitätseinbußen aufweisen.
- In angebrochenen Behältnissen wird Bier schnell schal, weil sich die Kohlensäure verflüchtigt. Deshalb: Partyfässchen oder größere Fässer nur anstechen, wenn der Inhalt mit Sicherheit spätestens am nächsten Tag verbraucht wird.

Auch beim **Biergenuss** gibt es einiges zu beachten: Die **optimale Trinktemperatur** liegt etwa bei 7 bis 9 °C, wobei die Vorlieben individuell variieren. Bei höheren Temperaturen entfaltet sich zwar das Aroma stärker, das Bier ist jedoch weniger erfrischend, die Kohlensäure entweicht schneller und Unreinheiten im Geschmack werden eher wahrgenommen. Letzteres ist der Grund, weshalb professionelle Biertester das Bier bei etwa 13 °C verkosten.

Die verwendeten Gläser sollten unbedingt **fettfrei** sein, denn schon Spuren von Fett (z.B. vom Lagern in der Küche oder von Lippenstiftresten) lassen den Schaum zusammenfallen. Auch Spülmittelrückstände schaden dem Schaum, deshalb: Gläser vor Benutzung immer gründlich mit klarem Wasser ausspülen und umgestülpt ablaufen lassen, nicht abtrocknen. Das **Einschenken** aus Flasche, Dose oder Zapfhahn sollte nicht unnötig lange dauern. Bei starkem Schaum daher besser mehrmals absetzen, aber zügig einschenken, sonst verfliegt die Kohlensäure. Aus demselben Grund sollte man das Bier nicht ins Glas klatschen oder plätschern lassen oder beim Einschenken mit dem Glas auf- und niederwedeln. Beim Eingießen von Flaschenbier hält man das Glas anfangs leicht schräg und füllt das Bier zügig mit ruhiger Hand ein. Bei sehr starker Schaumentwicklung *(Weißbier)* sollte man das Glas noch schräger und außerdem den Flaschenhals weit in das Glas hineinhalten und ihn während des Befüllens langsam herausziehen. Zum Schluss setzt man jeweils bei gerade gehaltenem Glas noch eine Schaumkrone auf.

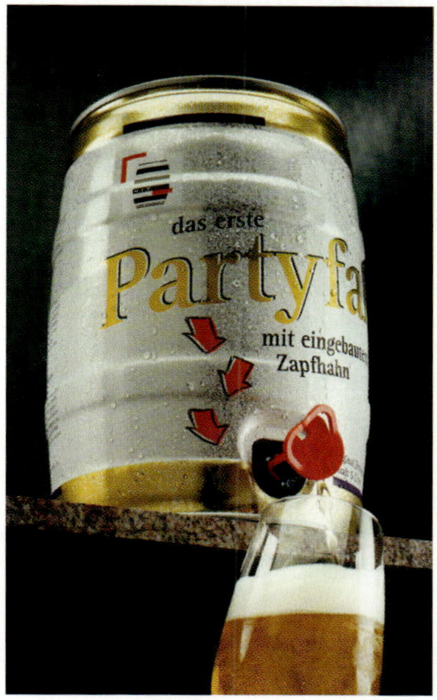


Fassbier für die Party zu Hause

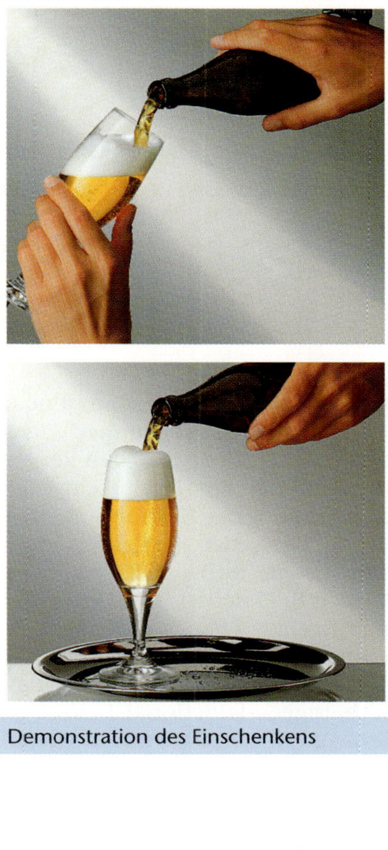

Demonstration des Einschenkens

# Alkoholfreies Bier, alkoholarmes Bier, Biermischgetränke

Autofahrer, die nicht auf Bier verzichten möchten, bestellen im Restaurant häufig ein „Alkoholfreies“ und unterliegen damit einem Trugschluss, der durch Etikettierung und Werbung gefördert wird. Denn: →**alkoholfreies Bier** gibt es eigentlich nicht, es darf bis zu 0,5 Volumenprozent Alkohol enthalten. Auf dem Etikett angegeben werden muss der Alkoholgehalt nach EU-Recht (→Lebensmittel-Kennzeichnungsverordnung) gar erst ab 1,2 Volumenprozent. Die Verbraucher werden demzufolge über die wahre Zusammensetzung ihres Getränks im Unklaren gelassen. Für Alkoholkranke kann dies den verhängnisvollen Wiedereinstieg in die Sucht bedeuten.

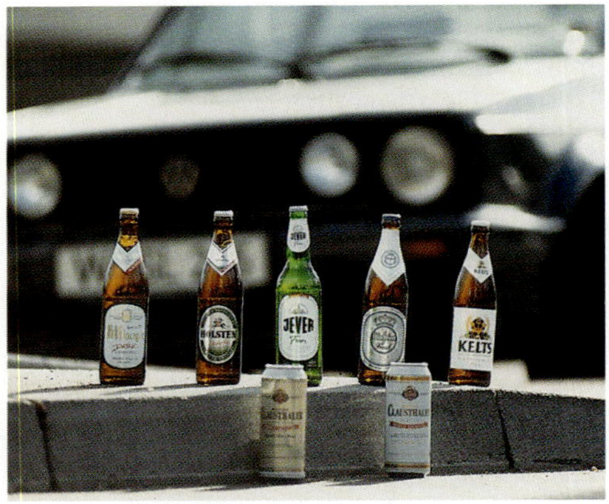

Alkoholfreies Bier – Biergenuss am Steuer?

→**Alkoholarme Biere** werden als →Light-Produkte vermarktet, finden in Deutschland jedoch wenig Anklang. Sie liefern aufgrund des geringeren Alkoholgehalts weniger Energie als ein Vollbier.

**Biermischgetränke** erfreuen sich wachsender Beliebtheit, besonders bei jüngeren Verbrauchern. Biere unterschiedlicher Sorte werden z. B. mit →Limonaden oder →Brausen und zum Teil weiteren Zusätzen gemischt.

| **Ausgewählte Biermischgetränke** (nach: aid-Verbraucherdienst 5/97, leicht verändert) | |
|---|---|
| **Ohne Süßstoffe:** | **Mit Süßstoffen:** |
| **Cola-Bier**<br>50% Vollbier, 50% Cola | **Diesel**<br>50% Vollbier, 50% kalorienreduzierte koffeinhaltige Brause |
| **Radler, Alsterwasser**<br>50% Vollbier, 50% Limonade | **Radler, Alsterwasser**<br>50% Vollbier, 50% kalorienreduzierte Brause |
| **Russ**<br>50% Weizenbier, 50% Limonade | **Russ**<br>50% Weizenbier, 50% kalorienreduzierte Brause |
| | **Wizz Peach**<br>50% Weizenbier, 50% kalorienreduzierte Pfirsichbrause |

Dearartige Getränke sind nicht neu: Das Radler wurde schon 1922 „erfunden“, den Russ gibt es in Bayern seit der russischen Revolution. Diese wie auch andere Biermischgetränke gab es jedoch nur in der Gastronomie, wo sie vor Ort hergestellt wurden. Erst eine Änderung des Verbrauchssteuerrechts 1992 machte es möglich, sie auch in Flaschen oder Dosen in den Handel zu bringen.

Seitdem kommen immer neue alkoholische Mischgetränke auf den Markt, darunter auch bierhaltige →Functional Drinks, so genannte New-Age-Radler. Der Alkoholgehalt der Bier-

**„New-Age-Radler“**

**Aroma-Radler**
Bier + Pfirsich-, Erdbeer- oder Kirscharoma

**Sport-Radler**
Bier + Mineralstoffe

**Energy-Radler**
Malzbier + Coffein

**Fit-Radler**
Bier + Vitamine + Taurin + Coffein + …

**Radler für Körper, Geist und Seele**
Bier + exotische Kräuter

Quelle: aid-Verbraucherdienst 5/97

mischgetränke liegt etwa zwischen 2,3 und 3,2% vol und entspricht damit in etwa dem von →alkoholarmen Bieren. Da derartige Getränke erst neu auf dem Markt sind, geben ihre Bezeichnungen nicht jedermann ohne weiteres Aufschluss darüber, um was für ein Produkt es sich handelt. Namen wie Radler, Russ oder dergleichen müssen daher auf dem Etikett um eine Beschreibung des Getränks und seiner Zusammensetzung (gilt als eigentliche →Verkehrsbezeichnung) ergänzt werden.
Da Getränke mit einem Alkoholgehalt über 1,2% vol – außer Bier – kein Zutatenverzeichnis auf dem Etikett tragen müssen, ergibt sich bezüglich der Biermischgetränke eine echte Kennzeichnungslücke. Insbesondere der Coffeingehalt – soweit vorhanden – müsste unbedingt angegeben werden, um herz- und nervenleidende Personen, ebenso wie Jugendliche und Sportler, vor eventuellen Schäden zu bewahren. Alkohol und Coffein, gleichzeitig genossen, können sich nämlich gegenseitig sowohl in ihren Wirkungen verstärken als auch einander entgegenwirken. Auch hinsichtlich der Zusatzstoffe und der Werbeversprechen derartiger New-Age-Getränke gibt es noch gesetzlichen Regelungsbedarf.

## Was Verbraucher noch wissen wollen

### Stimmt es, dass Bier gesund ist?

Bier enthält in der Tat eine ganze Reihe ernährungsphysiologisch wertvoller Inhaltsstoffe: Die aus der Hefe stammenden →Vitamine der B-Gruppe wirken sich u. a. positiv auf die Nervtätigkeit, die Bildung der roten Blutkörperchen sowie auf den Stoffwechsel aus. Die im Bier (vor allem in extraktreichen Bieren wie *Malzbier)* enthaltenen Kohlenhydrate werden vom Körper mühelos aufgenommen und restlos verdaut. Das Eiweiß im Bier ist von hoher →biologischer Wertigkeit, denn es enthält fast alle Aminosäuren, aus denen unser Körpereiweiß aufgebaut ist. Inhaltsstoffe aus dem Hopfen, ebenso wie der Alkohol, wirken entspannend und stresslösend, beruhigend und schlaffördernd. Bier fördert darüber hinaus die Durchblutung der Nieren, wirkt harntreibend und gewebeentwässernd. Wie alle alkoholischen Getränke vermindert auch Bier – mäßig, aber regelmäßig genossen – das Risiko von Herz- und Kreislauferkrankungen. Gegen ein oder zwei Gläser Bier am Tag ist also aus gesundheitlicher Sicht nichts einzuwenden, im Gegenteil. Ein hoher Bierkonsum schadet hingegen der Gesundheit (→Alkoholmissbrauch).

### Wieso wird Bier auch als „flüssiges Brot" bezeichnet?

Das hat mehrere Gründe. Zum einen wird Bier wie Brot aus Getreide hergestellt. Das erste Bier (oder besser: bierähnliche Getränk) entstand vermutlich eher zufällig, indem ein nasses Stück Brot in Gärung geriet. Zum anderen hat es mit dem Nährwert des Bieres zu tun. Kräftig genug gebraut, stillt Bier nicht nur den Durst, sondern macht auch satt. Das machten sich schon im Mittelalter die Mönche zunutze: Sie überstanden dank ihrer Klosterbrauereien selbst wochenlange Fastenzeiten.

### Macht Bier dick?

Eigentlich nicht, denn Bier ist völlig fettfrei und weist auch – verglichen mit anderen Getränken, ausgenommen Mineralwasser und Kaffee bzw. Tee ohne Milch und Zucker – keinen besonders hohen →Energiegehalt auf: Ein Viertelliter liefert etwa zwischen 69 kcal (alkoholfreies Bier) und 165 kcal (Doppelbock) Nahrungsenergie (zum Vergleich: *Orangensaft ca. 120 kcal, Vollmilch 152 kcal, Weißwein ca. 150 – 180 kcal)*. Diese ist natürlich im täglichen Speiseplan zu berücksichtigen. Allerdings regt Bier Appetit und Verdauung an, was für schlechte Esser von Vorteil ist, andere hingegen dazu verleitet, mehr zu essen als beabsichtigt. Es gibt auch Untersuchungen, die den männlichen „Bierbauch" mit Inhaltsstoffen im Bier in Verbindung bringen, die in ihrer Wirkung weiblichen Sexualhormonen (Östrogenen) ähneln.

**Was sind Leicht-(→Light-)Biere?**

Das sind Biere mit einem niedrigeren Alkohol- und Kaloriengehalt. Der →Brennwert eines Light-Bieres muss mindestens 30% unter dem eines vergleichbaren „normalen" Bieres derselben Sorte liegen und darf nicht mehr als 20 kcal (84 kJ) je 100 ml betragen.

**Hält sich Bier in braunen Flaschen besser als in grünen?**

Bier ist lichtempfindlich: unter Lichteinfluss führen chemische Veränderungen an den Inhaltsstoffen zur Verschlechterung von Geruch und Geschmack. Braune wie grüne Flaschen halten nur einen Teil des Lichts zurück. Bier sollte deshalb am besten dunkel gelagert werden.

**Welche Bedeutung hat das Brauwasser für die Bierqualität?**

Viele Brauereien besitzen eigene Brunnen oder Quellen, aus denen sie ihr Brauwasser entnehmen. Manche mussten jedoch mittlerweile auf Leitungswasser umstellen, da die ursprünglichen Wasservorkommen verschmutzt sind, z. B. durch Reste von Düngemitteln, oder nicht ausreichen.

Wasser ist nicht chemisch rein: Es enthält in gelöster Form eine Reihe von organischen und anorganischen Stoffen. Je nachdem, was für Gesteinsschichten das Wasser durchflossen hat (abhängig vom Ort, an dem es gewonnen wurde), ist deren Gehalt nach Art und Menge unterschiedlich. Sie können durch ihren Geschmack, aber auch durch ihren Einfluss auf verschiedene Vorgänge bei der Bierherstellung das Aroma und die Qualität eines Bieres beeinflussen und seinen regionaltypischen Charakter prägen. Von besonderer Bedeutung sind in diesem Zusammenhang die im Wasser gelösten Salze. Diese sind auch für die so genannte Wasserhärte verantwortlich. In manchen Gegenden ist das Wasser „hart", in anderen hingegen „weich". Man kann sowohl mit hartem als auch mit weichem Wasser gutes, wenn auch im Charakter unterschiedliches, Bier brauen. Außerdem ist man heute technisch in der Lage, jedes Wasser durch Entziehen oder Hinzufügen von Inhaltsstoffen so aufzubereiten, dass es zum Bierbrauen geeignet ist und den gewünschten Braustil ermöglicht.

**Gibt es Qualitätsunterschiede zwischen Flaschenbier, Dosenbier und Fassbier?**

Grundsätzlich gibt es derartige Unterschiede nicht. Das Verpackungsmaterial beeinflusst den Geschmack in keinem der drei Fälle – vorausgesetzt, das Behältnis wurde ordnungsgemäß gereinigt (besonders wichtig bei Mehrwegflaschen und bei Fässern) und es sind keine Reinigungsmittelreste zurückgeblieben. Von manchen Verbrauchern wird bei Dosenbier ein leicht metallischer Geschmack bemängelt. Dieser wird für gewöhnlich jedoch nur festgestellt, wenn unmittelbar aus der Dose getrunken wird oder wenn dem Trinkenden bekannt ist, dass es sich um Dosenbier handelt. Bei Flaschen ist grundsätzlich die Gefahr lichtbedingter Veränderungen des Geschmacks gegeben, was durch Lagerung im Dunkeln vermieden werden kann.

Fassbier ist im Restaurant wahrscheinlich vor allem deshalb beliebt, weil es dort unter Zuhilfenahme von zusätzlicher Kohlensäure (Gasflasche) gezapft wird und dadurch – im ersten Moment – besonders erfrischend wirkt. Bei Fässern für den Hausgebrauch ist das nicht der Fall. Hier beruht die Beliebtheit auf Partys wohl eher auf dem rustikalen und etwas nostalgischen Eindruck, den so ein Fass vermittelt.

## Wenn Sie weiterlesen wollen

Lohberg, Rolf, Das große Lexikon vom Bier. Ostfildern o. J.;
Schumann, Uwe-Jens (Hrsg.), Deutschland, deine Biere. München 1997;
Jackson, Michael, Bier international. Bern und Stuttgart 1994;
Delos, Gilbert, Biere aus aller Welt. Erlangen 1994.

# 15 Wein und Schaumwein

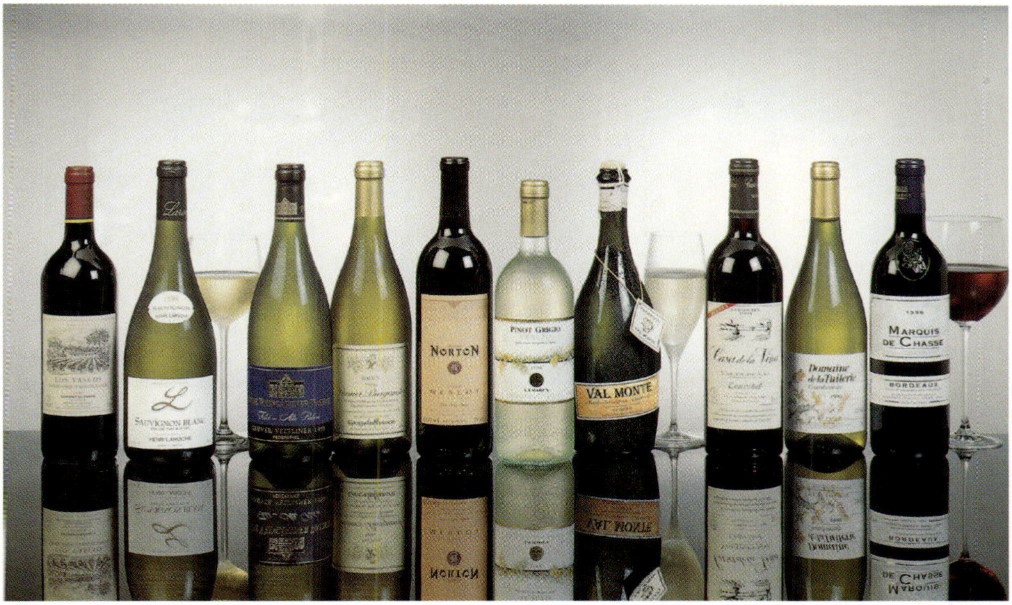


„Wein ist das Erzeugnis, das ausschließlich durch vollständige oder teilweise alkoholische Gärung der frischen, auch eingemaischten Weintrauben oder des Traubenmostes hergestellt wird" – so heißt es im deutschen Weingesetz. Diese nüchterne Festlegung lässt nur wenig von der Vielfalt der Weine der Welt ahnen. Diese Vielfalt kommt vor allem in Geschmack und Farbe zum Ausdruck. Sie zeigt sich aber auch am Verhalten des Weins im Glas: kohlensäurearme Weine sind →stille Weine, stärker kohlensäurehaltige Weine sind →Perlweine und →Schaumweine.

Weintrauben sind die Fruchtstände der Weinrebe. Sie wird in den warm-gemäßigten Zonen der Nord- und Südhalbkugel angebaut. Die europäischen Weinbaugebiete liegen im Wesentlichen zwischen Sizilien und dem 52. Breitengrad und umschließen die klassischen Anbaugebiete wie Bordeaux und Burgund, Chablis und Champagne, Chianti und Rioja, Rheingau, Mosel und Franken.

Weine aus Deutschland, Frankreich, Italien, Spanien und weiteren europäischen Weinländern treten zunehmend in Konkurrenz mit Weinen aus Übersee. Im internationalen Vergleich stellen Weine aus den USA (Kalifornien), Argentinien, Chile, Südafrika, Australien und Neuseeland häufig Spitzenqualität dar; sie erweitern wegen ihres oft günstigen Preis-Leistungs-Verhältnisses rasch ihre Marktanteile. Auch Brasilien, Mexiko, Uruguay, Zimbabwe, China und Korea sind dabei, eine Qualitätswein-Produktion zu entwickeln. So ist zu erwarten, dass künftig auch Weine aus diesen Ländern das Angebot bereichern werden.

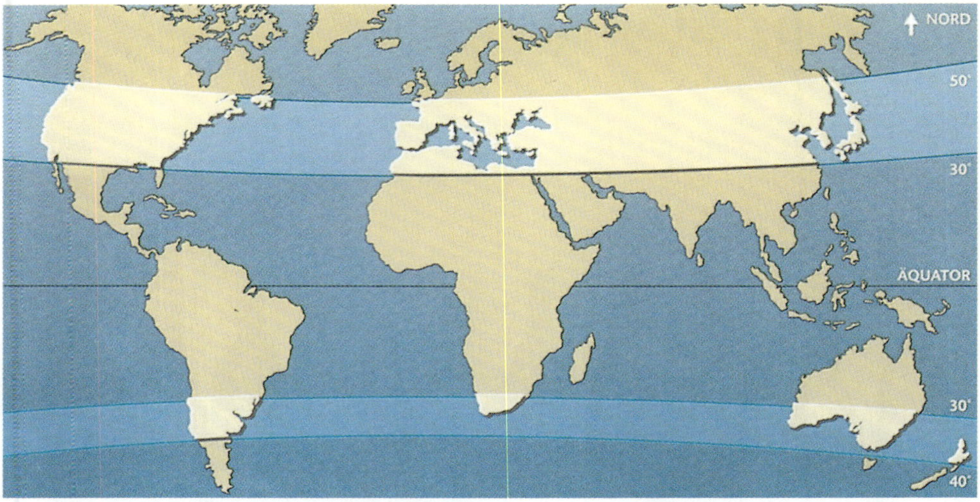


Die Weinbauzonen auf der Nord- und auf der Südhalbkugel

# Stiller Wein

## Weinbereitung und Weinarten

Bei allen geschmacklichen Unterschieden, die die Weine verschiedener Rebsorten und Anbaugebiete aufweisen und die den Vergleich so reizvoll machen, ist der Prozess der Weinbereitung doch bei allen Weinen ähnlich: Auf den Weinbeeren vorhandene wilde Hefen oder ein Zusatz von Reinzuchthefe bringen in →Most oder →Maische den Gärprozess in Gang, in dessen Verlauf der darin enthaltene Zucker zu Alkohol und flüchtigem Kohlendioxid umgesetzt wird. Die Gärung endet ohne weiteres Zutun,

- wenn sämtlicher Zucker vergoren ist oder
- wenn bei zuckerreichen Mosten der Alkoholgehalt rund 15 % vol erreicht und somit das Wachstum der Hefe hemmt oder
- wenn der Most so viel Zucker enthält, dass dieser zusätzlich konservierend wirkt und zusammen mit dem Alkohol die Gärung schon bei einem Alkoholgehalt von 5,5 oder 6 % vol zum Stillstand bringt (→Beerenauslese, →Trockenbeerenauslese).

### Trockene, halbtrockene, liebliche und süße Weine

Ein völlig durchgegorener Wein lässt keine Restsüße erkennen; er schmeckt **trocken.**

Wird jedoch ein **halbtrockener, lieblicher** oder **süßer** Wein gewünscht, gibt es zwei zulässige Verfahren:

- man kann durch Kälte, Wärme oder Filtration die Gärung stoppen, ehe sämtlicher Zucker vergoren ist (traditionelles Verfahren), oder
- man kann den Zucker zunächst vollständig vergären lassen und dann den Geschmack dadurch einstellen, dass dem durchgegorenen Wein süßer unvergorener pasteurisierter Traubensaft (oder Konzentrat) aus gleichartigem Lesegut („Süßreserve") zugegeben wird (heute übliches Verfahren).

Die bei Weinfreunden umstrittene Verwendung von Süßreserve hat u.a. den Vorteil, dass dabei bekömmlichere Weine entstehen, weil weniger →Schwefeldioxid eingesetzt werden muss. Schwefeldioxid wird u.a. benötigt, um ein Wiederaufleben der Gärung zu verhindern, hat aber den Nachteil, unangenehm zu riechen (Streichholzgeruch) und nicht sehr bekömmlich zu sein: empfindliche Personen klagen, auch nach dem Genuss kleiner Weinmengen, über Kopfschmerzen. Auch Unverträglichkeitsreaktionen *(Atemnot, Hautausschlag)* sind möglich.

Weine aus sehr süßen Mosten behalten eine natürliche Restsüße, da die Gärung zum Stillstand kommt, bevor sämtlicher Zucker vergoren ist. Sie müssen mit reinem Alkohol *(→Likörweine)* oder mit erheblichen Mengen Schwefeldioxid *(süße →Ausleseweine)* stabilisiert werden.

## Weiß-, Rot- und Roséweine

**Weißwein** wird nach dem Verfahren der **Mostgärung** aus weißen oder auch roten Trauben gewonnen. Die Trauben werden nach der Ernte zerkleinert, gegebenenfalls von den gerbstoffhaltigen Stielen befreit und in der Mostpresse ausgepresst (gekeltert). Der ablaufende frische Traubensaft (Most) kann erforderlichenfalls aufbereitet und zur begrenzten Erhöhung des späteren Alkoholgehaltes gezuckert werden (→Anreichern). Eine umfangreiche Weingesetzgebung bestimmt, was erlaubt ist und was nicht. Die eigentliche Gärung des Mostes vollzieht sich in Tanks, seltener in Holzfässern.

Das traditionelle Verfahren der Gewinnung von **Rotwein** ist die **Maischegärung.** Im Gegensatz zur Weißweinbereitung wird hier der Most einige Tage oder Wochen lang zusammen mit den Schalen der roten bzw. blauen Weinbeeren als „Maische" vergoren. Der entstehende Alkohol löst Farbstoffe und Gerbstoffe (Tannine) aus den Schalen. Erst später wird der Most von den Stielen und Schalen abgetrennt und weiter vergoren. Durch Maischegärung entstehen Weine, die gerbstoffreich und daher gut lagerfähig sind. Sie benötigen zur Entwicklung von Duft und Geschmack eine Lagerung im Fass und in der Flasche, die wenige Monate, bei manchen Weinen aber auch viele Jahre dauern kann.

Beim heute weit verbreiteten Verfahren der Rotweinbereitung durch **Maische-Erhitzung** wird das Herauslösen des roten Farbstoffs aus den Schalen der Weinbeeren durch Wärmezufuhr beschleunigt. Beim **Kohlensäure-Maischen** werden die ganzen Trauben unzerquetscht in einen geschlossenen, mit Kohlendioxid gefüllten Tank eingebracht. Hier vollzieht sich die Gärung innerhalb der Beeren. Beide Verfahren erlauben es, möglichst viel Farbe bei möglichst wenig Gerbstoffen zu gewinnen, und lassen daher rasch trinkfertige, dunkle, milde, aromatische, aber nicht so lange lagerfähige Weine entstehen.

**Roséwein** wird ausschließlich aus Rotweintrauben gewonnen. Er gewinnt seine helle Farbe dadurch, dass die Schalen der Weinbeeren nur kurze Zeit mitvergoren werden. Sobald die Schalen genügend Farbe abgegeben haben, wird der Most von der Maische getrennt und weitervergoren.

Die Übergänge zwischen Weiß-, Rosé- und Rotwein sind fließend: Es gibt wasserhelle, blassrote, zwiebelschalenfarbene, hellrote und sogar ziegelrote Roséweine. Roséweine der deutschen Anbaugebiete Ahr, Baden, Franken, Rheingau, Rheinhessen, Rheinpfalz und Württemberg werden als „Weißherbst" bezeichnet, wenn es sich um Qualitätsweine handelt, die aus Trauben nur einer Rebsorte hergestellt wurden.

Gemeinsam ist den Roséweinen, dass sie nicht durch →Verschneiden (Mischen) von Rot- mit Weißwein hergestellt werden dürfen. In Deutschland ist es jedoch zulässig, rote mit weißen Trauben oder deren Maischen zu verschneiden. Die daraus durch Gärung entstehenden Weine heißen Rotling und werden im Anbaugebiet Württemberg als „Schillerwein", im Anbaugebiet Baden als „Badisch Rotgold" bezeichnet.

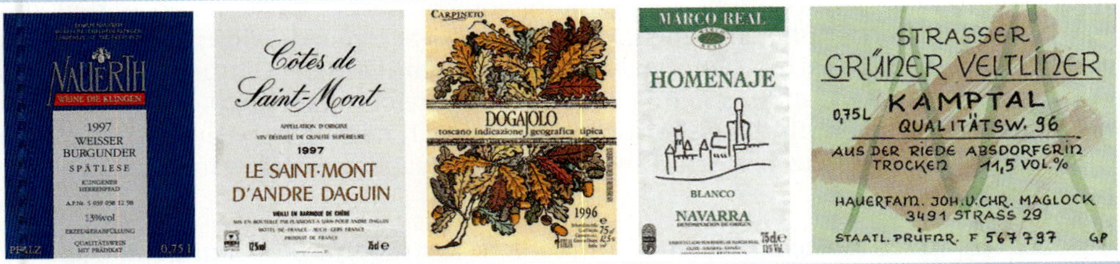

Etiketten europäischer Weine: D, F, I, E, A

### Sorten- und Lagenweine, Marken- und Typenweine

Ein Blick auf den gegenwärtigen Weinmarkt zeigt, dass Sortenweine gegenüber Lagenweinen an Boden gewinnen und dass Marken- und Typenweine eine immer wichtigere Rolle spielen.

**Sortenweine** sind Weine mit Rebsortennamen, die ausschließlich oder vorwiegend aus einer bestimmten Rebsorte gekeltert werden: Bei diesen Weinen geht es darum, die Besonderheiten beliebter Rebsorten zu pflegen. So gibt es *Riesling, Chardonnay, Sauvignon blanc, Cabernet Sauvignon, Pinot noir* nicht nur aus den Stammländern Deutschland bzw. Frankreich, sondern – im Geschmack einander ziemlich ähnlich – auch aus Übersee.

**Lagenweine** dagegen sind Weine, bei denen die geographische Herkunft im Vordergrund steht. Hier kommt es darauf an, gebietstypische Besonderheiten bei Anbau und Weinbereitung zu betonen: *Weißweine aus Franken oder Baden, Châteauneuf-du-Pape (F), Sherry (E).* In einigen Fällen verbinden sich in der Vorstellung der Weinfreunde die Merkmale einer geschätzten Rebsorte fest mit den Vorzügen einer geographischen Herkunft: *Riesling aus dem Rheingau oder von der Mosel, Sangiovese aus dem Chianti (I), Gamay aus dem Beaujolais (F).*

**Markenweine** tragen einen frei erfundenen Markennamen (Hersteller- oder Handelsmarken wie *Himmlisches Moseltröpfchen, Blanchet, Mateus Rosé; Rebenschoppen),* **Typenweine** einen Typennamen *(Liebfrauenmilch, Moseltaler).* Sie werden meist durch →Verschneiden hergestellt,

- um trotz von Jahr zu Jahr unterschiedlicher Ernteergebnisse immer gleich schmeckende Weine anbieten zu können oder
- um gebietstypische Weine mit deutlichem Geschmacksprofil unter Bezeichnungen zu vermarkten, die werbewirksam, eingängig und leicht lernbar sind.

## Qualitätsfaktoren

Der Geschmack und die übrigen Eigenschaften des Weins haben mehrere Ursachen, die teils natürlich, teils von Menschen beeinflusst oder bestimmt sind: die Rebsorte, der Boden des Weinbergs und die Summe der auf ihn einwirkenden Faktoren *(Klima, Witterung),* Weinbereitung und Ausbau, Reifung und Lagerung des Weins im Kellereibetrieb. Weil diese Faktoren in jedem Weinbaugebiet der Erde auf eigene Weise zusammenwirken und auch dort von Lage zu Lage, von Jahr zu Jahr, von Erzeuger zu Erzeuger variieren, gibt es eine außerordentliche Vielzahl unterschiedlicher Weine – ein Abwechslungsreichtum, der den Weinfreund reizt, aber den Weinunerfahrenen unsicher werden lässt.

### Rebsorte

Traubensaft besteht zu rund 85 % aus Wasser. Wie der Traubensaft und schließlich der fertige Wein schmeckt, wird von der Zusammensetzung der übrigen Inhaltsstoffe *(Zucker, Säuren, Aromastoffe, Gerbstoffe)* bestimmt. Diese ist unter anderem davon abhängig, von welcher

Rebsorte der Traubensaft stammt. Die weltweit beliebtesten Rebsorten sind **Cabernet Sauvignon** und **Pinot noir** (rot), **Chardonnay** und **Riesling** (weiß).

Unter den Tausenden von Rebsorten, die es weltweit gibt, sind einige wegen ihrer hohen Qualität über die weinbautreibenden Länder verbreitet worden. Viele andere Rebsorten sind

- entweder Sorten, die nur in bestimmten Weinbaugebieten hohe Qualität bringen *(Gamay-Rebe im Beaujolais und an der Loire, Silvaner in Franken);*
- oder solche, die weniger wegen ihrer besonderen Qualität als vielmehr wegen ihrer verlässlichen Massenerträge angebaut werden *(Müller-Thurgau in nördlichen Weinbaugebieten, Carignan-Rebe in Südfrankreich);*
- oder Neuzüchtungen, deren Wert sich erst noch herausstellen muss.

Während der Riesling seinen Ruf auf nur etwa 27000 ha Rebfläche in Deutschland, Österreich, Frankreich stützt und außerdem erfolgreich in Australien, Neuseeland und den USA angebaut wird, besetzt die den meisten Weinfreunden kaum bekannte Rebsorte Airén unübersehbare Flächen in Spanien. Sie ist die meistangebaute Rebe der Welt; ihr säuerlicher, wenig ausdrucksvoller Wein wird aber nur zu Verschnittzwecken verwertet oder zu Weinbrand destilliert.

| **Weltweit verbreitete Rebsorten** | | | | |
|---|---|---|---|---|
| | 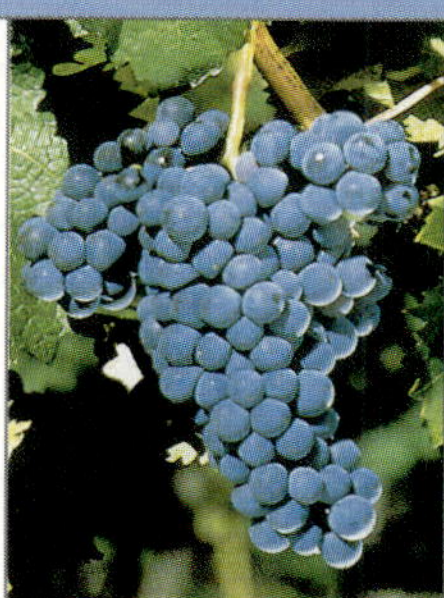 | 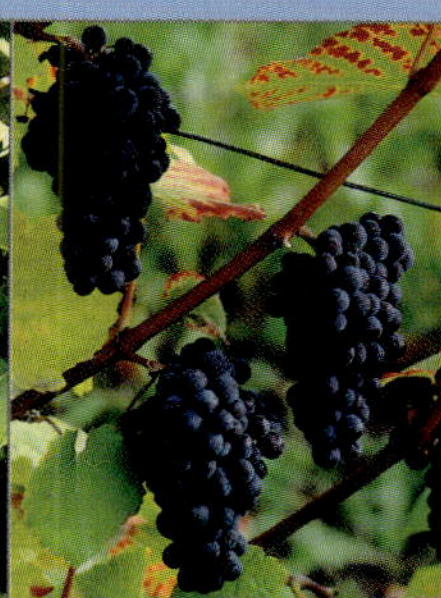 | 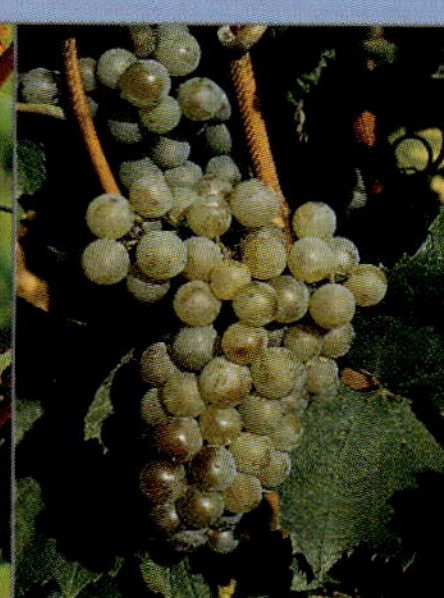 | 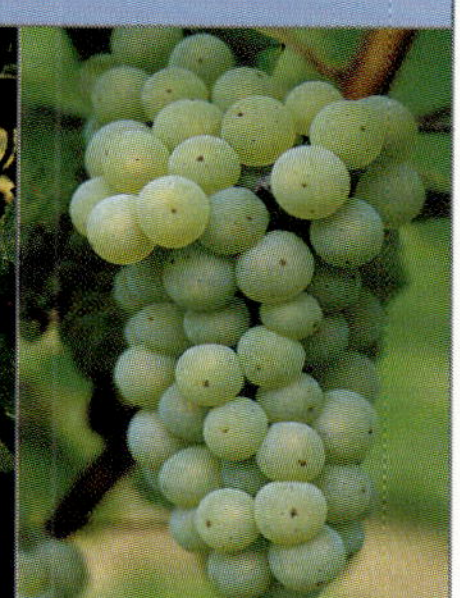 |
| Rebsorte | Cabernet Sauvignon | Pinot Noir* | Chardonnay | Riesling** |
| Merkmale des Weins | intensiv rote Weine mit erheblichem Farbstoff- und Tanningehalt, gut lagerfähig; mittlerer Alkoholgehalt; Duft nach schwarzen Johannisbeeren | mitteldunkle Rotweine mit hohem Farbstoff- und Tanningehalt, gut lagerfächig; mittlerer Alkoholgehalt; Duft nach Beeren, Kirschen und Veilchen | helle bis goldgelbe, gut lagerfähige Weißweine mit ungewöhnlicher Fülle; alkoholreich; geringe Säure; verhaltener Duft | erfrischend fruchtige, leichte, „stahlige“, „rassige“ Weißweine; alkoholarm; feine Säure selbst bei süßesten Weinen, deshalb gut lagerfähig; Apfelduft |
| Verbreitung | *Bordeaux und übriges Südwestfrankreich, Italien (Toskana, Piemont, Sizilien), östliches Mittel- und Südosteuropa; USA, Südafrika, Chile, Argentinien, Australien* | *Frankreich (Champagne, Burgund, Elsass), Deutschland, Italien, Ostschweiz, Österreich, Ungarn, Südosteuropa; USA, Kanada, Chile, Australien, Neuseeland* | *Frankreich (Champagne, Burgund), Österreich, Schweiz, Ungarn, Südosteuropa; USA, Südafrika, Chile, Argentinien, Australien, Neuseeland* | *Deutschland, Frankreich (Elsass), Österreich, Slowenien, Slowakei; USA, Australien, Neuseeland* |

* auch unter den Namen: Pinot Nero, Spät-, Blauburgunder, Blauer Spätburgunder
** nicht zu verwechseln mit dem österreichischen Welschriesling

Für deutsche Weißweine (auch für Weißweine aus Luxemburg, dem Elsass, der Nordostschweiz und Teilen Österreichs) gelten folgende Weintypen, die vorwiegend durch die Rebsorte bestimmt werden:

| Typ und Charakteristik deutscher Rebsorten | | |
|---|---|---|
| **Weintyp** | **Charakteristik** | **wichtige Sorten** |
| Rieslinggruppe | rassige, fruchtige Weine mit deutlicher Säure | **Riesling**, Kerner, Grüner Veltliner |
| Silvanergruppe | neutrale Weine ohne deutliches Bukett | **Silvaner**, Weißburgunder, Elbling |
| Müller-Thurgau-Gruppe | leichte, blumige Weine mit (noch) dezentem Bukett | **Müller-Thurgau** („Riesling x Silvaner", Rivaner), Rieslaner, Gutedel, Bacchus, Faberrebe |
| Traminergruppe | Weine mit feinem Bukett | **Scheurebe**, Grauburgunder (Ruländer, Pinot Gris), Muskat-Ottonel, Huxelrebe |
| Bukettgruppe | Weine mit kräftigem, dickem Bukett | **Morio-Muskat**, Ortega, Gewürztraminer |

| Rebsorten in Deutschland nach Flächenanteilen (2001) | |
|---|---|
| **Rebsorte** | **Flächenanteil in %** |
| **Weißwein:** | |
| Riesling | 20,8 |
| Müller-Thurgau | 18,0 |
| Silvaner | 6,2 |
| Kerner | 5,8 |
| Bacchus | 2,9 |
| Ruländer | 2,8 |
| Scheurebe | 2,6 |
| Sonstige weiße Sorten | 12,2 |
| **Weißwein gesamt** | **71,3** |
| **Rotwein:** | |
| Blauer Spätburgunder | 9,5 |
| Dornfelder | 5,3 |
| Blauer Portugieser | 4,9 |
| Blauer Trollinger | 2,5 |
| Schwarzriesling | 2,4 |
| Sonstige rote Sorten | 4,1 |
| **Rotwein gesamt** | **28,7** |
| **Gesamte Rebfläche: 103605 ha** | **100,0** |
| Quelle: Amtl. Weinstatistik | |

**Der Riesling – Deutschlands große Traube**

„Deutschlands beste Weinberge liegen so weit im Norden, wie man überhaupt nur Trauben zur Reife bringen kann … Alles in allem scheinen sie kaum dazu bestimmt, den besten Weißwein der Welt hervorzubringen. Und dennoch gelingt ihnen das zuweilen, und dann verleihen sie diesem Wein einen Charakter, den kein Wein dieser Welt nachahmen kann.

Sein Geheimnis liegt in der Ausgewogenheit von Süße und Säure. Diese Ausgeglichenheit erlaubt die vollendete Verschmelzung der Extraktstoffe und des Bodengeschmacks, deren Zusammenspiel man gewöhnlich ‚Rasse' nennt. Deutsche Weine weisen dies besonders ausgeprägt auf, weil ihr Alkoholgehalt niedrig ist; sie sind nicht so körperreich, dafür aber auf der Zunge transparenter; daher entfalten sie in ihrer Mehrheit einen großartigen Bukettfächer …

Der Riesling ist Deutschlands große Traube: Die meisten deutschen Spitzenweine sind Rieslinge, und die besten Lagen an Mosel, Saar, Ruwer, im Rheingau, an der Nahe und in der Pfalz sind fast ausschließlich mit dieser Rebsorte besetzt.

Als Preis für die hohe Qualität muss allerdings ein geringer Ertrag und das Risiko, das mit einer spät reifenden Traube nun einmal verbunden ist, in Kauf genommen werden. Eine größere, nicht so risikobehaftete Erzeugung versucht sich der deutsche Winzer mit Hilfe der Müller-Thurgau-Traube zu sichern … Weinen aus dieser Traube fehlt es am herrlich reinen ‚Nerv', am Rückgrat aus fruchtiger Säure und am vollen, blumigen Bukett des Rieslings. Nichtsdestoweniger sind mit ihm 25000 Hektar Rebfläche besetzt."

Quelle: Johnson, Hugh: Der neue Weinatlas. 27. Auflage. Bern und Stuttgart 1996, S. 142

## Boden

Zweiter wichtiger Qualitätsfaktor für den Weinbau ist der **Boden** (terroir). Darunter versteht man zunächst einmal den Anbauboden selbst:

- seine Zusammensetzung und seine Besiedlung mit Kleinstlebewesen,
- seinen Pflegezustand und die angewandten Kultivierungstechniken,
- seine Fähigkeit, Wärme und Wasser zu speichern;

aber auch die Besonderheiten des Standorts:

- seine Lage zur Sonne (Neigung, Himmelsrichtung),
- das Mikroklima *(Wind, Frost, Dunst, Nebel),*
- das Makroklima (durchschnittliche Werte für *Temperatur, Witterung, Luftfeuchte),*
- den Witterungsverlauf während der Vegetationsperiode.

Der Boden formt den Charakter des Weins in den Spielräumen, die die Rebsorte vorgibt.

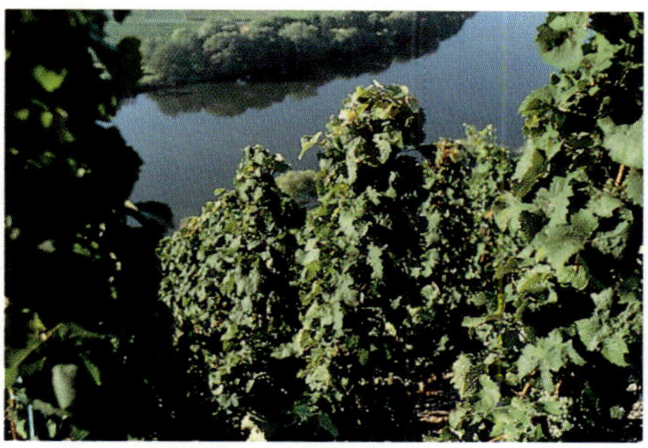

Weinberg (Steillage an der Mosel)

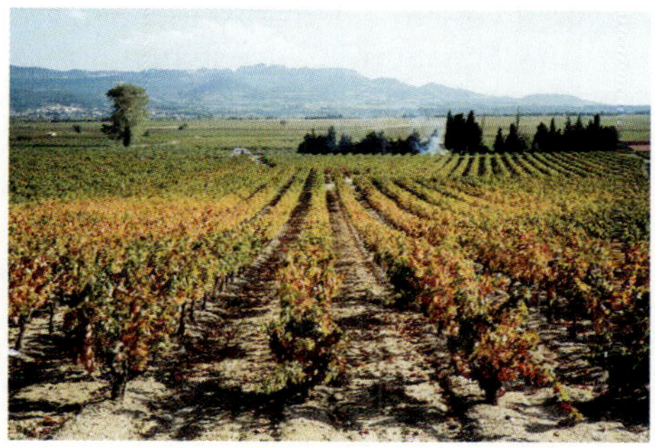

Weinfeld (Côtes-du-Rhône)

## Kellerwirtschaft

„Wein wächst im Weinberg" – doch ist die Qualität des fertigen Weins damit noch nicht endgültig festgelegt. So, wie man durch schlechte Kellertechnik die Ergebnisse einer guten Ernte ruinieren kann, kann ein guter Winzer durch die Art der →**Weinbereitung** und durch geschickten **Ausbau** die Ergebnisse optimieren: durch *Aufbereiten* und *Anreichern des Mostes,* durch *Entsäuern* bzw. *Säuern, Klären, Schwefeln* und *Verschneiden des Weins.* Die Kunst des Winzers liegt darin, den entstehenden Wein dabei möglichst wenig zu manipulieren.

Unter **Anreichern** (Verbessern, Chaptalisieren) versteht man die in kühlem Klima übliche Anreicherung des Mosts (nicht des fertigen Weins!) mit begrenzten Mengen Zucker (oder mit konzentriertem Traubenmost). Bei der anschließenden Gärung wird der zugefügte Zucker zusammen mit dem in den Beeren enthaltenen Zucker zu Alkohol und Kohlendioxid umgesetzt. Mit diesem Verfahren ist es möglich und zulässig, den späteren Alkoholgehalt um etwa 2% vol zu steigern, um den Geschmack zu „stützen". Dieses Anreichern ist weltweit verbreitet, erfolgt fast immer beim Beaujolais, oft beim Burgunder und ist auch in Deutschland üblich (jedoch bei Prädikatsweinen unzulässig); es geht allerdings gegen den Trend zu „leichteren" alkoholhaltigen Getränken. In warmen Ländern *(Südeuropa)* erfolgt das „Verbessern" der dort säurearmen Weine durch Zugabe von Weinsäure.

**Verschneiden** bedeutet das Vermischen verschiedener Weine (unterschiedlicher Rebsorten, Lagen und/oder Jahrgänge), um trotz aller Unterschiede im Witterungsverlauf Qualitäts-

und Mengenunterschiede zwischen den einzelnen Jahren auszugleichen oder um einen gewünschten, immer gleichen Geschmack zu erzielen (→Markenweine).

Für das Verschneiden gelten zahlreiche weinrechtliche Vorschriften. Vom begehrten *Châteauneuf-du-Pape (F),* der traditionell aus mehreren, bis zu 13 Rebsorten hergestellt wird, über den *Chianti (I),* dem durchweg auch ein Anteil Weißwein zugesetzt wird, bis hin zum anonymen und hinsichtlich seiner Herkunft nichts sagenden „Verschnitt von Weinen aus mehreren Ländern der europäischen Gemeinschaft" („Euroblend") gibt es zahllose Verschnittweine unterschiedlichster Qualität. Im Kontrast zu den durch Verschneiden entstandenen Weinen (und Schaumweinen) stehen sortenreine Weine, Lagen- und Jahrgangsweine.

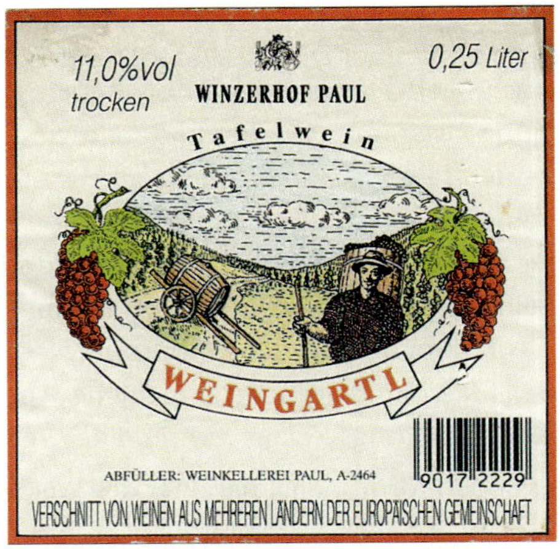

Euroblend-Etikett

Nach einer **Reifung** in Fässern oder Tanks, die sich meist über einige Wochen oder Monate erstreckt, aber auch bis zu mehreren Jahren dauern kann, wird der Wein in Flaschen gefüllt. Die meisten Weine werden so bereitet, dass sie frisch und fruchtig wirken. Sie werden jung getrunken und gewinnen nicht durch **Lagern.** Es gibt jedoch „große" Weiß- und vor allem Rotweine, die jung wenig Genuss bereiten und erst nach 5 bis 15 Jahren (oder mehr) ihre volle Reife erreichen. In ihnen wirken Gerbstoffe (bei Rotwein) bzw. Säuren (bei Weißwein) als natürliche Konservierungsmittel. Diese werden während der Reifung allmählich abgebaut, wodurch der reife Wein mild und abgerundet wirkt. Rotwein wird dabei heller, entwickelt ein komplexes Aroma und bildet einen Bodensatz (Depot), der zu vorsichtigem Ausschenken veranlasst. Weißwein, bei dem Äpfelsäure zur weniger sauren Milchsäure abgebaut wird, wird dunkler (goldgelb) und ebenfalls nuancenreicher. Er bildet mitunter Weinsteinkristalle, die keinen Qualitätsmangel darstellen, sondern, wie das Depot beim Rotwein, ein Nachweis hoher Qualität sind („Edelsteine des Weins").

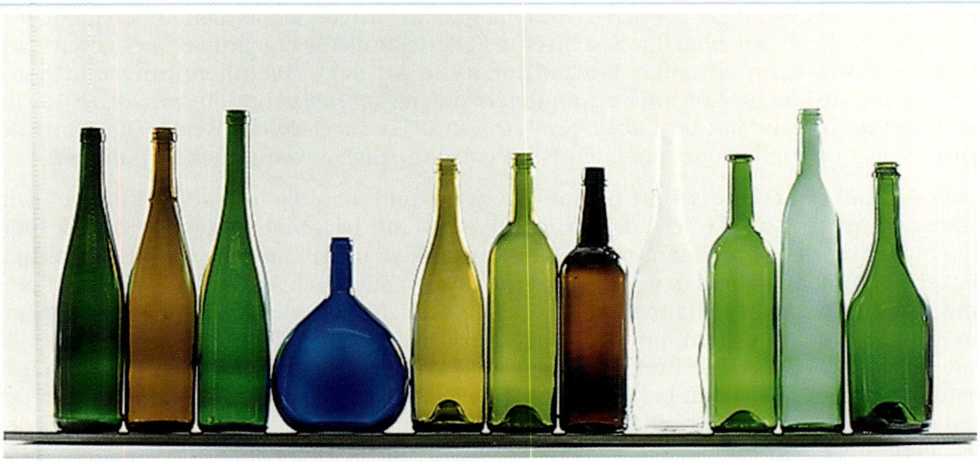
Flaschenformen (von links): Moselwein; Rheingau (Pfandflasche); Elsass; Franken (Bocksbeutel); Burgunder; Bordeaux; Sherry; Provence; Überseeweine; Fantasie; Schaumwein

Abgefüllt werden die Weine in Flaschen unterschiedlicher Farbe und Form. Traditionell sind bestimmte Farben und Formen Weinen bestimmter Herkunft vorbehalten. Allerdings lockern sich diese Festlegungen aus Marketing- und Kostengründen; auch treten immer mehr Phantasieformen auf.

Ebenfalls aus Traditionsgründen werden viele Flaschen mit einem Naturkorken verschlossen, obwohl aus Qualitätsgründen für die meisten Weine Kronkorken oder Schraubverschlüsse zweckmäßiger wären. Mit Naturkorken verschlossene Weinflaschen sollten bei Lagerung im Karton liegend oder mit dem Hals nach unten und bei Einzellagerung im Regal liegend aufbewahrt werden. Der Korken muss stets von Wein umspült werden, damit seine Dichtigkeit erhalten bleibt. Er darf nicht austrocknen, denn durch poröse Korken kann Luftsauerstoff in die Flasche gelangen und den Geschmack in unerwünschter Weise verändern (der Wein „kippt“).

## Qualitätseinstufung und Kennzeichnung

### Subjektive Einschätzung

Wer Weine verkosten und in ihrer Vielfalt nach Geschmack und Charakter unterscheiden will, kann zunächst versuchen, die Weine mit den Begriffspaaren süß/trocken und säurebetont/säurearm zu unterscheiden. Dabei ist zu beachten, dass süß und sauer nicht gegensätzliche, sondern gemeinsam auftretende Geschmacksempfindungen sind: ein Wein ist stets mehr oder weniger süß und zugleich mehr oder weniger sauer. Entscheidend ist das ausgewogene Verhältnis beider Geschmacksempfindungen.

**Charakterisierung eines Weins mit den Begriffspaaren „süß / trocken“ und „säurebetont / säurearm“**

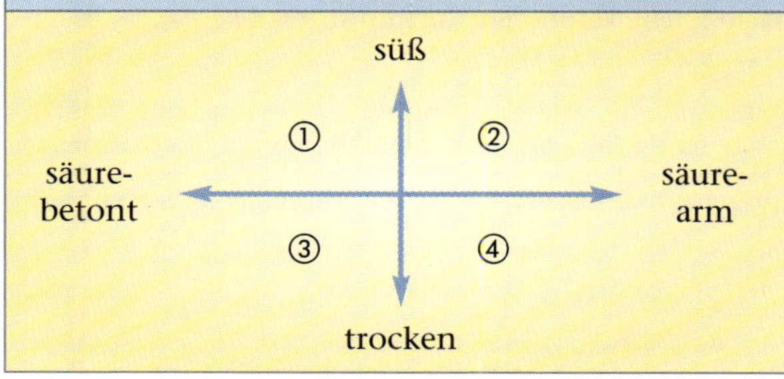


Beispiele

① *Mosel-Riesling, lieblich*
② *Asti Spumante (I)*
③ *Mosel-Riesling, trocken*
④ *trockener Weißwein aus Italien oder Spanien, trockener Silvaner*

**Charakterisierung eines Weins mit den Begriffspaaren „dezent / würzig“ und „leicht / gehaltvoll“**

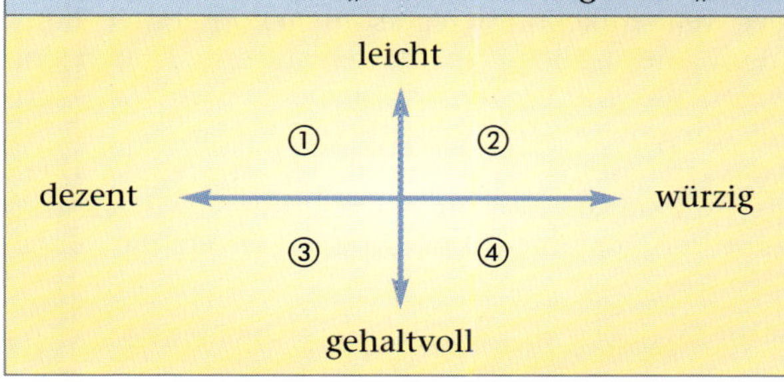


Beispiele

① *Weißherbst, halbtrockener Rheingau-Kabinett (D)*
② *Rosé de Provence (F)*
③ *Rioja (E), reife Rotweine von der Ahr (D)*
④ *Châteuneuf-d-P (F), Port (P), Tokajer (H)*

Über das Verhältnis von Süße und Säure hinaus wird der Charakter eines Weins durch komplexere Geschmacksempfindungen bestimmt – ein Wein ist eher leicht oder eher gehaltvoll, und er ist zugleich eher dezent oder eher würzig. Besonders beliebt sind – je nach dem Anlass für den Weingenuss – einerseits dezent-leichte und andererseits würzig-gehaltvolle Weine.

Wein vermittelt über diese grobe Orientierung hinaus zahlreiche weitere Empfindungen. Weit schwieriger, als den Charakter eines Weines einzuschätzen, ist es jedoch, die durch ihn ausgelösten Sinneseindrücke anderen mitzuteilen. Mit Ausnahme von „süß“, „salzig“, „sauer“ und „bitter“ sind z. B. sämtliche Bezeichnungen in der Sprache des Geschmacks von anderen Sinnen entlehnt. Indem sie mit bestimmten Empfindungen verknüpft werden, helfen sie aber, die Geschmackswahrnehmung zu differenzieren. Dabei empfiehlt sich eine möglichst sachliche Sprache.

| Positive Weinbeurteilungen | |
|---|---|
| Farbe | Weißwein: gelblich-grün, blassgelb, hellgelb, strohgelb, goldgelb, honigfarben.<br>Roséwein: gelblichrot, zwiebelschalen, rotgold, sehr helles Rot, ziegelrot.<br>Rotwein: blassrot, hellrot, rubinrot, granatrot, blaurot, tiefe Farbe, schwärzlich, schwarzrot, bräunlicher Schimmer, braunrot. |
| Geruch | verhalten, zart, feiner Duft, feinste Blume, feines Bukett, lebendig, saftig, duftig, blumig, komplex, betontes Bukett, volles Bukett, bukettreich. |
| Aroma | verhalten, zartes Aroma, feines Aroma, aromatisch, feinwürzig, würzig, sehr würzig. |
| Geschmack | Süße: sehr trocken, trocken, halbtrocken, anklingende Süße, süffig, lieblich, betont lieblich, feine Süße, angenehme Süße, edle Süße, elegante Süße, betonte Süße.<br>Säure: weich, samtig, zart, mild, feine Säure, frisch, belebend, feinrassig, angenehme Säure, spritzig, säurebetont, rassig, herb, betont rassig.<br>Verhältnis Säure/Süße: harmonisch, feinfruchtig, fruchtig, sehr fruchtig.<br>Geschmacksvergleiche: nach Äpfeln, Himbeeren, Johannisbeeren …, Rauch, Feuerstein …, Vanille, Veilchen …, erdig. |
| Alkohol u. Extrakt (Körper) | sehr leicht, leicht, sanft, geschmeidig, mundig, ausgewogen, vollmundig, kräftig, warm (Rotwein), körperreich, feurig (nur Alkohol), extraktreich, mit viel Körper. |
| Alter und Reife | jung, frisch, entwickelt, ausgebaut, ausdrucksvoll, auf der Höhe der Reife, sehr reif, edelfirn. |
| Allgem. Urteil | vital, fruchtig, ausgewogen, edel, elegant, fest, sauber. |
| Nach: Deutsches Weininstitut (Hrsg.): Seminarhandbuch Deutsche Weine. Mainz 1994, S. 76ff; Johnson, Hugh: Der neue Weinatlas. 27. Auflage, Bern u. Stuttgart 1996, S. 43; Robinson, Jancis: Weinkurs. Bern u. Stuttgart 1997, S. 16 | |

## Amtliche Qualitätseinstufung

Neben der Qualitätsbeurteilung, die jeder Weintrinker für sich persönlich vornehmen kann, gibt es in den weinbautreibenden Ländern eine amtliche Qualitätseinstufung. Jedoch sind die Qualitätseinstufungen wichtiger Weinländer nur bedingt von Land zu Land vergleichbar, da sie bei allem Bemühen um Angleichung nicht nach einheitlichen Verfahren und Kriterien erfolgt. Bei deutschen Weinen ist das Erreichen eines bestimmten Mostgewichts[1] (Maß für den Reifegrad der Trauben, abhängig vom Zucker- und sonstigen Extraktgehalt) Grundvoraussetzung für die Einordnung in eine der Qualitätsstufen. Dagegen erfolgt die Zuord-

1 in Öchslegraden gemessen; diese zeigen an, um wie viel Gramm ein Liter Most bei 20 °C mehr wiegt als ein Liter Wasser der gleichen Temperatur.

nung in Italien nach der Herkunft, in Frankreich nach der Herkunft und z. T. auch nach der Qualität einzelner Parzellen, in Spanien z. T. nach der Reifungsdauer.

In der EU müssen alle fertigen Weine (außer den einfachen Tafelweinen) eine analytische und sensorische Weinprüfung bestehen. Dennoch sind die Unterschiede bei der Qualitätseinstufung der Weine groß: In Deutschland kann theoretisch jede Rebfläche Weine der höchsten Qualitätsstufe hervorbringen, wenn diese nur ein hohes Mostgewicht haben und den Prüfungsanforderungen genügen. In anderen Ländern sind Weine – auch bei schlechtem Witterungsverlauf – nur deshalb Qualitätsweine, weil sie in einem Qualitätsweinbaugebiet gewachsen sind. In den Tafelweinbaugebieten Italiens wiederum werden auch noch so gute Weine bestenfalls als Landwein (IGT) eingestuft.

**Weinqualitäten und Anteile an der Jahresproduktion***

| Deutschland | | Frankreich | | Spanien | Italien |
|---|---|---|---|---|---|
| **Qualitätsstufen** | **%** | **Qualitätsstufen** | **%** | **Qualitätsstufen** | **Qualitätsstufen** |
| Tafelwein<br>▸ darunter Landwein | 2,4 | Vin de Table<br>▸ darunter Vin de Pays 14,5% | 51,2 | Vino de Mesa<br>▸ darunter Vino de la Tierra | Vino da Tavola<br>▸ darunter Indicazione Geografica Tipica – IGT (ca. 50%) |
| Qualitätswein bestimmter Anbaugebiete – Q. b. A. | 97,6 | Vin délimité de Qualité Supérieure – VdQS | 48,8 | Denominación de Origen – DO – und Denominación de Origen Calificada – DOC – zusammen 33% als:<br>▸ Vino de Crianza (6 Monate Lagerung)<br>▸ Vino de Reserva (24 Monate Lagerung)<br>▸ Vino de Gran Reserva (48 bzw. 60 Monate Lagerung für Weiß- und Rosé- bzw. Rotweine) | Denominazione di Origine Controllata – DOC (ca. 20%) |
| Qualitätswein mit Prädikat<br>▸ Kabinett, Spätlese, Auslese**, Beeren-** und Trockenbeerenauslese** | | Appellation (d'Origine) Contrôlée – AC, AOC | | | Denominazione di Origine Controllata e Garantita – DOCG |

* Deutschland und Frankreich Weinwirtschaftsjahr 1994/95 ** = evtl. als Eiswein

Nach: Nickenig, Rudolf, und Rückrich, Klaus: Zahlen und Fakten – Die deutsche Weinwirtschaft im internationalen Vergleich. Bonn 1995, Tabelle 26; SOPEXA Düsseldorf; I. C. E. Düsseldorf

Die Statistik der einzelnen Erntejahre zeigt, dass in Deutschland nur 2–4% der Weine Tafelweine sind, während alle übrigen als Qualitätsweine (mit oder ohne Prädikat) vermarktet werden. Dagegen sind Qualitätsweine in Frankreich in der Minderheit, denn 50 bis 60% der Weine sind als Tafelweine eingestuft.

Daraus zu folgern, das Qualitätsniveau deutscher Weine liege über dem französischer Weine, wäre jedoch abwegig. Tatsächlich geben diese Zahlenverhältnisse einen Hinweis auf das großzügige deutsche Weinrecht, das es z. B. möglich macht, auch in schlechten Weinjahren in großem Umfang Qualitätsweine mit Prädikat zu produzieren, indem die Mindestanforderungen an den Reifegrad der Trauben gesenkt werden. So erbrachte selbst das ausgesprochen schlechte 1984er Erntejahr (durchschnittliches →Mostgewicht nur 63 °Öchsle gegenüber 75 bis 85° in guten und sehr guten Jahren) noch 87% Qualitätsweine. Immerhin mussten auch diese Weine vor der Vermarktung eine sensorische Qualitätsprüfung bestehen.

Hier zeigen sich historisch gewachsene unterschiedliche Verkehrsauffassungen: eine Einstufung als Tafelwein ruft bei italienischen oder französischen (anders als bei deutschen) Händlern und Verbrauchern keine negativen Vorstellungen hervor. Auch ist ein hoher natürlicher oder durch Anreicherung erzielter Alkoholgehalt, für sich genommen, kein Qualitätsmerkmal – im Gegenteil: der Trend geht derzeit zu „leichten“, extrakt- und alkoholarmen Weinen.

| Einstufung deutscher Weine als „Qualitätswein mit Prädikat“ | | |
|---|---|---|
| **Prädikat** | **Art der Lese** | **Mindestmostgewicht* in °Öchsle** |
| Kabinett | Lese reifer Trauben (zum Zeitpunkt der allgemeinen Lese) | 67–82 |
| Spätlese | Lese vollreifer Trauben (frühestens 7 Tage nach Beginn der allgemeinen Lese) | 76–90 |
| Auslese | Lese vollreifer Trauben, wobei kranke und unreife Beeren ausgesondert werden (Zeitpunkt wie Spätlese oder später) | 83–100 |
| Beerenauslese | Lese edelfauler oder wenigstens überreifer Beeren | 110–128 |
| Trockenbeerenauslese | Lese weitgehend eingeschrumpfter edelfauler, in Ausnahmefällen wenigstens eingeschrumpfter überreifer Beeren | 150–154 |
| Eiswein | Lese ausschließlich reifer Trauben, die bei Temperaturen unter –7 °C gelesen und in gefrorenem Zustand gekeltert wurden | 110–128 |

* abhängig vom Anbaugebiet sowie vom Endergebnis eines Jahrgangs

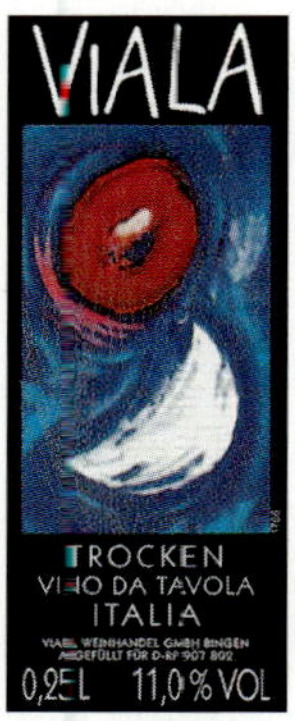


Künstleretikett

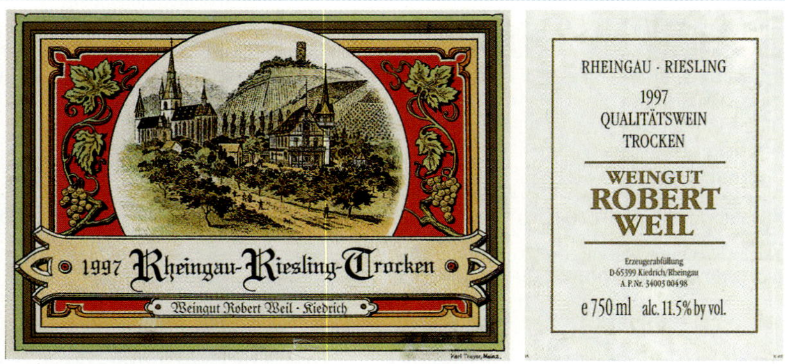


Vorder- und Rückenetikett

## Vorgeschriebene und freiwillige Kennzeichnung am Beispiel deutscher Weine

Das Weinetikett soll auch ohne Verkostung möglichst genaue Informationen über einen Wein liefern („Vorher sehen, wie's nachher schmeckt“). Das Grundproblem dabei ist: differenzierte Angaben sind vorteilhaft für mit Wein vertraute Verkäufer und Käufer, bei fehlendem Weinwissen jedoch wirken vielfältige und ausführliche Angaben eher verwirrend. Die Orientierung wird jedenfalls erleichtert, wenn über die gesetzlich vorgeschriebenen Angaben hinaus auch Rebsorte und Geschmacksrichtung angegeben werden.

| Vorgeschriebene und freiwillige Angaben auf einem deutschen Weinetikett | |
|---|---|
| Jahrgang<br>Anbaugebiet<br>**Weinort und Lage**<br>Qualitätsstufe<br>Rebsorte<br>Geschmacksangabe<br>Inhalt (l), Alkoholgehalt (% vol), Restzuckergehalt (g/l),<br>Erzeuger oder Abfüller, amtliche Prüfnummer | Das Etikett zeigt die vorgeschriebenen und – blau – einige freiwillige Angaben für deutschen Qualitätswein. Weitere freiwillige Angaben können sein: Weingut, Erzeugerabfüllung, Weinhändler, Winzer, Burg, Domäne, Kloster; Empfehlungen für den Verbraucher; Angaben zur Geschichte des Weins; Auszeichnungen, Gütezeichen. |

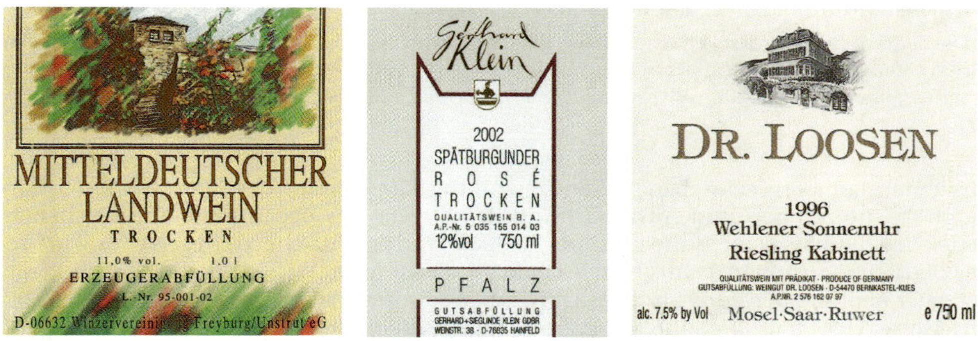


Etiketten für Tafelwein, Qualitätswein und Qualitätswein mit Prädikat

Alle nicht ausdrücklich zugelassenen Angaben sind verboten – so das Wort *„Wein"* (außer in Wortverbindungen wie *Rotwein, Qualitätswein)* oder früher übliche Begriffe wie *„Natur"*, *„naturrein"*, *„Wachstum"*, *„Originalabfüllung"* oder *„Feine Spätlese"*.

Zur Angabe seiner Herkunft muss jeder inländische Wein eine geographische Bezeichnung tragen, die durch freiwillige Angaben ergänzt werden kann:

- bei **Qualitätswein und Qualitätswein mit Prädikat** den Namen des „bestimmten Anbaugebietes", freiwillig auch Namen von →Bereichen, Gemeinden und Ortsteilen, →Einzellagen oder →Großlagen;
- bei **Tafelwein** die Bezeichnung als „Deutscher Tafelwein", freiwillig auch den Namen des Weinbaugebietes und Untergebietes; bei gehobenen Tafelweinen die Bezeichnung „Landwein" sowie den Namen der Landschaft („Gebiet"), aus der die Trauben ausschließlich stammen.

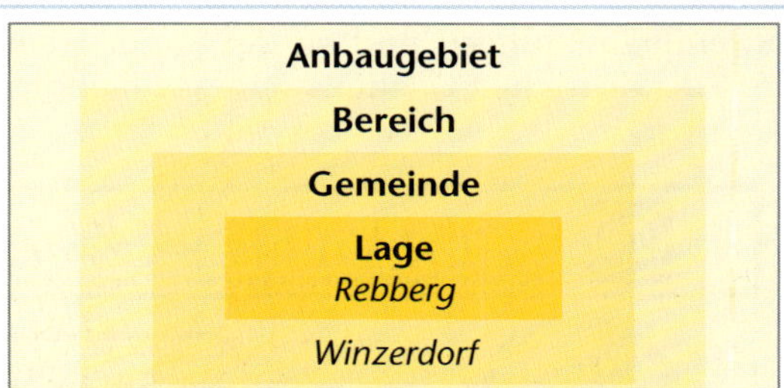


Vom „bestimmten Anbaugebiet" zur „Lage"

### Etikettenschwindel?

„Die kleinste vom Gesetz anerkannte Einheit (selten unter 5 ha) ist die **Einzellage.** Durch das Weingesetz von 1971 wurden viele stark erweitert … Eine **Großlage** umfasst mehrere benachbarte (aber nicht unbedingt aneinander angrenzende oder in demselben Ort gelegene) Einzellagen, deren Qualität als gleich gilt. Eine Großlage trägt gewöhnlich den Namen ihrer früher berühmtesten Einzellage. Aus dem Etikett geht nicht hervor (es ist auch nicht zulässig), ob es sich um eine Großlage oder eine Einzellage handelt. Hier liegt nun eine große Schwäche des deutschen Weingesetzes, denn nur von ganz wenigen kann man erwarten, dass sie im Gedächtnis behalten können, welcher von mehreren ganz ähnlichen Namen sich auf eine Einzellage bezieht und welcher nicht … Nur selten wird ein Wein der Spitzenklasse unter einem anderen Namen als dem seiner Einzellage verkauft. Viele qualitätsbewusste Erzeuger wünschen den Großlagen ein baldiges Ende und würden deren Namen nie benutzen.

Die nächstgrößere geographische Einheit ist der **Bereich.** Beispielsweise fällt die gesamte mittlere Mosel in den Bereich Bernkastel, der gesamte Rheingau in den Bereich Johannisberg. Auch hier ist Kritik am Gesetz zu üben: Zumindest die meisten ausländischen Kunden dürften wahrscheinlich dem Irrtum verfallen, dass sie einen Bernkasteler oder einen Johannisberger erstehen. (…)

Die deutschen Behörden verpassen inzwischen beharrlich jeden Zug zu einem Weingesetz, das von den eigenen Winzern und der übrigen Welt ernst genommen werden könnte …“

Quelle: Johnson, Hugh: Der neue Weinatlas. 27. Auflage, Bern und Stuttgart 1996, S. 8, S. 142

Zusätzlich zur vorgeschriebenen Kennzeichnung kann eine freiwillige Kennzeichnung durch →**Gütezeichen** und **Auszeichnungen** erfolgen. Das bekannteste Gütezeichen für deutsche Qualitätsweine ohne und mit Prädikat ist das Deutsche Weinsiegel. Es wird von der Deutschen Landwirtschafts-Gesellschaft (DLG) auf Antrag für Weine verliehen, die sich bei einer neutralen Prüfung als deutlich besser als die gesetzlich geforderte Mindestqualität erweisen – 1997 traf dies auf 6% der amtlich geprüften Weine zu. Über den Qualitätshinweis hinaus gibt das Weinsiegel je nach Farbe einen Geschmackshinweis:

- gelbes Weinsiegel: für trockene Weine (mit höchstens 9 g/l unvergorenem Zucker),
- grünes Weinsiegel für halbtrockene Weine (mit höchstens 18 g/l unvergorenem Zucker) und
- rotes („allgemeines“) Weinsiegel (ohne Geschmackshinweis) – meist für liebliche bzw. süße Weine (über 18 bzw. über 45 g/l Restzucker) verwendet.

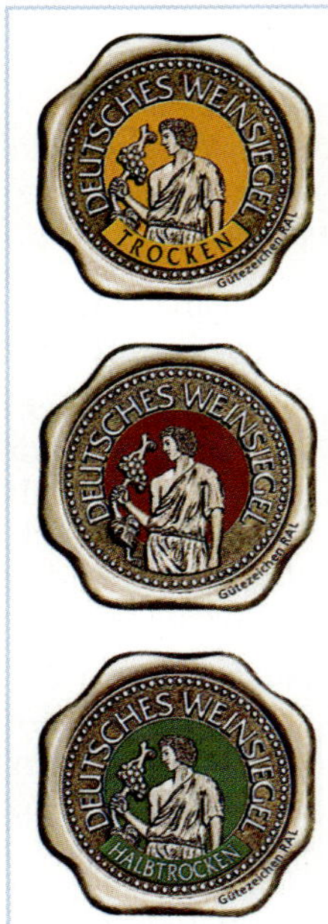

Deutsche Weinsiegel

Qualitätsweine, die gebiets- und rebsortentypische Spitzenprodukte darstellen, können auch an den von der DLG veranstalteten Landesweinprämierungen und an der Bundesweinprämierung (etwa 4–5% der deutschen Qualitätsweine) teilnehmen.

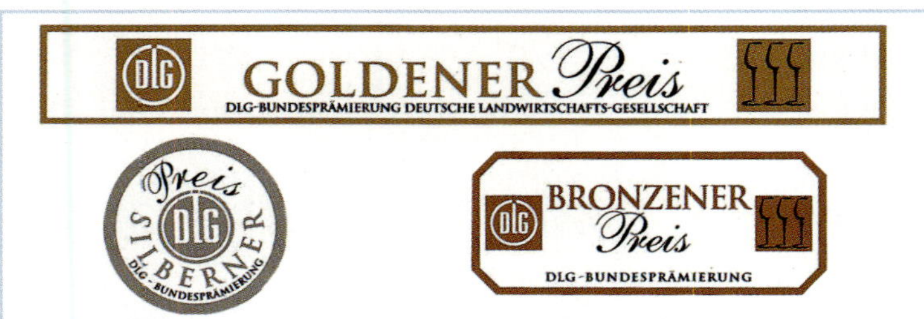

Bundesweinprämierung (Beispieletiketten)

Weinsiegel, Gebietsweinsiegel der Weinbauverbände (z. B. für Baden oder Franken) und von den Landwirtschaftskammern verliehene Kammerpreismünzen geben Verkäufern wie Kunden eine Orientierung beim Wein(ver)kauf im Massengeschäft. Manche Weingüter mit Privatkundschaft sehen allerdings von der Teilnahme an Weinprämierungen ab. Sie verlassen sich auf ihren guten Ruf und auf persönliche Beratung. Einige verzichten in schlechten Weinjahren darauf, den Wein unter eigenem Namen zu vermarkten.
Ebenfalls aus Marketinggründen können aus gebietstypischen Rebsorten bereitete Weine als „Classic" bzw. „Selection" bezeichnet werden, wenn sie die folgenden Merkmale aufweisen:

| **Classic:** „gehobenes Segment" | **Selection:** „Spitzensegment" |
|---|---|
| ▸ Angabe des Anbaugebiets (evtl. Bereichs)<br>▸ Jahrgangsangabe<br>▸ Gesamtalkoholgehalt mindestens 12 % vol<br>▸ Geschmack gehaltvoll / kräftig / aromatisch<br>▸ „harmonisch trocken": Restzuckergehalt max. 15 g/l<br>▸ Qualitätssicherungsmaßnahmen *(Pflanzenschutzmaßnahmen, Produktionstechnik, niedrigere Hektarerträge)*<br>▸ amtliche Qualitätsweinprüfung | ▸ Angabe einer Einzellage<br>▸ Mindestmostgewicht 90° Öchsle (oder Eignung für „Auslese")<br>▸ „international trocken": Restzuckergehalt max. 12 g/l<br>▸ Qualitätssicherungsmaßnahmen schon im Weinberg *(ausgewählte Standorte, Hektarertrag max. 60 hl/ha, Handlese)*<br>▸ zusätzliche sensorische Prüfung<br>▸ Vermarktung nicht vor 1. Sept. des auf die Ernte folgenden Jahres |

# Weine aus Europa und Übersee

## Europäische Weine

Europäische Weine sind meist →Lagenweine, in welchen die Besonderheiten einer Lage (→terroir) zum Ausdruck kommen sollen. Zu den Besonderheiten von Lagenweinen mancher Anbaugebiete kann auch die Konzentration auf nur eine Rebsorte gehören *(Riesling*-Weine von *Mosel-Saar-Ruwer)*. In vielen warmen und sonnigen Gegenden spielt der Jahrgang eines Weines nur eine geringe Rolle, doch gibt es kaum ein Land, in dem er einen so großen Einfluss auf die Weinqualität hat wie in Deutschland mit seinen von der Sonne nicht gerade verwöhnten Anbaugebieten an der Nordgrenze des Weinbaus.

| **Bedeutende europäische Anbaugebiete und Weinbauländer** | | |
|---|---|---|
| **Land** | **Wichtige Anbaugebiete** | **Rebflächen in 1000 ha** |
| Deutschland | Ahr, Hessische Bergstraße, Mittelrhein, Mosel-Saar-Ruwer, Nahe, Rheingau, Rheinhessen, Pfalz, Württemberg, Baden, Saale-Unstrut, Sachsen, Franken | 106 |
| Spanien | Andalusien (Jerez), Rioja, Navarra, Katalonien (Priorato), Kastilien (Duero, Rueda, Toro) | 1370 |
| Italien | Piemont (Asti), Nordosten, Mittelitalien (Chianti, südliche Toscana), Süditalien, Sardinien, Sizilien | 981 |
| Frankreich | Burgund, Bordeaux, Rhônetal, Provence, Midi, Südwesten, Champagne | 942 |
| Portugal | Douro, Madeira | 370 |
| Österreich | Wachau, Wien, Burgenland, Südsteiermark | 57 |
| Schweiz | Wallis, Waadtland, Ostschweiz | 15 |
| Ungarn | Tokaj, Bálaton | 132 |
| Bulgarien, Rumänien | | 396 |

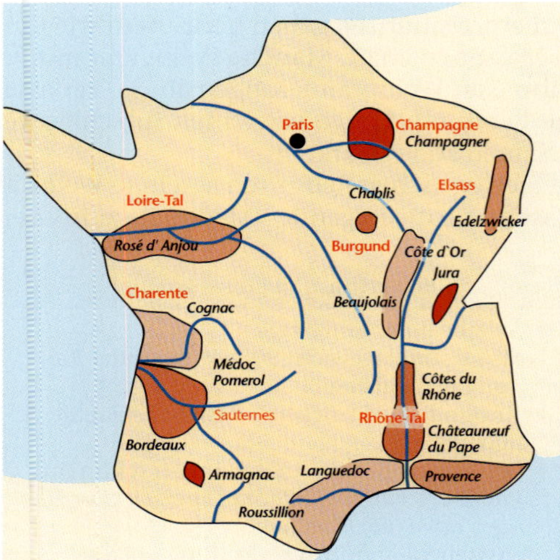


Weinanbaugebiete in Frankreich

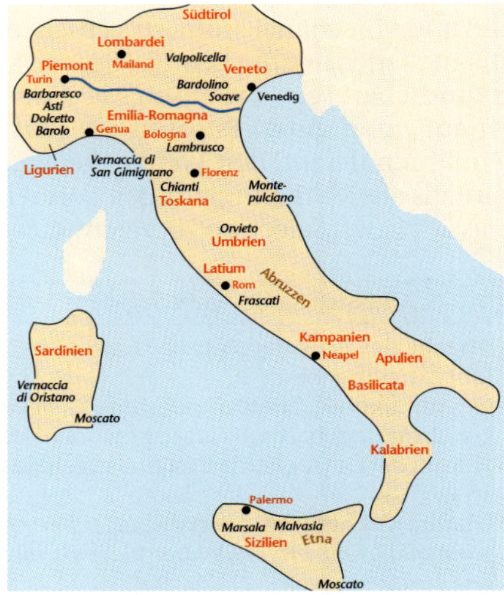


Weinanbaugebiete in Italien

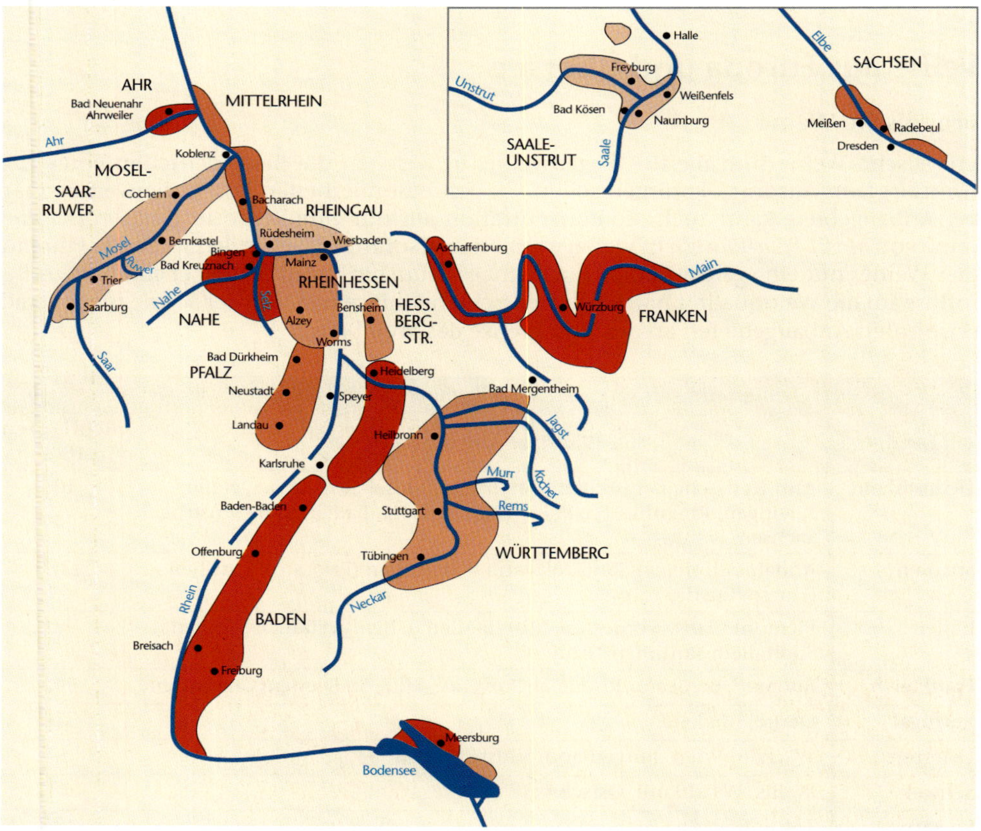


„Bestimmte Anbaugebiete" für Qualitätsweine in Deutschland

## Weine aus Übersee

Von ganz anderem Charakter als die europäischen Weine sind die Weine aus Übersee *(Kalifornien, Argentinien, Chile, Südafrika, Australien, Neuseeland)*. Es sind fast ausschließlich →Sortenweine. Sie werden meist aus Rebsorten hergestellt, die auch in Europa gut eingeführt sind, doch kommen die Trauben häufig von unterschiedlichen Weinfarmen in verschiedenen Landesteilen. Es ist die Kunst der Kellermeister der großbetrieblich geführten Kellereibetriebe, die Weine verschiedener Herkunft so zu verschneiden, dass das Endprodukt einem bestimmten Stil entspricht. Dadurch können von einem einzelnen Wein große Mengen hergestellt werden. Die in Europa üblichen →Lagenweine sind in Übersee selten.

Die meisten Rotweine aus Übersee sind säurearm, früh trinkfertig und gut lagerfähig. Durch Ausbau im Holzfass oder durch Zugabe von Holzspänen haben sie oft einen deutlich wahrnehmbaren Holzton. Einfache Weißweine sollten binnen zwei, einfache Rotweine binnen fünf Jahren getrunken werden.

„Die Weinwelt ist in Bewegung geraten. Chile, Argentinien, Südafrika, Australien, Neuseeland und Kalifornien tauchen am Ende des 20. Jahrhunderts als wichtige Weinproduzenten auf. Sie liefern nicht nur Weine zu günstigen Preisen. Sie bieten auch Qualitäten, von denen die Europäer bislang glaubten, nur sie könnten sie produzieren. Die Neue Welt, wie wir diese Weinbauländer bezeichnen, fordert die Alte Welt heraus.

Neue Welt? Die ersten Reben wurden in diesen Ländern schon vor 350 Jahren gepflanzt. Doch dann wurde es wieder still um die Gewächse von jenseits des Ozeans. Die Geschichte des modernen Weins hat in der Neuen Welt erst vor 20 oder 30 Jahren, zum Teil auch gerade erst jetzt begonnen. Zuwachsraten von 20, 30, teilweise über 100 Prozent jährlich sind ein Beweis dafür, dass Weintrinker angesichts dramatisch steigender Preise in Bordeaux und anderswo zunehmend nach Alternativen suchen. Wer sie nicht probiert, ist um eine Erfahrung ärmer."

Nach: Priewe, Jens: Wein – Die Neue Welt. München 1998, S. 7

**Bedeutende Weinbauländer in Übersee**

| Land | Wichtige Rebsorten | jährliche Weinproduktion in Mio Hektoliter (1997) | Exporte nach Deutschland | |
|---|---|---|---|---|
| | | | Flaschen in Millionen (1997) | Exportzuwachs zum Vorjahr in % (1997) |
| Chile | Chardonnay, Sauvignon Blanc, Cabernet Sauvignon, Merlot | 4 | 13 | 60 |
| Argentinien | Malbec, Cabernet Sauvignon, Merlot, Chardonnay | 13–16 | 3,3 | 122 |
| Südafrika | Sauvignon blanc, Chardonnay, Cabernet Sauvignon, Pinotage; Syrah | 9 | 10 | 15 |
| Australien | Chardonnay, Sauvignon Blanc, Shiraz, Cabernet Sauvignon | 5,5–6 | 5 | 53 |
| Neuseeland | Sauvignon Blanc, Chardonnay | 0,4–0,6 | 1,3 | 530 |
| Kalifornien | Chardonnay, Cabernet Sauvignon, Zinfandel | 16 | 8,5 | 20 |

Zusammengestellt nach: Priewe, Jens: Wein – Die Neue Welt. München 1998, S. 7

## Likörweine

Likörweine haben einen Alkoholgehalt von mindestens 15 und höchstens 22% vol. Sie sind meist süß und vollmundig, doch gibt es auch hervorragende trockene Sorten.

**Natürliche** Likörweine werden aus dem zuckerreichen Most rosinenartig geschrumpfter Beeren hergestellt. Bei **konzentrierten** Likörweinen wird dem angegorenen Most aus angetrockneten Beeren Wein, Most oder angedickter Traubensaft zugegeben. Natürliche und konzentrierte Likörweine enthalten meist viel Restzucker und wenig Alkokol. Viel Alkohol und oft auch viel Restzucker enthalten dagegen **gespritete** Likörweine; bei diesen wird angegorenem Most aus angetrockneten Beeren konzentrierter Alkohol („Sprit") oder gespriteter, angedickter Most zugesetzt.

| Süße und (halb)trockene Likörweine | |
|---|---|
| **Arten** | **Sorten** |
| süße Likörweine (Süß-, Südweine) | *Portwein, Madeira (P); Malaga; Golden-, Cream- und Oloroso-Sherry, Montilla-Moriles (E); Marsala, Vino Santo (I); Tokaji Aszú (H); Vins doux naturels (Banyuls und verschiedene Muskatweine – F); Samos, Mavrodaphne (GR)* |
| (halb)trockene Likörweine | *Weißer Portwein, halbtrockener und trockener Madeira; Manzanilla-, Fino- und Amontillado-Sherry und Montilla-Moriles; trockener Banyuls; trockene Tokajer* |

Der aus Südwestspanien stammende **Sherry** wird nach einer einzigartigen und langwierigen Methode hergestellt: Das Solera-Verfahren beruht auf der regelmäßigen Vermischung der Weine in übereinander liegenden Fassreihen. Zuerst wird aus der untersten (ältesten) Fassreihe, der „Solera", eine kleine Menge fertigen Sherrys zur Abfüllung entnommen. Die nun fehlende Menge wird jeweils aus der darüber liegenden (jüngeren) Fassreihe nachgefüllt. Dies geht über mehrere Stufen, bis in der letzten, obersten Fassreihe neuer Wein aufgefüllt werden kann. Während der Lagerung durchläuft der Wein so mehrere Fassreihen von oben nach unten. Eigenschaften und Charakter des vorhandenen Weins werden durch Lufteinwirkung (weil die Fässer jeweils nur zu ¾ gefüllt sind) sowie durch Ausbildung einer Hefedecke auf der Weinoberfläche oxidativ geprägt und jeweils auf den nachrückenden Wein

| Sherry-Geschmacksrichtungen | | | | | | | |
|---|---|---|---|---|---|---|---|
| **Trockene Sherrys** | | | | **Süße Sherrys** | | | |
| **Name** | **Farbe** | **% vol** | **Eigenart** | **Name** | **Farbe** | **% vol** | **Eigenart** |
| Manzanilla | Strohgelb | 15–19 | Pikant, erfrischende Säure | Medium | Mahagoni | 15–22 | Halbtrocken, würzig |
| Fino | Hellgelb | 15–18 | Feines Mandelaroma, wenig Säure | Golden | Goldbraun | 15–22 | Mild bis süß, sehr aromareich |
| Amontillado | Heller Bernstein | 16–22 | Leicht, Haselnussaroma | Cream | Dunkelbraun | 15,5–22 | Samtweich, süß, aromatisch |
| Palo Cortado | Mahagoni | 17–22 | Kräftig, körperreich, Haselnussaroma | Pale Cream | Blassgelb | 15,5–22 | Leicht und süß, genügend Körper und Aroma |
| Oloroso | Mahagoni | 17–22 | Kräftig, körperreich, Walnussaroma | Pedro Ximénez | Dunkles Mahagoni | 15–22 | Sehr süß; meist zum Süßen anderer Sherry-Typen verwendet |
| ideal als Aperitif, zu Meeresfrüchten; gekühlt anzubieten. | | | | zu Desserts und zum Kaffee; gekühlt oder bei Zimmertemperatur anzubieten. | | | |

übertragen. Durch das wiederholte Verschneiden entsteht die für eine Markenware wichtige gleich bleibende Qualität. Je mehr Verschnittstufen (Fassreihen) eingelegt werden, desto nuancenreicher ist der dabei entstehende Sherry. Er kann zu winzigen Bruchteilen Weine enthalten, die vor Jahrzehnten oder einem Jahrhundert erzeugt wurden. Echte Solera-Sherrys sind ungesüßt, kräftig im Geschmack und haben einen natürlichen Alkoholgehalt von ca. 15,5% vol. Eine Jahrgangsangabe ist bei der Solera-Methode nicht möglich. Die meisten Sherrys im Handel sind mehr oder weniger gesüßte, durch Alkoholzugabe „verstärkte" Mischungen aus mehreren Sorten (über 17% vol).

Der nach der nordportugiesischen Stadt Porto benannte **Portwein** wird dadurch hergestellt, dass man nur halb ausgegorenen Rotwein in ein Fass gibt, das zu einem Viertel mit Branntwein gefüllt ist. Der Branntwein unterbricht die Gärung mit der Folge, dass die Mischung stark und süß schmeckt. Die erforderlichen Rotweine werden aus Lesegut hergestellt, das auch heute noch durch Stampfen mit bloßen Füßen durchgemaischt wird, um aus den Schalen der Weinbeeren möglichst viel Farbstoff und Tannin zu gewinnen. Die meisten Portweine werden verschnitten und je nach Lagerdauer als tiefrote Ruby und bräunliche Tawny produziert, aber es gibt auch helle Portweine. Portweine außergewöhnlich guter Jahrgänge (Vintage-Ports) werden nicht verschnitten. Sie gewinnen ihre ölige Fülle und duftige Delikatesse durch oft jahrzehntelange Lagerung.

Der nordungarische **Tokaji Aszú** wird in einem zweistufigen Verfahren hergestellt. Zunächst wird normales Lesegut zu einem Grundwein gekeltert, anschließend werden zu einer Paste geknetete edelfaule Weinbeeren (Aszú) zugefügt. Diese bleiben bis zu einer Woche im Wein eingemaischt und geben in dieser Zeit Zucker und Geschmacksstoffe ab. Schließlich wird der Wein abgezogen und einer monate- oder auch jahrelangen Nachgärung überlassen. Auf diese Weise entstehen fast unbegrenzt haltbare goldgelbe Weine mit komplexen Geschmacksnuancen. Die Menge der in 140-l-Fässern eingesetzten edelfaulen Weinbeeren wird in Tragbutten (puttonyos) à 20 l bemessen. Je nachdem, wie viele Butten edelfauler Weinbeeren zugesetzt wurden, entspricht der Tokajer hinsichtlich Süße und Extrakt einer deutschen Auslese (3 puttonyos) oder einer Beeren- oder Trockenbeerenauslese (4–6 puttonyos).

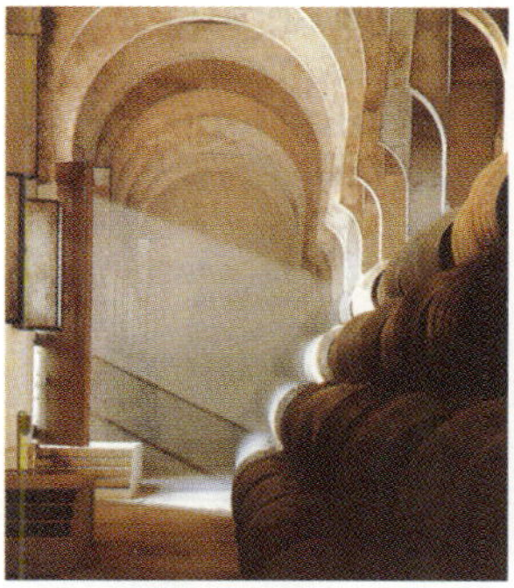
Solera-Lagerung (E)

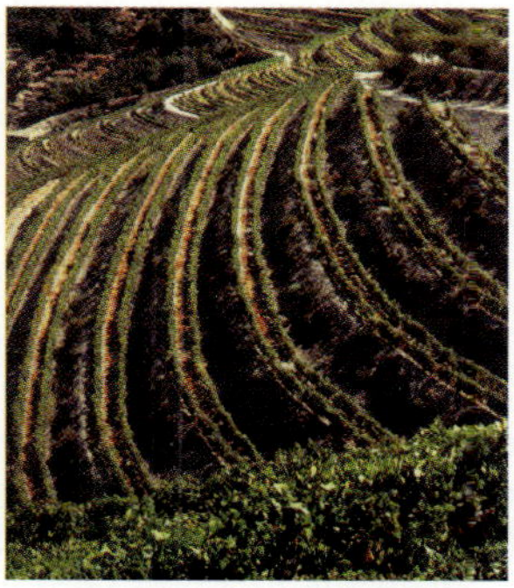
Weinberge am Douro (P)

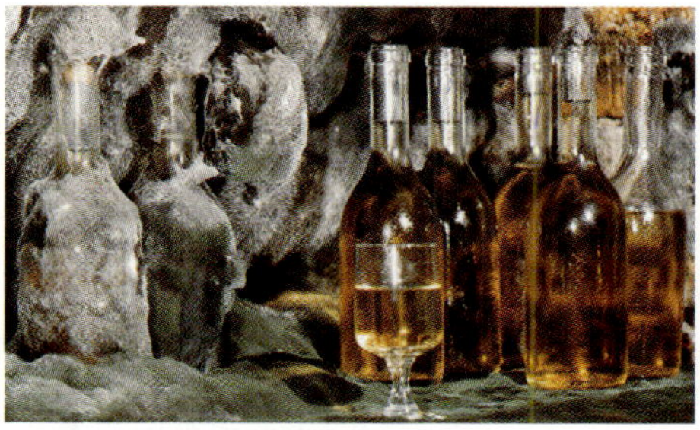
Tokaji Aszú (H) mit Kellerschimmel

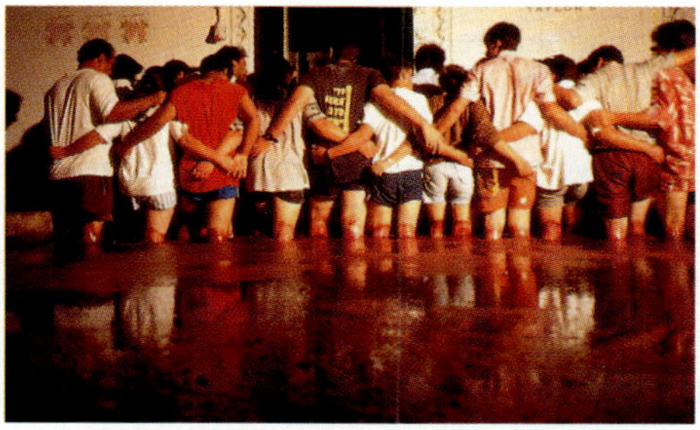
Traubenstampfer am Douro (P)

## Weinhaltige und weinähnliche Getränke

**Weinhaltige Getränke** können mit natürlichen und naturidentischen →Aromastoffen, Gewürzen, Kräutern oder Geschmack gebenden Lebensmitteln aromatisiert, außerdem gesüßt und mit Zuckerkulör gefärbt sein. Für die Herstellung von Pepsinwein wird spanischem Likörwein u.a. das Verdauungsenzym Pepsin zugefügt. Er soll appetitanregend und verdauungsfördernd wirken und gilt nicht als Lebensmittel, sondern als frei verkäufliches →Arzneimittel.

| Weinhaltige Getränke | | |
|---|---|---|
| **Getränk** | **Weinanteil** | **Alkoholgehalt** |
| Aromatisierter Wein *(Wermutwein, süße und bittere Aperitifs)* | mind. 75% | 14,5–22,0% vol |
| Aromatisierte weinhaltige Getränke *(Glühwein, Kalte Ente, Maibowle, Sangria)* | mind. 50% | 7,0–14,5% vol |
| Aromatisierte weinhaltige Cocktails *(Piña Colada)* | mind. 50% | unter 7,0% vol |
| Weinschorle *(Schorle-Morle, Gespritzter)* | mind. 50% | nicht vorgeschr. |

**Weinähnliche und schaumweinähnliche Getränke** sind Obst- und Frucht(schaum)weine, hergestellt aus dem Saft von frischem Stein-, Kern-, Beerenobst; aus Holunderbeeren, Hagebutten, Schlehen, Löwenzahn, Rhabarberstengeln; aus Malzauszügen, Honig, Reis oder Palmenmark. Von besonderer Bedeutung sind Apfelweine – *Äbbelwoi (D), Apfelmost (A), Cidre (F), Cider (GB), Sidra (E)* –, die trocken (4–6% vol), halbtrocken oder lieblich (ca. 2% vol) ausgebaut werden (Entsprechendes gilt für Birnenweine).

Der Most für traditionell hergestellten Cidre wird aus süßen, sauren und bitteren Äpfeln von 10 bis oft 20 Apfelsorten gepresst, angegoren und ungefiltert auf Sektflaschen gefüllt und in der Flasche zu Ende vergoren (→Flaschengärung). Großbetriebe lassen den Most in Tanks vergären, pasteurisieren ihn und füllen ihn unter Zusatz von Kohlensäure auf Flaschen.

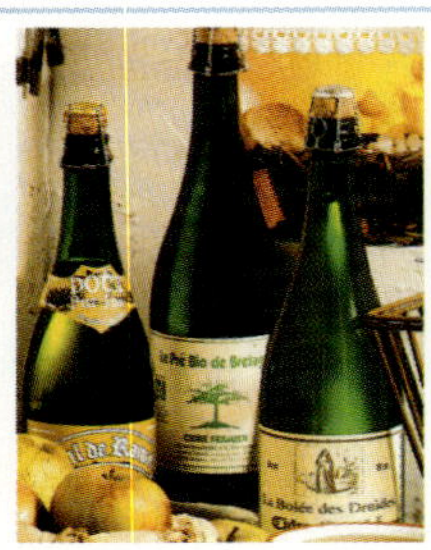

Cidre

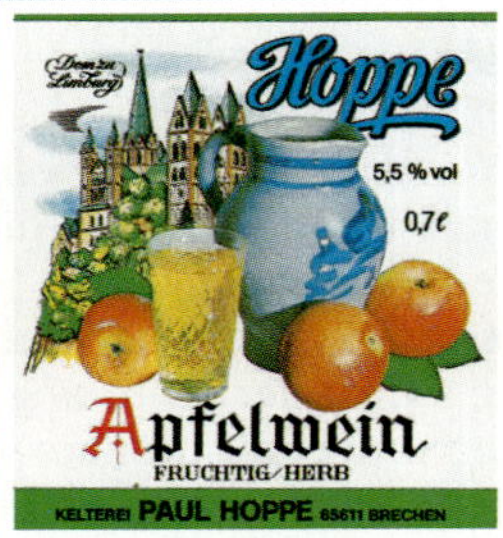


Apfelwein-Etikett

# Schaumwein

Wer in geselliger Runde eine Flasche Schaumwein öffnet, erlebt es: spätestens wenn sich der Korken löst, entsteht eine fröhliche, ausgelassene Stimmung. Entsprechend beliebt ist der Schaumwein. Mit einem jährlichen Pro-Kopf-Verbrauch von über 5 Litern sind die Deutschen Weltmeister im Genuss schäumender Weine.

## Schaumweinbereitung und Schaumweinarten

Für die Herstellung von Schaumwein kommt es in erster Linie auf die Qualität der verwendeten „stillen“ **Grundweine** an. Für Grundweine einfacher Qualität wird z.T. der in nördlichen Anbaugebieten reichlich anfallende Überschuss an nicht voll ausgereiften Trauben verwendet; allerdings müssen am Ende des Herstellungsprozesses zum Ausgleich der Säure erhebliche Mengen Zucker zugefügt werden. Für bessere Qualitäten *(Champagne, Cava)* wird das Lesegut von Rebflächen gewonnen, die vorwiegend oder ausschließlich für die Schaumweingewinnung unterhalten werden.

## Herstellung

Weiteres Qualitätsmerkmal für Schaumwein ist das **Herstellungsverfahren.** Bei den einstufigen Verfahren füllt man unfertigen Wein auf Flaschen ab, um ihn ohne Zuckerzusatz in einem einzigen Gärungsprozess zu Schaumwein meist einfacher oder mittlerer Qualität reifen zu lassen. Im Handel finden sich derartige Schaumweine unterschiedlicher Geschmacksrichtung aus Frankreich (Blanquette de Limoux, Clairette de Die) und Italien. Beliebt sind die stets süßen, alkoholarmen Asti Spumante und Moscato Spumante aus dem Most der weißen Moscato-Traube.

In den meisten Fällen jedoch wird Schaumwein in einem zweistufigen Verfahren produziert, indem zunächst aus roten oder weißen Trauben ein Stillwein bereitet wird („erste Gärung"). Anschließend werden verschiedene Stillweine gemischt, sodass ein Verschnitt (Cuvée) in der gewünschten, für eine bestimmte Marke typischen Geschmacksrichtung entsteht. Dieser Verschnitt wird mit Hefe und Kristallzucker, gelöst in Wein oder Traubenmost, versehen (Fülldosage) und erneut zum Gären gebracht („zweite Gärung"). Neben weiterem Alkohol entsteht dabei Kohlendioxid, das durch den Druck im Wein gebunden wird.

Die zweite Gärung, bei der aus Wein Schaumwein wird, kann in verkorkten Flaschen oder in Drucktanks erfolgen. Das Verfahren der **traditionellen Flaschengärung** wurde in Südfrankreich und England eher zufällig entdeckt und vor etwa 300 Jahren in Nordostfrankreich zum →Champagnerverfahren weiterentwickelt. Dabei erfolgt die zweite Gärung über einen Zeitraum von mindestens 9 Monaten in derselben Flasche, in der der fertige Schaumwein schließlich verkauft wird. Während eines Zeitraums von 8 – 12 Wochen muss jede einzelne Flasche mehrmals täglich von Hand gerüttelt und gedreht werden, um einen intensiven Kontakt zwischen Hefe und Wein zu ermöglichen. Zu diesem Zweck liegen die Flaschen mit nach unten geneigtem Hals in Rüttelpulten. Allmählich wird die Lage der Flasche verändert, bis sie auf dem Kopf steht und sich Trübstoffe und Hefereste (Depot)

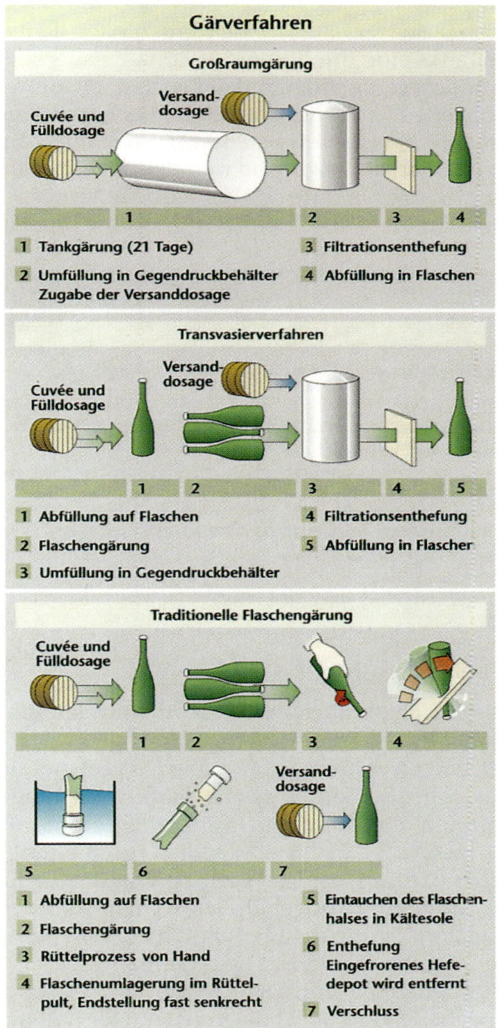


Verfahren der Schaumweinherstellung

am Flaschenkorken gesammelt haben. Am Ende der Reifung wird der Depotpfropfen entfernt, fehlende Flüssigkeit je nach gewünschter Geschmacksrichtung durch eine mehr oder weniger süße Versanddosage (Wein oder Wein mit Zuckerzusatz) ersetzt und neu verkorkt. Das Verfahren der traditionellen Flaschengärung ist sehr aufwendig, auch wenn das Rütteln der Flaschen in modernen Kellereien inzwischen von Rüttelautomaten besorgt wird.

Die **Flaschengärung nach dem Transvasierverfahren** ist weniger aufwendig. Auch sie findet zunächst in Flaschen statt, doch wird der Schaumwein nach Abschluss der Reifungsphase in große Druckbehälter umgefüllt. Dabei wird er zur Entfernung der Hefe- und Trübteilchen filtriert, durch Zufügen von Versanddosage auf den gewünschten Geschmack eingestellt und schließlich auf Verkaufsflaschen gefüllt. Die nach diesem Verfahren entstehenden Schaumweine genießen nicht das Prestige der nach dem Champagnerverfahren hergestellten, tragen aber den verkaufsfördernden Hinweis „Flaschengärung“ und sind, wenn gute Stillweine verwendet und viel Zeit für die Reifung eingeräumt wurde, bei niedrigerem Preis von hoher, oft ebenbürtiger Qualität.

Die meisten Schaumweine werden nach dem **Großraumverfahren** hergestellt. Dabei findet in Tanks eine mindestens 6 Monate dauernde zweite Gärung statt. Anschließend wird Versanddosage zugefügt und der fertige Schaumwein nach Filtration auf Flaschen gefüllt. Große Sektkellereien benutzen Stahltanks von bis zu 200000 l Inhalt, sodass es möglich ist, eine größere Menge unter ständiger Kontrolle von Gärtemperatur und Druck herzustellen und dabei sehr kostengünstig und dennoch mit ansprechender, vor allem einheitlicher Qualität zu produzieren. Entscheidend für Geschmack und feinperliges Mousseux sind auch hier die Qualität der verwendeten Grundweine und eine möglichst langsame Gärung und Reifung.

| Geschmacksbezeichnungen für Schaumweine | | |
|---|---|---|
| **Bezeichnung** | **Restzuckergehalt in g je l** | Die Bezeichnungen des Grundgeschmacks für Schaumwein sind abhängig vom Restzuckergehalt. Zu beachten ist, dass für gleiche oder ähnliche Bezeichnungen bei Wein und Sekt ganz unterschiedliche Werte gelten (trockener Sekt ist keineswegs herb!). |
| extra herb *(extra brut, brut zéro)* | 0 bis 6 | |
| herb *(brut)* | unter 15 | |
| extra trocken *(extra dry)* | 12 bis 20 | |
| trocken *(dry, sec, secco, seco)* | 17 bis 35 | |
| halbtrocken *(medium dry, demi-sec, semi-seco, meio-seco)* | 33 bis 50 | |
| mild *(sweet, doux, dolce, doce)* | über 50 | |

## Qualitätsstufen

Die lediglich als **Schaumwein**[1] (Mindestalkoholgehalt 9,5% vol) bezeichnete einfachste Qualität wird im ein- oder zweistufigen Verfahren aus Grundstoffen hergestellt, die mindestens zur Gewinnung von Tafelwein geeignet sind. Einer gehobenen Qualitätsstufe gehört der ausschließlich durch zweite Gärung entstandene **Qualitätsschaumwein** (Sekt) an. Für ihn sind u.a. eine amtliche Prüfung, ein höherer Alkoholgehalt (mind. 10% vol), ein höherer Überdruck (3,5 statt 3 bar) und eine Reifungszeit von 6 bzw. 9 Monaten (Tank- bzw. Flaschengärung) vorgeschrieben. **Qualitätsschaumwein bestimmter Anbaugebiete** (Sekt bestimmter Anbaugebiete) muss den Anforderungen an Qualitätsschaumwein entsprechen und darüber hinaus aus Qualitätsweinen bestimmter Anbaugebiete hergestellt worden sein. Bei Angabe von Jahrgang („Jahrgangssekt“), Rebsorte („sortenreiner Sekt“), Lage („Lagensekt“), Bereich und Ort müssen vom Gesetzgeber vorgeschriebene hohe Anteile (je nach Angabe 75 bis 100%) der verwendeten Weine diesen Angaben entsprechen.

1 „Schaumwein“ ist zugleich Oberbegriff und – wie hier – die Bezeichnung für die niedrigste Qualitätsstufe!

Als **Champagner** dürfen nur Qualitätsschaumweine bestimmter Anbaugebiete aus der nordostfranzösischen Landschaft Champagne bezeichnet werden. Sie müssen dort aus Grundweinen des Anbaugebietes nach der traditionellen Methode *(méthode champenoise)* hergestellt sein. Es gibt weiße, rote und roséfarbene Champagner. Auch die weißen werden meist aus Grundweinen hergestellt, für die sehr rasch gekelterte rote Trauben verwendet wurden (Ausnahme: →Blanc des blancs). Jedes Champagnerhaus ist bemüht, möglichst unterschiedliche Grundweine so zu verschneiden, dass ein optimaler Geschmackseindruck erzielt wird und trotz veränderlicher Ausgangsmaterialien keine merklichen Unterschiede von Jahr zu Jahr auftreten.

Zahlreiche weitere hochwertige Qualitätsschaumweine b. A. werden ebenfalls nach der traditionellen Methode hergestellt, dürfen aber nicht als Champagner bezeichnet werden. Die bekanntesten sind

- der *Crémant* (meist aus französichen Anbaugebieten an der Loire, in Burgund oder im Elsass);
- der spanische *Cava* (zumeist aus Katalonien);
- der ukrainische (meist rote) Krimsekt *Krimskoje,* überwiegend hergestellt in der ausgeprägt süßen Geschmacksrichtung (Restzucker 80 g/l!);
- der deutsche *Winzersekt* – ein im Weinbaubetrieb hergestellter sortenreiner Jahrgangssekt, dessen Grundweine sämtlich im eigenen Betrieb aus eigenem Lesegut erzeugt wurden.

**Perlwein** *(Frizzante – I)* ist lebensmittel- und steuerrechtlich kein Schaumwein, sondern ein Wein, der zugesetztes (seltener eigenes) Kohlendioxid enthält und einen Überdruck entwickelt, der nur 1 bis höchstens 2,5 bar beträgt und damit niedriger ist als bei Schaumwein. Auf Perlwein wird keine →Schaumweinsteuer erhoben.

## Was Verbraucher noch wissen wollen

### Was bedeutet „Riesling-Hochgewächs", und was ist ein Steillagenwein?

Ein Riesling-Hochgewächs ist ein gehobener Qualitätswein bestimmter Anbaugebiete (vor allem Mosel-Saar-Ruwer und Mittelrhein), der ausschließlich aus Rieslingtrauben hergestellt wird; er unterscheidet sich von „normalen" Q. b. A.-Weinen durch einen höheren Mindestalkoholgehalt und strengere Anforderungen bei der sensorischen Prüfung.

Ein Steillagenwein stammt aus einem Weinbergsgelände mit mehr als 30 % Steigung, das nur unter erschwerten Bedingungen zu bearbeiten ist. Der Hinweis auf Steillagenanbau wird angebracht, um einen höheren Preis zu rechtfertigen.

### Was versteht man unter einem „Blanc des blancs", und was ist ein Prosecco?

Wenn in einem Weinbaugebiet weißer (Schaum-)Wein üblicherweise ganz oder vorwiegend aus blauen Trauben hergestellt wird *(Champagne),* ist ein Wein, der abweichend davon ausschließlich aus weißen (franz.: blanc) Trauben gewonnen wurde, ein weißer (Schaum-)Wein aus weißen Trauben.

Prosecco ist eine Rebsorte, aus der in Norditalien sowohl Perl- als auch Schaumwein *(Frizzante* bzw. *Spumante)* hergestellt wird. Der beliebte Prosecco schmeckt frisch und fruchtig und wird stets trocken ausgebaut.

### Was ist entalkoholisierter Wein?

Entalkoholisierter Wein enthält weniger als 0,5 % vol, teilentalkoholisierter Wein mindestens 0,5 und weniger als 4 % vol Alkohol. Der Geschmack solcher Weine wird durchweg als unbefriedigend empfunden.

## Was versteht man unter einem „leichten“ Wein?

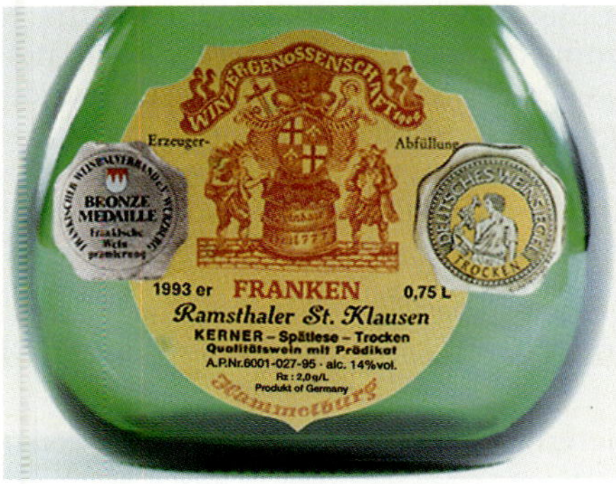


Alkoholreicher trockener Wein (14 % vol)

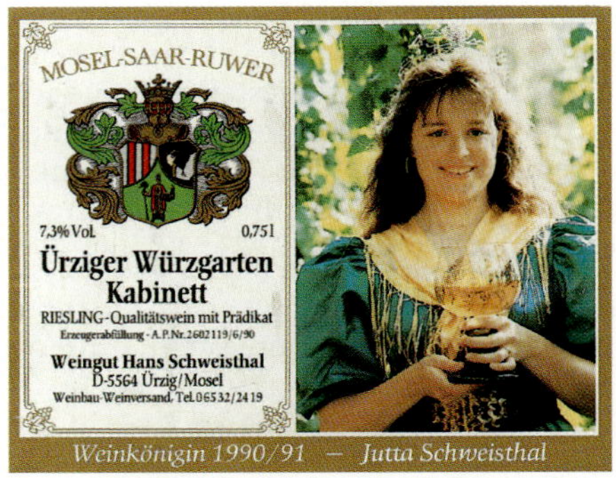


Alkoholarmer lieblicher Wein (7,3 % vol)

Als „leicht“ bezeichnet man Weine mit wenig „Körper“, d. h., sie enthalten wenig Extrakt und Alkohol. Sie schmecken weniger rund und vollmundig als „schwere“ Weine mit kräftigem Körper. Manche Weintrinker empfinden trockene Weine als „leicht“. Hier liegt allerdings ein Missverständnis vor, das folgenschwer sein kann: Trockene Weine sind immer alkoholreicher als aus demselben Most hergestellte halbtrockene oder liebliche Weine, denn bei ihnen ist der meiste Zucker in Alkohol umgewandelt worden.

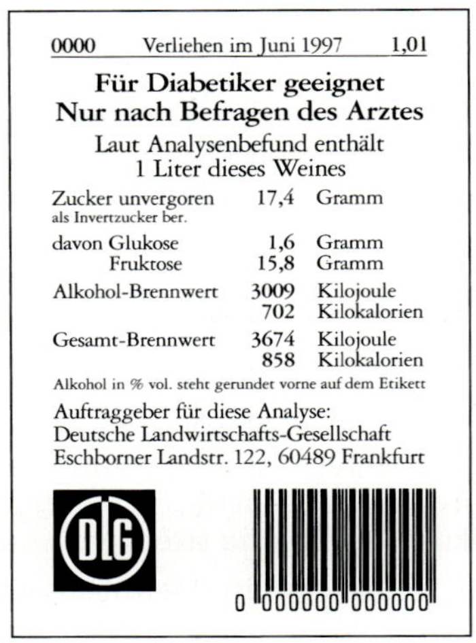


Rückenetikett für Diabetikerwein

### Dürfen auch Diabetiker Wein trinken?

Ein Wein gilt als „für Diabetiker geeignet“, wenn er in einem Liter bei maximal 20 Gramm vergärbarem Restzucker höchstens 4 Gramm Glucose, höchstens 150 Milligramm gesamte schweflige Säure sowie höchstens 12 % vol Alkohol enthält (ähnliche Regelung bei Schaumwein). Das erlaubt es, Diabetikern nicht nur trockene, sondern auch halbtrockene und liebliche Weine anzubieten. Diese Weine tragen ein zusätzliches Etikett (meist Rückenetikett) mit Analysenwerten und dem Hinweis „Für Diabetiker geeignet – Nur nach Befragen des Arztes“.

### Welcher Wein hat höhere Qualität – ein Eiswein oder eine (Trocken-)Beerenauslese?

Eiswein wird aus reifen, gesunden (nicht ausgelesenen) Trauben gewonnen, die bei Temperaturen unter –7 °C gelesen und in gefrorenem Zustand gekeltert wurden. Das Mostgewicht des Leseguts muss mindestens dem für Beerenauslesen festgelegten Wert entsprechen. Während für eine Beeren- oder eine Trockenbeerenauslese Trauben reifen, deren Beeren in günstigen Fällen durch Edelfäule (Botrytis) an Süße zunehmen und im Verein mit wahrnehmbarer Säure unverwechselbare Geschmacksnuancen herausbilden, fehlt den für Eiswein bestimmten Trauben diese Eigenschaft gewöhnlich. Eisweine sind eine modische, überschätzte und überteuerte Kuriosität nördlich gelegener Weinbaugebiete. Für die Weinbaubetriebe sind sie – trotz der Mühen bei der Lese – von großem Interesse, denn auf starke Fröste im späten Herbst und frühen Winter ist eher Verlass als auf die morgendunstigen und im weiteren Verlauf sonnigen Spätherbsttage, die die begehrte Edelfäule begünstigen.

### Welcher Wein passt zu welchem Essen?[1]

Sinnvoll ist es, eine Abstimmung zwischen Qualität, Art, Geschmack und Herkunft eines Weins und den Umständen anzustreben, unter denen er getrunken werden soll – am helllichten Tag oder bei einem zwanglosen Beisammensein am Abend, zwischen den Mahlzeiten, als Aperitif vor oder als Digestif nach dem Essen, zu einem ausgedehnten, womöglich festlichen Essen … Als Antwort auf die Frage „Welcher Wein zu welchem Essen?“ hört man häufig die traditionelle Empfehlung: weißer Wein zu hellem Fleisch (auch Fisch), roter Wein zu dunklem Fleisch (auch Wild). Tatsächlich kommt es bei der Abstimmung von Wein auf Speisen nicht auf die Farbe des Weins an, sondern

- auf den Körper (Extraktgehalt in Verbindung mit dem Alkoholgehalt),
- auf den Gerbstoffgehalt (bei Rotwein),
- auf die Restsüße und
- auf den Säureanteil (vor allem bei Weißwein).

Wichtig ist es, sich über den Charakter des Weins klar zu werden. Je nachdem, ob er leicht oder gehaltvoll, dezent oder würzig ist, passt er auch zu ebensolchen Speisen. Wer diese Regel beachtet, kann bei der Auswahl des Weins nicht viel falsch machen. Ein paar Spielregeln gibt es dennoch:

- Zu süßen Speisen schmeckt nur Wein, der süßer ist als das Gericht selbst.
- Zu Schokolade, Rahmsoßen, Gänseleber und vielen kräftigen Käsesorten *(Blauschimmelkäse)* passen liebliche und süße Weine.
- Essig und die „spitze“ Säure von Zitrusfrüchten stören den Weingenuss.
- Gepfefferte Speisen lassen leichte, junge Weine voller erscheinen.

### Was versteht man unter Kochwein, was unter Bowlenwein?

Es gibt keine speziellen Koch- und Bowlenweine. Hinter diesen Bezeichnungen steckt die irrige Vorstellung, es komme auf den Wein nicht so genau an, wenn man ihn „nur“ zur Herstellung einer Soße oder einer Bowle verwendet. Tatsächlich sollte man Saucen mit demselben Wein bereiten, den man auch zum Essen trinken wird, und Bowlen nur mit solchen Weinen ansetzen, die man auch pur genießen würde.

### Was ist ein Federweißer?

Federweißer (auch: *Rauscher, Sauser, Bremser, Bitzler, Neuer Süßer, Sturm)* ist milchigtrüber, gärender Traubenmost, der zu Beginn der Gärung süß und mit dem Zeitablauf immer trockener schmeckt, da der Zucker allmählich zu Alkohol und Kohlendioxid umgesetzt wird. Nach Beendigung der alkoholischen Gärung ist Jungwein entstanden. Jeweils im Herbst kommt Federweißer in Flaschen in den Handel, die wegen der Entwicklung von Kohlendioxid nur lose verschlossen werden können und deshalb aufrecht stehend transportiert und gelagert werden müssen.

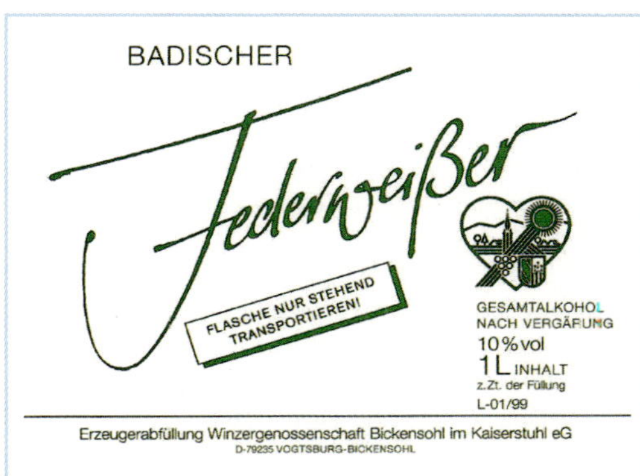

Federweißer-Etikett

1 Ausführlich dazu: Robinson, Jancis, Weinkurs. Bern und Stuttgart 1997, S. 29ff.

### Was ist ein Primeur?

Primeur ist die französische Bezeichnung für den rasch hergestellten fruchtigen, leicht gekühlt zu trinkenden und bald zu verbrauchenden Wein eines neuen Jahrgangs (auch Nouveau – F, Novello – I). Der Primeur aus dem Beaujolais (bessere Sorten mit dem Zusatz Villages) darf erst ab dem dritten Donnerstag im November verkauft werden. Die ersten südfranzösischen Primeur-Weine erreichen uns schon Mitte Oktober. Für besonders Ungeduldige: die ersten Weine eines Jahrgangs überhaupt stammen von der Südhalbkugel und sind schon im April/Mai eines Jahres im Fachhandel verfügbar.

### Was ist von Wein im Weinschlauch oder im Tetra Brik zu halten?

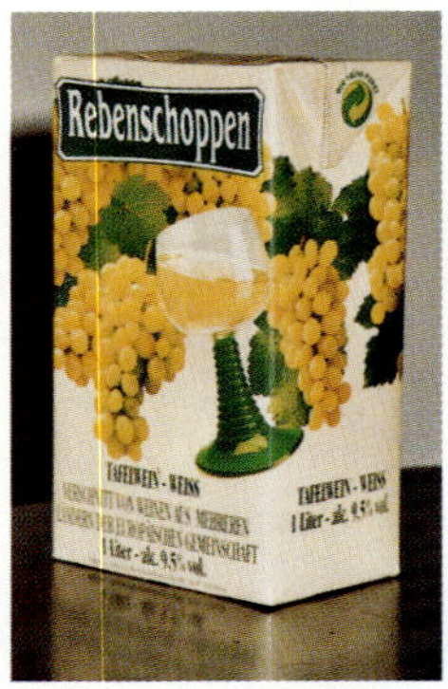

Brikpackung

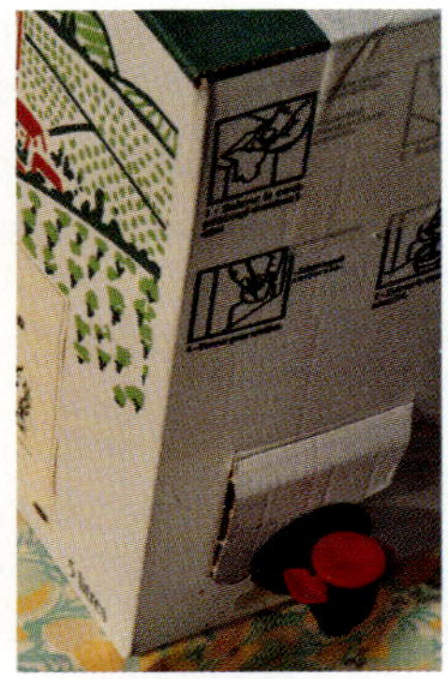
Weincontainer

Es ist üblich geworden, Weine einfacher (und zunehmend auch mittlerer) Qualität in Mengen von 5 oder 10 l in Kartonboxen abzufüllen, die inwendig mit einem Weinschlauch (aus einer Kunststoff-Aluminium-Verbundfolie) ausgekleidet sind. Der Wein wird über ein Ventil (Zapfhahn) ohne Luftzutritt entnommen, sodass es möglich wird, Anbruchmengen 1–2 Monate ohne Qualitätseinbuße aufzubewahren. Ein weiterer Vorteil besteht in einem leichteren Gewicht im Vergleich zu einer entsprechenden Menge von Einzelflaschen. Die durch Abfüllung in Weinschläuche zu erzielende Kosteneinsparung kommt z.T. den Weinfreunden zugute: immerhin kostet 1 l Wein im Weinschlauch weniger als ein vergleichbarer Wein in der 0,75-l-Flasche. Ob es sich lohnt, Wein im Weinschlauch zu kaufen, hängt letztlich davon ab, ob der im Weinschlauch abgefüllte Wein gefällt. Damit sich der Wein im Schlauch nicht als „Katze im Sack" herausstellt, sollte man eine Verkostung verlangen.

Im Verbundkarton (Brikpackung) werden bisher nur einfache Weine angeboten. Ist die Packung erst einmal geöffnet, muss der Inhalt rasch verbraucht werden.

### Welches ist die geeignete Lagertemperatur für Wein?

Was die richtige Lagerung von Flaschenwein im Handel oder im Haushalt angeht, so kommt es nicht so sehr auf die absolute Temperatur an (allerdings reift und altert ein Wein schneller, wenn er warm gelagert wird). Wichtiger ist, dass keine erheblichen Temperaturschwankungen auftreten, dass liegende Lagerung und eine ausreichende Luftfeuchtigkeit den Korken vor dem Austrocknen bewahren und dass der Wein vor Licht, Fremdgerüchen und Erschütterungen geschützt ist.

### Welches ist die richtige Trinktemperatur für Wein?

Derselbe Wein, einmal mit 8 °C, das andere Mal mit 18 °C serviert, schmeckt völlig unterschiedlich. Eine einzig richtige Trinktemperatur eines Weins gibt es nicht – dafür spielen persönliche Vorlieben, Umgebungstemperatur und das Essen, zu dem er serviert wird, eine zu gewichtige Rolle. Dennoch gibt es allgemein beachtete Empfehlungen für die Trinktemperatur eines Weins:

Kein Wein verträgt Trinktemperaturen von 20 °C und mehr. Je wärmer ein Wein ist, desto eher können flüchtige Geruchssubstanzen, Schwefeldioxid und Alkohol verdunsten. Zu kühl servierter Wein kann sein volles Geschmacksspektrum nicht entfalten. Allerdings wird so mancher Wein absichtlich zu kühl angeboten, um Geruchsfehler zu verdecken.

| Empfohlene Trinktemperaturen für Weiß-, Rot- und Roséweine | |
|---|---|
| **Empfohlene Trinktemperatur (in °C)** | **Weine** |
| 16–18 | tanninreiche Rotweine *(Bordeaux, Burgunder, Chianti Riserva)*, rote Jahrgangsportweine |
| 14–16 | tanninarme Rotweine *(Beaujolais, Côtes-du-Rhône, Württemberger)* |
| 10–12 | körperreiche, aromatische Weißweine *(Beerenauslesen)*; fruchtige Rosés; Likörweine *(weißer Portwein, Sherry, Tokaji Aszú)* |
| 5–10 | leichte, säurebetonte Weißweine *(Mosel, Rheingau, Chablis)*; trockene Rosés |
| 6–8 | Schaumweine |

### Wie kann man Wein auf die richtige Trinktemperatur bringen?

Angenommen, Rotwein mit einer Kellertemperatur von 10 °C soll auf 16–18 °C erwärmt werden. Da bieten sich verschiedene Möglichkeiten: langsame Erwärmung in einem Raum mit 16–18 °C (dauert ½ Tag); Erwärmung bei Zimmertemperatur (dauert 1½ Stunden); Erwärmung im Wasserbad von 20 °C (benötigt nur ¼ h). Das letzte Verfahren ist schonend und dennoch schnell; allerdings kann sich dabei das Etikett ablösen. Nicht empfehlenswert, weil der Wein dabei ungleichmäßig erwärmt und auch überhitzt werden kann, sind folgende Verfahren: Flasche in heißes Wasser, in den warmen Backofen, auf eine Heizung oder vor ein Kamin- oder Lagerfeuer stellen.

Weniger schwierig ist es, zu warm gelagerte (Schaum-)Weine auf eine niedrigere Temperatur zu bringen. Untersuchungen haben ergeben, dass beim Kühlen im Weinkühler (mit Eiswürfeln und Salz), im Kühlschrank oder Gefrierschrank gleich gute Ergebnisse erzielt werden.

Um die Temperatur eines Weins bei Tisch zu halten, empfiehlt sich z. B. ein Weinkühler aus unglasiertem Ton, der vor Gebrauch kurz in Wasser getränkt wird und dann mit der Verdunstungskälte den Wein auf dem einmal erreichten Temperaturniveau hält.

### Soll man Wein dekantieren?

Eine Reihe besserer Rotweine bildet im Laufe des Reifungsprozesses auf der Flasche einen Bodensatz aus Gerb- und Farbstoffen (Depot), der nicht ins Glas gelangen sollte. Deshalb wird der Wein, ohne das Depot aufzuschütteln, vorsichtig aus der Flasche in eine Karaffe umgefüllt (dekantiert). Manche Weinfreunde füllen auch Rotwein ohne Depot, Rosé- oder Weißwein in eine Karaffe um und lassen diese noch eine Weile stehen, damit der Wein Sauerstoff aufnehmen und sich entfalten kann. Eingehende Untersuchungen haben gezeigt, dass diese Erwartung – außer bei einigen fehlerhaften Weinen – sich nicht bestätigt.

Der verbreitete Brauch, Weinflaschen einige Stunden mit geöffnetem Korken stehen zu lassen, „damit der Wein Luft holen kann", ist ohne Grundlage, denn eine Einwirkung des in der Umgebungsluft vorhandenen Sauerstoffs auf den Wein ist kaum möglich, weil der Flaschenhals einen nur geringen Querschnitt hat. Vorzeitig den Korken zu ziehen nützt nichts, schadet aber auch nicht.

### Lohnt es sich, Schaumwein zu lagern?

Schaumwein ist, wenn er auf Flaschen gefüllt wird, in einem optimalen Reifezustand. Weitere Lagerung (bei Naturkorken liegend!) kann da nichts besser machen, wohl aber zu Druckverlust und Schäden durch Lichteinwirkung führen.

### Kann ein „Billigsekt“ von hoher Qualität sein?

| Beispielkalkulation für Sekt der unteren Preisklasse | | |
|---|---|---|
| | **Kalkulationsbestandteil** | **€** |
| | Verkaufspreis einschl. MwSt | 1,99 |
| ./. | MwSt | 0,27 |
| | Verkaufspreis netto | 1,72 |
| ./. | Deckungsbeitrag | 0,00 |
| | Einstandspreis des Händlers | 1,72 |
| ./. | Verpackung, Transport | 0,10* |
| | Fabrikabgabepreis mit Schaumweinsteuer | 1,62 |
| ./. | Schaumweinsteuer | 1,02 |
| | Fabrikabgabepreis ohne Schaumweinsteuer | 0,60 |
| ./. | ▸ Gewinn des Herstellers<br>▸ Verwaltungs- und Vertriebsgemeinkosten des Herstellers<br>▸ Fertigungsgemeinkosten<br>▸ Fertigungslöhne<br>▸ Materialgemeinkosten<br>▸ 30 g Zucker („Versanddosage“)<br>▸ Flasche, Korken, Ausstattung<br>▸ sonstige Materialkosten | 0,41* |
| | **Grundwein** inkl. Provisionen und Transport | 0,19 |

* lt. freundl. Auskunft der Forschungsanstalt Geisenheim

Im Kalkulationsbeispiel wird unterstellt, dass der Händler den Schaumwein als Aktionsware (z. B. innerhalb eines Sonderangebots) zum Einstandspreis weiterverkauft und somit keinen Deckungsbeitrag erzielt. Diese Annahme ist realistisch: Schaumwein der unteren Preisklasse wird häufig zu Aktionen eingesetzt, wobei mitunter sogar Sonderangebote **unter** Einstandspreis zu beobachten sind.

Die Schaumweinsteuer ist eine Mengensteuer und beträgt 1,02 € für die 0,75-l-Flasche. Diese Schaumweinsteuer und die (auch auf diese erhobene) Mehrwertsteuer machen allein schon 1,29 € aus, sodass nach Abzug aller weiteren Kalkulationsbestandteile für den Grundwein (an dem ja wiederum Winzer, Weinhändler und Transporteure verdienen wollen) tatsächlich nur noch Pfennigbeträge aufgewendet werden können.

Da die Schaumweinsteuer als Mengensteuer vom Verkaufspreis unabhängig ist, bleibt bei teureren Schaumweinsorten mehr Spielraum für aufwendigere Produktionsverfahren (Flaschengärung) und bessere Grundweine.

## Wenn Sie weiterlesen wollen

Dominé, André, Wein. Köln 2000;

Johnson, Hugh, Der neue Weinatlas. Bern und Stuttgart 1996[27];

Robinson, Jancis, Weinkurs. Bern und Stuttgart 1997;

Priewe, Jens, Wein – Die Neue Welt. München 1998;

Worm, Nicolai, Täglich Wein. Gesünder leben mit Wein und mediterraner Ernährung. Bern und Stuttgart 2002;

Gotta, Frank, Aus einem goldenen Apfel. Der Apfelwein – un was es driwwer zu saache gibt. 2. Aufl., Frankfurt a. M. 1987;

Blaschke, Fritz, Prickelnde Welt – Champagner, Sekt, Schaumweine. Wien 1991;

Scharfenberg, Horst, Sekt. Bern und Stuttgart 1993.

# 16 Spirituosen

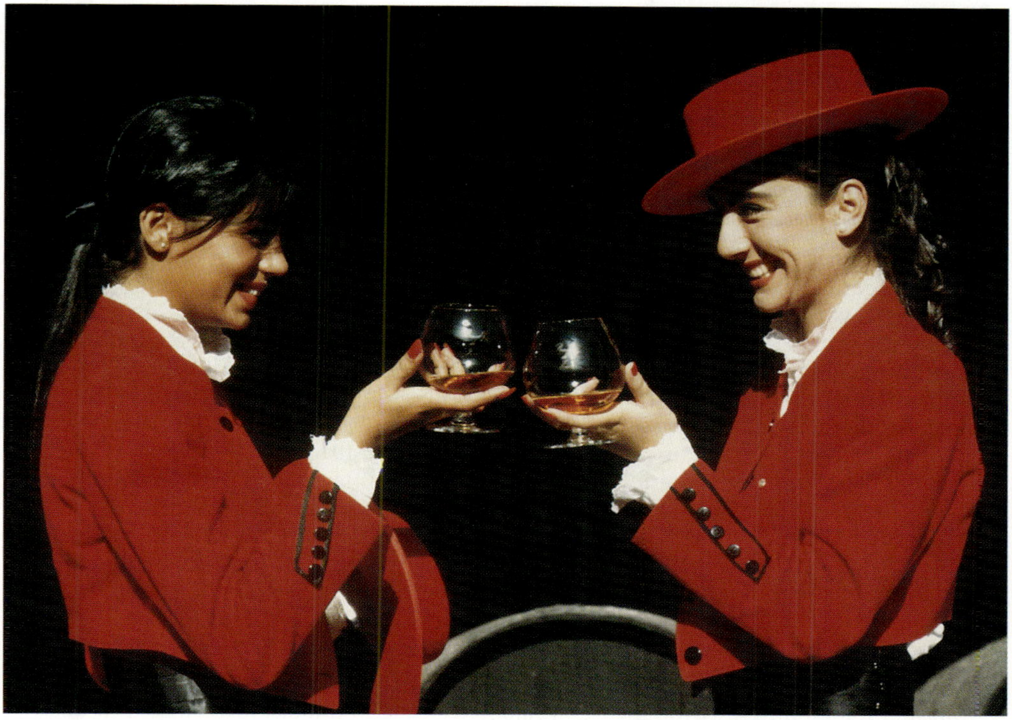

Die Herstellung von Spirituosen ist nicht an klimatische und kulturelle Bedingungen gebunden. „Die Destillation gehört nicht zur bodenständigen Landwirtschaft, sondern ist ein Industriezweig. Wo immer Wasser fließt und ein Lastwagen hingelangen kann, da kann man auch Whisky, Weinbrand, Gin, Rum oder jede beliebige andere Spirituose herstellen. Gelegentlich aber führt eine Reihe natürlicher Voraussetzungen zu einem Getränk, dessen Charakter und Qualität sich zwar nachahmen, niemals aber reproduzieren lassen. Es sind dies jene Spirituosen, die ihre geographische Herkunft wie ein Wappen tragen und deren Herstellung – wie die Weinbereitung – teils eine Wissenschaft, zumeist harte Arbeit, teils aber auch eine Kunst ist.

Spirituosen lassen sich aus jedem Material destillieren, das vergoren werden kann. Mit großer Findigkeit hat die Menschheit die unwahrscheinlichsten vergär- und destillierbaren Ausgangsstoffe – vom Wein bis zum Kaktus – aufgespürt."[1]

Spirituosen sind Genussmittel. Sie unterscheiden sich von anderen alkoholischen Getränken vor allem durch ihren gewöhnlich höheren Alkoholgehalt. Die Gefahr, durch →Alkoholmissbrauch Gesundheitsschäden zu erleiden, ist beim Genuss „harter" Getränke (→Brände) besonders groß.

1 Johnson, Hugh, Der große Weinatlas. Die Weine und Spirituosen der Welt. Bern und Stuttgart 1972, S. 238

## Herstellung

Spirituosen werden hauptsächlich durch Destillieren („Brennen") oder durch Mischen einer Spirituose mit anderen Getränken hergestellt. Beim Destillieren nutzt man die Tatsache, dass

- Wasser bei 100 °C,
- höhere Alkohole (Fuselöle) ab ca. 80 °C,
- Aromastoffe ab ca. 78,5 °C,
- Ethanol = Ethylalkohol (genießbarer Alkohol) bei 78,3 °C und
- Methanol (stark giftiger Alkohol) bei 65 °C

sieden und verdampfen, sodass sich die für Genusszwecke erwünschten von den unerwünschten oder schädlichen Bestandteilen trennen lassen.

Für die Herstellung der meisten Spirituosen ist ein Destillationsverfahren üblich, das sich in zwei Arbeitsgängen vollzieht. In einem ersten Brennvorgang wird die zu destillierende alkoholhaltige Flüssigkeit bzw. Maische auf etwa 80 °C erhitzt. Dabei gehen Alkohole, Aromastoffe und die unbekömmlichen, teils gesundheitsschädlichen Fuselöle in den gasförmigen Zustand über. Sie werden in einem Kühler abgekühlt, dabei wieder verflüssigt und als Raubrand gesammelt. Der Raubrand wird in einem weiteren Arbeitsgang nochmals erhitzt: bei Temperaturen um 68 °C wird zunächst das giftige Methanol abgetrennt („Vorlauf"). Bei über 78,3 °C steigenden Temperaturen wird schließlich der „Mittellauf" (Feinbrand) mit den erwünschten Substanzen (Ethanol, Aromastoffe) vom höher siedenden „Nachlauf" (u.a. Fuselöle) abgeschieden. Die Schwierigkeit liegt darin, die Temperatur während des Brennvorgangs so genau zu führen, dass der Mittellauf neben dem Ethanol zwar Aromastoffe, aber kaum Fuselöle enthält. Der Feinbrand ist wasserklar. Die bei einigen Spirituosen übliche hellbraune Farbe entsteht durch Lagerung im Eichenholzfass (oft in gebrauchten Sherryfässern). Während der Lagerung werden mitunter auch färbende oder geschmacksgebende Zutaten wie Zuckerkulör, Eichenholzspäne oder Auszüge aus Holz, Mandelschalen, grünen Walnüssen, Pflaumen oder Feigen zugegeben.

Feinbrände haben einen so hohen Alkoholgehalt, dass sie unverdünnt nicht mit Genuss trinkbar sind. Sie werden durch Hinzufügen von reinem Wasser auf Trinkstärke herabgesetzt.

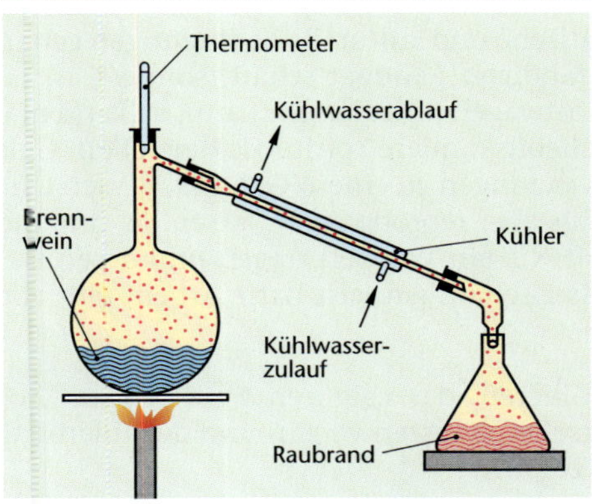

Destillation (Schema)

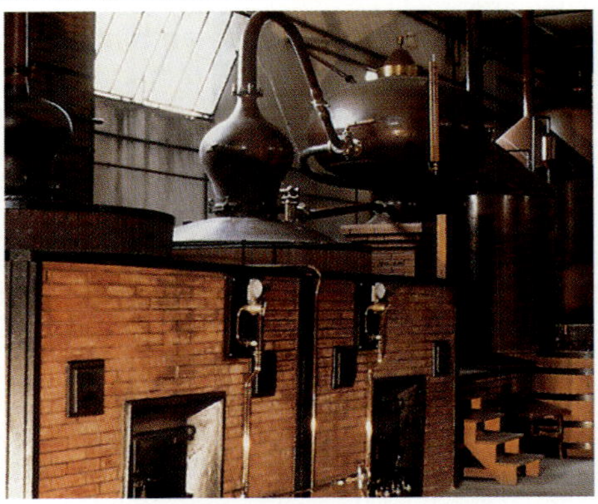
Brennereieinrichtung

Allein durch Destillation lassen sich lediglich solche Spirituosen herstellen, deren Grundstoffe *(Wein, Obstwein)* bereits Alkohol enthalten (einstufiges Verfahren). In mehrstufigen Verfahren ist es möglich, auch auf der Basis zucker- und stärkehaltiger Grundstoffe Spirituosen zu erzeugen.

| Verfahren zur Erzeugung von Spirituosen | | | | | |
|---|---|---|---|---|---|
| **Verfahren** | **Grundstoffe** ***Beispiel*** | **Spaltung in vergärbare Zucker** | **Gärung** | **Destillation** | **Endprodukt** ***Beispiel*** |
| Einstufig | Alkoholhaltige Grundstoffe *Wein* | | | ● → | ● Spirituose *Weinbrand* |
| Zweistufig | Zuckerhaltige Grundstoffe *Äpfel* | | ● → | ● → | ● Spirituose *Calvados* |
| Dreistufig | Stärkehaltige Grundstoffe *Getreide* | ● → | ● → | ● → | ● Spirituose *Korn* |

Der Alkoholgehalt von Spirituosen wird wie der aller alkoholhaltigen Getränke in Volumenprozent (% vol) angegeben. Dieser Wert zeigt, wie viel Milliliter (ml) reinen Alkohols in 100 ml des Getränks enthalten sind. Spirituosen (ausgenommen Eierlikör) haben einen Mindestalkoholgehalt von 15% vol – also 15 ml reiner Alkohol in 100 ml Getränk – und lassen sich einteilen in **Brände** sowie in extraktarme und extraktreiche **aromatisierte Spirituosen,** wobei die Übergänge fließend sind. Für die Herstellung bestimmter Spirituosen wird „Ethylalkohol landwirtschaftlichen Ursprungs" ohne eigene Geschmacks- und Duftstoffe („Neutralalkohol") verwendet. Er wird aus der vergorenen Maische von Kartoffeln, Getreide oder Buchweizen gewonnen und enthält nach mehrfacher Destillation ca. 96% vol Alkohol.

| **Gesetzliche Mindestalkoholgehalte von Spirituosen** Aus: Verordnung (EWG) Nr. 1576/89 des Rates vom 29. Mai 1989 | | | |
|---|---|---|---|
| **Mindestalkoholgehalt in % vol** | **Spirituosen** | | |
| 40 | Whisky/Whiskey | Cognac, Armagnac | Pastis |
| 38 | Deutscher Weinbrand | Doppelkorn | |
| 37,5 | Rum<br>Rumverschnitt<br>Branntwein<br>Tresterbrand<br>Obstbrand | Brände aus Apfel- oder Birnenwein<br>Enzian<br>Gin<br>Aquavit | Wodka<br>Grappa<br>Ouzo<br>Kornbrand |
| 36 | Weinbrand/Brandy | | |
| 35 | Getreidebrand | Anis | |
| 32 | Korn | | |
| 30 | Kümmel | | |
| 25 | Obstspirituosen | | |
| 15 | Spirituose mit Anis | Bitter, Wacholder | Liköre |
| 14 | Eierlikör/Advocaat | | |

Die Unterschiede in den Alkoholgehalten von z.T. recht ähnlichen Spirituosen *(Deutscher Weinbrand, Weinbrand/Brandy, Cognac, Armagnac)* ergeben sich aus nationalen Traditionen in der Spirituosenherstellung. Der Alkoholgehalt einer Spirituose ist – für sich genommen – kein Qualitätsmerkmal.

# Brände

Brände werden im ein-, zwei- oder dreistufigen Verfahren aus einem oder mehreren (oft namengebenden) Rohstoffen *(Wein, Obst, Zuckerrohr, Getreide, Kartoffeln)* erzeugt. Sie sind extraktarm und enthalten keine oder nur wenige Geschmackszutaten.

## Weinbrand (Brandy)

Diese Spirituose wird ausschließlich durch Destillation von Wein oder von Brennwein (einer Mischung aus Wein und Weindestillat mit einem Alkoholgehalt von 24 bis 28% vol) oder durch erneutes Destillieren von Weindestillat gewonnen. Die bekanntesten Weinbrände sind Cognac und Armagnac.

**Cognac** ist die Herkunftsbezeichnung für französischen Qualitätsbranntwein, dessen gesamte Herstellung sich in einem weiten gesetzlich abgegrenzten Gebiet um die gleichnamige südwestfranzösische Stadt vollzieht. Verwendet werden ausschließlich Weine aus sechs Anbaugebieten dieser Region, von denen allerdings nur zwei – Petite und Grande Champagne – Weine für Spitzendestillate liefern, sodass es bei Cognacs eine große Bandbreite in der Qualität gibt.

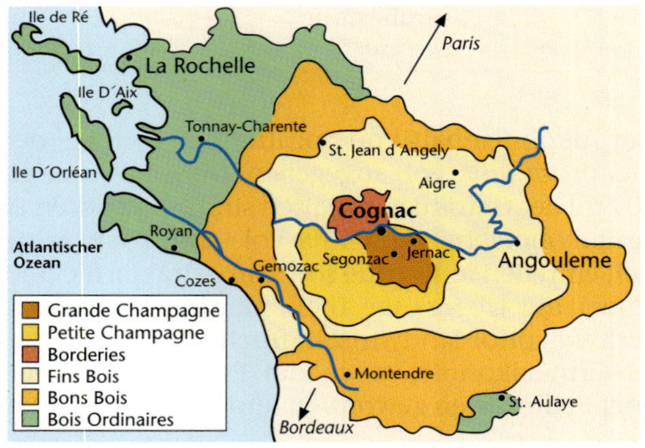

Die Herkunftsbezeichnung „Cognac"

Allen Cognacs gemeinsam sind: eine zweimalige Destillation (Raubrand – Feinbrand), bei der der Wein mit der Hefe in die Brennblase gefüllt wird, ein Mindestalkoholgehalt von 40% vol und eine Lagerung im Eichenholzfass. Dabei nimmt der Cognac Farb-, Geschmacks- und Aromastoffe aus dem Holz auf und entwickelt ein harmonisches Bukett. Gleichzeitig verdunsten erhebliche Anteile des Alkohols. Bei den Cognacs der großen weltbekannten Erzeuger werden Brände unterschiedlicher Lagen und verschiedenen Alters verschnitten, um immer wieder aufs Neue den jeweils charakteristischen Geschmacksstil des Hauses zu treffen.

| Qualitätsstufen von Cognac | | | | | |
|---|---|---|---|---|---|
| nach der Herkunft der Ausgangsweine | | nach der Mindestlagerdauer des jüngsten zum Verschneiden mitverwendeten Destillats | | | |
| | | Bezeichnung | | Mindest-lager-dauer[1] | Durch-schnittliche Lagerdauer |
| Ohne besondere Kennzeichnung | Ausgangsweine aus dem gesamten geographischen Bereich | V.S.*** | Very special | 2½ Jahre | 5 bis 9 Jahre |
| Fine Champagne | Mindestens 50% der Ausgangsweine aus der Grande, der Rest aus der Petite Champagne | V.S.O.P. | Very superior old pale | 4½ Jahre | 12 bis 20 Jahre |
| Grande Champagne | Alle Ausgangsweine aus der Grande Champagne | X.O., Extra, Grande Réserve, Napoléon | Extra old | 6½ Jahre | über 20 Jahre |
| | | Hors d'Age | | Älter als X. O. | |

1 Quelle: SOPEXA, Weine und Spirituosen aus Frankreich, o. O. 1990, S. 85; Centre d'Information du Cognac

Ebenfalls aus Südwestfrankreich, nämlich aus Teilen der Landschaft Gascogne, stammt der Qualitätsbranntwein **Armagnac.** Bei allen Übereinstimmungen mit dem Cognac hinsichtlich Mindestalkoholgehalt und Altersstufen ergeben andere Anbauböden, Brennweine und das kontinuierliche Destillationsverfahren einen unverwechselbaren Geschmack. Junge Armagnacs sind sehr rau und gewinnen noch mehr als Cognacs durch Verschneiden, Zusatz von Auszügen aus Pflaumen, Nüssen und Kräutern und jahrelange Reifung.

**Weinbrand (Brandy)** muss mindestens ein Jahr (bei Lagerung in Fässern mit weniger als 1000 l Volumen sechs Monate) in Eichenholzfässern reifen, wird nach der Fassreifung in Tanks gelagert und schließlich zum Ausgleich natürlicher Qualitätsschwankungen verschnitten. Der Mindestalkoholgehalt beträgt 36% vol. Weinbrände (Brandys) unterschiedlichster Qualität stammen u.a. aus Spanien, Portugal, Griechenland, Italien, Frankreich und Deutschland.

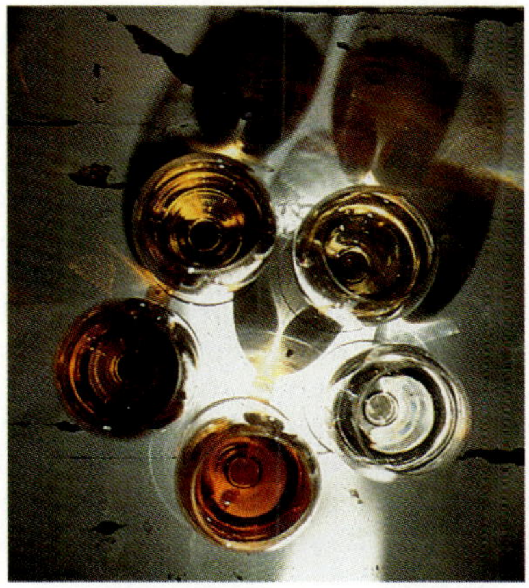

Vom klaren Destillat zum jahrelang fassgereiften Brandy

In Deutschland wird Weinbrand fast ausschließlich aus importierten Rohstoffen hergestellt, und zwar aus italienischen, französischen und spanischen Brennweinen oder aus importiertem Destillat. **Deutscher Weinbrand** unterliegt u.a. den folgenden Bestimmungen:

- Die Herstellung, ausgenommen die Destillation und die ihr vorgelagerten Schritte, ist in Deutschland erfolgt.
- Die zur Herstellung verwendeten Weintrauben stammen ausschließlich von empfohlenen oder zugelassenen Rebsorten.
- Das Erzeugnis wurde zu weniger als 86% vol destilliert, enthält also einen hohen Anteil geschmacks- und geruchsgebender Substanzen.
- Das gesamte verwendete Weindestillat wurde mindestens zwölf Monate in Eichenholzfässern von höchstens 1000 Litern Fassungsvermögen gereift.
- Der Alkoholgehalt beträgt mindestens 38% vol.

Deutscher Weinbrand unterliegt einer amtlichen Prüfung, bei der u.a. festgestellt wird, ob der Weinbrand eine goldgelbe bis goldbraune Farbe hat, die typischen Merkmale der verwendeten Ausgangserzeugnisse aufweist, in Aussehen, Geruch und Geschmack frei von Fehlern ist und die geforderten analytischen Werte erfüllt. Hat das Erzeugnis die Prüfung bestanden, trägt jede Verkaufsflasche eine **amtliche Prüfnummer.** Deutscher Weinbrand ist in seinen Spitzenprodukten französischem Cognac ebenbürtig; allerdings spricht er mit seinem abgerundeten, betont weichen Geschmack besonders die deutschen Geschmacksvorlieben an.

Spanischer Brandy wird aus Weinen Zentralspaniens gebrannt und dann in die Region der →Sherry-Produktion gebracht, wo er in gebrauchten Fässern gelagert wird, die sich zuvor mit farb- und aromaintensivem Sherry vollgesogen haben. Wie dieser reift auch Brandy nach dem →Solera-Verfahren. **Brandy de Jerez** ist wie Cognac und Armagnac eine Weinspirituose mit geschützter →Ursprungsbezeichnung.

Unter Brandy wird meist auch der griechische Metaxá eingeordnet. Er ist allerdings kein reiner Weinbrand, sondern wird aus Weinbrand, Neutralalkohol, Naturaromen und destilliertem Wasser hergestellt.

## Tresterbrand

*Trester (D, A), Grappa (I)* und *Marc (F)* werden nicht aus Wein, sondern aus den Trester genannten Traubenrückständen gebrannt, die bei der →Weinbereitung nach dem Pressen zurückbleiben. Diese Rückstände sind entweder schon vergoren (die meisten Rotweintrester) oder müssen noch vier bis fünf Wochen gären (Weißweintrester). Je besser das Lesegut, desto feiner kann das Destillat sein. Besonders milde und reintönige Tresterbrände gewinnt man, wenn man die Traubenreste von Stielen, Strünken und Kernen befreit.

Je nachdem, ob die verwendeten Trester von mehr oder weniger aromatischen Rebsorten stammen, ergibt sich auch ein unterschiedlich duftender und schmeckender Brand. Besonders beliebt sind sortenreine Tresterbrände von Riesling-, Gewürztraminer- oder Muskatellertrestern. Auch bei Tresterbränden beeinflusst das Destillationsverfahren das Ergebnis. Einfachere Qualitäten sind üblicherweise kontinuierlich gebrannt, Edeltrester dagegen werden zweimal destilliert. Von vergleichsweise geringerer Bedeutung sind Alterung und Reifung, da Tresterbrände ihr bemerkenswertes Bukett und ihre geschmackliche Eigenart schon einige Monate nach dem Destillieren entfalten. Lagerung in Eichenholzfässern ergibt bernsteinfarbene, in Fässern aus Eschenholz wasserklare Tresterbrände.

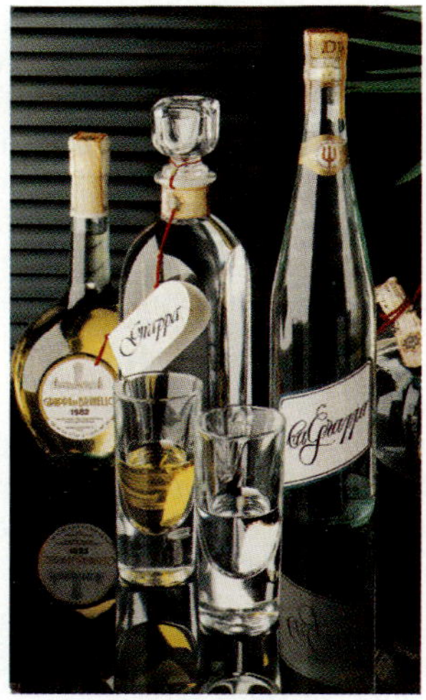
Grappa

Der beliebteste Tresterbrand ist der italienische **Grappa.** Er kommt sortenrein und aus bestimmten Herkunftsgebieten, aber auch als Verschnitt verschiedener Sorten und Gebiete, in einer großen Spanne von Qualitäten und Preislagen in den Handel. Einige Grappe sind mit Aromen von Minze, Beifuß, Enzian, Kümmel, Himbeere, Heidelbeere, Orange, Mandel, Honig oder Kaffee aromatisiert.

## Obstbrand

Obstbrände werden nach drei Verfahren hergestellt:

- **Apfelbrand** *(Calvados)* und **Birnenbrand**, hergestellt durch Destillation von Obstwein;
- **Obstwasser** *(Kirschwasser, Slibowitz)*, hergestellt durch Destillieren vergorener zuckerreicher Früchte (der Alkohol stammt vom namengebenden Rohstoff);
- **Obstgeist** *(Himbeer-, Schlehen-, Vogelbeergeist)*, dadurch hergestellt, dass mit Alkohol die Aromastoffe der ganzen unvergorenen Früchte ausgezogen werden. Der so mit Geschmacks- und Aromastoffen gesättigte Alkohol wird anschließend nochmals gebrannt.

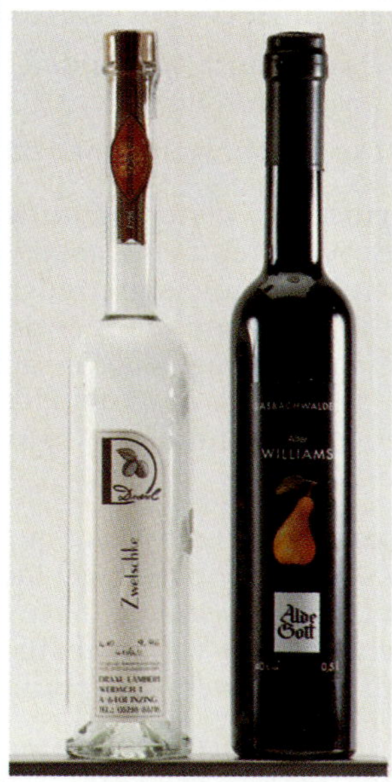

Obstbrände

Die meisten Obstbrände besitzen jung ein besonders intensives Aroma, doch lagern sie zur Harmonisierung einige Monate im Glasballon *(Kirschwasser, Marillenbrand – A, Barack pálinka – H)*. Einige Obstbrände *(Calvados – F, Slibowitz)* gewinnen durch Holzfasslagerung.

Steinobstbrände haben mitunter ein deutliches Bittermandelaroma, das aus der Blausäure in den Steinen der verwendeten Früchte herrührt. Obstwässer können beträchtliche Mengen Methanol und außerdem höhere Anteile an Fuselölen enthalten als andere Spirituosen. Zur Vermeidung gesundheitlicher Belastungen sollte man Obstbrände daher besonders maßvoll konsumieren.

Brände aus Apfel- oder Birnenwein genießen zunehmende Beliebtheit. Bekannt ist der nordwestfranzösische **Calvados**, der aus Apfelwein (Cidre) bestimmter Anbaugebiete der Normandie destilliert wird. Beste Qualität ist Calvados mit der geschützten Ursprungsbezeichnung „Pays d'Auge"; für ihn gelten ähnliche Destillationsverfahren und Altersbezeichnungen wie für →Cognac.

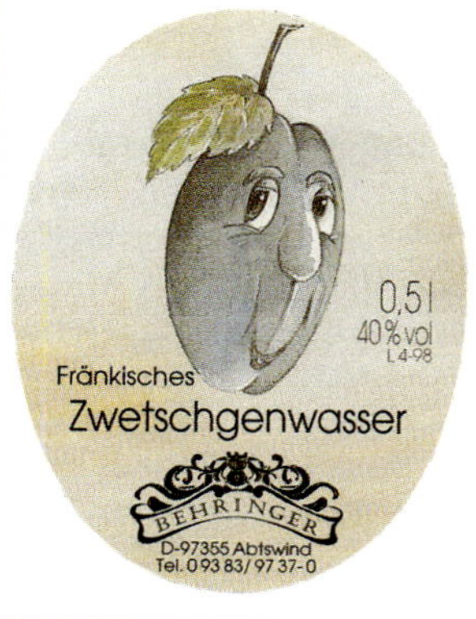

Obstwasser

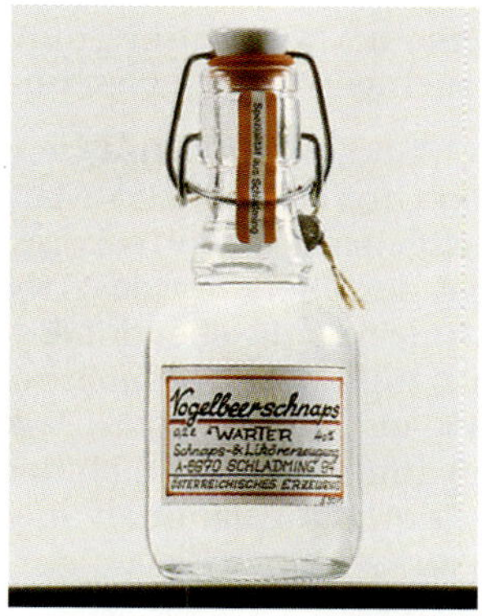

Obstgeist

| Obst und andere Früchte, aus denen Spirituosen hergestellt werden (Auswahl) | | | | | |
|---|---|---|---|---|---|
| Apfel<br>Aprikose (Marille)<br>Birne<br>Brombeere | Eberesche<br>Erdbeere<br>Feige<br>Hagebutte<br>Heidelbeere | Himbeere<br>Holunder<br>Kirsche<br>Maulbeere<br>Mirabelle | Mispel<br>Pflaume<br>Quitte<br>Reineclaude<br>Schlehe | Stechpalmenfrucht<br>Vogelbeere<br>Wacholder<br>Weintraube | Wildpflaume (Zibarte)<br>Williamsbirne<br>Zwetschge |

## Getreidebrand

**Getreidespirituosen** werden aus Getreide *(Roggen, Weizen, Hafer, Gerste)* oder aus Buchweizen im dreistufigen Verfahren, d. h. durch Verzuckerung, Vergärung und anschließende Destillation hergestellt. Der verwendete Rohstoff bestimmt den Geschmack. In deutschsprachigen Gebieten der europäischen Gemeinschaft traditionell hergestellte Getreidespirituosen dürfen als **Korn** (mindestens 32 % vol) oder **Kornbrand** (mindestens 37,5 % vol) und, wenn nur eine Getreideart verwendet wurde, als „Weizenkorn" („Roggenkorn", ...) bezeichnet werden. Getreidespirituosen mit 38 % vol können zusätzlich zur Verkehrsbezeichnung „Kornbrand" als **Doppelkorn** bezeichnet werden.

**Whisky** ist ein Getreidebrand mit mehr oder weniger wahrnehmbarem rauchigem Geschmack. Er wird aus Getreidemalz (→Mälzen), gegebenenfalls unter Verwendung von unvermälztem Getreide, hergestellt. Die Mindestlagerzeit beträgt, bezogen auf das jüngste verwendete Destillat, drei Jahre; acht-, zehn- und zwölfjährige Sorten sind üblich. Die Schreibweise für diese Spirituose ist vom Erzeugerland abhängig. Als „Whiskey" werden der Irish Whiskey und der Bourbon Whiskey bezeichnet, alle übrigen heißen *(schottischer, kanadischer, deutscher, indischer, pakistanischer, thailändischer ...)* „Whisky".

Am weitesten verbreitet ist **schottischer Whisky** („Scotch"). Zwei Sorten sind im Handel von Bedeutung: **Single Malt Whisky** wird aus im Torfrauch getrocknetem Gerstenmalz hergestellt. Single Malt stammt aus verschiedenen Jahrgängen jeweils einer einzigen Destillerie und fällt vor allem bei kleineren Betrieben nicht immer gleich aus. **Blended Whisky** dagegen wird industriell hergestellt, und zwar als Mischung von Malt Whiskys und Grain Whiskys. Letztere werden aus überwiegend unvermälztem Getreide unter Zusatz von Gerstenmalz hergestellt. Das Blenden (Verschneiden) erlaubt es, aus wechselnden Ausgangsmaterialien immer wieder aufs Neue das typische Aroma eines Markenwhiskys zu erzielen. Je mehr Malt Whisky ein Blended Whisky enthält, desto markanter und charakteristischer (rauchiger) ist sein Geschmack.

In Irland, wo das Verfahren zur Herstellung von Whisk(e)y erfunden wurde, werden – meist von Großdestillerien – Malt und Grain Whiskeys aus Gerste und Roggen hergestellt. Um sie weitgehend von unbekömmlichen Fuselölen zu befreien, werden die **Irish Whiskeys** dreimal destilliert. Da das Trocknen des verwendeten Malzes nicht im Torfrauch geschieht, schmecken die eher milden irischen Whiskeys nicht nach Rauch. **Canadian Whisky** – ebenfalls mild, wenig aromatisch – entsteht aus Mais und Roggen, der kräftige **Bourbon Whiskey** aus mindestens 51% Mais sowie aus Roggen und Gerstenmalz, wobei der Maisanteil geschmacklich deutlich hervortritt. Bourbon Whiskey wird in Fässern gelagert, deren Inneres durch Ausflämmen angekohlt wurde. Dadurch entsteht sein leicht parfümierter besonderer Geschmack.

**Deutscher Whisky** ist eine den Geschmacksvorlieben deutscher Konsumenten angepasste besonders milde Mischung aus schottischem Malt Whisky und deutschen Kornfeindestillaten.

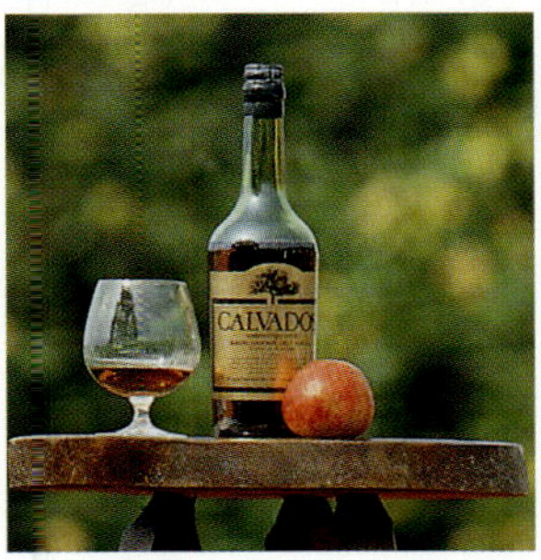

Calvados

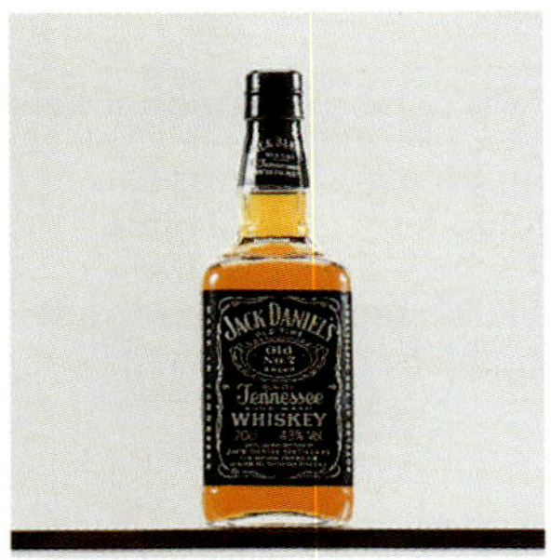

Whiskey

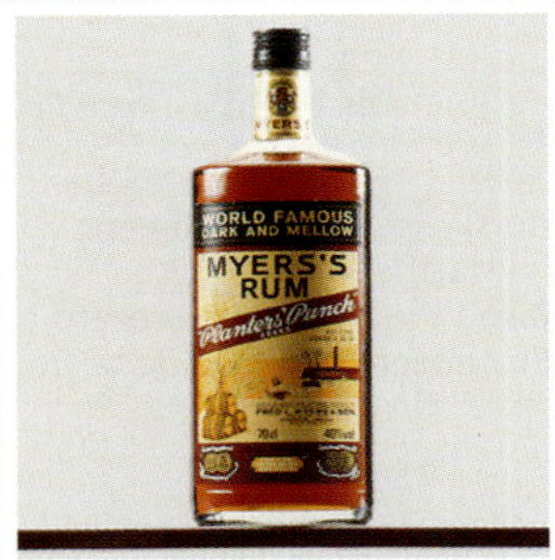

Rum

## Brände aus sonstigen Rohstoffen

**Wodka** (PL, RUS, SF, D) wird aus „Ethylalkohol landwirtschaftlichen Ursprungs" durch wiederholte, reinigende Destillation (Rektifikation) und anschließende Filtration über Aktivkohle gewonnen und in Stein- oder Glasbehältern gelagert. Im Gegensatz zu anderen klaren Spirituosen soll Wodka („Wässerchen") völlig neutral schmecken und riechen.

Durch Vermischen von Ethylalkohol landwirtschaftlichen Ursprungs mit Trinkwasser entsteht ein Getränk, das zusätzlich zur Verkehrsbezeichnung „Spirituose" oder „alkoholisches Getränk" als **Klarer** bezeichnet werden kann. Ein Mindestalkoholgehalt ist nicht festgelegt; üblich sind mindestens 30% vol.

Auch aus dem Saft von Agaven *(Tequila, Mezcal* – Mexiko) sowie aus süßlichen oder Bitterstoffe enthaltenden Pflanzenwurzeln und -knollen *(gelber Gebirgsenzian, Bärwurz, Topinambur)* werden wasserklare Brände hergestellt.

**Rum** ist ein Erzeugnis der Karibik. Er wird durch Vergären und Destillieren von Zwischen- und Nebenprodukten der Rohrzuckergewinnung *(Rohrzuckermelasse, -sirup, -saft)* hergestellt. Aufgrund der unterschiedlichen Ausgangsmaterialien und Destillationsverfahren gibt es auf den einzelnen Inseln der Karibik sehr unterschiedliche Arten von Rum. Das erzielte Destillat ist jedoch immer wasserklar und gewinnt die bei einigen Sorten übliche bräunliche Färbung durch Holzfasslagerung (sechs Monate, allenfalls wenige Jahre), Pflanzenauszüge und/oder →Zuckerkulör. Originalrum hat 75 bis 80% vol Alkoholgehalt und wird in den Verbraucherländern auf Trinkstärke von mindestens 38%, handelsüblich 40 oder 54% vol, herabgesetzt („Echter Übersee-Rum").

Zwei Typen von Rum sind in Deutschland besonders beliebt: Heller **(weißer** oder goldfarbener) **Rum** wird in Stahltanks gelagert, ist trocken, leicht, elegant, wenig aromatisch und besonders für Mixgetränke geeignet. Ursprünglich stammt er aus Kuba, heute kommen die größten Mengen aus Puerto Rico. **Jamaica-Rum** ist durch Lagerung im Eichenholzfass dunkel, intensiv und etwas streng im Geschmack, stark aromatisch und wird besonders zur Aromatisierung von Speisen und Heißgetränken und zum Einlegen von Früchten verwendet. Rum dieses Typs kommt auch aus Haiti, Martinique, Barbados und Guyana.

Weil Überseerum mitunter derart schwer und intensiv in Geruch und Geschmack ist, kann es sinnvoll sein, ihn mit Neutralalkohol zu verschneiden, wobei mindestens 5% des Gesamtethanolgehaltes aus dem Originalrum stammen müssen. Dieser **Rumverschnitt** ist bei guten Sorten geschmacklich ansprechender (und preisgünstiger) als echter Überseerum.

**Arrak** ist eine unverschnittene Spirituose aus Reis, Melasse, zuckerhaltigen Pflanzensäften (Ostasien) oder Datteln (Nordafrika), ähnelt in Geruch und Geschmack entfernt dem Rum und wird bei uns auch zu ähnlichen Zwecken verwendet. Der wasserklare Originalarrak hat 60% vol Alkohol und wird auf Trinkstärke von 40% vol („Echter Arrak") herabgesetzt. Bei **Arrakverschnitt** müssen mindestens 10% des Gesamtethanolgehaltes aus dem Originalarrak stammen.

## Aromatisierte Spirituosen

### Extraktarme aromatisierte Spirituosen

Durch Aromatisierung von Korn oder Neutralalkohol mit anderen Stoffen entstehen:

- **Wacholderspirituosen** *(Gin, Genever, Steinhäger),*
- **Kümmelspirituosen** *(Aquavit),*
- **Bitterspirituosen** *(Boonekamp, Schwedenbitter, Becherovka),* hergestellt unter Verwendung von Wermut, Engelwurz, Ingwer, Vogelbeeren, Schafgarbe, Rosmarin, Nelken u.a.,
- **aromatisierter Wodka**, hergestellt unter Verwendung von Ingwer, Zitronenschale oder Cayennepfeffer; als Hinweis auf eine Aromatisierung mit Büffelgras enthält jede Flasche des grünlichgelben Wodka *Zubrowka (PL)* einen Grashalm.

### Extraktreiche aromatisierte Spirituosen (Liköre)

**Liköre** sind aromatisierte Spirituosen mit hohem Zuckeranteil (mindestens 100 g/l), denen je nach Art geschmacksgebende Erzeugnisse landwirtschaftlichen Ursprungs *(Rahm, Milch, andere Milcherzeugnisse, Obst, Wein, aromatisierter Wein)* beigegeben werden können. Die Bezeichnung „...crème" ist Likören mit einem Mindestzuckergehalt von 250 g/l vorbehalten, doch liegt deren Zuckergehalt oft deutlich höher *(Crème de Cassis 520 g/l)*. Manche Liköre werden nicht (nur) pur getrunken, sondern dienen zum Mixen *(Kir)* oder zum Würzen von Speisen *(Cointreau, Grand Marnier)*. Die Vielzahl der auf dem deutschen Markt befindlichen in- und ausländischen Liköre ist kaum übersehbar. Grundstoff des Likörs kann Ethylalkohol landwirtschaftlichen Ursprungs, bei Edellikören Rum, Obstwasser, Korn, Weinbrand, Cognac oder Armagnac sein.

Emulsionsliköre bestehen aus Zutaten, die Fett enthalten *(Eier, Schokolade, Milch, Sahne)* und mit dem Grundlikör zu einer dickflüssigen Mischung verbunden sind. Eierlikör (Advokat, Advokaat, Avocat) ist eine Spirituose, die Eiklar, mindestens 150 g Zucker oder Honig sowie mindestens 140 g Eigelb pro Liter enthält. Abweichend vom Mindestalkoholgehalt der übrigen Spirituosen beträgt der Mindestalkoholgehalt von Eierlikör nur 14% vol.

| Aromatisierung von Likören | |
|---|---|
| **Grundlage / Zutat** | **Beispiele** |
| Kräuter, Gewürze, Bitterstoffe | *Kräuter- und Klosterlikör, Boonekamp, Halb und Halb, Pfefferminzlikör, Vanillelikör, Allasch, Angostura; Amaretto, Sambuca (I); Anisette, Pastis (F); Hierbas (E), Ouzo (GR); Raki (TY)* |
| Fruchtsaft und Obstbranntwein | *Fruchtbrandys (Apricot Brandy, Cherry Brandy, Peach Brandy)* |
| Fruchtaromen, Pflanzenauszüge | *Aufgesetzter, Orangenlikör, Kakao mit Nuss, Curaçao, Triple Sec; Maraschino (HR)* |
| Fruchtsäfte | *Brombeerlikör, Kirschlikör, Kirsch mit Rum; Crème de Cassis (F)* |

## Was Verbraucher noch wissen wollen

**Wie viel Alkohol darf man trinken?**

Es kommt darauf an – „trockene" Alkoholiker dürfen keinen Tropfen Alkohol zu sich nehmen, Verkehrsteilnehmer und Maschinenführer müssen aus Sicherheitsgründen auf Alkohol verzichten. Die Wirkung des Alkohols ist von Person zu Person verschieden und überdies bei ein und derselben Person nicht immer gleich. Manche Menschen vertragen auch regelmäßigen, andere nicht einmal gelegentlichen Alkoholgenuss. Was in einem Fall problemloser Gebrauch ist, stellt in einem anderen Fall bereits Alkoholmissbrauch dar. Schon deshalb ist es schwer, Höchstmengen anzugeben, die „noch vertretbar" sind.

Alkohol übt sowohl günstige als auch schädliche Wirkungen auf den menschlichen Körper aus. Einerseits sinkt im Vergleich mit Personen, die keinerlei Alkohol zu sich nehmen, bei mäßigem Alkoholkonsum das Risiko, an Herzinfarkt und seinen Vorstufen zu erkranken, sowie die Gesamtsterblichkeit. Andererseits aber gibt es für manche Krankheiten *(Leberleiden, Brust- und Darmkrebs, Entzündungen der Bauchspeicheldrüse),* die durch Alkohol (mit)ausgelöst werden, keinen Schwellenwert. Das bedeutet, dass keine Alkoholmenge benannt werden kann, unterhalb der man ein erhöhtes Risiko für diese Krankheiten ausschließen kann. Mit diesen Einschränkungen gilt ein täglicher Konsum reinen Alkohols von 20 g (ca. 25 ml) bei Frauen und 60 g (ca. 75 ml) bei Männern als allenfalls noch tolerierbare Menge – die „risikoarme maximale Trinkmenge" allerdings liegt deutlich darunter.

| Alkoholanteile und -mengen in verschiedenen Getränken | | |
|---|---|---|
| **Je 10 ml (8 g) reiner Alkohol sind enthalten in ...** | | **Alkoholanteil in % vol** |
| 1 Glas Cognac (25 ml) | 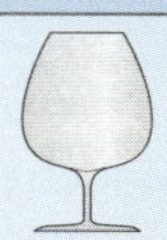 | 40 |
| 1 Glas Wein (100 ml) | 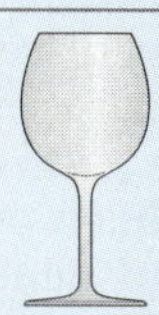 | 10 |
| 1 Glas Bier (200 ml) | 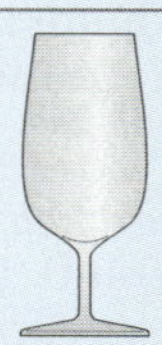 | 5 |

Da es in unserer Gesellschaft zum guten Ton gehört, bei vielen Gelegenheiten Alkohol anzubieten und zu trinken, ist es wichtig zu wissen, wie viel Alkohol die verschiedenen Getränke enthalten.

Größere Risiken als Bier und Wein bieten wegen des hohen Alkoholgehaltes und der damit größeren Gefahr der „Überdosierung“ Liköre und Brände. Unter diesem Gesichtspunkt ist es erfreulich, dass, ausgelöst durch Richtlinien der EU, der Alkoholgehalt vieler in Deutschland angebotener Spirituosen erkennbar gesunken ist. Insbesondere Liköre, die früher mit 25 % vol hergestellt wurden, kommen jetzt häufig mit 15 % vol auf den Markt.

### Welche Folgen hat Alkoholmissbrauch?

Der Missbrauch von Alkohol hat schwer zu beherrschende Sofortwirkungen und schädigt auf Dauer die körperliche und seelische Gesundheit.

| Akute Wirkungen von Alkohol | |
|---|---|
| **Promille Alkohol im Blut** | **Wirkungen** |
| 0,20–0,99 | Beeinträchtigte Wahrnehmung, unkoordinierte Bewegungen, Veränderung der Stimmung und des Verhaltens, Beeinträchtigung geistiger Aktivität |
| 1,00–1,99 | Torkelnder Gang, deutliche Beeinträchtigung im Intelligenztest und bei der Fahrfähigkeit, verlängerte Reaktionszeit |
| 2,00–2,99 | Übelkeit und Erbrechen, Doppeltsehen, Störung der Muskelkoordination, extreme Schwerfälligkeit |
| 3,00–3,99 | Verminderte Körperwärme, kalte, feuchte Haut, Verlust des Sprechvermögens, Gedächtnisschwund, Empfindungslosigkeit, Kurzatmigkeit |
| 4,00–5,00 | Tödliche Konzentration |
| Nach: Elmadfa/Leitzmann 1990: Ernährung des Menschen. 2. Auflage, Stuttgart 1990, S. 162–166 | |

| Folgen anhaltenden Alkoholmissbrauchs | |
|---|---|
| **Alkohol kann den Körper schädigen** | **Alkohol kann süchtig machen** |
| Alkoholmissbrauch<br>▸ zerstört Nerven- und Gehirnzellen,<br>▸ verursacht Entzündungen von Magenschleimhaut und Bauchspeicheldrüse,<br>▸ schädigt Leber, Nieren und Blutgefäße,<br>▸ beeinträchtigt die Fruchtbarkeit bei Männern und Frauen,<br>▸ begünstigt die Entstehung von Mund-, Kehlkopf- und Speiseröhrenkrebs. | Alkoholismus ist eine unheilbare Suchtkrankheit und zeigt sich in verschiedenen Ausprägungen.<br>Typisch ist ein dreiphasiger Krankheitsverlauf:<br>▸ **Entlastungstrinken**, um Probleme besser „in den Griff“ zu bekommen;<br>▸ **heimliches Trinken**, Schuldgefühle, ständiges Denken an Alkohol, Anlegen und Verstecken von Vorräten;<br>▸ **zwanghaftes Trinken**, Gefahr des sozialen Abstiegs, auch für Außenstehende wahrnehmbare Veränderung der Persönlichkeit. |

### Welche gesetzlichen Regelungen gelten für den Verkauf von Spirituosen an Minderjährige?

Das Jugendschutzgesetz verbietet nicht nur den Verkauf, sondern jegliche Abgabe von Spirituosen an Kinder und Jugendliche. Minderjährige dürfen also auch nicht als Boten auftreten, um für Erwachsene Spirituosen einzukaufen. Gleiches gilt für die Abgabe von branntweinhaltigen Getränken *(Portwein, Sherry; auch Partydrinks, soweit sie Spirituosen enthalten)* und sonstigen branntweinhaltigen Lebensmitteln *(Weinbrandbohnen, Likörpralinen)*. Bier,

Wein und Schaumwein dürfen an Jugendliche über 16 Jahren ohne Einschränkungen abgegeben werden.

Diese Bestimmungen müssen durch Aushängen des Gesetzestextes in den Verkaufs- und Schankräumen bekannt gemacht werden.

**Was versteht man unter Alcopops?**

Unter diesem Begriff – auch: Partydrink, Premix, RTD (= Ready To Drink) – werden Mischgetränke verstanden, die Limonaden, Fruchtsäfte, Farbstoffe und/oder Pflanzenextrakte sowie Bier, Wein oder Spirituosen enthalten.

Vor allem bei solchen Alcopops, die Spirituosen enthalten, wird die Wahrnehmung des Alkohols durch starke Aromen und Süßungsmittel überdeckt („maskiert"). Tatsächlich haben diese Partydrinks einen Alkoholgehalt von 5 bis 5,5 % vol. Eine Flasche (übliche Füllmenge 275 ml) enthält etwa 13–15 % Spirituosen, z. B. Rum oder Wodka, und damit eine Alkoholmenge, die ziemlich genau der in zwei knapp eingeschenkten Schnäpsen entspricht – da kann in einer Disconacht so einiges zusammenkommen.

?! Unter den 15-jährigen Schülerinnen und Schülern in Deutschland nimmt ein Viertel der Mädchen und mehr als ein Drittel der Jungen regelmäßig Alkohol zu sich, obwohl sie noch unter dem gesetzlichen Mindestalter für den Erwerb alkoholischer Getränke sind. Noch vor vier Jahren lagen die Werte deutlich niedriger. Die Wissenschaftler führen diese Entwicklung auch auf die neuen Mixgetränke zurück, die mit intensiver Werbung am Markt durchgesetzt werden. Die Werbung zielt nach den vorliegenden Untersuchungen vor allem auf jüngere Jugendliche und Mädchen.

Unter den 11-jährigen Jungen und Mädchen, die regelmäßig Alkohol trinken, sind inzwischen die Mixgetränke am beliebtesten und haben Bier, Wein und andere Spirituosen zurückgedrängt. Bei den 15-jährigen Mädchen sind ebenfalls die Mixgetränke beliebter als Wein und Spirituosen. „Die süßen Getränke mit moderatem Alkoholgehalt sind eindeutig zu den neuen Verführern zum Alkohol geworden", sagt dazu Professor Hurrelmann. „Sie dienen dazu, geschmackliche Vorbehalte gegenüber Alkohol abzubauen. Die Mixgetränke verschleiern durch ihre Zusammensetzung, nämlich die Kombination von Limonade und Spirituosen, den typischen Alkoholgeschmack. Die meisten Jugendlichen unterschätzen die Wirkungen, die mit dem intensiven Konsum solcher Getränke verbunden sind." Länder wie Frankreich und die Schweiz haben auf diese bedrohliche Entwicklung bereits mit einer Sondersteuer auf Mixgetränke reagiert.

Nach: Hurrelmann, Klaus, u. a., Jugendgesundheitssurvey, Weinheim/München 2003, S. 111 ff.

## Wenn Sie weiterlesen wollen

Hofmann, Lioba, Moderater Alkoholkonsum – Nutzen oder Risiko für die Gesundheit? In: aid-Verbraucherdienst 3/2000, S. 392–397.

# 17 Kaffee und Tee

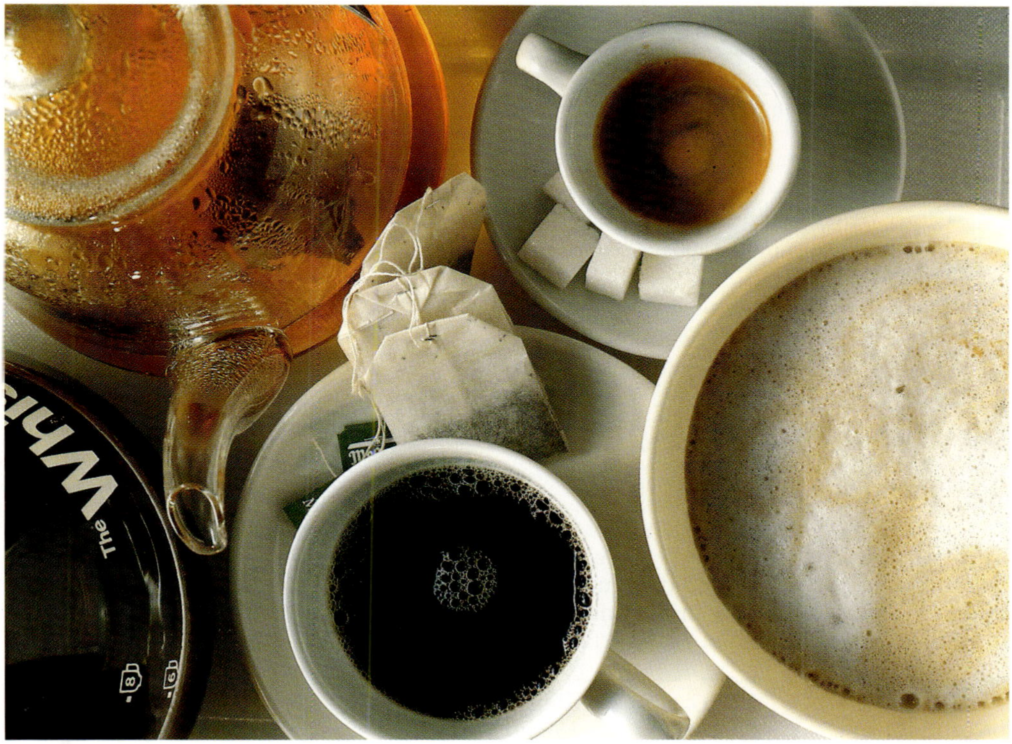

„Kaffee oder Tee?"

In Deutschland entscheiden sich 90% für eine Tasse Kaffee zum Frühstück, im Büro oder beim Kaffeekränzchen, das macht insgesamt 320 Millionen Tassen täglich.

Der Verbrauch von Tee ist wesentlich geringer, nimmt aber zu. In manchen Regionen *(Friesland)* hat auch Tee eine große Bedeutung.

## Kaffee

### Anbau und Ernte

Als Kaffee werden die Samen des Kaffeebaumes bezeichnet. Dieser gedeiht in tropischen und subtropischen Regionen. Fast die Hälfte des jährlich erzeugten Kaffees kommt aus Brasilien und Kolumbien. Andere wichtige Erzeugerländer sind Guatemala, Mexiko, Äthiopien, Elfenbeinküste, Indonesien und Vietnam. In etwa 50 Ländern wird Kaffee in wirtschaftlich nennenswerten Größenordnungen produziert. Die Weltproduktion von Kaffee beträgt zwischen 85–100 Millionen Sack zu 60 kg jährlich. Um einen Sack Rohkaffee zu 60 kg zu füllen, müssen rund 100 Kaffeebäume abgeerntet werden, denn mehr als ein bis zwei Pfund Rohkaffee pro Jahr liefert der einzelne Kaffeebaum nicht. Nur zwei Arten *(Arabica, Robusta)* unter den etwa 80 verschiedenen Kaffeepflanzenarten haben wirtschaftliche Bedeutung.

| Arten | Besonderheiten |
|---|---|
| Arabica<br>▸ ca. 10 Mrd. Pflanzen<br>▸ 66% der Weltkaffeeerzeugung<br>▸ vorwiegende Anbauhöhe: 600 bis 1500 m (Hochlandkaffee)<br>▸ empfindlicher, weniger ertragreich | ▸ ausgeprägtes Aroma<br>▸ je nach Herkunft säurearm oder mit einer feinen Säure<br>▸ Koffeingehalt 0,6 bis 1,5%<br>▸ in weiten Teilen Mittel- und Nordeuropas bevorzugt |
| Robusta<br>▸ ca. 4 Mrd. Pflanzen<br>▸ 34% der Weltkaffeeerzeugung<br>▸ vorwiegende Anbauhöhe: 300 bis 800 m (Tieflandkaffee)<br>▸ ertragreicher und widerstandsfähiger gegen Schädlinge | ▸ kräftiger und etwas rauer Geschmack<br>▸ Koffeingehalt 2 bis 3%<br>▸ in Amerika und den Mittelmeerländern bevorzugt |

## Gewinnung und Erzeugung

### Gewinnung von Rohkaffee

So wie die Kaffeekirsche – wegen ihrer roten Farbe so bezeichnet – nach der Ernte vorliegt, kann sie weder genossen noch gelagert oder transportiert werden. Zur Herstellung eines marktfähigen Kaffees müssen die Fruchtbestandteile der Kaffeekirsche und große Teile der in den Samen („Bohnen") enthaltenen Feuchtigkeit entfernt werden. Bei dieser Aufbereitung zu Rohkaffee kommen zwei Verfahren zur Anwendung:

| | |
|---|---|
| **Trockene Aufbereitung** („ungewaschener Kaffee") | Die Früchte werden, ausgebreitet auf großen Flächen, so lange durch Sonne und Wind getrocknet, bis sich die Bohnen ohne anhaftende Rückstände maschinell herauslösen lassen. Dieses Verfahren findet vor allem in Ländern mit großen Ernten und geringen Wasservorräten Anwendung *(Brasilien).* |
| **Nasse Aufbereitung** („gewaschener Kaffee") | Durch mehrfaches Waschen, Quellen und Gären (Fermentation) werden die Kaffeebohnen von allen sie umgebenden Fruchtbestandteilen befreit. So behandelter Kaffee zeichnet sich durch ein milderes Aroma als trocken aufbereiteter Kaffee aus („milds"). Das recht aufwendige Verfahren – man benötigt bis zu 150 l Wasser für 1 kg fertigen Rohkaffee – wird meist bei hochwertigen Arabica-Rohkaffees angewendet. |
| Die getrockneten Kaffeebohnen werden gereinigt und sortiert. Liegt der Kaffee in den verschiedenen Qualitätsabstufungen vor, wird er in Säcke abgefüllt oder kommt als Schüttgut in Container und wird verschifft. | |

### Herstellung von Röstkaffee

Zur Herstellung von Röstkaffee werden die getrockneten rohen Kaffeebohnen geröstet, d. h. ohne Zusatz von Wasser erhitzt. Dabei blähen sie sich auf etwa das Doppelte ihres ursprünglichen Volumens auf und ändern ihre Farbe vom erdnussartigen Gelbbraun zu einem kräftigen, dunklen Braun.

Röstkaffee wird in mehreren Arbeitsgängen hergestellt:

<table>
<tr><td>Mischen</td><td>Die im Handel angebotenen Kaffeesorten sind meist Mischungen (Blends) aus bis zu acht und mehr verschiedenen Provenienzen (= Herkunftsgebiete). Einerseits soll so eine gleich bleibende Qualität gesichert werden, andererseits entsteht durch das Mischen ein von den Verbrauchern erwarteter markentypischer Geschmack. Es ist aber auch „sortenreiner“ Kaffee (pure origin coffee) im Angebot, meist Premium-Qualitäten bestimmter Provenienzen (reiner Hochlandkaffee aus Kolumbien und Kenia). Dieses Angebot zielt auch auf Kunden, die gerne →Ethno-Food kaufen. Schon beim Mischen wird über die gewünschte Geschmacksrichtung entschieden (aromatisch, kräftig, „naturmild“). Je nach Verfahren wird vor oder nach dem Rösten gemischt. Für Spitzenkaffees allerdings werden die Bohnen eines jeden Anbaugebietes getrennt voneinander geröstet. So kann sich die Eigenart jeder Sorte voll entwickeln. Das Mischen erfolgt erst anschließend.</td></tr>
<tr><td>Rösten</td><td>Die Rohkaffeebohnen werden wenige Minuten in 400 bis 600 °C heißer Luft erhitzt. Sie verlieren den größten Teil ihrer Feuchtigkeit, erhalten ihre typische braune Farbe und bilden die von den Verbrauchern geschätzten Geruchs- und Geschmacksstoffe. Das Röstkaffee-Aroma setzt sich aus bis zu 1000 – zum Teil noch unbekannten – Inhaltsstoffen zusammen. Robusta-Kaffees werden häufig stärker geröstet als Arabica-Sorten. Besonders in Süd- und Südwesteuropa schätzt man stärker gerösteten Kaffee.</td></tr>
<tr><td>Prüfen</td><td>Damit der von den Verbrauchern erwartete Geruch und Geschmack der Mischung erreicht wird, sind →sensorische Prüfungen unerlässlich. Kaffeetester übernehmen diese schwierige Aufgabe.</td></tr>
<tr><td colspan="2">Der geröstete Kaffee wird ganz oder fertig gemahlen verpackt. Die Verpackung muss so beschaffen sein, dass der Kaffee seine zugesicherte Qualität behält. Mit 70% Marktanteil dominiert die Folien-Vakuumverpackung, insbesondere bei gemahlenem Kaffee. Es folgt mit 28% die mit Wachs beschichtete Papierverpackung der Kaffeefilialisten. Nur noch 2% des Kaffees werden in Dosen angeboten.</td></tr>
</table>

## Inhaltsstoffe

Beim Röstvorgang kommt es nicht nur zu den sichtbaren äußeren Veränderungen der Bohne (Zunahme des Volumens, Bräunung), sondern auch zu Veränderungen an den Inhaltsstoffen.

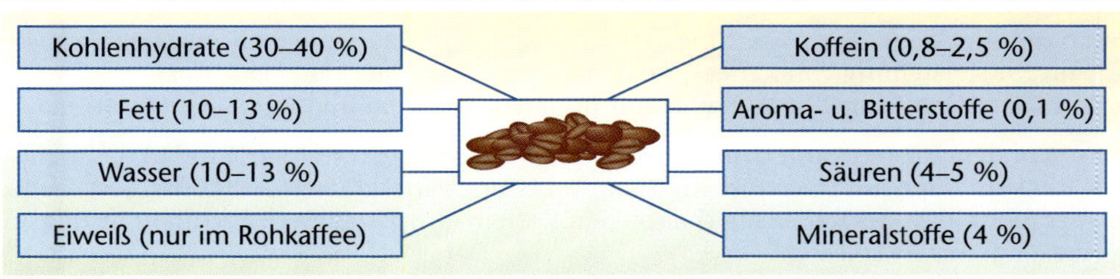


Die wichtigsten Bestandteile einer Kaffeebohne

Es sind hauptsächlich die folgenden Inhaltsstoffe, die Kaffee zu einem geschätzten Genussmittel machen:

Das **Koffein** wirkt anregend auf das zentrale Nervensystem, ebenso auf Herztätigkeit, Stoffwechsel und Atmung. Außerdem werden die Blutgefäße im Gehirn erweitert. Dadurch kommt es kurzfristig zu einer Steigerung der geistigen Leistungsfähigkeit. Koffein ist auch am bitteren Geschmack des Kaffeegetränks beteiligt. Fast 90% des in Deutschland getrunkenen Kaffees sind koffeinhaltig.

Für den als angenehm empfundenen Duft des frisch gerösteten bzw. aufgebrühten Kaffees wie auch für dessen Geschmack sind vor allem die leicht flüchtigen **Aromastoffe** (ätherische Öle) verantwortlich. Außerdem prägen **Röstbitterstoffe** und **Säuren** den Geschmack.

## Angebotsformen

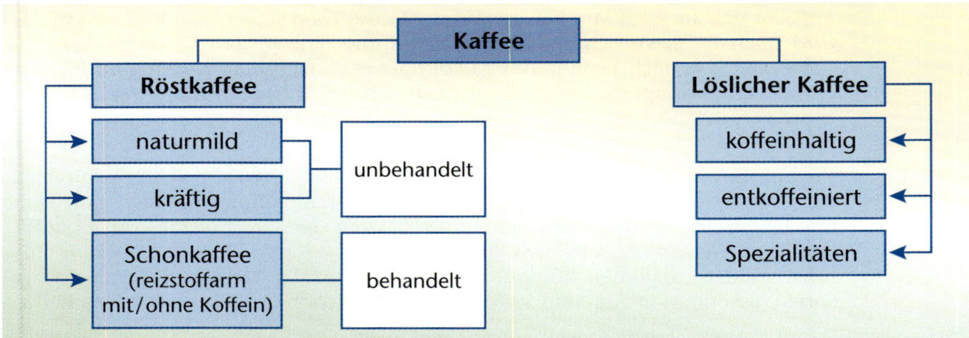


Röstkaffee und löslicher Kaffee

### Röstkaffee

Etwa 70% des in Deutschland vertriebenen Kaffees ist unbehandelter Röstkaffee. Im Angebot sind zum einen aromatische und/oder kräftige Sorten (52%), zum anderen naturmilde Sorten (21%), die sich nach der Röstung durch einen milderen Geschmack auszeichnen. Dieser rührt nicht von einer Bearbeitung oder Reizstoffverminderung her, sondern kommt durch die Verwendung von Bohnen spezieller Rohkaffeeprovenienzen in der Mischung, sodass sich ein geringerer Anteil an schmeckbaren Säuren ergibt. Neben diesen unbehandelten Sorten wird für bestimmte Verbraucherwünsche behandelter Röstkaffee angeboten. Dem so genannten „Schonkaffee" wurden Reizstoffe entzogen, die bei Personen mit empfindlichem Verdauungssystem zu Beschwerden führen können. Schonkaffee wird sowohl mit Koffein als auch entkoffeiniert angeboten.

Durch die zunehmende Ausstattung vieler Haushalte mit Kaffeevollautomaten, die besonders gut zur Herstellung von Kaffeespezialitäten *(Espresso, Latte Macchiato, Cappuccino)* geeignet sind, steigt das Angebot an Kaffee mit höherem Röstgrad und intensiverem Aroma.

Schon vor dem Rösten kann dem Kaffee das Koffein entzogen werden. Er wird dadurch für viele Konsumenten mit Herz- und Kreislaufproblemen verträglicher. „Entkoffeiniert" bedeutet aber nicht, dass der Kaffee überhaupt kein Koffein enthält. Bis zu 1 g Koffein in 1 kg Kaffeetrockenmasse ist zulässig.

### Löslicher Kaffee

Er besteht zu 100% aus Röstkaffee. Dieser wird gemahlen und mit wenig Wasser aufgebrüht. Nach Abtrennen der wasserunlöslichen Bestandteile (Kaffeesatz) wird aus dem flüssigen Kaffee-Extrakt ein trockenes Konzentrat gewonnen. Dazu gibt es zwei wichtige Methoden:

Bei der **Sprühtrocknung** wird der Kaffee-Extrakt in Heißluft gesprüht, wobei die Feuchtigkeit verdampft. Es entstehen winzige Kügelchen aus reinem Kaffee. Bei der besonders aromaschonenden **Gefriertrocknung** wird der Extrakt bei minus 40 bis 50 °C schockgefroren und dann zerkleinert (granuliert). Im Kältevakuum geht das enthaltene Eis aus dem gefrorenen unmittelbar in den dampfförmigen Zustand über. Übrig bleiben kleine goldbraune

Kaffeesplitter. Dieser Kaffee ist besonders gut löslich, aber auch sehr feuchtigkeitsempfindlich und sollte stets gut verschlossen aufbewahrt werden. Löslicher Kaffee wird auch entkoffeiniert und als Schonkaffee angeboten.

### Lösliche Kaffeespezialitäten

Auch bei Kaffee gilt: andere Länder, andere Sitten. Da in vielen Fällen die Herstellung **landestypischer Kaffeespezialitäten** aufwendig ist *(spezielle Maschinen, spezielle Kaffeesorten)*, bevorzugen viele Verbraucher – ebenso wie ein Großteil der Gastronomie – lösliche →Convenienceprodukte, die als →Imitate allerdings geschmacklich und in der Zusammensetzung kaum an das jeweilige Original heranreichen. Dazu zählen:

- **Espresso**, eigentlich eine südeuropäische Spezialität, stark geröstet und mit kräftigem Aroma. Er wird schwarz und süß aus speziellen kleinen Tassen getrunken. Typisch für Espresso ist der kremige Schaum. Espresso ist magenfreundlicher als Röstkaffee. Wird der Espresso in ein Glas aufgeschäumter Milch hineingegeben, erhält man Latte Macchiato.
- **Cappuccino** ist im Original ein Espresso mit aufgeschäumter Milch. Löslichem Cappuccino wird ein Kaffeeweißer sowie häufig auch Zucker beigegeben. Die Schaumhaube (Crema) entsteht beim löslichen Cappuccino durch den Austritt von Luft, die in den Kaffeeweißerpartikeln eingeschlossen war.
- **Café au Lait** besteht zu gleichen Teilen aus Kaffee und Milch und ist ein traditionelles Frühstücksgetränk in Frankreich. In der löslichen Form setzt er sich aus wenig Kaffee und viel Magermilchpulver zusammen.
- **Kaffeekakao** besteht zu je 50% aus löslichem Kaffee und Kakaopulver, ist verzehrfertig mit viel Zucker gesüßt und wird wahlweise in kalte oder warme Milch eingerührt.
- **Eiskaffee** gibt es als Getränkepulver, das mit eiskalter Milch verrührt und gegebenenfalls mit Eiskrem verfeinert wird. Ein stundenlanges Herunterkühlen, wie es bei Verwendung von Röstkaffee nötig ist, entfällt.

Besonders bei jüngeren Konsumenten hat der Kaffeeverbrauch in den letzten Jahren nachgelassen. Um diese Konsumenten für Kaffeeprodukte zu gewinnen, wurde zuerst in den USA und wird seit einigen Jahren auch in Deutschland **aromatisiertes Getränkepulver mit löslichem Bohnenkaffee** angeboten. Der Kaffeeanteil beträgt allerdings je nach Rezeptur nur zwischen 7 und 18%; Hauptbestandteile sind Milchpulver und Zucker. Die angestrebte Geschmacksrichtung entsteht durch Zufügen von Aromen *(Haselnuss-, Vanille-, Amaretto-, Zimt-, Irish-Cream-Geschmack)*.

> Zutatenliste für eine „Wiener Melange“: Zucker, Magermilchpulver, gehärtetes Pflanzenfett, Glukosesirup, Milchzucker, **löslicher Bohnenkaffee (7%)**, Sahnepulver, Kakao stark entölt, Stabilisator E 339, Salz, Aroma.

## Kaffee-Ersatz

Kaffee-Ersatz (→Lebensmittel-Imitate) wird aus gerösteten und gemahlenen Pflanzen und Pflanzenteilen hergestellt. Der Aufguss aus diesen Erzeugnissen ergibt ein kaffeeähnliches Getränk, dem jedoch die anregende Wirkung des Koffeins fehlt.

Im Handel werden unter anderem angeboten: Getreidekaffee (aus *Gerste, Weizen, Roggen, Zichorie)*, Malzkaffee (aus angekeimtem Getreide) und Mischungen aus verschiedenen Ersatzstoffen. Kaffee-Ersatz wird auch in löslicher Form oder mit Bohnenkaffee vermischt angeboten. Die Bedeutung der Kaffee-Ersatzprodukte ist stark zurückgegangen. Früher wurden sie getrunken, wenn in Notzeiten oder aufgrund von Importverboten Bohnenkaffee knapp war. Heute werden diese Produkte hauptsächlich unter dem Gesichtspunkt „gesund-natürlich“ vermarktet (*„korngesunder Landkaffee“*).

# Tee

## Anbau und Ernte

„Two leaves and the bud" – die oberste Blattknospe und die zwei darauf folgenden jüngsten Blätter des immergrünen Teestrauchs – ergeben nach den in den Ursprungsländern üblichen Herstellungsverfahren schwarzen Tee. Die heute in fast allen Teekulturen verwendete „Assam-Hybride" ist eine Kreuzung aus dem Assam- und Chinateestrauch, den beiden Ur-Teepflanzen. Je nach Höhenlage sind jährlich 15 bis 30 Pflückungen möglich. Für die Qualität (und damit auch den Preis) des Tees sind hauptsächlich die Faktoren Anbaugebiet (Bodenbeschaffenheit, Klima), Pflückzeit, das einzelne Blatt und seine Aufbereitung in der Teefabrik maßgebend. Besonders zarte, duftige und feine Tees kommen aus Höhenlagen über 1500 Meter, wo der Tee langsamer reift und deshalb ein feineres Aroma entwickelt. Diese Sorten sind jedoch teuer, da der Ernteertrag mit der Höhe abnimmt.

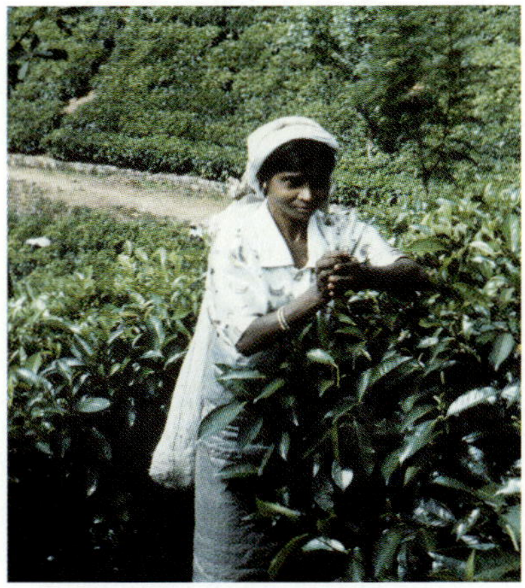

Teeanbau in Sri Lanka

| Anteil wichtiger Teeländer an der Welteeproduktion in Prozent | | |
|---|---|---|
| 1 | Indien (Assam, Darjeeling) | 28,3 |
| 2 | Volksrepublik China | 23,2 |
| 3 | Afrika (Kenia, Malawi) | 15,3 |
| 4 | Sri Lanka (früher Ceylon) | 9,8 |
| 5 | Indonesien (Java, Sumatra) | 5,4 |
| 6 | Türkei | 4,7 |
| 7 | Georgien | 0,5 |
| Quelle: Deutsches Teebüro, Hamburg 2002 | | |

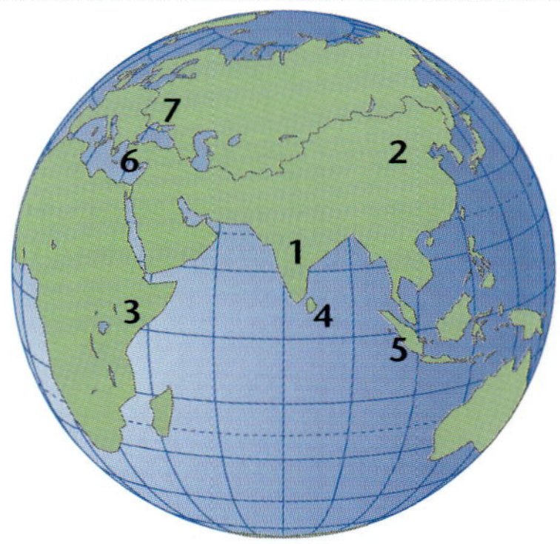


Von den fast 3 Millionen Tonnen der Welt-Teeproduktion werden ca. 40% exportiert. In Deutschland werden kräftige und aromatische Tees bevorzugt. China, Indien und Sri Lanka liefern zusammen ca. 60% der importierten Teemenge (Deutscher Teeverband, Hamburg 2000).

| Erläuterungen der Teebezeichnungen bei indischen Tees | | |
|---|---|---|
| **Bezeichnung des Tees** | **Erntezeit** | **Besonderheiten** |
| „first flush" | Erste Ernte, Frühlingsbeginn | heller Tee, duftiges und zartes Aroma |
| „second flush" | Zweite Ernte, Mai bis Juli | dunkler Tee mit würzigem Aroma, ergiebiger als first flush |
| „bread and butter tea" (Regentees) | August bis Oktober | mittlere Farbe und durchschnittliches bis schwaches Aroma |

## Teeproduktion

Tee wird im Gegensatz zu Kaffee verbrauchsfertig exportiert. Es werden zwei Herstellungsverfahren angewendet:

### Herkömmliche (orthodoxe) Produktionsweise

Zuerst werden die grünen Blätter zum **Welken** gebracht, d.h., es wird ihnen etwa 30% der Feuchtigkeit entzogen. Dadurch werden sie weich und biegsam und zerbrechen beim weiteren Verarbeitungsprozess nicht. Durch maschinelles **Rollen** platzen die Blattzellen, wodurch Sauerstoff Zutritt erhält und die **Fermentation** einleitet. Dabei entwickelt sich das Aroma, der Gerbstoffgehalt sinkt und das Koffein wird aktiviert. Der Tee nimmt eine kupferrote Farbe an. Beim anschließenden **Trocknen** kommt es zur charakteristischen Schwarzfärbung des Tees. Aus 4 kg frischen grünen Teeblättern kann 1 kg schwarzer Tee gewonnen werden. Zum Schluss wird er über verschieden große Siebe in die handelsüblichen Blatt- und Brokengrade sortiert.

### CTC-Produktion

Die Teeblätter werden nach dem Welken in einem Arbeitsgang zerbrochen (Crushing), zerrissen (Tearing) und gerollt (Curling). Diese Methode verkürzt die Fermentation, und es können relativ schnell große Mengen Tee hergestellt werden. Auf diese Weise wird hauptsächlich Tee für Teebeutel hergestellt.

## Schwarzer Tee

Die verschiedenen Sorten schwarzen Tees (hier ***„Darjeeling, TGFOP“)*** lassen sich an zwei wesentlichen Merkmalen unterscheiden:

| | | |
|---|---|---|
| 1. Anbaugebiet bzw. Ursprungsland | ***Darjeeling*** | Nordindischer Hochlandtee |
| 2. Blattgröße bzw. Aussehen des Blattes | ***TGFOP*** | TG = Tippy Golden (hoher Anteil goldbrauner Blattspitzen)<br>FOP = Flowery Orange Pekoe (zarte, junge Teeblätter) |

Grundsätzlich unterscheidet man **Blatt-Tees**, das sind ganzblättrige und ungebrochene Sortierungen (1–2% der Weltproduktion), und **Broken-Tees**, deren Blätter während des Herstellungsverfahrens geschnitten (gebrochen) werden bzw. beim Aussieben von Blatt-Tee anfallen. Zusammen mit den CTC-Tees machen sie 98% der Gesamtproduktion aus. In der Qualität unterscheiden sich Blatt-Tees und Broken-Tees grundsätzlich nicht. Die verschiedenen **Blattgrade** *(FOP, OP)* geben Auskunft über das Aussehen, die Größe der Blätter und ihre Reihenfolge am Trieb und in gewisser Weise auch über die Qualität.

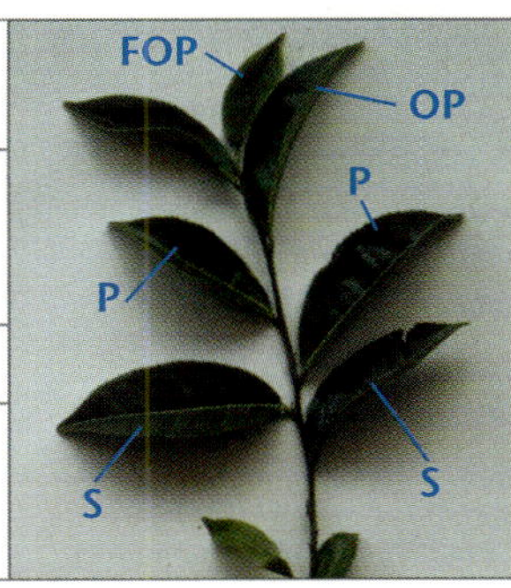


| | | |
|---|---|---|
| FOP | Flowery Orange Pekoe | helle Farbe, feiner Duft und mild im Geschmack |
| OP | Orange Pekoe | etwas dunkler, in Duft und Geschmack nicht so fein und mild wie FOP |
| P | Pekoe | kräftig in Farbe und Geschmack |
| S | Souchong | dunkler Aufguss, wenig ausgeprägtes Aroma, wird für Mischungen verwendet |

Sortierungen aus gebrochenen Blättern (Broken-Grade) werden jeweils durch ein zusätzliches „B“ gekennzeichnet *(BOP = Broken Orange Pekoe)*. Im Übrigen gelten die gleichen Bezeichnungen wie bei Blatt-Tees. Broken-Tees sind ergiebiger als Blatt-Tees und müssen weniger lange „ziehen“. Als **„Fannings“** bezeichnet man die beim Sieben anfallenden kleinen Teilchen des Teeblattes. Mit der zunehmenden Produktion von Tee-Aufgussbeuteln haben die Fannings an Bedeutung gewonnen. Sie färben sehr schnell und dunkel, weil sie dem Wasser eine große Oberfläche bieten. Bei der Sortierungsbezeichnung **„Dust“** (= Staub) handelt es sich um die kleinste und letzte Aussiebung, die ebenfalls bei der Teebeutelherstellung Verwendung findet. Sie ergibt kräftige und meist stark färbende Tees.

## Teemischungen

In Deutschland wird Tee meist als Mischung angeboten. Dafür gibt es drei wichtige Gründe:

| | |
|---|---|
| Tee als Markenartikel | Die Konsumenten erwarten, dass „ihr“ Tee stets gleich schmeckt. |
| Preiskonstanz | Preisschwankungen auf dem internationalen Teemarkt lassen sich durch entsprechende Mischungen besser ausgleichen. |
| fehlende Warenkenntnis | Vielen Teetrinkern fehlt es an fundiertem Wissen über die Vielfalt an Teesorten und deren unterschiedliche Eigenschaften. Sie vertrauen auf „bewährte“ Mischungen. |

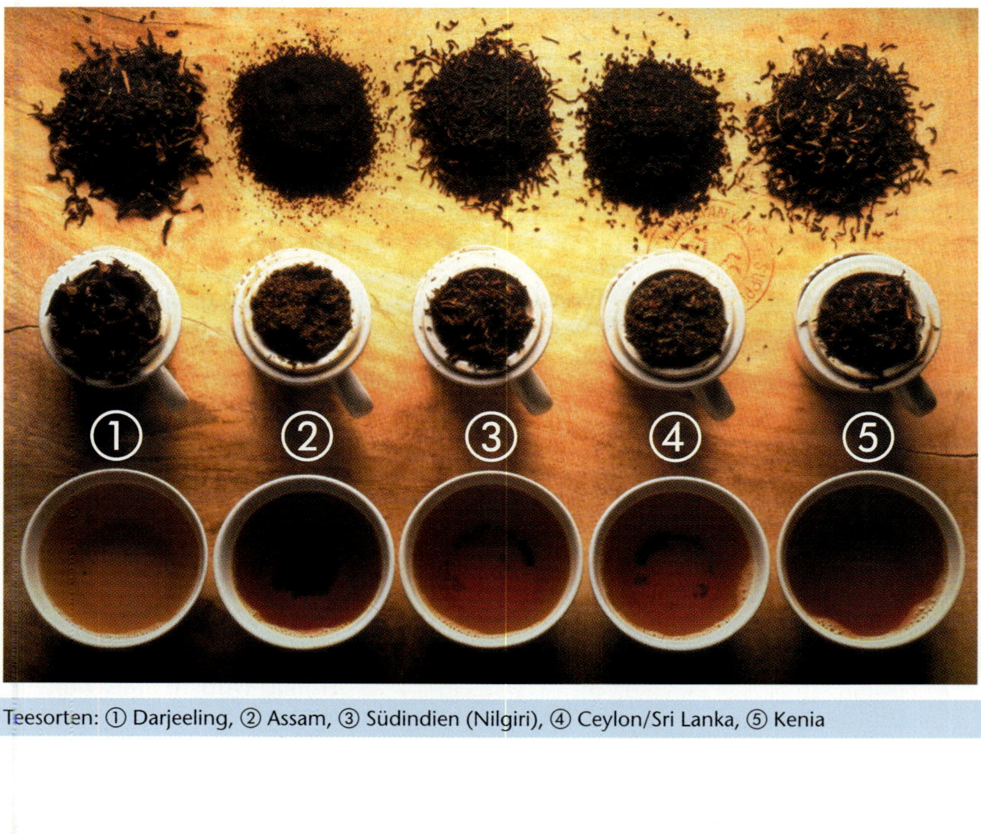


Teesorten: ① Darjeeling, ② Assam, ③ Südindien (Nilgiri), ④ Ceylon/Sri Lanka, ⑤ Kenia

Über die Zusammenstellung und Qualität der Mischungen gibt es keine rechtlichen Vorschriften. Im Handel werden angeboten:

- Mischungen, die Tees verschiedener Herkünfte enthalten und die auf die Geschmacksvorstellungen einer bestimmten Verbrauchergruppe abgestimmt sind *(Englische Mischung, Ostfriesische Mischung).*
- Mischungen mit Angabe der Herkunftsländer *(Ceylon-Mischung),* die mindestens 50% Tee aus dem angegebenen Herkunftsland enthalten müssen.
- Tee ohne die Bezeichnung „Mischung" *(Assam-Herrentee, Darjeeling-Hochland-Tee).* Auch hier handelt es sich meist um Mischungen aus verschiedenen Teeplantagen, doch es dürfen nur Tees verwendet werden, die zu 100% aus dem genannten Anbaugebiet stammen.
- Lagenreine Tees aus einer Plantage werden in der Regel im Erzeugerland abgefüllt und unterliegen im Gegensatz zu Markentees saisonbedingten Qualitätsschwankungen. Sie werden als „Lagentee" oder „Gartentee" bezeichnet.

| Handelsübliche Teesorten und -mischungen | |
|---|---|
| **Bezeichnung** | **Merkmale** |
| Assam-Tee | Kräftiger und würziger Tee aus Indiens größtem Anbaugebiet, dunkler Aufguss, für hartes Wasser geeignet. |
| Ceylon-Tee | Feinherb-aromatischer Geschmack, goldgelber Aufguss. |
| Darjeeling-Tee | Hochlandtee aus Nordindien. Der Tee aus der Frühjahrspflückung („First Flush") ist besonders zart und aromatisch, während der „Second Flush" (zweite Pflückung) einen kräftigeren Charakter hat. Für hartes Wasser ungeeignet. |
| Chinesischer Tee | Keine eigenständige Sorte, sondern Sammelbegriff für Tee aus China. Neben schwarzem Tee, der meist zart und mild im Geschmack ist, kommen aus China auch →grüner Tee und →Oolong-Tee. |
| Englische Mischung | Eine Mischung, die es nur in Deutschland gibt und die hauptsächlich aus kräftigen Ceylon-Tees und indischen Tees besteht. Für hartes Wasser geeignet. |
| Ostfriesische Mischung | Sie entspricht der Geschmacksvorliebe der Ostfriesen, deren Teekonsum über 10-mal so hoch ist wie im übrigen Bundesgebiet. Enthält kräftige Assam- und Sumatratees. Für hartes Wasser geeignet. |
| Russische Mischung | Dies ist kein Tee aus russischem Anbau, sondern eine Mischung aus chinesischen und indischen Tees (früher kam der chinesische Tee über Russland nach Mitteleuropa). |
| Oolong-Tee | Er ist halbfermentiert und liegt in Farbe und Geschmack zwischen grünem und schwarzem Tee. |

## Grüner Tee

In China und Japan wird fast nur grüner Tee getrunken. Dieser stammt von derselben Pflanze wie der schwarze Tee. Er wird nicht fermentiert und behält so seine olivgrüne Farbe. Als Getränk hat er oft eine sehr helle Farbe und zeichnet sich durch einen herben Geschmack aus, der durch den höheren Anteil an Gerbstoffen verursacht wird. In den letzten Jahren nahm der Verbrauch von Grüntees in Deutschland stetig zu. Dies liegt wohl nicht am Geschmack, der gewöhnungsbedürftig ist, sondern an den ihm zugeschriebenen gesundheitserhaltenden und -fördernden Eigenschaften *(Vorbeugung gegen Krebserkrankungen, Arteriosklerose, Karies, Verlangsamung des Alterungsprozesses).* Der Konsum von Grüntee hat sich in Deutschland in den letzten Jahren verzehnfacht. Dennoch ist der Absatz von grünem Tee in Deutschland, gemessen an den Mengen an Schwarztee, nur gering.

| Anbauländer und Sorten von grünem Tee | |
|---|---|
| **Herkunft/Sorten** | **Merkmale** |
| China: | |
| ▸ Jasmintee | Beim echten Jasmintee werden die Teeblätter mit frischen Jasminblättern aromatisiert. Aus Kostengründen wird zunehmend Grüntee mit naturidentischem Jasminaroma behandelt. |
| ▸ Gunpowder | Typisch sind die fest gerollten, kugelförmigen Blätter. Der Aufguss ist gelbgrünlich, etwas bitter, deshalb den ersten Sud abgießen. In Nordafrika Basis für den mit Minze aromatisierten Grüntee. |
| ▸ Lung Ching | Er gibt einen smaragdgrünen Aufguss, hat ein frisches Aroma und einen weichen, leicht süßlichen Geschmack. |
| Japan: | |
| ▸ Sencha | Der populärste Tee in Japan, der sich durch einen Hauch bitterer Süße und seine hellgrüne Farbe auszeichnet. |
| ▸ Bancha | Ein großblättriger Tee mit herb-grasigem Geschmack. |

## Tee-Erzeugnisse

**Aromatisierte Teemischungen** erhalten ihren spezifischen Duft und Geschmack durch die Zugabe von Pflanzenteilen, z.B. Blüten, Gewürzen und Fruchtstücken *(Jasmintee, Orangenblütentee, Zimttee),* oder durch ätherische Öle *(„Earl Grey“).* Im Handel sind über hundert aromatisierte Tees, die besonders bei jungen Konsumenten beliebt sind.

**Tee-Aufgussbeutel** ermöglichen eine leichte Zubereitung. Für Teebeutel werden meist →Fannings und →Dust verwendet. Die erheblichen Preisunterschiede ergeben sich vor allem durch die Qualität der verwendeten Sorten und Beutelsysteme *(heiß geklebter Beutel, Einkammer- und Doppelkammerbeutel ohne Klebstoff).*

Tee kann auch als **schnell löslicher Trockenextrakt** produziert werden. Er ist dann Bestandteil von teehaltigen Instant-Getränken *(Zitronentee),* die in granulierter Form angeboten werden und auch in kaltem Wasser löslich sind.

Von geringer Bedeutung ist **entkoffeinierter Tee.** Das ist Tee, dem das Koffein bis auf einen Rest von 0,1 % entzogen wurde.

## Kräuter- und Früchtetees

Kräuter- und Früchtetees bestehen aus getrockneten Pflanzen und/oder Pflanzenteilen, die mit Wasser aufgegossen als Getränk konsumiert werden. Zu den gängigen Sorten zählen Pfefferminztee, Kamillentee, Malven- und Hagebuttentee. Eine südamerikanische Spezialität ist der Matetee. Er wird aus einer Stechpalmenart gewonnen, enthält Koffein und hat eine belebende Wirkung. **Kräutertees**, die wegen ihrer geschmacksbestimmenden Bestandteile getrunken werden, zählen zu den Lebensmitteln.

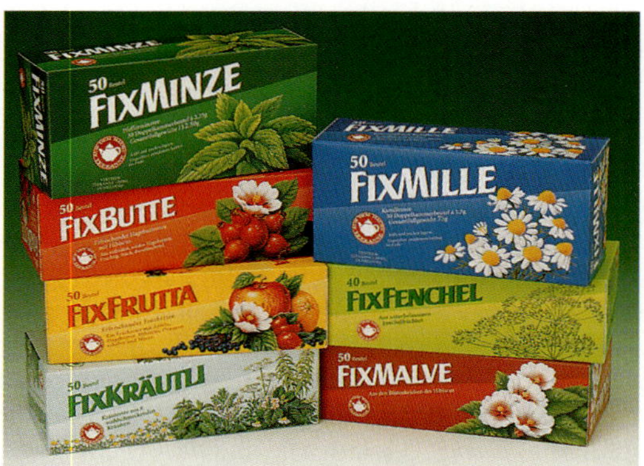

Kräuter- und Früchtetees im Aufgussbeutel

Eine Reihe von Kräutertees enthält Bestandteile, die seit vielen Jahrhunderten als bewährte Heilmittel gelten *(Fenchel, Baldrianwurzel, Melissenblätter, Weißdornblätter)*. Diese Tees zählen zu den frei verkäuflichen →Arzneimitteln, d.h., sie dürfen auch außerhalb von Apotheken angeboten werden *(Husten-, Blasen-, Magen-, Nerventee)*. Als Durststiller sind **Früchtetees** beliebt. Dies sind Mischungen z.B. aus den Schalen von Äpfeln, Zitronen und Orangen. Dazu kommen oft Hagebutten und Holunderbeeren. Zusätzlich können Früchtetees auch aromatisiert werden, z.B. mit Erdbeer- oder Himbeergeschmack.

## Was Verbraucher noch wissen wollen

### Kaffee, ein Getränk für jeden?

Bei gesunden Menschen hat der Genuss von mehreren (4–5) Tassen Kaffee am Tag keine nachteiligen Wirkungen. Wer unter Depressionen und/oder krankhaften Angstzuständen leidet, sollte beachten, dass zu viel Kaffee durch die anregende Wirkung Angst und Nervosität steigern kann. Auch bei starker innerer Anspannung oder Stress kann die anregende Wirkung des Koffeins sich ungünstig auswirken.

Die Behauptung, Kaffeegenuss erhöhe den Blutdruck und das Risiko für einen Herzinfarkt, ist wissenschaftlich umstritten. Es muss dabei bedacht werden, dass starke Kaffeetrinker häufig auch sonst Lebens- und Ernährungsgewohnheiten pflegen, die die Entstehung von Herz- und Kreislaufkrankheiten begünstigen. Auch dürfen Gichtkranke – entgegen früheren Empfehlungen – Kaffee trinken, da herausgefunden wurde, dass bei der Verstoffwechselung des Koffeins keine Harnsäure entsteht.

### Kaffee, ein „Stimmungsmacher“?

Der positive Einfluss des Kaffees auf die Stimmungslage hängt mit dem körpereigenen Hormon Serotonin zusammen. Dieses Hormon beeinflusst in starkem Maße das Wohlbefinden. Fehlendes Tageslicht begünstigt den Abbau von Serotonin. Deswegen ist der Serotoninspiegel morgens am niedrigsten. Koffein regt die Neubildung von Serotonin an. Die Tasse Kaffee am Morgen dient so nicht nur dazu, die Müdigkeit zu vertreiben, sondern wirkt auch als Stimmungsmacher. (Diese Eigenschaft des Koffeins ist vielleicht auch ein Grund für das Nord-Süd-Gefälle beim Kaffeeverbrauch. In Ländern mit langen und dunklen Wintern ist der Kaffeeverbrauch erheblich höher als im Süden Europas.)

### Warum sind Espresso und Cappuccino für viele Kaffeekonsumenten besser bekömmlich als Filterkaffee?

Dies liegt nicht nur an der Verwendung meist säurearmer Kaffeesorten und der längeren Röstdauer, sondern vor allem an der Zubereitungsart. Der Kontakt von Wasser und Kaffeemehl ist beim Espressoverfahren – Wasserdampf wird mit hohem Druck durch das Kaffeemehl gepresst – nicht so lange und intensiv wie beim Filteraufguss. Dadurch werden weniger Reizstoffe herausgelöst.

### Wie sollte Kaffee gelagert werden?

Ungemahlener Röstkaffee bleibt in handelsüblichen Verpackungen etwa zwei Monate frisch. Gemahlener Kaffee verliert sehr schnell an Aroma, und die im Kaffeemehl enthaltenen ätherischen Öle können leicht ranzig werden und somit den Geschmack des Kaffees negativ beeinflussen. Es empfiehlt sich, einmal geöffnete Verpackungen kühl (Kühlschrank) und trocken und nicht länger als zwei Wochen aufzubewahren. Vor allem gemahlener Kaffee nimmt schnell Fremdgerüche an und sollte daher nicht in der Nähe geruchsintensiver Materialien gelagert werden. Gemahlener Kaffee, der vakuumverpackt angeboten wird, kann verschlossen über ein Jahr aufbewahrt werden.

**Wie kommt es zu den starken Preisschwankungen bei Kaffee?**

Grundlegende Faktoren für die Bildung des Weltrohkaffeepreises sind nicht nur das Verhältnis von Angebot und Nachfrage, sondern auch die Höhe vorhandener Lagerbestände, spekulatives Engagement am Kaffeeterminmarkt sowie saisonale Schwankungen beim Kaffeeverbrauch. Seit Mitte der 90er Jahre sind die Preise für Rohkaffee um mehr als die Hälfte gefallen, was zu einem Verbraucherpreis von unter 3,50 € je 500-g-Packung geführt hat (Stand 2003). Starken Einfluss übt aber auch der Lebensmittel-Einzelhandel auf die Preisgestaltung aus.

**Warum wirkt das Koffein bei Kaffee und Tee unterschiedlich?**

Bei Tee hält die anregende Wirkung des Koffeins länger an als bei Kaffee. Ursache ist dafür die Bindung des Koffeins an die Gerbstoffe der Teeblätter. Aus diesen Bindungen wird das Koffein im Organismus nicht schlagartig, sondern langsam, aber stetig freigesetzt.

**Wie wirken die Inhaltsstoffe des Tees?**

Hauptwirkstoffe im zubereiteten Tee sind Koffein und Gerbstoffe. Das Koffein sorgt für die belebende Wirkung, die Gerbstoffe wirken beruhigend und üben eine stabilisierende Wirkung auf den Verdauungstrakt aus. Wird eine anregende Wirkung gewünscht, dann sollte man etwas mehr Tee nehmen und ihn zwei bis höchstens drei Minuten ziehen lassen, da dann das Koffein bereits fast vollständig herausgelöst wurde, die Gerbstoffe jedoch noch nicht. Für eine beruhigende Wirkung nimmt man etwas weniger Tee und verlängert die Ziehdauer je nach Sorte auf drei bis fünf Minuten. Länger sollte der Tee nicht ziehen, da sonst die Gerbstoffe zu stark überwiegen und den Geschmack beeinträchtigen können. Werden Aufgussbeutel verwendet, gelten die Angaben über die Ziehdauer nicht, da bei den kleinen Blattgrößen in sehr kurzer Zeit auch große Mengen an Gerbstoffen in die Lösung übergehen.

**Gibt es Unterschiede bei der Zubereitung von schwarzem und grünem Tee?**

Schwarzer Tee ist stets mit sprudelndem Wasser zu übergießen. Für den Aufguss von grünem Tee verwendet man auf ca. 70 °C abgekühltes Wasser und (wegen des hohen Gerbstoffgehalts) auf die gleiche Menge Wasser eine geringere Menge an Teeblättern.

**Hilft Rooibos-Tee wirklich gegen Akne?**

Rooibos-Tee, auch Rotbusch- oder Massai-Tee genannt, stammt aus dem westlichen Südafrika. Er entsteht aus den Blätter- und Zweigspitzen eines ginsterähnlichen Strauchs durch Fermentation, Trocknung und Pasteurisierung und ist pur und aromatisiert im Handel. Im Geschmack erinnert Rooibos-Tee an Schwarztee, ist jedoch milder, weil er weniger Gerbstoffe enthält. Dem regelmäßigen Genuss von Rooibos-Tee werden besondere gesundheitsfördernde Wirkungen nachgesagt. Nicht nur gegen Akne, sondern auch gegen Falten, Rheuma, allergische Erkrankungen, Schlaflosigkeit und hohen Blutdruck soll er helfen. Für alle diese Behauptungen fehlt jeglicher wissenschaftliche Beleg.

**Kann das Teegetränk Kombucha wirklich heilend wirken?**

Kombucha ist ein ursprünglich orientalisches Getränk, das durch Vergären von gesüßtem Tee entsteht. Als Grundlage dient schwarzer oder grüner Tee oder auch Kräutertee. Dazu wird der „Kombucha-Teepilz", eine gallertartige Masse aus Hefen und Bakterien, in den Tee eingelegt. Der zugesetzte Zucker wird von diesem Teepilz zu Essigsäure, Milchsäure, Alkohol und $CO_2$ vergoren. Das fertige Produkt enthält außerdem Glucose, Fructose, Gluconsäure, Glucuronsäure, Vitamine und Enzyme. Das leicht alkoholhaltige Kombucha-Teegetränk soll seine heilende Kraft bei zahlreichen Gesundheitsstörungen *(Magen-Darm-Beschwerden, Gicht, Rheuma, Fettsucht, Arteriosklerose, Müdigkeit, Impotenz)* entfalten. Darüber hinaus soll Kombucha das Immunsystem stärken und sogar bei Krebs heilend wirken können. Diese Wir-

**Wie hoch ist der Koffeinanteil in Kaffee, Tee und anderen Erzeugnissen?**

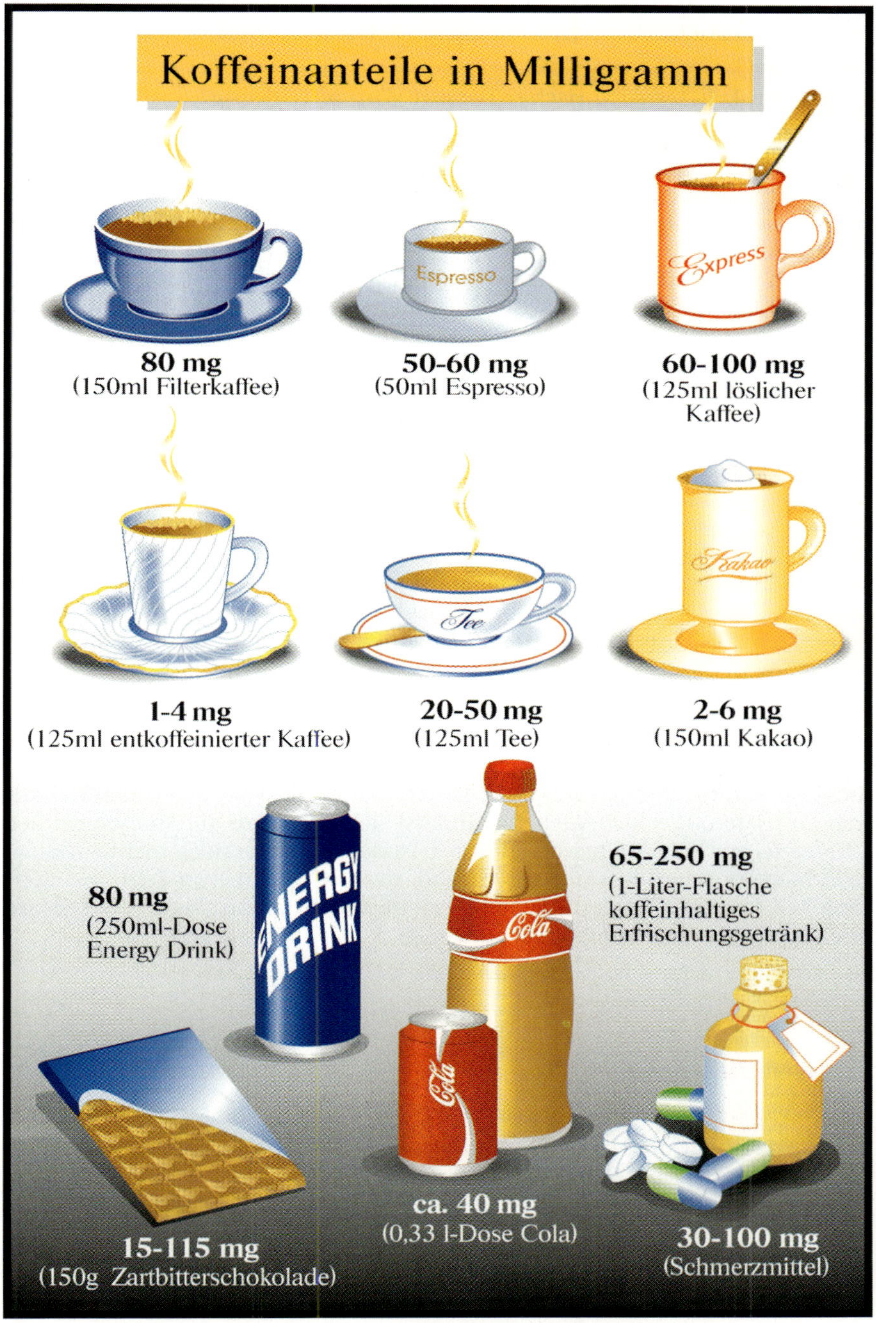
Koffeinanteile in Milligramm
Espresso
Express
80 mg
(150ml Filterkaffee)
50-60 mg
(50ml Espresso)
60-100 mg
(125ml löslicher Kaffee)
Tee
Kakao
1-4 mg
(125ml entkoffeinierter Kaffee)
20-50 mg
(125ml Tee)
2-6 mg
(150ml Kakao)
80 mg
(250ml-Dose Energy Drink)
ENERGY DRINK
Cola
65-250 mg
(1-Liter-Flasche koffeinhaltiges Erfrischungsgetränk)
15-115 mg
(150g Zartbitterschokolade)
ca. 40 mg
(0,33 l-Dose Cola)
30-100 mg
(Schmerzmittel)

Deutscher Kaffee-Verband · Kaffee-Bibliothek

Koffeinanteile in Lebensmitteln

kungen sind wissenschaftlich nicht belegt. Bedenklich ist die Behauptung, Kombucha unterstütze die Heilung von Diabetes, denn wegen des relativ hohen Gehalts an Einfachzuckern kann Diabetikern das Trinken von Kombucha nicht empfohlen werden.

?!

**Pu-Erh-Tee – exotischer Tee mit Wunderwirkung?**

„Kaum einem Getränk werden so viele heilsame Wirkungen nachgesagt wie dem **Pu-Erh-Tee.** Von Fettabbau und Entschlackung über Leberstärkung und schnelleren Alkoholabbau bis zum natürlichen Fitmacher reichen die Werbeversprechen der Anbieter. Gewonnen wird der Tee aus den großen Blättern des Qingmao-Teebaums, der in der chinesischen Provinz Yunnan rund um den Bezirk Pu-Erh wächst. Nach dem Pflücken werden die grünen Blätter gepresst, wodurch die Zellen aufbrechen und die Fermentation beginnt. Für diesen enzymatischen Umbau setzen einige Produzenten spezielle Mikroorganismen zu, die für die charakteristische rote Färbung sorgen. Im Gegensatz zu grünem und schwarzem Tee soll der ebenfalls koffeinhaltige Pu-Erh möglichst lange fermentieren. Je älter der Tee, desto teurer wird er gehandelt.

Der rote, teilfermentierte Tee schmeckt herb-erdig bis muffig. Viele trinken Pu-Erh-Tee daher weniger aus Genuss, sondern aufgrund der erhofften Wirkungen.

Die Anbieter preisen Pu-Erh-Tee vor allem als wirksamen Fettkiller an. Die viel zitierten Studien aus Yunnan bzw. Paris, wo Teilnehmer in 4 Wochen 11 Kilogramm abnahmen, wurden jedoch nie bestätigt, und die Originalarbeiten werden unter Verschluss gehalten. Experten vermuten, dass für den Gewichtsverlust vor allem eine gleichzeitige Fastenkur verantwortlich war. Auch die beworbene antimikrobielle Wirkung bleibt weit hinter der von schwarzem und grünem Tee zurück. Auf einen überhöhten Cholesterinspiegel zeigte Pu-Erh-Tee im Tierversuch keinen Einfluss.

Immer wieder werden Rückstände des Pflanzenschutzmittels DDT im Pu-Erh-Tee gefunden, obwohl der Einsatz in China ebenso verboten ist wie hierzulande. DDT, das im Verdacht steht, Krebs erregend zu sein, geht kaum in den Aufguss über. Trotzdem sollte man nur rückstandskontrollierte Ware kaufen. Aus diesem Grund ist auch von Bestellungen via Internet abzuraten. Wer sichergehen will, lässt sich im Laden die Analyse der betreffenden Charge zeigen. Aus ökologischem Anbau ist der Tee bisher noch nicht zu haben, doch einige Firmen bemühen sich um ein Angebot in Bio-Qualität. Wer keine Wunder erwartet, kann 1–2 Tassen Pu-Erh am Tag ohne Bedenken trinken: pro Tasse einen gestrichenen Teelöffel Tee mit kochendem Wasser aufgießen."

Quelle: Berges, Ulrike, Exotische Tees mit Wunderwirkung? In: UGB-Forum 2/2000, S. 81

## Wenn Sie weiterlesen wollen

Müller, Michael, Kaffee. Eine kleine kulinarische Anthologie. Ditzingen 1998;

Dahlen, Pia; Freiburg, Gaby, Das große Buch vom Tee. Teesorten, Anbaugebiete, Mischungen, Herstellung, Heilkräfte. Rastatt 2000;

Berges, Ulrike, Getränke mit heilender Kraft? In: UGB-Forum 3/1994, S. 155–158.

# 18 Gewürze, Würzkräuter, Würzmittel, Aromen

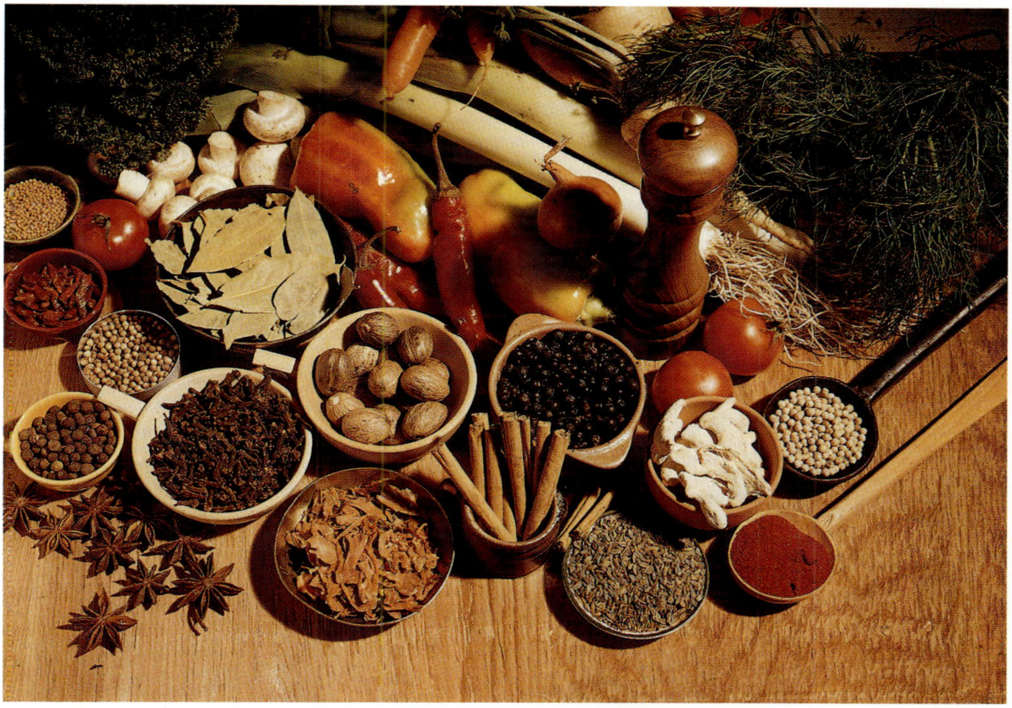

Beim Essen werden alle Sinne angesprochen. In den Speisen enthaltene →Geschmacks- und Aromastoffe tragen entscheidend dazu bei, dass Essen und Trinken als Genuss erlebt werden (→Genusswert). Insbesondere durch die Beigabe von Gewürzen, Kräutern und anderen Würzstoffen *(Aromen, Essig, Senf, Salz)* werden Geruch und Geschmack der Lebensmittel verstärkt, abgerundet, verbessert und der Appetit angeregt. Eine verstärkte Absonderung von Speichel und Magensaft beeinflusst die Verdauung positiv. Gewürze und Würzkräuter enthalten →sekundäre Pflanzenstoffe, die positive, aber zum Teil auch negative Auswirkungen auf die Gesundheit haben können.

## Gewürze und Würzkräuter

Dies sind Pflanzenteile mit aromatisch, bitter oder scharf schmeckenden Inhaltsstoffen, die Lebensmitteln frisch, getrocknet oder tiefgefroren zugegeben werden können. Gewürze und Würzkräuter werden nach den Pflanzenteilen, aus denen sie gewonnen bzw. die verwendet werden, eingeteilt.

Gewürze werden ganz *(Frucht, Samen, Blatt)*, gerebelt (zerkleinerte und von Stielen befreite Blätter von Gewürzkräutern), geschnitten, granuliert oder gemahlen angeboten. Beim Zerkleinern und Mahlen muss trotz schonender Verfahren (Kaltvermahlung) ein Verlust an ätherischen Ölen in Kauf genommen werden. Blatt- und Krautgewürze zählen getrocknet zu den Gewürzen; in frischem Zustand werden sie als Würzkräuter oder Küchenkräuter bezeichnet. Eine klare Abgrenzung zu Gewürzen oder Gemüsen ist nicht immer möglich. Die Verwendung von frischen Kräutern in der Küche hat in den letzten Jahren zugenommen. Dominierte früher im Handel bei frischen Kräutern Schnittware, die nur sehr begrenzt haltbar ist, so findet der Verbraucher heute in den Obst- und Gemüseabteilungen ganzjährig vor allem Topfware, die nicht nur länger haltbar ist, sondern auch auf dem Balkon, der Terrasse oder im Garten kultiviert werden kann.

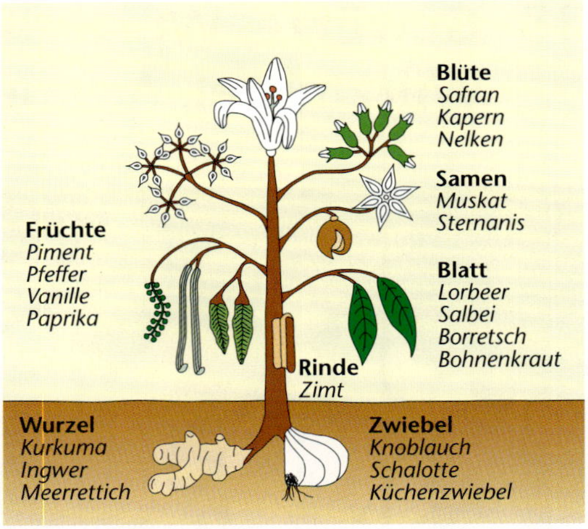


Als Gewürze verwendete Pflanzenteile

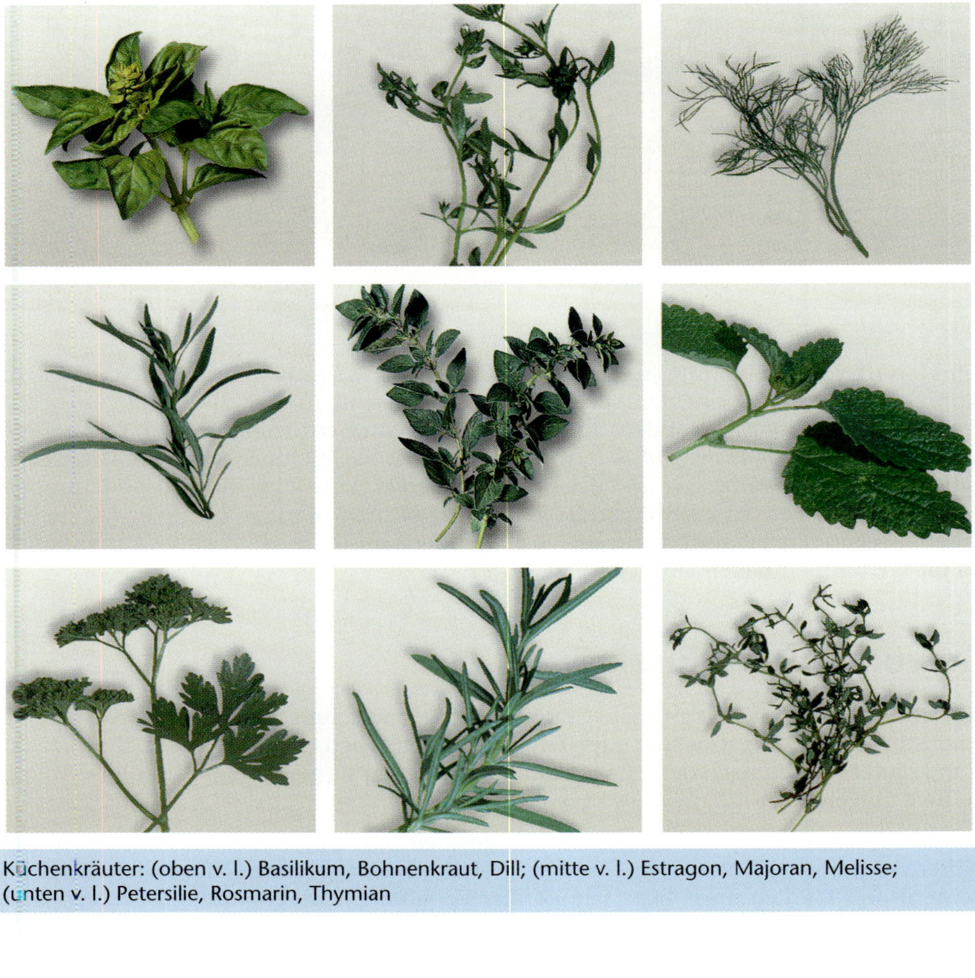

Küchenkräuter: (oben v. l.) Basilikum, Bohnenkraut, Dill; (mitte v. l.) Estragon, Majoran, Melisse; (unten v. l.) Petersilie, Rosmarin, Thymian

## Gebräuchliche Gewürze und Kräuter

| Name | mögliche Verwendung und Besonderheiten | Handelsform |
|---|---|---|
| **Anis** | *Süßspeisen, Weihnachtsbäckerei, Suppen, Eintöpfe, Anisspirituosen (Pernod);* süßlicher Geruch, würzig-frischer Geschmack | Früchte, ganz oder gemahlen |
| **Bärlauch** | *roh für Brotaufstrich, Würzsauce (ähnlich Pesto), Suppeneinlage;* knoblauchähnliches Aroma, aber schwächer und an Schnittlauch erinnernd | junge Blätter und Zwiebeln, frisch |
| **Basilikum** | *Gemüse (Tomaten, Auberginen, Paprika), fette Fleischarten, Pizza, Pasta;* stark duftend (Minze), pfeffrig-würziger Geschmack | Blätter, frisch oder getrocknet |
| **Bohnenkraut** | *Bohnengerichte, alle Kohlarten, Salate, Einmachen von Gurken;* Geruch nach grünen Bohnen, pfeffriger Geschmack | Blätter, frisch, aber vorwiegend getrocknet |
| **Chili, Chilly, Cayenne-Pfeffer** | *feurig-scharfe Fleischgerichte, würzige Soßen, als ganze Schoten in Mixed-Pickles, Bestandteil vieler asiatischer und ungarischer Gerichte;* brennend scharf (reizt die Nase) | Frucht ganz, frisch oder getrocknet (Chili), getrocknet und gemahlen (Cayenne-Pfeffer) |
| **Dill** | *Suppen, Soßen, Gemüse, Salate, Eier, Quark, Fischgerichte;* frisches, etwas herbes Aroma, süßlich, leicht scharfer Geschmack | Blätter, frisch, tiefgefroren oder getrocknet |
| **Estragon** | *Suppen, Soßen, Gemüse, Salate, Fleischgerichte, Essig;* leicht pfeffrig | Blätter, frisch, getrocknet, gerebelt, gemahlen |
| **Ingwer** | *asiatische Gerichte, Chutneys, Weihnachtsbäckerei;* brennend-scharf | Wurzel, frisch, getrocknet, ganz oder gemahlen sowie kandiert |
| **Kapern** | *Fleisch- und Fischgerichte, Eierspeisen, Garnierung kalter Platten;* bitter und leicht scharf | Blütenknospen, in Salzwasser, Essig oder Öl eingelegt |
| **Kardamom** | *Fleisch- und Wurstgerichte, Süßspeisen, Weihnachtsbäckerei;* süßer Duft, würzig, leicht brennend | getrocknete Kapsel oder Samen, ganz oder gemahlen |
| **Knoblauch** | *Fleischgerichte, Pizza, Pasta, Suppen, Soßen, Salate, Kräuterbutter, Käse, Wurst;* sehr intensiver Geruch, scharfer, brennender Geschmack | Knollen, frisch oder eingelegt, gemahlen, granuliert, Paste, Saft |
| **Koriander** | *Soßen, Kohlgerichte, Weihnachtsbäckerei, Wurst;* würzig | Blätter, frisch o. getrocknet, ganz o. gemahlen |
| **Kümmel** | *Brot und Backwaren, Fleischgerichte, Gemüse, Kohlgerichte,Käse, Quark, Spirituosen (Aquavit);* leicht süßlicher Geruch, herb-beißend im Geschmack | Früchte, ganz oder gemahlen |
| **Kreuzkümmel** | *Reisgerichte, Chutneys, Würzsoßen;* scharfer Geschmack, erinnert an Kümmel | Früchte, ganz oder gemahlen |
| **Lorbeer** | *Fleisch-, Wild- und Fischgerichte, Marinaden, Sauerkraut;* leicht bitter | Blätter, getrocknet, ganz, geschnitten, gemahlen |
| **Majoran** | *Wurst, Fleischgerichte, Suppen, Gemüse, Remoulade;* etwas süßlicher Geruch, herb und leicht brennend im Geschmack | Blätter, frisch oder getrocknet, gerebelt, gemahlen |
| **Meerrettich** | *Fleisch- und Fischgerichte, Soßen, Mayonnaise;* brennend scharf | Wurzeln, ganz, gerieben (in Gläsern und Tuben) |

| Gebräuchliche Gewürze und Kräuter *(Fortsetzung)* | | |
|---|---|---|
| **Name** | **mögliche Verwendung und Besonderheiten** | **Handelsform** |
| **Muskat** | *Wurst, Fleischgerichte, Gemüse, Suppen, Soßen, Gebäck;* feurig-würzig, leicht bitter (Vorsicht, bereits Verzehr von zwei Nüssen kann für ein Kind tödlich sein!) | Samen („Nüsse"), ganz oder gemahlen |
| **Nelken** | *Fleischgerichte, Kohlgerichte, Süßspeisen, Backwaren, Kompott;* feurig-würzig | Knospen, ganz oder gemahlen |
| **Oregano** | *mediterrane Gerichte (Pizza), Tomatengerichte, Fleischgerichte, Fisch, Suppen;* ähnelt dem Majoran, scharfer und leicht bitterer Geschmack | Blätter, frisch, tiefgefroren, getrocknet, ganz oder gerebelt |
| **Paprika** (Gewürzpaprika) | *Fleischgerichte (Gulasch), Geflügelgerichte, Soßen, Fisch- und Gemüsegerichte, Suppen, Knabbergebäck;* mild (Delikatesspaprika) bis scharf (Rosenpaprika) | Frucht, frisch oder getrocknet, ganz oder gemahlen |
| **Petersilie** | *Fisch- und Geflügelgerichte, Eiergerichte, Salate, helle Soßen (grüne Soße);* süßliches Aroma, würzig und leicht scharf im Geschmack | Blätter, frisch, tiefgefroren, getrocknet, gerebelt |
| **Pfeffer** | Universalgewürz für nahezu alle Speisen; Grundregel: weißer Pfeffer zu hellen, schwarzer Pfeffer zu dunklen Gerichten, grüner Pfeffer zu *hellen Soßen, Marinaden und als Zutat zu Käse;* weißer Pfeffer: würziger Geruch, scharf; schwarzer Pfeffer: brennend scharf; grüner Pfeffer: aromatisch, milde Schärfe | grüner Pfeffer: unreife Beeren, in Lake eingelegt oder gefriergetrocknet; weißer (reif) und schwarzer Pfeffer (unreif): getrocknete Beeren, ganz, zerstoßen oder gemahlen |
| **Piment** („Nelkenpfeffer") | *Weihnachtsbäckerei, Kompotte, Fleischgerichte (Leber), wichtiges Wurstgewürz;* erinnert an Nelken und Pfeffer, scharf-würzig | getrocknete Beeren, ganz oder gemahlen |
| **Rosmarin** | *italienische Gerichte, Fleisch- und Wildgerichte, Geflügel, Tomatengerichte;* leicht bitter | Blätter, ganz oder zerkleinert, frisch oder getrocknet |
| **Safran** | *Fleisch- und Fischgerichte (Bouillabaisse),* Färbemittel für *Reis und Backwaren;* teuerstes Gewürz der Welt, 1 kg über 500 € im Einkauf; aromatisch bitter, leicht scharf, sehr ergiebig | Blütennarben einer Krokusart, getrocknet oder gemahlen |
| **Schnittlauch** | *Suppen, Soßen, Salate, Eiergerichte, Quark, Kartoffeln, Brotbelag;* zwiebelartiger Geruch und Geschmack | Blätter, frisch, getrocknet |
| **Thymian** | *Fleisch- und Fischgerichte, Suppen, Soßen, Salate;* herbwürzig | Blätter, frisch, getrocknet, ganz oder gerebelt |
| **Vanille** | *Süßspeisen, Gebäck, Eis, Schokolade;* süßlich-würzig | ganze Fruchtschoten, Vanillezucker, Flüssigextrakt |
| **Zimt** | *Süßspeisen, Gebäck, Eis, exotische Gerichte, Glühwein;* würziger Geruch, herb-süße | getrocknete Rinde, in Stangen o. fein gemahlen |
| **Zitronenmelisse** | *Salate, Soßen, Süßspeisen, Sorbets;* zitronenähnlicher Geruch und Geschmack | Blätter, frisch, getrocknet |
| **Zwiebel** | *für alle salzigen, herzhaften Gerichte, wichtiges Würzmittel bei Fertiggerichten;* leicht süßlich, scharf | frisch, getrocknet, geröstet, granuliert |

## Gewürz- und Kräutermischungen

Fertige Mischungen erleichtern die Zubereitung von Speisen, die sich durch eine unverwechselbare Geschmacksnote auszeichnen. Gewürzmischungen bestehen aus getrockneten, ganzen oder zerkleinerten Gewürzen. Um den Geschmack zu verstärken oder zu verbessern (aber auch aus Kostengründen), kommen oft noch Speisesalz und Geschmacksverstärker (→*Glutamat*) hinzu. Als →Antioxidationsmittel wird Zitronensäure verwendet.

Wenn der Salzanteil 40% oder mehr beträgt, werden die Mischungen als Gewürzsalz bezeichnet. Fertige Kräutermischungen werden getrocknet oder tiefgefroren angeboten. Die Kräuter sind fein gehackt bzw. gerebelt und streufähig und damit leicht dosierbar.

| Übersicht zu gebräuchlichen Gewürz- und Kräutermischungen | | |
|---|---|---|
| **Bezeichnung** | **Zusammensetzung** | **mögliche Verwendung** |
| **Currypulver** | In Europa übliche Mischungen enthalten bis zu 15 verschiedene Gewürze. Immer dabei ist Kurkuma, das die Gelbfärbung bewirkt. Dazu kommen u. a. Pfeffer, Ingwer, Kardamom, Paprika, Nelken, Muskat, Zimt, Bockshornkleesamen und Cayennepfeffer. Varianten: mild-aromatisch *(golden elephant)* bis würzig-scharf *(red, hot)* | *Reis-, Fleisch-, Geflügel- und Fischgerichte, Soßen und Suppen* |
| **Tandoori Mix** | u. a. Pfeffer, Ingwer, Kreuzkümmel, Senf, Zimt, Bockshornkleesamen, Knoblauch, Zwiebeln, Roter Pfeffer | *Geflügel-, Fisch- und Krebstiergerichte* |
| **Chinagewürz** | ähnlich wie Curry, mit Geschmacksverstärker Glutamat | *Suppen, Soßen, Geflügel, Fisch* |
| **Grill-, Schaschlik-, Steakgewürz** | u. a. Paprika, Zwiebel, Ingwer, Knoblauch, Pfeffer, Muskat, Oregano | *Fleischgerichte* |
| **Brathähnchen-Gewürzsalz** | u. a. Salz, Glutamat, Paprika, Rosmarin, Thymian, Salbei | *gebratenes Geflügel* |
| **Fischgewürz, -salz** | u. a. Lorbeer, Estragon, Nelken, Orangen- und Zitronenschale sowie ggf. Salz | *Koch- und Bratfische* |
| **Salatgewürz** | u. a. Zwiebel, Pfeffer, Bohnenkraut, Zitronenmelisse, Petersilie | *Salatsoßen* |
| **Salatkräuter** | u. a. Zitronenmelisse, Dill, Kerbel, Estragon | *frische Salate* |
| **Kräuter der Provence** | u. a. Rosmarin, Basilikum, Majoran, Thymian | *Fleisch- und Fischgerichte, Eintöpfe, Gemüse, Soßen, Quark, Kräuterbutter* |
| **Fines herbes** (feine Kräuter) | klassisch:<br>Petersilie, Kerbel, Estragon, Schnittlauch<br>neue Küche:<br>u. a. noch zusätzlich Basilikum, Oregano, Rosmarin | *Salate, Quark, Eiergerichte, Gemüse, Suppen, Fleisch- und Fischgerichte mit Geschmacks- und Geruchsnoten aus dem Mittelmeerraum* |
| **Café de Paris** | u. a. Oregano, Knoblauch, Zwiebeln, Majoran, Gelbwurz, Estragon, Fenchel, Rosmarin, Schnittlauch, Thymian | *Herstellung von Kräuterbutter oder gewürztem Quark (zu Steak-, Fondue-, Grillgerichten)* |
| **Lebkuchengewürz** | u. a. Nelken, Piment, Anis, Koriander, Zimt, Muskat | *Weihnachtsbäckerei, Soßen* |

# Würzmittel

Bei der Lebensmittelzubereitung finden neben Gewürzen, Würzkräutern und Würzmischungen eine Reihe weiterer würzender Zutaten Verwendung.

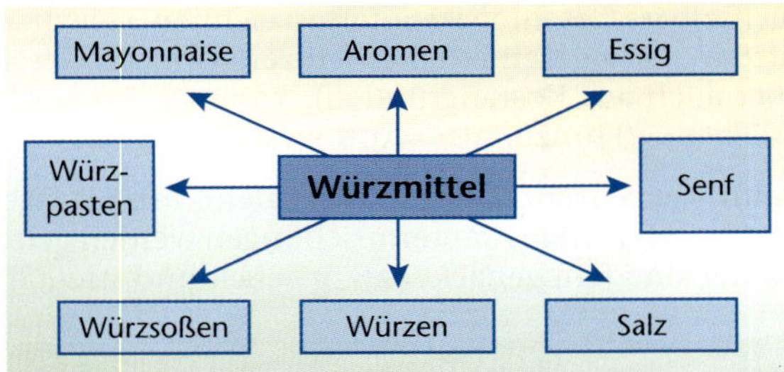

Würzende Zutaten

## Salz (Speise-, Kochsalz)

Salz ist das am meisten verwendete Würzmittel bei der Zubereitung von Speisen und bereits in vielen Nahrungsmitteln enthalten. Im Handel werden angeboten:

- Meersalz (durch Verdunsten von salzhaltigem Meerwasser gewonnen),
- Steinsalz (in Salzbergwerken abgebaut) und
- Siedesalz (gewonnen durch Eindampfen von Sole).

Um Jodmangel vorzubeugen, wird Salz häufig mit Jod versetzt angeboten. Zusätzlich wird Jodsalz oft noch mit Fluorid zur Kariesvorbeugung angereichert. Durch Zusatz von Trennmitteln erhält Salz eine beständige Rieselfähigkeit. Von Natur aus enthaltene Mineralien und Spurenelemente gehen bei der Verarbeitung zu handelsüblichem Tafelsalz verloren; so hat z. B. unraffiniertes Steinsalz mitunter eine graue Farbe.

## Essig

Essig ist ein sauer schmeckendes flüssiges Würz- und Konservierungsmittel. Dabei handelt es sich um eine mit Wasser verdünnte Lösung von Essigsäure, die durch Essigsäuregärung aus alkoholhaltigen Flüssigkeiten (Gärungsessig) oder durch Verdünnen synthetischer Essigsäure (Essigessenz) gewonnen wird. Gärungsessig enthält mindestens 5 g und höchstens 15,5 g Säure pro 100 ml. Essigessenz enthält zwischen 15,5 und 25 g Säure in 100 ml. Nach Salz ist Essig das am meisten verwendete Würzmittel.

| Grundsorten (Gärungsessig) | |
|---|---|
| **Branntweinessig** (Tafelessig) | Er wird hauptsächlich aus vergorener Melasse (sirupartiger Rückstand der Zuckerproduktion) hergestellt. Er hat eine helle Farbe und einen frischen, aber wenig ausgeprägten Geschmack. |
| **Weinessig** | Zur Herstellung werden kräftige alkohol- und aromareiche südländische Weiß- und Rotweine verwendet. Je nach Wein ist er goldgelb bis rotbraun. Er zeichnet sich durch ein intensives Weinaroma aus. Weinessig, der besonders lange in Holzfässern gelagert wurde, wird als Balsamessig (ital. „Aceto Balsamico") bezeichnet. Er schmeckt weich und hat ein typisch würziges Aroma. Eine Spezialität aus Modena in Italien ist der „Aceto Balsamico di Modena", ein Weinessig, der mindestens drei Jahre und bis zu mehreren Jahrzehnten in Holzfässern reift. Aroma und Geschmack dieses dunklen und dickflüssigen Essigs sind besonders intensiv. |
| **Wein-Branntwein-Essig** | Ein Verschnitt aus Wein- und Branntweinessig, wobei das Mischungsverhältnis angegeben werden muss. Die Farbe reicht von goldgelb bis rötlich. Es ist der am meisten verwendete Essig. |
| **Obstessig** | Er wird ausschließlich aus vergorenem Obst *(Äpfel, Zitronen)* hergestellt. Die Farbe ist hell bis rötlich-braun. Die enthaltenen Fruchtsäuren prägen den typisch fruchtigen Geschmack. |

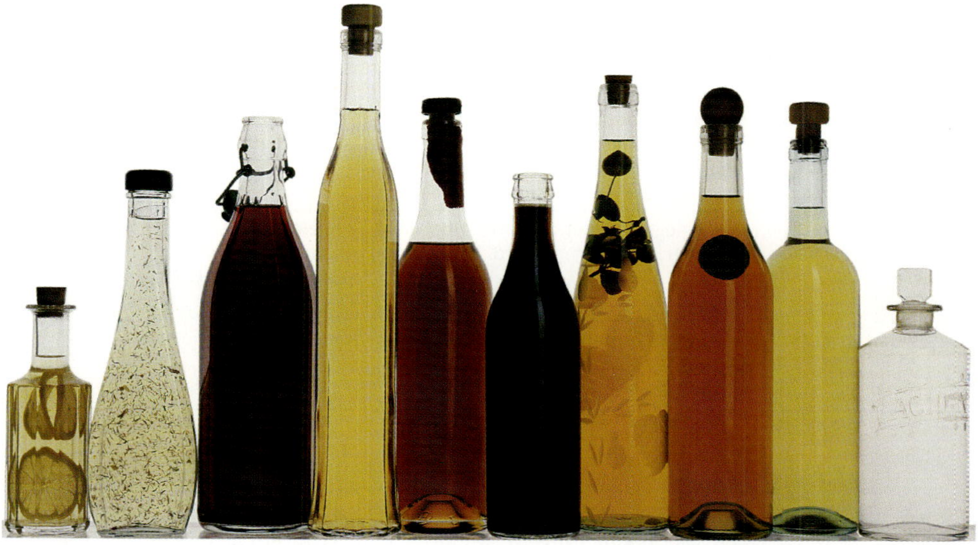

Essigsorten (von links): Branntweinessig mit Zitrone, Gurkenaufguss, Rotweinessig, Wein-Branntwein-Essig, Sherryessig, Balsamessig, Ihr Lieblingsessig, Obstessig, Kräuteressig, Weißweinessig

Neben diesen Grundsorten gibt es eine Fülle von **Essigvarianten.** Dazu zählen:

- **Kräuteressig:** Verschiedene frische Kräuter oder Kräuterextrakte werden in eine der Grundsorten (außer Obstessig) eingelegt. Zu den häufig verwendeten Kräutern zählen Estragon, Salbei, Thymian und Basilikum sowie Kräutermischungen.
- **Fruchtessig:** Er ist nicht mit Obstessig zu verwechseln. Es handelt sich vielmehr um einen Wein- oder Branntweinessig, der unter Verwendung von Fruchtkonzentrat bzw. Früchten *(Himbeeren, Erdbeeren, Holunderbeeren)* hergestellt wird.

**Spezialitäten** sind Cognacessig und Sherryessig, die aus Cognac bzw. Sherry hergestellt werden. Essig wird zum Teil auch aromatisiert angeboten *(Nuss-, Knoblaucharoma).*

## Senf

Senf ist eine gelbbraune Würzpaste und wird aus gemahlenen Senfkörnern (enthalten 30% Öl), Essig und Salz hergestellt. Die verschiedenen Geschmacksrichtungen ergeben sich durch den Zusatz von Gewürzen und Kräutern *(Estragon, Pfeffer, Nelken, Kurkuma, Kapern)* sowie Zucker. Die Schärfe ist von der verwendeten Senfsaat abhängig. Es gibt die milde gelbe Senfsaat und die schärfere braune bis schwarze Senfsaat.

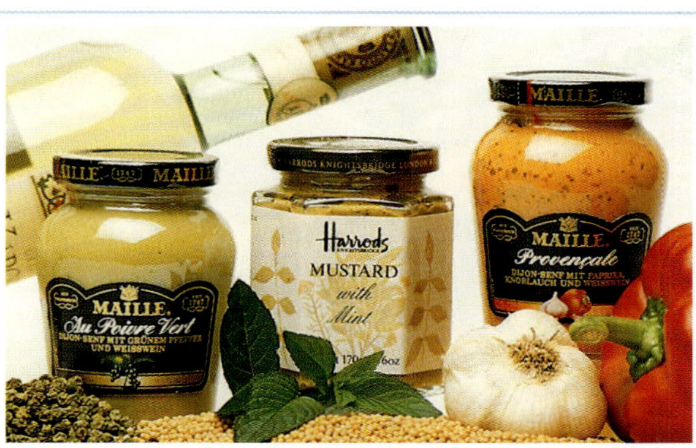


Senfspezialitäten

| Grundsorten | | |
|---|---|---|
| **Sorte** | **Rohstoff und Geschmack** | **Verwendung** |
| **Milder Senf** (Delikatess- oder Tafelsenf) | vorwiegend aus gelber Senfsaat, feinwürzig | *warme und kalte Senfsoßen* |
| Mittelscharfer Senf (Delikatess- oder Tafelsenf) | milder gelber Senfsaat wird braune Senfsaat zugesetzt, um die gewünschte Schärfe zu erzielen, etwas würziger als „milder Senf" | am weitesten verbreitete Sorte, *zu kalten Platten und zu Würstchen* |
| Scharfer Senf, **Extrascharfer Senf** | überwiegend oder ausschließlich aus brauner Senfsaat, pikant bis feurig-scharf | *zu fetten Fleischgerichten (Eisbein), die dadurch bekömmlicher werden, zu Marinaden und kräftigem Käse* |
| Süßer Senf (Weißwurstsenf) | gelbe und/oder braune Senfsaat wird nur grob gemahlen; Rösten und der Zusatz von Zucker ergeben den karamellartigen, süßlichen Geschmack | *bayerische Spezialität, zu Weißwurst und Leberkäse* |

| Senfspezialitäten (Auswahl) | |
|---|---|
| **Dijon-Senf** | extrascharf, wird nach traditionellem Verfahren aus brauner bzw. schwarzer Senfsaat, häufig unter Verwendung von Weißwein, hergestellt |
| **Düsseldorfer Senf** | extrascharf, darf nur im Düsseldorfer Raum hergestellt werden |
| **Rôtisseur-Senf** | mittelscharf, enthält noch ganze Senfkörner und verliert daher auch beim Erhitzen nicht sein Aroma, gut für die warme Küche |
| **Grillsenf** | mit verschiedenen Gewürzen *(Paprika)* abgeschmeckt, passt zu Pfannen- und Grillgerichten |
| **Kräutersenf** | mild oder mittelscharf, Zusatz von Kräutern *(Estragon, Kerbel, Kräuter der Provence)*, passt zu Fleisch- und Geflügelgerichten |

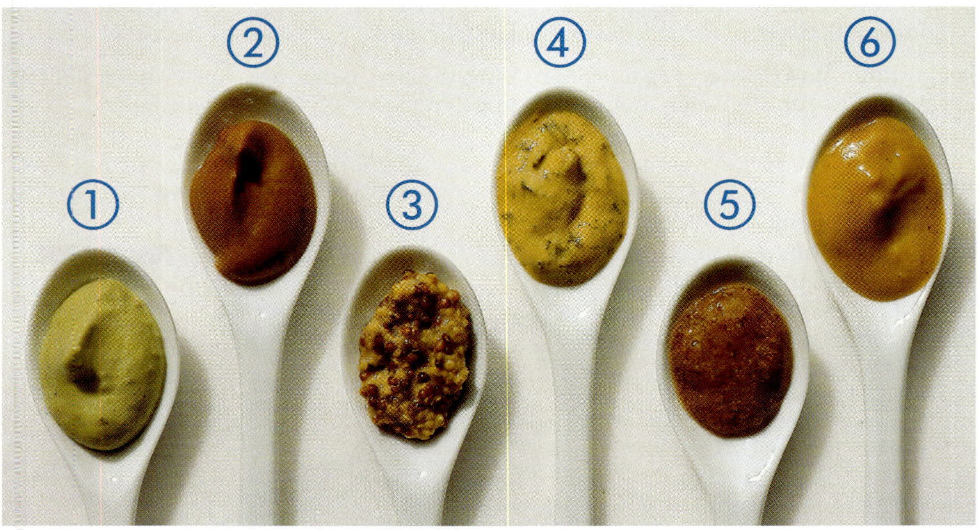


Senfsorten: ① Mittelscharfer Tafelsenf, ② Tomatensenf, ③ Rôtisseur-Senf, ④ Kräutersenf, ⑤ Süßer Senf, ⑥ Grillsenf

## Würzen (Speisewürze)

Sie werden flüssig, pastenförmig oder trocken angeboten. Zur Herstellung werden u.a. Weizen-, Mais-, und Reiskleber, Sojabohnen sowie Rückstände aus der Fleisch- und Fischverarbeitung verwendet. Es gibt Würzen zum sofortigen Verzehr *(Flüssigwürze, Würzpulver)* und Würzen zur Weiterverarbeitung *(Brühwürfel, Gemüsebrühen)*. Viele Würzen enthalten den →Zusatzstoff Glutamat. Dieser dient als Geschmacksverstärker, d.h., er verstärkt schon in geringer Dosierung den Eigenschmack von Lebensmitteln und lässt deren Würzung deutlicher hervortreten. Glutamat ist auch für den fleischbrüheartigen Geruch und Geschmack der Speisewürze mitverantwortlich.

## Würzpasten

Dies sind eingedickte Frucht- oder Gemüseerzeugnisse. Sie sind hauptsächlich Ausgangsstoff zur Soßenherstellung. Die bekannteste Würzpaste ist Tomatenmark. Es wird aus reifen Tomaten hergestellt und enthält weder Schalenanteile noch Kerne. Tomatenmark wird sowohl ohne als auch mit Würzung *(Zwiebeln, Knoblauch, Sellerie, Kräuter)* angeboten. Je nach Grad des Wasserentzugs werden drei Konzentrationsstufen (einfach, doppelt, dreifach) unterschieden. Bestandteil der indischen und indonesischen Küche sind Samballan, sehr scharfe Pasten auf Paprikabasis mit Salz, Pfeffer und Essig zubereitet. Ebenfalls in der asiatischen Küche werden Chutneys verwendet. Dies sind eingedickte Zubereitungen, z.B. aus unpassiertem Tomatenmark oder Mangofruchtstückchen sowie anderen Zutaten *(Ingwer, Limonen, Rosinen, Pfeffer, Zucker)*.

## Würzsoßen

Sie werden entweder Speisen, Salaten und/oder Soßen zugegeben *(Tabasco-, Sojasoße)* oder werden als Fertigsoße benutzt *(Grillsoßen, Ketchup)*. Würzsoßen enthalten zum überwiegenden Teil pflanzliche Bestandteile in flüssiger, fein zerkleinerter oder stückiger Form.

Die am meisten verwendete Würzsoße ist **Ketchup.** Es wird auf der Grundlage von Tomatenmark produziert. Dazu kommen Gewürze *(Paprika, Nelken, Zimt, Ingwer)*, Zwiebeln, Salz, Essig, Wasser und Glucosesirup (bis zu 30%!) sowie u.U. Aromastoffe und →Dickungsmittel *(Xanthan)*. Mit Ketchup werden u.a. Fleisch- und Fischgerichte, Nudeln und Pommes frites gewürzt. Aber auch zum Verfeinern von Soßen und Gerichten findet es Verwendung. Ebenfalls auf der Basis von Tomatenmark werden weitere **„rote" Würzsoßen** mit speziellen Gewürzen angeboten *(Schaschlik-, Steak-, Salsasoße)*. **Helle Würzsoßen** *(Knoblauch-, Meerrettich-, Pfeffersoße)* enthalten neben pflanzlichem Öl, Wasser, Essig und Zucker u.a. Stärke, Molken- und Magermilchpulver. Die fast schwarzbraune **Sojasoße** wird aus Sojabohnen gewonnen und ist vor allem Bestandteil der asiatischen Küche. **Tabasco** enthält neben Branntweinessig und Salz Bestandteile roter Pfefferschoten (→Chilis) und erhält dadurch seine besondere Schärfe. **Worcestersoße** wird vor allem zum Würzen von Pasteten, Soßen und Eintopfgerichten verwendet. Der für Worcestersoße typische leicht säuerliche Geschmack wird durch Tamarindenmus – ein in der asiatischen Küche weit verbreitetes Würzmittel – verursacht.

## Mayonnaise

Mayonnaise ist eine würzige kremartige Soße. Sie passt zu Kartoffel-, Gemüse-, Geflügel-, Eier-, Fleisch- oder Fischsalaten. Die Grundbestandteile der Mayonnaise sind Speiseöl, Essig, Eigelb sowie Senf, Salz und verschiedene Gewürze. Neben frischem Eigelb wird auch frisches Vollei oder Trockenei in Form von Eipulver verwendet. Das Hauptproblem der Herstellung besteht darin, dass an sich nicht mischbare Flüssigkeiten wie Öl und Essig eine enge und dauerhafte Verbindung eingehen (Emulsion). Um dies zu erreichen, ist ein „Emulgator" erforderlich. Es ist das im Eigelb enthaltene Lecithin, das diese dauerhafte Durchmischung ermöglicht und der Mayonnaise ihre cremige Beschaffenheit gibt. Anstelle von Eigelb können bei Mayonnaisen mit geringerem Fettgehalt auch Verdickungsmittel *(Stärke, Magermilchpulver)* eingesetzt werden. Je nach Fettanteil unterscheidet man:

| Bezeichnung | Zusammensetzung |
|---|---|
| **Mayonnaise** (*„Delikatess-Mayonnaise"*) | Fettgehalt mindestens 80%, Eigelbanteil mind. 7,5% vom Fettgehalt, enthält keine Verdickungsmittel *(Stärke, Gelatine)*. |
| **Salatmayonnaise** | Fettgehalt mindestens 50%, Eigelbanteil nicht vorgeschrieben, bei Ersatz des Eigelbs durch pflanzliches oder tierisches Eiweiß ist Hinweis vorgeschrieben, enthält meist Verdickungsmittel. |
| **Salatcreme** | Fettgehalt unter 50%, sonst wie Salatmayonnaise. |

**Remoulade** ist eine Mayonnaise oder Salatmayonnaise, die zusätzlich mit Kräutern *(Petersilie, Schnittlauch, Estragon)* gewürzt wird. Es können auch zerkleinerte Kapern und/oder Gurken eingearbeitet werden. Remoulade wird u.a. zum Füllen von Tomaten, als Belag für Snacks, zu gebratenem Fisch, Sülze sowie zu Salaten verwendet.

**Alioli** (E) bzw. **Aïoli** (F) ist ein Mittelding zwischen Würzpaste und Mayonnaise. Sie wird aus Olivenöl, Knoblauch und je nach Rezept auch Eigelb hergestellt und zum Würzen von Fischsuppen und gegrillten Fisch- und Fleischgerichten verwendet.

# Aromen (Essenzen)

Unter Aromen bzw. Essenzen versteht man flüssige, pulver- oder pastenförmige Zubereitungen, die von der Aromaindustrie handwerklichen Betrieben und der Lebensmittelindustrie zur Aromatisierung von Lebensmitteln zur Verfügung gestellt werden. Sie finden besonders bei hochverarbeiteten Lebensmitteln (→Convenience-Produkte, →Light-Produkte, →Ethno-Food) Anwendung. Aufgrund der für diese Produkte üblichen Herstellungsverfahren scheint den Herstellern eine geschmacksgebende Aromatisierung notwendig zu sein.

In der Aromenverordnung werden die Aromastoffe (chemisch definierte Stoffe mit aromatisierenden Eigenschaften) klassifiziert und definiert.

| Bezeichnungen und Begriffsbestimmungen für Aromastoffe | |
|---|---|
| **Natürliche Aromastoffe und Aromaextrakte** | Stoffe mit Aromaeigenschaften, die aus Ausgangstoffen pflanzlicher oder tierischer Herkunft gewonnen werden. So kann der Aromastoff Vanillin aus Vanilleschoten gewonnen werden, Himbeeraroma aber auch aus Holzspänen. |
| **Naturidentische Aromastoffe** | Sie sind den natürlichen Aromastoffen im chemischen Aufbau gleich, werden jedoch synthetisch hergestellt *(naturidentisches Vanillin)*. |
| **Künstliche Aromastoffe** | Sie kommen in der Natur nicht vor und werden chemisch erzeugt *(Ethylvanillin,* dem Vanillin in Geruch und Geschmack ähnlich). Sie dürfen nur bestimmten Lebensmitteln zugesetzt werden *(Kunstspeiseeis, Brausen, Zuckerwaren, Kaugummi)*. |
| **Raucharomen** | Sie verstärken Geruch und Geschmack von geräucherten Lebensmitteln oder imitieren ihn bei nicht geräucherten Produkten („Flüssigrauch"). |

Die Kennzeichnung aromatisierter Lebensmittel ist in Deutschland in der Lebensmittel-Kennzeichnungsverordnung geregelt. Danach ist bei der Verwendung industriell gefertigter Aromen in verpackten Lebensmitteln im Zutatenverzeichnis das Wort „Aroma" oder eine genauere Bezeichnung anzugeben *(Himbeeraroma, Waldfruchtaroma)*. Solche Bezeichnungen sind sowohl für natürliche als auch für naturidentische Aromen gestattet. Die Verkehrsbezeichnung „natürlich" darf nur benutzt werden, wenn für die aromatisierenden Bestandteile des Aromas ausschließlich natürliche Aromastoffe und/oder Aromaextrakte verwendet wurden. Künstliche Aromastoffe müssen als solche gekennzeichnet werden. Der Endverbraucher bekommt aber keine Kenntnis darüber, welche aromatisierenden oder anderen Bestandteile *(Zusatzstoffe, Lösungsmittel, Trägerstoffe)* im jeweiligen Aroma enthalten sind.

## Was Verbraucher noch wissen wollen

**Welche gesundheitsfördernden Wirkungen haben Kräuter und Gewürze?**

Je nach Inhaltsstoffen (→sekundäre Pflanzenstoffe) können Gewürze und Kräuter z. B. beruhigend, anregend, verdauungsfördernd oder keimhemmend wirken.

So regen zum Beispiel Paprika, Senf, Pfeffer und Ingwer die Speichel- und Magensaftproduktion und damit auch den Appetit an, fördern den Gallenfluss und damit die Verdauung. Anis, Fenchel, Thymian und Salbei zählen zu altbekannten Hausmitteln bei Erkältungen und Magen- und Darmreizungen. Anis, Kümmel und Pfefferminze helfen, Schleim zu lösen. Knoblauch wird zur Linderung bronchialer Leiden und zur Verbesserung der Fließeigenschaften des Blutes verwendet.

**Wie lange sind Gewürze und Würzkräuter haltbar?**

Besonders bei gemahlenen Produkten können Luft- und Lichteinflüsse das Aroma und damit die Würzkraft vermindern. Daher sollten Gewürze nur in Mengen eingekauft werden, die innerhalb weniger Monate aufgebraucht werden können. Unzerkleinerte Gewürze *(Pfefferkörner, Zimtstangen, Ingwer, Muskatnuss bis zu vier Jahren)* haben die längste Haltbarkeit. Kräuter schmecken bis auf wenige Ausnahmen *(Estragon)* frisch intensiver als getrocknet. Getrocknete Kräuter sollten nicht länger als ein Jahr gelagert werden.

**Wie sollen Gewürze und Würzkräuter gelagert werden?**

Gewürze sollten getrennt voneinander, kühl, trocken und möglichst lichtgeschützt aufbewahrt werden. Es empfiehlt sich, Gewürzdosen oder -gläser mit einem luftdichten Verschluss zu verwenden. Da übermäßige Hitze, Feuchtigkeit und Gerüche den Gewürzen schaden, sollte sich das Gewürzregal nicht unmittelbar in der Nähe der Kochstelle befinden.

**Sind Würzen eine Alternative zu Kochsalz?**

Wer bei der Ernährung möglichst wenig Kochsalz verwenden will, sollte auch beim Gebrauch von Würzen vorsichtig sein, denn sie haben zum Teil einen hohen Kochsalzanteil *(Sojasoße)*. Das Salz entsteht bei der Herstellung der Würzen (Kochen der Grundstoffe mit Salzsäure und anschließendes Neutralisieren mit Natronlauge). Kochsalzarm ist Hefe-Extrakt, ein Würzmittel, das hauptsächlich in Reformhäusern angeboten wird.

**Warum macht Senf den Verzehr von fetten Speisen bekömmlicher?**

Die im Senf enthaltenen ätherischen Öle fördern den Gallenfluss und damit die Fettverdauung und sorgen somit für eine bessere Bekömmlichkeit schwer verdaulicher Gerichte *(Eisbein, fetter Schweinebraten)*.

**Wie sollen Senf und Mayonnaise aufbewahrt werden?**

Senf sollte immer in fest verschlossenen Tuben oder Gläsern und am besten im Kühlschrank aufbewahrt werden. So bleiben Aroma, Geschmack und vor allem die Schärfe mindestens zwei Monate voll erhalten (Senföl ist leicht flüchtig).

Mayonnaise sollte nicht in Gefrierpunktnähe, aber auch nicht zu warm gelagert werden, da sich sonst die Öl-Essig-Emulsion wieder entmischen könnte. Dies lässt sich auch durch späteres Erhöhen bzw. Senken der Temperatur nicht wieder rückgängig machen. Mayonnaise wird auch ungenießbar, wenn das Öl ranzig wird (Oxidation). Temperaturen über 15 °C sowie Licht- und Sauerstoffzutritt sind deshalb zu vermeiden. Angebrochene Gläser können im Kühlschrank zwei bis drei Wochen aufbewahrt werden, Tuben mindestens doppelt so lange.

## Wenn Sie weiterlesen wollen

Morris, Sallie, und Mackley, Lesley, Das Handbuch der Gewürze. München 2002.

# Lebensmittel: Trends

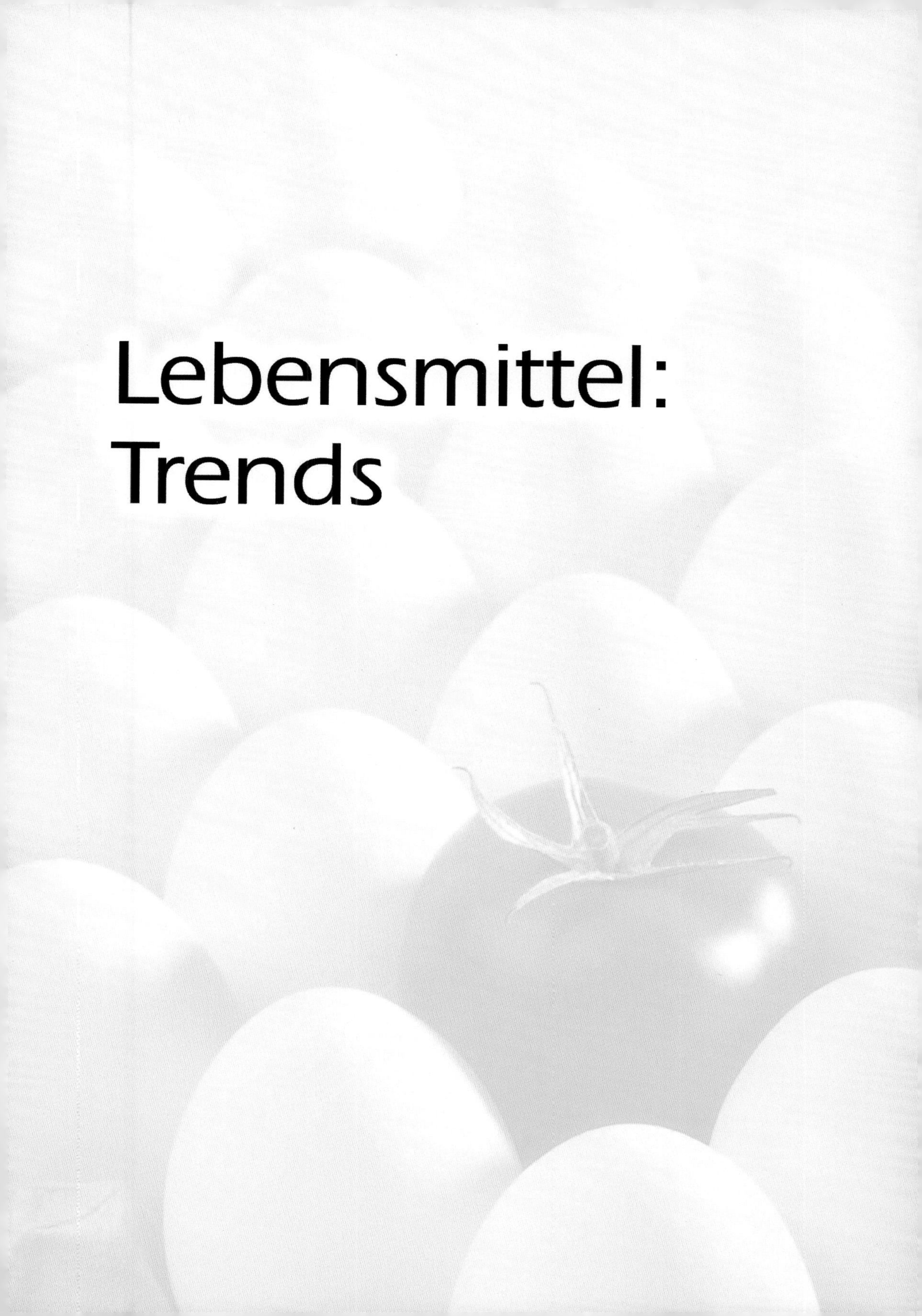

Viele Verbrauchererwartungen werden vom „normalen“ Lebensmittelsortiment nicht erfüllt. Mancher ist auf eine spezielle Zusammensetzung von Lebensmitteln angewiesen *(Zöliakie-Kranke, Säuglinge)*. Für diese Personengruppen gibt es diätetische Lebensmittel auch im Einzelhandel. Andere legen Wert auf eine möglichst schnelle und bequeme Zubereitung von Speisen. Wieder andere erwarten von einem Lebensmittel nicht nur Sättigung und Genuss, sondern erhoffen sich gleichzeitig einen gesundheitlichen Zusatznutzen. Der Fitness- und Wellnesstrend ist daher auch am Lebensmittelsortiment nicht vorbeigegangen.

Die Art, wie wir leben, drückt sich in unserem Lebensstil aus. Sie wird von vielen verschiedenen Faktoren bestimmt, z. B. von kulturellen Gepflogenheiten, von persönlichen Beweggründen, Gefühlen und Wertvorstellungen, vom Einkommen und vom sozialen Status, von Erfahrungen und nicht zuletzt auch von den Marketingaktivitäten der Industrie und des Handels (Produktentwicklung und Werbung). Der Lebensstil beeinflusst die Kaufentscheidungen der Verbraucher und ihr Konsumverhalten. Zudem lässt sich mit den gekauften Waren und Dienstleistungen dem Umfeld die persönliche Lebensart demonstrieren, individueller „lifestyle“ zeigen: Während der eine Hummer und Champagner kauft, um Wohlstand oder feine Lebensart kundzutun oder vorzutäuschen, drückt ein anderer z. B. seine Umwelt- und Naturverbundenheit mit dem Einkauf ökologisch erzeugter Lebensmittel aus. Manche bringt ihr soziales Gewissen dazu, Kaffee aus fairem Handel zu kaufen, und wieder andere zeigen ihre Weltoffenheit durch den Verzehr von Gerichten, die den Küchen fremder Länder abgeschaut wurden. Die Konsumgewohnheiten bekunden einerseits Zugehörigkeiten *(zu einer bestimmten Einkommensschicht oder zur Gruppe der umweltbewussten und „kritischen“ Verbraucher)*, andererseits auch Abgrenzung von Andersdenkenden *(Vegetarier von Fleischessern)*.

Darüber hinaus erweitert sich das Sortiment im Lebensmitteleinzelhandel immer mehr durch neuartige Lebensmittel. Manche wurden zuvor wegen ihrer Herkunft oder Zusammensetzung noch nicht oder nicht in nennenswertem Umfang verzehrt *(Erzeugnisse auf der Basis von Lupinen)*, andere weisen aufgrund genetischer Veränderungen an Pflanzen und Tieren veränderte Eigenschaften auf *(Rapsöl mit veränderter Fettsäurenzusammensetzung)*.

So halten immer wieder neue Trends, entstanden z. B. aus sozialen, ökologischen oder politischen Gründen oder gezielt initiiert durch die Lebensmittelindustrie, den Lebensmittelmarkt in Bewegung. Was heute „in“ ist, kann morgen schon „out“ sein. Ebenso kann sich ein Trend auch zum „Dauerbrenner“ entwickeln.

In diesem Abschnitt des Buches werden nicht einzelne Lebensmittel behandelt, vielmehr geht es darum, wie bestimmte Gruppen von Lebensmitteln *(diätetische, Sportler-, Öko-Lebensmittel)* beschaffen sind, um ganz bestimmte Verbrauchererwartungen erfüllen zu können.

# 1 Diätetische Lebensmittel

Der Begriff „Diät" stammt aus dem Griechischen und bedeutete ursprünglich gesunde Lebensführung im weitesten Sinne. Heute wird unter „Diät" die spezielle Ernährung von kranken oder auch gesunden Personen mit besonderen Ernährungsbedürfnissen verstanden. Diätetische Lebensmittel werden z. B. von Personen nachgefragt, deren Stoffwechsel gestört ist *(Diabetiker)* oder die Störungen der Nahrungsaufnahme *(nach Operationen)* haben oder die bestimmte Nahrungsbestandteile stark einschränken oder ganz meiden müssen *(Bluthochdruckpatienten, Nierenkranke, Zöliakiekranke)*. Darüber hinaus zählen zu den diätetischen Lebensmitteln auch bedarfsangepasste Lebensmittel für gesunde Säuglinge und Kleinkinder, Schwangere, Stillende, Leistungssportler, Senioren und Übergewichtige.

Durch diätetische Lebensmittel wird die Zufuhr bestimmter Nährstoffe vermindert oder gesteigert oder deren Aufnahme durch den Darm verhindert. Solche für besondere Ernährungszwecke hergestellte Lebensmittel müssen sich entweder aufgrund ihrer Zusammensetzung oder durch das Herstellungsverfahren deutlich von vergleichbaren Lebensmitteln des normalen Sortiments unterscheiden. Darüber hinaus schreibt die Diät-Verordnung strenge Regeln für diätetische Lebensmittel vor: Nur bestimmte Zusatzstoffe sind erlaubt, Antioxidantien und künstliche Farbstoffe dürfen überhaupt nicht eingesetzt werden, als →Konservierungsstoff darf nur Sorbinsäure verwendet werden. Die meisten diätetischen Lebensmittel dürfen nur verpackt in den Handel gelangen und müssen umfassend gekennzeichnet werden.

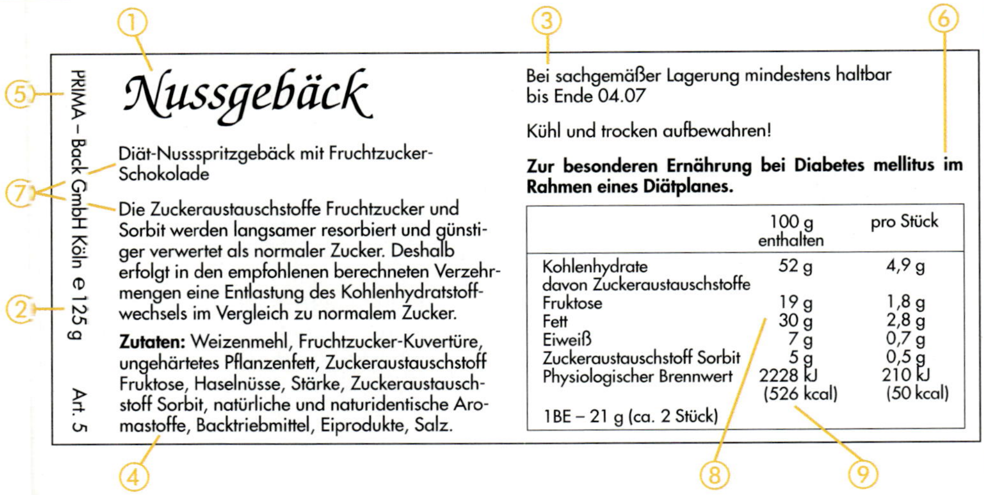
①
③
⑥
⑤
⑦
②
④
⑧
⑨
PRIMA – Back GmbH Köln e 125 g Art. 5
Nussgebäck
Diät-Nussspritzgebäck mit Fruchtzucker-Schokolade
Die Zuckeraustauschstoffe Fruchtzucker und Sorbit werden langsamer resorbiert und günstiger verwertet als normaler Zucker. Deshalb erfolgt in den empfohlenen berechneten Verzehrmengen eine Entlastung des Kohlenhydratstoffwechsels im Vergleich zu normalem Zucker.
**Zutaten:** Weizenmehl, Fruchtzucker-Kuvertüre, ungehärtetes Pflanzenfett, Zuckeraustauschstoff Fruktose, Haselnüsse, Stärke, Zuckeraustauschstoff Sorbit, natürliche und naturidentische Aromastoffe, Backtriebmittel, Eiprodukte, Salz.
Bei sachgemäßer Lagerung mindestens haltbar bis Ende 04.07
Kühl und trocken aufbewahren!
**Zur besonderen Ernährung bei Diabetes mellitus im Rahmen eines Diätplanes.**

| | 100 g enthalten | pro Stück |
|---|---|---|
| Kohlenhydrate | 52 g | 4,9 g |
| davon Zuckeraustauschstoffe | | |
| Fruktose | 19 g | 1,8 g |
| Fett | 30 g | 2,8 g |
| Eiweiß | 7 g | 0,7 g |
| Zuckeraustauschstoff Sorbit | 5 g | 0,5 g |
| Physiologischer Brennwert | 2228 kJ (526 kcal) | 210 kJ (50 kcal) |
| 1 BE – 21 g (ca. 2 Stück) | | |

① Verkehrsbezeichnung
② Mengenangabe
③ Mindesthaltbarkeitsdatum
④ Zutatenverzeichnis
⑤ Name oder Firma und Anschrift des Herstellers, Verpackers oder Verkäufers
⑥ die zu der Bezeichnung gehörenden besonderen ernährungsbezogenen Eigenschaften oder der Ernährungswert
⑦ die Besonderheiten in der qualitativen und quantitativen Zusammensetzung oder der spezielle Herstellungsprozess, durch die das Erzeugnis seine besonderen ernährungsbezogenen Eigenschaften erhält
⑧ der durchschnittliche Gehalt an verwertbaren Kohlenhydraten, Fetten und Eiweiß (in Gramm bezogen auf 100 Gramm oder 100 Milliliter bzw. in Prozentangaben)
⑨ der durchschnittliche physiologische Brennwert in Kilojoule (kJ) und Kilokalorien (kcal) in 100 Gramm bzw. 100 Millilitern

Kennzeichnung diätetischer Lebensmittel — Nach aid-Verbraucherdienst, Köln 1993

# Lebensmittel für Säuglinge und Kleinkinder

Alle Säuglingsnahrungen unterliegen strengsten Bestimmungen. Die Herstellung wird – von der Rohstofferzeugung bis zum fertigen Produkt – kontrolliert. Die hohen Reinheitsanforderungen in Bezug auf Umweltschadstoffe und Rückstände veranlassen die Hersteller von Säuglingsnahrung bei der Auswahl ihrer Rohstoffe zu besonderen Vorsorge- und Kontrollmaßnahmen. Die Produktion der Zutaten übernehmen Vertragsbauern unter festgelegten und kontrollierten Bedingungen. Der Einsatz von Pflanzenschutz- und Düngemitteln ist nur eingeschränkt erlaubt. Die Milch stammt von ausgewählten und kontrollierten Rinderbeständen. Manche Hersteller beziehen die Rohstoffe aus →ökologischer Landwirtschaft.

Den Säuglings- und Kleinkindernahrungen dürfen nur die ernährungsphysiologisch unentbehrlichen Mineralstoffe und Spurenelemente sowie Vitamine und bestimmte Aminosäuren zugesetzt werden.

## Säuglingsanfangs- und Folgenahrungen

Muttermilch ist in den ersten Lebensmonaten das beste Lebensmittel für den Säugling. Die Nährstoffe der Muttermilch sind ideal an die Bedürfnisse des Säuglings angepasst. Muttermilch schont auch das noch nicht voll funktionsfähige Verdauungssystem und fördert die natürliche Keimbesiedlung des Darms. Sie enthält außerdem mütterliche Abwehrstoffe, die dem unreifen Immunsystem des Babys helfen, Krankheitserreger und körperfremde Substanzen zu bekämpfen. So schützt Muttermilch den Säugling vor Magen-Darm-Infektionen und, da kein artfremdes Eiweiß an die Magen- und Darmschleimhaut gelangt, vor Allergien. Die Belastung der Muttermilch mit Schadstoffen *(polychlorierte Biphenyle, Dioxine)* ist in den letzten Jahren deutlich zurückgegangen.

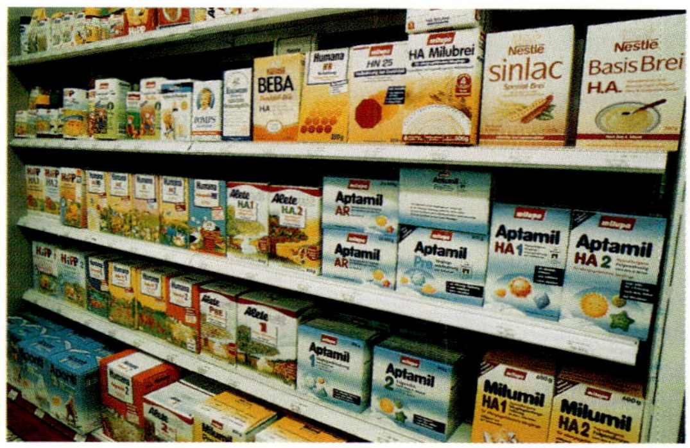

Säuglingsanfangs- / Folgenahrungen

Für nicht oder nicht lange genug gestillte Säuglinge gelten die industriell hergestellten Säuglingsanfangsnahrungen heute als die beste Alternative zur Muttermilch. Nachteilig ist, dass der Säugling bei falscher Dosierung industriell hergestellter Flaschennahrung wie auch mit selbst zubereiteter Kost überfüttert werden kann. Die Dosierungsangaben auf der Packung müssen deshalb genauestens eingehalten werden, um Übergewicht und Fehlernährung zu vermeiden. Vorteile gegenüber selbst zubereiteter Flaschenmilch sind die konstante Zusammensetzung, die – nach aktuellem Kenntnisstand – angemessenen Vitamin- und Mineralstoffzusätze, die garantierte Keimarmut, die schonenden Herstellungsverfahren und die zeitsparende Zubereitung im Haushalt.

Säuglingsanfangs- und Folgenahrungen werden in Europa meist aus Kuhmilch hergestellt. Besteht der Proteinanteil ausschließlich aus Kuhmilcheiweiß, so dürfen diese auch als **Säuglingsmilchnahrung** bzw. **Folgemilch** bezeichnet werden. Da sich die Kuhmilch in ihrer Zusammensetzung ganz erheblich von der Frauenmilch unterscheidet, werden verschiedene Veränderungen *(Senkung des Eiweißgehaltes, Zusatz von Milchzucker)* vorgenommen. Je nach Grad der Anpassung an die Muttermilch erhält man **adaptierte** oder **teiladaptierte**

Säuglingsmilch- oder Folgemilchnahrung. In der Diätverordnung ist die Zusammensetzung von Säuglingsanfangs- und Folgenahrung festgelegt; sie darf nur in engen Grenzen variieren.

Säuglingsanfangs- und Folgenahrungen müssen so beschaffen sein, dass sie entweder sofort verzehrt werden können oder nur noch Wasser hinzugefügt werden muss. Auf der Packung müssen eine Anleitung zur richtigen Zubereitung und eine Warnung vor den gesundheitsschädlichen Auswirkungen einer unangemessenen Zubereitung angebracht sein. Außerdem muss der als „wichtig" hervorgehobene Hinweis auf die Überlegenheit des Stillens in Verbindung mit der Empfehlung, das Erzeugnis nur auf Rat unabhängiger Fachleute hin zu verwenden, gut lesbar auf der Packung angebracht werden.
Bei Werbeaussagen sind neben den Vorschriften der Diätverordnung auch die des Säuglingsnahrungswerbegesetzes einzuhalten. Demnach ist es beispielsweise verboten, mit Begriffen wie „humanisiert" oder „maternisiert" zu werben.

| Fertigmilchnahrung für Säuglinge im Überblick | | | |
|---|---|---|---|
| **Bezeichnung** | **Anpassung an die Muttermilch** | **Empfehlung der Wissenschaft** | **Empfehlung der Hersteller** |
| Säuglings-anfangsnahrung „Pre" | gute Anpassung (adaptiert); als Kohlenhydrat wie in der Muttermilch nur Milchzucker | Wird für das gesamte erste Lebenshalbjahr empfohlen (nur, wenn nicht gestillt wird); kann nach Bedarf gegeben werden | Ähnlich |
| Säuglings-anfangsnahrung „1" | teilweise Anpassung (teiladaptiert); enthält weitere Kohlenhydrate wie Stärke und Haushaltszucker | Frühestens ab dem 4. Monat empfohlen; Anzahl der Mahlzeiten nach Plan, sonst droht Überernährung | kann auch vom ersten Fläschchen an gegeben werden |
| Säuglings-anfangsnahrung „2" | kaum Anpassung (Folgemilch); mehr Energie, Eiweiß, unterschiedliche Kohlenhydrate | Überflüssig, für die ersten 6 Monate absolut ungeeignet; enthält oft zu viel Zucker | nach dem vierten Monat |

## Kleinkindernahrungen

Unter **Beikost** werden alle Arten von Säuglingsnahrungen, die nicht Muttermilch oder Flaschennahrungen sind, verstanden *(Saft, Getreidebrei, Milchbrei, Fruchtmus, Gemüseprodukte, Menüs)*. Die Richtlinie der EG über Getreide- und andere Beikost für Säuglinge und Kleinkinder enthält eine Liste der Bestandteile, die diese Nahrung enthalten darf.

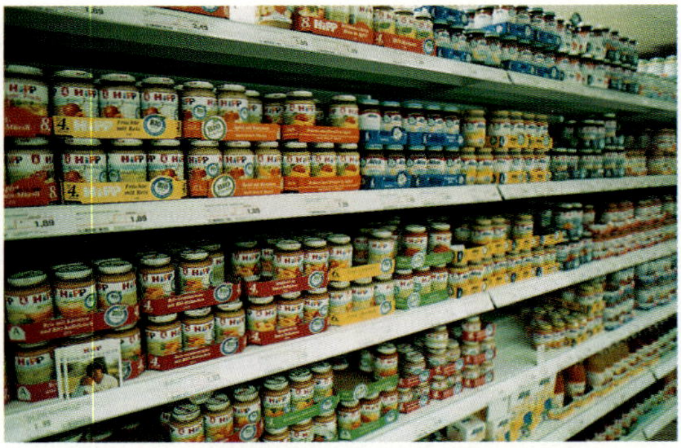

Beikost, Breipackungen und Säfte

Beikost wird von Seiten der Wissenschaft für alle Säuglinge, ob sie gestillt werden oder die Flasche bekommen, erst ab dem 5. bis 6. Lebensmonat empfohlen, weil in den ersten fünf Lebensmonaten mit einer erhöhten Allergiebereitschaft zu rechnen ist. Babykosthersteller empfehlen beispielsweise ihre Obstsäfte für alle Säuglinge ab der sechsten Woche.

Ergänzt wird das Sortiment durch spezielle Tees für Säuglinge und Kleinkinder.

Werden Kleinkindern Säfte oder Tees per Nuckelflasche zur freien Verfügung überlassen, können durch das ständige Umspülen der Zähne mit Zucker Zahn- und Kieferschäden (Karies und Folgeerkrankungen) entstehen. Dieses so genannte Nursing-Bottle-Syndrom hat in der Vergangenheit zu zahlreichen Schadensersatzklagen gegen Hersteller gesüßter Kindertees geführt und dazu, dass auf den Packungen solcher Produkte ein Warnhinweis stehen muss. Tees, die auf Eiweißbasis ohne Zusatz von Zucker hergestellt wurden, können als „zahnschonend" bezeichnet werden. Diese Tees eigenen sich aber ebenfalls nicht zum Dauernuckeln, da die Kariesgefahr unabhängig vom Zuckergehalt der Tees auch durch ständiges Wegspülen des Speichels steigt. Darüber hinaus bergen die Tees auf Eiweißbasis ein Allergierisiko.

**Wichtiger Hinweis:**

- Dieser Fencheltee enthält Kohlenhydrate, die insbesondere bei häufigem und längerem Gebrauch Karies und daraus resultierende Folgeschäden verursachen können.
- Halten Sie die Trinkflasche deshalb selbst.
- Verwenden Sie nur Glasflaschen und überlassen Sie diese Ihrem Kind nicht als Schnullerersatz.
- Lassen Sie Ihr Kind spätestens nach dem ersten Lebensjahr Tee nur noch aus der Tasse trinken.
- Geben Sie keinen Tee vor dem Einschlafen.

Warnhinweis

## Spezialnahrungen für Säuglinge und Kleinkinder

Für besonders allergiegefährdete Säuglinge, also insbesondere die, deren Eltern schon unter Allergien leiden, gibt es **hypoallergene Säuglingsanfangs- und Folgenahrung.** Hypoallergene Säuglingsnahrung erkennt man auch an dem Zusatz „H.A." auf dem Etikett. Eiweißanteile der Kuhmilch, die Allergien auslösen können, sind durch Zugabe Eiweiß spaltender Enzyme abgebaut worden, wodurch die allergieauslösenden Eigenschaften wegfallen. So behandelte Nahrung soll bei allergiegefährdeten Säuglingen die Ausbildung einer Kuhmilchallergie verhindern. Für Säuglinge mit bereits vorhandener Kuhmilchunverträglichkeit sind diese Produkte allerdings nicht geeignet. Für sie und für Säuglinge, die keinen Milchzucker vertragen, gibt es **Soja-Flaschennahrungen,** die keine Kuhmilchbestandteile enthalten. Die niedrigere →biologische Wertigkeit von Sojaeiweiß wird durch Zugabe von z. B. Weizeneiweiß oder der →Aminosäure Methionin ausgeglichen.

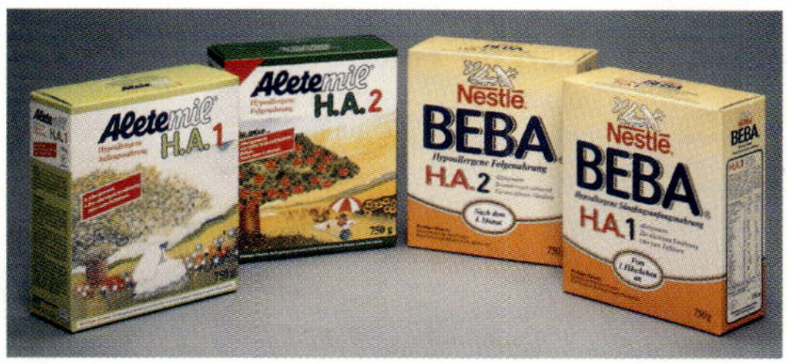

Hypoallergene Säuglingsnahrung

Spätestens zu Beginn des 7. Monats brauchen auch allergiegefährdete Babys Beikost. Mittlerweile gibt es ein Sortiment an **spezieller Beikost** für allergiegefährdete Babys. Sie sind beispielsweise mit einem großen „A" und dem Zusatz „Allergiebewusste Ernährung" gekennzeichnet. Prinzip dieser Produktlinien ist es, dem Säugling immer nur ein einzelnes neues Nahrungsmittel anzubieten. Wird dieses vertragen, kommen langsam immer mehr dazu. So können allergieauslösende Nahrungsmittel schnell erkannt und gezielt vermieden werden. Diese Vorgehensweise ist nicht an diese Produktlinien gebunden, sondern kann auch mit Produkten anderer Hersteller oder in der eigenen Küche verwirklicht werden.

Für an Zöliakie leidende Kinder gibt es glutenfreie Beikost (→glutenfreie Lebensmittel). Außerdem gibt es im Lebensmitteleinzelhandel Säuglingsnahrung zur Behandlung von Durchfallerkrankungen. Diese darf, wenn sie zur Heilung geeignet ist, auch als **Heilnahrung** bezeichnet werden.

## Kinder-Lebensmittel

Das Sortiment an speziellen Kinder-Lebensmitteln wird immer umfangreicher. So finden sich spezielle Milchprodukte, Kekse, Puddings und Götterspeisen, Kinder-Müslis, Müsli-Riegel für Kinder, Limonaden und Marmeladen bis hin zu Fertiggerichten und Kindertorten, -pizzas und -Schokolade im Lebensmitteleinzelhandel. Über 70% aller Eltern kaufen solche Produkte regelmäßig – weniger, weil sie der Überzeugung sind, diese Lebensmittel seien besonders gut für Kinder, sondern viel eher, weil ihre Jüngsten darauf drängen. Mit knallbunter Aufmachung der Packungen und Figuren aus der Märchen- und Comicwelt sind sie für Kinder interessant. Im Lebensmitteleinzelhandel sind diese Lebensmittel daher oft in Augenhöhe der Kinder platziert. Aus ernährungswissenschaftlicher Sicht sind spezielle Kinderprodukte nicht notwendig; in der Zusammensetzung der Zutaten und Nährstoffe haben sie keine Vorteile gegenüber „normalen“ Lebensmitteln. Oft enthalten sie viel zu viel Zucker, Fett und Zusatzstoffe. Was als „kindgerecht“ angesehen wird, ist allein den Herstellern überlassen, die Diätverordnung greift für Kindernahrung, die für Kinder ab drei Jahren gedacht ist, nicht mehr.

## Diabetiker-Lebensmittel

Diabetiker leiden an einer Störung des Kohlenhydratstoffwechsels. Ein Mangel an dem Hormon Insulin führt zu einer Erhöhung des Blutzuckerspiegels, verbunden mit einem Zuckermangel im Gewebe.

Bei entsprechender Lebens- und Ernährungsweise können Diabetiker heute ein annähernd normales Leben führen. Bei optimaler „Einstellung“ des Blutzuckerspiegels entspricht ihre Kost einer für jeden Menschen empfehlenswerten vollwertigen Ernährung.

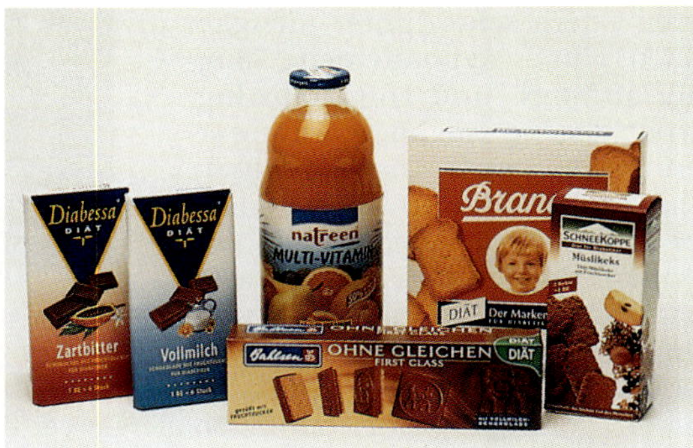

Diabetiker-Lebensmittel

Die aktuellen Diätempfehlungen für Diabetiker unterscheiden sich nicht mehr grundsätzlich von den Ernährungsempfehlungen für die Allgemeinbevölkerung. Expertengremien sehen daher keine Notwendigkeit mehr für spezielle Diabetiker-Produkte, sondern fordern eine umfassendere und genaue Nährwertkennzeichnung, um Diabetikern die Nahrungsauswahl zu erleichtern. Die Nachfrage nach speziellen Diabetiker-Lebensmitteln ist dennoch hoch. Das Sortiment an Süßwaren, die für Diabetiker geeignet sind, wird praktisch ohne Zuckerarten, die den Blutzuckerspiegel erhöhen, hergestellt. Außer bei Bier, Wein und Sekt werden die Zuckerarten durch →Zuckeraustauschstoffe und/oder →Süßstoffe ersetzt. Diätetische Lebensmittel für Diabetiker dürfen nicht mehr Fett und Alkohol als die entsprechenden „normalen“ Lebensmittel enthalten. Neben den hauptsächlich in Fertigpackungen angebotenen Diabetiker-Lebensmitteln dürfen Diabetiker-Back- und -Konditoreiwaren sowie -Speiseeis als lose Ware verkauft werden. Ebenfalls lose dürfen Diätkost und Diät-Getränke in Gaststätten und in der Gemeinschaftsverpflegung zum sofortigen Verzehr angeboten werden.

Den diätetischen Lebensmitteln für Diabetiker dürfen als Zusatzstoffe die →Zuckeraustauschstoffe Mannit, Sorbit und Xylit sowie Süßstoffe zugesetzt werden. Um Lösungen der künstlichen Süßstoffe haltbar zu machen sowie bei brennwertverminderten Broten und Konfitüren ist der Zusatz des →Konservierungsstoffs Sorbinsäure erlaubt. Im Unterschied zu Säuglings- und Kleinkindernahrung sind auch einige technologisch notwendige Zusatzstoffe zulässig *(Backtriebmittel, Verdickungsmittel, Emulgatoren).*

## Kennzeichnung

Seit die Zulassung von Süßstoffen erweitert wurde, sind die Hinweise für Diabetiker „diätetisches Lebensmittel mit Süßstoff" und „geeignet bei Diabetes mellitus im Rahmen eines Diätplanes" weggefallen.

Da die meisten süßstoffhaltigen Lebensmittel brennwertvermindert oder ohne Zuckerzusatz sind, müssen sie nach der Nährwert-Kennzeichnungsverordnung eine Nährwerttabelle auf der Verpackung tragen, der nähere Informationen entnommen werden können. Bei der Kennzeichnung „mit (einer) Zuckerart(en) und Süßungsmittel(n)" ist das Lebensmittel für Diabetiker geeignet, wenn es sich bei der Zuckerart um Fructose handelt. Bei Produkten, die mehr als 2% zugesetzte, schnell resorbierbare Kohlenhydrate enthalten, darf auf der Verpackung die Anzahl der Broteinheiten ausgewiesen werden. Eine Angabe der Broteinheiten ist daher ein sicherer Hinweis darauf, dass das Lebensmittel für Diabetiker geeignet ist.

Für Diabetiker geeignete alkoholische Getränke sind mit dem Hinweis „nur nach Befragen des Arztes" in Verbindung mit der Angabe des Alkoholgehaltes zu versehen.

**Die Broteinheit (BE)**

Die Broteinheit oder Brennwerteinheit ist für Diabetiker eine Kennzahl zur praktischen täglichen Berechnung der Kohlenhydratzufuhr. Eine BE soll im Diabetiker-Stoffwechsel der Wirkung von 12 g Zucker (Trauben-, Frucht-, Haushalts-, Invert-, Malz- und Milchzucker) sowie anderen verdaulichen Kohlenhydraten (Maltodextrine) entsprechen und ist z. B. enthalten in

30 g Roggenvollkornbrot oder

25 g Roggen- oder Weizenmischbrot oder Brötchen oder

20 g Knäckebrot.

Die international übliche Kohlenhydrat-Einheit (KHE) entspricht der Wirkung von 10 g Zucker. In Deutschland konnte sich die KHE gegenüber der BE bisher nicht durchsetzen.

Diabetiker können sich an Kohlenhydrat-Austauschtabellen orientieren. Diesen kann entnommen werden, wie viel Gramm eines Lebensmittels 1 BE bzw. 1 KHE entsprechen. In Kenntnis der für den einzelnen Diabetiker „erlaubten" Anzahl von Broteinheiten oder Kohlenhydrat-Einheiten lässt sich ein individueller Speiseplan zusammenstellen.

Im Vergleich zu den tabellarischen Durchschnittswerten können die mit den Lebensmitteln tatsächlich verzehrten Kohlenhydratmengen allerdings um 20–30% schwanken. Tabellen liefern daher nur Schätzwerte, deren Nutzen jeder Diabetiker für sich herausfinden muss.

# Natriumarme / kochsalzarme bzw. -verminderte Lebensmittel

Kochsalz besteht aus den Mineralstoffen Natrium und Chlor. Bei Bluthochdruck und bei Wasseransammlung im Gewebe (Ödeme), bei Nieren-, Herz- oder Leberschäden wird eine kochsalzarme Ernährung empfohlen. Zu diesem Zweck werden kochsalzarme (natriumarme) diätetische Lebensmittel hergestellt. Allerdings tritt der gewünschte Effekt beim Verzehr solcher Lebensmittel nicht immer ein. So reagiert nur ein Teil des Personenkreises mit Bluthochdruck überhaupt auf Natriumionen; bei manchen steigt sogar der Blutdruck, wenn die Natriumaufnahme eingeschränkt wird. Auch Schwangeren mit Wasseransammlung in den Beinen wird eine kochsalzarme Kost nicht mehr empfohlen.

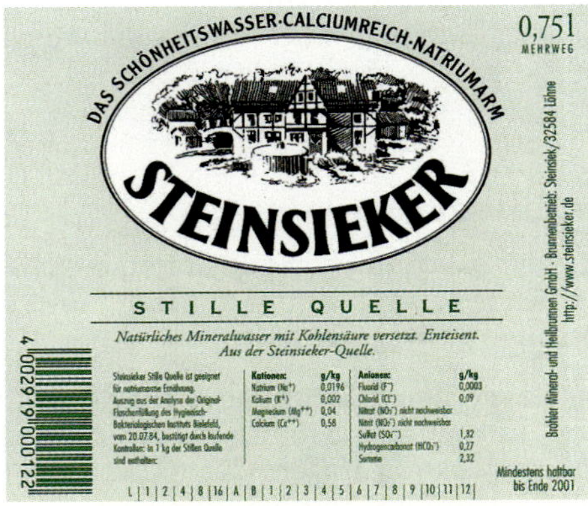

Natriumarmes Mineralwasser

Als „natriumarm" oder „kochsalzarm" dürfen gekennzeichnet werden:

- Lebensmittel, die in der verzehrfertigen Form höchstens 120 mg Natrium pro 100 g enthalten;
- Getränke, die höchstens 2 mg Natrium pro 100 ml enthalten;
- gepökelte diätetische Fleischerzeugnisse – auch als lose Ware –, sofern sie statt →Nitritpökelsalz nur Kaliumnitrat (Kalisalpeter) enthalten.

Den Hinweis „streng natriumarm" dürfen nur Produkte – außer Getränke – tragen, die höchstens 40 mg Natrium pro 100 g enthalten.

Salzhaltige Produkte, deren Kochsalzgehalt deutlich vermindert ist, dürfen mit Hinweisen wie „verminderter Kochsalzgehalt" oder „reduzierter Natriumgehalt" auf den Markt gebracht werden. Sie enthalten dennoch relativ viel Natrium. Sie sind vor allem zur Vorbeugung und weniger zur Behandlung von Bluthochdruck gedacht. Die jeweils höchsten zulässigen Natriumgehalte für so bezeichnete Lebensmittel sind in der Nährwert-Kennzeichnungsverordnung festgelegt. Natriumreduzierte Lebensmittel unterliegen nicht der Diätverordnung.

Um bei Nierenerkrankungen völlig natriumfrei salzen zu können, gibt es **Kochsalzersatz** (Diätsalz) im Handel. Dieser weicht geschmacklich allerdings deutlich vom Kochsalz ab. Hier sind Gewürze und Küchenkräuter häufig die bessere Alternative.

Bei Verwendung kaliumhaltiger Salze muss der Kaliumgehalt angegeben werden und der Warnhinweis „bei Störungen des Kaliumhaushaltes, insbesondere bei Niereninsuffizienz, nur nach ärztlicher Beratung verwenden" aufgedruckt sein. Kochsalzersatz darf natriumfreie →Geschmacksverstärker enthalten.

Als „Diätsalz-Produkte" dürfen auch mit Meersalz gewürzte Waren verkauft werden, wenn sie – da sie ja Natrium enthalten – mit „Kein Kochsalzersatz" gekennzeichnet sind. Meersalz enthält neben Natriumchlorid noch geringe Mengen an Magnesium-, Calcium- und Kaliumsalzen sowie Spuren nahezu aller Elemente des Periodensystems. Diese Gehalte sind jedoch so gering, dass Meersalz keinen ernährungsphysiologischen Vorteil gegenüber →Stein- oder →Siedesalz aufweist.

# Lebensmittel für Übergewichtige

In Deutschland wie in vergleichbaren Industrieländern sind etwa 20% der jungen Menschen übergewichtig. Mit zunehmendem Alter bis 65 Jahre steigt der Anteil auf 75%. Diese Situation sowie die auch bei Normalgewichtigen vorhandene Unzufriedenheit mit der Figur eröffnet der Ernährungswirtschaft mit immer neuen Produkten *(→Light-Produkte)* breite Absatzchancen.

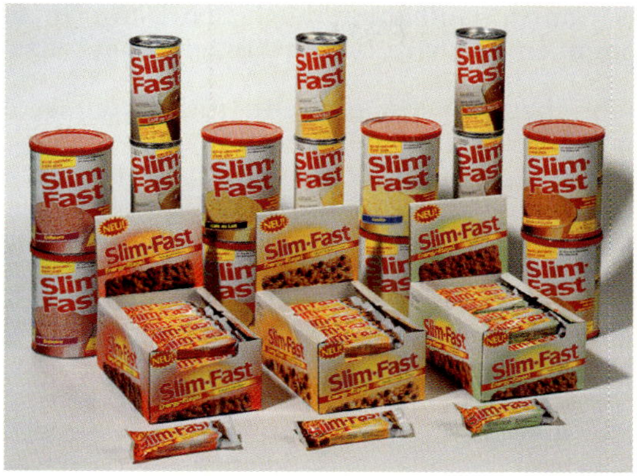

Lebensmittel für Übergewichtige

Diätetische Lebensmittel, die für Übergewichtige bestimmt sind, dürfen einen →Brennwert von maximal 420 kJ (100 kcal) pro 100 g, Mahlzeiten maximal 1675 kJ (400 kcal) und Tagesrationen insgesamt 5025 kJ (1200 kcal) aufweisen. Darüber hinaus gelten Mindestgehalte an Eiweiß, essenziellen Fettsäuren, verwertbaren Kohlenhydraten, Vitaminen und Mineralstoffen. Die Nährstoffveränderung muss nach Art und Menge kenntlich gemacht werden. Auf Packungen dieser diätetischen Lebensmittel muss außerdem der Hinweis stehen: „bei Langzeitverwendung ärztliche Beratung empfohlen".

Nicht zu den diätetischen Lebensmitteln gehören die **kalorienarmen** (brennwertarmen) und die **kalorienreduzierten** (brennwertverminderten) Lebensmittel. Bestimmungen für diese Lebensmittel enthält die →Nährwert-Kennzeichnungsverordnung.

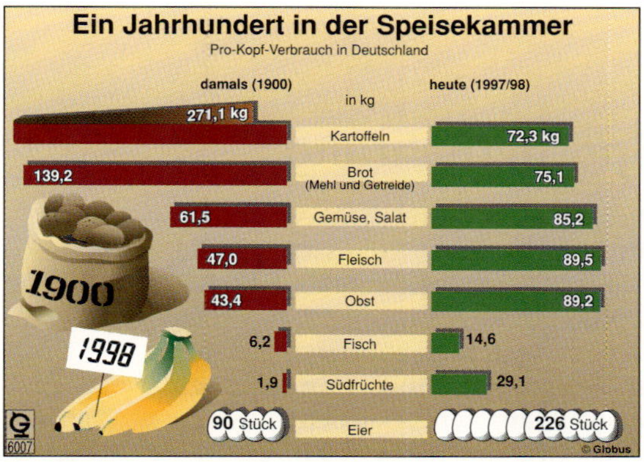

Ein Jahrhundert in der Speisekammer

Als „kalorienarm" oder „brennwertarm" dürfen

- Getränke, Suppen, Brühen mit maximal 84 kJ (20 kcal)/100 ml,
- sonstige Lebensmittel mit maximal 210 kJ (50 kcal)/100 g

bezeichnet werden.

Als „kalorienreduziert" oder „brennwertvermindert" dürfen nach der Nährwert-Kennzeichnungsverordnung solche Lebensmittel bezeichnet werden, die mindestens 30% weniger Energie liefern als vergleichbare „normale" Lebensmittel. Dies betrifft auch die →Light-Produkte, sofern sich „light" auf den Brennwert des Lebensmittels bezieht.

# Glutenfreie Lebensmittel

Unter Gluten wird das →Klebereiweiß von Roggen, Weizen, Dinkel/Grünkern, Gerste und Hafer verstanden. Die durch Gluten verursachte Erkrankung heißt bei Kindern Zöliakie, bei Erwachsenen (einheimische) Sprue. Betroffene leiden lebenslang an einer Unverträglichkeit gegenüber diesen Eiweißbestandteilen und müssen sie daher konsequent meiden. Ansonsten kommt es zu einer Schädigung der Dünndarmschleimhaut mit der Folge einer Beeinträchtigung der Nährstoffaufnahme durch den Darm. In schweren Fällen kommt eine Milchzuckerunverträglichkeit hinzu.

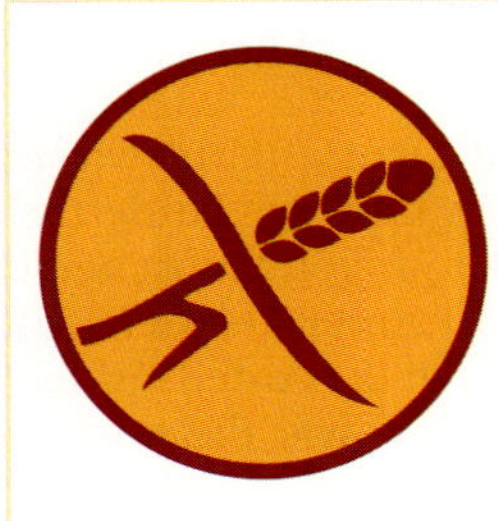

Kennzeichnung glutenfreier Lebensmittel: Zeichen „durchkreuzte Ähre" der Deutschen Zöliakie-Gesellschaft

Wahrscheinlich löst ein sehr früher Kontakt mit Gluten die Krankheit aus. Da die Diagnose in den ersten 4–6 Lebensmonaten schwierig ist und den Säugling stark belastet, sind industriell hergestellte Säuglingsnahrungen für diesen Lebensabschnitt vorsorglich glutenfrei (→Säuglingsanfangs- und Folgenahrung).

Für Verbraucher, die an Zöliakie bzw. Sprue leiden, gibt es im Sortiment Produkte aus glutenfreien Getreidesorten (Hirse, Mais, Reis), aus reiner Weizen- oder Kartoffelstärke, aus Buchweizen, Soja- oder Kastanienmehl. Glutenfreie Lebensmittel gibt es im Lebensmitteleinzelhandel, in Apotheken, Drogerien und Reformhäusern. Sie können auch über einen speziellen Versandhandel bezogen werden. Hersteller, die ihre glutenfreien diätetischen Lebensmittel mit der durchkreuzten Ähre kennzeichnen wollen, müssen einen Lizenzvertrag mit der Deutschen Zöliakie-Gesellschaft abschließen. Lebensmittel des allgemeinen Verzehrs, die von Natur aus kein Gluten enthalten, dürfen diese Kennzeichnung nicht tragen.

Weizengluten wird wegen seiner günstigen technologischen Eigenschaften vielen Lebensmitteln zugesetzt und muss in der Zutatenliste nicht immer genannt werden. Dies erschwert den Einkauf glutenfreier Lebensmittel erheblich. Eine Positivliste garantiert glutenfreier Produkte gibt die Deutsche Zöliakie-Gesellschaft e.V., Stuttgart, jährlich neu heraus. Hier sind auch die glutenfreien Säuglings- und Kleinkindernahrungen aufgelistet.

# Sportlernahrung

Richtiges Essen und Trinken ist auch für Sportler eine Voraussetzung für Fitness, Gesundheit und körperliches Wohlbefinden.

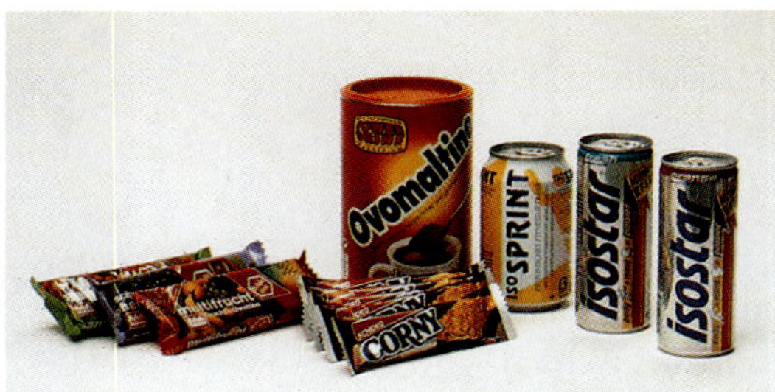


Sportlernahrung

Ernährungsfehler können Ausdauer und Konzentration mindern, zu Muskelkrämpfen oder Schwächeanfällen und zu Leistungseinbrüchen führen. Während Freizeitsportler bei ausgewogener Ernährung gut mit allen Nährstoffen versorgt sind, haben Leistungssportler höhere Anforderungen an die Zusammensetzung der Nahrung. Lange Jahre galt eine kohlenhydratreiche, fettarme Kost als ideal. In jüngster Zeit gewinnt das Fett als Energieträger wieder an Bedeutung.

In der Diätverordnung werden Lebensmittel für Sportler den diätetischen Lebensmitteln zugeordnet. Wie die Sportlernahrung zusammengesetzt sein muss, wird in der Verordnung jedoch nicht näher beschrieben. Das ehemalige Bundesinstitut für gesundheitlichen Verbraucherschutz und Veterinärmedizin (BgVV) hat in Zusammenarbeit mit Experten aus Wissenschaft, Industrie und Verwaltung konkrete Anforderungen formuliert, die im

Sinne der Diätverordnung an Sportlernahrung zu stellen sind. Die dort formulierten Kriterien können den Anbietern als Orientierungshilfe dienen, sie haben allerdings keinen rechtsverbindlichen Charakter. Die Verbraucher können dem Etikett nicht entnehmen, ob ein bestimmtes Produkt die BgVV-Anforderungen erfüllt.

Auf dem Markt sind u.a. Sportler-Müsliriegel als schnelle Energiespender, Elektrolytgetränke, Eiweißpulver, Vitaminpillen und Mineralstoffpräparate.

Das reichhaltige Warensortiment lässt sich einteilen in

- **Produkte zur Energiebereitstellung**
  Sie enthalten Einfach-, Zweifach- und Mehrfachzucker oder komplexe Kohlenhydrate (Stärke, Maltodextrine). Energieriegel und insbesondere die Energie-Eiweißriegel enthalten darüber hinaus Eiweiß und etwas Fett.

- **Erzeugnisse zur Ergänzung der Eiweißzufuhr**
  Hierzu gehören Eiweißkonzentrate mit über 80% Eiweiß und 5–10% Kohlenhydraten sowie Erzeugnisse aus Eiweißabbauprodukten, angereichert mit Vitaminen und Mineralstoffen.

- **Erzeugnisse für spezielle physiologische Zwecke**
  Auf dem Markt sind Konzentrate einzelner Aminosäuren *(Arginin/Ornithin),* die den Abbau von Körpereiweiß verhindern sollen.

- **Durstlöschende isotonische Getränke**
  Bei diesen handelt es sich um wässrige Lösungen, die Mineralstoffe, lösliche Kohlenhydrate und Vitamine enthalten und „blutisoton“ sind: Isoton bzw. blutisoton bedeutet, dass eine Flüssigkeit oder ein Getränk die gleiche Anzahl an gelösten Teilchen wie Blut enthält. Der Begriff sagt aber nichts darüber aus, welche Stoffe (Mineralsalze, Glucose) in welcher Konzentration vorliegen. So sind beispielsweise eine 0,9%ige Kochsalzlösung und eine 5%ige Glucoselösung gleichermaßen isoton.

  Isotonische Getränke gleichen Flüssigkeitsverluste schneller aus als Getränke, die weniger *(Wasser)* oder mehr *(Fruchtsaft, Colagetränke)* gelöste Stoffe enthalten. Dieser Geschwindigkeitsunterschied ist allerdings nur bei Sportarten, die mit extremem Flüssigkeits- und Mineralienverlust einhergehen (Marathon, Tour de France), von Bedeutung. Annähernd blutisoton sind beispielsweise auch mit Wasser im Verhältnis 1:3 bis 1:4 verdünnte Fruchtsäfte *(Apfelsaftschorle).* Sie sind eine schmackhafte und billigere Alternative zu den isotonischen Sportlergetränken.

  In Deutschland existieren keine Vorschriften über die Gehalte an bestimmten Zutaten für die als „isotonisch“ bezeichneten Produkte. Die Zusammensetzung isotonischer Getränke ist daher sehr unterschiedlich. Diese Sportgetränke sind oft mehr nach werbewirksamen Vorstellungen der Hersteller als nach echtem Bedarf zusammengesetzt.

- **Vitamin- und Mineralstoffpräparate für Sportler**
  Sportliche Leistungen lassen sich nicht durch eine erhöhte Vitaminzufuhr steigern. Zu höheren Tagesbedarfsmengen kommt es nur bei sehr hohem Energieverbrauch. Wissenschaftler warnen vor sinnlosen Überdosierungen und empfehlen als Obergrenze das Dreifache der allgemein empfohlenen Tagesbedarfsmengen. Trotzdem gibt es hohe Überdosierungen – insbesondere bei den Vitaminen E und $B_6$ – in Sportlernahrungen, da hierfür bisher keine rechtlichen Regelungen existieren und die Nachfrage groß ist.

  Vorsicht ist bei den zahlreichen, als Sportlernahrung angepriesenen Mineralstoffpräparaten geboten: Von Seiten der Wissenschaft wird vor ihrer unkontrollierten Einnahme gewarnt, weil hohe Dosierungen einzelner Elemente den Mineralstoffhaushalt durcheinander bringen und die Aufnahme anderer Mineralstoffe hemmen können.

?!

**Fitness mit speziellen Lebensmitteln – was sagt der Sport?**

„... die wahre Leistungsfähigkeit kommt noch immer von Talent, Motivation und Trainingsfleiß“ und „... Nicht nur aus eigener Erfahrung weiß ich, dass man im Ausdauersport mit gescheitem Essen ohne Präparate bis in die Weltspitze kommt. Ich bin trotz drei Jahrzehnten Leistungssport noch nicht von ‚Radikalen‘ zerfressen und laufe mit 42 Jahren immer noch in der Marathonweltklasse mit.“

Herbert Steffny, Walking, Jogging, Running, Ausdauerfitness mit Hewlett-Packard, 2. Auflage 1998

?!

**Fitness mit speziellen Lebensmitteln – was sagt der Sport?**

... Jede sportliche Aktivität benötigt Energie. Sporttreiben bedeutet also in erster Linie Energieverlust. Die verlorene Energie muss wieder zugeführt werden, um Gewichtsverlust zu vermeiden. Alle übrigen Verluste, insbesondere solche über den Schweiß, sind in Relation zu der aufgewendeten Energie zu sehen. Wenn es möglich ist, durch normale Ernährung zusammen mit der aufgewendeten Energie den verlorenen essenziellen Nährstoff mindestens in ausreichender Menge wieder zuzuführen, sind Nahrungsergänzungsprodukte überflüssig. Der Beweis, dass das nicht nur möglich, sondern die Regel ist, soll im Folgenden erbracht werden an den Beispielen Magnesium, Ascorbinsäure und Aminosäuren.

Die DGE empfiehlt für Männer, die älter sind als 18 Jahre, 350 mg Magnesium pro Tag. Bezogen auf die tägliche Energiemenge ohne Sport von 2600 kcal, beträgt die erforderliche Nährstoffdichte 135 mg Magnesium auf 1000 kcal Nahrungsenergie. Im Schweiß trainierter männlicher Ausdauersportler sind im ersten Liter weniger als 3 mg, in allen folgenden Litern nicht mehr als 1 mg enthalten. Wir wollen nur den ersten Liter betrachten. Die Produktion eines Liters Schweiß kostet mindestens 600 kcal. Werden diese mit einer ausgewogenen, vielseitigen Lebensmittelzusammenstellung nach den Empfehlungen der DGE ausgeglichen, sind darin mindestens 81 mg Magnesium enthalten. Der sporttreibende Mann hat daher eine positive Magnesiumbilanz von 78 mg. Für alle folgenden Liter sieht das Verhältnis noch günstiger aus. Vitamin C (Ascorbinsäure) wird ausschließlich über den Schweiß verloren. Der erste Liter enthält weniger als 2 mg, die folgenden Liter weniger als 1 mg. Die Empfehlungen der DGE lauten 75 mg Vitamin C auf 2600 kcal, entsprechend 29 mg auf 1000 kcal. Eine Nahrungsaufnahme mit der entsprechenden Nährstoffdichte führt zu einer positiven Bilanz von mindestens 15 mg für jeden produzierten Liter Schweiß.

Ähnlich verhält es sich mit Proteinen. Marathonläufer verbrennen nicht nur Kohlenhydrate und Fett, sondern auch Eiweiß. Im Urin ist die ausgeschiedene Menge an zusätzlichem Harnstoff weniger als 30 g Aminosäuren äquivalent. Ein Marathonlauf kostet aber mindestens 2500 kcal. Bei einem Eiweißanteil von 15 Energieprozent werden mehr als 94 g Aminosäuren wieder zugeführt, wovon bei einer Verfügbarkeit von mindestens 70% mehr als 65 g resorbiert werden. Es wird also mehr als das Doppelte wieder zugeführt. Fazit: Es gibt keinen Nährstoff, dessen Verbrauch bzw. Verlust durch körperliche Arbeit überproportional ist. D.h., je größer der Energieverbrauch, desto leichter ist es, mit der erforderlichen Energie die notwendigen Mengen an essenziellen Nährstoffen zuzuführen. Demnach sind Nahrungsergänzungen für Sportler überflüssig. Ausnahmen: Ausdauersportler mit sehr großen Energieverbräuchen, z.B. Radfahrer während eines Wettkampfs (Tour de France), die mit normaler Ernährung nicht mehr zu ersetzen sind, oder beispielsweise Kunstturnerinnen, die die erforderlichen Mengen an essenziellen Nährstoffen nicht in ihrer kalorienarmen Nahrung unterbringen.

Nach: Dr. Klaus-Jürgen Moch, Institut für Ernährungswissenschaft, Justus-Liebig-Universität Gießen. Gekürzter Beitrag aus: AgV Verbraucher-Rundschau 1–2/97, S. 31–33

# 2 Nahrungsergänzungsmittel

Bei ausgewogener Ernährung sind Nahrungsergänzungsmittel nicht nötig. Lediglich für Personen, die aufgrund bestimmter Gewohnheiten, Tätigkeiten, infolge hohen Bedarfs oder altersbedingt hinsichtlich einzelner notwendiger Stoffe unterversorgt sind, können Nahrungsergänzungsmittel sinnvoll sein.

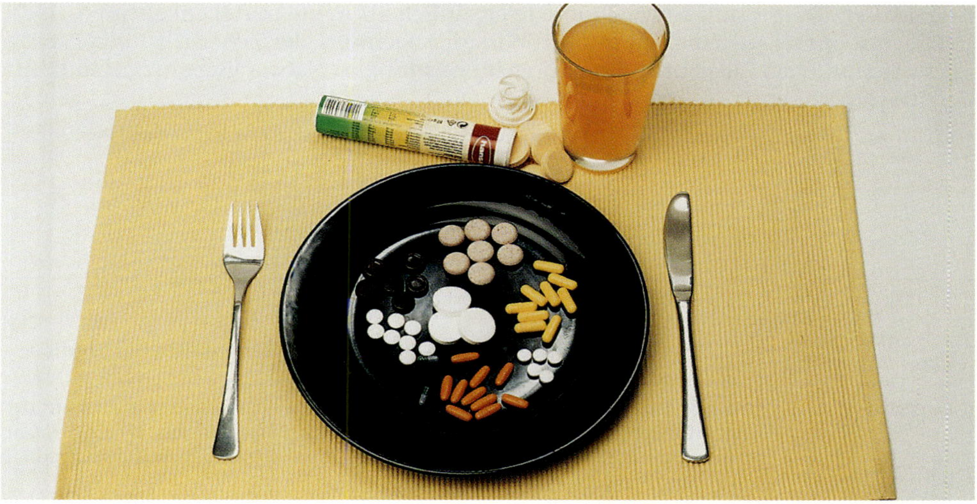

Pharma-Food

Im Handel sind Nahrungsergänzungsmittel mit folgenden Nährstoffen erhältlich: Eiweiß, essenzielle Fettsäuren, Vitamine, Mineralstoffe, Spurenelemente, Aminosäuren, außerdem mit Ballaststoffen. Darüber hinaus gibt es Präparate mit Stoffen, die im menschlichen Stoffwechsel eine Rolle spielen wie Coenzyme oder Hormone.

Weit verbreitete, bekannte und etablierte Nahrungsergänzungsmittel sind beispielsweise L-Carnitin, beta-Carotin, Selen, Fischöl, Melatonin, Nachtkerzenöl und Coenzym Q10.

**Nahrungsergänzungsmittel:**
**Lebensmittel – diätetische Lebensmittel – Arzneimittel – Functional Food?**

Rechtlich befinden sich Nahrungsergänzungsmittel oft in einer Grauzone: Vertreter der amtlichen Lebensmittelüberwachung und andere gutachterliche Kreise sind sich schon lange einig, dass die Nahrungsergänzungsmittel zu den Lebensmitteln gehören (schließlich finden sie Erwähnung in der Nährwert-Kennzeichnungsverordnung und in der Verordnung über vitaminisierte Lebensmittel).

Nahrungsergänzungsmittel sind im Regelfall für allgemeine Ernährungsanforderungen gedacht, wobei im Einzelfall ein diätetisches Lebensmittel auch zur Nahrungsergänzung ausgewiesen sein kann. Die Abgrenzung zum diätetischen Lebensmittel ist oft schwierig und kann nur im Einzelfall entschieden werden.

Oft werden Nahrungsergänzungsmittel *(Vitamine, Mineralstoffe)* auch als →frei verkäufliche Arzneimittel gehandelt. Beispielsweise können Calcium-Brausetabletten zum

Ausgleich einer vorübergehenden Fehlernährung, also als Lebensmittel, oder als Arzneimittel zur Bekämpfung der Osteoporose (Knochenentkalkung) eingesetzt werden.

Auch die Grenze zu →Functional Food scheint oft überschritten: Beispiele hierfür sind Mittel mit den Vitaminen A und D, mit den Spurenelementen Zink, Chrom, Kupfer und Selen, mit Aminosäuren wie Phenylalanin oder Aminosäureabkömmlingen wie Taurin und Carnitin. Sie werden entsprechend der erwünschten Wirkung zusammengemischt. Manche dieser Produkte verfolgen zudem nicht die für Lebensmittel unabdingbare Zweckbestimmung (Ernährung oder Genuss), sondern sollen z.B. Stimmung, Erregung, die Motivation, Konzentration oder das Durchsetzungsvermögen beeinflussen (→Functional Food). Damit sind solche Produkte eigentlich als Arzneimittel einzustufen, doch fehlt es fast immer an dem notwendigen Wirkungsnachweis, der Sicherheitsüberprüfung oder der amtlichen Zulassung. Eine EU-weite Regelung zu Nahrungsergänzungsmitteln liegt noch nicht vor.

Nach: Stroka, J., Nahrungsergänzungen – Übersicht – rechtlicher Status – Anwendung. aid-Verbraucherdienst 9/97, Seite 212–216

**Bekannte Nahrungsergänzungsmittel**

| Nahrungsergänzungsmittel | Werbebehauptung | Ergebnis wissenschaftlicher Studien |
|---|---|---|
| **L-Carnitin** | Soll Fettstoffwechsel günstig beeinflussen; sportliche Leistung fördern; Gewichtsreduktion unterstützen | L-Carnitin ohne messbaren Einfluss auf den Stoffwechsel; Präparate aus D- und L-Carnitin können sogar gesundheitsschädlich wirken |
| **Beta-Carotin** | Soll vor freien Radikalen schützen und vorbeugend gegen Krebs- und Herz-Kreislauf-Erkrankungen wirken | Verringert nicht das Krebsrisiko; Hinweise deuten darauf hin, dass Beta-Carotin in hohen Dosen besonders bei Rauchern das Krebsrisiko erhöht |
| **Selen** | Deutschland sei angeblich Selenmangelgebiet | Ausreichende Zufuhr bei ausgewogener Ernährung gesichert; größere Mengen giftig |
| **Fischöl** (Omega-3-Fettsäuren) | Soll Arteriosklerose vorbeugen oder günstig beeinflussen | Zusammenhang geht aus klinischen und epidemiologischen Studien nicht eindeutig hervor; Präparate sind sehr empfindlich gegenüber Sauerstoff und bilden unter Umständen giftige Oxidationsprodukte |
| **Melatonin** (in Deutschland ein Arzneimittel) | Soll den Alterungsprozess verzögern und die Folgen des „Jetlag" (Reisezeitverschiebung) mildern | Eindeutig pharmakologische Wirkung; Nebenwirkungen z.T. noch unklar; als Nahrungsergänzungsmittel ungeeignet und wenig erforscht |
| **Nachtkerzensamen- und Borretschöl** (enthalten Gamma-Linolensäure: GLA) | GLA sei eine essenzielle Fettsäure; es bestünde Mangel an GLA | Präparate sehr empfindlich gegenüber Sauerstoff; therapeutischer Nutzen bei Hautkrankheiten ist möglich; GLA ist nicht essenziell |
| **Coenzym Q 10** | Soll leistungssteigernd wirken; angeblich erhöhter Bedarf bei körperlicher Belastung; angeblich hilfreich bei Herzerkrankungen und Venenleiden | Wirkung ist wissenschaftlich bisher nicht nachgewiesen; hohe Dosen haben Nebenwirkungen; Q10 kann freie Radikale erzeugen |

Nach: aid-Verbraucherdienst 9/97, Seite 215

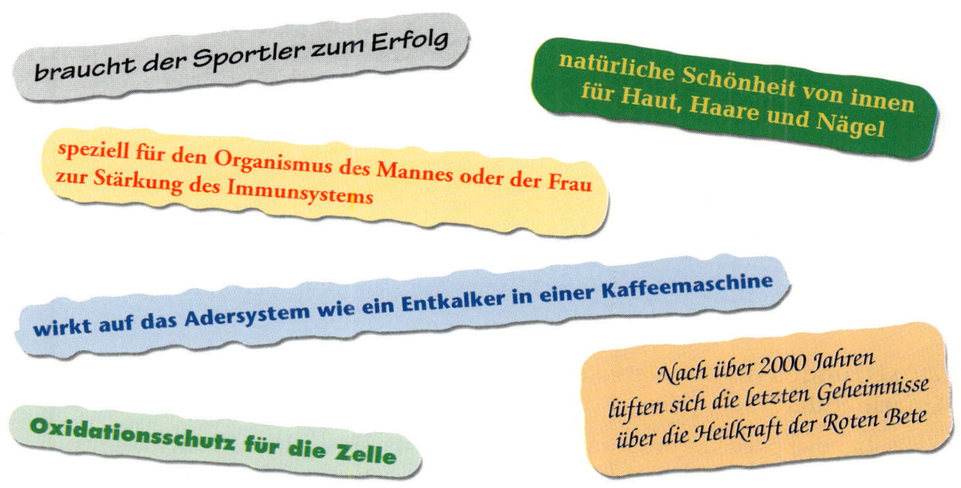
braucht der Sportler zum Erfolg
natürliche Schönheit von innen für Haut, Haare und Nägel
speziell für den Organismus des Mannes oder der Frau zur Stärkung des Immunsystems
wirkt auf das Adersystem wie ein Entkalker in einer Kaffeemaschine
Nach über 2000 Jahren lüften sich die letzten Geheimnisse über die Heilkraft der Roten Bete
Oxidationsschutz für die Zelle

Beanstandete Werbeaussagen zu Nahrungsergänzungsmitteln
Quelle: Stroka, J., Nahrungsergänzungen – Übersicht – rechtlicher Status – Anwendung. In: aid-Verbraucherdienst 9/97, Seite 213

## Exkurs: Frei verkäufliche Arzneimittel

Der Markt für frei verkäufliche Arzneimittel boomt, vor allem, weil Patienten bei Arzneimitteln auf Rezept immer höhere Zuzahlungen leisten müssen. Zusätzlich gefördert durch eine intensive Arzneimittelwerbung nimmt die Selbstmedikation zu. Hauptsächlich verkauft werden frei verkäufliche Arzneimittel in Apotheken und Drogeriemärkten, aber auch der Lebensmitteleinzelhandel bietet zunehmend solche Mittel an.

Grundsätzlich erlaubt das Arzneimittelgesetz den Verkauf von Arzneimitteln nur über die Apotheken. Da es aber wünschenswert ist, die Gesundheit zu erhalten und Krankheiten vorzubeugen, wurden einzelne Arzneimittelgruppen von der Apothekenpflicht ausgenommen. Es handelt sich dabei in erster Linie um Arzneimittel, die „ausschließlich zu anderen Zwecken bestimmt sind als zur Beseitigung von Krankheiten, Leiden, Körperschäden oder krankhaften Beschwerden“. Diese so genannten „Nicht-Heilmittel“ dienen der Vorbeugung von Krankheiten und zur allgemeinen Stärkung.

Frei verkäufliche Arzneimittel werden auch OTC-Produkte („over the counter“) genannt. Ein Hinweis auf die Freiverkäuflichkeit eines Arzneimittels ist das Fehlen des Vermerks „apothekenpflichtig“ oder gar „verschreibungspflichtig“ auf der Packung.

Zu den frei verkäuflichen Arzneimitteln gehören u. a. Mittel zur

- allgemeinen Erhaltung der körperlichen Leistungsfähigkeit,
- Unterstützung und Wiederherstellung der Gesundheit,
- Vorbeugung von Mangelerscheinungen *(Vitamine, Mineralstoffe und Spurenelemente),*
- Förderung der Durchblutung von Haut und Muskulatur,
- Stärkung von Herz, Kreislauf und Arterien,
- Beruhigung der Nerven, Förderung des entspannenden Schlafs,

- Förderung der Verdauungsfunktionen,
- harntreibenden Unterstützung der Funktionen von Blase und Nieren,
- Linderung von Erkältungskrankheiten,
- Linderung vorübergehender Magen- und Darmbeschwerden,
- Beseitigung von Hühneraugen und Hornhaut.

Die Herstellung und das Inverkehrbringen von Arzneimitteln sind im Arzneimittelgesetz geregelt. Welche Arzneimittel außerhalb der Apotheke frei verkäuflich sind, ergibt sich aus § 44 Arzneimittelgesetz und aus der Verordnung über apothekenpflichtige und frei verkäufliche Arzneimittel mit den entsprechenden Anlagen (Positiv- und Negativlisten).

## Voraussetzungen für den Verkauf von frei verkäuflichen Arzneimitteln im Einzelhandel

Der Einzelhändler oder eine beauftragte Person muss die entsprechende **Sachkenntnis** nachweisen. Bei mehreren Betriebsstätten ist für jede eine Person mit Sachkenntnis erforderlich. Die Person muss während der Öffnungszeiten im Laden anwesend sein. Die sachkundige Person trägt neben der betriebsinternen auch die arzneimittelrechtliche Verantwortung und kann bei Verstößen gegen gesetzliche Bestimmungen belangt werden. Die Sachkenntnis kann durch einen Kurs mit abschließender Prüfung bei der zuständigen Industrie- und Handelskammer erworben werden. Die Prüfungsbedingungen sind in der Verordnung über den Nachweis der Sachkenntnis im Einzelhandel mit frei verkäuflichen Arzneimitteln geregelt.

Der sachkundige Einzelhändler darf Arzneimittel nur umfüllen, abpacken und kennzeichnen, nicht aber gewinnen, anfertigen, zubereiten, be- und verarbeiten. Wer frei verkäufliche Arzneimittel ins Sortiment aufnehmen will, muss dies vorher der zuständigen Behörde anzeigen.

Einige wenige freiverkäufliche Arzneimittel dürfen auch ohne Nachweis der Sachkenntnis im Einzelhandel angeboten werden *(Baldrian, Kamillenblüten, Heil- und Meerwässer, Totes-Meer-Salz als Badezusatz)*.

Die Werbung für frei verkäufliche Arzneimittel ist im Heilmittelwerbegesetz geregelt. Damit soll verhindert werden, dass derjenige, der Arzneimittel kaufen und anwenden will, durch eine unwahre oder unsachliche Werbung in seiner Entscheidung beeinflusst wird. Der Hinweis „zu Risiken und Nebenwirkungen beachten Sie die Packungsbeilage" darf nicht fehlen.

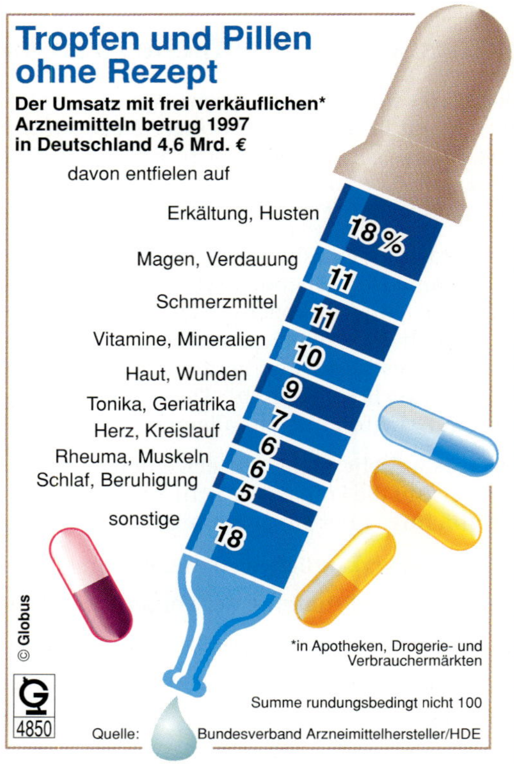

Umsatz frei verkäuflicher Arzneimittel

# 3 Öko- und Reformhaus-Lebensmittel

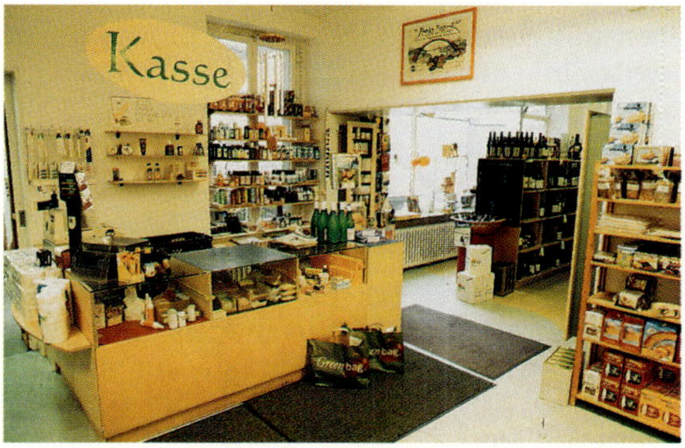

Naturkostladen

Ökologie ist die Lehre von den Beziehungen der Lebewesen untereinander und zu ihrer Umwelt. Hauptziel einer ökologischen Landwirtschaft ist die Erhaltung des ökologischen Gleichgewichts, also des Zusammenspiels zwischen Boden, Pflanze, Tier und Mensch. Eine Reihe von →alternativen Ernährungsformen *(Vollwert-Ernährung, anthroposophische Ernährung, Makrobiotik, Ernährung nach Bircher-Benner, Schnitzer und Waerland)* empfiehlt Lebensmittel aus ökologischem Landbau. Mit dem gestiegenen Umweltbewusstsein ist bei vielen Verbrauchern auch der Wunsch nach ökologisch erzeugten Lebensmitteln immer stärker geworden. Im Laufe der Jahre stellten daher zahlreiche landwirtschaftliche Betriebe auf eine ökologische Wirtschaftsweise um.

Ein ökologisch arbeitender landwirtschaftlicher Betrieb setzt keine mineralischen →Düngemittel und keine chemisch-synthetischen →Pflanzenschutzmittel (Pestizide) ein, da diese das ökologische Gleichgewicht stören können. Durch den Verzicht auf die genannten Stoffe soll auch eine Anreicherung von Nitrat oder Pestizid-Rückständen in der Pflanze vermieden und eine Gefährdung des Verbrauchers sowie des Grundwassers verhindert werden. Bei der Verarbeitung von Öko-Produkten wird weitgehend auf →Zusatzstoffe und →technische (eigentlich: technologische) Hilfsstoffe verzichtet.

Bio-Waren sind nicht frei von →**Schadstoffen.** Es gibt heutzutage keine schadstofffreien Lebensmittel mehr. Schadstoffe der allgemeinen Umweltverschmutzung und von konventionell wirtschaftenden Nachbarbetrieben können auch in Bio-Produkte gelangen. Bei →Schwermetallen und →chlorierten Kohlenwasserstoffen *(PCB)* gibt es keine Unterschiede zwischen konventionell und ökologisch angebauten Produkten. Bio-Obst und Bio-Gemüse enthalten allerdings weniger Rückstände an Pflanzenschutzmitteln als konventionelle Ware. Auch die Nitratbelastung von Öko-Gemüse ist in der Regel niedriger. In Erdnussbutter aus Bio-Erdnüssen wurden allerdings höhere Gehalte an →Schimmelpilzgiften gefunden, in Bio-Milch dagegen niedrigere als in konventioneller Milch.

Der **Nährstoffgehalt** einer Pflanze wird vor allem von der Sorte, dem Standort und den Wachstumsbedingungen bestimmt. Die Art

**Ziele des ökologischen Landbaus sind**

- die Bodenfruchtbarkeit zu erhalten,
- die Nährstoffkreisläufe weitgehend zu schließen,
- die Tiere nach ihren artgemäßen Bedürfnissen zu halten und zu füttern,
- gesunde Lebensmittel zu erzeugen,
- die natürlichen Lebensgrundlagen Boden, Wasser und Luft zu schützen,
- die Umwelt möglichst wenig zu belasten,
- aktiven Natur- und Artenschutz zu betreiben,
- die Energie- und Rohstoffvorräte zu schonen und
- Arbeitsplätze in der Landwirtschaft zu sichern.

Aus: aid, Ökologischer Landbau – Grundlagen und Praxis Nr. 1070/1996, S.6

der Düngung und die Anbauweise spielen eine untergeordnete Rolle, sodass Bio-Produkte meist keine höheren Nährstoffgehalte aufweisen.

Die **Einkaufsmöglichkeiten** für Bio-Produkte sind vielfältig. Sie werden nicht nur in Naturkostläden (Bioläden) angeboten, sondern auch direkt vom Erzeuger („ab Hof"), im Abonnement frei Haus („Bio-Kiste"), im Versand, auf Wochenmärkten und zunehmend auch im Lebensmitteleinzelhandel. Darüber hinaus gibt es so genannte Food-Coops, d. h. selbst organisierte Einkaufsgemeinschaften von Verbrauchern, die größere Mengen direkt beim Erzeuger beziehen.

## Die EG-Bio-Verordnung

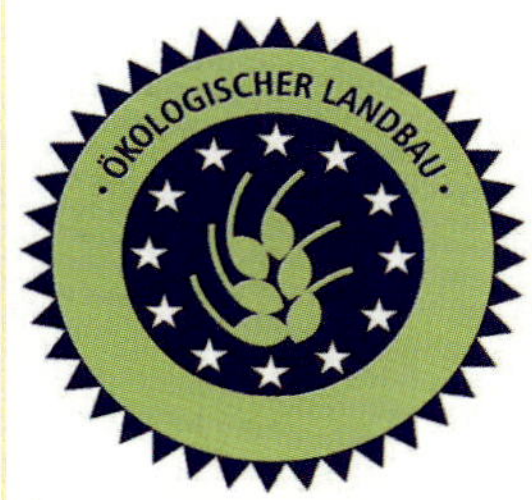

EG-Öko-Zeichen

Mit der wachsenden Beliebtheit ökologisch erzeugter Produkte und aufgrund der meist höheren Preise dieser Waren stieg auch die Zahl unseriöser Anbieter, die auf der „Biowelle" mitschwammen. Um den lauteren Wettbewerb zwischen den Herstellern von Bio-Produkten sicherzustellen, wurde die „Verordnung über den ökologischen Landbau und die entsprechende Kennzeichnung der landwirtschaftlichen Erzeugnisse und Lebensmittel" (EG-Bio-Verordnung) erlassen. Damit wurden einheitliche Mindestanforderungen dafür geschaffen, wann ein Lebensmittel als „ökologisch" vermarktet werden darf. Nur Produkte, die gemäß dieser Verordnung angebaut und verarbeitet wurden, dürfen als „ökologisch", „biologisch", „organisch", „alternativ", „naturnah" oder ähnlich bezeichnet werden. Die EG-Bio-Verordnung stellt klar, dass →Gentechnik in Bio-Produkten nichts zu suchen hat: „Genetisch veränderte Organismen und deren Derivate sind mit der ökologischen Wirtschaftsweise unvereinbar."

Das heißt jedoch nicht, dass es seit Inkrafttreten der EG-Bio-Verordnung keine so genannten Pseudo-Bio-Produkte mehr gibt. Nicht unbedingt auf Bioprodukte schließen lassen Formulierungen wie „auf Gründünger gewachsen", „biologische Schädlingsbekämpfung", „naturgedüngt", „gewachsen ohne Chemie", „nicht chemisch behandelt", „aus umweltschonendem Anbau", „ohne Kunstdünger", „unbehandelt" oder „aus extensiver Landwirtschaft". Darüber hinaus gibt es Markenzeichen, die das Wort „bio" enthalten *(Bioghurt®)*, die lange vor Inkrafttreten der EG-Bio-Verordnung geschützt wurden. Mit ökologischer Landwirtschaft haben diese jedoch nichts zu tun.

Produkte in EG-Öko-Qualität erkennt man am EG-Öko-Zeichen, in dem „Biologischer Landbau" und/oder „Ökologische Landwirtschaft" in der jeweiligen Landessprache vermerkt ist. Zusätzlich muss die Kennnummer der jeweiligen Kontrollstelle angegeben sein. Darüber hinaus ist die Verwendung eines Markenzeichens möglich.

Bei Verarbeitungsprodukten, die sowohl ökologisch als auch konventionell erzeugte Anteile enthalten, gilt Folgendes:

- Bei Produkten mit mindestens 95 % Öko-Anteil darf der Hinweis auf den ökologischen Landbau im Zusammenhang mit der Verkehrsbezeichnung erfolgen *(„Bio-Müsli")*. Diese Produkte dürfen mit dem EG-Öko-Zeichen auf den Markt gebracht werden.
- Bei Produkten mit mindestens 70 % Öko-Anteil darf der Hinweis auf den Öko-Landbau zwar nicht im Zusammenhang mit der Verkehrsbezeichnung erfolgen, aber im gleichen Sichtfeld wie diese *(„Müsli – 80 % der Zutaten landwirtschaftlichen Ursprungs sind nach den Grundregeln für den ökologischen Landbau/die biologische Landwirtschaft gewonnen worden")*. Hier muss in der Zutatenliste zusätzlich ausgewiesen werden, welche Zutaten aus dem Öko-Landbau stammen. Die Verwendung des EG-Öko-Zeichens ist nicht erlaubt.

**Erzeugung von Öko-Lebensmitteln nach der EG-Bio-Verordnung**

Die Grundregeln des **ökologischen Landbaus** werden in der Verordnung so definiert:

Fruchtbarkeit und biologische Aktivität des Bodens sind zu erhalten bzw. zu steigern durch

- geeignete Fruchtfolgen *(Anbau von Hülsenfrüchten)*, um Stickstoff im Boden zu binden.
- Düngung mit organischem Material *(Kompost oder Stallmist)* aus ökologischer Landwirtschaft.

Unkraut-, Krankheits- und Schädlingsbekämpfung müssen durch biologische Methoden erfolgen, d.h. durch

- geeignete Arten- und Sortenwahl,
- geeignete Fruchtfolge,
- mechanische Bodenbearbeitung,
- Schutz von Nützlingen,
- Abflammen von Unkrautkeimlingen.

Bei Bedarf, d.h. nicht vorbeugend, dürfen jedoch auch andere Mittel eingesetzt werden, die im Anhang der Verordnung aufgelistet sind.

Die **Verarbeitung** ökologisch erzeugter Produkte ist ebenfalls in der EG-Bio-Verordnung geregelt. Bio-Produkte sollen so weit wie möglich naturbelassen bleiben oder nur gering verarbeitet werden. Rund 40 Substanzen sind als Zusatzstoffe bzw. technische Hilfsstoffe für Bio-Produkte zugelassen, also etwa ein Zehntel der allgemein für die Lebensmittelverarbeitung zugelassenen Stoffe. Die EG-Bio-Verordnung enthält darüber hinaus das Verbot der Anwendung ionisierender Strahlen und der Verwendung gentechnisch veränderter Mikroorganismen *(Brauhefen, Starterkulturen)* bei der Lebensmittelherstellung.

Bio-Betriebe müssen sich mindestens einmal jährlich einem routinemäßigen **Kontrollverfahren** gemäß Anhang III der EG-Bio-Verordnung unterziehen.

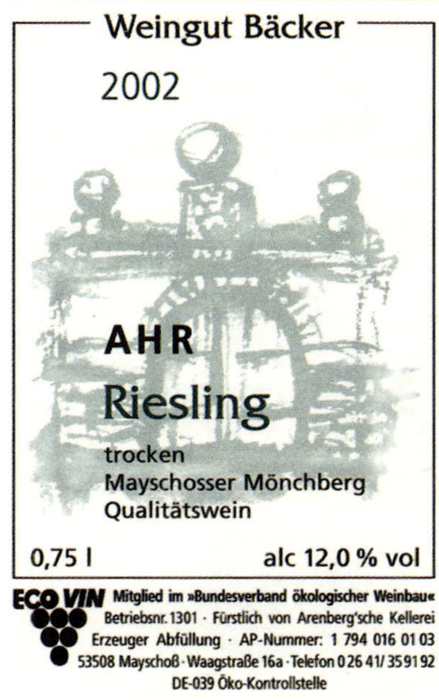


Weinetikett mit Öko-Schutzzeichen und Kontrollstellen-Nr.

## Ökologische Lebensmittelwirtschaft in Deutschland

Die überwiegende Mehrheit der ökologisch wirtschaftenden Betriebe in Deutschland sind in Verbänden organisiert (der älteste Verband Demeter wurde bereits 1924 gegründet). Diese Verbände garantieren mindestens die Einhaltung von Richtlinien, die auf den Basisrichtlinien der →IFOAM (International Federation of Organic Agriculture Movements) beruhen. Darüber hinaus haben die einzelnen Verbände zum Teil noch deutlich strengere Vorschriften, an die sich die angeschlossenen Betriebe halten müssen. Die Einhaltung dieser Standards wird verbandsintern zusätzlich kontrolliert.

Diese Erzeugerverbände sind zusammen mit Verbänden der Verarbeitungsstufe und des Handels wiederum Mitglieder im „Bund Ökologische Lebensmittelwirtschaft (BÖLW)".

**Bund Ökologische Lebensmittelwirtschaft (BÖLW e.V.)**
Marienstraße 19–20, 10117 Berlin
Telefon: 030/28482-300, Telefax: 030/28482-309

Dachverband BÖLW e.V.

| | | |
|---|---|---|
| Assoziation ökologischer Lebensmittelhersteller e.V. | Biokreis e.V. | Bioland e.V |
| Biopark e.V | Bundesfachverband Deutscher Reformhäuser e.V. | Bundesverband Naturkost Naturwaren Herstellung und Handel e.V. (BNN) |
| Demeter | Ecoland | Ecovin e.V. |
| GÄÄ e.V. | Naturland e.V. | Ökosiegel e.V. |
| Alnatura* | Frosta AG* | Forschungsinstitut für Biologischen Landbau Berlin e.V.** |
| Gregor Louisoder Umweltstiftung ** | Stiftung Ökologie und Landbau** | Schweisfurth-Stiftung** |

* Einzelmitglieder, **Fördermitglieder

Stand: 01.10.2003

Ziel des **BÖLW** ist es, die Entwicklung der ökologischen Lebensmittelwirtschaft zu fördern und ihre gemeinsamen Interessen zum Ausdruck zu bringen. Im Mittelpunkt der Tätigkeiten steht die Gestaltung der politischen Rahmenbedingungen. Zu den Aufgaben des BÖLW gehört es, ein stufenübergreifendes →Qualitätssicherungssystem zu schaffen.

Staatliches Biosiegel (D)

Frankreich

Belgien

Spanien

Italien

Ungarn

Schweiz

Internationale Bio-Markenzeichen

## Internationale Bio-Produkte

Vor allem die biologisch-dynamische Landwirtschaft (Marken Demeter und Biodyn) ist weltweit verbreitet. Im Ausland erzeugte Produkte kommen in Deutschland ebenfalls unter dem Markenzeichen Demeter bzw. Biodyn auf den Markt, wobei das Warenzeichen „Biodyn“ für Ware aus Umstellungsbetrieben verwendet wird. Von Umstellungsbetrieben spricht man während der ersten zwei bis drei Jahre der Umstellung von konventioneller auf ökologische Landwirtschaft. Neben den biologisch-dynamisch wirtschaftenden gibt es im Ausland zahlreiche weitere Anbauorganisationen, von denen ein Teil Mitglied der weltweiten Dachorganisation IFOAM (International Federation of Organic Agriculture Movements) ist. Die IFOAM hat Basisrichtlinien für den ökologischen Landbau und die Verarbeitung ökologischer Produkte erstellt. Bei Importen aus Ländern, die nicht der EU angehören, müssen die Erzeugerländer der EU gegenüber nachweisen, dass ihre Waren den Vorschriften der EG-Bio-Verordnung entsprechen.

## Tierhaltung auf Bio-Höfen

In der ökologischen Landwirtschaft wird auf eine möglichst artgerechte Tierhaltung geachtet, um den Tieren das Ausleben ihrer angeborenen Verhaltensweisen zu ermöglichen. Wie Tiere auf Bio-Höfen gehalten werden müssen, regelt die EG-Bio-VO in Verbindung mit den z.T. strengeren (Rahmen-)Richtlinien der IFOAM und der BÖLW-Mitgliedsverbände. Die Vorschriften umfassen die Haltung und Fütterung der Tiere, die tierärztliche Versorgung, die Zucht und den Transport.

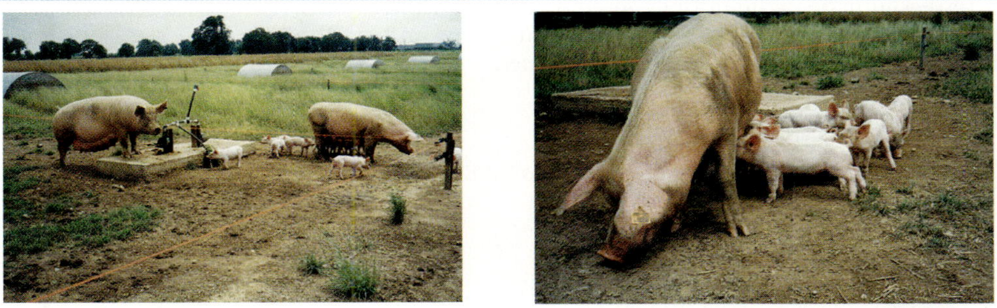

Artgerechte Schweinehaltung

Ein ökologisch wirtschaftender Betrieb muss eine flächengebundene Viehhaltung betreiben, d.h., er darf nur so viele Tiere halten, wie er von der eigenen landwirtschaftlichen Nutzfläche ernähren kann. Der Zukauf von Futtermitteln ist nur in begrenztem Umfang erlaubt. Es werden keine Importfuttermittel aus der „Dritten Welt" eingesetzt. Gründe dafür sind einerseits die Belastung der Umwelt durch die Transporte über weite Strecken und andererseits die Erfahrung, dass die Exportproduktion kleinbäuerliche Erzeugungsbetriebe verdrängt und damit weniger Fläche für die eigene Nahrungsmittelproduktion zur Verfügung steht. Die Deviseneinnahmen aus Futtermittelexporten werden zum größten Teil für Zinszahlungen und für die Abzahlung von Schulden verwendet und stehen nicht für die Entwicklung der Erzeugerländer zur Verfügung. Darüber hinaus werden die Gewinne aus der Exportproduktion von Futtermitteln hauptsächlich von multinationalen Konzernen erzielt.

**„Integrierter Landbau"** ist herkömmlicher Anbau mit eingeschränktem Einsatz an chemisch-synthetischen Düngemitteln und Pflanzenschutzmitteln. Während der kontrolliert-ökologische Landbau in den entsprechenden Verordnungen und Rahmenrichtlinien definiert ist, liegen für den Einsatz an chemisch-synthetischen Dünge- und Pflanzenschutzmitteln im integrierten Landbau keine Vorschriften vor. Jeder Landwirt setzt nach eigenem Ermessen und Bedarf Mineraldünger und Schädlingsbekämpfungsmittel ein. Da Pflanzenschutzmittel Geld kosten und die Verbraucher nach rückstandsarmen bzw. -freien Lebensmitteln verlangen, gehen immer mehr „konventionelle" Landwirte dazu über, nur noch so viel „Chemie" wie nötig einzusetzen.
Die →CMA bezeichnet Lebensmittel aus integriertem Anbau kurz als „Produkte aus kontrolliertem Anbau", was zu Verwechslungen mit Lebensmitteln aus kontrolliert-ökologischem Landbau führen kann.

## Reformhaus-Lebensmittel

Reformhäuser gibt es seit rund 100 Jahren. Sie entstanden im Zuge der „Lebensreform"-Bewegung, die soziale und ethische Ideen mit wissenschaftlichen Erkenntnissen verknüpfte. Wie die →Vollwert-Ernährung beruht die Reformkost auf den Erkenntnissen der Ärzte und Ernährungsforscher Bircher-Benner und Kollath. In Deutschland gibt es über 2000 Reformhäuser, die in der neuform-Genossenschaft organisiert sind. Neuform-Produkte stammen nicht grundsätzlich aus ökologischem Anbau, der Anteil an Produkten in EG-Öko-Qualität steigt aber stetig an. Erkennen kann man die neuform-Öko-Produkte an einem „Bio-Blatt". Alle neuform-Vertragshersteller haben sich verpflichtet, keine gentechnisch hergestellten Rohstoffe zu verwenden. Im Unterschied zum Bioladen erhält man im Reformhaus auch →freiverkäufliche Arzneimittel, →diätetische Lebensmittel sowie →Nahrungsergänzungsmittel, die auch Süßstoffe und synthetisch hergestellte Vitamine enthalten können.

neuform

neuform-Zeichen

bio

Reformhaus-Bioblatt

### Wenn Sie weiterlesen wollen

Dominé, André (Hrsg.), Culinaria Naturkost. 2 Bände, Köln 1996.

# 4 Lebensmittel für „alternative“ Ernährungsformen

Die Gründe, warum sich jemand für die eine oder andere alternative Ernährungsform entscheidet, sind vielfältig: Gesundheitliche Gründe, aber auch religiöse, ethische, ökologische oder soziale Aspekte spielen eine Rolle. Bei den verschiedenen Kostformen handelt es sich um auf Dauer angelegte Ernährungskonzepte – im Gegensatz zu der Unmenge an oft einseitigen Diäten, die zum Abnehmen gedacht sind.

## Vegetarismus

Der Vegetarismus ist die älteste „alternative“ Ernährungsform. Er hat seinen Ursprung in der Antike und ist oft Teil einer Weltanschauung. Ursprüngliches Prinzip dieser Ernährungsform ist es, Produkte getöteter Tiere (Fleisch und Fleischprodukte, Fisch, Schlachtfette) zu meiden. Heute können drei Grundformen des Vegetarismus unterschieden werden:

- **Ovo-Lakto-Vegetarier** verzehren neben pflanzlichen Nahrungsmitteln auch Milch und Milchprodukte sowie Eier;
- **Laktovegetarier** verzehren außer pflanzlicher Nahrung nur Milch und Milchprodukte;
- **Veganer** sind strenge Vegetarier, die sich ausschließlich von pflanzlichen Lebensmitteln ernähren. Viele lehnen auch Honig ab und verzichten auf sonstige tierische Produkte *(Lederschuhe, Wollpullover)*.

Nicht alle Waren, die vegetarisch aussehen, sind wirklich rein pflanzlich, häufig versteckt sich Tierisches im Kleingedruckten *(Gelatine in Süßigkeiten, Hühnerfett in Gemüsesuppen, Schweineschmalz in Gemüsepizza)*. Klarheit schafft hier das V-Zeichen der europäischen Vegetarier-Union. Mit diesem Zeichen dürfen nur Produkte gekennzeichnet werden, die keine Zutaten oder Substanzen von getöteten Tieren enthalten. Wenn das V-Zeichen für Produkte verwendet wird, die keinerlei tierische Stoffe enthalten, darf das Wort „vegan“ beigefügt werden.

V-Zeichen der europäischen Vegetarier-Union

Veganer müssen über umfangreiches Ernährungswissen verfügen, um Mangelerscheinungen zu vermeiden. Problematisch kann die Versorgung mit den Nährstoffen werden, die reichlich in tierischen Lebensmitteln enthalten sind *(Calcium, Eisen, Jod, Eiweiß, Vitamin $B_{12}$)*. Veganer müssen beispielsweise verschiedene pflanzliche Eiweißträger kombinieren *(Getreide mit Hülsenfrüchten, Mais mit Bohnen)*, um einem Proteinmangel vorzubeugen. Für Kinder und Jugendliche ist diese strenge Form nicht geeignet, da sie sich noch im Wachstum befinden.

Studien mit Vegetariern zeigen, dass Lakto- und Ovo-Lakto-Vegetarier gesünder sind als die Durchschnittsbevölkerung und dass sie ein geringeres Risiko tragen, z. B. an Herz-Kreislauf-Störungen oder Krebs zu erkranken. Die positiven Ergebnisse können jedoch nicht allein auf die vegetarische Ernährung zurückgeführt werden, denn Vegetarier essen nicht nur anders, sie leben in der Regel insgesamt gesundheitsbewusster, d. h., sie verzichten auf Alkohol und Nikotin, entspannen sich öfter und bewegen sich mehr als „Normalköstler“. Daher wundert es nicht, dass Menschen mit einer ähnlichen Lebensweise, die jedoch gelegentlich auch Fleisch essen, ähnlich gesund leben wie die Vegetarier.

## Vollwert-Ernährung

Die **Vollwert-Ernährung** ist neben dem Vegetarismus die in Deutschland bekannteste alternative Ernährungsweise. Ausgangspunkt für die Vollwert-Ernährung sind die Schriften des Arztes Werner Kollath, der forderte: „Lasst unsere Nahrung so natürlich wie möglich."

In den Zielen der Vollwert-Ernährung spiegelt sich die ganzheitliche Betrachtungsweise der Nahrung: Ein Lebensmittel wird nicht nur nach seiner Zusammensetzung beurteilt, sondern auch nach seiner Herkunft, Lagerung, Verarbeitung und Zubereitung, d.h., neben ernährungsphysiologischen Gesichtspunkten spielen ökologische und soziale Aspekte eine bedeutsame Rolle. Als Hilfestellung für die Lebensmittelauswahl dient eine Einteilung der Lebensmittel in verschiedene Wertstufen, die sich in erster Linie am Verarbeitungsgrad des Lebensmittels orientiert. Je geringer der Verarbeitungsgrad, desto höher wird die Wertigkeit eines Lebensmittels angesetzt.

Gesundheits-, Umwelt- und Sozialverträglichkeit als Ansprüche der Vollwert-Ernährung finden sich in den 12 Grundsätzen dieser Ernährung wieder:

1. Bevorzugung pflanzlicher Lebensmittel (überwiegend laktovegetabile Ernährungsweise)
2. Bevorzugung gering verarbeiteter Lebensmittel (Lebensmittel so natürlich wie möglich)
3. Reichlicher Verzehr unerhitzter Frischkost (etwa die Hälfte der Nahrungsmenge)
4. Zubereitung genussvoller Speisen aus frischen Lebensmitteln, schonend und mit wenig Fett
5. Vemeidung von Nahrungsmitteln mit →Zusatzstoffen
6. Vermeidung von Nahrungsmitteln aus bestimmten Technologien *(Gentechnik, Lebensmittelbestrahlung)*
7. Möglichst ausschließliche Verwendung von Erzeugnissen aus anerkannt →ökologischer Landwirtschaft (nach den Rahmenrichtlinien der →AGÖL bzw. →IFOAM)
8. Bevorzugung von Erzeugnissen aus regionaler Herkunft und entsprechend der Jahreszeit
9. Bevorzugung unverpackter oder umweltschonend verpackter Lebensmittel
10. Vermeidung bzw. Verminderung der allgemeinen Schadstoffemission und dadurch der Schadstoffaufnahme durch Verwendung umweltverträglicher Produkte und Technologien
11. Verminderung von Veredelungsverlusten durch geringeren Verzehr tierischer Lebensmittel
12. Bevorzugung landwirtschaftlicher Erzeugnisse, die unter sozial verträglichen Bedingungen erzeugt, verarbeitet und vermarktet werden *(→Fairer Handel mit Entwicklungsländern)*

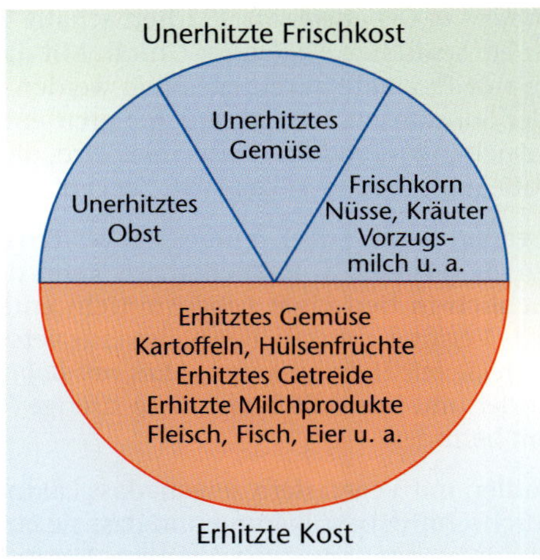


Empfehlung zur Aufteilung von unerhitzter Frischkost und erhitzter Kost (Gewichtsanteil an der Gesamtnahrung)

Quelle: von Koerber/Männle/Leitzmann, Vollwert-Ernährung, 8. Auflage. Heidelberg 1994, S. 101

Die Vorschläge der Vollwert-Ernährung decken sich weitgehend mit den Empfehlungen der Deutschen Gesellschaft für Ernährung (DGE) für eine vollwertige Ernährung. Abweichende Auffassungen bestehen hinsichtlich der Auswahlkriterien für

Lebensmittel. Die Vollwert-Ernährung stuft z. B. Vollkornbrot, Vollkornreis und Kartoffeln weniger gut ein als nicht erhitzte Lebensmittel. Für die DGE ist dies nicht befriedigend, da eine Verarbeitung nicht grundsätzlich eine Minderung der Qualität bedeutet. Begrüßt werden zwar die Bemühungen, die zur Schonung der Umwelt und der Energieressourcen sowie zur Lösung der Welthungerproblematik beitragen. Diese Aspekte lassen sich aber nicht ohne weiteres in ein Wertstufenschema übertragen, das gleichzeitig einer Beurteilung der Lebensmittel nach ernährungsphysiologischen Gesichtspunkten entsprechen soll. Beispielsweise wird Tiefkühlgemüse zwar als „sehr empfehlenswert", aber nur mäßig zu verwenden eingestuft, obwohl die Tiefkühlung aus ernährungsphysiologischer Sicht eine günstige Konservierungsmethode darstellt. Grund für diese Empfehlung ist der hohe Energieeinsatz bei der Herstellung der Ware und bei der Aufrechterhaltung der Tiefkühlkette während Lagerung und Transport. Von Seiten der DGE zu begrüßen ist die Empfehlung, mehr Vollkornprodukte, Gemüse und Obst zu essen und den Fleisch- und Fettkonsum einzuschränken.

**Definition der Vollwert-Ernährung: Die Gießener Formel**

Vollwert-Ernährung ist eine überwiegend laktovegetabile Ernährungsweise, bei der gering verarbeitete Lebensmittel bevorzugt werden. Gesundheitlich wertvolle Lebensmittel werden zu genussvollen Speisen zubereitet. Die hauptsächlich verwendeten Lebensmittel sind Vollkornprodukte, Gemüse und Obst, Kartoffeln, Hülsenfrüchte sowie Milch und Milchprodukte, daneben können auch geringe Mengen an Fleisch, Fisch und Eiern enthalten sein. Etwa die Hälfte der Nahrungsmenge besteht aus unerhitzter Frischkost. Die Zubereitung erfolgt schonend und mit wenig Fett aus frischen Lebensmitteln. Nahrungsmittel mit Zusatzstoffen werden vermieden.

Zusätzlich zur Gesundheitsverträglichkeit der Ernährung werden auch die Umweltverträglichkeit und die Sozialverträglichkeit des Ernährungssystems berücksichtigt. Das bedeutet unter anderem, möglichst ausschließlich Erzeugnisse aus anerkannt ökologischer Landwirtschaft zu verwenden sowie Erzeugnisse aus regionaler Herkunft und entsprechend der Jahreszeit zu bevorzugen. Weiterhin werden unverpackte oder umweltschonend verpackte Lebensmittel bevorzugt sowie umweltverträgliche Produkte und Technologien verwendet. Außerdem werden landwirtschaftliche Erzeugnisse bevorzugt, die unter sozial verträglichen Bedingungen erzeugt, verarbeitet und vermarktet werden (u. a. fairer Handel mit Entwicklungsländern).

Mit Vollwert-Ernährung sollen hohe Lebensqualität – besonders Gesundheit –, Schonung der Umwelt und soziale Gerechtigkeit weltweit gefördert werden.

Leitzmann und Mitarbeiter 1993; aus: von Koerber/Männle/Leitzmann, Vollwert-Ernährung. Konzeption einer zeitgemäßen Ernährungsweise, 8. Auflage, Heidelberg 1994, Seite 22.

Die **Vollwertkost** geht auf den Arzt Max Otto Bruker zurück. Sie beruft sich ebenfalls auf die Lehren Kollaths. Bruker unterscheidet zwischen „Lebensmitteln", die noch alle „Vitalstoffe" enthalten, und den „Nahrungsmitteln", die durch jedwede Bearbeitung ihre „Vitalstoffe" verloren haben. Mit „Vitalstoffen" sind Vitamine, Spurenelemente, Mineralstoffe, Enzyme, mehrfach ungesättigte Fettsäuren, Ballaststoffe, Aromastoffe, sekundäre Pflanzenstoffe und alle die Substanzen in einem Lebensmittel gemeint, deren gesundheitsfördernde Wirkung man noch nicht kennt. Sämtliche Zivilisationskrankheiten entstehen nach Brukers Meinung durch einen Mangel an „Vitalstoffen" beim Verzehr der so genannten „Industriekost". Bruker wird vorgeworfen, eine Reihe wissenschaftlich unhaltbarer Aussagen zu verbreiten. Bedenklich ist außerdem die von ihm empfohlene Gabe von Frischkornmilch (mit über Nacht eingeweichtem Getreide) an Säuglinge, die zu gefährlichen Infektionen führen kann und im Verdacht steht, →Zöliakie auszulösen.

**Orientierungstabelle für die Vollwert-Ernährung – Empfehlungen für die Lebensmittelauswahl gesunder Erwachsener**

1. Für die Einteilung der Lebensmittel in dieser Tabelle werden gesundheitliche/ernährungsphysiologische sowie ökologische und soziale Aspekte berücksichtigt. Von besonderer Bedeutung sind Art und Ausmaß der Lebensmittelverarbeitung, da diese die Nährstoffdichte stark beeinflusst. Die Übergänge zwischen den Spalten sind teilweise fließend.
2. Die Nahrung sollte etwa je zur Hälfte aus der 1. und der 2. Spalte ausgewählt werden. Lebensmittel aus Spalte 3 sollten nur selten verzehrt, aus Spalte 4 möglichst vermieden werden. Ein Stern (*) bedeutet, dass diese Lebensmittel mäßig verwendet werden sollten; diese mengenmäßige Einschränkung ist in den Spalten 3 und 4 durch die Überschrift gegeben und darum nicht nochmals vermerkt.
3. Weiter oben aufgeführte, d.h. pflanzliche Lebensmittel sollten gegenüber tierischen Lebensmitteln bevorzugt werden.
4. Es sollten möglichst ausschließlich Erzeugnisse aus anerkannt ökologischer Landwirtschaft verwendet werden; diese sind teilweise günstiger als konventionell erzeugte einzustufen. Außerdem sollten Erzeugnisse aus regionaler Herkunft und entsprechend der Jahreszeit bevorzugt werden.
5. Lebensmittel, die besonders schadstoffbelastet sind (z.B. Innereien und Wildpilze), sollten gemieden werden, außerdem Nahrungsmittel, die Zusatzstoffe enthalten oder unter Anwendung von Gentechnik hergestellt sind, sowie unnötig verpackte Lebensmittel.

| | 1 | 2 | 3 | 4 |
|---|---|---|---|---|
| **Wertstufen** | **Sehr empfehlenswert** | **Sehr empfehlenswert** | **Weniger empfehlenswert** | **Nicht empfehlenswert** |
| **Verarbeitungsgrad** | **Nicht/gering verarbeitete Lebensmittel** (unerhitzt) | **Mäßig verarbeitete Lebensmittel** (vor allem erhitzt) | **Stark verarbeitete Lebensmittel** (vor allem konserviert) | **Übertrieben verarbeitete Lebensmittel** und Isolate/Präparate |
| **Mengenempfehlung** | Etwa die Hälfte der Nahrungsmenge | Etwa die Hälfte der Nahrungsmenge | Nur selten verzehren | Möglichst meiden |
| ***Die Übergänge zwischen den Spalten sind teilweise fließend*** | | | | |
| **Getreide** | Gekeimtes Getreide<br>Vollkornschrot *(Frischkornmüsli)*<br>Frisch gequetschte Flocken | Vollkornprodukte *(Vollkornbrot, -nudeln, -flocken, -feinbackwaren)*<br>Vollkorngerichte | Nicht-Vollkornprodukte *(Weiß-, Graubrot, weiße Nudeln, Cornflakes, Auszugsmehl-Feinbackwaren)*<br>Geschälter (weißer) Reis | Getreidestärke *(Maisstärke)*<br>Ballaststoffpräparate |
| **Gemüse Obst** | Frischgemüse<br>Milchsaures Gemüse<br>Frischobst | Erhitztes Gemüse, auch milchsaures<br>Erhitztes Obst<br>Tiefkühlgemüse*, -obst* | Gemüsekonserven *(Tomaten in Dosen)*<br>Obstkonserven *(Kirschen in Gläsern)* | Vitaminpräparate<br>Mineralstoffpräparate<br>Tiefkühlfertiggerichte |
| **Kartoffeln** | | Gekochte Kartoffeln (mögl. Pellkartoffeln) | Fertigmischungen *(Knödelmischung)* | Pommes frites, Chips<br>Kartoffelstärke |

| | 1 | 2 | 3 | 4 |
|---|---|---|---|---|
| **Hülsenfrüchte** | | Gekeimte, blanchierte Hülsenfrüchte<br>Erhitzte Hülsenfrüchte | „Sojamilch", Tofu<br>Fertigmischungen *(Bratlingsmischung)* | „Sojafleisch" (TVP)<br>Sojaprotein<br>Sojalecithin |
| **Nüsse**<br>**Fette**<br>**Öle** | Nüsse*, Mandeln*<br>Ölsamen* *(Sonnenblumenkerne, Sesam)*<br>Ölfrüchte* *(Oliven)* | Geröstete Nüsse*, Nussmus*<br>Native, kaltgepresste Öle*<br>Ungehärtete Pflanzen-margarine mit hohem Anteil an Kaltpressöl*<br>Butter* | Gesalzene Nüsse<br>Extrahierte, raffinierte Fette und Öle<br>Ungehärtete Pflanzen-margarinen<br>Kokosfett, Palmkernfett<br>Butterschmalz | Nuss(-Nougat)-Cremes<br>Gehärtete Margarinen |
| **Milch**<br>**Milchprodukte** | Vorzugsmilch | Pasteurisierte Vollmilch<br>Milchprodukte (ohne Zutaten)<br>Käse* (ohne Zusatzstoffe) | H-Milch(-Produkte)<br>Milchprodukte (mit Zutaten)<br>Käse (mit Zusatzstoffen) | Sterilmilch, Kondensmilch<br>Milchpulver, Milchzucker<br>Milch-, Molkenprotein<br>Milch- und Käse-Imitate<br>Schmelzkäse |
| **Fleisch**<br>**Fisch**<br>**Eier** | | Fleisch* (bis 2 x/Woche)<br>Fisch* (bis 1 x/Woche)<br>Eier* (bis 2/Woche) | Fleischwaren, -konserven<br>Wurstwaren, -konserven<br>Fischwaren, -konserven | Innereien<br>Eipulver |
| **Getränke** | Ungechlortes Trinkwasser<br>Kontrolliertes Quellwasser<br>Natürliches Mineralwasser | Kräuter-, Früchtetees<br>Verdünnte Fruchtsäfte<br>Verdünnte Gemüsesäfte<br>Getreidekaffee* | Tafelwasser<br>Fruchtnektare<br>Kakao<br>Bohnenkaffee, schwarzer Tee<br>Bier, Wein | Limonaden, Colagetränke<br>Fruchtsaftgetränke<br>Instant-Kakao<br>Instant-, Sportlergetränke<br>Spirituosen |
| **Gewürze**<br>**Kräuter**<br>**Salz** | Ganze oder frisch gemahlene Gewürze<br>Frische Kräuter | Gemahlene Gewürze<br>Getrocknete Kräuter<br>Jodiertes Meer-, Kochsalz* | Kräutersalz<br>Meersalz, Kochsalz | Aromastoffe (natürliche, naturidentische, künstliche)<br>Geschmacksverstärker *(Glutamat)* |
| **Süßungsmittel** | Frisches, süßes Obst | Honig* (nicht wärme-geschädigt, verdünnt)<br>Trockenobst* (unge-schwefelt, eingeweicht) | Honig (wärmegeschädigt)<br>Trockenobst (geschwefelt)<br>Apfel-, Birnendicksaft<br>Vollrohrzucker, Ahornsirup<br>Zuckerrübensirup | Isolierte Zucker *(Haushalts-, Trauben-, Frucht-zucker, brauner Zucker)*<br>Süßwaren, Süßigkeiten<br>Süßstoffe |

*** mäßig zu verwenden**
Quelle: Männle, Thomas, Karl v. Koerber, Claus Leitzmann, Ingrid Hoffmann, Anke v. Hollen 1993 (in Anlehnung an Kollath 1960)
© UGB-Beratungs- und Verlags-GmbH (Hrsg.), Gießen, 3. Aufl., 1993 (hier: aktualisierte Fassung) – der Abdruck erfolgt mit freundlicher Genehmigung

## Anthroposophische Ernährung

Die Anthroposophie (griech.: anthropos = „Mensch“, sophia = „Weisheit“) ist eine Weltanschauungslehre, die von dem Philosophen und Naturforscher Rudolf Steiner begründet wurde. Sie versucht, den Menschen als seelisch-geistiges Wesen in seinem Zusammenhang mit der Welt und dem Kosmos zu begreifen. Anthroposophen bevorzugen Lebensmittel aus biologisch-dynamischer Landwirtschaft (Demeter, Biodyn), einer speziellen Form des →ökologischen Anbaus. Sie gehen davon aus, dass diese Art des landwirtschaftlichen Anbaus Lebensmittel mit besonders hohem Gehalt an „ätherischen Bildekräften“ hervorbringt.

Die Lebensmittelauswahl entspricht einer überwiegend ovo-lakto-vegetabilen Kost. Die mystischen Vorstellungen der Anthroposophie entziehen sich weitgehend einer naturwissenschaftlichen Beurteilung. Verbote gibt es nicht, vom Genuss einiger Lebensmittel wird allerdings abgeraten. Hierzu gehört Fleisch, das den Menschen in seiner geistigen Reifung behindern soll. Die Kartoffel soll ebenfalls gemieden werden, da sie nach Steiner zum allgemeinen Instinktverlust führe und das nicht erstrebenswerte intellektuelle materialistische Denken fördere.

## Makrobiotik

Der Begriff Makrobiotik verspricht, was sich wohl alle wünschen: ein langes Leben (griech.: makros = lang, bios = Leben). Die Makrobiotik orientierte sich ursprünglich am chinesischen Zen-Buddhismus. Nach dieser uralten Philosophie gibt es zwei gegensätzliche Kräfte, denen sich alle Vorgänge im Universum zuordnen lassen. Diese als „Yin“ und „Yang“ bezeichneten Pole ziehen sich gegenseitig an, ergänzen sich und bestimmen alle Lebensvorgänge auf der Erde. Nach der Vorstellung des Zen-Buddhismus kann nur der Mensch ein glückliches, vollkommenes Leben führen, der in allen Dingen nach einem Ausgleich zwischen Yin- und Yang-Einflüssen sucht.

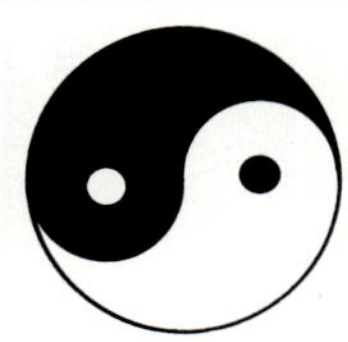

Yin-Yang-Zeichen

Die Makrobiotik teilt auch Lebensmittel und Zubereitungsformen in Yin und Yang ein. Ob ein Lebensmittel mehr Yin oder Yang ist, hängt unter anderem von Umweltfaktoren, seinem Aussehen (Form, Farbe), seiner inneren Struktur, den Inhaltsstoffen und von Wachstumsbedingungen und -geschwindigkeit ab.

Die Makrobiotik sieht die Ursache fast aller Zivilisationskrankheiten in einer übermäßig Yin-betonten Ernährung. Da Vollkornprodukte (insbesondere Reis) ein optimales Verhältnis von Yin und Yang aufweisen sollen, haben sie in der makrobiotischen Ernährungsweise einen großen Stellenwert. Eine „makrobiotische Standardernährung“ soll zu 50–60% aus Vollkorngetreide, zu 20–25% aus Gemüse, zu 5–10% aus Bohnen und Meeresgemüse und zu 5–10% aus Suppe bestehen.

Typische makrobiotische Lebensmittel sind Algen und vor allem Sojaprodukte wie:

- **Tofu:** ein Sojaquark, der aus Sojamilch durch Zugabe von Salz oder Säure gewonnen und durch Pressen entfeuchtet wird. Tofu wird frisch, gekocht oder in Fett gebacken als Beilage gereicht.
- **Natto:** Sammelbegriff für japanischen Sojakäse mit betonter Ammoniaknote. Es sind würzpastenähnliche Erzeugnisse aus fermentierten Sojabohnen. Zusammensetzung, Farbe, Aroma und Geschmack hängen von der jeweils verwendeten Mikroorganismen-Kultur und von der Fermentationszeit ab. Natto wird wie Sojasoße oder Senf verwendet und vorwiegend zu gekochtem Reis oder als Würzmittel für Fleisch,- Gemüse oder Algenzubereitungen gereicht. Natto enthält dreimal so viel Vitamin $B_1$ und fünfmal so viel Vitamin $B_{12}$ wie unfermentierte Sojabohnen.

- **Tempeh:** ein rund 1000 Jahre altes indonesisches Volksnahrungsmittel aus angekeimten und fermentierten Sojabohnen. Das mit Pilzmyzel durchsetzte kuchenartige Endprodukt wird aufgeschnitten und als Beilage zu Suppen oder gebraten verzehrt. Der Vitamin $B_{12}$-Gehalt ist sehr hoch.
- **Miso:** eine aus fermentierten Sojabohnen bestehende Paste von unterschiedlicher Farbe und süßem bis salzigem Geschmack. Die verschiedenen Miso-Sorten entstehen durch den Einsatz unterschiedlicher Starterkulturen, durch verschiedene Fermentationsbedingungen und durch Mitverwendung von Gerste (Mugi-Miso), poliertem Reis (Kome-Miso, Shiro-Miso), Vollkornreis (Genmai-Miso) oder Buchweizen (Soba-Miso). Miso wird als Würzmittel oder als Suppengrundlage verwendet.

Als Protein- und Vitaminquelle sind diese Sojaprodukte auch bei Vegetariern beliebt.

Einige der Aussagen der makrobiotischen Ernährungslehre sind eindeutig **falsch**, z. B. die, der menschliche Körper könne Vitamin C herstellen. Einige Ernährungsempfehlungen sind bedenklich, z. B. der hohe Salzkonsum verbunden mit einer geringen Flüssigkeitsaufnahme. Durch den hohen Anteil an Algen kann es darüber hinaus zu einer Überversorgung mit Jod kommen, sodass die Funktion der Schilddrüse gestört werden kann.

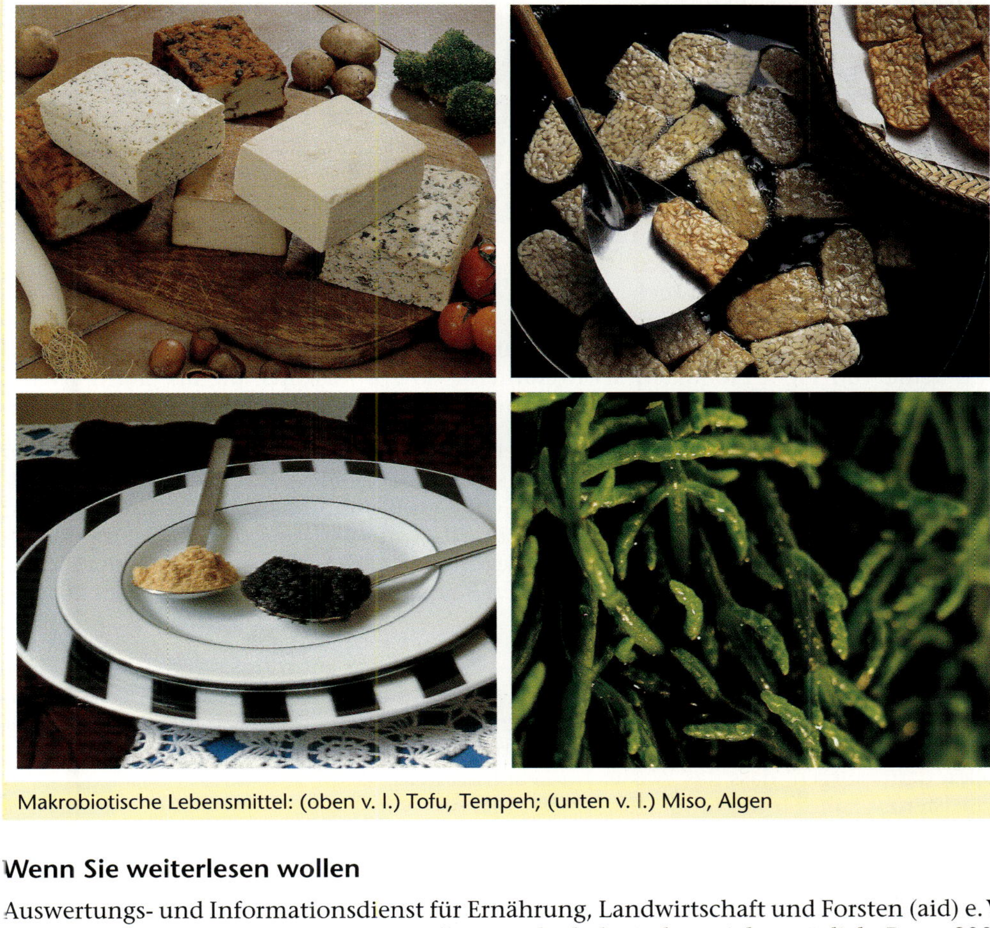

Makrobiotische Lebensmittel: (oben v. l.) Tofu, Tempeh; (unten v. l.) Miso, Algen

## Wenn Sie weiterlesen wollen

Auswertungs- und Informationsdienst für Ernährung, Landwirtschaft und Forsten (aid) e. V. (Hrsg.), Vollwert-Ernährung – genussvoll, gesund, ökologisch, sozialverträglich. Bonn 2000

# 5 Light-Produkte

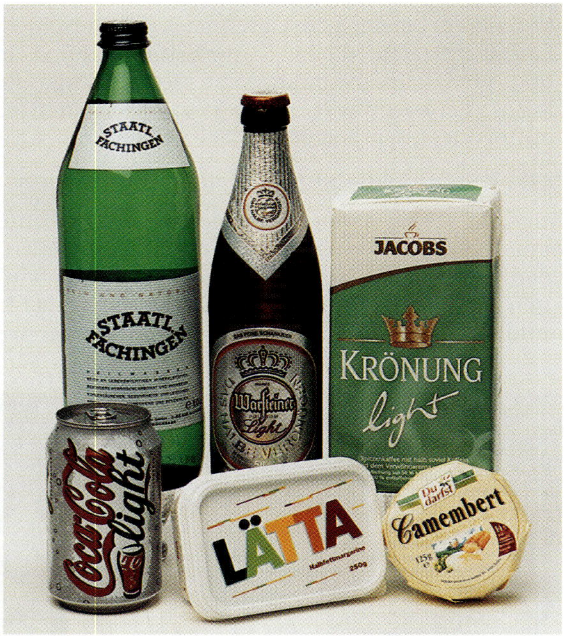

Light-Produkte

Der Begriff „light" ist nicht gesetzlich definiert. Er entspringt dem Englischen und bedeutet „leicht". Bestimmte Eigenschaften müssen damit nicht verbunden sein. So kann ein „leichtes" Mineralwasser weniger Kohlensäure oder weniger Natrium als ein übliches Mineralwasser enthalten, ein Light-Bier weniger Alkohol, ein leichter Käse weniger Fett, Kaffee „light" weniger Koffein, und ein leichtes Erfrischungsgetränk kann statt mit Zucker mit Süßstoff gesüßt sein. In vielen Fällen ist die „light"-Version eines Lebensmittels kalorienärmer als das „Original".

Die Kalorienverminderung gilt allerdings nur im Vergleich zu dem entsprechenden herkömmlichen Lebensmittel, denn Light-Produkte sind nicht generell kalorien- oder fettarm. So kann ein Light-Frischkäse trotzdem noch viel fetter sein als Quark, und auch eine „leichte" Schokolade ist in jedem Fall ein energiereicher Snack. Vor Jahren beanstandeten die Verbraucherzentralen eine Reihe von Light-Produkten als irreführend, so z.B. Biskuits, die als „luftig-leicht" gekennzeichnet waren, jedoch **mehr** Kalorien enthielten als herkömmliches Gebäck.

Deutet der Begriff „light" auf einen verminderten Energie- oder Nährstoffgehalt gegenüber einem vergleichbaren Lebensmittel hin, so schreibt das Lebensmittelrecht (→Nährwert-Kennzeichnungsverordnung) vor, dass die Gehalte um mindestens 30% vermindert sein müssen. Der Energiegehalt einer Light-Margarine darf also maximal 70% des Energiegehaltes einer „normalen" Margarine betragen. Begriffe wie „leicht bekömmlich" oder „leicht verdaulich" erlauben keine Aussagen über den Kalorien- oder Nährstoffgehalt des Lebensmittels.

Bei vielen Light-Produkten kommen mehr →Zusatzstoffe zum Einsatz als bei den herkömmlich hergestellten Lebensmitteln. Wird z.B. Fett durch Wasser ersetzt, müssen die Produkte stärker konserviert werden, da sie aufgrund des hohen Wassergehalts empfindlicher gegenüber Verderbniserregern sind. Gelier- und Verdickungsmittel sowie →Fettersatzstoffe sollen dafür sorgen, dass das Wasser im Lebensmittel gebunden wird und das Produkt in Konsistenz, „Fülle" und Mundgefühl nicht allzu sehr vom Original abweicht.

Ob man mit Light-Produkten abnehmen kann, ist fraglich. Untersuchungen weisen darauf hin, dass die „Leichten" nicht zur Gewichtsabnahme, sondern im Gegenteil dazu führen, dass schlicht mehr gegessen wird. Mit der vermeintlich leichten zweiten Portion wird der Traum vom Kaloriensparen zunichte gemacht.

## Fettersatz

Um den Fettgehalt von Lebensmitteln zu vermindern, wird das Fett entweder gegen Wasser oder →Fettersatzstoffe ausgetauscht. Die Margarine- und Mischfettverordnung des Lebensmittelrechts erlaubt es, verschiedene Mischungen aus Milchfett, anderen genusstauglichen tierischen und pflanzlichen Fetten und Wasser herzustellen. Außerdem gilt eine EU-weit verbindliche Verordnung mit Normen für Streichfette, in der die Zusammensetzung von →Streichfetten mit reduziertem Fettgehalt geregelt ist. Problematisch bei der Fettreduktion sind häufig der Geschmack, da viele Aromastoffe im Fettanteil der Lebensmittel gelöst sind, sowie das so genannte Mundgefühl. Hier sollen Fettersatzstoffe für Abhilfe sorgen. Sie sind mehr oder weniger gut in der Lage, die geschmacklichen Eigenschaften und vor allem das Mundgefühl von Fett nachzuahmen.

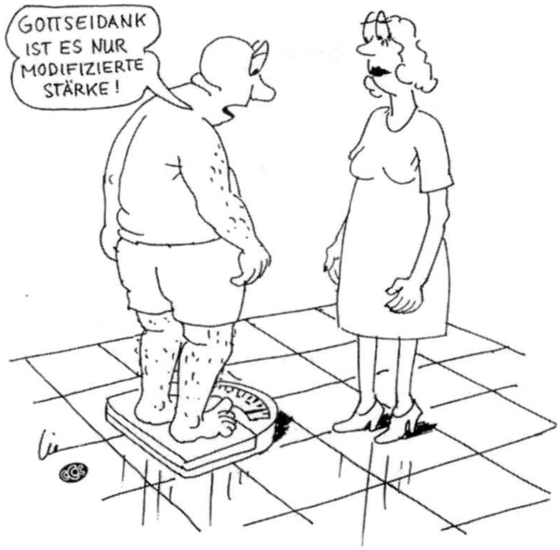


Hauptsache, kein Fett …

| Fettersatz *(Beispiele)* | Zusammen-setzung | Eigenschaften | Zulassung/ Kennzeichnung |
|---|---|---|---|
| **Auf Eiweiß-Basis** *(Simplesse)* | Aus Hühner- oder Milcheiweiß (Molkenprotein), das zu winzigen Kügelchen verarbeitet wurde (Mikropartikulation). | Etwa halb so viel Energie (4 kcal/g) wie Fett (9 kcal/g). Die Fettkügelchen sind so klein, dass sie nicht mehr einzeln wahrgenommen werden können, und erzeugen so im Mund ein Gefühl von Cremigkeit. Nicht hitzebeständig, daher zum Braten und Backen ungeeignet. | Mikropartikuliertes Eiweiß bedarf keiner besonderen Zulassung. Es muss lediglich in der Zutatenliste angegeben werden *(Molkenprotein)*, bei Käse jedoch nicht (weil Milchbestandteil). |
| **Auf Kohlenhydrat-Basis** *(Maltrim, Oatrim, Polydextrose, Methylcellulose)* | Physikalisch oder chemisch bearbeitete Spaltprodukte aus Stärke oder Cellulose. | Etwa 1–4 kcal pro g; cremiger, fettähnlicher Geschmack. Leichtes Erwärmen möglich. | Werden als Stärke oder modifizierte Stärke bzw. Methylcellulose deklariert. Keine Zulassung nötig, da „natürlich". |
| **Auf synthetischer Basis** *(Olestra)* | „Kunstfett" aus Fettsäuren und Kohlenhydraten (Saccharosepolyester). | Olestra schmeckt wie Pflanzenöl, liefert aber keine Energie; wird unverdaut ausgeschieden und kann zu Durchfällen und Bauchkrämpfen führen. Beeinträchtigt die Aufnahme →fettlöslicher Vitamine und belastet die Umwelt. Kann erhitzt werden. | Olestra ist seit Januar 1996 in den USA für Chips und andere Knabberartikel zugelassen. Seine Verwendung ist kennzeichnungspflichtig. „Kunstfette" gehören zu den →Novel Food. |

?! **Fettersatz: ein teurer Flop**

„Essen, ohne dick zu werden" und „Genuss ohne Reue" – wer würde davon nicht träumen? Pseudofette lassen die Erfüllung dieses Traumes in greifbare Nähe rücken: Sie sorgen für den geschätzten sahnigen Geschmack, liefern dabei aber kaum oder keine Kalorien. Ruhigen Gewissens, so scheint es, können wir nun kalorienarme Eiscreme schlemmen, „leichte", aber vollmundige Desserts und Halbfettkäse mit Geschmack genießen. Doch wer diesen Illusionen traut, muss auf Überraschungen gefasst sein.

Denn Imitate täuschen vielleicht den Gaumen, aber nicht unseren Körper. Der merkt recht schnell, wenn die Energiezufuhr sinkt, und steuert gegen. Studien der Hersteller bestätigen, dass Fettersatzstoffe keineswegs zu einer Gewichtsabnahme führen. Versuchstiere fressen einfach mehr, um ihr Gewicht zu halten. Auch Kinder essen mehr, um die „Kalorienverluste" auszugleichen, wenn man ihnen kalorienarmen Fettersatz ins Essen mischt.

Ein wenig biologisches Verständnis hätte den Herstellern enorme Markteinführungs- und Entwicklungskosten ersparen können. Denn wie alle Lebewesen verfügt auch der Mensch über eine präzise Regulation der Nahrungsaufnahme. Sie sorgt dafür, dass unser Appetit erst dann gestillt ist, wenn wir die Kalorienmenge gegessen haben, die unser Stoffwechsel erwartet. Ohne diesen „Ponderostat" hätte der Mensch Zeiten des Mangels, des Überflusses und sich ändernder Nahrungsquellen kaum überleben können. Auch wenn der Ponderostat im Einzelfall „falsch" eingestellt ist, so ist er doch da und kann nicht einfach durch Fettsparen ausgetrickst werden.

Quelle: Pollmer, Udo, EU.L.EN-Spiegel 3/95, S. 1, gekürzt

## Zuckerersatz

Die Vorliebe für Süßes ist dem Menschen angeboren, daher fällt der völlige Verzicht so schwer. Das heißt allerdings nicht, dass es normal oder gesund ist, viel Zucker zu essen. Die konsumierte Menge an Süßigkeiten ist häufig anerzogen, denn Süßes wird gerne zum Trösten, Belohnen und „Erziehen" von Kindern verwendet. Das liegt u.a. daran, dass süße Lebensmittel für psychisches Wohlbefinden sorgen können. Auch die auf Lichtmangel zurückzuführende so genannte „Winter-Depression" kann durch Süßes kompensiert werden, weswegen im Winter, um die Weihnachtszeit, wenn die Tage sehr kurz sind, am meisten genascht wird. Da Zucker mit ca. 400 Kilokalorien pro 100 g zu Buche schlägt und außerdem die Zähne schädigt, werden in zahlreichen Light-Produkten →Süßstoffe eingesetzt. Süßstoffe fanden früher vorwiegend in →Diabetiker-Lebensmitteln Verwendung. Heute sollen Süßstoffe allen Verbrauchern den süßen Geschmack „ohne Reue" gewährleisten.

Ähnlich wie bei den Fettersatzstoffen funktioniert auch diese theoretische Überlegung in der Praxis nicht. Süßstoffe können den Appetit anregen, denn sie führen zu einer Ausschüttung des Hormons Insulin, das Hunger auslöst. Und selbst wenn die Insulinausschüttung unterbleibt, kann der Appetit steigen: Süßstoffe machen die Speisen zwar süß, sie sind jedoch nicht in der Lage, die stimmungsaufhellenden Wirkungen des Zuckers nachzuahmen. Bleibt die Stimmung trotz des süßen Geschmacks gedrückt, steigt der Appetit auf noch mehr Süßes. In der Schweinemast wird der Süßstoff Saccharin als appetitstimulierendes Mittel eingesetzt.

### Gesundheitliche Bewertung von Süßstoffen

Saccharin und Cyclamat stehen im Verdacht, in großen Mengen verabreicht die Gesundheit zu schädigen. Cyclamat ist deshalb in den USA verboten, bei Saccharin wurde ein Verbot schon mehrfach erwogen. Allerdings sind die Ergebnisse der Tierversuche, die z.B. bei

Saccharin auf eine Blasenkrebsgefahr hinweisen, umstritten. Es wurden unrealistisch hohe Mengen der Süßstoffe verfüttert. Außerdem gibt es keine Hinweise darauf, dass Diabetiker, die häufig ein Leben lang süßstoffgesüßte Produkte verzehren, häufiger an Blasenkrebs leiden. Unter diesen Gesichtspunkten stufen viele wissenschaftliche Gremien Süßstoffe als sicher ein. Die Weltgesundheitsorganisation WHO hat →ADI-Werte für Süßstoffe herausgegeben. Allerdings ist es für Verbraucher unmöglich festzustellen, ob sie diese Obergrenzen einhalten, weil die Kennzeichnung der Süßstoffe in der Zutatenliste keine Rückschlüsse auf die verwendete Menge zulässt.

| Süßstoff | Gesundheitliche Vorbehalte | ADI-Wert* |
|---|---|---|
| **Cyclamat** | In den USA verboten, weil im Tierversuch Krebs fördernd, in 40 anderen Ländern erlaubt. | 11 mg pro Tag und kg Körpergewicht |
| **Saccharin** | Führte in hohen Dosen bei Ratten zu Blasenkrebs. | 2,5 mg pro Tag und kg Körpergewicht |
| **Aspartam** | Enthält die →Aminosäure Phenylalanin und ist daher für Menschen mit der ererbten Stoffwechselkrankheit PKU (Phenylketonurie) schädlich. In Amerika sind mittlerweile Tausende von Fällen bekannt geworden, bei denen Aspartam für gesundheitsschädliche Effekte verantwortlich gemacht wird *(Kopfschmerzen, Stimmungsveränderungen).* | 40 mg pro Tag und kg Körpergewicht |
| **Acesulfam-K** | Gilt als unbedenklich. | 15 mg pro Tag und kg Körpergewicht |
| **Neohes-peridin DC** | Derzeit nicht bekannt. | 5 mg pro Tag und kg Körpergewicht |
| **Thaumatin** | Als in der Natur vorkommendes Protein gilt es als unbedenklich. | Kein ADI festgelegt |

* ADI = Acceptable Daily Intake = lebenslang akzeptable Tagesverzehrsmenge nach Angaben der Weltgesundheitsorganisation WHO

## Wenn Sie weiterlesen wollen

Dossier Diäten, in: natur & kosmos, Heft 2/2000, S. 66–77;

Worm, Nicolai, Diätlos glücklich. Abnehmen macht dick und krank – Genießen ist gesund. Bern und Stuttgart 1998.

# 6 Convenience-Produkte

Der aus dem englischen Sprachgebrauch stammende Begriff „Convenience Food“ hat sich auch hierzulande für industriell vorgefertigte Lebensmittel eingebürgert. Convenience bedeutet Annehmlichkeit, Nutzen oder Komfort. Bei Convenience-Produkten übernimmt die Lebensmittelindustrie bestimmte Be- und Verarbeitungsstufen, was die Lebensmittel für die Verbraucher bequemer handhabbar macht. Viele dieser zeit- und arbeitssparenden Lebensmittel bieten darüber hinaus eine Rezeptleistung *(Gerichte aus der mittel- und südeuropäischen, asiatischen oder mexikanischen Küche)*. Auch dem Laien wird es durch solche Produkte ermöglicht, ein komplettes Menü auf den Tisch zu bringen. Die vor über hundert Jahren entwickelte „Erbswurst“, aus der sich durch Wasserzugabe eine sättigende Suppe herstellen lässt, gilt als erstes Convenience-Produkt. Heute ist die Angebotspalette an vorgefertigten Lebensmitteln kaum noch zu überschauen.

Je nach Vorfertigungs(Convenience)-Grad können küchen-, gar-, aufguss-, regenerier- und verzehrfertige Lebensmittel unterschieden werden. Diese Einteilung ist willkürlich und sagt auch nichts über den Grad der Verarbeitung aus; zu den einzelnen Convenience-Stufen führen je nach Lebensmittel unterschiedlich viele Verarbeitungsschritte, wobei die Übergänge zwischen den einzelnen Stufen fließend sind. Die folgende Übersicht unterscheidet auch nicht Lebensmittel, die auf derselben Convenience-Stufe unterschiedliche Zubereitungszeiten aufweisen *(Reis, Schnellkochreis)*.

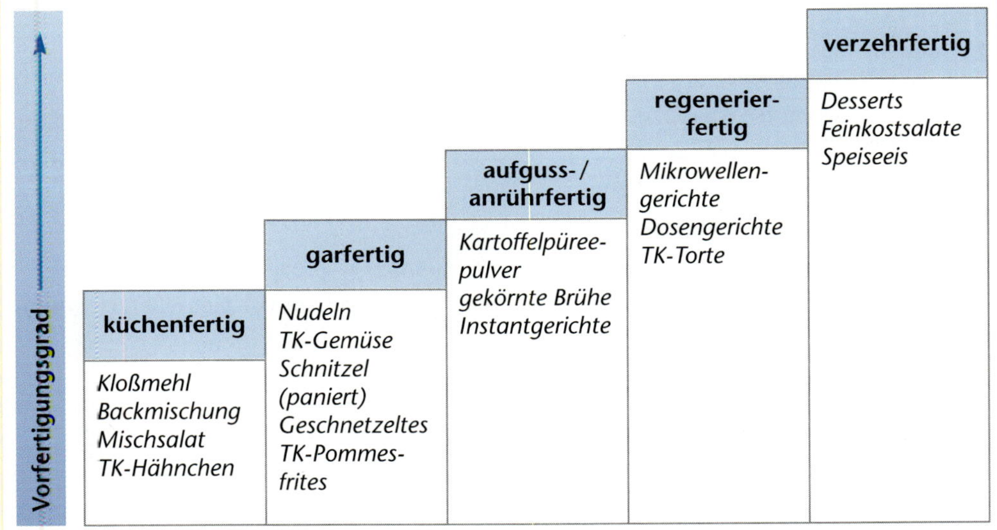


Einteilung von Convenience-Produkten nach Vorfertigungs-Grad *(Beispiele)*

Je nach Herstellungs- bzw. Angebotsform kann zwischen Trockenprodukten, Nasskonserven und Tiefkühlkost unterschieden werden.

**Trockenprodukte** entstehen durch verschiedene Trocknungsverfahren *(Wärmetrocknung, Gefriertrocknung)*. Durch den Wasserentzug (→$a_w$-Wert) sind diese Produkte lange haltbar. Noch vorhandene Keime können sich in trockenen Produkten nicht vermehren, die Haltbarkeit wird daher hauptsächlich durch Art und Gehalt an Fetten beeinflusst (→oxidativer

Fettverderb). Fettreichen Produkten werden deshalb meist →Antioxidationsmittel (Antioxidantien) zugesetzt. Durch die Trocknung (besonders bei der Wärmetrocknung) werden Vitamine und Aromastoffe der Lebensmittel zu einem großen Teil zerstört. Deshalb werden solchen Produkten nach der Trocknung oft Vitamine und Aromen zugegeben. Zu den Trockenprodukten zählen neben herkömmlichen Trockensuppen und -soßen auch Instantartikel *(löslicher Kaffee, lösliche Suppen und schnelle Tassengerichte).*

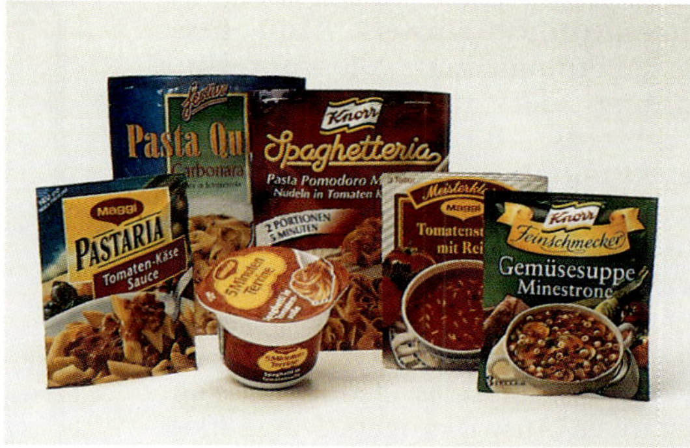


Trockenprodukte

**Nasskonserven** werden nach dem Abfüllen in Gläser, Dosen oder Plastikschalen durch Erhitzen konserviert. Dabei werden Mikroorganismen abgetötet und die in den Lebensmitteln enthaltenen Enzyme inaktiviert. Wird über 100 °C erhitzt, also sterilisiert, so entsteht eine so genannte Vollkonserve. In fest verschlossenen Behältern ist sie mindestens ein Jahr haltbar. Weniger lange haltbar sind Halbkonserven (Präserven), bei deren Herstellung die Lebensmittel bei ca. 70–80 °C pasteurisiert werden. Ergänzt wird das Nasskonserven-Sortiment durch frisch verpackte, nur wenige Tage haltbare Produkte aus dem Kühlregal *(Eierspätzle, Schupfnudeln, gefüllter Schweinebauch, Schaschlikspieß).*

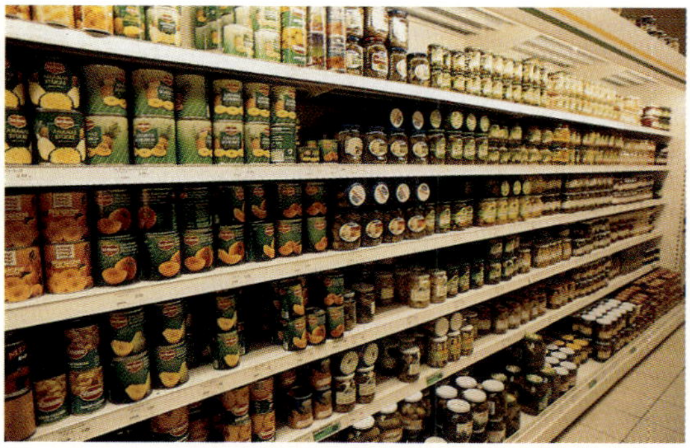

Nasskonserven

**Tiefkühlprodukte** werden durch möglichst rasches Gefrieren frischer Lebensmittel oder fertiger Gerichte gewonnen. Das Gefrieren erfolgt entweder durch flüssige Gase (Luft, Kohlendioxid, Stickstoff) oder durch Kontaktgefrieren zwischen Platten, durch die ein Kältemittel fließt. Dabei werden Mikroorganismen und Parasiten abgetötet oder in ihrem Wachstum gehemmt. Weil Enzyme auch unter Tiefkühlbedingungen noch aktiv sind, wird Gemüse vor dem Gefrieren meist blanchiert. Tiefkühlprodukte haben gegenüber Trocken- und Nasskonserven den Vorteil, dass Vitamine sehr gut erhalten bleiben. Auch im Aussehen ist Tiefkühlkost überlegen. Was den Vitamingehalt betrifft, schneidet Tiefkühlgemüse gegenüber Frischgemüse,

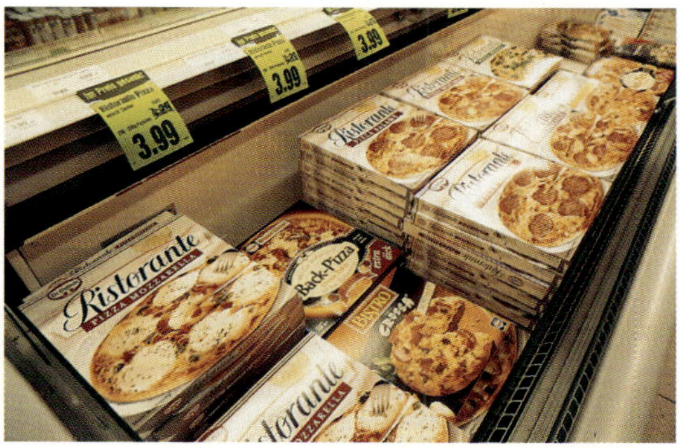


Tiefkühlprodukte

das bereits nach kurzer Lagerdauer hohe Vitaminverluste aufweist, häufig besser ab. Allerdings muss die Aufrechterhaltung der tiefen Temperaturen (höchstens –18 °C) in allen Teilen des Lebensmittels während Transport und Lagerung gewährleistet sein. Die Tiefkühlkette darf nicht unterbrochen werden, lediglich kurzzeitiges Ansteigen der Temperatur um nicht mehr als 3 Grad *(beim Ausladen, Umstapeln)*, also auf –15 °C, ist zulässig und hat keine negativen Auswirkungen. Die markierten Stapelhöhen in den Tiefkühltruhen des Handels dürfen nicht überschritten werden.

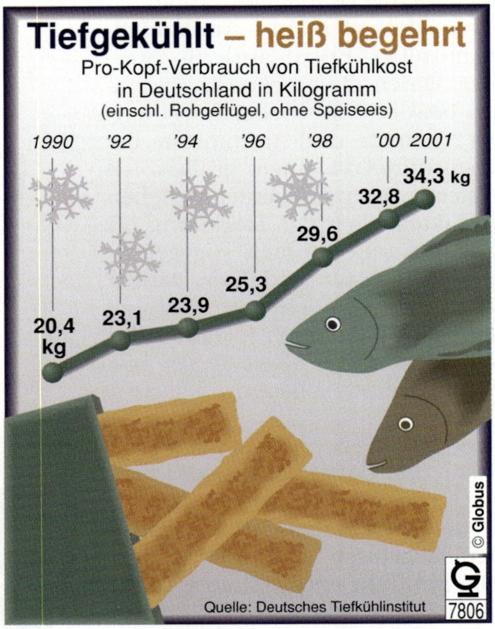
Tiefgekühlt – heiß begehrt
Pro-Kopf-Verbrauch von Tiefkühlkost
in Deutschland in Kilogramm
(einschl. Rohgeflügel, ohne Speiseeis)
1990
'92
'94
'96
'98
'00
2001
20,4 kg
23,1
23,9
25,3
29,6
32,8
34,3 kg
© Globus
Quelle: Deutsches Tiefkühlinstitut
7806
Verbrauch von Tiefkühlkost

Unterschieden werden kann zwischen Fertiggerichten und fertigen Teilgerichten: **Fertiggerichte** sind komplette Gerichte mit allen Komponenten. Sie werden als Hauptgericht verzehrt und enthalten in der Regel charaktergebende Bestandteile *(Fleisch, Wild, Geflügel, Fisch, Eier, Käseprodukte)* und Beilagen *(Gemüse, Obst, Pilze, Kartoffeln, Teigwaren, Reis)*. Zu den Fertiggerichten gehören auch Eintopfgerichte, Suppen, vegetarische Hauptgerichte und zubereitete Gerichte auf Teigbasis *(Pizza, Ravioli in Tomatensoße)*. **Fertige Teilgerichte** *(Dosengemüse, Frikadellen, Fischstäbchen)* sind charaktergebende Bestandteile eines Gerichts. Damit eine Hauptmahlzeit komplett wird, müssen sie mit weiteren Lebensmitteln kombiniert werden.

| Convenience-Produkte: Vorteile / Nachteile | |
|---|---|
| **Vorteile** | **Nachteile** |
| ▸ Zeit- und Arbeitsersparnis bei Einkauf und Zubereitung<br>▸ Rezeptleistung enthalten<br>▸ keine Kochkenntnisse erforderlich<br>▸ Verzehr direkt aus der Verpackung erspart den Abwasch | ▸ Vereinheitlichung des Geschmacks<br>▸ Enthalten oft viele →Zusatzstoffe<br>▸ Herstellung der Gerichte und spezieller Convenience-Verpackungen ist sehr energieintensiv<br>▸ Ein-Teller-Gerichte und Gerichte in Mehrkammerschalen erhöhen das Müllaufkommen<br>▸ Keine Transparenz bezüglich Herkunft, Herstellung und Zusammensetzung der Nahrung |

**Feinkosterzeugnisse** („Delikatessen“) sind Lebensmittel, die besonderen Ansprüchen oder verfeinerten Essgewohnheiten genügen sollen. Sie zeichnen sich durch einen meist hohen Convenience-Grad aus und heben sich aufgrund ihres Geschmacks, ihrer Seltenheit oder ihrer äußeren Beschaffenheit von „normalen“ Lebensmitteln ab. Zu den Feinkosterzeugnissen gehören:

- Feinkostsalate *(Fleischsalat, Waldorfsalat);*
- Tafelsoßen *(Cumberland-Soße, Worcestersoße, Gewürzketchup);*
- seltene („edle“) Lebensmittel *(Hummer, Langusten, Kaviar);*
- Krebstier-, Schalentier-, Fisch-, Wild-, Wurst- und Fleischkonservenspezialitäten, Aspikspeisen und Pasteten *(Aal in Aspik, Ragout fin);*
- Gemüsekonserven, wenn sie einen besonderen Genusswert gegenüber vergleichbaren im Handel befindlichen Waren aufweisen *(Delikatess-Maiskölbchen, -Gürkchen, -Mixed-Pickles).*

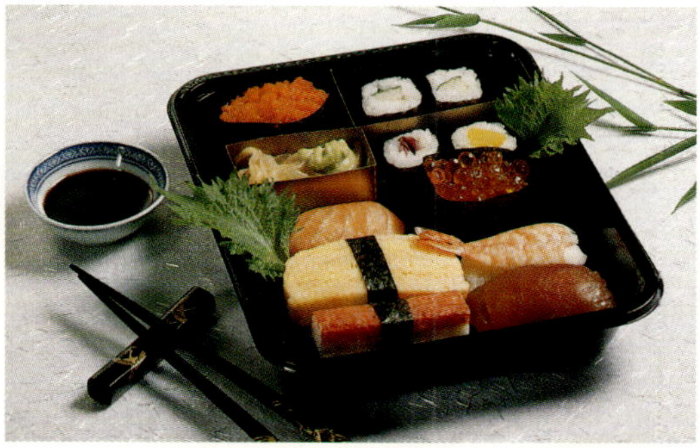
Sushi

Durch das gestiegene Gesundheitsbewusstsein der Verbraucher gewinnen Gemüse- und Rohkostsalate mit „leichten“ Dressings und Produkte ohne Konservierungsstoffe oder andere Zusatzstoffe an Bedeutung.

Auch im Feinkostsortiment geht der Trend derzeit zu ausländischen Spezialitäten *(Dijon-Senf, Balsamico-Essig)* und vor allem zu Waren, bei denen sich ein hoher Convenience-Grad mit der Rezeptleistung von Gerichten aus fernen Ländern (→Ethno-Food) verbindet, wie dies bei Sushi (der japanischen Küche entlehnte häppchengroße Zubereitungen aus *Reis, Fisch, Meeresfrüchten, Eistich, grünem Meerrettich, eingelegtem Ingwer, geröstetem Seetang, Kaiserschoten, grünem Spargel)* der Fall ist.

## Convenience-Vorteile aus Darbietungsform und Verpackung

Convenience-Vorteile ergeben sich nicht nur aus den Lebensmitteln selbst, sondern häufig auch aus Darbietungsform und funktioneller Gestaltung der →Verpackung:

- **haushaltsgerechte Konfektionierung:** *unterschiedliche Abpackgrößen für Großverbraucher, Normal-, Klein- und Single-Haushalte;*
- **haushaltsgerechte Sortierung:** *Mehrsortenpackungen bei Wurst- und Käseaufschnitt;*
- **Verbundangebote:** *bedarfsgerechte Bündelung von Ergänzungswaren in einer Packung, z. B. Miracoli, Lunchables;*
- **Zubereitungshilfen:** *Kochbeutel für Reis oder Klöße;*
- **Dosiererleichterungen und Portionierhilfen:** *Portionierer für Spirituosen, 50-g-Teilung von Butterpäckchen, Einzelportionen-Sammelpackung von Frischkäse (Le Tatare);*
- **Entnahmeerleichterungen:** *Kopfstandtube für Würzsoßen, Spender für Salz und andere Gewürze, Füllstandskontrollen;*
- **Öffnungshilfen:** *Aufreißlaschen, -streifen, -ringe;*
- **Öffnungserschwernisse:** *Sicherheitsverschluss (Kindersicherung) bei Flaschen mit Essigessenz;*
- **Wiederverschließvarianten:** *Schraub- und Bügelverschlüsse, Klebestreifen, erneut haftende Deckfolien.*

## Wenn Sie weiterlesen wollen

Bergmann, Karin, Industriell gefertigte Lebensmittel. Hoher Wert und schlechtes Image? Berlin/Heidelberg/New York u.a. 1999;

Grimm, Hans-Ulrich, Feuchte Nudel – Wie tolle Tüftler das Essen neu erfinden. In: Cotta's kulinarischer Almanach auf das Jahr 2001/2002. Stuttgart 2000, S. 14–26.

# 7 Ethno-Food

Ethno-Food hat sich zum Megatrend entwickelt mit einem Umsatzpotential in zweistelliger Milliardenhöhe. Interessant für den Handel sind vor allem die guten Handelsspannen, denn noch wird Ethno-Food überwiegend von gut verdienenden, jüngeren Verbrauchern gekauft, deren Bereitschaft, auch höhere Preise zu zahlen, groß ist.

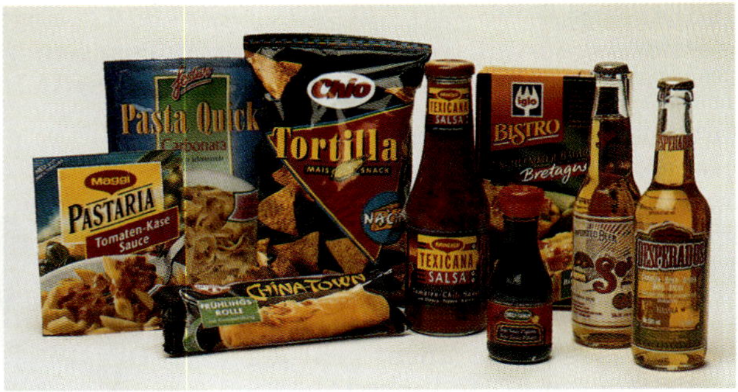
Pasta Quick
Chio
Tortilla
Maggi
PASTARIA
Tomaten-Käse Sauce
TEXICANA SALSA
BISTRO
CHINA TOWN
DESPERADOS

Beispiele für Ethno-Food

Was verbirgt sich hinter dem geheimnisvollen Begriff Ethno-Food? Es handelt sich dabei um Gerichte, Zutaten, Gewürze, Getränke und Spirituosen aus der Küche fremder Länder: von Italien bis Mexiko, von der Türkei bis China, von Frankreich bis Afrika.

Der Trend zur ausländischen Küche begann in Deutschland in den 50er Jahren, als die ersten italienischen Pizzerien eröffneten. Die gestiegene Reiselust und die Medien fördern das Interesse der Bevölkerung an ausländischen Spezialitäten, sodass Ethno-Food weiterhin im Trend liegt und zunehmend an Bedeutung gewinnt. Dabei bleibt die Gastronomie ein wichtiger Schrittmacher, denn was man im Urlaub kennen gelernt hat, probiert man in der Regel zunächst einmal im Restaurant, bevor man es zu Hause selbst zubereitet.

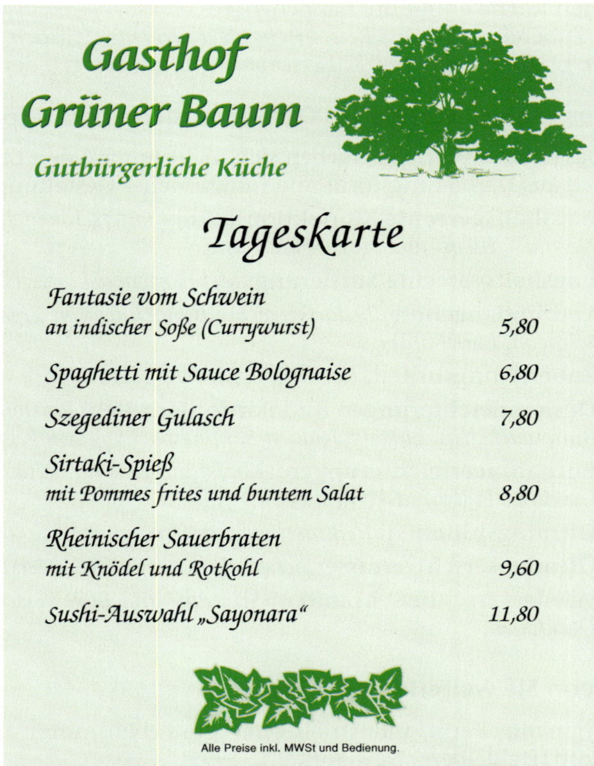
Gasthof
Grüner Baum
Gutbürgerliche Küche
Tageskarte
Fantasie vom Schwein
an indischer Soße (Currywurst) 5,80
Spaghetti mit Sauce Bolognaise 6,80
Szegediner Gulasch 7,80
Sirtaki-Spieß
mit Pommes frites und buntem Salat 8,80
Rheinischer Sauerbraten
mit Knödel und Rotkohl 9,60
Sushi-Auswahl „Sayonara" 11,80
Alle Preise inkl. MWSt und Bedienung.

Ethno-Food – von der bürgerlichen Küche adoptiert?

Da Pizza, Döner, Gulasch und Soljanka längst zum bundesdeutschen Essalltag gehören, würde diese wohl niemand mehr als Ethno-Food bezeichnen, obwohl sie es streng genommen sind. Entscheidend für die Einordnung in diese Kategorie ist das Neue, Exotische, das natürlich umso mehr verloren geht, je bekannter eine Speise bereits ist. Der Markt für Ethno-Food wird demnach ständig in Bewegung sein: Was heute noch neu ist, gehört möglicherweise übermorgen bereits zum Standardsortiment. Ein anderes Kriterium ist die Nähe zum Original, sodass z. B. frische Pasta mit entsprechenden Soßen als ein „Renner" im Ethno-Sortiment gilt, obwohl italienische Nudeln nun wirklich nichts Neues mehr sind. Am bekanntesten und beliebtesten sind europäische Spezialitäten, allen voran italienische, gefolgt von mexikanischen Speisen und Getränken. Ess- und Trinkbares aus Asien gewinnt ebenfalls an Bedeutung.

Bei Ethno-Food handelt es sich aber nicht nur um original mexikanischen Tequila oder um frische französische Croissants, sondern häufig um →Convenience-Produkte. Den Fertigprodukten werden sogar die größten Wachstumschancen im Bereich Ethno-Food eingeräumt, denn die Fertig- und Teilfertigprodukte ermöglichen es, die im Urlaub oder im Restaurant erlebten fremdländischen Genüsse auch zu Hause bequem auf den Tisch zu bringen. So entfällt die Notwendigkeit, teure exotische Gewürze oder schwer zugängliche Zutaten dazukaufen zu müssen und sich neue und zeitaufwendige Zubereitungsverfahren anzueignen.

?!

**Lob der Hausmannskost oder: Was die Pizza bei uns heimisch machte**

„Hausmannskost ist nichts für Sie? Sie mögen lieber internationale Spezialitäten wie Nasigoreng, Lasagne, Pizza, Gyros, Chopsuey oder Paella? Damit mögen Sie nichts anderes als eben Hausmannskost! Denn all die für uns ‚exotischen' oder fremdländischen Gerichte stammen aus der tradionellen Küche unserer europäischen Nachbarn und fernöstlicher Kulturen. Die Gerichte, die wir in Trattorien, Tavernen und China-Restaurants serviert bekommen, gehören zur Grundausstattung der Herkunftsländer wie bei uns Bratwürstchen mit Rotkohl oder Pellkartoffeln mit Kräuterquark. Ihre Zusammensetzung wurde in vielen Generationen und Tausenden von Mägen erprobt – und für die menschliche Ernährung für tauglich befunden. Und genau das macht den Wert jedweder Hausmannskost aus.

Bei all den Vorschriften über gesunde Ernährung, die uns täglich überfluten, wird allzu leicht etwas Wesentliches vergessen: Normalerweise reguliert der Körper seine Nahrungsaufnahme mit Hilfe des Appetits. Der Appetit wird in der Kindheit durch den Nährwert der Speisen geprägt. Am besten funktioniert der Appetit mit Hausmannskost, z. B. einem traditionell hergestellten Brot oder einer guten Pizza. Hausmannskost ist für die meisten Menschen gut verdaulich und leicht bekömmlich. Sind die Speisen bekömmlich und nahrhaft, spielt es keine so große Rolle, ob sie aus China, Zaire oder Spanien stammen. Deswegen können sich Cannelloni und Zaziki, Dönerkebab und Suvlaki auch bei uns etablieren. Läge es allein am Reiz des Exotischen, würden wir sicher längst gebratene Vogelspinnen oder getrocknete Raupen vertilgen. Und hätten wir den Trend zu Ethno-Food ausschließlich der gestiegenen Reisetätigkeit und den zahlreichen Gastarbeitern zu verdanken, hätte es nicht schon vor 30 Jahren chinesische Restaurants gegeben.

Hausmannskost im Sinne traditioneller Speisen und Getränke bietet dem Körper die Gewähr, ordentlich verarbeitete Lebensmittel zu bekommen, mit denen die natürliche Appetitregulation am besten funktioniert. Wir dürfen gespannt sein, wie sich der starke Trend zu Convenienceprodukten bei Ethno-Food auswirkt. ‚Stimmt' die Verarbeitung nicht mehr und geht die Nähe zum Original verloren, müsste uns eigentlich nach einer Weile der Appetit darauf vergehen."

Ulrike Gonder, Europäisches Institut für Lebensmittel- und Ernährungswissenschaften (EU.L.E) e.V.

## Wenn Sie weiterlesen wollen

Nestlé Deutschland AG, Ethnic Food – Die neue Dynamik im Lebensmittelmarkt. Frankfurt a. M. 1993

# 8 Neuartige und gentechnisch veränderte Lebensmittel

Durch neue Entwicklungen auf dem Gebiet der Landwirtschaft und der industriellen Lebensmittelherstellung entstehen immer neue Speisen und Getränke, die unter Umständen vom gültigen Lebensmittelrecht nicht oder nicht in ausreichendem Maße erfasst werden. Außerdem führt der zunehmende Import exotischer Nahrungsmittel dazu, dass die Verbraucher Dinge essen und trinken, die sie nicht gewohnt sind, mit denen sie keine Erfahrung haben und über deren Zubereitung, Lagerung und Verarbeitung sie nicht Bescheid wissen. Da Lebensmittel grundsätzlich weder gesundheitsschädlich sein (§ 8 →LMBG) noch den Verbraucher täuschen dürfen (§ 17), muss das Lebensmittelrecht den Verbrauchern auch in dieser Hinsicht Schutz bieten.

## Neuartige Lebensmittel (Novel Food)

Lebensmittel bzw. Lebensmittelzutaten gelten nach der Novel-Food-Verordnung EU-weit als neuartig, wenn sie bisher in der EU noch nicht in nennenswertem Umfang für den menschlichen Verzehr verwendet worden sind **und** wenn sie zusätzlich zu einer der folgenden Gruppen gehören:

- Lebensmittel und Lebensmittelzutaten, die neue oder veränderte Moleküle enthalten *(neue Süßungsmittel, Fettersatzstoffe wie →Olestra);*
- Lebensmittel und Lebensmittelzutaten, die aus Mikroorganismen *(Bakterien)*, Pilzen oder Algen bestehen oder daraus isoliert werden *(sog. Einzellerproteine, engl.: Single-Cell Protein);*
- Lebensmittel und Lebensmittelzutaten, die bisher noch nicht in nennenswertem Umfang für den menschlichen Verzehr verwendet wurden *(Heuschrecken, Käferlarven, exotische Meeresfrüchte, exotisches Obst und Gemüse);*
- Lebensmittel und Lebensmittelzutaten, die nach einem bisher nicht üblichen Verfahren hergestellt worden sind, welches eine Veränderung im Nährwert, in der Verstoffwechselung oder hinsichtlich der Menge an unerwünschten Inhaltsstoffen bewirkt hat *(mit Hochdruck sterilisierte Lebensmittel).*

Alle Lebensmittel und Verfahren, die der Novel-Food-Verordnung unterliegen, müssen entweder angemeldet oder zugelassen werden.

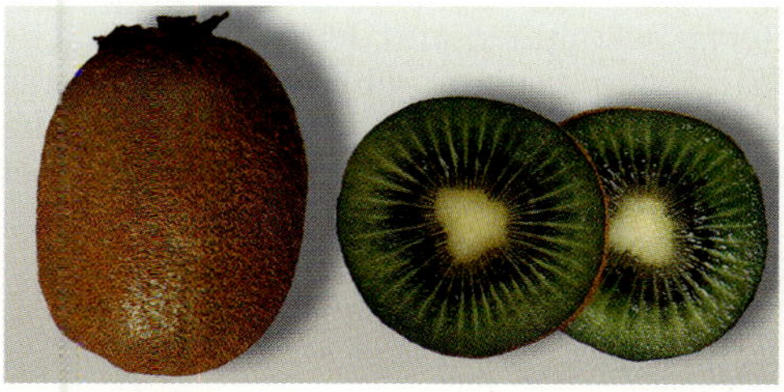

Käme sie erst heute auf den Markt, fiele sie unter die Novel-Food-VO: die Kiwi

Die Bedeutung der Novel-Food-Verordnung wird am besten in einem Rückblick deutlich: Würde z.B. die Kiwi erst heute in Europa eingeführt, wäre sie ein neuartiges Lebensmittel, das der Novel-Food-Verordnung unterliegt. Gleiches gälte für die Einführung der Mikrowellenerhitzung von Lebensmitteln, die heutzutage vorab auf ihre Gesundheitsverträglichkeit überprüft werden müsste.

### Verbraucherschutz

In Deutschland obliegt die Überprüfung neuartiger Lebensmittel und Lebensmittelzutaten dem Bundesamt für Risikobewertung (BfR) in Berlin. Grundsätzlich dürfen neuartige Lebensmittel und Lebensmittelzutaten nur dann in Verkehr gebracht werden, wenn sie

- keine Gefahr für den Verbraucher darstellen,
- keine Irreführung bewirken und
- sich von herkömmlichen Produkten nicht so stark unterscheiden, dass normale Verzehrsmengen zu Mangelernährung führen.

Wichtigstes Kriterium für die **Sicherheitsbewertung** neuartiger Lebensmittel ist die Gleichwertigkeit ernährungsphysiologisch bedeutsamer Inhaltsstoffe. Der Untersuchungs- und Prüfungsumfang richtet sich nach Grad und Ausmaß der Abweichung bzw. Übereinstimmung: Ist das neuartige Lebensmittel oder die Zutat mit einem herkömmlichen Lebensmittel oder einer herkömmlichen Lebensmittelzutat stofflich identisch, sind keine weiteren Untersuchungen nötig. Das neue Produkt muss nur angemeldet werden. Besteht keine stoffliche Übereinstimmung, erfolgt im Rahmen eines Zulassungsverfahrens die umfassende →toxikologische und ernährungsmedizinische Bewertung.

Die Novel-Food-Verordnung schreibt eine zusätzliche, die vorhandenen Rechtsvorschriften zur Etikettierung von Lebensmitteln ergänzende **Kennzeichnung** für neuartige Produkte vor, wenn das Lebensmittel

- sich in seiner Zusammensetzung, im Nährwert oder Verwendungszweck von vergleichbaren herkömmlichen Lebensmitteln unterscheidet. Die Verbraucher müssen dann über die veränderten Eigenschaften und das angewendete Verfahren unterrichtet werden;
- Stoffe enthält, die in vergleichbaren Produkten nicht vorhanden sind und die Gesundheit bestimmter Personengruppen beeinflussen können.

## Gentechnisch veränderte Lebensmittel

### Vorgehen und Ziele der Gentechnik im Lebensmittelbereich

Die Gentechnik gehört zu den modernsten und umstrittensten Technologien. Zu den (geplanten) Einsatzgebieten gehören unter anderem die Medizin (Diagnostik/Behandlung von Erbkrankheiten), die Pharmazie (Herstellung von Medikamenten mit Hilfe von GVO) sowie die Lebensmittelwirtschaft. Im Folgenden soll es nur um die Gentechnik im Zusammenhang mit Lebensmitteln gehen. Die Gentechnik kann als eine sehr spezielle, weiterentwickelte Form der Züchtung angesehen werden, die sich von der klassischen Kreuzungszüchtung vor allem durch zwei Punkte unterscheidet:

1. Sie mischt nicht das gesamte Erbgut zweier Lebewesen, sondern überträgt nur einzelne Erbinformationen (Gene). Das bedeutet, dass ganz gezielt bestimmte Eigenschaften verändert werden können.
2. Sie ist nicht an Artgrenzen gebunden, d.h., es kann z.B. Erbmaterial von Pflanzen auf Tiere übertragen werden und umgekehrt.

Die Eigenschaften von Lebewesen, seien es Bakterien, Pflanzen, Tiere oder der Mensch, werden von ihren Erbanlagen geprägt. Die Erbinformationen sind in den Genen verschlüsselt, so z.B. die Augenfarbe eines Menschen oder die Veranlagung, dick oder zuckerkrank zu werden. Bei Pflanzen prägen Gene u.a. die Art und Menge der Inhaltsstoffe *(Zucker, Eiweiß, Fett)* und die Fähigkeit, Krankheitserreger oder Fraßfeinde abzuwehren. Seit der Mensch Tiere hält und

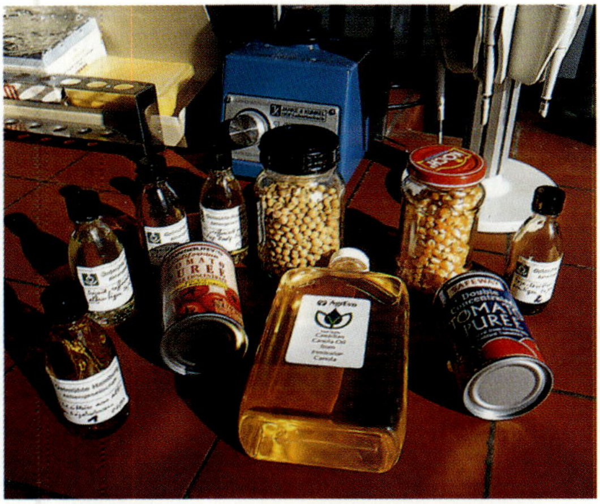

Gentechnisch erzeugte Lebensmittel (Testproben)

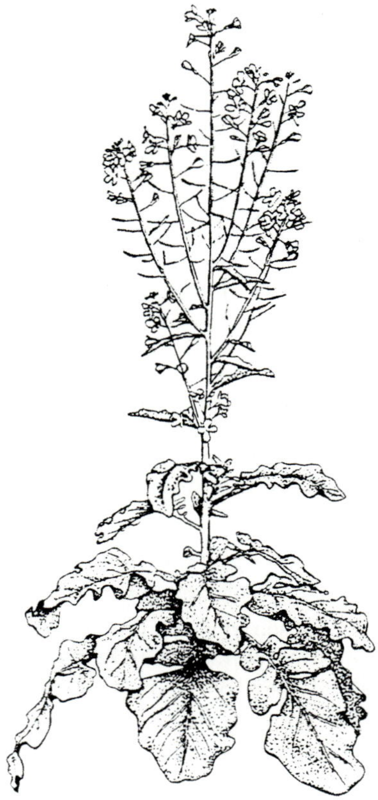

Die Urform aller Kohlarten

Pflanzen anbaut, hat er versucht, durch Kreuzung, später ergänzt durch andere züchterische Verfahren *(Veränderung des Erbgutes durch Chemikalien oder radioaktive Bestrahlung)*, die Eigenschaften seiner Nutzpflanzen und -tiere zu verändern. So gelang es der klassischen Züchtung, den Vorfahren unserer heutigen Schweine zwei zusätzliche Paar Rippen „anzuzüchten", sodass sie vier zusätzliche Koteletts liefern. Kaum jemand, der heute Blumen-, Rosen-, Spitzkohl oder Kohlrabi einkauft, weiß, dass alle diese Pflanzen von einer „Urpflanze" abstammen, die der Mensch züchterisch verändert hat.

Pflanzen und Tiere, denen man neue Gene übertragen hat, heißen **transgene** Organismen. Das bekannteste Beispiel im Lebensmittelbereich für einen gentechnisch veränderten Organismus ist die „Anti-Matsch-Tomate" (Flav'r-Sav'r-Tomate), die 1994 in Amerika und 1996 in Großbritannien auf den Markt kam.

Derzeit konzentriert sich die gentechnische Forschung auf folgende Bereiche der Lebensmittelproduktion:

- **Landwirtschaftliche Produktion:** Züchtung von Pflanzen, die widerstandsfähig gegen Unkrautvernichtungsmittel, Viren, Pilze und Insekten sind; von Obst und Gemüse, die besser lager- und transportfähig sind oder über veränderte Gehalte an Inhaltsstoffen verfügen *(mehr Eiweiß oder Stärke, weniger natürliche Schadstoffe wie →Solanin)*; von leistungsfähigeren Tieren; außerdem: Gewinnung von Enzymen für die Lebensmittelverarbeitung und von Hormonen als Leistungsförderer; Erzielung höherer Erträge.
- **Lebensmittelbe- und -verarbeitung:** Gewinnung von hochleistungsfähigen Bakterienkulturen, z. B. für die Joghurt-, Käse-, Wein- oder Bierherstellung sowie für die Herstellung von →Enzymen, →Vitaminen, →Aminosäuren, →Süßstoffen, →Aromen, →Süßungs- und →Verdickungsmitteln.
- **Lebensmittelkontrolle:** Nachweis von gentechnischen Eingriffen, Hygiene- und Qualitätskontrolle.

**Potentielle Chancen der Gentechnik:**

- Umweltschutz: Durch Kulturpflanzen, die gegenüber Schädlingen und Krankheitserregern resistent sind, können Pflanzenschutzmittel eingespart und damit die Umwelt entlastet werden; die Erträge können gesteigert werden.
- Ernährung: Veränderungen der Nährstoffzusammensetzung könnten Mangelerscheinungen vermindern und zur Erhöhung des ernährungsphysiologischen Werts von Lebensmitteln beitragen *(Reissorten, die Vitamin A bilden und in den Körnern speichern, Sojaöl mit mehr ungesättigten Fettsäuren).*
- Außerdem wird es durch die Gentechnik möglich, toxisch oder allergen wirkende Stoffe in Pflanzen zu reduzieren *(solaninarme Kartoffeln, allergenarmer Reis).*

**Potentielle Risiken der Gentechnik:**

- Allergiegefahr: Bekannt ist der Fall, bei dem Paranuss-Allergiker auf Sojabohnen reagierten, denen ein Gen der Paranuss eingebaut wurde. Daraufhin ist die Produktion der Sojabohnen gestoppt worden.
- Neue Gesundheitsrisiken: Sie könnten auftreten, wenn außer der gewünschten Veränderung im Lebensmittel noch weitere unerkannte, nicht beabsichtigte genetische Veränderungen auftreten und z. B. zur Bildung neuer toxischer Inhaltsstoffe führen.
- Umweltgefahren: Niemand weiß, was passiert, wenn sich →GVO, seien es Bakterien, Pflanzen oder Tiere, in der Umwelt ungehindert vermehren oder sich anders als erwartet verhalten. Die „fremden Gene" könnten ganze Ökosysteme und sogar das Klima gefährden.
- Irreführung: Eine noch frisch aussehende Anti-Matsch-Tomate ist möglicherweise schon mehrere Wochen alt und im Nährwert gemindert.

## Zulassung

Für genetisch (im Sinne von „gentechnisch") veränderte Lebensmittel gelten eigene Verordnungen. Die Verordnung (EG) über genetisch veränderte Lebensmittel und Futtermittel enthält Festlegungen bezüglich der Zulassung und Kennzeichnung genetisch veränderter oder aus genetisch veränderten Organismen (GVO) hergestellter Lebensmittel und Lebensmittelzutaten bzw. solcher, die GVO enthalten. Die Rückverfolgbarkeit und Kennzeichnung der Rohstoffe derartiger Lebensmittel sind in einer weiteren EU-Verordnung geregelt. So sollen einerseits der Verbraucherschutz sichergestellt, andererseits Handelshemmnisse und Wettbewerbsverzerrungen innerhalb der Europäischen Union vermieden werden.

Alle in den Geltungsbereich der Verordnungen fallenden Lebensmittel müssen zugelassen werden. Für das Zulassungsverfahren sind in Deutschland das Robert-Koch-Institut und das Bundesinstitut für Risikobewertung (BfR) zuständig. Eine Zulassung gilt für zehn Jahre und muss nach Ablauf dieser Frist erneuert werden.

Als genetisch verändert gelten folgende Lebensmittel:

- Lebensmittel, die selbst GVO sind *(Anti-Matsch-Tomate, gegen Pflanzenschutzmittel resistente Rapspflanzen)* oder GVO enthalten *(Fertigsalat mit genetisch verändertem Chicorée)*;
- Lebensmittel, die genetisch veränderte Mikroorganismen enthalten *(Joghurt oder Salami mit genetisch veränderten Bakterienkulturen)*;

- Lebensmittel, die aus GVO hergestellt werden *(Maismehl und Cornflakes aus genetisch verändertem Mais, Sojamilch aus genetisch veränderten Sojabohnen, Tomatenketchup aus genetisch veränderten Tomaten)*;
- Lebensmittel, die aus GVO hergestellte Zusatzstoffe oder Aromen enthalten *(Lecithin, Mono- und Diglyceride, Vitamin E aus genetisch veränderten Sojabohnen, modifizierte Stärke, Sorbit aus genetisch verändertem Mais)*.

Nicht in den Geltungsbereich der Verordnungen aufgenommen wurden:

- Lebensmittel, die mit (Hilfe von) GVO hergestellte Zusatzstoffe oder Aromen enthalten. Solche Zusatzstoffe und Aromen *(Vitamin C, Riboflavin, Vitamin B12, Glutamat, Aspartam, das Butteraroma Diacetyl)* werden von genetisch veränderten Mikroorganismen produziert. Die Mikroorganismen werden anschließend abgetrennt. Die Verwendung so hergestellter Zusatzstoffe und Aromen ist schon lange gängige Praxis bei der Herstellung vieler Lebensmittel *(Backwaren, Fruchtsäfte, Fertiggerichte)*.
- Lebensmittel, die mit Hilfe gentechnisch gewonnener Enzyme hergestellt werden *(Käse, der mit Hilfe von gentechnisch erzeugtem Labferment hergestellt wurde, Brot und Backwaren, bei deren Herstellung gentechnisch gewonnene Amylase zum Einsatz kommt)*. Heute stammen bereits etwa 80% der zur Lebensmittelherstellung eingesetzten Enzyme aus der Gentechnik.
- Lebensmittel, die von mit GVO gefütterten Tieren stammen *(Fleisch, Milch, Eier, Wurst und deren Verarbeitungsprodukte)*.

## Kennzeichnung

Die in den Geltungsbereich der Verordnungen fallenden Lebensmittel müssen folgendermaßen gekennzeichnet werden:

- Bei Lebensmitteln ohne Zutatenverzeichnis müssen die Worte „genetisch verändert“ oder „aus genetisch verändertem [Bezeichnung des Organismus]“ auf dem Etikett erscheinen *(„Tomaten, genetisch verändert“)*.
- Besteht das Lebensmittel aus mehr als einer Zutat, muss im Zutatenverzeichnis unmittelbar nach Nennung der betreffenden Zutat der Zusatz „genetisch verändert“ oder „aus genetisch verändertem [Bezeichnung der Zutat] hergestellt“ angegeben werden *(Glucosesirup aus genetisch verändertem Mais hergestellt; enthält aus genetisch veränderten Sojabohnen hergestellte Aromen)*.
- Wird das Lebensmittel dem Verbraucher unverpackt oder in kleinen Verpackungen (Oberfläche kleiner als 10 $cm^2$) angeboten, müssen die erforderlichen Angaben gut lesbar auf oder in unmittelbarem Zusammenhang mit der Auslage des Lebensmittels angebracht werden.

Lebensmittel, die aus nur einer Zutat bestehen, müssen nicht gekennzeichnet werden, wenn sie höchstens 0,9 % genetisch verändertes Material enthalten. Besteht ein Lebensmittel aus mehreren Zutaten, verringert sich der Schwellenwert auf 0,5 %. Das gilt allerdings nur dann, wenn das Vorhandensein zufällig oder technisch nicht vermeidbar ist und zum betreffenden Material eine Risikobewertung vorliegt.

## Verbrauchereinstellungen zur Gentechnik

Umfrageergebnissen zufolge wird die Gentechnik von vielen Verbrauchern aus Angst vor möglichen Gefahren abgelehnt. Durch die verschärften Kennzeichnungsvorschriften haben Verbraucher die Möglichkeit, die Entwicklung der Gentechnik im Lebensmittelbereich durch ihre Kaufentscheidung zu beeinflussen. Dies gilt allerdings nur für pflanzliche Lebensmittel. Ob Fleischprodukte, Milch oder Eier von Tieren stammen, die mit genetisch veränderten Futtermitteln gefüttert wurden, bleibt im Dunkeln. Ob dies zu einer erhöhten Nachfrage nach Produkten von gentechnikfrei ernährten Tieren aus der ökologischen Landwirtschaft führen wird, hängt wohl in erster Linie vom Informationsstand des Verbrauchers ab und bleibt abzuwarten.

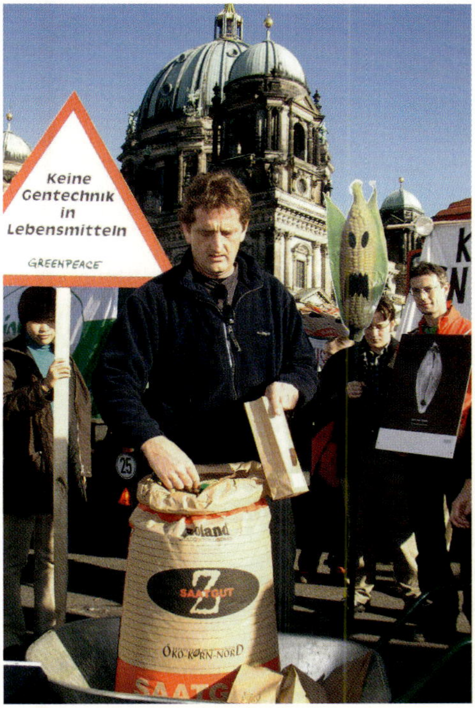
Keine
Gentechnik
in
Lebensmitteln
GREENPEACE

Anti-Gentechnik-Demonstration

## Nestlé stoppt Schokoriegel-Produktion

**Nestlé AG, Vevey / Schweiz.** Nach Verbraucherprotesten nimmt der Lebensmittelkonzern Nestlé einen mit gentechnisch verändertem Mais produzierten Schokoriegel vom deutschen Markt. Die seit September 1998 verkaufte Süßigkeit „Butterfinger" sei wirtschaftlich nicht erfolgreich gewesen, sagte eine Sprecherin der Frankfurter Firmenzentrale am Mittwoch zur Begründung. Es gebe offenbar in Europa für genetisch veränderte Lebensmittel keine Akzeptanz. Nestlé wollte deshalb in Deutschland vorerst völlig auf den Einsatz von genmanipulierten Zutaten verzichten. Mit einer Kampagne hatte unter anderem die Umweltschutzorganisation Greenpeace gegen den „Butterfinger" protestiert. Greenpeace warf dem Lebensmittelkonzern vor, er habe Butterfinger unter jungen Leuten zum Kultprodukt machen und diese damit als Versuchskaninchen für gentechnisch veränderte Nahrungsmittel missbrauchen wollen. Reuters

Aus: FAZ vom 15.07.99

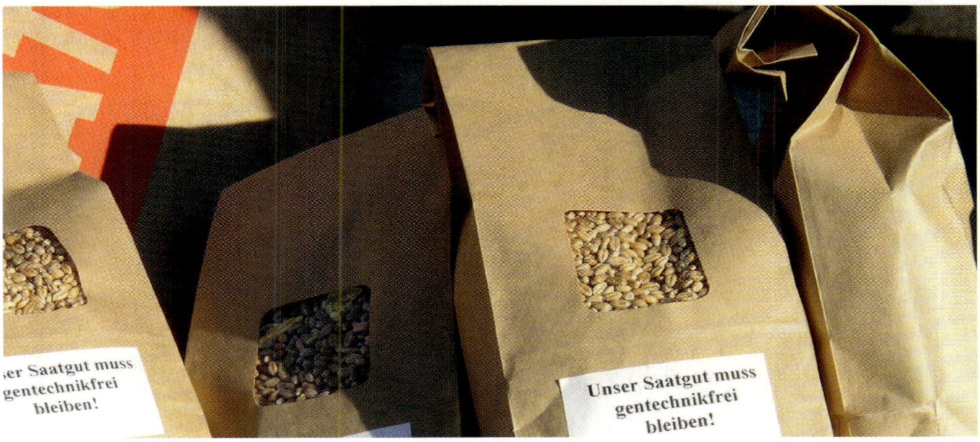
Unser Saatgut muss
gentechnikfrei
bleiben!

Demonstration für gentechnikfreies Saatgut

Häufig wird die Bekämpfung des Welthungers, z. B. durch verbesserte Erträge, als Argument für die Gentechnik angeführt. Von Personen und Organisationen, die der Gentechnik kritisch gegenüberstehen, wird jedoch bezweifelt, ob die so genannte Dritte Welt sich die Gentechnik überhaupt leisten kann. Schließlich handelt es sich um teure, aufwändige Verfahren, mit denen in erster Linie Geld verdient werden soll. Bei der Vermarktung von herbizidresistentem Saatgut im Kombipack mit dem entsprechenden Unkrautvernichtungsmittel liegt dieser Verdacht nahe, bei der Patentierung unfruchtbaren Saatguts wird er zur Gewissheit.

?!

**Terminator: unfruchtbares Saatgut**

„Saatguthersteller haben Patentschutz für Pflanzen beantragt, die ihre Samen selbst unbrauchbar machen. Damit können Landwirte ihre Ernte nicht wieder aussäen. Das Unternehmen Delta and Pine Land Co. brachte mit gentechnischen Methoden einen Stoff ins Erbgut ein, der erst aktiv wird, wenn die Samen reifen. Die so genannte Terminator-Technik hemmt die Bildung von Enzymen, die für eine Keimung erforderlich sind. Mittlerweile wurden dreißig weiteren Saatgutkonzernen ähnliche Patente erteilt."

Quelle: Gemüse 1999, H. 9, S. 522–523

## Gentechnikfreie Lebensmittel

Lebensmittel, bei denen deutlich gemacht werden soll, dass sie ohne Anwendung gentechnischer Verfahren hergestellt wurden, dürfen mit dem Hinweis „ohne Gentechnik" in den Verkehr gebracht werden. Weitere Angaben sind nicht erlaubt. Wer ein Lebensmittel mit der Kennzeichnung „ohne Gentechnik" auf den Markt bringen will, muss nachweisen können, dass die folgenden Voraussetzungen erfüllt sind:

- Das Lebensmittel darf nicht aus einem gentechnisch veränderten Organismus bestehen *(Anti-Matsch-Tomate)* oder aus einem solchen hergestellt worden sein *(Öl aus gentechnisch verändertem Raps)*.
- Bei der Herstellung dürfen keine GVO (gentechnisch veränderte Organismen) und keine Zutaten, die aus GVO hergestellt wurden *(Tomatenmark aus gentechnisch veränderten Tomaten)*, verwendet worden sein. Außerdem dürfen bei der Herstellung der Zutaten keine aus GVO gewonnenen Hilfsstoffe *(Enzyme)* eingesetzt worden sein.
- Bei tierischen Lebensmitteln darf das Tier, von dem das Lebensmittel stammt, keine Futtermittel oder Arzneimittel erhalten haben, die mit Hilfe gentechnischer Verfahren hergestellt worden sind. Unter der Voraussetzung, dass keine vergleichbaren herkömmlichen Arzneimittel auf dem Markt sind, dürfen ausnahmsweise auch Arzneimittel, die gentechnisch hergestellt wurden, eingesetzt werden.

Auf dem Markt sind bisher kaum Lebensmittel anzutreffen, die die Kennzeichnung „ohne Gentechnik" für sich beanspruchen.

## Wenn Sie weiterlesen wollen

Furtmayer-Schuh, Anneliese, Postmoderne Ernährung. Food Design statt Esskultur. Stuttgart 1993;

Rexroth, Annette, Neue Regelungen zu gentechnisch veränderten Lebensmitteln. In: ernährung im fokus 02/2004, S. 33–39;

Greenpeace e.V. (Hrsg.), Essen ohne Gentechnik. Ein Ratgeber für gentechnikfreien Genuss. Hamburg 2004[3].

# 9 Imitate und Ersatzprodukte

Lebensmittelimitate sind nicht neu. Klassisches Imitat ist die Margarine. Sie sollte ursprünglich die Butter nachahmen, wurde aus Rindertalg hergestellt und als „Kunstbutter“ bezeichnet. Mittlerweile besteht die Margarine aus pflanzlichen, einige Sorten teilweise auch aus tierischen Ölen und Fetten, und hat sich zu einem eigenständigen Lebensmittel entwickelt. Ein weiteres Beispiel sind die →Kaffee-Ersatzprodukte aus Gerste, Roggen oder Zichorie, die sich mittlerweile ebenfalls eine eigene Marktnische erobert haben.

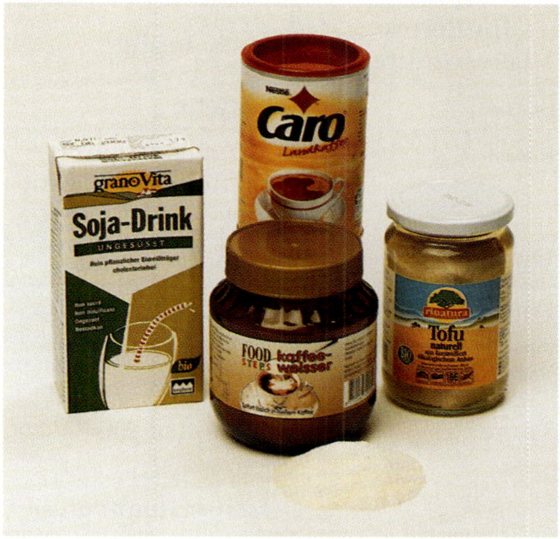

Imitate und Ersatzprodukte

Während bei der Entwicklung von Margarine und Kaffee-Ersatz Mangel an Butter bzw. Kaffee im Vordergrund stand, ist heutige Zielsetzung der Imitation neben der Ausnutzung nicht herkömmlicher Nahrungsquellen auch die Gewinnung von Lebensmitteln mit einer besseren Bekömmlichkeit oder einem größeren gesundheitlichen Wert. Allerdings sollen diese Ziele nach wie vor möglichst mit billigeren Rohstoffen erreicht werden.

Imitiert werden vor allem Milch- und Fleischerzeugnisse.

So gelten als **Milchimitate** Produkte, bei denen Milchfett und/oder Milcheiweiß ganz oder teilweise durch anderes Fett und Eiweiß *(Soja)* ersetzt sind. Die Halbfettbutter (→Light-Produkte) wird daher – im Gegensatz zu den →Mischfetten – nicht zu den Imitaten gezählt. Auch die →mildgesäuerte Butter gehört nach dieser Definition nicht dazu, obwohl sie Geschmack und Eigenschaften der →Sauerrahmbutter nachahmt.

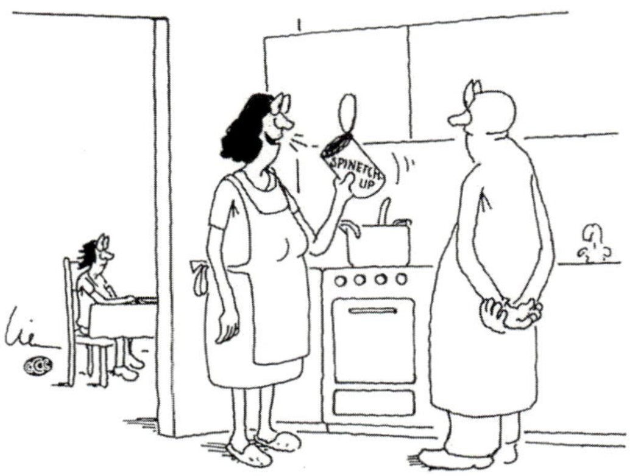
„Ganz was neues für Kinder! Sieht aus wie Ketch Up, schmeckt wie Ketch Up, ist aber Spinat…“

Während die Imitate oft durch hohen technologischen Aufwand und Zugabe einer ganzen Reihe von Zusatzstoffen dem nachgemachten Lebensmittel in Geschmack und Einsatzgebiet möglichst weitgehend angepasst werden, steht die Nachahmung bei den **Ersatzprodukten** nicht im Vordergrund. Beispielsweise wurden Soja„milch“ und andere Sojaprodukte *(Tofu, Miso, Natto)* bereits vor Jahrhunderten in Ländern hergestellt, in denen die Kuhmilch nicht auf dem Speiseplan stand und auch nicht als Vorbild diente. Den Umstand, dass sich die Sojaprodukte zumindest eingeschränkt als Milchersatzprodukte z.B. für Personen mit Milcheiweißallergie oder für Veganer eignen, machte man sich erst viel später zunutze. Nicht immer lässt sich allerdings die Grenze zwischen Imitat und Ersatzprodukt (Substitutionsprodukt, Surrogat) so klar ziehen.

| Imitate und Ersatzprodukte | | |
|---|---|---|
| **Imitiertes Lebensmittel** | **Imitat** | **Bestandteile** |
| Butter | Mischfette | pflanzliche Öle und Fette, Milchfett |
| Käse | käseähnliche schnitt- oder streichfähige Brotbeläge | Magermilch bzw. Milcheiweiß, pflanzliche Öle und Fette |
| Vollmilchpulver | Milchpulverimitate | Magermilchpulver, pflanzliche Fette |
| Kondensmilch | Kondensmilchimitat, flüssig | kondensierte Magermilch, pflanzliche Öle |
| | Kaffeeweißer | pflanzliche Fette, Zucker, Milcheiweiß |
| Sahne | Sahneimitat, flüssig | pflanzliche Fette, Zucker, Milcheiweiß, Milchfett |
| | Dessertschaum-Pulver | pflanzliche Fette, Zucker, Milcheiweiß |
| Fleisch (Gulasch, Würstchen etc.) | Soja-Gulasch, Soja-Würstchen etc. | TVP (Textured Vegetable Protein = gesponnenes pflanzliches Eiweiß) aus Sojamehl, Aromen, Würze, Farbstoffen |
| Meeresfrüchte | Surimi | zerkleinertes Fischfleisch, Farbstoffe, Aroma, Bindemittel |
| **Ersetztes Lebensmittel** | **Ersatz** | **Bestandteile** |
| Trinkmilch | Sojadrink | Sojabohnen, Wasser, Süßungsmittel, Aromen |
| Quark/Käse | Tofu, Natto | Soja |
| Joghurt | Sojaghurt | Wasser, Soja, ggf. Früchte |
| Säuglingsanfangs- und Folgemilchnahrung | Säuglingsanfangsnahrung und Folgenahrung auf Sojabasis | Soja |
| nach: Verbraucherzentrale NRW (Hrsg.), Schlaraffenland aus dem Labor? 1. Auflage 1993, S. 68 (verändert und erweitert) | | |

Abzugrenzen von den Imitaten und Ersatzprodukten sind die **Verfälschungen.** Eine Verfälschung liegt dann vor, wenn ein Lebensmittel in betrügerischer Absicht so hergestellt wird, dass diesem der Anschein einer besseren Beschaffenheit gegeben wird. Dabei ist es gleichgültig, ob wertgebende Stoffe entzogen oder minderwertige Stoffe zugesetzt werden *(Verdünnen von Wein, Milch oder Bier mit Wasser).* Werden z. B. Gewürzsurrogate ohne entsprechende Kennzeichnung produziert, so handelt es sich um eine Verfälschung.

An der Grenze zur Verfälschung steht nach Auffassung kritischer Verbraucherverbände auch der Einsatz von →Farbstoffen zur direkten oder indirekten (über das Futter) Färbung von Lebensmitteln.

?!

**Surimi: Preiswertes für den Meeresfrüchte-Salat**

„Hummerschwänze und Shrimps sind teuer. Da freut man sich doch über ein Schnäppchen im Supermarkt. Doch unter dem Dressing des Meeresfrüchtesalates verbirgt sich möglicherweise gar kein echtes Meeresgetier. Es könnte auch Surimi sein, ein billiges Imitat aus verpresstem Fischeiweiß-Mus.

Surimi gibt es seit Hunderten von Jahren: Japanische Fischer haben seit jeher die Überschüsse ihres Fanges ausgenommen, die Filets zu Brei gehackt, diesen gründlich ausgewaschen, gepresst, gesalzen und gegart. Sie stellten so aus dem leicht verderblichen Fisch ein haltbares Lebensmittel her. Heute werden in Japan jedes Jahr Hunderttausende von Tonnen Surimi industriell hergestellt. Seit es 1959 gelang, ein geeignetes ‚Frostschutzmittel' zu entwickeln, das die Bindefähigkeit der Fischmasse erhält, kann der Fang gleich an Bord vorverarbeitet und später an Land ‚veredelt' werden. Als Rohstoffe kommen so genannte ‚Nebenfischarten' zum Einsatz, die bislang noch nicht kommerziell genutzt wurden.

Sie werden geköpft, ausgenommen und gegen eine Trommel mit Lochwänden gepresst. Dabei bleiben die Gräten, Schuppen und Flossen außen hängen, während das breiige Fischfleisch nach innen abläuft. Der Brei wird gewaschen, gepresst, mit allerlei Zusatzstoffen versetzt und tiefgefroren. An Land findet dann die eigentliche Imitation statt: Mit modifizierter Stärke, Sojaproteinen, Aromen und einer Reihe weiterer Prozesshilfsmittel wird die aufgetaute Surimi-Masse strukturiert. In Hohlformen, deren Innenseiten mit ‚naturidentischen' Shrimps-Farbstoffen ausgesprüht sind, erhält sie dann das typische Shrimps- oder Hummerschwanz-Aussehen.

All das wäre wenig ärgerlich, wenn der Kunde eindeutig informiert würde. Doch mit der Kennzeichnung ist das so eine Sache: Bei verpackten Meeresfrüchtesalaten und ähnlichen Delikatessen ist sie zwar vorgeschrieben (z. B. ‚Crabmeat-Imitat'), wird aber schon mal ‚vergessen'. Und so manchem Restaurantbesitzer scheint die fehlende Deklarationspflicht sehr willkommen zu sein."

Gonder, Ulrike; Pollmer, Udo, Europäisches Institut für Lebensmittel- und Ernährungswissenschaften (EU.L.E) e.V.

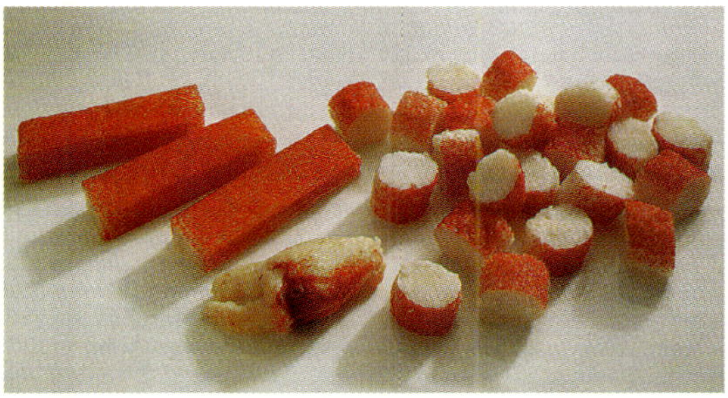

Surimi-Produkte:
Crabsticks, Hummer- und Krebsscherenimitate

**Schinken aus dem Meer?**

Als Schinken aus dem Meer (Jambon de la Mer) präsentiert sich in französischen Supermärkten eine „aromatisierte Fischfleischzubereitung mit Krabbengeschmack", nach Form und Aussehen Scheiben von gekochtem Schinken ähnlich. Tatsächlich aber – und korrekt deklariert – handelt es sich um „Surimi-Krebsfleischimitat aus Fischmuskeleiweiß".

## Wenn Sie weiterlesen wollen

Fegebank, Barbara, Ernährung in Systemzusammenhängen. Ein Lehrbuch zur Multiperspektivität und Mehrdimensionalität der Ernährung. Hohengehren 2001, S. 28–31.

# 10 Functional Food

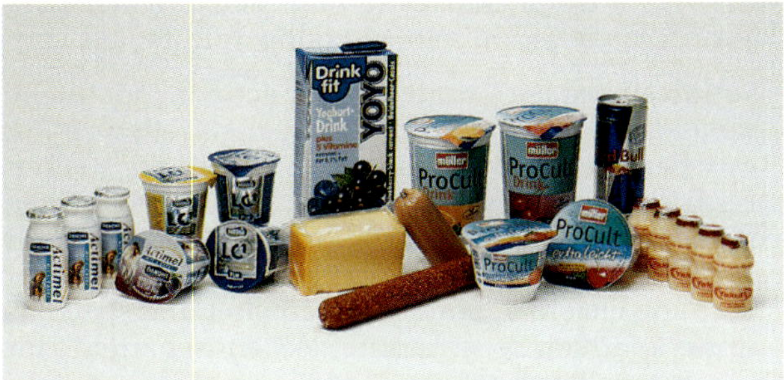


Beispiele für Functional Food

Unter „Functional Food" oder „funktionellen Lebensmitteln" versteht man Lebensmittel, die aufgrund bestimmter Inhaltsstoffe einen gesundheitlichen „Zusatznutzen" versprechen. Gesetzlich definiert ist der Begriff allerdings nicht. Functional Food können traditionelle Lebensmittel sein, die mit bestimmten Stoffen *(Vitamine, Mineralstoffe, Ballaststoffe, Lecithin, Jod)* angereichert wurden, oder Lebensmittel, die ihren besonderen ernährungsphysiologischen Wert Züchtungsmaßnahmen, der →Gentechnik oder einer speziellen Herstellungsweise verdanken. Zum Functional Food gehören →probiotische Lebensmittel, die mit Hilfe spezieller Bakterienkulturen hergestellt wurden, welche einen positiven Einfluss auf die Gesundheit haben sollen.

Der Begriff „Functional Food" wurde Mitte der 80er Jahre in Japan geprägt, wo die ersten derartigen Lebensmittel auf den Markt kamen. Darauf aufbauend hat sich in Japan ein ganzes Ernährungssystem entwickelt. Auch in Europa wird immer mehr „Functional Food" angeboten. Die Marktanteile wachsen, denn Gesundheit ist eines der wichtigsten Kaufmotive bei der Wahl von Lebensmitteln.

Beispiele für Functional Food:

- Probiotische Lebensmittel *(Joghurt, Salami),*
- Bonbons mit dem Extrakt roter Weinbeeren
- Margarine mit Zusatz von →Pflanzensterinen, Calcium oder Fischöl,
- Käse, der mit Eiweiß und Calcium angereichert ist *(„Borden Cheese Kiss"),*
- Schweinswürstchen mit Oligosacchariden (→Prebiotika), Calcium und Ballaststoffen,
- →Functional Drinks.

Befürworter halten „Functional Food" für eine einfache, billige und effiziente Methode, um die Gesundheitssituation zu verbessern. Kritiker befürchten dagegen, durch „Functional Food" würde eine unausgewogene, einseitige Ernährung noch gefördert und es entstehe der Eindruck, natürliche Nahrungsmittel wären der Gesundheit weniger förderlich. Ob der Verzehr derartiger „funktioneller" Nahrungsmittel tatsächlich der Gesundheit förderlich ist oder ob ein Dauergebrauch womöglich schadet oder – außer zusätzlichen Ausgaben – einfach gar nichts bringt, ist noch offen.

Eine knifflige Angelegenheit ist die Kennzeichnung von „Functional Food", denn es ist verboten, bei Lebensmitteln mit gesundheitsbezogenen Aussagen zu werben – doch gerade in der Wirkung auf die Gesundheit soll ja der Vorteil von „Functional Food" liegen. Hätten diese Lebensmittel krankheitsverhütende oder -lindernde Wirkungen, würden sie unter das Arzneimittelrecht fallen und müssten nach langwierigen Prüfungen erst einmal zugelassen werden. So befinden sich die funktionellen Lebensmittel derzeit in einer rechtlichen Grauzone. Eine Regelung durch EU-Verordnung steht bevor.

## Probiotische Lebensmittel

Probiotische Lebensmittel enthalten speziell gezüchtete lebende Milchsäurebakterien. „Probiotisch“ („für das Leben“) soll auf eine gesundheitsunterstützende Wirkung dieser Bakterien hinweisen. Im Handel sind insbesondere probiotische Joghurts und andere Milchprodukte, aber zunehmend auch probiotische Rohwürste. Die probiotischen Milchsäurebakterien sind normale Bewohner des menschlichen Darms. Deshalb sollen sie – im Gegensatz zu den gewöhnlich zur Herstellung der Produkte verwendeten Milchsäurebakterien – zum großen Teil lebend den Darm erreichen und sich darüber hinaus dort sogar vermehren können. Im Darm sollen sie u. a. die Zusammensetzung der Darmflora optimieren, das Immunsystem stärken und vor Darmkrebs schützen. Für diese Werbeaussagen gibt es jedoch keine wissenschaftlich gesicherten Belege.

Manchen Lebensmitteln werden zusätzlich so genannte **Prebiotika** *(Inulin, Oligofructose)* zugesetzt, die für den Menschen meist unverdaulich sind, aber die Aktivität und/oder das Wachstum der probiotischen Bakterien im Darm fördern. Andere Lebensmittel enthalten sowohl probiotische Bakterien als auch Prebiotika.

Andechser

**Verzicht**

Die Andechser Molkerei will ihre Produkte nicht mehr mit probiotischen Bakterien anreichern. Ihren probiotischen Käse und Joghurt nahm sie wieder aus dem Sortiment. Geschäftsführer Georg Scheitz begründete den Verzicht damit, dass positive Wirkungen bei gesunden Menschen bislang nicht nachgewiesen wurden. Außerdem gebe es keine Langzeituntersuchungen, die schädliche Wirkungen ausschlossen. Eine Studie der Bundesanstalt für Ernährung soll jetzt klären, ob Gesunde überhaupt Vorteile von probiotischen Lebensmitteln haben, sich z. B. seltener erkälten.

Aus: LM-Praxis 5/98, S. 72

**Joghurt auf „Krankenschein“!? Probiotisch – was ist dran?**

„Eine neue Lebensmittelgeneration erobert den Markt. ‚Functional Food‘ oder probiotische Lebensmittel: Meist als Joghurt versprechen sie wahre Wunder. Und der Verbraucher könnte meinen, die Produkte seien so gesund, dass sie eigentlich vom Arzt verordnet und von der Krankenkasse bezahlt werden müssten. Probiotische Produkte sind keine neuen Wundermittel: ‚Probiotisch‘ steht lediglich für die Anreicherung mit speziellen Milchsäurebakterien. Die angepriesenen Effekte sind nicht ausreichend bewiesen. Die Produkte haben Alibifunktion, die mit einer ausgeklügelten Werbestrategie beim Verbraucher das Bedürfnis nach mehr Gesundheit stillen soll. Produkte mit einem gesundheitsfördernden Image lassen sich besser vermarkten, aber Gesundheit lässt sich nicht kaufen! Eine einseitige oder mangelhafte Ernährung lässt sich mit einem einzelnen Lebensmittel nicht ausgleichen.

Vor allem Joghurt und andere Milchprodukte sollen sich noch positiver auf die Gesundheit auswirken. Der alte Name Joghurt hat ausgedient, denn damit lässt sich der Umsatz kaum noch steigern. Neue Wortschöpfungen, kombiniert mit einzelnen Buchstaben und Zahlen, klingen noch gesünder als gesund. Die angepriesenen Effekte wie beispielsweise die Stärkung des Immunsystems oder die Anregung der Darmtätigkeit sind jedoch nicht ausreichend bewiesen. Selbst die Hersteller räumen ein, dass die Bakterien allenfalls bei ständigem Verzehr der Produkte eine positive Wirkung entwickeln – ein Schelm, wer Böses dabei denkt!“

Wolfgang Bülau, Bezirksgeschäftsführer der Barmer Ersatzkasse, Gießen

## Functional Drinks

Auch für den Begriff „Functional Drinks“ gibt es keine gesetzliche Definition. In der Regel werden zu diesen Getränken gezählt:

- Getränke, die mit Vitaminen *(ACE-Getränke)*, Mineralstoffen, Ballaststoffen oder Lecithin angereichert sind – Funktion: Gesundheit;
- Sportlergetränke *(→isotonische Getränke, Kohlenhydrat/Mineralstoff-Pulver zum Anrühren)* – Funktion: „Fitness“;
- Energy Drinks – Funktion: „Fitness“, „Wellness“.

„**Energy-Drinks**“ sind vor allem bei Jugendlichen sehr beliebt. Ähnlich wie Getränke für Sportler sollen sie die Leistungsfähigkeit („Fitness“) steigern, darüber hinaus aber auch Wohlbefinden („Wellness“) und Glücksgefühle hervorrufen. Viele dieser „Energy Drinks“ sind nach dem deutschen Lebensmittelrecht eigentlich nicht zugelassen, kommen aber aufgrund des →Prinzips der gegenseitigen Anerkennung auch hierzulande auf den Markt.

Inhaltsstoffe der „Energy Drinks“ sind neben Wasser und Zucker u. a. Pflanzenextrakte, pharmakologisch wirksame Stoffe, Vitamine und körpereigene Stoffwechselprodukte.

- **Glucuronolacton:** dient in der Leber zur Entgiftung von körperfremden Stoffen und körpereigenen Abbauprodukten. Wie zusätzlich aufgenommenes Glucuronolacton auf den Stoffwechsel wirkt, ist nicht bekannt.
- **Coffein:** regt das Zentralnervensystem, Herz und Kreislauf an. „Energy Drinks“ enthalten mehr Coffein als Colagetränke, mit durchschnittlich 320 mg/l jedoch weniger als normal starker Kaffee. Die Menge Coffein, bei der unerwünschte Symptome auftreten *(Herzflattern, Schlaflosigkeit)* ist individuell verschieden. Bei Erwachsenen dürften dazu normalerweise mehrere, schnell hintereinander getrunkene Dosen eines „Energy Drinks“ nötig sein. Bei Kindern und Jugendlichen liegt die Dosis niedriger.
- **Taurin:** ist ein körpereigener Stoff, der zur Entgiftung in der Leber benötigt wird. Darüber hinaus ist Taurin wichtig für die Entwicklung des Zentralnervensystems, der Herzfunktion und der Netzhaut des Auges im Kindesalter. Taurin wird in der Lebensmittelindustrie als Geschmacksverstärker sowie zur Anreicherung von bilanzierten Diäten und Säuglingsnahrung eingesetzt. Die Behauptung, Taurin sei in Zeiten hoher körperlicher und geistiger Anstrengung eine essenzielle →Aminosäure, ist doppelt falsch: Erstens ist Taurin keine Aminosäure, zweitens wird es im Körper gebildet und ist damit nicht essenziell. Neben dem im Stoffwechsel gebildeten Taurin bekommt der Körper ausreichende Mengen über die Nahrung *(Käse, Fleisch)*.

Wundersame Dinge sind also von den „Energy Drinks“ nicht zu erwarten, und die anregende Wirkung ist mit einer Tasse Kaffee kostengünstiger zu haben.

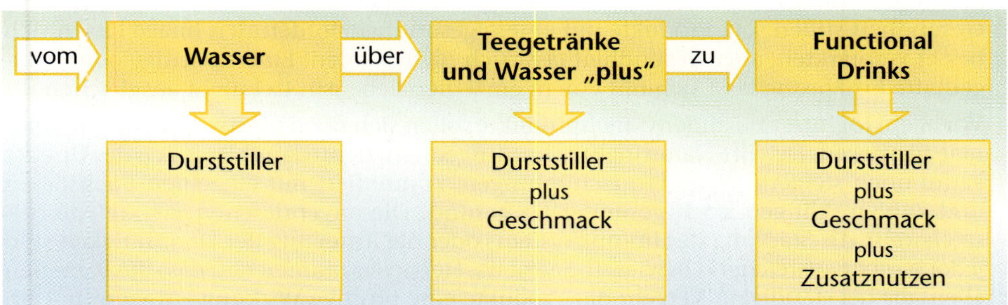


Vom einfachen Durststiller zum „Functional Drink“

# 11 Lebensmittel aus fairem Handel

Lebensmittel aus fairem Handel sind für alle Verbraucher von Interesse, die ihre besonderen Qualitätsansprüche mit der Forderung nach mehr globaler Verantwortung für die Belange der Entwicklungsländer verbinden.

## Ziel des fairen Handels

Ziel des fairen Handels ist es, wirtschaftlich und sozial benachteiligte Handelspartner – überwiegend Kleinbauern, auch Handwerker und Kleingewerbetreibende – in Afrika, Asien und Lateinamerika zu fördern, damit sich diese durch faire Handelsbeziehungen aus eigener Kraft einen angemessenen Lebensunterhalt sichern können. Die Partner des fairen Handels sind in der Regel in Selbsthilfegruppen oder in Genossenschaften organisiert. Ziel dieser Produzentenzusammenschlüsse ist es, Einkommensmöglichkeiten zu schaffen, Arbeitsbedingungen zu verbessern, eine gerechte Entlohnung anzustreben sowie die Emanzipations- und Demokratisierungsprozesse im jeweiligen Land zu aktivieren.

Die wichtigsten Kriterien im fairen Handel sind:

- Beratung bei der Produktentwicklung, angepasst an die regionalen Gegebenheiten,
- Förderung der Weiterverarbeitung und Verpackung im Erzeugerland,
- Preise, welche die Produktionskosten decken und darüber hinaus Spielraum für Entwicklungs- und Gemeinschaftsaufgaben lassen,
- langfristige Handelsbeziehungen,
- Förderung ökologischer Anbau- und Verarbeitungsmethoden.

## Förderung des fairen Handels durch Transfair

Transfair (TRANSFAIR, Verein zur Förderung des fairen Handels mit der „Dritten Welt“ e.V.) hat sich zum Ziel gesetzt, die obigen Kriterien zu berücksichtigen. Neben Transfair Deutschland gibt es nationale Transfair-Organisationen auch in Österreich, Luxemburg, Italien, USA, Kanada und Japan. Dazu kommt die „European Fair Trade Association (EFTA)“, ein Zusammenschluss einzelner Fair-Handelsgesellschaften in Europa (aus Deutschland die →Gepa und andere). Die nationalen Transfair-Organisationen und die EFTA sind zu Transfair International zusammengeschlossen. Träger von Transfair Deutschland sind etwa 40 Organisationen aus den Bereichen Entwicklungspolitik, Kirche, Sozialarbeit, Verbraucherschutz, Bildung und Umwelt.

Die Max-Havelaar-Stiftungen vergeben Siegel des fairen Handels in den Niederlanden, der Schweiz, in Frankreich, Belgien und Dänemark, entsprechend die „Fair Trade Foundation“ in Großbritannien. Transfair vergibt als unabhängige Institution seit Anfang 1993 die Lizenz für das Transfair-Siegel an Importeure, weiterverarbeitende Betriebe und Handelsunternehmen. Diese bezahlen dafür eine zusätzliche Lizenzgebühr, der Erlös der Produzenten wird nicht geschmälert; für Produkt- und Preisgestaltung, Vermarktung und Absatz sind die Unternehmen eigenverantwortlich.

Mit dem Transfair-Siegel werden den Verbrauchern hohe Qualitätsstandards für Kaffee, Tee, Schokolade, (Instant-)Kakao, Orangensaft, Bananen, Bonbons, Zucker, Rohzucker, Schokolade, Reis und Honig zugesichert, da gerade Kleinbauernfamilien ihre Pflanzungen und Betriebsmittel aus existenziellen Gründen besonders pflegen und die Waren zu etwa 40% aus →ökologischem Anbau stammen.

Siegel der Havelaar-Stiftung

Gepa-Logo

TRANSFAIR-Logo

Regelmäßige Kontrollen, die aus Lizenzgebühren, Mitgliedsbeiträgen und projektgebundenen Zuschüssen finanziert werden, garantieren, dass nur solche und so viele Waren unter dem Transfair-Siegel verkauft werden, wie auch zu „fairen“ Bedingungen eingekauft wurden, und dass die Erlöse tatsächlich bei den Erzeugern in der „Dritten Welt“ ankommen. Außerdem bietet Transfair eine intensive Bildungs- und Öffentlichkeitsarbeit. Lebensmittel mit dem Transfair-Siegel werden in Deutschland hauptsächlich von der **Gepa** („Gesellschaft zur Förderung der Partnerschaft mit der Dritten Welt“ mbH) importiert und vermarktet.

Die **Gepa** (gegründet 1975) ist die erste FairTrade-Organisation in der Bundesrepublik Deutschland und heute das größte europäische Unternehmen des fairen Handels. Handelspartner der Gepa in Deutschland sind Privathaushalte (Katalogversand), Großverbraucher wie Gaststätten, Hotels, Kantinen *(Bundestagskantine)* sowie Handelszentralen, Warenhäuser, 800 Weltläden und 22000 Supermärkte.

## Die Realisierung des Transfair-Konzepts am Beispiel „Kaffee“

Zum Sortiment von Lebensmitteln aus fairem Handel gehören etwa 100 verschiedene Sorten **Kaffee** – *„magenmild“, „entcoffeiniert“, „Espresso“, „Cappuccino“* – die zu einem großen Teil aus →ökologischem Landbau stammen (auch bietet das Sortiment etwa 30 Sorten Tee – *Darjeelings, Ceylons, Assams, Grüntees).*

Kaffee war das erste Lebensmittel, das der Verein mit seinem Siegel für fairen Handel 1993 in Deutschland erfolgreich einführte. Seitdem haben etwa 300 Kooperativen und ihre Mitglieder samt Familien (etwa 800000 Menschen) in 39 Produktionsländern davon profitiert. Die Kleinbauerngenossenschaften erhalten über den fairen Handel stets höhere Einkommen als über den konventionellen Handel und können außerdem genossenschaftliche Investitionen im Bildungs-, Sozial- und Gesundheitswesen und im Bereich der Ökologie (ökologischer Anbau) vornehmen.

Die TransFair-Richtlinien sehen vor:

- Fair gehandelter Kaffee muss unter Ausschaltung der lokalen Zwischenhändler direkt bei den Kleinbauerngenossenschaften eingekauft werden.
- Bei niedrigen Weltmarktpreisen erhalten die Genossenschaften einen Mindestpreis.
- Bei Anstieg der Börsenkurse über diesen Wert, unabhängig von der Höhe des Kursanstiegs, wird ein fester Entwicklungsaufschlag gezahlt.
- Die im Kaffeehandel geläufigen Aufschläge für besonders hochwertige Rohkaffees („Differentials“) werden auch im fairen Handel erhoben; diese dürfen nicht mit den Transfair-Aufschlägen verrechnet werden.

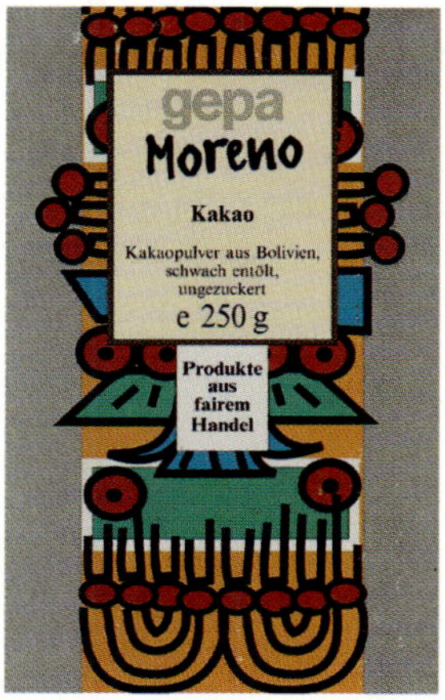


Kakao aus fairem Handel

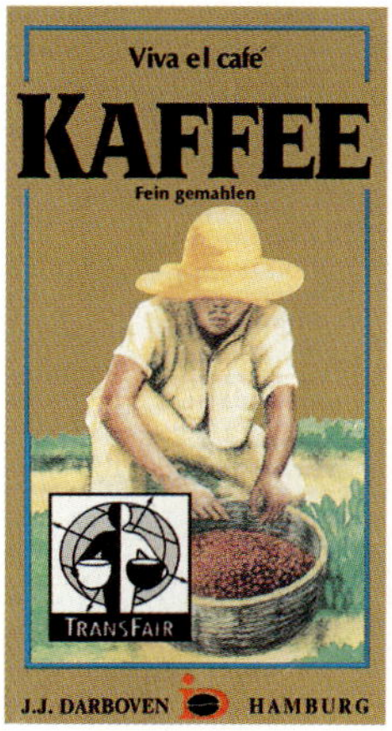


Kaffee aus fairem Handel

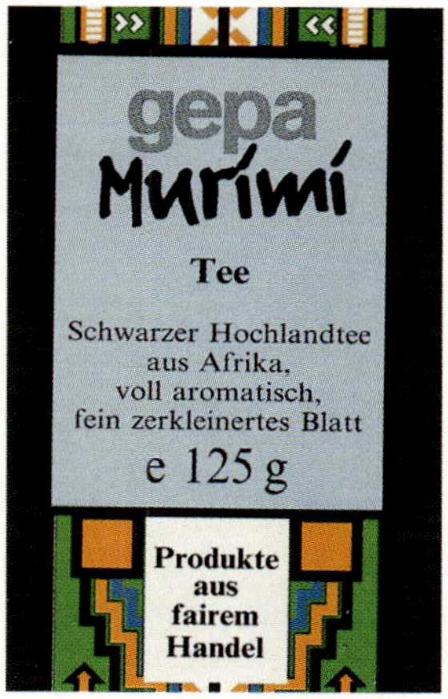


Tee aus fairem Handel

Der Preis für Rohkaffee hat auf dem Weltmarkt gegenwärtig einen historischen Tiefstand erreicht. Allerdings erzielen Produzenten, die an den Fairen Handel verkaufen, etwa den doppelten Erlös: dem durchschnittlichen Weltmarktpreis von zurzeit 0,50 bis 0,70 US-$ pro Pfund (454 g) Arabica-Kaffee steht ein fairer Mindesteinkaufspreis von 1,26 US-$ gegenüber – ein Preis der den auf dem Weltmarkt üblichen Schwankungen nicht unterliegt, kostendeckend ist und den Produzenten die Möglichkeit bietet, ohne fremde Hilfe von ihren Produkten zu leben.

Röstkaffee aus fairem Handel wird teurer verkauft als Kaffee, der konventionell erzeugt und vermarktet wird. Der Verbraucher zahlt pro Tasse Kaffee aus fairem Handel etwa 0,02 € mehr.

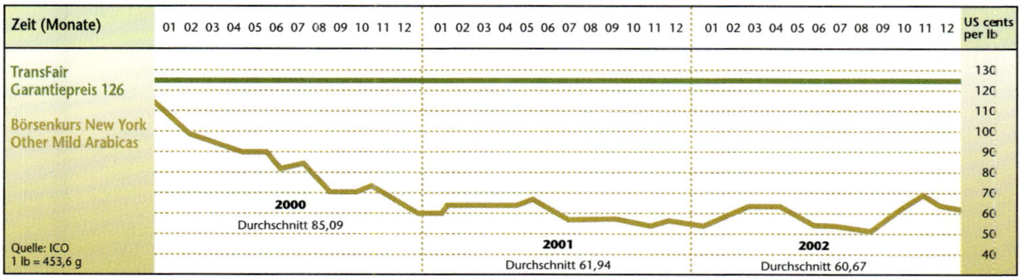


TransFair-Garantiepreis und Weltmarktpreis für Kaffee (in US-cents pro lb)

## Fair gehandelter Kaffee aus ökologischem Anbau

Über ein Viertel des fair gehandelten Kaffees stammt aus kontrolliert ökologischem Anbau. Im konventionellen Kaffeeanbau – in Monokulturen auf bis zu 1000 ha großen Plantagen – werden immer mehr künstliche Dünge- und Schädlingsbekämpfungsmittel zur Ertragssteigerung eingesetzt. Dabei zwingt der Wettbewerbsdruck letztendlich auch Kaffeeanbauer auf kleineren Plantagen, derartige Mittel zu verwenden. Bei dem oft unsachgemäßen Chemieeinsatz und den unzureichenden Schutzmaßnahmen für die Kaffeebauern, Plantagenarbeiter und Familien in den Erzeugerländern sind die gesundheitlichen Folgen häufig verhängnisvoll. Boden und Gewässer werden ebenfalls belastet.

Kaffeeanbau nach ökologischen Methoden, ermöglicht durch die höheren Erlöse im fairen Handel, bietet eine Alternative zum „konventionellen“ Anbau. Dabei gelten die folgenden Grundregeln:

- Auswahl des Saatgutes bzw. der Kaffeesetzlinge unter dem Gesichtspunkt der Widerstandsfähigkeit gegen Schädlinge und Krankheiten;
- Anbau von Mischkulturen: Mitnutzung der Fläche, z.T. im Fruchtwechsel, für weitere Nutzpflanzen *(Bananen, Ananas, Papayas, Gewürzpflanzen)* und für den eigenen Bedarf an Nahrungsmitteln, Erhaltung von Schattenbäumen;
- Verzicht auf künstliche Düngung und Schädlingsbekämpfung, Bevorzugung handwerklicher Pflege *(Zurechtschneiden, Handjäten),* Düngung mit natürlichen Stoffen, Einarbeiten von Gründüngungspflanzen;
- Anlage von Terrassen in Hanglagen zur Bekämpfung von Bodenerosion.

## Wenn Sie weiterlesen wollen

TRANSFAIR e.V., Köln (Hrsg.), Geschichten mit Genuss. 10 Jahre Partner im Fairen Handel. Köln 2003.

# 12 Regionale und traditionelle Lebensmittel

Auf Reisen merkt man es deutlich: bekannte Markenartikel beherrschen mittlerweile europa- und z.T. weltweit die Supermärkte, die ihrerseits mitunter dieselben Namen tragen wie zu Hause. Wird der Mensch zum Einheitskonsumenten?

Ein Gegentrend ist schon da: die Rückbesinnung auf regionale und traditionelle Lebensmittel.

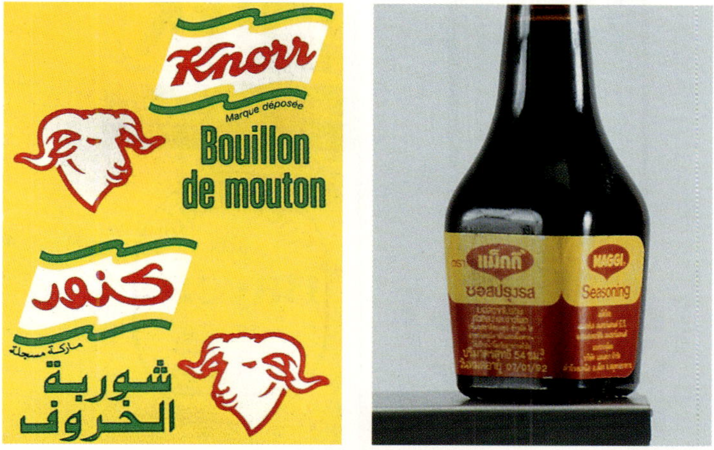

Internationale Marken aus Nordafrika (links) und Thailand

Im Urlaub reizt viele Reisende das Unbekannte, möchten sie sich fremdländischen Genüssen hingeben, anstatt mit Wurst und Semmel Brotzeit zu halten oder sich an Schnitzel mit Kartoffelsalat zu laben. Und so suchen sie vor allem nach Speisen und Getränken, die für das Land oder eine Region typisch sind und ohne die der Urlaub nur das halbe Erlebnis wäre (andere wiederum möchten „die Heimat ins Urlaubsland mitnehmen“, d.h. auch dort nicht auf gewohnte Speisen und Getränke verzichten).

Bei allen Tendenzen zur Globalisierung *(Gemeinsamer Europäischer Markt, internationaler Warenaustausch, zunehmende Reisetätigkeit)* legen Verbraucher Wert auf ein Stück Heimat. Sie schätzen Lebensmittel, die in ihrer Region schon immer auf eine ganz bestimmte Weise und aus ganz bestimmten Zutaten hergestellt werden, weil nur diese den von Kindheit an vertrauten, unverwechselbaren Geschmack aufweisen. Auch die Verbundenheit mit der Region, der Wunsch, vor Ort Arbeitsplätze sichern zu helfen und durch kurze Transportwege die Umwelt zu schützen, spielen eine Rolle.

Fündig wird man auf der Suche nach Erzeugnissen aus der Region – ob zu Hause oder im Urlaub – vor allem auf Märkten und in kleinen Lebensmittelläden *(Bäcker, Metzger)*. Im Supermarkt helfen neben dem Blick auf die →Herstellerangabe vor allem herausgehobene →Herkunftshinweise auf dem Lebensmitteletikett den Verbrauchern bei der Auswahl. Zunehmend werben auch Supermarktketten gezielt mit Produkten aus der Region bzw. aus dem jeweiligen Bundesland.

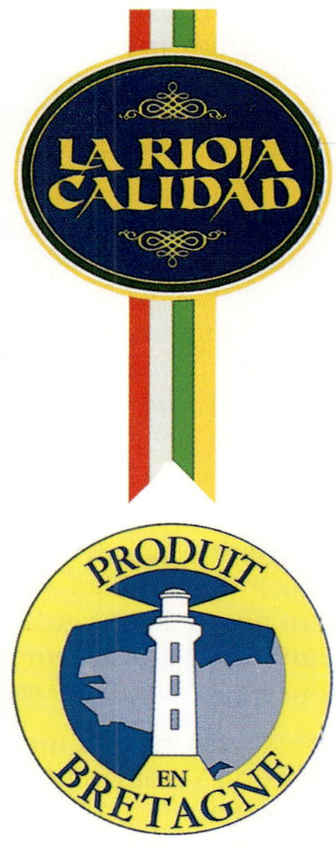

Regionale Herkunftszeichen: Rioja (E), Bretagne (F)

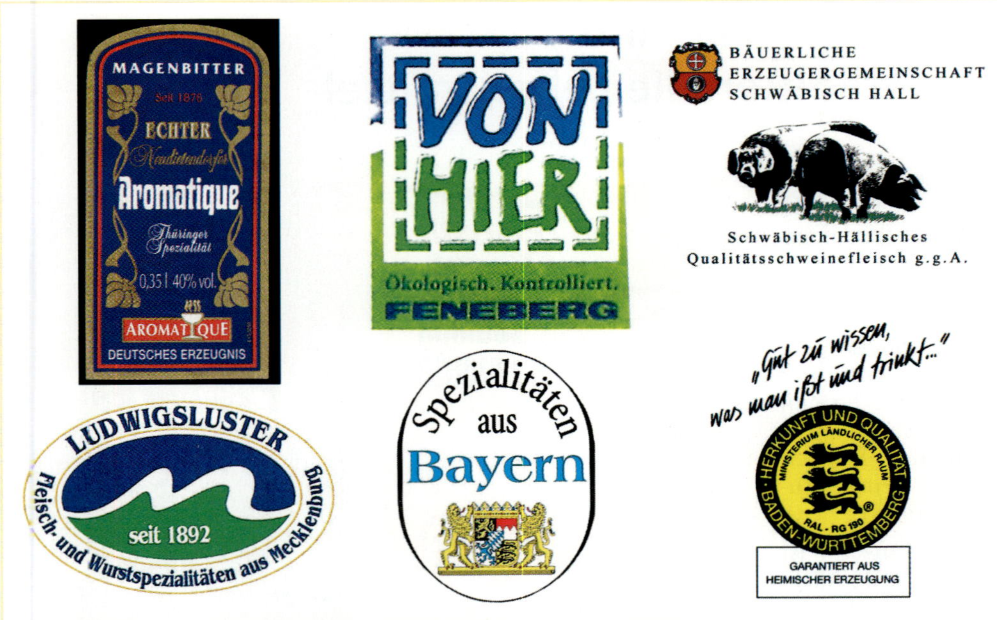


Werbung für Lebensmittel aus der Region bzw. aus verschiedenen Bundesländern

„Die erfolgreiche Zusammenarbeit von Erzeugern, Verarbeitern und Vermarktern regionaler landwirtschaftlicher Produkte zeigt sich beispielhaft an dem Öko-Dachmarkenkonzept aus Kempten im Allgäu. Unter der Handelsmarke ‚Von Hier' vermarktet das Lebensmitteleinzelhandelsunternehmen Feneberg als Partner der Landwirtschaft ökologisch erzeugte Produkte aus der Region. (...)

Das ‚Von Hier'-Projekt erschließt für biologisch erzeugende Landwirte langfristig Absatzwege für die Vermarktung ihrer Produkte und bietet den Käufern ein breites Sortiment an kontrollierten ökologischen Lebensmitteln. Das Einmalige: Das gesamte Sortiment stammt aus einer Region – dem Allgäu – und wird dem Verbraucher in konstanter Qualität immer frisch angeboten. Es reicht von Molkereiprodukten über Fleisch und Getreide bis hin zu Obst, Eiern, Gemüse sowie Brot und Backwaren. In Kürze wird das Sortiment um die Produkte Bier, Wein, Nudeln sowie Geflügel- und Schweinefleisch erweitert."

Aus: CMA Spezial-Pressedienst Nr. 6 – Januar 2000

Lebensmittel aus der Region zu bevorzugen gilt auch als ein Gebot der Vernunft: Die Ware ist nicht nur frischer – was angesichts moderner Transportmöglichkeiten jedoch als Argument an Zugkraft verliert –, sondern hat vor allem einen höheren →ökologischen Wert. Räumliche Nähe bedeutet kürzere Transportwege und damit geringere Umweltbelastungen *(etwa durch Verbrauch knapper Mittel, Entstehung von Luftschadstoffen und Lärm).*

Verbraucher suchen nicht nur nach geografischer Nähe, sondern auch nach emotionaler Nähe und Verbundenheit (→psychologischer Wert). Das machen sich Hersteller und Handel absatzfördernd zunutze, indem sie nicht nur „Produkte aus der Heimat" werbewirksam anpreisen, sondern auch den persönlichen Bezug zum – mitunter sogar weit entfernten – Erzeuger herstellen. Indem man auf verschiedene Weise *(Nennung von Namen, Telefonnummer*

*(Fortsetzung auf S. 435)*

?!

**Natur als der Raum lokaler Produzenten**

Viele Menschen sind sich darin einig, dass biologische Nahrungsmittel naturnäher sind, dass sie weniger Schadstoffe enthalten. Sie stellen also Natur in einer besonders reinen Form dar.

Diese Nahrungsmittel werden nun auch von besonderen Herstellern produziert: kleinen Produzenten, die in überschaubaren Räumen wirtschaften und ihre Produkte in der Nähe absetzen. Dies betrachten wir als etwas sehr Wünschenswertes bei Lebensmitteln, wird diesen kleinen Produzenten doch eine wesentlich moralischere Gesinnung unterstellt als Konzernen oder Großbetrieben. Man nimmt an, dass sie in kleinen, funktionierenden Gemeinwesen und in intakten Familien leben, die wenig von der Mentalität der Marktkulturen an sich haben. Hinter dieser Vorstellung steht eines unserer kulturellen Ideale: Wir wünschen uns zum gegenwärtigen Zeitpunkt Produkte, von denen wir wissen, unter welchen Bedingungen sie produziert worden sind. Wir möchten ein Produkt zu seinem Produzenten und zu dem Raum und der Zeit, in der es produziert wurde, zurückverfolgen können.

(...) Ein Teil dieser Produkte wird von Bauern direkt vermarktet. Man kann sie bei ihnen auf dem Bauernhof, auf Bauernmärkten oder in speziellen Bauernläden kaufen, eine Tatsache, die manche Konsumenten sehr schätzen – sie erleben dabei ganz real die Welt, die sie sonst nur aus der Werbung kennen. (...) Es ist die heimelige Geborgenheit, das Aufgehobensein in einer Gemeinschaft, das diese Vorstellung so anziehend macht, das Gefühl, hier eine echte moralische Gesinnung anzutreffen.

(...) Bleibt zu fragen, warum diese Marken und Produkte, denen man hohe Sympathiewerte zuschreibt, dennoch über relativ bescheidene Marktanteile verfügen. Zum einen liegt das daran, dass sie zwangsläufig etwas teurer sind und dass man fürchtet, Einbußen an Geschmack oder Bequemlichkeit hinnehmen zu müssen. Zum anderen aber erleben viele Konsumenten diese Marken und Produkte als Protestzeichen gegen die Industriekultur, was sie in einem gewissen Sinne auch sind. Die Gruppe der Menschen, die unsere Marktkultur tatsächlich ablehnen, ist jedoch relativ klein.“

Quelle: Helene Karmasin, Die geheime Botschaft unserer Speisen. Was Essen über uns aussagt. München 1999, S. 253–258

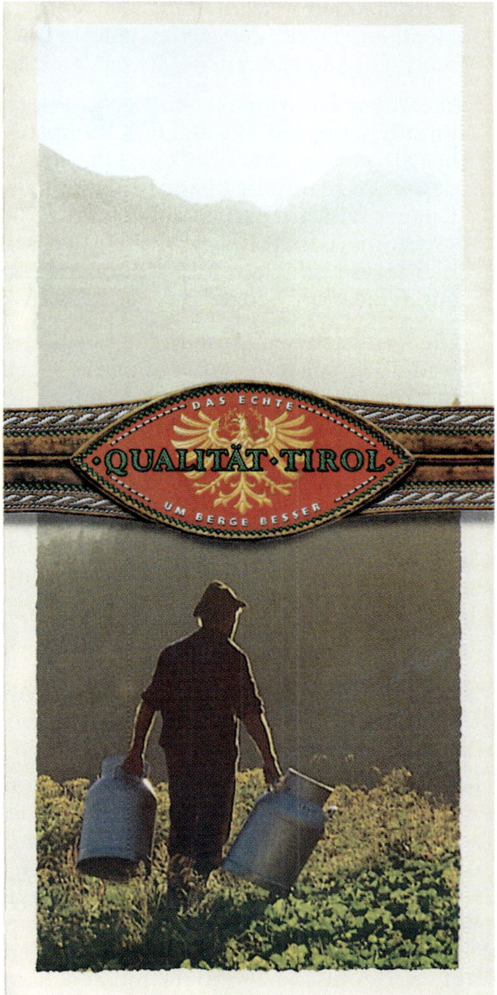


Werbebotschaft mit regionalem und traditionellem Bezug

?!

**Die Absurdität der Kartoffel**

**Lebensmittel sind Ökosünder, wenn sie nicht regional erzeugt werden – Der Lebensstil der weiten Wege vergeudet Energie und zerstört die Biosphäre**

Das Absurde offenbarte sich mir im Gemüseregal eines irischen Supermarktes: Kartoffeln für das klassische Kartoffelland aus Zypern! Als ich sie befingerte, gaben etliche von ihnen schon nach – erste Fäulnis. Sie signalisierte eine andere, weit fortgeschrittenere: die Fäulnis eines Lebensstils der weiten Wege, der suchtartigen Vergeudung von Energie und der Vergiftung der Biosphäre mit den Emissionen des Schwerverkehrs.

An einem in der Rhön auf dem Wirtshaustisch landenden argentinischen Rumpsteak und seinen ähnlich transportintensiven Beilagen wie Pommes frites machten Wissenschaftler der Fachhochschule Fulda nicht nur den ganzen wirtschaftlichen Unsinn eines solchen Essverhaltens fest, sondern auch das von ihm verursachte ökologische Elend einer Zeit, die zu Herstellung und Transport vieler Lebensmittel um die Hälfte mehr Energie verbraucht, als sie dem Menschen liefern.

Die Fuldaer rechneten die 18000 Schiffs- und LKW-Kilometer dieses argentinischen Rindfleisches auf ein einziges Rumpsteak zurück: 84,15 Meter. Um diese Strecke zu bewältigen, werden für dieses eine Gericht 32,5 Milliliter Dieselkraftstoff benötigt, bei dessen Verbrennung knapp 86 Gramm des Treibhausgases Kohlendioxid entstehen. Die Fuldaer Wissenschaftler kamen auf 185000 kg/Jahr Kohlendioxid unter der moderaten Annahme, dass von den jährlich zwei Millionen Übernachtungsgästen und 1,5 Millionen Tagesausflüglern 2,15 Millionen Fleischgerichte verzehrt würden. Käme das Fleisch aus der Region, beliefe sich der $CO_2$-Ausstoß auf einen Bruchteil davon.

Die Vergleiche zugunsten einer regionalen Kreislaufwirtschaft ließen sich leicht um weitere Schadstoffe – und um andere Lebensmittel als Fleisch – vermehren. Durch die Regionalisierung der Versorgung mit Grundnahrungsmitteln, gestützt auf eine ökologisch orientierte, auf Direktvermarktung setzende Landwirtschaft könnte der Entwicklung gegengesteuert werden, dass heute in Europa 95% der Waren- und Kapitalströme in großräumigem Austausch zirkulieren und nur noch fünf Prozent in der Region verbleiben.

Nach: Horst Stern, Die Absurdität der Kartoffel. In: DIE WOCHE vom 2. Juni 1995

„Die Globalisierung der Märkte ermöglicht eine ganzjährige Verfügbarkeit von frischem Obst und Gemüse. Viele Gründe sprechen jedoch dafür, saisonale und heimische Produkte zu bevorzugen. (...)

Kurze Transportwege heimischer Lebensmittel zum Verbraucher minimieren die Nährstoffverluste. Der Vitamin-C-Gehalt von Erbsen, die nach der Ernte zwei Tage bei 20 °C gelagert wurden, sinkt von 22 auf 14 mg pro 100 g. Erdbeeren büßen schon kurze Zeit nach dem Pflücken nicht nur Vitamin C, sondern auch Duft, Aroma und damit Geschmack ein. Beim Transport kann es zu Kühlunterbrechungen kommen, z. B. beim Wechsel vom Flugzeug oder Schiff auf Lastwagen. Wird kälteempfindliches Obst und Gemüse, wie solches aus südlichen Ländern, falsch gelagert, können Kälteschäden auftreten. Heimische Produkte müssen dank kurzer Transportwege nicht vor Verderb geschützt werden ...“

*Aus: CMA Spezial-Pressedienst Nr. 10 – März 2000*

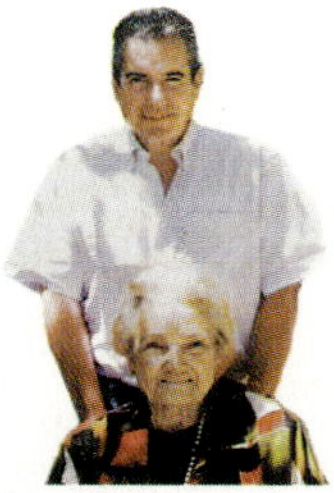

**„Domaine de Grangeneuve"**

1964 sind Odette Bour und ihr Mann Henri gezwungen, ihr prachtvolles Weingut, in sechs Generationen der steinigen Erde Algeriens abgerungen, aufzugeben und ihre Heimat zu verlassen. Henri ist 54 Jahre, Odette 52 Jahre alt. In der Nähe der Ortschaft Roussas, inmitten der Rhône-Herkunftsbezeichnung Tricastin, kaufen sie 64 Hektar Wüste und eine Ruine. Daraus wird die „Domaine de Grangeneuve". Die Bours zeichnet nicht nur Zähigkeit und Pioniergeist aus. Kompromissloses Qualitätsdenken hat sie an die Spitze der 2000 Hektar umfassenden Appellation Tricastin gebracht. Kein Wein dieser Herkunftsbezeichnung wird öfter prämiert, zitiert und beschrieben als ihr „Domaine de Grangeneuve"...

(Quelle: 25 Jahre Jacques Weindepot, 1999)

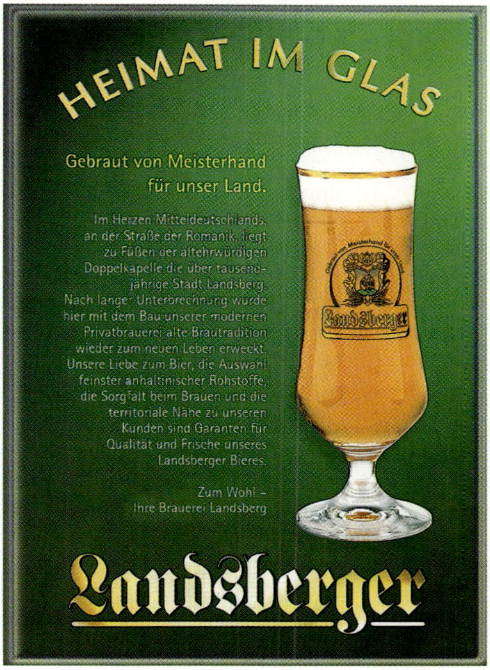
HEIMAT IM GLAS
Gebraut von Meisterhand für unser Land.
Im Herzen Mitteldeutschlands, an der Straße der Romanik, liegt zu Füßen der altehrwürdigen Doppelkapelle die über tausendjährige Stadt Landsberg. Nach langer Unterbrechnung wurde hier mit dem Bau unserer modernen Privatbrauerei alte Brautradition wieder zum neuen Leben erweckt. Unsere Liebe zum Bier, die Auswahl feinster anhaltinischer Rohstoffe, die Sorgfalt beim Brauen und die territoriale Nähe zu unseren Kunden sind Garanten für Qualität und Frische unseres Landsberger Bieres.
Zum Wohl – Ihre Brauerei Landsberg
Landsberger

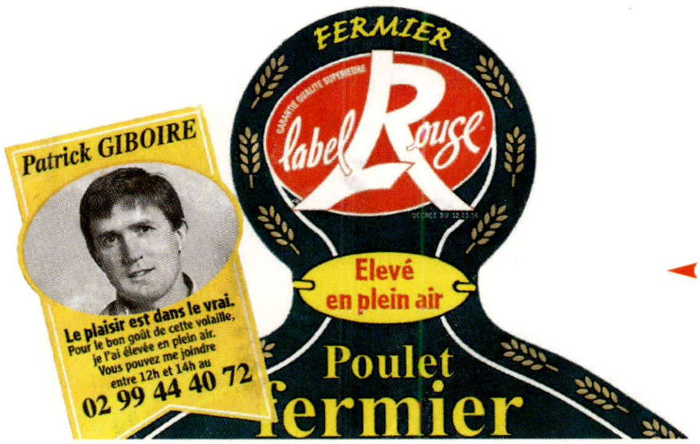
Patrick GIBOIRE
Le plaisir est dans le vrai.
Pour le bon goût de cette volaille, je l'ai élevée en plein air. Vous pouvez me joindre entre 12h et 14h au
02 99 44 40 72
FERMIER
label Rouge
Elevé en plein air
Poulet fermier

Auf dem Aufkleber klärt der Geflügelmäster Patrick Giboire seine Kunden auf: „Das Vergnügen liegt im Wahren. Für seinen guten Geschmack habe ich dieses Geflügel im Freiland aufgezogen. Rufen Sie mich zwischen 12 und 14 Uhr an: Tel. ..."

Nähe schafft Vertrauen: Wein mit Familienanschluss (oben links), Bier mit Heimat (oben rechts), Wahres Geflügel (unten links)

*und Sprechstunden; Details über Produktionsumstände und -verfahren, Ausgangsmaterialien)* Vertrautheit erzeugt, wirbt man gleichzeitig um Vertrauen in Qualität und Sicherheit der Produkte.

Zu beobachten ist auch eine verstärkte Hinwendung der Verbraucher zu althergebrachten, traditionell hergestellten Lebensmitteln. Diese Nostalgie hat ihren Grund: Einseitig auf hohen Ertrag, gute Verarbeitbarkeit sowie Robustheit während Transport und Lagerung ausgerichtete Anforderungen haben – ebenso wie vorwiegend an Äußerlichkeiten orientierte Qualitätsnormen – beispielsweise bei Obst und Gemüse dazu geführt, dass im Handel immer weniger Sorten einer Art *(bei Äpfeln nur noch etwa 10 von ursprünglich etwa 200)* anzutreffen waren bzw. noch sind. Häufig entsprechen diese nicht dem Geschmack der Verbraucher *(blasse, wässrige Tomaten; große aromaarme Erdbeeren; grobschalige, säurearme, fade schmeckende Äpfel)*. Auch ihr ernährungsphysiologischer Wert lässt nicht selten zu wünschen übrig.

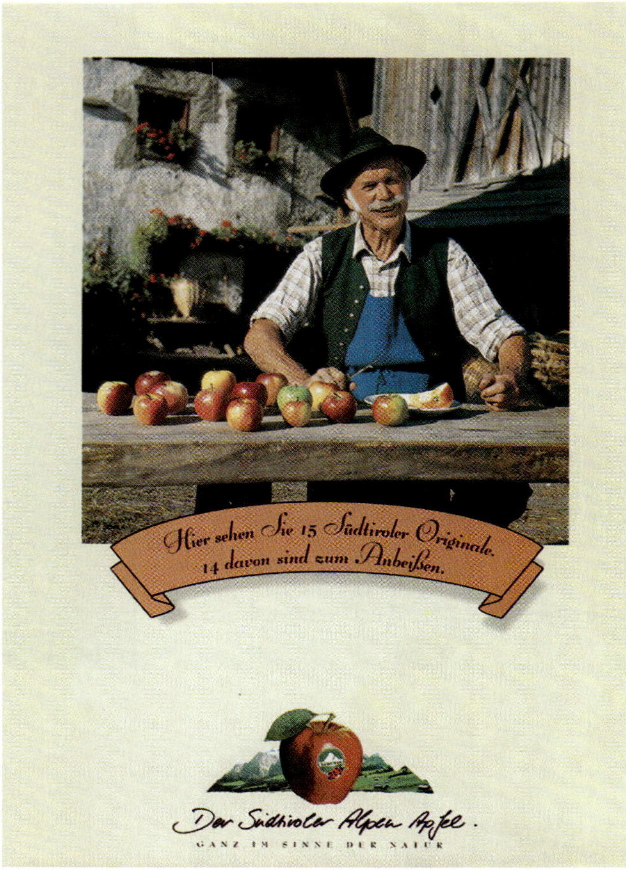


„Warum es bei uns noch Originale gibt, die zum Anbeißen gut aussehen, einzigartig schmecken und 14-mal anders sind? Weil der Verbrauchertrend zu Sortenvielfalt und Abwechslung geht."

Diese Entwicklung hat zu einer Rückbesinnung der Verbraucher auf alte, fast ausgestorbene Nutzpflanzen geführt, die häufig besonders aroma- oder vitaminreich sind. So wurden *Goldparmäne, Quitte, Pastinake, Dinkel, Buchweizen, Vogelbeere, Hagebutte, Löwenzahn, Bärlauch, Schafgarbe* vor der Vergessenheit bewahrt.

Ein analoger Trend ist auch bei verarbeiteten Lebensmitteln *(Brot, Brötchen, Wurst, Käse)* zu beobachten. So fragen Verbraucher zunehmend wieder Produkte nach, die aus wenigen Zutaten nach bewährten, traditionellen Verfahren hergestellt sind *(herkömmliches Sauerteigbrot)* und sich durch ihren ursprünglichen Charakter (z. T. noch unterstrichen durch ein „wie handgemacht" anmutendes Äußeres) vom Massenangebot an uniformierten hochverarbeiteten, geschmacks- und konsistenzoptimierten Erzeugnissen abheben.

## Wenn Sie weiterlesen wollen

von Weizsäcker, Ernst-Ulrich, Faktor Vier. Doppelter Wohlstand – halbierter Naturverbrauch. Der neue Bericht an den Club of Rome. München 1995.

Kurz, Manfred, und Kurt-Maria d'Ucello, Hohenlohe oder Vorschlag für eine neue bodenständige Küche. In: Cotta's kulinarischer Almanach 1999/2000. Stuttgart 1998, S. 22–30.

Karmasin, Helene, Die geheime Botschaft unserer Speisen. Was Essen über uns aussagt. München 1999.

# 13 Der Weg zu einem zukunftsfähigen Ernährungsstil

Die gegenwärtige Situation auf der Welt ist gekennzeichnet durch eine Reihe von Fehlentwicklungen, die sich auch auf das Feld der Ernährung erstrecken und immer mehr zu einer Bedrohung für die Lebensqualität oder sogar für das Überleben künftiger Generationen werden:

- Die zivilisatorischen Aktivitäten der Menschen rufen Belastungen hervor, die zu globalen Umweltproblemen *(Klimaveränderungen, fortschreitende Verschmutzung von Wasser, Boden und Luft)* führen. Beispiele aus dem Ernährungsbereich sind der Ausstoß von so genannten Treibhausgasen, zur Hälfte durch die Landwirtschaft und dort vor allem durch die Tierproduktion verursacht, der Verbrauch von Material und Energie, z.B. durch energieintensive Verarbeitung und durch Transporte, sowie der Anteil der Lebensmittelverpackungen am Müllaufkommen. Größte Verursacher solcher Belastungen sind die Industrieländer.

- Jahrhundertelange koloniale Unterdrückung und die weiterhin ungleichen Austauschbedingungen im Welthandel haben zu einem krassen Wohlstandsgefälle zwischen Entwicklungs- und Industrieländern geführt. So sind die Entwicklungsländer beispielsweise gezwungen, Rohstoffe, Nahrungs- und Futtermittel auf dem Weltmarkt zu sinkenden Preisen abzusetzen, während sie selbst für Importe an benötigten Fertigerzeugnissen immer mehr bezahlen müssen. Dieses Missverhältnis ist neben anderen Ursachen der Grund für die extreme Verschuldung dieser Länder.

- Die staatliche Förderung der Exportproduktion *(Kreditprogramme, garantierte Preise, Bereitstellung von Dünger und Saatgut)* sowie subventionierte Lebensmittelimporte aus Industrieländern machen es für die Bauern in den Entwicklungsländern wenig lohnend, Nahrungsmittel für den eigenen Verbrauch oder den lokalen Markt zu produzieren. Für große Teile der Landbevölkerung bedeutet dies den Verlust der bäuerlichen Existenz. Damit verbunden sind Landflucht, Verstädterung und zunehmende Verelendung.

- Die Produktion tierischer Nahrungsmittel in den Industrieländern auf der Basis billiger Futtermittelimporte aus den Entwicklungsländern stellt zugleich eine ungeheure Verschwendung von Nahrungsressourcen dar. Immerhin werden 7 Kilokalorien aus pflanzlichen Futtermitteln gebraucht, um eine Kilokalorie aus tierischen Lebensmitteln zu erzeugen. So produzieren die Industrieländer – ermöglicht durch hohe Subventionen – erhebliche Nahrungsmittelüberschüsse und entziehen den Entwicklungsländern zunehmend ihre Nahrungsgrundlage.

- In Europa fördert eine verfehlte Subventionspolitik den „agrarindustriellen Komplex" und vernichtet zugleich immer mehr bäuerliche Existenzen, vor allem kleine und mittlere Betriebe, die am Missverhältnis von Aufwand und Ertrag scheitern. Sinkende Erzeugerpreise zwingen dazu, immer mehr immer billiger zu produzieren.

- Während in den Entwicklungsländern Mangel und Unterernährung an der Tagesordnung sind, nehmen in den Industrieländern so genannte Zivilisationskrankheiten *(Herz-Kreislauf-Erkrankungen, Diabetes, Gicht, Übergewicht)*, verursacht durch Bewegungsarmut, Über- und Fehlernährung, Stress und Genussmittelkonsum, zu. Sie verursachen hohe, weiter ansteigende Kosten für das Gesundheitswesen und führen zu einer Verschlechterung der Lebensqualität, insbesondere im höheren Alter.

Die Nachfrage der Verbraucher in den Industrieländern nach möglichst billigen und „bequemen“ Lebensmitteln und das wirtschaftliche Interesse der Produzenten, Lebensmittel möglichst kostengünstig herzustellen, haben „Food-Designern“ ein reiches Betätigungsfeld eröffnet. Mit etwas Geschick schaffen sie es, auch aus weniger hochwertigen Zutaten (→*PSE-Fleisch, Fleischabschnitte, Fischreste),* Aroma und reichlich →Zusatzstoffen *(Verdickungsmittel, Farbstoffe, Geschmacksverstärker)* vermarktungsfähige Lebensmittel herzustellen. Dabei handelt es sich in der Regel um hochverarbeitete Produkte mit hohem →Convenience-Grad. Diese sind ernährungsphysiologisch oft wenig wertvoll, sehen aber attraktiv aus und werden von vielen Verbrauchern als zwar nicht aufregend, aber durchaus essbar empfunden. Da die traditionelle Speisenzubereitung aus mehr oder weniger unverarbeiteten Zutaten gegenüber der Verwendung von Fertigerzeugnissen immer mehr in den Hintergrund tritt, kommt es somit in einem historisch sehr kurzen Zeitraum zu grundlegenden Veränderungen in der Nahrungsgrundlage und im Verzehrsverhalten, deren Konsequenzen nur schwer abzuschätzen sind.

?!

„Was schön ist, ist auch gut. So definiert unser Lebensmittelrecht Qualität. Wie sonst wäre es zu erklären, dass Obst kaum nach Geschmack, Nährstoffen oder Rückständen bewertet wird, sondern in erster Linie nach dem Aussehen? (…)

So weit das Lebensmittelrecht. Der Begriff der ‚Qualität‘ hat dort eine völlig neue Deutung erfahren, trefflich charakterisiert durch eine vertraute Redewendung: Außen hui – innen pfui! Das ist es offenbar, was Wirtschaft und Politik meinen, wenn sie versichern, unsere Lebensmittel würden höchsten Qualitätsansprüchen genügen. – Aber ist, was rechtens ist, auch richtig? Die meisten Käufer und Wähler verstehen unter Qualität etwas völlig anderes: ernährungsphysiologisch wertvoll, wohlschmeckend, rückstandsarm und im Einklang mit der Natur produziert.

Natürlich sind die Qualitätsprobleme bei unseren Lebensmitteln dem Kunden nicht verborgen geblieben: geschmacklose Kartoffeln, die beim Kochen glasiggrau werden, Schnitzel, so wässrig wie Tomaten, schnell gereifte Matjes ohne Aroma, Milch, die fault, statt zu säuern, oder fades Brot aus Backmischungen. In dieser prekären Situation schuf die Wirtschaft neue Qualitätssiegel, Premium-Logos und Prüfgarantien, um durch warmherzige Versprechen das Vertrauen und damit das Geld der Verbraucher zurückzugewinnen. Dabei wird kaum ein Kunstgriff ausgelassen, damit doch wieder alles beim Alten bleibt.

So wird in Richtlinien gern das Beachten von bereits bestehenden Rechtsvorschriften als Besonderheit ausgelobt. (…)

Das traditionelle Lebensmittelhandwerk verfügte über einen reichen Erfahrungsschatz, egal, ob bei den Rohstoffen, der Verarbeitung oder den Prüfmethoden, für die man mangels technischer Apparate oft das ‚richtige Näschen‘ brauchte. Dieses wertvolle praktische Wissen droht angesichts von abgehobenen Qualitätsdiskussionen in Vergessenheit zu geraten.

Auf der anderen Seite lassen es sich Food-Designer angelegen sein, überall dort zu sparen, wo es unserem Gaumen verborgen bleibt. Mit dem Eingesparten können dann die aufwendigen Werbekampagnen bezahlt werden, die das Publikum von der hohen Qualität der Ware überzeugen sollen.“

Aus: Pollmer, Udo, Qualität. Außen hui – innen pfui. In: natur 9/98, S. 52–53

Die genannten Fehlentwicklungen zwingen zum Umdenken. Der Ernährungsstil der Zukunft sollte

- umweltfreundlich,
- ökonomisch sinnvoll,
- auf soziale Gerechtigkeit und bäuerliche Existenzsicherung bedacht,
- gesundheitsorientiert und nicht zuletzt
- genussvoll

sein. Das bedeutet für den Verbraucher:

- Verringerung des Fleischkonsums, stärker →laktovegetabil orientierte Ernährungsweise;
- Bevorzugung von ökologisch erzeugten Lebensmitteln;
- Bevorzugung von Lebensmitteln aus →fairem Handel mit den Entwicklungsländern;
- Bevorzugung regionaler und saisongerecht produzierter Lebensmittel;
- Bevorzugung von wenig oder mäßig verarbeiteten Lebensmitteln, weniger Fertigprodukte;
- Bevorzugung von umweltgerecht verpackten Lebensmitteln;
- Zubereitung schmackhafter Speisen aus hochwertigen Zutaten.

Wie und wovon man sich ernährt, ist Teil der Lebensweise. Ein zukunftsfähiger Ernährungsstil wird sich somit nur verwirklichen lassen, wenn man die Einsicht gewonnen hat, seine Lebensweise insgesamt so zu gestalten, dass das Leben auch für künftige Generationen lebenswert sein wird. Vor dieser Aufgabe steht die Menschheit und damit jeder Einzelne.

?!

„Im Grunde sind wir eine genussfeindliche Gesellschaft, deren Mitglieder es sich als moralisches Verdienst anrechnen, dass sie schlecht essen. Wem es nützen könnte, wenn wir uns mit Schund begnügen, darüber wird nicht nachgedacht. Bei anderen Gütern des gehobenen Lebensstandards, bei wirklichem Luxus, sind Deutsche längst nicht so sensibel. (...)

Wir haben nur dieses eine Leben, und das ist kurz. Wieso sollte ein intelligenter Mensch seine guten Seiten nicht genießen wollen? Wir sind in der glücklichen Lage, zwischen erstklassigen und miserablen Qualitäten wählen zu können. Ob wir zu den Kulturvölkern gehören, hängt auch davon ab, welche Entscheidung wir treffen.“(1)

„Zukünftig wird der Sinn eines Unternehmens nicht nur von Qualität oder gar vom Gewinn bestimmt sein, sondern von der Fähigkeit, für die Menschen insgesamt etwas zu tun, was für alle Menschen ‚Menschen-Qualität‘ besitzt. Das angebotene Produkt muss zukünftig auch Frieden stiften: u.a. ökologischen, menschlichen, sozialen, betrieblichen, ethischen Frieden.“(2)

Quellen: (1) Siebeck, Wolfram, Das Haar in der Suppe hab' ich nicht bestellt. Frankfurt a.M. 1992, S. 184 ff
(2) Wilkes, Malte W., in: Qualität. Zitate und Aphorismen. Königstein 1991

## Wenn Sie weiterlesen wollen

Koerber, Karl von, Kretschmer, Jürgen, Der Anspruch auf Nachhaltigkeit im Ernährungsbereich. Wie zukunftsfähig ist unser Ernährungsstil? aid-Verbraucherdienst 4/99, S. 88–95.

Koerber, Karl von, Leitzmann, Claus, Vollwert-Ernährung – genussvoll, gesund, ökologisch, sozialverträglich. aid-Special 10, Bonn 1998.

Slow Food Deutschland e. V. (Hrsg.), Über den Tellerrand schauen ... in den Genuss kommen. Faltblatt, Münster 1999.

# Literaturverzeichnis

Ahrens-Azevêdo, U.; Günther, B.; Pletschen, R.; Schneider, G. (Hrsg.), Ernährungslehre – zeitgemäß praxisnah. Hannover 1990

Arbeitsgemeinschaft der Verbraucherverbände (AgV) e. V. (Hrsg.),
- Ökologischer Landbau und Bioprodukte. Bonn, Verbraucher-Rundschau 9/95, Bonn 1995
- Schöne neue Zukunft – auch für Lebensmittel? Bonn, Verbraucher-Rundschau 1–2/97, Bonn 1997
- Nahrung aus dem Genlabor – Grundlagen, Nutzen, Risiken. Verbraucher-Rundschau 6/97, Bonn 1997

Arius, Claus, Mineralwasser. Der Griff zu 225 Marken aus aller Welt. München 1998

Auswertungs- und Informationsdienst für Ernährung, Landwirtschaft und Forsten (aid) e. V. (Hrsg.),
- Schadstoffe in der Nahrung, Begleittext zum Foliensatz. aid-Verbraucherdienst informiert. Nr. 3156/1994. Bonn 1994
- Fit für den Sport … durch richtige Ernährung. Nr. 1234. Bonn 1995
- Ökologischer Landbau – Grundlagen und Praxis. Nr. 1070. Bonn 2001
- Fleisch und Fleischerzeugnisse. Nr. 1005. Bonn 1996
- Milch und Milcherzeugnisse. Nr. 1008. Bonn 1998
- Speisefette. Nr. 1012. Bonn 1998
- Vorratsschädlinge. aid-Verbraucherdienst informiert. Nr. 1075/1997. Bonn 1997
- Lebensmittelhygiene. aid-Verbraucherdienst informiert. Nr. 1360/1998. Bonn 1999
- Lebensmittel-Kennzeichnung: Die Zutatenliste. aid-Verbraucherdienst informiert. Nr. 1135/1998. Bonn 1999
- Vitamine und Mineralstoffe. aid-Verbraucherdienst informiert. Nr. 1364/1999. Bonn 2002
- Vollwertig essen und trinken nach den 10 Regeln der DGE. Nr. 1016. Bonn 2002[20]
- Convenience in der Küche – schnell, bequem, gesund? Nr. 1449. Bonn 2002
- Eier. Nr. 1069. Bonn 2003[11]
- Kartoffeln und Kartoffelerzeugnisse. Nr. 1003. Bonn 2002
- Unerwünschte Stoffe in Lebensmitteln. Verunreinigungen, Rückstände, Schadstoffe. Nr. 1391. Bonn 2003
- Vom Acker bis zum Teller: Lebensmittelsicherheit geht alle an. Nr. 1423. Bonn 2003

Bailey, Adrian, u. a., Enzyklopädie der Lebensmittel, Augenschmaus und Gaumenfreude. Weyarn 1996

Baltes, W., Lebensmittelchemie. Berlin/Heidelberg 1992

Benz u. a., Backwarenherstellung. Fachkunde für Bäcker. Hannover 1997

Berges, Ulrike, Energy Drinks – Zusatzstoffe bunt gemixt. In: UGB-Forum 5/2000, S. 276–277

Berges, Ulrike, Exotische Tees mit Wunderwirkung? In: UGB-Forum 2/2000, S. 81

Berges, Ulrike, Getränke mit heilender Kraft? In: UGB-Forum 3/1994, S. 155–158

Beythien, A.; Dreßler, E. (Hrsg.), Merck's Warenlexikon für Handel, Industrie und Gewerbe. Leipzig 1920[7]. Nachdruck: Recklinghausen 1996

Bielefeld, Jochen G., Der Käse-Kompass. München 1999

Birus, Thomas, Was macht die Tiefkühlpizza knusprig? Die wundersamen Zutaten der modernen Küche. Frankfurt am Main 2000[3]

Borneff, J., Borneff, M., Hygiene. Stuttgart, New York 1991

Brian, Marcus, Essen auf Rezept, Wie Functional Food unsere Ernährung verändert. Stuttgart und Leipzig 2000

Bundesinstitut für gesundheitlichen Verbraucherschutz und Veterinärmedizin (BgVV, Hrsg.), Lebensmittel und Gentechnik. 1998

Bundesverband der deutschen Süßwarenindustrie e. V., Süßwarentaschenbuch 1998

Bundesverband für Umwelt- und Naturschutz Deutschland (Hrsg.), BUNDmappe Gentechnik in Lebensmitteln

Bund für Lebensmittelrecht und Lebensmittelkunde (BLL) e. V. (Hrsg.), Zusatzstoffe in Lebensmitteln. Bonn 1997

Bürgin, Ralph, u.a., Seafood. Kochbuch und Lexikon von Fisch und Meeresfrüchten. Füssen 1998

Classen, H-G.; Elias, P.S.; Hammes, W.P., Toxikologisch-hygienische Beurteilung von Lebensmittelinhalts- und -zusatzstoffen sowie bedenklicher Verunreinigungen. Berlin und Hamburg 1987

CMA (Hrsg.), Kennwort Milch. Viel Wissenswertes über die Milch. Bonn 1995

Courtine, Robert J., Larousse – Les fromages. Paris 1987

Delos, Gilbert, Biere aus aller Welt. Erlangen 1994

De Groot-Böhlhoff, Hilka; Farhadi, Jutta, In Sachen Ernährung. Haan-Gruiten 1998

Deutsche Gesellschaft für Ernährung (Hrsg.), Ernährungsberichte 1988, 1992, 1996

Deutsches Lebensmittelbuch, Leitsätze 1994. Köln 1994

Deutsches Teigwaren Institut, Nudeln machen glücklich. Gräfelfing o. J.

Deutsches Weininstitut (DWI) e. V. (Hrsg.), Seminar-Handbuch Deutsche Weine, Mainz 1995

DGE-Sektion Baden-Württemberg (Hrsg.), Was wir so alles trinken – Getränke in der Ernährung. Kernen 1996

Dominé, André, Culinaria Naturkost. 2 Bände, Köln 1996

Dossier Diäten, in: natur & kosmos, Heft 2/2000, S. 66–77

Egger/Odenwäller, Grundwissen Ernährung. Stuttgart 1991

Eimler, Wolf-Michael; Kleinschmidt, Nina, Der Fleisch-Report. München 1997

Elmadfa, Ibrahim; Leitzmann, C., Ernährung des Menschen. Stuttgart 1998[3]

Forschungsstelle „Gewürze" im Fachverband der Gewürzindustrie e.V., Kleine Gewürzkunde. Bonn o. J.

Füllgraff, G., Lebensmitteltoxikologie. Stuttgart 1989

GfK-Marktforschung, Ernährung und Kreativität 2000. Verbraucherstudie für Nestlé Deutschland AG. Nürnberg 1989

Gonder, Ulrike, Fett! Stuttgart und Leipzig 2004

Gonder, Ulrike, Krebsprophylaxe durch Ernährung. Literaturstudie im Auftrag des Europäischen Institutes für Lebensmittel- und Ernährungswissenschaften e. V., Hochheim 1999

Gonder, Ulrike, Rohkost: nicht nur gesund. In: natur & kosmos 9/1999

Gonder, Ulrike; Kriener, Manfred, Braucht der Mensch Fleisch? In: natur & kosmos 6/2000

Gotta, Frank, Aus einem goldenen Apfel. Der Apfelwein – un was es driwwer zu saache gibt. Frankfurt a. M. 1987[2]

Greenpeace e.V. (Hrsg.), Essen ohne Gentechnik. Ein Ratgeber für gentechnikfreien Genuss. Hamburg 2004[3]

Grimm, Hans-Ulrich, Back und Dax, Neues aus der Aktienbäckerei. In: Klink, Vincent (Hrsg.), Cotta's kulinarischer Almanach 2000/2001. Stuttgart 1999, S. 9–19

Grimm, Hans-Ulrich, Die Entfremdung der Henne vom Ei. In: Klink, Vincent, und Stephan Opitz (Hrsg.), Cotta's kulinarischer Almanach 1998/99. Stuttgart 1997, S. 77–87

Grimm, Hans-Ulrich, Die Industrialisierung des Geschmacks. In: Klink, Vincent, und Stephan Opitz (Hrsg.), Cotta's kulinarischer Almanach 1996/97. Stuttgart 1995, S. 21–29

Grimm, Hans-Ulrich, Feuchte Nudel – Wie tolle Tüftler das Essen neu erfinden. In: Cotta's kulinarischer Almanach auf das Jahr 2001/2002. Stuttgart 2000, S. 14–26

Grösser, Helmut, Tee für Wissensdurstige. Gräfelfing 1995

Grundke, G.: Warenpflege Lebensmittel. Leipzig 1961

Grüner, Hermann; Metz, Reinhold, Der junge Koch – Die junge Köchin. Gießen 1999[28]

Grunewald, Hedi, Alles was süß macht, Verbraucherzentrale Niedersachsen (Hrsg.). Hannover 1991

Harris, Marvin, Wohlgeschmack und Widerwillen. Die Rätsel der Nahrungstabus. Stuttgart 1989[2]

Hering, Richard, Lexikon der Küche. Gießen/Leipzig 1997[22]

Herrmann, Karl, Dr. Oetker Lexikon Lebensmittel und Ernährung. Bielefeld 1989[3]

Hessisches Ministerium für Umwelt, Energie, Jugend, Familie und Gesundheit (Hrsg.), Gentechnik – Was ist das? Wiesbaden 1995

Hofmann, Lioba, Moderater Alkoholkonsum – Nutzen oder Risiko für die Gesundheit? In: aid-Verbraucherdienst 3/2000

Holenstein, Peter, Kaffee – Das braune Gold. Brugg o. J.

Infomaterial der Stiftung Ökologie und Landbau, Bad Dürckheim

Infomaterial des Gen-ethischen Netzwerks, Berlin

Italienisches Institut für Außenhandel, Pasta, Nudelspezialitäten aus Italien. Düsseldorf o. J.

Jackson, Michael, Bier International. Bern und Stuttgart 1994

Johnson, Hugh, Der neue Weinatlas. Bern und Stuttgart 1996[27]

Johnson, Hugh, und Robinson, Jancis, Der Weinatlas, München 2002[5]

Kallweit, Erhard; Kielwein, Gerhard; Fries, Reinhard; Scholtyssek, Siegfried, Qualität tierischer Nahrungsmittel. Stuttgart 1988

Karmasin, Helene, Die geheime Botschaft unserer Speisen. Was Essen über uns aussagt. München 1999

Kasper, Heinrich, Ernährungsmedizin und Diätetik. München/Wien/Baltimore 1991[7]

Katalyse Institut für angewandte Umweltforschung (Hrsg.), Neue Chemie in Lebensmitteln. Frankfurt a. M. 1995[51]

Katalyse Institut für angewandte Umweltforschung (Hrsg.), Was wir alles schlucken. Reinbek 1992

Keller, Matthias (Hrsg.), Handbuch Fisch, Krebs- und Weichtiere. Hamburg 1999

Klinger, Heinz, Die Hotel- und Restaurationsküche, Bd. 1 und 2. Gießen 1993[11]

Klingler, Rudolf W., Grundlagen der Getreidetechnologie. Hamburg 1995

Klockenhoff, H., Das Fleischerhandwerk. Band 1, Hamburg 1990[8]

Koerber, K. von; Kretschmer, J., Der Anspruch auf Nachhaltigkeit im Ernährungsbereich. Wie zukunftsfähig ist unser Ernährungsstil? In: aid-Verbraucherdienst 4/99

Koerber, K. von; Männle, T.; Leitzmann, C., Vollwert-Ernährung. Heidelberg 1999[9]

Krusen, F., Unsere Lebensmittel. Hamburg 1989

Langnese Honig, Bargteheide, Als die Biene Haustier wurde. Bielefeld o. J.

Lebensmittelrecht. Textsammlung Bd. 1 und 2. Beck-Loseblattsammlung. München o. J.

Lees, G.; Myers, B., The Encyclopedia of World Beers. Bramley Books 1997

Leitzmann, Claus; Dauer, Ulrike, Dictionary of Nutrition. Stuttgart 1996

Leitzmann, Claus; Keller, Markus; Hahn, Andreas, Alternative Ernährungsformen. Stuttgart 1999

Lindner, E., Toxikologie der Nahrungsmittel. Stuttgart 1990[4]

Lohberg, Rolf, Das große Lexikon vom Bier. Ostfildern o. J.

Maggi-GmbH, Magginalien. Frankfurt am Main 1996

Margarine-Institut für gesunde Ernährung (Hrsg.), Gesund und fit – Die Rolle der Fette in unserer Ernährung. Hamburg 1997

Masui, Kazuko; Yamada, Tomoko, Französischer Käse. München 1999

Morris, Sallie, und Mackley, Lesley, Das Handbuch der Gewürze. München 2002

Morton, Marcia und Frederic, Schokolade. Wien 1995

Mühleisen, I., Gute Argumente, Ernährung. München 1988

Nestlé Deutschland AG, Ethnic Food – Die neue Dynamik im Lebensmittelmarkt. Frankfurt a. M. 1993

Nickenig, Rudolf; Rückrich, Klaus, Der Deutsche Weinbau. Zahlen – Daten – Fakten 98. Neustadt a. d. W. 1998

o. V., Das große Pasta-Kochbuch. Köln 1998

o. V., Food Guide – Internationaler Lebensmittelkompass. Köln 1999

o. V., Ingredienzen. Das große Buch der Zutaten. Köln 2000

o. V., Qualität. Zitate und Aphorismen. Königstein 1991

o. V., Schokolade und Kakao, Über die Natur eines Genusses. Neuwied/Bonn 1994

Pfeuffer, M., Einfluss von Nahrungsfetten auf den Plasmacholesterinspiegel. aid-Verbraucherdienst 37 (1992) 6, 118–125

Pilgrim, Volker Elis, Zehn Gründe kein Fleisch mehr zu essen. Frankfurt a. M. 1985

Pollmer, Udo; Fock, Andrea; Gonder, Ulrike; Haug, Karin, Prost Mahlzeit! Krank durch gesunde Ernährung. Köln 2001

Pollmer, Udo; Schmelzer-Sandtner, Brigitte, Wohl bekomm's! Was Sie vor dem Einkauf über Lebensmittel wissen sollten. Köln 1999[3]

Pollmer, Udo; Warmuth, Susanne, Lexikon der populären Ernährungsirrtümer, München 2004

Priewe, Jens, Wein – Die Neue Welt. München 1998

Ravnskov, Uffe; Pollmer, Udo, Mythos Cholesterin. Die zehn größten Irrtümer. Stuttgart und Leipzig 2002

ReformhausINFORMATION/FdR (Hrsg.), Reformhaus-Qualität hat einen Namen. Bad Homburg 1996

Reith, Heike; Hubert, Wolfgang, Exotisches Obst & Gemüse – und was Sie schon immer darüber wissen wollten, Hrsg.: Internationale Fruchtimport Gesellschaft Weichert und Co. Hamburg 1995

Renner, Edmund, Molkereimaschinen und -verfahren. O. O., o. J.

Rexroth, Annette, Neue Regelungen zu gentechnisch veränderten Lebensmitteln. In: ernährung im focus 02/2004

Rias-Bucher, Barbara, Kräuter und Gewürze. München 1997

Robinson, Jancis, Weinkurs. Bern und Stuttgart 1997[2]

Scharfenberg, Horst, Sekt. Bern und Stuttgart 1993

Schlieper, C. A., Grundfragen der Ernährung, Hamburg 1994

Schöller Lebensmittel GmbH, Nürnberg, Vom Gipfelschnee zur fröhlichen Eiszeit. Nürnberg 1987

Schweisfurth, Karl Ludwig, Das Buch vom guten Fleisch. O. O. (Hermannsdorf) 1998

Sinell, H.-J., Einführung in die Lebensmittelhygiene. Berlin, Hamburg 1992

Slow Food Deutschland e. V. (Hrsg.), Über den Tellerrand schauen … in den Genuß kommen. Münster 1999

Spurrier, Steven, Die französischen Weine. München 1993

Stiftung Ökologie und Landbau (Hrsg.), IFOAM Basisrichtlinien. Bad Dürckheim, 1995[10]

Täufel, Alfred; Ternes, Waldemar; Tunger, Lieselotte; Zobel, Martin, Lebensmittel-Lexikon. 2 Bde. Hamburg 1998[3]

Teekanne GmbH (Hrsg.), Schwarzer Tee, Warenkundelernprogramm. Düsseldorf 1995

TRANSFAIR e.V., Köln (Hrsg.), Geschichten mit Genuss. 10 Jahre Partner im Fairen Handel. Köln 2003

Valrhona (Hrsg.), Aux Sources du Grand Chocolat. Tain-L'Hermitage o. J.

Verband für Unabhängige Gesundheitsberatung e. V. (UGB, Hrsg.), Von klein auf Vollwert-Ernährung. Gießen 1993[2]

Verbraucherzentrale (Hrsg.), GEN-iale? Lebensmittel. Stuttgart, Hamburg, Hannover 1994

Verbraucher-Zentrale (Hrsg.), Schlaraffenland aus dem Labor? Lebensmittel durch Food Design. Düsseldorf, Stuttgart, Hamburg 1993

Verbraucher-Zentrale (Hrsg.), Gesunde Ernährung von Anfang an. Hamburg, Hannover, Düsseldorf 1996[10]

Verbraucherzentrale Baden-Württemberg e. V. (verantw. Hrsg.), Fleisch: Qualität. Tierhaltung. Gesunde Ernährung. Rückstände. Stuttgart 1993

Vollmer, G.; Josst, G.; Schenker, D.; Sturm, W.; Vreden, N., Lebensmittelführer. 2 Bände, Stuttgart 1995[2]

Watzl, B.; Leitzmann, C., Bioaktive Substanzen in Lebensmitteln. Stuttgart 1995

Willan, Anne, Die große Schule des Kochens. München 1996

Worm, Nicolai, Schwein gehabt. In: Klink, Vincent; Opitz, Stephan (Hrsg.), Cotta's kulinarischer Almanach 1998/99. Stuttgart 1997

Worm, Nicolai, Diätlos glücklich. Abnehmen macht dick und krank – Genießen ist gesund. Bern und Stuttgart 2003

Worm, Nicolai, Ernährung und koronare Herzkrankheit: Wie sinnvoll ist Diät? Sonderdruck aus: Versicherungsmedizin 47 (1995), Heft 4

Worm, Nicolai, Macht Fett fett und fettarm schlank? In: Deutsche Medizinische Wochenschrift, Heft 51/52, 2002, S. 2473 ff.

Worm, Nicolai, Täglich Wein. Gesünder leben mit Wein und mediterraner Ernährung. Bern und Stuttgart 2002

Worm, Nicolai, Täglich Fleisch – Auch der Mensch braucht artgerechte Ernährung. Bern und Stuttgart 2001

Zimmer, Dieter E., Hühner – Tiere oder Eiweißmaschinen? Reinbek bei Hamburg 1983

## Weiterführende Literatur

Auswertungs- und Informationsdienst für Ernährung, Landwirtschaft und Forsten (aid) e. V. (Hrsg.)

- aid-Special. Zwischen Öko-Kost und Designer-Food: Ernährung im 21. Jahrhundert. Tagungsband zum 2. aid-Forum am 1. Juni 1999 in Bonn. Bonn 1999
- Unerwünschte Stoffe in Lebensmitteln – Verunreinigungen, Rückstände, Schadstoffe, Bonn 2003
- Vollwert-Ernährung – genussvoll, gesund, ökologisch, sozialverträglich. Bonn 2000

Bergmann, Karin, Industriell gefertigte Lebensmittel. Hoher Wert und schlechtes Image? Berlin/Heidelberg/New York u.a. 1999

Cotta's kulinarischer Almanach auf das Jahr 1994, 1995/96, ... ff, Hrsg.: Klink, Vincent, und Opitz, Stephan (bis 1998/99); Klink, Vincent (ab 1999/2000); Seitz, Erwin (ab 2002). Stuttgart 1993 bis 2003

Fegebank, Barbara, Ernährung in Systemzusammenhängen. Ein Lehrbuch zur Multiperspektivität und Mehrdimensionalität der Ernährung. Hohengehren 2001

Fiddes, Nick, Fleisch – Symbol der Macht. Frankfurt a. M. 1993

Fölsch, Verena; Garloff, Hans, Handbuch Produktentwicklung Lebensmittel. Hamburg 1999

Friesen, Astrid von, Geld spielt keine Rolle. Erziehung im Konsumrausch. Reinbek bei Hamburg 1992

Furtmayer-Schuh, Annelies, Postmoderne Ernährung. Food Design statt Esskultur. Stuttgart 1993

Grimm, Hans-Ulrich, Aus Teufels Topf. Die neuen Risiken beim Essen. München 2001

Grimm, Hans-Ulrich, und Sabersky, Annette, Mund auf, Augen auf. Der Ernährungsberater für Eltern und Kinder, München 2002

Grunert, Suzanne C., Essen und Emotionen. Die Selbstregulierung von Emotionen durch das Essverhalten. Weinheim 1993

Harrus-Révidi, Gisèle, Die Kunst des Genießens. Esskultur und Lebenslust. Düsseldorf und Zürich 1996

Hurrelmann, Klaus, u.a., Jugendgesundheitssurvey. Internationale Vergleichsstudie im Auftrag der Weltgesundheitsorganisation WHO. Weinheim und München 2003

Lutzenberger, José; Gottwald, Theo, Ernährung in der Wissensgesellschaft. Vision: Informiert essen. Frankfurt a. M./New York 1999

Meuth, Martina; Neuner-Duttenhofer, Bernd, Der große Meuth Neuner-Duttenhofer. München 2004

Montanari, Massimo, Der Hunger und der Überfluss. Kulturgeschichte der Ernährung. München 1993

Reinecke, Ingrid; Thorbrietz, Petra, Lügen, Lobbies, Lebensmittel. Wer bestimmt, was Sie essen müssen? München 1997

Root, Waverley, Alles was man essen kann. Frankfurt a. M. 2003

Schlosser, Eric, Fast-Food-Gesellschaft. Die dunkle Seite von McFood & Co. München 2002

Schultz, Uwe (Hrsg.), Speisen – Schlemmen – Fasten. Eine Kulturgeschichte des Essens. Frankfurt a. M./ Leipzig 1993

Schweisfurth, Karl Ludwig, Pures Leben. Die Gaben der Natur genießen. München 2001

Seitz, Erwin, Butter, Huhn und Petersilie. Stuttgart 2002

Siebeck, Wolfram, Das Haar in der Suppe habe ich nicht bestellt. Erinnerungen eines Berufsessers. Frankfurt a. M. 1992

This-Benckhard, Hervé, Rätsel der Kochkunst – naturwissenschaftlich erklärt. Berlin/Heidelberg/New York u.a. 1996

Worm, Nicolai, SYNDROM X oder Ein Mammut auf den Teller! Lünen 2002

**Für Auskünfte bedanken wir uns bei den nachfolgend aufgeführten Unternehmen, Institutionen und Verbänden:**

1 x 1 Atlanta-Gruppe, Bremen

Arbeitsgemeinschaft Lebensmittel ohne Gentechnik (ALOG) e. V., Frick (Schweiz)

Arbeitsgemeinschaft ökologischer Landbau (AGÖL) e. V., Darmstadt

Auswertungs- und Informationsdienst für Ernährung, Landwirtschaft und Forsten (aid) e. V., Bonn

Backmittelinstitut e. V., Bonn

Bäuerliche Erzeugergemeinschaft Schwäbisch Hall, Wolpertshausen

Bund für Lebensmittelrecht und Lebensmittelkunde (BLL) e. V., Bonn

Bundesanstalt für Getreide-, Kartoffel- und Fettforschung, Detmold

Bundesverband der deutschen Fischindustrie und des Fischgroßhandels e. V., Hamburg

Bundesverband der Deutschen Spirituosenindustrie e. V., Bonn

Bundesverband der Deutschen Teigwarenindustrie e. V., Bonn

Bundesverband der Hersteller von Löslichem Kaffee e. V., Hamburg

CMA, Centrale Marketing-Gesellschaft der deutschen Agrarwirtschaft mbH, Bonn

Deutsche Gesellschaft für Warenkunde und Technologie (DGWT) e. V., Essen

Deutsche Landwirtschafts-Gesellschaft e. V., Frankfurt

Deutsche Stiftung für Warenlehre, Essen

Deutsche Wein-Information/Deutscher Weinfonds, Mainz

Deutscher Kaffee-Verband e. V., Hamburg

Deutsches Teebüro, Hamburg

DRAGOCO Gerberding & Co. Aktiengesellschaft, Holzminden

Dresdner Molkerei Gebrüder Pfund, Dresden

Fachverband der Stärke-Industrie e. V., Bonn

Fisch-Informationszentrum e. V., Berlin/Hamburg

Fördergemeinschaft Deutsches Markenbrot e. V., Düsseldorf

foodwatch e.V., Berlin

Forschungsanstalt für Weinbau, Geisenheim am Rhein
Gartenbauzentrale Papenburg, Papenburg
GMF, Vereinigung Getreide-, Markt- und Ernährungsforschung e. V., Bonn
Hawaii Seafood Distributors, Honolulu (USA)
Huber Verpackungen GmbH & Co, Öhringen
I. C. E., Italienisches Institut für Außenhandel, Düsseldorf
IDM-Informationszentrale Deutsches Mineralwasser, Bonn
Informationsbüro Brandy de Jerez, Hamburg
Informationsbüro der niederländischen Geflügelwirtschaft, Mülheim an der Ruhr
Informationsbüro Serrano Especial, Mülheim an der Ruhr
Informationsbüro Vinhos de Portugal, Wiesbaden
Informations-Centrale Eiskrem, Bonn
Info-Zentrum Schokolade, Leverkusen
Internationale Fruchtimport Gesellschaft Weichert & Co, Hamburg
New Zealand Lamb Informationsbüro Deutschland, Hamburg
Privatbrauerei Jacob Stauder GmbH & Co, Essen
SOPEXA Förderungsgesellschaft für französische Nahrungs- und Genussmittel, Düsseldorf
Spanisches Generalkonsulat, Handelsabteilung, Düsseldorf
Sushi-Zen GmbH, Kronberg
Vegetarier-Bund Deutschlands e. V., Hannover
Verband der deutschen Fruchtsaftindustrie e. V., Bonn
Verband Deutscher Sektkellereien e. V., Wiesbaden
Verband für unabhängige Gesundheitsberatung (VGB) e. V., Gießen
Warsteiner Brauerei Haus Cramer GmbH & Co KG, Warstein
Weinwerbezentrale badischer Winzergenossenschaften e. G., Karlsruhe
Werbegemeinschaft Württembergischer Weingärtnergenossenschaften e. G., Möglingen
Wirtschaftliche Vereinigung Zucker e. V., Bonn
Zentralverband des Deutschen Bäckereihandwerkes e. V., Bad Honnef

# Sachwortverzeichnis

## A


Aal 177
in Aspik 411
Abalone 185
Abate Fetel 195
Abbey-style 299
Abfallbeseitigung 74
Abfüller 319
Abgabe von Spirituosen 345
Absatzförderung 78
Absolute Luftfeuchte 64
Abteibier 299
Abtropfgewicht 88, 210
AC. Siehe Appellation Contrôlée
ACE-Getränke 289, 426
Acesulfam-K 272, 407
Aceto Balsamico 366
Achatschnecke 184, 185
Acrylamid 41, 248, 254, 265, 268
Adamsapfel 201
ADI 407
ADI-Wert 46,47
Advocaat 337
Adzukibohnen 235, 236
Aeroschokolade 276
Ahornsirup 401
Ahr 321
Aïoli 370
Akazienhonig 281
Alaska-Seelachs 172, 174
Alcopops 346
Ale 299
Alexander Lucas 195
Algen 402
Alicante 197
Alioli 370
Alkohol 344
höherer 336
Wirkungen von 345
Alkoholarmer Wein 318
Alkoholarmes Bier 296, 304
Alkoholfreie Getränke 285, 290
Alkoholfreies Bier 296, 304
Alkoholgehalt
87, 296, 318, 337, 345
Alkoholgenuss 344
Alkoholische Gärung 307
Alkoholische Mischgetränke 304
Alkoholismus 345
Alkoholmissbrauch 344, 345
Allasch 344
Allergieauslösende
Nahrungsmittel 379
Allergiebereitschaft 378
Allergiebewusste Ernährung 379
Allgäuer Bergkäse 122
Allgäuer Emmentaler 122
Allgemeine
Verkehrsauffassung 90
Almas 182
Alsterwasser 304
Altbacken 268
Altbackenwerden 57
Altbier 292, 296, 298
Alte Gemüsearten 218
Amaranth 250
Amaretto 344
Ambiente 53
Ameisensäure 44
Aminosäure, essenzielle 97
Aminosäuren 14
Amontillado 324
Amtliche Prüfnummer 319, 339
Amtliche Qualitätseinstufung 316
Amylasen 24
Anabolika 39
Analytische Weinprüfung 317
Ananas 202, 288
Ananaskirsche 206
Anbau, kontrolliert biologischer/
ökologischer 392
ökologischer 53, 402
Anbaugebiet 310
bestimmtes 319, 321
Anchovis 177
Anchovispaste 182
Anerkennung
gegenseitige 91
Angabe, geschützte
geographische 80, 123
Angebotsform 52
Angelschellfisch 170
Angeschobene Brote 263
Angler 176
Angostura 344
Anis 337, 363
Anisette 344
Anorganische Stoffe 16
Anreichern 313
Anrührfertig 408
Ansprüche der Verbraucher 49
Anthocyane 5, 25
Anthroposophie 402
Anthroposophische
Ernährung 402
Antibiotika 5, 39, 40, 144
Antibiotikaeinsatz 190
Antikörper 14
Antilopen 164
Anti-Matsch-Tomate 417, 418
Antioxidationsmittel 42, 44
Antipasti 237
AOC. Siehe Appellation Contrôlée
Apfel 194,195, 211
Apfelbanane 202
Apfelblüte 230
Apfelbrand 340
Apfelbranntwein 337
Apfelkompott 210
Apfelmost 326
Apfelmus 210, 282
Apfelquitten 196
Apfelringe 273
Apfelrotkohl 234
Apfelsaft 288
Äpfelsäure 314
Apfelsine 201
Apfelwein 326
Apothekenpflichtig 389
Appellation Contrôlée 317
Appenzeller 116, 122
Appetit 413
Appetitlichkeit der Herkunft 76
Appetitsild 183
Apricot Brandy 344
Aprikose 198, 211
Aquakultur 171, 172
Aquavit 337, 343
Arabica 347, 348
Arbeitserleichterung 52
Arbeitskleidung 74
Arborioreis 253
Ardenner Schinken 157
Armagnac 337, 339
Aroma 288, 371
Aromaeindruck 27
Aromaextrakte 370
Aroma-Hopfen 301
Aromastoffe 5, 26, 27, 370, 401
Aromatisierte Lebensmittel 371
Aromatisierte
Spirituosen 337, 343
Aromatisierte Teemischung 356
Aromatisierter Wodka 343
Aromatisierung 27
Aromaverlust 56
Aromen 370, 371
Arrak 343
Arrakverschnitt 343
Artgerechte Schweinehaltung 395
Artgerechte Tierhaltung 53, 143,
144, 167, 395
Artgrenzen 416
Artischocken 216, 228, 234
Artischockenböden 237
Arzneimittel 387
frei verkäufliche 357, 387, 389
Arzneimittelrecht 424
Arzneimittelrückstände 40
Ascorbinsäure 17, 44
Aspartam 44, 272, 407
Aspik 152
Aspikwaren 159
Assam 354
Asti 321
Asti Spumante 327
Atmungsprozesse 63
Attraktivitätserhöhung 25
Auberginen 216, 223, 224
Auberginenscheiben 237
Aufbereiten 313
Aufgesetzter 344
Aufgussfertig 408
Aufgussflüssigkeit 210
Aufkochen von Milch 108
Aufrahmen 108, 110, 112
Auftauen 57
Auftauwasser 166
Augenbohnen 236
Ausbau 313
Ausländisches Bier 297
Auslaufhaltung 162
Bäuerliche 162
Auslese 317, 318

Ausmahlungsgrad 252, 259
Aussehen 24
Äußere Qualität 77
Auster 184, 185
Austernpilze 216, 232, 233, 234
Austrocknen 56
Auszeichnung 320
Auszeichnungen 77, 78
Auszuckern von Honig 284
Auszugsmehl 259
Auszugsmehl-Feinbackwaren 400
Avocado 204, 206
$a_w$-Wert 60

## B

Babaco 204, 206
Babybanane 202
Bacchus 312
Bachforelle 174
Bachsaibling 177
Backeigenschaften der Mehle 262
Backfett 9
Backmischung 252, 265, 408
Backmittel 262
Backpulver 258
Backschrot 251
Backshop 265
Backverfahren 263
Backwaren
  Feine 266
  Tiefkühl- 265
Bacon 157
Bacon-Snacks 267
Baden 321
BADGE 68
Badisch Rotgold 309
Bagel 265
Baguette 263
Baguettebrötchen 266
Bakteriengifte 4
Bakterienwachstum 61
Bálaton 321
Ballaststoffe 5, 6, 9, 21
Ballaststoffpräparate 400
Balsambirne 232
Balsamessig 367
Balsamico-Essig 411
Bambussprossen 216, 228, 234
Banane 202, 203
  Dollar- 213
  Euro- 213
Bancha 356
Bandbohne 223, 224
Bandnudeln 256
Bandwürmer 59
Banyuls 324
Barack pálinka 340
Barbarieenten 160
Barbe 177
Bärlauch 230, 363
Barsch 177
Bärwurz 342
Basilikum 363
Basmatireis 259
Batate 216, 231, 232
Batavia 216
Bataviasalat 220
Batteriehaltung 100, 105
Bauch 149, 153
  geräucherter 153
Bauchspeck 157
Baudroie 176
Bäuerliche Auslaufhaltung 162
Bäuerliche Freilandhaltung 162
Bauernbrötchen 266
Bauernhandkäse 122
Baumbehang 273
Baumstachelbeere 204
Baumtomate 206
Baumwollsaatöl 133
Baustoffe 6, 14
Bayonner Schinken 157
β-Carotin 134
Beaujolais 311, 313
Becherovka 343
Bedarfsangepasste
  Lebensmittel 376
Bedarfsgegenstände 31, 35, 69
Bedingungen 74
  sanitäre 74
Bedürfnis 52, 55
  ökologisches 53, 54
  politisch-soziales 53
  psychologisches 51, 52
  sozial und politisch
    motiviertes 54
  soziokulturelles 53, 54
  sozioökonomisches 52, 54
Beefsteak 148
Beefsteakhack 151
Beefsteaktatar 151
Beeren 309
Beerenauslese 317, 318, 330
Beerenobst 192, 196, 197
BEFFE-Gehalt 154
Behaarte Litschi 206
Behälter 74
Behandelte Feigen 211
Beikost 378
  für allergiegefährdete Babys 379
Bekämpfung des Welthungers 419
Bellota-Schinken 157
Belohnung 52
Bel Paese 117, 122
Beluga 182
Benzoesäure 43, 44
Benzpyren 168
Benzpyren-Belastung 152
Bereich 320
Bergkäse 116
Berliner Landbrot 263
Berliner Weiße 296, 298
Bestimmtes Anbaugebiet 319
Bestrahlen 66
Beta-Carotin 388
Betriebskontrollen 91
Betriebsräume 74
Betriebsstätten 74
Betriebsstoffe 6
Beuscherl 150
Bevorratung 52
Bier 291, 401
  alkoholarmes 296, 304
  alkoholfreies 296, 304
  aromatisiertes 301
  ausländisches 297
  deutsches 296
  im Niedrigpreissegment 293
  obergäriges 295, 298
  pasteurisiertes 295
  Spezialitäten 298
  untergäriges 295, 298
  untypische Zutaten 300
  Wiener Art 299
  winter warmers 300
Bierabsatz 297
Bierarten 295, 296
Bierbereitung 292
Bière de Garde 299
Biere, aromatisierte 301
Biergattungen 294, 296, 297
Biergenuss 302
Bierherstellung 294
Bierkonsum 292
Biermarkt 300
Biermischgetränke 304
Bierqualität 295, 301, 306
Bierschinken 157, 159
Biersorten 295, 296
Bierspezialitäten 300
Biervielfalt 300
Bierwurst 157, 159
Bierwürze 294
Billigsekt 334
Bindegewebe 167
Biodyn 395, 402
Bio-Fleisch 143
Bio-Fleisch-Programm 144
Bio-Gemüse 391
Bio-Katalysatoren 24
Bio-Kiste 392
Biologisch-dynamische Land-
  wirtschaft 395, 402
Biologische Einflüsse 56
Biologische Wertigkeit 15, 139
Biologische/biochemische
  Prozesse 56
Bio-Markenzeichen 392, 395
Bio-Obst 391
Bio-Produkte 392
Bio-Siegel, staatliches 79, 395
Biosphäre 434
Biotin 17
Bircher-Müsli 254
Birne 194, 195, 210, 211
  Japanische 205
Birnenbrand 340
Birnenbranntwein 337
Birnenkraut 282
Birnenmelone 206
Birnenquitten 196
Biskuit 267
Bismarckhering 183
Bitter 26, 299, 337
Bitter-Hopfen 301
Bitter Lemon 289
Bitter Orange 289
Bittere 301
Bittergetränke 289
Bittergurke 232
Bittermandelaroma 340
Bitterorange 201
Bitterschokolade 276

Bitterspirituosen 343
Bitterstoffe 5, 26
Blanc des blancs 329
Blanchieren 24, 409
Blanquette de Limoux 327
Blätterkrokant 274
Blattgemüse 216, 234
Blattgrade 353
Blattmangold 220
Blattsalate 219, 220
Blattspinat 221
Blatt-Tees 353
Blauburgunder 311
Blauer Portugieser 312
Blauer Spätburgunder 311, 312
Blauer Trollinger 312
Blaukraut 222
Blauleng 177
Blausäure 29, 30
Blausucht 37
Blei 5, 32
Bleichsellerie 216, 228
Bleichspargel 228
Blended Whisky 341
Blenden 341
Bleu d'Auvergne 120, 122
Blockschokolade 276
Blondfrucht 201
Blumenkohl 216, 221, 222, 237
Blut 167
Blutcholesterin 12
Blüten 238
  essbare 216, 230
Blütenblätter von
  Chrysanthemen 230
  Geranien 230
  Holunder 230
  Jasmin 230
  Lavendel 231
  Ringelblumen 231
  Zitronenbäumchen 231
  Zucchini 230
Blütennektar 280
Bluthochdruck 382
Bluthochdruckpatienten 376
Blutisoton 385
Blutorange 201
Blutwurst 156, 157, 159
Blutzucker 9
Blutzuckerspiegel 380
Bockbier 298
Bockwurst 156, 157, 159, 198
Boden 313
Bodenhaltung
  Extensive 162
Bodensatz 314
Bohnen 216, 236, 237
Bohnenkaffee 401
Bohnenkraut 363
BÖLW 393, 394, 395
Bombagen 65, 66
Bombierte Konserven 67
Bonbel 117
Bonbongrundmasse 273
Bonbons 273
Bonito 175
Boonekamp 343, 344
Bordeaux 321
Borden Cheese Kiss 424
Borlotti-Bohnen 235, 236
Borretschblüte 230
Borretschöl 388
Boscs Flaschen-Birne 195
Boskoop 195
Botrytis 330
Botulismus 41, 66
Botulismuserreger 5, 41, 59, 60, 65
Bourbon Whiskey 342
Bowlenwein 331
Braeburn 195
Brände 337, 338
Brandy 337, 339, 344
Brandy de Jerez 339
Branntwein 337
Branntweinessig 366, 367
Bratfette 136
Bratfischwaren 183
Brathähnchen-Gewürzsalz 365
Bratheringe 183
Bratheringsröllchen 183
Bratkartoffeln 245
Bratwurst 150, 159, 168
  Rheinische 159
Braugerste 301
Braune Linsen 236
Brauner Kandis 270, 271
Brauner Zucker 270, 401
Braunkohl 216, 222
Braunreis 252
Braunschweiger
  Mettwurst 157, 159
Bräunungsreaktionen 57
Brause 289
Brautradition 300
Brauwasser 297, 301, 306
Bread and butter tea 352
Brechbohnen 223, 224, 234
Brechspargel 234
Brennen 336
Brennnessel 238
Brennwein 338
Brennwert 20, 22
Brennwerteinheit 381
Bresaola 152, 157
Brie 117, 120, 122
  de Meaux 122
  de Melun 122
Bries 141, 150
Broccoli 216, 221, 222
Broiler 161
Broken-Tees 353, 354
Brokkoli 216
Brombeere 196, 197
Brombeerlikör 344
Bronn 286
Brot 261
  angeschobenes 263
  flüssiges 305
  freigeschobenes 263
  nährwertverändertes 265
Brotaufstrich 132, 138, 280
  aus Obst 282
Brotbeläge 422
Broteinheiten 381
Broteinheiten (BE) 23
Brotgetreide 250
Brotheimat 263
Brotherstellung 262
Brotsorten 261, 263
Brotwurzel 232
Bruch 56
Brühe
  gekörnte 408
Brühwürfel 369
Brühwurst 154, 156, 157, 168
  fein 159
  grob zerkleinert 159
  mit Fleischeinlage 159
Brune 299
Brunnen 286
Brüsseler Kohl 222
Brust 149
BSE 141
BSE-Risikomaterial 141
Buchweizen 250
Büffelmilch 115
Buletten 150
Bundesweinprämierung 320
Bündnerfleisch 152, 157
Bund Ökologische Lebens-
  mittelwirtschaft 393, 395
Burgenland 321
Burgund 321
Burgunder 313
Buschbohnen 224, 234
Butten 325
Butter 128, 132, 133, 136, 401
  geklärte 137
  mildgesäuerte 133
  Sauerrahm 133
  Streichfähigkeit der 132
  Süßrahm 133
Butterblume 216, 238
Butterkäse 117, 122
Butterkeks 267
Buttermilch 109, 111, 133
  reine 111
Buttern 132
Butternut 224
Butterreinfett 137
Buttersalat 216, 220
Butterschmalz 137, 401
Buttersorten 133
BVL 92, 384, 415


## C


Cabanossi 157
Cabernet Sauvignon 311, 323
Cabrales 122
Cadmium 5, 32
Café au Lait 351
Café de Paris 365
CA-Lagerung 212. Siehe Controlled-Atmosphere-Lagerung
Calcium 5, 18, 107, 115
Calvados 337, 340, 341, 342
Camarones 187
Cambozola 117
Camembert 117, 120, 122
  de Normandie 122
Campanel 257
Canadian Whisky 342
Canellini-Bohnen 236

Cannelloni 413
Cantal 122
Cantaloupe 209
Cappuccino 351, 357
Cargo-Reis 252
Carignan 311
Carotin 5, 17, 25, 44, 137
Carotinoide 44, 104
Carrageen 44, 110
Carré de l'Est 122
Casein 119
Cashewkern 208
Castello blanco 117
Catalonga 216, 219, 220
Catfish 176
Cava 327, 329
Cayenne-Pfeffer 363
Cecina 152
Cellulose 5, 8
Cerealien 254
Cervelatwurst 156, 157, 159
Ceylon 354
Ceylon-Mischung 355
Champagne 321, 327
Champagner 329
 süß 272
Champagnerkraut 237
Champignons 216, 233, 234, 237
 rosé 232
 weiß 232
Chantarelle 232, 233
Chaource 122
Chaptalisieren 313
Chardonnay 311, 323
Chateaubriand 148
Châteauneuf-du-Pape 314
Chayote 216, 231, 232
Cheddar 116, 122
Chemische Einflüsse 56
Chemische Veränderungen 57
Cherimoya 204, 206
Cherry Brandy 344
Cheshire 122
Chester 122
Chianti 314, 321
Chicorée 216, 219, 220
Chili 363
Chiliöl 132
Chinagewürz 365
Chinakohl 216, 222
Chinesische Artischocke 232
Chinin 289
Chips 267, 400
Chirimolla 204
Chlor 18
Chlorid 18
Chlorierte Kohlen-
 wasserstoffe 29, 33
Chlorophyll 5, 7
Cholesterin 13, 17, 103, 138
Chopsuey 413
Chorizo 157
Chrom 18
Chrysanthemenblüte 230
Chutneys 369
Ciabatta 265
Cider 326
Cidre 326
Citrusöl 5
Clairette de Die 327
Clam 185
Clapps Liebling 195
Clementine 201
Club-Steak 148, 167
Cobalamin 17
Cocktailtomate 225
Coenzym Q 10 388
Coffein 426
Cognac 337, 339
 Qualitätsstufen 338
Cointreau 343
Cola-Bier 304
Colagetränke 272, 401
Comté 116
Conchieren 275
Conchigli 257
Conference 195
Controlled-Atmosphere-
 Lagerung 63
Convenience 145, 163, 408, 438
Convenience Food 408
Convenience-Grad 408
Convenience-Produkte 52, 410
Cookie 267
Coppa 153, 157
Coquille 185
Cornedbeef 159
 mit Gelee 154, 157
Cornflakes 253, 400
Cornichons 237
Coronas 187
Cox Orange 195
Crabmeat 186, 187
Cranberry 197
Cream 324
Crémant 81, 329
Crème de Cassis 343, 344
Crème double 110
Crème fraîche 109, 111
Creutzfeldt-Jakob-Krankheit 141
Crevetten 187
Crianza 317
Criollo 276
Criollo-Kakao 283
Croissant 266
Crosnes 216, 231, 232
CTC-Produktion 353
Cumberland-Soße 411
Curaçao 344
Currypulver 365
Cushlee 117
Cuvée 327
Cyclamat 44, 272, 406, 407

## D

Dampfkammerverfahren 264
Damwild 164
Danablu 117, 122
Danbo 116, 122
Darjeeling 354
Darmflora 107
Darmparasiten 59
Darren 252, 294
Dattel 202, 211
Datteltraube 197
Dauerbackwaren 266, 267
 Spezialitäten 267
Dauerwaren 152
Dauerwurst 156
Deformation 56
Dekantieren 333
Delikatess-Gürkchen 411
Delikatess-Maiskölbchen 411
Delikatess-Mayonnaise 370
Delikatess-Mixed-Pickles 411
Delikatessbohnen 223, 224, 234
Delikatessen 410
Delikatesshering 183
Delikatesssenf 368
Demeter 395, 402
Denominación de Origen 317
Denominazione di Origine
 Controllata 317
Denominazione di Origine
 Controllata e Garantita 317
Depot 314, 333
Desinfektionsmittel 40
Desserts 408
Dessertschaum-Pulver 422
Destillation 335, 336, 339, 342
Destillationsverfahren 336
Detailharmonisierung 91
Deutscher Weinbrand 337, 339
Deutscher Whisky 342
Deutsches Bier 296
Deutsches Lebensmittelbuch 90
Deutsches Weinsiegel 320
Dextrose 271
DFD-Fleisch 141
Diabetiker 376
Diabetiker-Lebensmittel 380
Diät 376
Diätbier 298
Diätetische
 Lebensmittel 375, 376, 387
Diät-Margarine 134
Diätpils 298
Diätsalz 382
Diät-Verordnung 376
Dicke Bohnen 224, 236
Dicke Rippe 149
Dickmilch 109, 111
 entrahmte 111
 fettarme 111
Diesel 304
Diglyceride 44
Dijon-Senf 368, 411
Dill 363
Dillgurken 237
DIN ISO 9000–9004 71
Dinkel 250
Dinoflagellaten 190
Dioxine 5
Diphenyl 44, 200
Direktsaft 288
Direktvermarktung 434
Disaccharide 8
Distelöl 128, 132
DLG-Preis 78
DO. Siehe Denominación de
 Origen
DOC. Siehe Denominazione di
 Origine Controllata

DOCG. Siehe Denominazione di Origine Controllata e Garantita
Dollar-Banane 213
Döner 150, 413
Doppelbock 298
Doppeldottereier 104
Doppelkorn 337, 341
Doppelrahmfrischkäse 122
Doppelrahmstufe 121
Doppelt ungesättigte Fettsäure 10
Dorade 176
Dornfelder 312
Dornhai 177
Dorsch 174
Dosenbier 306
Dosengerichte 408
Dosiererleichterungen 411
Dotter 97, 104
Douro 321, 325
Dragees 273
Dreifachzucker 8
Dreiviertelfettbutter 135
Dreiviertelfettmargarine 135
Dreiviertelfettstufe 121
Dreiviertelmischfett 135
Drillinge 243
Dritte Welt
  Gerechtigkeit im Handel mit der 53, 427
Drops 273
Druckbrötchen 266
Dudhi 216, 231, 232
Duero 321
Duft 26
Duftreis 259
Duldbare Höchstmengen 46
Düngemittel 29, 36
Dunkles Mehl 251
Durchwachsener Speck 153
Durian 204, 206
Düsseldorfer Senf 368

## E

Echte Lakritze 273
Echte Mandarine 201
Echter Arrak 343
Edamer 116, 122, 125
Edelfäule 330
Edelfaule Weinbeere 325
Edelfische 190
Edelkakaosorten 283
Edelpilzkäse 117, 120, 122
Edelschimmel 120, 125
EG-Bio-Verordnung 80, 392
Egerling 233
Egli 177
EG-Öko-Zeichen 80, 392
Eibisch 225
Eichblattsalat 216, 220
Eier 97, 401
  Erzeugnisse aus 103
Eierfrucht 224
Eiergebäck 267
Eierkonsum 106
Eierlikör 337
Eiernudeln 255
  mit besonders hohem Eigehalt 255
  mit hohem Eigehalt 255
Eierpackstellen 99
Eierschwamm 233
Eierspeisen 102
Eierstich 103
Eifreie Teigwaren 255
Eigelb 98
Eigelee 103
Eihaut 98
Eiklar 98
Eikonzentrat 103
Einbrauen 294
Einfache Eiweißstoffe 15
Einfacheiskrem 278
Einfachzucker (Monosaccharide) 8
Einflüsse
  biologische 56
  chemische 56
  klimatische 56
  mechanische 55
  physikalische 56
Einlegegurke 237
Einmachzucker 270, 271
Einseitige Ernährungsweise 27
Einzellage 320
Eiprodukte 103
Eipulver 13, 103, 401
Eis. Siehe Speiseeis
  mit Pflanzenfett 278
Eis(berg)salat 216, 220
Eisbein 149, 157
Eisbeinsülze 157
Eisbock 298
Eischale 103
Eischnee 102
Eisen 18
Eiskaffee 351
Eiskonfekt 279
Eiskrem 278
Eissorten 278
Eissprengung 57
Eistee 289
Eisverbrauch 278
Eiswein 317, 318, 330
Eiweiß 5, 6, 7, 14, 97, 107, 115, 139, 397
Eiweißstoffe 14, 15
  einfache 15
  zusammengesetzte 15
Eiweißzufuhr 385, 397
Ekel 77
Elbling 312
Elchwild 164
Elstar 195
Emmentaler 116, 120, 121
  Allgäuer 122
  Schweizer 122
Emotionale Nähe, Verbundenheit 432
Emulgator 4, 5, 42, 44, 134
Emulsionslikör 343
Endivie 216, 220
Energiebereitstellung 385
Energiedichte 96
Energiegehalt 21
Energiegewinnung 6
Energielieferanten 6
Energiereiche Lebensmittel 96
Energy-Drinks 290, 426
Englische Mischung 355
Entalkoholisierter Wein 329
Enteisent 290
Enten 160, 161
Enteneier 98
Entenvögel 164
Entkoffeinierter Kaffee 350
Entkoffeinierter Tee 356
Entmischen 56
Entnahmeerleichterungen 411
Entrahmte Dickmilch 111
Entrahmte Sauermilch 111
Entrecôte 148
  double 148
Entsäuern 313
Enzian 337
Enzymaktivität 24
Enzyme 5, 14, 24
Epoxide 68
Erbgut 416
Erbinformationen 416, 417
Erbsen 216, 235, 236
Erbswurst 408
Erdbeere 196, 197
Erdnuss 208
Erdnussbutter/-krem 282
Erdnussflips 267
Erdnussöl 131, 133
Erfrischungsgetränke 289
Erfüllung von Erwartungen 52
Ergänzung der Eiweißzufuhr 385
Ergänzungswert 15
Ergosterin 17
Ergrünte Kartoffeln 246
Erhaltung und Schutz der natürlichen Umwelt 53, 391
Erhitzte Kost 399
Erkrankungen 72
Erlebniswert 53
Ernährung 3, 4
  allergiebewusste 379
  anthroposophische 402
  Gesundheitsverträglichkeit der 399
  makrobiotische 402
  vegane 397
  vegetarische 397
  Vollwert- 398
  vollwertige 398
Ernährungsbedingte Krankheit 27
Ernährungsbedürfnis
  kulinarisches 51, 52
  physiologisches 51, 52
Ernährungsfehler 384
Ernährungsform
  alternative 397
Ernährungsgewohnheiten 46
Ernährungskonzepte 397
Ernährungsphysiologische Qualität 52
Ernährungsphysiologischer Wert 21, 52, 135, 268, 283, 424, 436

Ernährungsstil
zukunftsfähiger 437, 439
Ernährungsweise
einseitige 27
Ernährungswissen 15
Ernährungszwecke 376
Ersatzbefriedigung 52
Ersatzprodukt 421, 422
Erucasäure 132, 137
Erwerbssicherung
für regionale Lebensmittel-produzenten 53
Erythrosin 44
Erzeuger 319
Erzeugercodierung 104
Erzeugerpreise 437
Erzeugnisse
kakaohaltige 275
Erzeugnisse aus Eiern 103
Escarol/Eskarid 216, 220
Eselsmilch 115
Espadon 176
Espresso 351, 357
Esrom 117, 122
Essbare Blüten 216, 230, 231
Essbare Samen 208
Essenzen 370
Essenziell 10
Essenzielle Aminosäure 97
Essig 366
Essigessenz 366
Essigsaures Gemüse 237
Esskastanie 208
Esskultur 53
Estragon 363
Ethanol 336
Ethno-Food 53, 412
Ethylalkohol
landwirtschaftlichen Ursprungs 337, 342
Ethylen 63
Euro-Banane 213
Euroblend 314
Europäische Union 91
Europäischer Wein 321
Euter 150
Evaporieren 110
Exotische Früchte 203, 204, 205, 206
Exotische
Gemüse 216, 218, 231, 232
Exportbier 298
Extensive Bodenhaltung 162
Extraktarmer Wein 318
Extraktion 129
Extrascharfer Senf 368
Extruderprodukte 267
Extruderverfahren 253

## F

Faberrebe 312
Fadennudeln 256
Fairer Handel 53, 427
Fairness 53
Falsches Filet 149
Fangarme 185
Fangfrischer Fisch 171
Farbebiere 292
Farbstoffe 4, 5, 24, 44, 309
künstliche 25
naturidentische 25
natürliche 25
Farfalle 256, 257
Faro 299
Fasan 160, 164, 165
Fassbier 306
Fäulnisbakterien 5
Fäulniserreger 59
Faux Filet 148
Federweißer 331
Feige 202, 211
Feigen 203
behandelte 211
getrocknete 211
getrocknete, gepresst 211
Feijoa 204, 206
Feinbrand 336
Feine Backwaren 266
Feinkosterzeugnisse 408, 410
Felche 177
Feldsalat 216, 219, 220
Fenchel 216, 228, 234
Fermente 24
Fermentieren 66, 348
Fertige Teilgerichte 410
Fertigerzeugnisse 244
Fertiggerichte 410
Fertigmehle 252
Fertigmilchnahrung 378
Fertigpackungsverordnung 88
Fertigprodukte 413
Fertigsoßen 260
Feste Fette 10
Feste Pflanzenfette 136
Féta 122
Fett 401
Herzrisiko- 14
Herzschutz- 14
Fettarme Dickmilch 111
Fettarme Sauermilch 111
Fettarmer Joghurt 111
Fettarmer Kefir 111
Fettbegleitstoffe 9, 11, 128
Fette 5, 6, 7, 9, 11, 137
feste 10
flüssige 10, 128
hitzebeständige feste 136
ranzig werden 135
versteckte 9, 127, 248
Fettersatz 405, 406
Fettfische 173
Fettfreie Käsemasse 122
Fettgehalt 111, 121, 133
absolut 121
Fettgehaltsstufe 111, 120, 121, 123
Fetthärtung 134, 137
Fetthering 182
Fettlösliche Vitamine 16, 134
Fettmolekül 10
Fettoxidationsprodukte 5
Fettpfropfen 110, 113
Fettreduktion 405
Fettreif 283
Fettsäure
doppelt ungesättigte 10
gesättigte 10
ungesättigte 10
Fettsäuren 128, 131
essenzielle 138
freie 137
mehrfach ungesättigte 134
ungesättigte 128, 137
Fettsäurezusammensetzung 11
Fettstufe 121
Fettuccine 256, 257
Fettverderb 10, 41, 131, 137
oxidativer 57, 58, 69, 124, 140, 189, 408
Fettverzehr 13
Feuchteschäden 65
Feuchthaltemittel 5
Filet 149
Falsches 149
Filet mignon 148
Filetsteak 148, 167
Filterkaffee 357
Fine Champagne 338
Fines herbes 365
Fingermais 223, 225
Fino 324
First flush 352
Fisch 401
Fischarten 172
Fischdauerkonserven 183
Fische 170
fangfrische 171
gesalzene 182
getrocknete 181
Konserven 172
Pflanzen fressende 171
tiefgekühlte 171
unverarbeitete 180
verarbeitete 172, 181
Fischerzeugnisse 172, 181
heißgeräucherte 181
kaltgeräucherte 181
pasteurisierte 183
tiefgefrorene 183
Fischfarm 190
Fischfett 171
Fischfleisch 170
Fischfrikadelle 183
Fischgewürz 365
Fischgifte 29
Fischhalbkonserven 181
Fischkonserven 183, 401
Fischöl 128, 132, 133, 388
Fischsalate 172
Fischsalz 365
Fischstäbchen 183
Fischverzehr 172
Fischwaren 401
Fitness 290, 426
Fitnessdrink 111, 426
Flache Auster 184
Flächengebundene
Viehhaltung 396
Flageolet-Bohnen 236
Flammenlose Verbrennung 20
Flaschenbier 303, 306
Flaschengärung 328
traditionelle 327, 328
Flaschennahrung 377
Flav'r-Sav'r-Tomate 417

Flechtsemmel 266
Fleisch 401
Bio- 143
DFD- 141
genusstaugliches 144
im engeren Sinne 140
im weiteren Sinne 140
PSE- 141
zubereitetes 152
Fleischbeschau 59
Fleischbeschaustempel 144
Fleischdefinition 140
Fleischfremde Zutaten 159, 167
Fleischfüllungen 150
Fleischgehalt 165
Fleischklopse 154
Fleischklöße 150
Fleischkonserven 154, 401
Fleischqualität 140, 142
Fleischreifung 62, 141, 156
Fleischrouladen 154
Fleischsalat 411
Fleischskandale 139, 142
Fleischtomate 225
Fleischverordnung 159, 167
Fleischwaren 152, 401
Fleischwurst 157, 159
Fleischzubereitungen 154
Fleischzuschnitte 145, 151
Fließbild 101
Flocken 253, 400
Flomenschmalz 136
Flugenten 160
Flunder 177
Fluor 18
Fluorid 18, 366
Flussaal 177
Flussbarbe 177
Flussbarsch 177
Flussfischerei 172
Flüssige Fette 128
Flüssige Fette (Öle) 10
Flüssiges Brot 305
Flüssigkeitsverlust 385
Flüssigrauch 370
Flüssigwürze 369
Flusskrebse 186, 187, 188
Fogosch 178
Folgemilch(nahrung) 377, 378
Folienbeutel-Lagerung 212
Folienkartoffeln 245
Folsäure 17
Fondant-Erzeugnisse 273
Fondantmasse 273
Food-Designer 438
Forelle 172, 174
Forellenkaviar 183
Formfleisch 166
Formfleisch-Gulasch 166
Formfleischschinken 157
Fotosynthese 7
Framboise 299
Frambozen 299
Franken 321
Frankenlaib 263
Frankfurter Leberwurst 157, 158
Frankfurter
Würstchen 157, 158, 159, 166
Französische Trüffelkartoffel 243
Fraßschäden 59
Freie Fettsäuren 137
Freigeschobene Brote 263
Freilandhaltung
Bäuerliche 162
Freilandsaison 219
Frei verkäufliche
Arzneimittel 357, 389
Fremdgerüche 56
Fremdstoffe 5
schädliche 28, 29
Frikadellen 150
Frikandeau 148
Frikassee 154
Frischei-Nudeln 255
Frisches Gemüse 215
Frisches Hackfleisch 151
Frisches Obst 191
Frischfisch 171, 172
Frischfleisch 145
Frischkäse 118, 119, 120, 121, 122
körniger 122
Frischkornbrei 239
Frischkornmilch 399
Frischkost 398
Frischmilch 109
Frischteigwaren 260
Frisée 220
Frittierfett 9, 136
Frizzante 329
Froschschenkel 190
Frucht-Gemüse-Säfte 290
Fruchtaufstriche 284
Fruchtbonbons 273
Fruchtbrandys 344
Früchte
exotische 203, 204, 205, 206
kandierte 274
Fruchteis 278
Fruchteiskrem 278
Früchtemüsli 211
Fruchtessig 367
Früchtetee 356, 401
Fruchtfleischanteil 288
Fruchtgemüse 216, 223,
224, 225, 234
Fruchtjoghurt 111
Fruchtjoghurterzeugnisse 111
Fruchtmark 288
Fruchtmus 284
Fruchtnektar 287, 288, 401
Fruchtpaste 284
Fruchtsaft 287, 288, 401
Multivitamin- 288
Fruchtsaftgehalt 289
Fruchtsaftgetränk 287, 289, 401
Fruchtsorbet 278
Fruchtzucker 8, 271, 401
Fructose 8, 271
Frühkartoffeln 242
Frühlingszwiebel 230, 237
Frühmastente 161
Frühmastgans 161
Frühstückscerealien 254
Frühstücksdrinks 111
Frühstücksprodukte 254
Frühstücksspeck 152
Fülldosage 327
Fülle 404
Füllmenge 88
Functional Drinks 290, 426
Functional Food 387, 424, 425
Fungizide 29, 38
Funktionelle Lebensmittel 424
Fuselöle 336
Fusilli 256, 257
Futtermittel
verunreinigte 72

## G

Gabelrollmops 183
Gamay 311
Gambas 187
Gamma-Linolensäure (GLA) 388
Gamswild 164
Gänse 160
Gänseeier 98
Gänseschmalz 14, 136
Gaperon 117
Garantiert traditionelle
Spezialität 80
Gären 295
Garfertig 408
Garnelen 186, 187
Handelsbegriffe 189
Gartenkürbis 224
Gartentee 355
Gärung 295, 309, 327, 337
alkoholische 307
Gärungsessig 366
Gärungskohlensäure 109
Gasthausbrauerei 294
Gebietsweinsiegel 321
Gebirgsblütenhonig 281
Gebirgsenzian 342
Gebrauchseigenschaften 52, 55
Gebrauchswert 55
Gefahrenanalyse 75
Gefahrenlokalisation 75
Geflügelfleisch 163
Geflügelfleischerzeugnisse 163
Geflügelschmalz 12
Geflügelwurst 163
Gefrierbrand 68, 162
Gefriergetrocknetes Gemüse 235
Gefriertrocknen 66
Gefriertrocknung 350, 408
Gefüllte Kalbsbrust 157
Gefüllte Schokolade 275
Gefüllter Schweinebauch 157
Gegenseitige Anerkennung 91
Gegenstrom-Tauchkühlung 162
Gehacktes 151
Geheimratskäse 122
Gekeimte Kartoffeln 246
Geklärte Butter 137
Gekochter Schinken 153
Gelbe Linsen 236
Gelber Zentner 224
Gelbes Weinsiegel 320
Gelblich weiße Johannisbeere 197
Gelbschmiere 120
Gelbschmierkäse 125
Gelbwurst 157, 159

Gelee 282, 284
Gelee-Erzeugnisse 273
Geliermittel 44, 404
Gelierzucker 271
Gemahlener Kaffee 357
Gemischte Kost 21, 27
Gemüse 400
essigsaures 237
exotische 216, 218, 231, 232
frisches 215
gefriergetrocknetes 235
getrocknetes 216
milchsaures 237
Gemüseanbau
eigener 237
Gemüsearten
alte 218
Gemüsebanane 202
Gemüsebohne 224
Gemüsebrühe 369
Gemüseerbsen 224, 234
Gemüsegurke 224
Gemüsekonserven 216, 234, 400
Gemüsemischungen 234
Gemüsenektar 288, 289
Gemüsepaprika 216, 223, 225
Gemüsesaft 216, 288, 401
-Cocktail 288
Gemüsezwiebel 230
Gene 416, 417
Genever 343
Gentechnik 398, 418, 419
Gentechnikfreie Lebensmittel 420
Gentechnisch erzeugte
Lebensmittel 416
Gentechnisch veränderte
Organismen (GVO) 414
Genuss 3, 24, 52, 439
Genussfeindlichkeit 439
Genussmittel 3, 4, 160
Genussreife 63
Genusstaugliches Fleisch 144
Genusstauglichkeits-
kennzeichen 89, 123
Genusswert 4, 52
Geografische Nähe 432
Geographische Angabe
geschützte 80, 123
Geprüfte Markenqualität 78
Geranienblüte 230
Geräte 74
Geräucherter Bauch 153
Gerbstoffe 309, 358
Gerbstoffgehalt 331
Gerechtigkeit im Handel
mit der Dritten Welt 53
Gerste 250
Gerstenmalz 292, 341
Geruchsempfindungen 26
Gesalzene Fische 182
Gesamtenergiebedarf 20
Gesamtfettaufnahme 127
Gesamtqualität 55
Gesättigte Fettsäuren 10
Geschälte Kartoffeln 245
Geschmack 26
Geschmacks- und
Aromastoffe 5
Geschmacksangabe 319
Geschmacksbezeichnungen für
Schaumweine 328
Geschmacksempfindungen 26
Geschmackshinweis 320
Geschmacksstoffe 5, 26
Geschmacksverstärker 5, 44, 401
Geschnetzeltes 151, 408
Geschützte geographische
Angabe 80, 123
Geschützte Ursprungs-
bezeichnung 80, 123
Geschwefelt 212
Geselligkeit 53
Gesetzliche Handelsklassen 77
Gespriteter Likörwein 324
Gesunde Lebensmittel 96
Gesundheit 52
Förderung der 86
Schutz der 82, 84
Gesundheitliche
Unbedenklichkeit 42
Gesundheitlicher
Verbraucherschutz 72
Gesundheitsbezogene
Aussagen 424
Gesundheitsschäden 72
Gesundheitsschädliche Stoffe 28
Gesundheitsverträglichkeit der
Ernährung 399
Gesundheitswert 52
Gesüßter Kindertee 379
Getränke 401
ACE- 289
alkoholfreie 285, 290
Bitter- 289
isotonische 19, 385
Light- 290
schaumweinähnliche 326
weinähnliche 326
weinhaltige 326
Getränkepulver
kakaohaltige 275
Getreide 249, 400
Getreideähnliche Körner 251
Getreidebrand 337, 341
Getreideeiweiß 167
Getreideerzeugnisse 249
Getreidekaffee 351, 401
Getreidemalz 341
Getreideprodukte 254
Getreidespirituosen 341
Getreidesprossen 228
Getreidestärke 400
Getrocknete Feigen (gepresst) 211
Getrocknete Fische 181
Getrocknete Gemüse 216
Getrocknete Pilze 216
Gewaschener Kaffee 348
Gewebeschäden 10
Gewebserneuerung 14
Gewebsparasiten 59
Gewichtsangabe 123
Gewichtsverlust 63
Gewohnheitsrecht 90
Gewürze 361, 371, 401
Gewürzgurken 237
Gewürzketchup 411
Gewürzmischungen 365
Gewürzpaprika 364
Gewürzsalz 365
Gewürztraminer 312
Gießener Formel 399
Giftbildner 5
Gifte 30
Giftstoffe 30
natürliche 26
Gin 337, 343
Glacial 216, 220
Gläserne Produktionskette 72
Glasnudeln 256
Gleichgewicht
ökologisches 391
Globalisierung 431
Globalisierung der Märkte 434
Gloster 195
Glucose 7, 8, 271
Glucosesirup 271, 288
Glucuronolacton 426
Glutamat 44, 155, 401
Gluten 167, 383
Glutenfreie (diätetische)
Lebensmittel 383, 384
Glykogen 8
Glykosidasen 5
Gnocchi 256, 257
Goldbarsch 174
Goldbrasse 176
Goldbutt 174
Golden 324
Golden Delicious 195
Gorgonzola 117, 120, 122
Göttinger 157
Gouda 116, 120, 122
Grahambrot 263
Grain Whisky 341
Gran Reserva 317
Grana Padano 122
Granadilla 205
Granat 187
Granatapfel 204, 206
Grand Marnier 343
Grande Champagne 338
Grande Réserve 338
Granny Smith 195
Grapefruit 201
Regular 201
Rose 201
Grappa 337, 340
Graubrot 400
Grauburgunder 312
Graupen 250, 254
Gravadlax 174, 183
Gravlaks 174, 183
Greyerzer 116, 122
Grieben 136
Griebenschmalz 136
Grillgewürz 365
Grillheringe 183
Grillsenf 368
Grillsoße 369
Grobe Leberwurst 157
Grobe Mettwurst 157
Grondin 176
Großbrauerei 293
Großfische 173

Großlage 320
Großraumverfahren 328
Großverbrauchersortiment 279
Grümmel Kandis 270
Grundnährstoffe 4, 6
Grundumsatz 19
Grundwein 326
Grüner Pfeffer 364
Grüner Tee 355
Grüner Veltliner 312
Grünes Weinsiegel 320
Grünkern 250
Grünkohl 216, 222, 234
Grünspargel 228
Grüntee 355
Grütze 250, 254
Grützwurst 254
Gruyère de Comté 122
Guarkernmehl 44
Guave 204, 206
Gueuze 299
Gulasch 154
  Szegediner 154
Gummibärchen 272, 273
Gummibonbons 273
Gummipastillen 273
Gummisüßwaren 273
Gunpowder 356
Gurke 216, 223, 224
Gutedel 312
Gütezeichen 72, 77, 78, 320
Gutsleberwurst 156
GVO 414, 416, 420. Siehe Gentechnisch veränderte Organismen
Gyros 150, 413

## H

HACCP-System 75
Hackepeter 151
Hackfleisch 61, 145, 150, 151, 166
  frisches 151
  halb und halb 151
  vom Rind 151
  vom Schwein 151
  von Rind und Schwein 151
Hackfleischerzeugnisse 151
Hackfleischverordnung 150
Hafer 250
Haferflocken 253, 254
Hafermastgans 162
Hagebuttentee 356
Hagelschnur 98
Hagelzucker 270
Hahn
  Junger 160, 161
Hähnchen 160, 161
  aus bäuerlicher Aufzucht 162
  Standard- 162
Halb und Halb 344
Halbbackwaren 265
Halbdauerwaren 152
Halbfertigerzeugnisse 244
Halbfeste
  Schnittkäse 117, 122, 125
Halbfettbutter 135
Halbfettmargarine 135
Halbfettstufe 121
Halbkonserve 409
Halbmischfett 135
Halbtrockener Wein 308, 330
Hallesches Vollkornbrot 263
Hals 149
Halsbonbons 273
Haltungssystem 99
Hamburger 150
Hamburger-Brötchen 265
Hammelsteak 167
Handel
  fairer 427
Handelsbegriffe für Garnelen 189
Handelsklassen
  gesetzliche 77
Handelsmarken 79
Handelsüblich 89
Handkäse 122
Hanfnussöl 132
Harmonisierung der Rechtsvorschriften 91
Hartkaramellen 272, 273
Hartkäse 116, 121, 122, 125
Hartkeks 267
Hartkrokant 274
Hartweizengrieß 255
Hartwurst 156
Harzer Käse 117, 119, 122
Haselnuss 208
Hasen 164
Hasenteile 165
Hauptnährstoffe 6, 20
Hausgeflügel 141, 160
Haushaltsgerechte Konfektionierung 411
Haushaltsgerechte Sortierung 411
Haushaltsmargarine 134
Haushaltsschokolade 276
Haushaltszucker 8, 269, 270, 271, 401
Hausmacher Leberwurst 159
Hausmannskost 413
Hautgoût 164
Havarti 122
Haxe 149
HDL-Cholesterin 12
Hecht 177
Hechtdorsch 174
Hefe 262, 292, 295
  wilde 308
Heferassen 295
Hefestamm 301
Heidehonig 281
Heidelbeere 196, 197
Heilbutt 172, 174
Heilmittelwerbegesetz 390
Heilnahrung 379
Heilwasser 285, 287
  natürliches 286
Heißgeräucherte Fischerzeugnisse 181
Heißgetränk
  künstliches 289
Heißräuchern 181
Helle Würzsoße 369
Helles 298
Hemicellulose 8
Hendl 161
Hepatitis-A-Virus 59
Herbizide 38
Herbizidresistentes Saatgut 420
Hering 172, 174
  in Gelee 183
  marinierter 183
Heringsfilets 182, 183
Heringshai 177
Heringskönig 176
Heringskonserven 172
Heringsstip 183
Herkunft
  Appetitlichkeit der 76
Herkunftsbezeichnung
  kontrollierte 123
Herkunftshinweis 80
Herkunfts-
  nachweis 80, 143, 144, 166
Herkunftsschutz 81
Herstellermarken 79
Herve 122
Herz 150
Herz- und Kreislauferkrankungen 305
Herz-Kreislauf-Risiko 12
Herzmuschel 185
Herzoginkartoffeln 245
Herzrisiko-Fett 14
Herzschutz-Fett 14
Hessische Bergstraße 321
Hessische Leberwurst 157
Hickory-Nuss 208
Hierbas 344
Hilfsstoffe 24
Hilfsstoffe zur Nahrungsbereitung 4
Himbeere 196, 197
Himbeergeist 340
Hinterhaxe 149
Hinterschinken 153, 157
Hirn 141, 150
Hirschkeule 165
Hirschsteak 167
Hirse 250
Histamin 5, 29, 31
Hitzebeständige feste Fette 136
Hochlandkaffee 349
H-Milch 113, 401
Hochlandtee 352
Hochseefischerei 170, 172
Höchstmengen 36, 43
  duldbare 46
  zulässige 42
Höchstmengenfestsetzung 46
Höchstmengenkonzept 48
Hochverarbeitete Lebensmittel 13, 370
Hochverarbeitete Produkte 438
Hofeigenes Futter 144
Hohe Rippe 149
Höherer Alkohol 336
Hohlfiguren 277
Hohlmuskel 185
Hokkaido 224
Holunderbeere 197
Holunderblüte 230, 231
Holzfass 323

Holzspäne 323
Holzton 323
Homogenisieren 108, 113
Homogenisierte Milch 108
Honig 280, 284, 401
Auszuckern von 284
türkischer 274
Honigmelone 209
Honigqualität 280
Honigsorten 280, 281
Honigtau 280
Hopfen 292, 294, 301, 305
Aroma- 301
Bitter- 301
Hopfenextrakt 294
Hormone 14
Hörnchen 256, 266
Hornmelone 205
Hors d'Age 338
Hüfte 149
Hüftsteak 148, 167
Hühner 160
Hühnereier 98
Hühnereiweiß 5, 14
Hülsenfrüchte 216, 235, 236, 401
ungeschälte 236
Hummer 186, 187, 189, 190, 411
Hummerkrabben 187
Hürdenkonzept 65
Hustenbonbons 273
Huxelrebe 312
Hydrolyse 58
Hygiene 72
persönliche 74
Hygienekleidung 74
Hygienemanagement 70
Hygienerisiko 59
Hypoallergene
Säuglingsnahrung 379

## I

Ice Beer 298
Idiazábal 122
IFOAM 79, 393, 395
IGT 317. Siehe Landwein
Imitat 135, 406, 422
Impulseis 279
India Pale Ale 299
Individuelle
Qualitätsauffassung 50
Industriechemikalien 4
Infektionsschutzgesetz 73, 76
Informationsbedürfnis 86
Ingrid Marie 195
Ingwer 363
Inkapflaume 206
Inländerrum 344
Innere Qualität 77
Innereien 150, 167, 401
Insektenvernichtungsmittel 38
Insektizide 29, 38
Instantflocken 253
Instantgerichte 408
Instantgetränke 401
Instant-Kakao 401
Instantmehl 252
Instant-Teepulver 356
Instant-Teigwaren 260
Insulin 9, 14, 380, 406
Insulinausschüttung 406
Integrierter Landbau 396
International Federation of Organic
Agriculture Movements 395
Inulin 227, 425
Irish Whiskey 342
Irreführung der Verbraucher 23
Isoton 385
Isotonische Getränke 19, 290, 385

## J

Jagdwurst 157, 158, 159
Jägermett 151
Jahrgang 319
Jahrgangssekt 328
Jahrgangswein 314
Jakobsmuschel 184, 185
Jamaica-Rum 343
Japanische Birne 205
Japanische Mispel 205
Jarlsberg 122
Jasminblüte 230
Jasminreis 259
Jasmintee 356
Jerez 321
Jod 5, 18, 366
Jodid 18
Jodsalz 366
Joghurt 109, 111, 114, 424
fettarmer 111
mit Fruchtgeschmack 111
mit Fruchtzubereitung 111
mit ...geschmack 111
probiotischer 424
Johannisbeere 196, 197
Johannisbeersaft 290
Johannisbrotkernmehl 44
Jonagold 195
Jules Guyot 195
Jungbier 295
Junger Hahn 160, 161
Jungwein 331
Junk Food 248

## K

Kabanossi 157
Kabanosy 157
Kabeljau 172, 174
Kabinett 317, 318
Kaffee 347
aus fairem Handel 429
Ersatz 351
gemahlener 357
gewaschener 348
löslicher 350
sortenreiner 349
ungewaschener 348
Kaffeebohne 349
Kaffeegenuss 357
Kaffeekakao 351
Kaffeemehl 357
Kaffeerahm 111
Kaffeesahne 110, 111
kondensierte 111
Kaffeespezialitäten
lösliche 351
Kaffeeweißer 422
Käfighaltung 100, 104, 105
Kaiserfleisch 157
Kaisergranat 186, 187
Kaisersemmel 266
Kakao 274, 401
Kakao mit Nuss 344
Kakaobutter 5, 275
Kakaohaltige Erzeugnisse 275
Kakaohaltige Getränkepulver 275
Kakaokerne 274
Kakaomasse 275
Kakaopulver 275
Kaki 204, 206
Kaktusbirne 204
Kaktusfeige 204, 206
Kalbfleisch 141, 145
Kalbfleischpilze 233
Kalbsbratwurst 159
Kalbsbrust
gefüllte 157
Kalbsleberwurst
157, 158, 159, 166, 272
Kalbsnierenbraten 149
Kalbssteak 167
Kalbssülze 159
Kalium 18
Kalmar 185
Kalorienarme Lebensmittel 383
Kalorienreduziert 23
Kalorienreduzierte
Lebensmittel 383
Kalt geschleudert 281
Kältetrübung 57, 302
Kaltgepresst 128
Kaltgeräucherte
Fischerzeugnisse 181
Kaltgeschlagen 128
Kaltgetränk
künstliches 289
Kaltpressen 128
Kalträuchern 182
Kaltvermahlung 361
Kamillentee 356
Kammerpreismünzen 78, 321
Kamm-Muschel 185
Kandieren 212
Kandierte Früchte 274
Kandis
brauner 270
Grümmel 270
Kluntje 270
Krusten 270
weißer 270
Kannibalismus 105, 187
Kapaun 160, 161
Kapern 363
Kappes 222
Kapstachelbeere 206
Kapuzinerkresse 231
Karambola/e 204, 207
Karamellen 273
Kardamom 363
Karella 216, 231, 232
Karfiol 222
Karotte 216, 226, 234, 237

Karottensaft 290
Karpfen 177
Kartoffel-ABC 245
Kartoffelauflauf 245
Kartoffelerzeugnisse 242, 244
Kartoffel-Fertigerzeugnisse 245
Kartoffelgratin 245
Kartoffel-Halbfertiger-
zeugnisse 246
Kartoffeln 241, 400
Drillinge 243
ergrünte 246
festkochende 242
gekeimte 246
Kocheigenschaften 242
mehligkochende 242
mittelfrühe 242
mittelspäte 242
sehr späte 242
vorwiegend festkochende 242
Kartoffelnudeln 245
Kartoffelpuffer 245
Kartoffelpüree 246
Kartoffelpüreepulver 408
Kartoffelsalat 245
Kartoffelsorten 242, 247
Kartoffelstärke 244, 258, 400
Kartoffelsuppe 245
Kartoffel-Waffeln 245
Käse 115, 401
freie Sorten 123
Standardsorten 123
Käsearten 120
Käsebrötchen 266
Käsebruch 119
Käseetikett 123
Käsegruppen 122, 123
Käse-Imitat 401
Käselaibe 125
Käsemasse
fettfreie 122
Käsereimilch 119
Käserinde 125
Käseschimmel 120
Käsesorten 120, 122
Käseteig 125
Käsezubereitungen 123
Kasseler
Rippenspeer 152, 157, 167
Kastenbrote 263
Kastenweißbrot 263
Kaubase 273
Kaufanreize
optische 42
Kaugummi 272, 273
kosmetischer 274
Kaumasse 273
Kaviar 182, 411
Kefir 109, 111
fettarmer 111
Keimarmmachen 66
Keimfreimachen 66
Keimling 228, 229, 249
Keimöl 131
Keimzahlen 28
Kellereibetrieb 310
Kellerschimmel 325
Kellertechnik 313
Kellerwirtschaft 313
Keltertraube 197
Kenia 354
Kenntlichmachung 45
Kennzeichnung 22
obligatorische 85
Kennzeichnung diätetischer
Lebensmittel 376
Kennzeichnung gentechnisch
erzeugter Lebensmittel 419
Kennzeichnung neuartiger
Produkte 415
Kennzeichnung von Obst 193
Kerner 312
Kernhem 117
Kernobst 194
Kerntemperatur 166
Ketakaviar 183
Ketchup 369
Keule 149
Kidney-Bohnen 235, 236
Kiemen 170
Kilojoule 20
Kilokalorien 20
Kinder-Lebensmittel 380
Kinderartikel 274, 276, 283
Kindertee 379
King Prawns 187
Kir 343
Kirsch mit Rum 344
Kirschlikör 344
Kirschtomate 225
Kirschwasser 340
Kiwano 205, 207
Kiwi 202, 203
Klären 313
Klarer 342
Klebereiweiß 250
Kleehonig 281
Kleinbrauerei 293
Kleine Weinbergschnecken 184
Kleingebäck 266
Kleinkindernahrung 378
Kleinstlebewesen 59
Kletterbohne 224
Klimatische Einflüsse 56
Klippfisch 181
Klöße 245
Kloßmehl 246, 408
Kloßteig 246
Klosterlikör 344
Kluftsteak 148, 167
Klumpen 56
Kluntje Kandis 270, 271
Knabberartikel 267
Knäckebrot 265
Knacker 157
Knoblauch 216, 229,
230, 363, 371
Knoblauchsoße 369
Knochenschinken 153, 157
Knödel 245
Knollengemüse 216, 226, 227
Knollensellerie 216, 226
Knorpel 167
Knurrhahn 176
Kobalt 18
Kochbanane 202
Kochfischwaren 183
Kochgeschmack 109
Kochkäse 118, 122
Kochpökelwaren 157
Kochsalami 157
Kochsalz 366, 371, 382, 401
Kochsalzarme Lebensmittel 382
Kochsalzersatz 382
Kochsalzgehalt
verminderter 382
Kochsalzverminderte
Lebensmittel 382
Kochschinken 153, 168
Kochstreichwurst 157
Kochwein 331
Kochwurst 152, 154, 156, 157, 168
mit Einlagen 159
Koffein 349, 358, 426
Kohlarten 221
Kohlendioxid 7
Kohlenhydrate 5, 7
Kohlenhydratstoffwechsel 380
Kohlensäure-Maischen 309
Kohlenwasserstoffe
chlorierte 29, 33
polyzyklische aromatische
29, 34
Köhler 174
Kohlgemüse 216, 222, 234
Kohlrabi 216, 226
Kohlrübe 227
Kokosfett 128, 133, 136, 401
Kokosnuss 208
Kokoszwieback 267
Kölsch 296, 298
Kombucha 358
Kommissbrot 263
Komprimat 273
Kondensierte Kaffeesahne 111
Kondensierte Vollmilch 111
Kondensmagermilch 111
Kondensmilch 110, 111, 401
teilentrahmte 111
Kondensmilch-
erzeugnisse 110, 111
Kondensmilchimitat 422
Konfektionierung
haushaltsgerechte 411
Konfitüre 272, 282, 284
einfach 282
extra 282
Königskrabben 186, 188
Konserven
bombierte 67
Konservengemüse 234
Konservieren 66
Konservierung 63, 65
Konservierungs-
stoffe 4, 5, 42, 44, 66
Konservierungsverfahren 65, 66
Konsistenz 404
Konsumerfahrungen 49
Konsummilch 109
Konsummilchsorten 113
Konsumreife 52
Kontaktgefrieren 409
Kontrollierte Herkunfts-
bezeichnung 123

Kontrollpunkte
kritische (CCP) 75
Konzentrat 288
Konzentrierter Likörwein 324
Konzentrierter Traubenmost 313
Kopfbedeckung 74
Kopfsalate 219, 220
Korbkäse 122
Koriander 363
Korinthen 211
Korken 315
Korn 337, 341
Kornbrand 337, 341
Körner
getreideähnliche 251
Körper (Wein) 331
Korrekte Verkehrsbezeichnung 86
Korrekturzuckerung 287
Kosmetischer Kaugummi 274
Kost
gemischte 21, 27
Vollwert-Ernährung 398
Kostformen 397
Kotelett 149
Krabben 187
Kräcker 267
Kraken 184, 185
Krankheit
ernährungsbedingte 27
Krankheitserreger 5, 72
Kräusenbier 298
Krauskohl 222
Kräuter 363, 401
Kräuter der Provence 365
Kräuteressig 367
Kräuterhering 183
Kräuterlikör 344
Kräutermischungen 365
Kräutersalz 401
Kräutersenf 368
Kräutertee 356, 401
Kreativitätsgefühl 52
Krebs- und Weichtiere 172
Krebsentstehung 10, 31
Krebsfleisch 186
Krebsfleischimitat 423
Krebsschwänze 186
Krebstiere 172, 186, 190
Kreislaufwirtschaft
regionale 434
Kremeis 278
Kretzer 177
Kreuzkümmel 363
Kreuzungszüchtung 416
Kriek 299
Krimsekt 329
Krimskoje 329
Kristallzucker
Siehe Haushaltszucker
Kritische Kontrollpunkte (CCP) 75
Überwachung der 75
Krokant 274
Kroketten 245
Krokettenpulver 246
Kronsild 183
Krusten Kandis 270, 271
Krustenanteil 266
Krustentiere 186
Küchenfertig 408
Küchenhygiene 166
Küchenkräuter 362
Küchenzwiebel 230
Kühldatum 101
Kühlen 66
Kühllagerung 63
Kühlverfahren 162
Kuhmilch 107, 115
Kuhmilchallergie 114
Kuhmilchunverträglichkeit 379
Kulinarisches Ernährungsbedürfnis 51
Kulturell-ästhetischer Wert 53
Kulturobstarten 194
Kümmel 337, 363
Kümmelspirituosen 343
Kumquat 205, 207
Kunstfett 405
Kunsthonig 284
Künstliche Aromastoffe 370
Künstliche Farbstoffe 25
Künstliche Kalt- und Heißgetränke 289
Kunstsauer 262
Kupfer 18
Kürbis 216, 224, 237
Kürbiskernöl 131
Kurzzeiterhitzung 108
Küstenfischerei 172
Kutteln 150
Kuvertüre 276

## L

Lab 119
Labaustauschstoffe 119
Labkäse 119, 122
Lachs 172, 174, 190
Lachsersatz 182
Lachsforelle 174
Lachsscheiben 182
Lachsschinken 153, 157
Lachsschnitzel in Öl 182
Lachszucht 190
Lactase 114
Lactoflavin 17, 44
Lactose 8, 107
Lactose-Intoleranz 114
Lage 319
Lagensekt 328
Lagentee 355
Lagenwein 310, 314, 321
Lager (Biersorte) 295
Lagerfähig 52
Lagerfähigkeit 52
Lagerklima 64
Lagertemperatur für Wein 332
Lagerung 29
CA- 212
Controlled-Atmosphere- 63
Folienbeutel- 212
Solera- 325
Lakritze
echte 273
Lakritzkonfekt 273
Lakritzwaren 273
Laktose. Siehe Lactose
Laktovegetarier 397
Lambik 299
Lammfleisch 141
Landbau
integrierter 396
ökologischer 391
Landbutter 132, 133
Landjäger 156, 157
Landschnecken 184
Landwein 317, 319
Landwirtschaft
biologisch-dynamische 395, 402
biologische/ökologische 391
Langkornreis 253
Langostinos 187
Langusten 186, 188, 411
Langustenschwänze 187
Lasagne 257, 413
Latte Macchiato 351
Lauch 216, 230
Laugenbrezel 266
Laugendauergebäck 267
Lavendel 216
Lavendelblüte 231
L-Carnitin 388
LDL-Cholesterin 12
Lebensmittel 3
aromatisierte 371
aus der Region 432
aus fairem Handel 427
bedarfsangepasste 376
Bio- 391
brennwertarme 383
brennwertverminderte 383
Diabetiker- 380
diätetische 375, 376, 387
diätetische mit Süßstoff 381
energiereiche 96
funktionelle 424
für Übergewichtige 383
gentechnikfreie 420
gentechnisch erzeugte 416
gesunde 96
glutenfreie diätetische 383, 384
hochverarbeitete 13, 370
kalorienarme 383
kalorienreduzierte 383
Kinder- 380
kochsalzarme 382
kochsalzverminderte 382
natriumarme 382
natriumverminderte 382
neuartige 375, 414, 415
nostalgische 435
Öko- 391
probiotische 424, 425
Qualitätsprobleme bei 438
Reformhaus- 396
regionale 431
Risiko- 73
schadstofffreie 391
traditionell hergestellte 435
traditionelle 431
ungesunde 96
unverpackte 74
verdorbene 62
vitaminisierte 16, 424

Lebensmittelauswahl 96, 400, 402
Lebensmittelbestrahlung 398
Lebensmittelbuch
Deutsches 90
Lebensmittelfärbung 25
Lebensmittelhygiene 72, 76
Lebensmittelhygiene-verordnung 75
Lebensmittelimitate 421
Lebensmittel-Kennzeichnungs-verordnung 86
Lebensmittellagerung 41
Lebensmittel-Monitoring 92
Lebensmittelqualität 49
Lebensmittelrecht 3, 89
Lebensmittelrohstoffe 41
Lebensmittelüberwachung 91
Lebensmittelverarbeitung 400
Lebensmittelvergiftung 102
Lebensmittelverkehr 72
Lebensmittelwirtschaft
ökologische 393
Lebensmittelzutaten
neuartige 414, 415
Lebensqualität 437
Lebensstandard 439
Lebensstil 375
Lebensweise 439
Leberkäse 157, 166
Leberöle 132
Leberpastete 159
Leberwurst 156
Frankfurter 157, 158
Grobe 157
Hausmacher 159
Hessische 157
Pfälzer 157, 159
Lebkuchen 267
Lebkuchengewürz 365
Lecithin 44, 134
Legehennenhaltung 104
Leinöl 131
Leipziger Allerlei 234
Leistungsumsatz 20
Leitsätze 90
Lende 149
Lendensteak 167
Leng 177
Le-Puy-Linsen 236
Lese 318
Lezithin 290
Lichtenergie 7
Lichtgeschmack 112
Lichtmangel 406
Lieblicher Wein 308, 330
Liesenschmalz 136
Lifestyle 375
Light-Getränke 290
Light-Margarine 404
Light-Produkte 135, 404
Lignin 5
Likör 337, 343
Likörwein 324
gespriteter 324
konzentrierter 324
natürlicher 324
Limande 176
Limburger 117, 120, 122
Limette 201
Limonade 287, 289, 401
Lindenhonig 281
Linie-Aquavit 344
Linksdrehende Milchsäure 114
Linolensäure 10, 130, 131
Linolsäure 10, 130
Linzer Blaue 243
Lipase 5, 24
Lipide 9
Listeriose 125
Litchipflaume 205
Litschi 205, 207
behaarte 206
Livarot 122
Lochung
sortentypische 120
Lollo rossa/bionda 216, 220
Lomo embuchado 152, 157
Loquat 205, 207
Lorbeer 363
Loses Speiseeis 284
Loskennzeichnung 89
Löslicher Kaffee 350
Lotte 170, 176
Loup de Mer 176
Löwenzahn 216, 220
Luftausschluss 152
Lüften 65
Luftfeuchte
absolute 64
relative 57, 62, 64
Luftkammer 98
Luftkühlung 162
Luftlöcher 68
Luft-Sprüh-Kühlung 162
Lufttrockene Mettwurst 156, 157
Luftzieher 68
Lung Ching 356
Lunge 150
Lungenbraten 167
Luxus 439
Lychee 205
Lyoner 157, 159


## M


Maasdamer 116, 122
Macadamianuss 208, 209
Macadamianussöl 132
Maccheroni 257
Madeira 321, 324
Madeleine 267
Magerfische 173
Magerfleischanteil 154
Magermilch 109
Magermilchjoghurt 111
Magermilchkefir 111
Magermilchpulver 111
Magerstufe 121
Magnesium 18
Magret 161
Mahlmühlen 249
Mahón 122
Mainzer 119, 122
Mairübe 227
Mais 216, 234, 250
Maische 309
-Erhitzung 309
-gärung 309
Kohlensäure- 309
Maischolle 174
Maisflocken 254
Maisfütterung 140
Maishähnchen 162
Maiskeimöl 128, 131, 133
Maiskölbchen 237
Maisstärke 258
Majoran 363
Makkaroni 256
Makrele 172, 174
Makrelenfilets 183
Makrelenkonserven 172
Makrobiotik 402
Makrobiotische Ernährung 402
Makroklima 313
Malaga 324
Malbec 323
Malossol 182
Maltose 8
Maltrim 405
Malventee 356
Malz 294, 301
Malzbier 296, 305
Mälzen 294, 341
Malzextrakt 271
Malzkaffee 351
Malztrunk 296
Malzzucker 294
Malzzucker (Maltose) 8
Manchego 116, 122
Mandarine 201
Mandel 208, 209, 401
Mangan 18
Mangelerscheinungen 397
Mango 205, 207, 288
Mangold 216, 219, 220
Mangostane (Mangostene) 205, 207
Maniok 216, 231, 232
Mannit 44, 272
Manzanilla 324
Maracuja 205, 288
Maraschino 344
Maraska-Kirsche 198
Marc 340
Margarine 128, 133, 136
Margarine mit Estern pflanzlicher Sterine 134
Margarine mit Pflanzensterinen 134
Margarineschmalz 137
Margarinesorten 134
Marille 198
Marillenbrand 340
Marinaden 183
Marinieren 66
Marinierter Hering 183
Marken 79
Markenbindung 51
Markenbutter 133
Markenfleisch 142
Markenfleischprogramme 72, 143
Markenwein 310
Markenzeichen 78, 79, 392, 395

Markerbsen 224, 234
Marmelade 282, 284
Marone 208
Marsala 324
Marshmallows 273
Märzenbier 298
Marzipan 274
Marzipanrohmasse 274
Mascarpone 122
Massai-Tee 358
Massivtafeln 275
Mastdauer 162
Masthuhn 161
Matetee 356
Matjesfilets 182
Matjeshering 182
Maul- und Klauenseuche 139
Maultaschen 256
Mäusespeck 273
Mavrodaphne 324
Mayonnaise 369, 370, 372
Mechanische Einflüsse 55
Medium 324
Meeresschnecken 184
Meerforelle 174
Meerrettich 216, 363
Meerrettichsoße 369
Meersalz 366, 382, 401
Mehl 250, 251
  Backeigenschaften 262
  dunkles 251
  weißes 251
Mehlkörper 249
Mehlkörperanteil 252
Mehltype 252
Mehrblütenhonig 281
Mehrfach ungesättigte Fettsäuren 14, 134
Mehrfruchtsaft 288
Mehrkornbrot 264
Melatonin 388
Melde 220
Melone 202, 209, 214
Mengenelemente 18, 19
Merlan 177
Merlot 323
Metaxá 339
Methanol 336
Méthode champenoise 329
Methylcellulose 405
Mett 151
Mettwurst 168
  Braunschweiger 157, 159
  Grobe 157
  lufttrockene 156, 157
  schnittfeste 156
  Westfälische 159
Mexikanische Mischung 234
Mezcal 342
MHD. Siehe Mindesthaltbarkeitsdatum
Miesmuschel 185
Mikrobrauerei 294
Mikroklima 313
Mikroorganismen 5, 28, 59, 60, 61, 62, 73, 74
Mikrowellengerichte 408
Milch 107, 115, 401
  Aufkochen von 108
  entrahmte (Magermilch) 109
  fettarme 109
  homogenisierte 108
  pasteurisierte 118
  standardisierte 108
  teilentrahmte (fettarme) 109
  wärmebehandelte 108, 113
Milcheiweiß 5, 14
Milcherzeugnisse 109, 111
  gesäuerte 109, 111
Milchfett 5, 112, 128, 132
Milchimitat 401, 421
Milchmischerzeugnisse 111
Milchmischgetränke 111
Milchprodukte 401
Milchprotein 401
Milchpulver 13, 401
Milchpulverimitate 422
Milchsäure 114, 314
  linksdrehende 114
  rechtsdrehende 114
Milchsäurebakterien 119
  probiotische 425
Milchsäureergänzung 237
Milchsäuregärung 237
Milchsaures Gemüse 237
Milchspeiseeis 278, 284
Milchstreichfett 135
Milchweck 266
Milchzucker (Lactose) 8, 107, 114, 271, 401
Milchzucker-unverträglichkeit 114, 384
Mild Ale 299
Milder Senf 368
Mildgesäuerte Butter 133
Milz 141, 150
Mimolette 122
Mindestangaben 86
Mindesthaltbarkeitsdatum (MHD) 87
Mindesthaltbarkeitsdatum mit Verbraucherhinweis 99, 102
Mindestkakaogehalt 276
Mindestqualität 78
Mineralstoffe 5, 6, 7, 16, 18, 139, 239, 389
Mineralstoffpräparate 385, 400
  für Sportler 385
Mineral- und Tafelwasser-Verordnung 285, 286
Mineralwasser 285, 401
  -Imitat 287
  natürliches 286
  natürliches kohlensäurehaltiges 286
Minneola 201
Mirabelle 198, 210
Mischfette 135, 422
Mischfettschmalz 137
Mischgetränke
  alkoholische 304, 346
Mischkost 215
Mischpilze 234
Mischsalat 408
Mischstreichfett 135
Miso 403
Mittelfrühe Kartoffeln 242
Mittelrhein 321
Mittelscharfer Senf 368
Mittelspäte Kartoffeln 242
Mixed Pickles 237
Mixgetränke 346
Moderne Wurstwaren 159
Mohnöl 132
Mohnsamen 128
Möhren (Mohrrübe) 216, 226, 234
Molke 110, 111
Molkenerzeugnisse 110, 111
Molkenprotein 401, 405
Molkensahne 110, 111
Molkereibutter 133
Mollusken 184
Molybdän 18
Mondseer 122
Monoglyceride 44
Monosaccharide 8
Montilla-Moriles 324
Morbier 122
Morcheln 216, 232, 233
Morelle 198
Morio-Muskat 312
Mortadella 157, 159
Moscato Spumante 327
Moschusverbindungen 34
Mosel-Saar-Ruwer 321
Most 309, 313, 324
Mostgärung 309
Mostgewicht 316
Mousseux 328
Mozzarella 122
Muffelwild 164
Muffin 267
Mühlenprodukte 251
Müller-Thurgau 311, 312
Multipacks 279
Multivitamin-Fruchtsaft 288
Münchener Weißwurst 158
Mundgefühl 404, 405
Mungo-Bohnen 236
Munster 117, 122
Münsterkäse 122
Mürbekeks 267
Muschelkultur 190
Muscheln 184, 185, 190, 256
Muschelvergiftung 190
Muskat 364
Muskat-Ottonel 312
Muskattraube 197
Muskatwein 324
Muskelfleisch 140, 154
Müsli 254
Müslimischungen 254
Müslizwieback 267
Muttermilch 377

## N

Nacherntebehandlung 200
Nachgärung 325
Nachreifen 63, 192
Nachtkerzensamenöl 388
Nacken 149

Nacken-Kasseler 157
Nagellack 74
Nahe 321
Nährmittel 249
Nährstoffdichte 21, 400
Nährstoffe 4, 5, 7, 19
Nährstoffgehalt 21
Nahrung 52
Nahrungscholesterin 12
Nahrungsergänzungen 386
Nahrungsergänzungs-
  mittel 387, 388
Nahrungsfett 10, 12
Nahrungsgrundlage 438
Nahrungskette 32, 171
Nahrungsmittel 3,4
  allergieauslösende 379
Nahrungsressourcen
  Verschwendung von 437
Nahrungszusammenstellung 15
Nährwert 21, 52
Nährwert-Kennzeichnungs-
  verordnung 22, 383
Nährwertverändertes Brot 265
Napoléon 338
Nashi 205, 207
Nasigoreng 413
Nasskonserve 409
Natamycin 125
Natives Olivenöl 130
Natives Olivenöl extra 130
Natrium 18
Natriumarme Lebensmittel 382
Natriumgehalt
  reduzierter 382
Natriumverminderte
  Lebensmittel 382
Natto 402, 422
Naturalfeige 211
Naturidentische Aromastoffe 370
Naturidentische Farbstoffe 25
Naturkorken 315
Natürliche Aromastoffe 370
Natürliche Farbstoffe 25
Natürliche Giftstoffe 26
Natürliche Restsüße 309
Natürliche Schadstoffe 28, 30
Natürlicher Likörwein 324
Natürlicher Schwund 63
Natürlicher Stoffkreislauf 77
Natürliches Heilwasser 286
Natürliches kohlensäurehaltiges
  Mineralwasser 286
Natürliches
  Mineralwasser 285, 286
  mit eigener Quellkohlensäure
    versetzt 286
  mit Kohlensäure versetzt 286
Naturreis 252
Natursauerteig 262
Navelorange 201
Navet 227
Nektarine 198
Nelken 364
Nelkenpfeffer 364
Nematodenlarven 171
Neohesperidin DC 407
Nervengewebe 141
Netzmelone 209
Neuartige
  Lebensmittel 375, 414, 415
  Kennzeichnung 415
  Sicherheitsbewertung 415
Neuartige Lebensmittel-
  zutaten 414, 415
Neue Welt 323
Neuform 396
Neutralalkohol 337
New Age 290
New-Age-Getränke 305
New-Age-Radler 304
Niacin 17
Nicht-Heilmittel 389
Niere 150
Nierenkranke 376
Nilgiri 354
Nitrat 4, 5, 36, 37, 43, 238, 391
Nitratgehalt 238
Nitrit 37, 43
Nitritpökelsalz 152, 160
Nitrosamine 5, 37, 152, 168
Normalbrötchen 266
Nostalgische Lebensmittel 435
Nougat 274
  Montélimar 274
  weißer 274
Nougatmasse 274
Novel Food 414
Novel-Food-Verordnung 89, 414
Nudelformate 256
Nudeln 255, 256, 400, 408
  Frischei- 255
Nudelvarianten 255
Nugat. Siehe Nougat
Nursing-Bottle-Syndrom 379
Nuss 149
Nuss-Nougat-
  Cremes 272, 282, 401
Nussbonbons 273
Nüsse 208, 401
Nussschinken 157
Nutztierhaltung 105

## O

Oatrim 405
Obergäriges Bier 295, 298
Oberländer 263
Oberschale 149
Obligatorische Kennzeichnung 85
Obst 400, 401
  frisches 191
  Kennzeichnung von 193
  verarbeitetes 210
Obstbanane 202
Obstbrand 337, 340
Obstessig 366, 367
Obstgeist 340
Obstkonserven 210, 400
Obstkraut 282
Obstspirituose 337
Obstwasser 340
Öchslegrade 318
Offene Wunden 74
Öffnungserschwernisse 411
Öffnungshilfen 411
Öko-Siegel 77
Ökologische Bedürfnisse 53
Ökologische Landwirtschaft 391
Ökologische Qualität 53
Ökologischer
  Anbau 53, 391, 402
Ökologischer Landbau 391
Ökologischer Wert 53
Ökologisches Gleichgewicht 391
Öko-Lebensmittel 391
Öko-Prüfzeichen 79
Okra 216, 223, 225
Öle 137, 401
Olestra 405
Ölfrüchte 401
Oligofructose 425
Oliven 128
Olivenkernöl 130
Olivenöl 129
  natives 130
  natives extra 130
Oliventresteröl 130
Olmützer Quargel 122
Oloroso 324
Ölsamen 401
Ölsäure 10, 129, 130
Omega-3-Fettsäuren 388
Optische Kaufanreize 42
Orange 201
Orangeade 289
Orangenlikör 344
Orangenmarmelade 282
Orangensaft 288
Oregano 364
Organische Stoffe 16
Organismen
  transgene 414, 417
Originalarrak 343
Originalrum 343
Ortega 312
Orthophenylphenol 200
Osietra 182
Osteoporose 114
Osterartikel 273
Ostereier 106
Ostfriesische Mischung 355
Ostschweiz 321
OTC-Produkte 389
Ouzo 337, 344
Ovo-Lakto-Vegetarier 397, 402
Oxalsäure 5, 29, 30
Oxidasen 5
Oxidation 57
Oxidativer Fettverderb 57, 58,
  69, 124, 140, 189, 408
Oxygenasen 5

## P

Packstelle 98, 99
Packungsbeilage 390
Paddy 252
Paderborner 263
Paella 413
PAK 152, 168. Siehe Polyzyklische
  aromatische Kohlenwasserstoffe
Paksoi 216, 221, 222
Pale Cream 324

Palerbsen 224, 234
Palmenherzen 234
Palmfett 133
Palmito 216, 234
Palmkernfett 136, 401
Palo Cortado 324
Pampelmuse 213
Pansen 150
Pantothensäure 17
Panzerkrebse 187
Papaya 205, 207, 288
Paprika 225, 237, 364
Paprikascheiben 237
Paradiesapfel 201
Paradiesgurken 237
Paranuss 208, 209
Parasitenbefall 190
Parboiled-Reis 253
Parfümranzigkeit 58
Parma-Schinken 153
Parmesan 116, 120, 122, 125
Parmesankäse
  geraspelt 13
Parmigiano 122
Parmigiano Reggiano 116
Partydrinks 346
Partyfässchen 302
Passa Crassana 195
Passionsfrucht 205, 207
Pasta 255, 256
Pasteurisieren 66, 108, 113
Pasteurisierte
  Fischerzeugnisse 183
Pasteurisierte Milch 118
Pasteurisiertes Bier 295
Pastinaken 216, 226
Pastis 337, 344
Patisson 224
Patnareis 253
Peach Brandy 344
Pecorino 122
Pectin 5, 8, 44
Pedro Ximénez 324
Pekannuss 208
Pekingente 160
Pellkartoffeln 400
Pelmeni 256
Penne 256, 257
Peperoni 237
Pepino 206, 207
Pepsin 326
Perlgraupen 254
Perlhühner 160, 161
Perlwein 329
Perlzwiebeln 230, 237
Persipan 274
Persönliche Hygiene 74
Pestizid-Rückstände 391
Pestizide 38, 391
Petersfisch 176
Petersilie 364
Petit Gris 184
Pfälzer Leberwurst 157, 159
Pfeffer 364
Pfefferminzlikör 344
Pfefferminztee 356
Pfeffersoße 369
Pfifferlinge 216, 232, 233, 234
Pfirsich 198, 210, 211
Pflanzen
  transgene 418
Pflanzen fressende Fische 171
Pflanzeneiweiß 167
Pflanzenfett
  Eis mit 278
Pflanzenfette
  feste 136
Pflanzenkost
  rohe 239
Pflanzenmargarine 134, 401
Pflanzenöle 128
Pflanzenschutz-
  mittel 4, 29, 36, 38, 391
Pflanzensterine 134, 424
Pflanzenstoffe
  sekundäre 5, 27, 239, 399
Pflanzliche Abwehrstoffe 5
Pflaume 198, 210
Pflaumenmus 282
Pflückreife 63
Pflücksalat 219, 238
Phasin 31
PHB-Ester 44
Phenylalanin 407
Phosphat 18, 155, 158
Phosphor 5, 18
Physalis 206, 207
Physikalische
  Veränderungen 55, 56
Physiologisches
  Ernährungsbedürfnis 51, 52
Pilchard 177
Pils 298, 299
Pils(e)ner 292, 296, 298, 299
Pilzbekämpfungsmittel 38
Pilze 216, 233
Pilzgemüse 216, 232, 234
Pilzgerichte 238
Pilzgifte 29
Pilzvergiftung
  unechte 233, 238
Piment 364
Pinot Gris 312
Pinot Nero 311
Pinot Noir 311
Pinotage 323
Pistazie 208
Pitahaya 206, 207
Pizza 265, 413
Plattenfette 128, 136
Plattfische 173
Plockwurst 156, 157, 159
Pökeln 66, 152
Pökelwaren 37, 152, 157
Pökelzunge 157
Politisch-soziale Bedürfnisse 53
Politische Qualität 53
Politischer Wert 53
Pollack 174
Polydextrose 405
Polysaccharide 8
Polyzyklische aromatische
  Kohlenwasserstoffe 29, 34
Pomelo 201
Pomeranze 200, 201
Pommes frites 245, 248, 400
Ponderostat 406
Popcorn 254
Porree 216, 229, 230
Port Salut 117
Porter 299
Porterhouse-Steak 148, 167
Portionierhilfen 411
Portionsfische 173
Portugieser
  Blauer 312
Portulak 216, 219, 220
Portwein 324, 325
Poularde 160, 161
Poulet 161
Prädikat 318
Prädikatswein 313
Pralinen 274, 276
Pralinenähnliche Produkte 276
Präserven 409
Prawns 187, 188
Prebiotika 425
Preisangabenverordnung 88
Preisbewusstsein 51
Preise 78
Preiselbeere 197
Premier Jus 137
Premium 78
Premium-Bier 302
Presshonig 280
Presskopf 157
Prestige 53
Prestigewert 53
Primeur 332
Prinzessbohnen 224, 234
Prinzip der
  Detailharmonisierung 91
Prinzip der gegenseitigen
  Anerkennung 91
Priorato 321
Probenahmen 91
Probiotische
  Lebensmittel 424, 425
Probiotische
  Milchsäurebakterien 425
Problemlose Waren 95
Problemwaren 95
Produkte
  hochverarbeitete 438
Produkte aus kontrolliert-
  ökologischem Landbau 396
Produkte aus kontrolliertem
  Anbau 396
Produkthaftungsgesetz 70
Produktion
  landwirtschaftliche 35
Produktionskette
  gläserne 72
Propionsäure 268
Prosecco 329
Proteasen 5, 24
Proteine 14
Proteinmangel 397
Provence 321
Provolone 122
Prozesse
  biologische/biochemische 56
  chemische 56
  physikalische 56

Prüfnummer
amtliche 319, 339
Prüfung
sensorische 77
toxikologische 46
PSE-Fleisch 141
Pseudo-Bio-Produkte 392
Pseudofett 406
Pseudogetreide 228
Psychologische Bedürfnisse 51, 52
Psychologische Qualität 52
Psychologischer Wert 52
Puddingpulver 258
Puderzucker 270, 271
Pu-Erh-Tee 360
Puffbohne 224
Pufferpulver 246
Puffreis 254
Pumpernickel 263, 264
Pumpkin 224
Purpurgranadilla 205
Puten 160, 161
Putensteak 167
Pyrenäenkäse 116, 122
Pyridoxin 17

## Q

q. s.-Prinzip 43
QS-Prüfzeichen 72
Qualität 49, 52, 55
äußere 77
ernährungsphysiologische 52
innere 77
ökologische 53
politische 53
psychologische 52
sensorische 52
soziokulturelle 53
sozioökonomische 52
Vertrauen in 435
Qualitätsauffassung
individuelle 50
Qualitätsbeurteilung 316
Qualitätsbewusstsein 51
Qualitätsdefinition 49
Qualitätseinstufung
amtliche 316
Qualitätserhaltung 24, 63
Qualitätsfähigkeit 71
Qualitätsfleisch 142
Qualitätshinweis 320
Qualitätskriterien 55
Qualitätsmanagement 70, 71
Qualitätsmaßstäbe 50
Qualitätsmehrungen 55
Qualitätsminderungen 55
Qualitätsnormen 435
Qualitätspolitik 71
Qualitätsprobleme bei
Lebensmitteln 438
Qualitätsprüfung 77
Qualitätsschaumwein 328
bestimmter Anbaugebiete 328
Qualitätssicherung 70
Qualitätssicherungssysteme 71
Qualitätsstufe 319
Qualitätsveränderungen 24, 55
Qualitätswein 319
bestimmter Anbaugebiete – Q.b.A. 317
mit Prädikat 317, 319
Qualitätsweinbaugebiet 317
quantum-satis-Prinzip 43
Quargel, Ölmützer 122
Quark 122, 125
Quecksilber 33
Quelle 286
stille 286
Queller 216, 228
Quellwasser 285, 287, 401
Quiche Lorraine 265
QUID 86
Quinoa 250
Quitte 196

## R

Raclettekäse 116
Radicchio 216, 219, 220
Radieschen 216, 226, 227
Radikale 10
Radioaktive Stoffe 29, 34
Radler 304
Raffinade 270
Raffination 128, 129, 138
Ragout fin 154, 411
Rahm 132
Rahmeis 278
Rahmfrischkäse 122
Rahmstufe 121
Raie 176
Raki 344
Rambutan 206, 207
Ranzigwerden von Fetten 57, 135
Rape 176
Raps 128
Rapshonig 281
Rapsöl 132, 133
Rapunzel 220
Rationelle Verwendung 52
Raubfische 171
Raubrand 336
Raucharomen 370
Rauchbier 298
Räucherfisch 172, 181
Räuchern 66, 152
Rauchfleisch 152
Rauchpunkt 136
Rauke 216, 221
Ravioli 256
Reaktionen
chemische 41
Rebfläche 312
Rebhühner 164
Reblochon 122
Rebsorten 310, 312, 319, 323
Rechtsangleichung 91
Rechtsdrehende Milchsäure 114
Rechtsvorschriften
Harmonisierung der 91
Red Delicious 195
Reduzierter Natriumgehalt 382
Reformhaus-Lebensmittel 396
Reformkost 391, 396
Regenbogenforelle 174
Regenerierfertig 408
Regionale Lebensmittel 431
Reglerstoffe 6
Regulation der
Nahrungsaufnahme 406
Rehkeule 165
Rehwild 164
Reifegrad der Trauben 316
Reifen 295
Reifezeit 120
Reifung 314
Reine Buttermilch 111
Reineclaude 198
Reinheitsgebot
für Bier 291, 292, 293
für Wurst 167
Reinigungsmittel 40
Reinzuchthefe 308
Reis 250, 252, 400
Reiskeimöl 132
Reisnudeln 256
Reisstärke 252, 258
Reizstoffe 357
Rektifikation 342
Relative Luftfeuchte 57, 62, 64
Remoulade 370
Reneklode 198
Renke 177
Reserva 317
Restsüße 331
natürliche 309
Restzucker 324
Restzuckergehalt 319
Retinol 17
Rettich 216, 226, 227
Rezeptleistung 408
Rhabarber 209, 228
Rheingau 321
Rheinhessen 321
Rheinische Bratwurst 159
Rheinisches Vollkornbrot 263
Rib-Eye-Steak 148, 167
Riboflavin 17
Richtlinien der Europäischen
Union 91
Ricotta 122
Rieselverluste 56
Riesengarnelen 187
Rieslaner 312
Riesling 311, 312
Riesling-Hochgewächs 329
Rigatoni 256
Rinderbrühwürfel 142
Rinderfilet 167
Rinderknochen 142
Rindernierenfett 137
Rinderrauchfleisch 153, 157
Rindertalg 128, 133, 137
Rindfleisch 141, 145
Ringelblume 231
Ringelblumenblüte 231
Ringlotte 198
Rioja 321
Rippe
dicke 149
hohe 149
Risiken und Nebenwirkungen 390
Risikolebensmittel 73, 150, 166

Rivaner 312
Roastbeef 148, 149
Robusta 347, 348
Rochen 176
Roggen 250
Roggenbrot 263
Roggenkorn 341
Roggenmischbrot 263
Roggenvollkornbrot 263
Rohe Pflanzenkost 239
Roher Schinken 168
Rohkaffee 347
Rohkaffeebohnen 349
Rohkakao 275
Rohkost 239
Rohmilch 108, 112, 113, 118
Rohmilchkäse 118, 125
Rohpökelwaren 157
Rohreis 252
Rohrzucker (Saccharose) 8, 270
Rohschinken 153
Rohwurst 156, 157
 schnittfeste 157, 159
 streichfähige 157, 159
Rollmops 183
Rollschinken 157
Röm(isch)er Salat 220
Romadur 120, 122
Romanesco 221, 222
Römersalat 216
Rooibos-Tee 358
Roquefort 117, 120, 122
Röscheverlust 56
Rosenblätter 231
Rosenkohl 216, 222
Roséwein 309
Rosinen 211
Rosmarin 364
Röstaromen 5
Rostbratwurst 159
Rösten 349
Rösti 245
Röstkaffee 348, 350
 ungemahlener 357
Röstkaffee-Aroma 349
Rotbarsch 172, 174
Rotbusch-Tee 358
Rote Banane 202
Rote Bete 216, 227, 237
Rote Johannisbeere 197
Rote Linsen 236
Rote Würzsoße 369
Rote Zwiebel 230
Roter Thunfisch 175
Rotes Weinsiegel 320
Rôtisseur-Senf 368
Rotkohl 216, 222, 234
Rotling 309
Rotschmiere 120
Rotschmierekäse 125
Rotwein 309
Rotweinessig 367
Rotweintrester 340
Rotwild 164
Rotwurst 157
 Thüringer 159
Rotzunge 176
Roulade 148
Rübe 216, 227
Rübenkraut 227, 282
Rübenzucker 8, 270
Rübstiel 227
Ruby 325
Rückenmark 141
Rückenmarksubstanz 165
Rückenspeck 157
Rückensteak 167
Rückstände 4, 5, 138
 aus der landwirtschaftlichen
 Produktion 35
Rucola 221
Rueda 321
Rügenwalder Teewurst 157
Ruhrbakterien 5
Rukola 216
Ruländer 312
Rum 337, 342, 343
 Jamaica- 343
Rumpsteak 148, 167
Rumtopf 212
Rumverschnitt 337, 343
Runde Auster 184
Rundfische 173
Rundkornreis 253
Rundtomate 225
Russ 304


## S


Saale-Unstrut 321
Saatgut
 herbizidresistentes 420
 unfruchtbares 420
Saccharin 44, 272, 406, 407
Saccharose 8, 269, 284
Sachgerechte
 Unterrichtung 82, 85
Sachsen 321
Safloröl 132
Safran 364
Saft 288, 290
 Frucht-Gemüse- 290
Sago 258
Sahne 132
 saure 111
 süße 110
Sahnebonbons 273
Sahnedickmilch 111
Sahneerzeugnisse 110, 111
Sahneimitat 422
Sahnejoghurt 111
Sahnekefir 111
Sahti 299
Saint Jacques 185
Saint Nectaire 122
Saint Pierre 176
Saison 299
Saisonartikel 277
Saisongemüse 217
Salami 154, 156, 157, 159, 424
Salatcreme 370
Salatgemüse 216, 219, 221
Salatgewürz 365
Salatgurke 224
Salatkräuter 365
Salatmayonnaise 370
Salatöl 128
Salatsoßen 272
Salicornia 216, 228
Salm 174
Salmonellen 5, 59, 102,
 150, 166, 284
Salpeter 152
Salsasoße 369
Salz 5, 366, 401
Salzen 66, 152
Salzfischerzeugnisse 182
Salzgarnelen 186
Salzgurken 237
Salzheringe 182
Salzig 26
Salzige Snacks 272
Salzkraut 228
Salzsardellen 182
Salzung 182
Samballan 369
Sambuca 344
Samen
 essbare 208
Samos 324
San-Daniele-Schinken 153
Sanddornbeere 197
Sanddornsaft 290
Sandwich-Brot 265
Sanitäre Bedingungen 74
Sardelle 177
Sardellenfilets 182
Sardine 177
 in Öl 183
 in Salzlake 183
 in ...soße 183
Sardinenkonserven 172
Sardinien 321
Satsuma 201
Saubohne 224
Saucisse 157
Saucisson sèche 157
Sauer 26
Sauerampfer 216, 221
Sauerkirsche 198, 210
Sauerkonserven 216, 237
Sauerkraut 237
Sauermilch 109, 111
 entrahmte 111
 fettarme 111
Sauermilcherzeugnisse 110
Sauermilchkäse 117, 120, 122
Sauermilchprodukte 114
Sauermilchquark 119
Sauermolke 110, 111
Säuern 66, 152, 313
Sauerrahm 133
Sauerteig 262
Sauerteigbrot 262
Säuerung 112
Säuglings- und Kleinkindertee
 zahnschonender 379
Säuglingsanfangs-
 nahrung 377, 378
 hypoallergene 379
Säuglingsfolge-
 nahrung 377, 378
 hypoallergene 379

Säuglingsmilchnahrung 377
adaptierte 377
teiladaptierte 377
Säuglingsnahrung 114, 377, 384
Säuglingsnahrungs-werbegesetz 378
Säure 5, 316
schweflige 43
Saure Sahne 111
Säureanteil 331
Säurearm 315
Säurebetont 315
Säuren 5
Sbrinz 116, 122
Scallop 185
Scampi 187
Scampo 188
Schabefleisch 151
Schadinsekten 58
Schädliche Fremdstoffe 28, 29
Schädlinge
tierische 58, 59
Schadnager 58
Schadstoffe 4, 5, 28, 41, 72, 75, 391
natürliche 28, 29, 30
Schadstofffreie Lebensmittel 391
Schaffleisch 145
Schafsmilch 115
Schafspilze 232, 233
Schale 249
Schalen von
Zitrusfrüchten 200, 213
Schalenanteil 252
Schalenmembran 101
Schalenobst 208
Schalentiere 184
Schälerbsen 236
Schälmühlen 249, 252
Schalotten 229, 230
Scharfer Senf 368
Schaschlik 150, 151
Schaschlikgewürz 365
Schaschliksoße 369
Schaummattentrocknung 351
Schaumwein 327, 328, 333
Geschmacksbezeichnungen 328
Schaumweinähnliche
Getränke 326
Schaumweinarten 326
Schaumweinbereitung 326
Schaumweinherstellung 327
Schaumzuckerwaren 273
Scheibenhonig 281
Schellfisch 177, 190
Scheurebe 312
Schichtkäse 118, 122
Schimmelbildung 68, 268
Schimmelpilze 5, 59
Schimmelpilzgifte 4, 5, 41, 137, 391
Schimmelpilzkulturen 120
Schimmelrasen 120
Schinken 153, 154, 168
Ammerländer 157
Aosta- 157
Ardenner 157
Bayonner 157
gekochter 153
Holsteiner 157
Iberico- 157
Parma- 157
roher 168
San-Daniele- 157
Schwarzwälder 157
Serrano- 157
Tiroler 157
Westfälischer 157
Schinkenmettwurst 159
Schinkenpastete 159
Schinkenspeck 153
Schinkensülze 157, 159
Schlachtfette 128
Schlachttiere 148
Schlackwurst 157
Schlagrahm, -sahne 110, 111
Schlangengurke 224
Schlehengeist 340
Schlei 178
Schleuderhonig 280
Schlüsselaromen 27
Schmalz 128
Schmelzbutter 137
Schmelzen 57
Schmelzkäse 123, 401
Schmelzsalze 5
Schmierebildung 120
Schmorgurke 224
Schmuck 74
Schnappverschluss-Flaschen 303
Schnecken 184, 185
Schnellkochreis 253
Schnellmast 190
Schnepfen 164
Schnittbohnen 224, 234
Schnittbrot 268
Schnittfeste Mettwurst 156
Schnittfeste Rohwurst 157
Schnittführung 126
Schnittkäse 116, 122
halbfeste 117, 122, 125
Schnittlauch 230, 364
Schnittnudeln 256
Schnittsalate 219
Schnittverlust 125
Schnitzel 408
Schnitzelfleisch 149
Schnuller 273
Schokoküsse 273
Schokolade 274, 276
gefüllte 275
sortenreine 276
weiße 276
Schokoladenartikel 274
Schokoladenbonbons 273
Schokoladen-Hohlfiguren 275
Schokoladenmasse 275
Schokoladenprodukte 276
Schokoladenpulver 275
Schokoladenwaren 274, 275
Schokolinsen 273
Schokozwieback 267
Scholle 172, 174
Schonkaffee 350
Schorle 287
Schottischer Whisky 341
Schraubverschlüsse 315
Schrippe 266
Schulter 149
Schupfnudeln 245, 256
Schutz
der Gesundheit 82, 84
des redlichen Wettbewerbs 86
vor Täuschung 82, 84
Schutzeigenschaften der
Verpackung 69
Schutzgaslagerung 63
Schutzstoffe 6
Schwäbisches Bauernbrot 263
Schwarten 167
Schwartenmagen 157, 158
weißer 157
Schwarzbier 298
Schwarzbrot 263
Schwarze Bohnen 235, 236
Schwarze Johannisbeere 197
Schwarzer Heilbutt 174
Schwarzer Pfeffer 364
Schwarzer Tee 353
Schwarzriesling 312
Schwarzwälder 263
Schwarzwurzel 216, 226, 227, 234
Schwedenbitter 343
Schwedische Gabelbissen 183
Schwefel 18
Schwefeldioxid 44, 309
Schwefeln 212, 313
Schweflige Säure 43
Schweinebauch
gefüllter 157
Schweinefleisch 141, 145
Schweinehack(fleisch) 151
Schweinehaltung
artgerechte 395
Schweinemasken 167
Schweineschmalz 12, 14, 136
Schweinesteak 167
Schweinskopf 157
in Gelee 157
Schweinswürstchen 159
Schweizer Art 263
Schwermetallaufnahme 33
Schwermetalle (toxische) 29, 31
Schwermetallvergiftungen 33
Schwertfisch 176
Schwimmprobe 101
Schwund
natürlicher 63
Scotch 341
Scotch Ale 299
Seafood 169
Second flush 352
Seeaal
in Gelee 183
Seebarsch 176
Seefische 172
Seefischerei 172
Seeforelle 174
Seehase 183
Seehecht 172, 174
Seelachs 172, 174, 190
in Öl 182, 183
Seesaibling 177
Seeteufel 176, 190

Seewolf 176
Seezunge 176
Sekt 328
  Lagen- 328
  sortenreiner 328
Sekundäre Pflanzenstoffe 5, 27, 239, 399
Selbstmedikation 389
Selbstverwirklichung 52
Selen 18, 388
Sellerie 237
Selters 286
Sencha 356
Senf 367, 372
  extrascharfer 368
  milder 368
  mittelscharfer 368
  scharfer 368
  süßer 368
Senfgurken 237
Senfkörner 367
Senfsaat 367
Senfsorten 368
Senfspezialitäten 367, 368
Sensorische Prüfung 77
Sensorische Qualität 52
Sensorische Weinprüfung 317
Separatorenfleisch 150, 155, 165
Sepia 185
Serotonin 283, 357
Serrano-Schinken 81, 153
Sesamhörnchen 266
Sesamöl 131
Sevilla-Orange 200, 201
Sevruga 182
Shamouti 201
Sherry 324, 325
  -Geschmacksrichtungen 324
  Solera- 325
Sherryessig 367
Shiitake 216, 232, 233
Shiraz 323
Shrimps 187
Sicherheitsbewertung neuartiger Lebensmittel 415
Sichtkontrollen 75
Sidra 326
Siedesalz 366
Sikawild 164
Silberzwiebeln 237
Silvaner 311, 312
Simplesse 405
Single Malt Whisky 341
Sirloin-Steak 148, 167
Skelettmuskelfleisch 150, 167
Slibowitz 340
Soft-Fette 136
Softeis 284
Sojabohnen 236
Sojadrink 422
Sojaeiweiß 167
Soja-Flaschennahrung 379
Sojafleisch 401
Sojaghurt 422
Soja-Gulasch 422
Sojakäse 402
Sojalecithin 401
Sojamilch 402
Sojaöl 128, 131, 133
Sojaprodukte 402, 403
Sojaprotein 401
Sojaquark 402
Sojasoße 369
Soja-Würstchen 422
Solanin 5, 29, 30
Solaningehalt 247
Solera-Verfahren 324, 325, 339
Sommerblüte 281
Sommerbutter 137
Sonnenblumenmargarine 134
Sonnenblumenöl 128, 130, 133
Sorbinsäure 44, 268
Sorbit 44, 271
Sorgfaltspflicht 72, 76
Sortenreine Schokolade 276
Sortenreiner Kaffee 349
Sortenreiner Sekt 328
Sortenreiner Wein 314
Sortenwein 310
Sortierung
  haushaltsgerechte 411
Soßenbinder 258
Soßenpulver 258
Sozialverträglichkeit 399
Sozialwert 53
Soziokulturelle Bedürfnisse 53
Soziokulturelle Qualität 53
Soziokultureller Wert 53
Sozioökonomische Bedürfnisse 52
Sozioökonomische Qualität 52
Sozioökonomischer Wert 52
Spaghetti 256, 257
Spaghettikürbis 224
Spaltschinken 157
Spargel 216, 228, 234
Spargelbohne 224
Spargelköpfe 234
Spätburgunder 311
  Blauer 312
Spätkartoffeln 242
Spätlese 317, 318
Spätzle 256
Speck 153
  durchwachsener 153
Speckblutwurst 159
Speiseeis 278, 284, 408
Speiseeissortiment 279
Speisefett 127, 128, 132
Speisefische 172
Speisekartoffel 242, 243
Speisenzubereitung
  traditionelle 438
Speiseöle 127, 128, 136
Speisequark-Zubereitung 118
Speiserübe 227
Speisesalz 366
Speisewürze 369
Speisezwiebel 216, 230
Spezialbrote 264
Spezialität
  garantiert traditionelle 80
Spezialitätenschutz 81
Spinat 216, 219, 221, 238
Spiralnudeln 256
Spirituose mit Anis 337
Spirituosen 335, 336, 401
  Abgabe von 346
  aromatisierte 337, 343
Spitzkohl 216, 221, 222
Sportlergetränke 385, 401
Sportlernahrung 384
Springbock 164
Spriten 66
Sprossen 228,229
  von Hülsenfrüchten 228
  von kleinen Samen 228
Sprossengemüse 216, 227, 228, 234, 236
Sprudel 286
Sprue, einheimische 383, 384
Sprühtrocknung 350
Spurenelemente 5, 18, 19, 139, 389
Squash 224
St. Gallener 263
Stabilisatoren 44
Stachelbeere 196, 197
Stammwürzegehalt 294, 296
Stampfkartoffeln 246
Standardbanane 213
Standardhähnchen 162
Standardisierte Milch 108
Standardsortiment 413
Stängelgemüse 216, 227, 228, 234
Stangenbohnen 224, 234
Stangenei 103
Stangenspargel 234
Stapelchips 267
Stapelhöhen 410
Starkbier 296
Stärke 5, 8, 258
Stärkeerzeugnisse 258
Staubzucker 271
Staudensellerie 216, 228
Steak 148, 167
Steakgewürz 365
Steaksoße 369
Steckrübe 227
Steillage 313
Steillagenwein 329
Steinbeißer 176
Steinbier 298
Steinbirne 195
Steinbuscher 117, 122
Steinhäger 343
Steinobst 192, 198
Steinobstbrand 340
Steinpilze 216, 232, 233, 234
Steinsalz 366
Steinweizen 298
Steppenkäse 122
Sterilisieren 66, 108, 113
Sterilmilch 401
Sternchen 256
Sternfrucht 204
Stichproben 75
Stieleis 279
Stielkotelett 149
Stielmangold 220
Stielmus 227
Stille Quelle 286
Stiller Wein 308
Stilles Wasser 286

Stillwein 327
Stilton 122
Stimmungsaufheller 283
Stimmungsmacher 357
Stinkfrucht 204
Stockfisch 181
Stoffe
  anorganische 16
  gesundheitsschädliche 28
  organische 16
  radioaktive 29, 34
Stoffkreislauf
  natürlicher 77
Stoffumwandlung 28
Stoffwechsel 6
Stoffwechselprozesse 62
Stoffwechselstörungen 10, 380
Stopfleber 163
Stör 178
Stout 299
Strahlenschäden 34
Strandschnecke 185
Strauchtomate 225
Strauße 164
Straußensteak 167
Streichfähige Rohwurst 157
Streichfähigkeit der Butter 132
Streichfett 9, 128, 135, 136, 405
  mit reduziertem Fettgehalt 135
Streichmettwurst 156, 157
Strumpfbandbohnen 224
Stubenküken 160, 161
Studentenfutter 211
Stutenmilch 115
Substitutionsprodukt 422
Südfrüchte 199
Sudpfanne 294
Südsteiermark 321
Sultana 197
Sultaninen 211
Sülzen 152, 159
Sülzwurst 157, 158, 159
Sumpfkrebse 186
Suppengrün 238
Suppenhuhn 105, 161
Suppennudeln 256
Surimi 174, 422, 423
Surrogat 422
Sushi 411
Süß 26, 315
Süße 316
Süße Brotaufstriche 280
Süße Sahne 110
Süßer Senf 368
Süßer Wein 308
Süßigkeiten 401, 406
Süßkirsche 198, 210
Süßkraft 272
Süßmolke 110, 111
Süßorange 201
Süßrahm 133
Süßreserve 308
Süßstoffe 5, 271,272, 401,
  406, 407
Süßungsmittel 44, 271, 272, 401
Süßwaren 272, 401
Süßwasserfische 172
Suvlaki 413
Sweety 201
Syrah 323
Szegediner Gulasch 154


## T


Tabasco 369
Tabascosoße 369
Tafelapfel 194
Tafelbirnen 194
Tafelöl 128
Tafelsalz 366
Tafelschokolade 274, 276, 277
Tafelsenf 368
Tafelsoßen 411
Tafelspitz 149
Tafeltraube 197
Tafelwasser 285, 287, 401
Tafelwein 317, 319
Tafelweinbaugebiet 317
Tagesbedarfsmenge 385
Tagliatelle 256, 257
Taleggio 122
Talg 128
Tamarillo 206, 207
Tandoori Mix 365
Tangelo 201
Tangerine 201
Tannenhonig 281
Tannin 309
Taro 216, 231, 232
Tartrazin 43, 44
Taschenkrebse 186, 187
Tatar 151
Tauben 160
Taubnessel 238
Taupunkt 64
Taurin 426
Täuschung 25
Tawny 325
T-Bone-Steak 141, 148, 167
Technische Hilfsstoffe 87
Technologische Hilfsstoffe 87
Tee 352, 401
  Aufgussbeutel 356
  entkoffeinierter 356
  Erzeugnisse 356
  Früchte- 356
  grüner 355
  Instant 356
  Kräuter- 356
  Massai- 358
  Rooibos- 358
  Rotbusch- 358
  schwarzer 353
Teehaltige Produkte 289
Teemischungen 354, 355
  aromatisierte 356
Teeproduktion 353
Teewurst 156, 157, 159
Teichfischerei 172
Teichkrebse 186
Teigwaren 255
  Eifreie 255
  Instant- 260
Teigwarenextruder 255
Teigwarenformate 256
Teigwarenspezialitäten 256
Teiladaptierte
  Säuglingsmilchnahrung 378
Teilgerichte 410
Teilqualität 55, 77
Teltower Rübchen 226, 227
Tempeh 403
Temperatur 57, 62, 64
Temperaturregimes 74
Tequila 342
Terminator-Technik 420
Terroir 313
Tetilla 122
Thaumatin 272, 407
Thiabendazol 200
Thiamin 17
Thunfisch 172, 175
  in Öl 183
  in Salzlake 183
Thunfischkonserven 172
Thüringer Mett 151
Thüringer Rotwurst 157, 159
Thymian 364
Tiefgefrieren 66
Tiefgefrorene
  Fischerzeugnisse 183
Tiefgekühlter Fisch 171
Tiefkühl-Backwaren 265
Tiefkühlei 103
Tiefkühlfertiggerichte 400
Tiefkühlfisch 172
Tiefkühlgemüse 216, 400, 408
Tiefkühl-Hähnchen 408
Tiefkühlkette 410
Tiefkühlkost 409
Tiefkühlobst 400
Tiefkühl-Pommes-frites 408
Tiefkühlprodukte 409
Tiefkühl-Torte 408
Tiefseegarnelen 187
Tiefseehummer 187
Tierarzneimittel 4, 29, 36, 39,40
Tiere
  transgene 418
Tierhaltung
  artgerechte 39, 50, 53, 143,
  144, 167, 392, 395
Tierische Schädlinge 58, 59
Tierkörpermehl 144
Tierschonender Transport 144
Tiger Prawns 187
Tilsiter 116, 120, 122
Tinte 185
Tintenfisch 184, 185
Tiroler Schinken 157
Toastbrot 263
Tocopherole 17, 44, 132
Toffee 273
Tofu 402, 422
Tokaj 321
Tokaji Aszú 324, 325
Tomate 216, 223, 225, 234
Tomatenketchup 272
Tomatenmark 369
Tomatenpaprika 237
Tomatensenf 368
Tonic-Water 289
Topinambur 216, 226, 227, 342
Tortellini 256, 257

Tournedos 148
Toxikologische Prüfung 46
Toxische Schwermetalle 31
Trachthonige 281
Traditionell hergestellte Lebensmittel 435
Traditionelle Flaschengärung 327, 328
Traditionelle Lebensmittel 431
Traditionelle Speisenzubereitung 438
Trans-Fettsäuren 134, 138
Transfair 427
Transfair-Zeichen 77, 428
Transgene Organismen 414, 417
Transgene Pflanzen und Tiere 418
Transportmittel 74
Transportwege 431, 432, 434
Transvasierverfahren 328
Trappist-style 299
Trappistenbier 299
Trappistenkäse 122
Trauben 309
Traubenkernöl 131
Traubenmost 331
konzentrierter 313
Traubensaft 308
Traubenzucker (Glucose) 7, 8, 401
Treber 294
Treibhausgemüse 217
Treibhaussaison 219
Trendgetränke 301
Trester 340
Tresterbrand 337, 340
Trichinen 59
Triebmittel 262
Triguero-Spargel 228
Trinitarios-Kakao 283
Trinkschokolade 275
Trinkstärke 336
Trinktemperatur für Wein 332
Trinkwasser 19, 290, 401
Trinkwasser-verordnung 287, 290
Triple Sec 344
Trocken 315
Trockenbeerenauslese 317, 318
Trockener Wein 308, 330
Trockenfleisch 152
Trockengemüse 235
Trockenmasse 121, 122
Trockenmilcherzeugnisse 111
Trockenobst 401
Trockenprodukte 408
Trockenspeisekartoffeln 246
Trocknen 66, 152
Trollinger
Blauer 312
Tropfhonig 280
Trost 52
Trüffel 216, 232, 233
Truthahn 161
Türkischer Honig 274
Tüteneis 279
Typenwein 310
Tyramin 31

## U

Übergewicht 13, 20
Überraschungsei 277
Überreife 63
Übersee-Rum 343
Ugli 201
Ultrahocherhitzen 108, 113
Umrötung 156
Umwelt 53
Erhaltung und Schutz der natürlichen 53
Umweltbelastungen 432
Umweltprobleme 437
Umweltschadstoffe 32, 35
Umweltverschmutzung 31
Umweltverträglichkeit 399
Unbedenklichkeit
gesundheitliche 42
Unbehandelte Zitrusfrüchte 200
Unechte Pilzvergiftung 233, 238
Unerhitzte Frischkost 399
Unfruchtbares Saatgut 420
Ungemahlener Röstkaffee 357
Ungesättigte Fettsäuren 10
Ungeschälte Hülsenfrüchte 236
Ungesunde Lebensmittel 96
Ungewaschener Kaffee 348
Unkrautbekämpfungsmittel 38
Untergäriges Bier 295, 298
Unterglaskulturen 219
Unterhaltung 53
Unterrichtung
sachgerechte 82, 85
Unterschale 149
Untersuchung
mikrobiologische 75
Unverarbeiteter Fisch 180
Unverpackte Lebensmittel 74
Ursprungsbezeichnung
geschützte 80, 123

## V

Vanille 364
Vanillelikör 344
Vanillin 5
VCJK 141
VdQS. Siehe Vin délimité de Qualité Supérieure
Veganer 15, 397
Vegetarier 15, 397
Vegetarismus 397
Veilchen 231
Venusmuschel 184, 185
Veränderungen
chemische 57
physikalische 55
Verarbeiteter Fisch 172, 181
Verarbeitetes Obst 210
Verarbeitungsfleisch 141
Verarbeitungsgrad 400
Verarbeitungszucker 269, 271
Verbraucher
Ansprüche der 49
Irreführung der 23
Verbrauchererwartung 89, 375
Verbrauchergewohnheiten 42
Verbraucherhinweis
Mindesthaltbarkeitsdatum mit 102
Verbraucherschutz 72, 415
gesundheitlicher 72
Verbrauchsdatum 87
Verbrennung
flammenlose 20
Verbrennungsprodukte 4
Verbundangebote 411
Verbundwerkstoffe 70
Verdaulichkeit 21
Verderbniserreger 5
Verderbsempfindlichkeit 62
Verdickungsmittel 5, 42, 44, 404
Verdorbene Lebensmittel 62
Verdunsten 56
Veredelungskartoffel 242
Veredelungsverluste 398
Vereins-Dechanats-Birne 195
Verfahren
Solera- 324
züchterische 417
Verfälschungen 422
Vergiftungen 30
Verkehrsauffassung 318
allgemeine 90
Verkehrsbezeichnung 86
korrekte 86
Verkehrsfähig 70
Verminderter Kochsalzgehalt 382
Verpackung 63, 67
Schutzeigenschaften der 69
Convenience-Vorteile der 411
Verpackungsaufwand 68
Verpackungsfunktion 68
Verpackungsmaterialien 68, 69
Versanddosage 328
Verschmutzung 68
Verschmutzungsquellen 32
Verschneiden 313, 341
Verschnitt 314
Verschreibungspflichtig 389
Versteckte Fette 9, 127
Versteckter Zucker 269
Vertrauen in Qualität und Sicherheit 435
Vertrauensgarantie 72
Vertrautheit 435
Verunreinigungen 5, 31
Verwendung
rationelle 52
Verwesung 164
Verzehrfertig 408
Verzehrsgewohnheiten 29
Verzehrsverhalten 438
Viehhaltung
flächengebundene 396
Vielfachzucker (Polysaccharide) 8
Vienna Lager 299
Vienna-style 299
Viereck-Hartkäse 122
Viertelfettstufe 121
Viktoriabarsch 176
Vin de Pays 317
Vin de Table 317
Vin délimité de Qualité Supérieure 317

Vino da Tavola 317
Vino de la Tierra 317
Vino de Mesa 317
Vino Santo 324
Vintage-Ports 325
Vitalstoffe 399
Vitamine 5, 6, 7, 16, 17, 107, 115, 128, 132, 139, 239, 389
  fettlösliche 16, 17, 134
  wasserlösliche 16, 17
Vitaminisierte Lebensmittel 16, 424
Vitaminpräparate 400
Vitaminpräparate für Sportler 385
Vitaminzusatz 16
Vitelotte 243
Vogelbeere 196
Vogelbeergeist 340
Vollbier 296
Vollei 103
Vollfettstufe 121
Vollhering 182
Vollkonserve 409
Vollkonserven 183
Vollkornbrot 263, 268
Vollkornmehl 250, 252, 259
Vollkornmischbrote 263
Vollkornnudeln 259
Vollkornprodukte 400
Vollkornschrot 251, 400
Vollkornzwieback 267
Vollmilch 109, 113, 401
  kondensierte 111
  mit eingestelltem Fettgehalt 109
  mit natürlichem Fettgehalt 109
Vollmilchpulver 111
Vollmilchschokolade 272
Vollreis 252
Vollrohrzucker 401
Vollwert-Ernährung 398, 400
Vollwertkost 399
Vorderschinken 153, 157
Vorfertigungsgrad 408
Vorratsschutzmittel 36, 200
Vorstellungen 52
Vorzugsmilch 108, 112, 113, 401
V-Zeichen 397
V.S. 338
V.S.O.P. 338

## W

Waadtland 321
Wabenhonig 281
Wachau 321
Wacholder 337
Wacholderspirituosen 343
Wachsbohne 223
Wachstumsförderer 144
Wachteleier 98
Wachteln 164
Waffeleis 279
Waffeln 267
Waldbrombeere 197
Walderdbeere 196, 197
Waldfrüchte 212
Waldhimbeere 197
Waldhonig 281
Waldorfsalat 411
Waldpilze 234
Waller 176
Wallis 321
Walnuss 208
Walnussöl 131
Wanderfische 172
Waren
  problemlose 95
Warenpflege 63
Wärmebehandelte Milch 108, 113
Wärmetrocknung 408
Warmpressen 129
Wasser 5, 6, 7, 19, 285, 292
  stilles 286
Wasserentzug 408
Wasserlösliche Vitamine 16
Wassermelone 209, 214
Wasserversorgung 74
Wechselfische 172
Weichkaramellen 273
Weichkäse 117, 121, 122, 125
Weichkrokant 274
Weichtiere 172, 184, 185
Weichweizen 255
Wein 401
  alkoholarmer 318
  aus Übersee 323
  Classic 321
  entalkoholisierter 329
  europäischer 321
  extraktarmer 318
  halbtrockener 308, 330
  Lagen- 310
  Lagertemperatur 332
  lieblicher 308, 330
  Marken- 310
  Rosé- 309
  Rot- 309
  Selection 321
  Sorten- 310
  sortenreiner 314
  stiller 308
  süßer 308
  Trinktemperatur 332
  trockener 308, 330
  Typen- 310
  Weiß- 309
Wein-Branntwein-Essig 366, 367
Weinähnliche Getränke 326
Weinbeere 196, 197, 211
  edelfaule 325
Weinbereitung 308
Weinberg 313
Weinbergschnecken 184, 185
Weinbeurteilungen 316
Weinblatt 221, 234
Weinbrand 337, 338, 339
Weinbrandbohnen 276
Weincontainer 332
Weindestillat 339
Weinessig 366
Weinetikett 319
Weinfarm 323
Weinfeld 313
Weinhaltige Getränke 326
Weinkäse 122
Weinort 319
Weinprüfung
  analytische 317
  sensorische 317
Weinrecht 317
Weinsäure 313
Weinschlauch 332
Weinsiegel 320, 321
  allgemeines 320
  Gelbes 320
  Grünes 320
  Rotes 320
Weinsteinkristalle 314
Weintraube 197
Weintypen 312
Weiß-Blau-Käse 122
Weißbrot 263, 400
Weißburgunder 312
Weiße Rübe 227
Weiße Schokolade 276
Weiße Taubnessel 238
Weiße Zwiebel 230
Weißer Heilbutt 174
Weißer Kandis 270
Weißer Nougat 274
Weißer Pfeffer 364
Weißer Schwartenmagen 157
Weißer Thun 175
Weißes Mehl 251
Weißherbst 309
Weißkohl 216, 222
Weißkraut 222
Weißlacker 117, 122
Weißmehl 252
Weißreis 252
Weißschimmel 125
Weißwein 309
Weißweinessig 367
Weißweintrester 340
Weißwurst 156, 157
Weißwurstsenf 368
Weizen 250
Weizenbier 292, 296, 298
Weizenbock 298
Weizenbrot 263
Weizengrieß 255
Weizenkeimöl 130
Weizenkorn 341
Weizenmehl 259
Weizenmischbrot 263
Weizenstärke 258
Weizenvollkornbrot 263
Welken 56
Wellhornschnecke 185
Wellness 290, 426
Wels 176
Welschriesling 311
Welthandel
  ungleiche Austauschbedingungen im 437
Welthunger 419
Werbeaussagen 84
Wert
  ADI- 46
  ernährungsphysiologischer 21, 52, 135, 268, 283, 424, 436
  gesundheitlicher 421
  kulturell-ästhetischer 53

ökologischer 53
politischer 53
psychologischer 52, 54, 432
soziokultureller 53
sozioökonomischer 52
Wertigkeit
biologische 15, 139
Wertstufen 398
Wertstufenschema 399
Westfälische Mettwurst 159
Wettbewerb
Schutz des redlichen 86
Whiskey 337, 341, 342
Bourbon 342
Irish 342
Whisky 337, 341
Blended 341
Canadian 342
Deutscher 342
Grain 341
schottischer 341
Single Malt 341
Wiederverschließvarianten 411
Wiener Würstchen 157, 166
Wiesenschaumkraut 238
Wild 141
Wildbeeren 197
Wildbret 164
Wilde Hefe 308
Wildfrüchte 194
Wildgeschmack 164
Wildheidelbeere 197
Wildhühner 164
Wildkaninchen 164, 165
Wildknoblauch 230
Wildkräuter 219, 238
Wildlachs 174, 190
Wildpilze 233
Wildreis 259
Wildschweine 164
Wildschweinkeule 165
Wildspargel 228
Wildtauben 164
Wildtiere 164
Williams Christbirne 195
Wilstermarschkäse 122
Winter warmers 300
Winteräpfel 212
Winterbutter 137
Winter-Depression 406
Winterendivie 220
Winterkohl 222
Winzersekt 329
Wirbelsäulenknochen 142
Wirkstoffe 6
Wirkungen von Alkohol 345
Wirsingkohl 216, 222, 234
Wittling 177
Wizz Peach 304
Wodka 337, 342
aromatisierter 343
Wohlbefinden 52
Wolfsbarsch 176
Worcestersoße 369, 411
Wunden
offene 74
Würfelzucker 270
Wurst 168
Würstchen
Frankfurter 157, 166
Wiener 157, 166
Wurstherstellung 154
Wurstkonserven 401
Wurstsorten 154, 155
Wurstwaren 154, 401
moderne 159
Württemberg 321
Würze 369, 371
Wurzel 226
Wurzelgemüse 216, 226, 227, 234
Wurzelpetersilie 216
Wurzelspinat 221
Würzkräuter 361, 362, 371
Würzmittel 366
Würzöl 128
Würzpaste 367, 369
Würzpulver 369
Würzsoße 369


## X


X.O. 338
Xylit 272


## Y


Yam 216, 231, 232
Yang 402
Yhlenhering 182
Yin 402


## Z


Zander 178
Zartmacher 24
Zaziki 413
Zeiteinsparung 52, 408
Zeitregimes 74
Zellerneuerung 14
Zen-Buddhismus 402
Zerkleinerungsgrad 155
Zertifizierung 71
Zibarte 198, 341
Zibeben 211
Zichorie 220, 421
Ziegenkäse 119
Ziegenmilch 115
Zimt 364
Zinfandel 323
Zink 5, 18
Zitronatzitrone 201
Zitrone 201
Zitronenblüte 231
Zitronenmelisse 364
Zitrusauszüge 289
Zitrusfrüchte 200
aus kontrolliert biologischem/ ökologischem Anbau 213
nach der Ernte
unbehandelte 200
Schalen von 200, 213
unbehandelte 200
Zitrussaft 290
Zivilisationskrankheiten 402, 437
Zöliakie 167, 376, 379, 383, 384
Zopfbrötchen 266
Zubereitetes Fleisch 152
Zubereitungshilfen 411
Zubrowka 343
Zucchini 223, 224
Zucchiniblüte 230, 231
Züchterische Verfahren 417
Zuchtlachs 174
Zuchtpilze 233
Züchtung 416
Zucker 5, 269, 401
brauner 270
versteckter 269
Zuckeraustauschstoff 271
Zuckererbse 223
Zuckerersatz 271, 406
Zuckergurken 237
Zuckerhut 271
Zuckerkulör 44
Zuckermais 223, 225
Zuckermelone 209, 214
Zuckern 66
Zuckerreif 283
Zuckerrübensirup 401
Zuckerschote 224
Zuckerverzehr 283
Zuckerwaren 272, 273
Zukunftsfähiger Ernährungsstil 437, 439
Zulässige Höchstmengen 42
Zunge 150
Zungenblutwurst 159
Zungenwurst 157, 158
Zusammenbacken 56
Zusammengesetzte Eiweißstoffe 15
Zusatz von Konservierungsstoffen 66
Zusatzkennzeichnung 85
Zusatzstoff-Zulassungs-verordnung 42
Zusatzstoffe 4, 5, 41, 42, 44, 160, 268
Zutaten 41
fleischfremde 159, 167
Zutatenliste 86
Zweifachzucker (Disaccharide) 8
Zwergorange 205
Zwetsche 198
Zwetschge 198
Zwieback 267
Zwiebel 229, 237, 364
rote 230
weiße 230
Zwiebelgemüse 216, 229, 230
Zwiebelleberwurst 157

# Bildquellenverzeichnis

1 x 1 Atlanta Gruppe, Bremen (191, 1942-4, 1961, 2001, 2032-4, 2072-3 u. 15, 2091-3, 2111-3, 219 [z.T.], 221 [z.T.], 2231 [z.T.], 226 [z.T.], 2292)

3 Glocken GmbH, Weinheim (2551)

Adolphs, Guido, Wuppertal (26, 56, 58, 102, 134, 136, 166, 2511-3, 259, 301, 304, 314, 3402, 3412, 3422-3, 3672, 377, 378, 380, 3842, 3911, 404, 4091-3, 412, 421, 424, 4311-2)

Agrarmarketing Tirol, Stadt Innsbruck (A) (433)

AID, Bonn (881, 1701-3, 235, 3953)

Aromatique GmbH, Neudietendorf (4321)

Barilla Deutschland GmbH, Köln (2571-12)

Bernd Ringel Grafikbüro, Ditzingen (252, 39, 57, 70, 882)

Bestfoods Deutschland, Heilbronn (794)

Biokreis e. V., Passau (3943)

Bio-Verlag, Schaafheim (4033)

Birkel Teigwaren GmbH, Waiblingen (2552)

BNN Einzelhandel e. V., Hürth (3912)

Brauerei Landsberg GmbH, Landsberg (435)

Brohler Mineral- und Heilbrunnen GmbH, Brohl (382)

BUND, Bonn (419, 420)

Bundesanzeigerverlag, Köln (811-3, 392)

CCC, München (106, 405, 421)

CMA, Bonn (72, 78, 7916, 981-2, 1011, 1041, 107, 1081-2, 1091-2, 1101-3, 1181-4, 120, 1461-14, 1471-17, 1531-6, 1561-6, 1581-12, 162, 210, 241, 261, 266)

Czifra, Lajos, Budapest (H) (3253)

Demeter-Bund e. V., Darmstadt (797)

Deutscher Brauerbund, Königswinter (2921, 2942, 2951, 3021, 3032-3)

Deutsches Teebüro, Hamburg (3521, 353, 354)

DLG, Frankfurt/Main (793, 3201-2)

Duncan Baird Publishers, London (GB) (2931, 2941, 2952, 3032)

DWI, Mainz (308, 3131, 327)

FDR, Oberursel (3961-2)

Fuchs Gewürze, Dissen (361)

Gäa e. V., Dresden (799)

GFK, Bonn (264)

Globus Infografik, Hamburg (3, 95, 2922, 2932, 3832, 3871, 390, 410)

Harry-Brot GmbH, Schenefeld (2631-3)

Harting & Tovar GmbH, Hannover (4031)

HAWESKO, Tornesch (307)

Huber Verpackungen, Öhringen (3031)

Honig Verband, Hamburg (280)

Informationsbüro Brandy de Jerez, Hamburg (3251, 335, 339)

Informationsbüro der niederländischen Geflügelwirtschaft, Mülheim a.d. Ruhr (97, 1001-3)

Informationsbüro Serrano Especial, Mülheim a.d. Ruhr (15310, 1541-3)

Informationsbüro Vinhos de Portugal, Wiesbaden (3252 u. 4)

Informationszentrale Deutsches Mineralwasser, o. Ortsangabe (2852)

Infozentrum Schokolade, Leverkusen (2751–2, 277)

Inter Weichert & Co., Hamburg (1962, 2031, 2061–9, 2071 u. 4–14, 2094, 215, 218, 219 [z. T.], 221 [z. T.], 2231 [z. T.], 2232–3, 225, 226 [z. T.], 227, 2291, 2311–2, 232)

Italienisches Institut für Außenhandel, Düsseldorf (3401)

Jahreszeiten Verlag GmbH, Hamburg (1161–2, 1171–2)

Langnese-Iglo GmbH, Hamburg (1831–2)

Le Guide Hachette, Macon (F) (791–2)

Lieberknecht, Werner, Dresden (115)

Löbbert, Reinhard, Essen (113, 1671–2, 240, 3132)

Maizena Presseservice, Heilbronn (131)

Mauritius Bildagentur, Mittenwald (38)

meat New Zealand, Brüssel (B) (139)

MGH, Bremen (1781–3 u. 5–6, 1794–6, 1885, 7 u. 9, 1891–2)

Naturkind, Viersen (7915)

Naturlandzeichen GmbH, Gräfelfing (798)

Nestlé Alete GmbH, München (379)

Nordzucker, Braunschweig (270)

Nova Development Corp., Calabasas (USA) (2561–3)

Olgierd E. J. Graf Kujawski, Remscheid (1651–6)

PRO, Eisenberg (169)

REWE Zentralorganisation, Köln (7914)

Slim Fast Service, Laurenburg (3831)

Sopexa, Düsseldorf (119, 1791–3 u. 7–9, 1811, 1841–3 u. 5, 1941, 3362, 3421)

Steuernagel, Marita, Wiesbaden (IV)

Stockfood, Eising (251, 303, 304, 221, 282, 285, 291, 3113, 347, 368, 4032 u. 4)

sushi zen GmbH, Kronberg (411)

Teekanne GmbH, Düsseldorf (356)

Teubner Edition, Füssen (1784, 17916, 1881 u. 3, 423)

UNION Deutsche Lebensmittelwerke GmbH, Hamburg (175, 1812, 185)

Ute Middelmann PR GmbH, Hamburg (2531–3)

Vegis Lizenzvertrieb, Seevetal (397)

Verband der deutschen Essigindustrie e. V., Bonn (3671)

Verband der deutschen Fruchtsaftindustrie e. V., Bonn (288)

Verband Deutscher Großbäckereien e. V., Bonn (265)

Weber, Ulrike, Braunschweig (249, 254, 269, 273, 278)

wpr communication, Königswinter (1591–3, 244)

Zeitenspiegel, Weinstadt (4171)

Der junge Koch, Grüner u. a., Fachbuchverlag Pfanneberg, 2000 (152, 96, 981, 1012 u. 3, 1211, 128, 1731–4, 180, 186, 1882, 4, 6, 8 u. 10, 2492, 3221–3, 3361, 346, 3621)

In einigen Abbildungen wurden Bilder der Firmen Nova Development Corp. (Calabasas, USA), New Vision Technologies Inc. (Ontario, Kanada) und Corel Corporation (Ontario, Kanada) verwendet.

Trotz größter Sorgfalt konnten die Urheber der Abbildungen nicht in allen Fällen ermittelt werden. Wir bitten gegebenenfalls um eine Mitteilung.